王新华精品医书三种

中医历代医论选

王新华◎编著

中国中医药出版社
·北京·

图书在版编目（CIP）数据

中医历代医论选/王新华编著. —北京：中国中医药出版社，2014.6
（王新华精品医书三种）
ISBN 978-7-5132-1743-9

Ⅰ.①中…　Ⅱ.①王…　Ⅲ.①医论—汇编—中国　Ⅳ.①R249.1

中国版本图书馆 CIP 数据核字（2013）第 282555 号

中 国 中 医 药 出 版 社 出 版
北京市朝阳区北三环东路 28 号易亨大厦 16 层
邮政编码　100013
传真　010 64405750
三河市同力印刷装订厂印刷
各地新华书店经销

*

开本 787×1092　1/16　印张 37.75　字数 856 千字
2014 年 6 月第 1 版　2014 年 6 月第 1 次印刷
书　号　ISBN 978-7-5132-1743-9

*

定价　145.00 元

网址　www.cptcm.com

前　言

　　历史悠久的中国医药学，保存有极其丰富的文献资料，医论是其中的重要组成部分。中医前人著述，有的就以医论为名，如明·王肯堂的《肯堂医论》，清·韦协梦的《医论三十篇》；有的书名虽未冠明医论，而内容实属于此，如明·赵献可的《医贯》，清·徐大椿的《医学源流论》；还有的医籍，以医论列于卷首，如明·张介宾《景岳全书》中的《传忠录》，清·陆懋修《世补斋医书》中的《文集》。至于散在于其他各类医书中的医论篇目，数量就更多了。医论是历代中医个人学术见解的专述，其内容丰富多彩，涉及解剖生理、病因病理、诊法辨证、治则治法、方剂药物以及各科证治等各个学科领域。这些内容，对于中医和中西医结合的临床、科研和教学工作，均有重要的指导意义。但是，中医医论分散而繁多，又多为线装甚至手抄本，一般读者不易看到，而且也难以尽读。因此，有一个内容和篇幅适当的选本，就显得很重要了。编写《中医历代医论选》一书，就是着眼于兹的一种尝试。编者认为，新中国成立前已有的《叶选医衡》《鳟溪医论选》等医论选辑本，其收文过少，又无注释和按语，不便于阅读。故在中医教学工作之余，查阅了一千多种中医药书籍，从其中两百多种主要医籍中，选录了医论八百一十四篇，经整理编成此书。这些入选的文章，有的在中医理论上提出了独特的见解，有的对于中医临床有重要指导意义，还有的是中医研究和教学的主要参考资料。它们包括了历代中医各主要学派的医论内容。对历代医家有争议的一些学术问题，如命门、三焦、治病求本以及五行、五运六气学说等，尤其注意蒐罗了各种代表性的观点。但是，中医医论内容丰富，且各学派经过长期发展，彼此观点互相渗透，水乳交融，要想比较全面、清晰地把各个学派和学术观点的脉络都整理出来，并反映在一本书中，并非易事。编者自知水平有限，只能先将这些资料罗列起来，以待逐步研究。至于在选材、注释和按语等方面存在的缺点错误，则诚挚地希望读者批评指正，以帮助编者而今后进一步修改。

王新华

写于南京中医药大学

2014 年 1 月

目　录

第一章　脏腑学说 …………………………………………………………… 1

第一节　综　述 …………………………………………………………… 1

脏腑的解剖位置 …………………………………………………… 1

脏腑记叙 …………………………………………………………… 3

体表部位与脏气经脉的关系 ……………………………………… 5

脏腑相通论 ………………………………………………………… 8

脏腑功能及其与组织器官的联系 ………………………………… 8

五脏与躯体组织器官之间的联系（一） ………………………… 9

五脏与躯体组织器官之间的联系（二） ………………………… 10

脏腑病机 …………………………………………………………… 10

脏气有强弱，禀赋有阴阳 ………………………………………… 14

人身阴阳体用论 …………………………………………………… 16

体质有阴脏阳脏平脏之分 ………………………………………… 17

体质有寒热燥湿之分 ……………………………………………… 18

第二节　心与脑 …………………………………………………………… 19

人有血肉之心与神明之心 ………………………………………… 19

灵机记性不在心在脑 ……………………………………………… 20

脑与肾的关系 ……………………………………………………… 21

脑气不足（复视）治在肝 ………………………………………… 21

真心痛证治 ………………………………………………………… 22

厥心痛证治 ………………………………………………………… 22

血瘀胸痛证治 ……………………………………………………… 23

心痹证治 …………………………………………………………… 23

胸痹的病机 ………………………………………………………… 24

胸痹与胸痞的鉴别 ………………………………………………… 24

胸痹证治 …………………………………………………………… 25

癫狂痫的鉴别 ……………………………………………………… 25

癫狂痫的病因与治法 ……………………………………………… 26

怔忡惊悸恐惧健忘烦躁宗气动概述 ……………………………… 27

怔忡惊悸恐惧的病机与治法 ……………………………………… 28

健忘的病机与治疗原则 …………………………………………… 29

目 录

　　健忘的病机与治疗方法 ……………………………………… 29

　　心血（阴）虚不得卧 ………………………………………… 30

　　心气（阳）虚不得卧 ………………………………………… 30

　　心肾不交不得寐 ……………………………………………… 31

　　心肾不交论 …………………………………………………… 31

第三节　肝与肾 …………………………………………………… 32

　　乙癸同源论 …………………………………………………… 32

　　肝气肝火肝风的病机与治疗原则 …………………………… 34

　　肝气证治 ……………………………………………………… 35

　　肝火证治 ……………………………………………………… 36

　　肝风证治 ……………………………………………………… 36

　　眩晕证治 ……………………………………………………… 37

　　治肝三十法 …………………………………………………… 38

　　平肝即舒肝，非伐肝说 ……………………………………… 40

　　论肝无补法 …………………………………………………… 40

　　中风的病因病机 ……………………………………………… 41

　　中风证治 ……………………………………………………… 42

　　半身不遂的病因病机 ………………………………………… 43

　　论半身不遂在左属血在右属气 ……………………………… 44

　　论左右偏胜说 ………………………………………………… 45

　　淋浊证治 ……………………………………………………… 46

　　小便不通由于命门火衰 ……………………………………… 47

　　遗尿必须治肺肾 ……………………………………………… 47

　　遗精由于心病 ………………………………………………… 48

　　遗精证治 ……………………………………………………… 48

　　欲不可遏，法宜疏肝健脾 …………………………………… 49

　　阳痿因于失志 ………………………………………………… 49

　　阳痿证治 ……………………………………………………… 49

　　脾肾互补论 …………………………………………………… 50

　　论天癸非精血 ………………………………………………… 51

第四节　脾与胃 …………………………………………………… 51

　　脾胃的功能与病因病机 ……………………………………… 51

　　脾胃与心肝肺肾相关的发病原理 …………………………… 54

　　饮食劳倦论 …………………………………………………… 57

　　论脾胃的功能与病变 ………………………………………… 59

　　论东垣《脾胃论》 …………………………………………… 60

　　脾胃分治（一） ……………………………………………… 61

　　脾胃分治（二） ……………………………………………… 62

目 录

论脾升胃降 ……………………………………… 63

脾气能吸取饮食中的精微 …………………… 64

胃气概括脾之阳气 …………………………… 64

健脾阳有三种功效 …………………………… 65

论补脾阴法 …………………………………… 65

治病当以脾胃为先 …………………………… 66

诸病不愈当治脾胃 …………………………… 67

精血不足须补脾胃化源 ……………………… 67

治病必察脾胃之虚实 ………………………… 67

脾胃病治法 …………………………………… 68

脾胃病用药 …………………………………… 68

胃脘痛证治 …………………………………… 68

呕吐的病因病机 ……………………………… 69

呕吐证治 ……………………………………… 69

吐蛔证治 ……………………………………… 70

噎膈与反胃的证治不同 ……………………… 71

膈证的病因病机 ……………………………… 71

噎膈的治法 …………………………………… 71

呃逆证治 ……………………………………… 73

嘈证有虚实真伪之辨 ………………………… 73

黄疸的辨证 …………………………………… 74

黄疸证治 ……………………………………… 75

痢疾论 ………………………………………… 76

痢疾的病因病机与治法 ……………………… 77

痢疾的治法与用药 …………………………… 77

霍乱的病因病机 ……………………………… 78

霍乱的辨证 …………………………………… 78

霍乱的治法 …………………………………… 79

泄泻治法有九 ………………………………… 80

泄泻证治 ……………………………………… 81

便闭证治 ……………………………………… 82

肠痹证治 ……………………………………… 82

第五节 肺 …………………………………… 83

肺脏的生理功能 ……………………………… 83

肺的功能与病机 ……………………………… 83

肺为气之主，肾乃气之根 …………………… 83

肺的特性及肺痹证治 ………………………… 84

咳与嗽为一证 ………………………………… 84

目 录

咳嗽的病因病机与治法 ……………………………………………… 85

咳嗽有自外入，有自内发 …………………………………………… 85

咳嗽关乎肺脾 ………………………………………………………… 86

气喘的病机与脉证 …………………………………………………… 86

哮与喘证治 …………………………………………………………… 87

肺痿的病机与治法 …………………………………………………… 87

咳嗽声哑证治 ………………………………………………………… 88

失音的病因病机与证治 ……………………………………………… 88

附：虚 损 …………………………………………………………… 89

虚损综述 ……………………………………………………………… 89

治虚损必辨阴虚阳虚 ………………………………………………… 90

理虚本于肺脾肾 ……………………………………………………… 92

理虚统于肺脾 ………………………………………………………… 92

阳虚之证统于脾 ……………………………………………………… 93

阴虚之证统于肺 ……………………………………………………… 93

外感致虚损（外损）论 ……………………………………………… 94

治虚劳十方 …………………………………………………………… 97

虚劳论 ………………………………………………………………… 98

虚劳续论 ……………………………………………………………… 100

第六节 三焦、包络、命门 ………………………………………… 101

三焦、包络、命门辩 ………………………………………………… 101

三焦为腔子，心包络为裹心之膜 …………………………………… 104

心包络为子户，命门即心包络 ……………………………………… 105

心包络即膻中，三焦即腔子 ………………………………………… 106

三焦为网油，命门为焦原 …………………………………………… 107

命门为肾系，三焦为网油 …………………………………………… 107

三焦为三元之气 ……………………………………………………… 108

三焦无形说 …………………………………………………………… 108

三焦为右肾下脂膜 …………………………………………………… 109

三焦为精府 …………………………………………………………… 110

三焦主持诸气 ………………………………………………………… 111

三焦为脏腑的处所 …………………………………………………… 111

论三焦有三 …………………………………………………………… 112

三焦为胃部上下之匡廓 ……………………………………………… 113

三焦能通调水道 ……………………………………………………… 114

三焦为胸膈腹内三空处 ……………………………………………… 114

三焦为有名无形之气 ………………………………………………… 115

三焦为淋巴系统 ……………………………………………………… 116

目 录

论证三焦为网油 …………………………………………… 118

命门为元气之根，为水火之宅 …………………………… 120

命门为子宫之门户 ………………………………………… 122

命门在两肾之间，为一身之主宰 ………………………… 123

命门为元气之根、真火之宅 ……………………………… 124

命门为先天之火 …………………………………………… 125

命门在女为产门，在男为精关 …………………………… 126

命门为人身之真阳 ………………………………………… 126

第七节 君火相火 ……………………………………… 127

君火相火论 ………………………………………………… 127

火的病因病机与治法 ……………………………………… 129

丹溪相火篇议 ……………………………………………… 130

君火相火的含义（一）…………………………………… 131

君火相火的含义（二）…………………………………… 132

君火相火的病机 …………………………………………… 133

合论丹溪、景岳相火大意 ………………………………… 134

相火为龙雷之火 …………………………………………… 134

人身各脏均有水火 ………………………………………… 135

虚火伏火论 ………………………………………………… 136

虚火实火阴火辨 …………………………………………… 137

火证治法 …………………………………………………… 138

火病的病因病机与治法用药 ……………………………… 138

论火证及其治法 …………………………………………… 140

驳龙雷之火补阳则消说 …………………………………… 140

引火归原辨 ………………………………………………… 140

升阳散火、滋阴降火辨 …………………………………… 141

水火既济而气生 …………………………………………… 141

第八节 阴阳升降 ……………………………………… 142

阴阳平衡与阴阳偏盛 ……………………………………… 142

扶阳为本 …………………………………………………… 143

阳有余阴不足论 …………………………………………… 143

大宝论 ……………………………………………………… 144

真阴论 ……………………………………………………… 146

人身阴阳有先后天之分，而以阳为生之本 ……………… 149

论贵阳贱阴之谬 …………………………………………… 150

病、脉、药各有阴阳之分 ………………………………… 151

病由阴阳之偏，治则剂其偏而病自己 …………………… 151

论苦寒补阴之误 …………………………………………… 152

目 录

阴阳不可偏补论 ……………………………………………… 152

阴阳互根论 …………………………………………………… 153

脏腑的阴阳互根与升降 ……………………………………… 154

阴阳升降论 …………………………………………………… 155

阴阳升降为治病之纲要 ……………………………………… 156

升降出入论 …………………………………………………… 157

升降出入为百病之纲领 ……………………………………… 160

水升火降说 …………………………………………………… 160

升降治法 ……………………………………………………… 161

用药升降治病关纽谱 ………………………………………… 161

第二章 经络学说 ……………………………………………… 163

第一节 综 述 ……………………………………………… 163

医者当明经络 ………………………………………………… 163

经脉各从脏腑而发 …………………………………………… 163

经脉、络脉、孙络之间的关系 ……………………………… 164

经络的结构与功能 …………………………………………… 164

经络的生理功能（一） ……………………………………… 165

经络的生理功能（二） ……………………………………… 165

治病重在和气血 ……………………………………………… 165

用药必先通络 ………………………………………………… 165

第二节 十二经脉 …………………………………………… 166

十二经脉的循行部位、病候，治疗原则 …………………… 166

经脉篇书例解 ………………………………………………… 170

第三节 奇经八脉 …………………………………………… 171

奇经八脉的含义和内容 ……………………………………… 171

奇经八脉的循行部位 ………………………………………… 171

奇经八脉的病候 ……………………………………………… 172

奇经八脉的生理功能（一） ………………………………… 173

奇经八脉的生理功能（二） ………………………………… 173

维脉为病论治 ………………………………………………… 174

第四节 经别、经筋与别络 ………………………………… 174

十二经别的循行部位 ………………………………………… 174

十二经筋的循行部位、病候与治法 ………………………… 175

经筋联骸络身 ………………………………………………… 178

十五别络的名称、循行部位与病候 ………………………… 178

第五节 诸痛论 ……………………………………………… 181

疼痛虚实辩 …………………………………………………… 181

诸痛为实，痛随利减辩 ……………………………………… 182

诸痛不宜补气辩 …………………………………………………………… 182

诸痛证治大纲 ………………………………………………………………… 183

诸痛辨证施治（一） ……………………………………………………… 184

诸痛辨证施治（二） ……………………………………………………… 186

头痛辨证 ……………………………………………………………………… 187

头痛证治 ……………………………………………………………………… 187

头风证治 ……………………………………………………………………… 187

头痛、头风为同一病 ……………………………………………………… 188

头痛引经药（一） ………………………………………………………… 188

头痛引经药（二） ………………………………………………………… 188

身痛证治 ……………………………………………………………………… 189

腹痛辨证施治 ………………………………………………………………… 189

腹痛证治 ……………………………………………………………………… 191

胁痛辨证 ……………………………………………………………………… 191

胁痛辨证施治 ………………………………………………………………… 192

腰痛辨证施治 ………………………………………………………………… 193

腰痛证治 ……………………………………………………………………… 195

第三章　气血津液学说 …………………………………………………… 196

第一节　综　述 …………………………………………………………… 196

气血津液的生理与病理 …………………………………………………… 196

气血与水火阴阳的错综关系 ……………………………………………… 197

气与血之间的关系 ………………………………………………………… 197

气能生血，血能藏气 ……………………………………………………… 197

论治病不出气血痰郁 ……………………………………………………… 198

杂证主治在于气血痰郁 …………………………………………………… 198

气血之间的关系及其病证与治法（一） ……………………………… 199

气血之间的关系及其病证与治法（二） ……………………………… 200

治气三法与治血三法 ……………………………………………………… 201

气血虚实，治各不同 ……………………………………………………… 201

气血亏虚，治疗重在脾肾 ………………………………………………… 202

气血病用药轻重论 ………………………………………………………… 202

论治气血诸药 ………………………………………………………………… 203

第二节　气 ………………………………………………………………… 204

人身之气综述 ………………………………………………………………… 204

真气有上中下之分 ………………………………………………………… 205

阳气有三 ……………………………………………………………………… 205

论阳常有余 …………………………………………………………………… 206

气有先天后天之分 ………………………………………………………… 206

目 录

大气论 ……………………………………………… 207

宗气的病证与治法 ………………………………… 208

营卫之气论（一）………………………………… 209

营卫之气论（二）………………………………… 211

营卫之气论（三）………………………………… 211

营卫之气论（四）………………………………… 212

营卫不能直指气血 ………………………………… 212

卫出下焦 …………………………………………… 212

辨三阴三阳之气 …………………………………… 213

人身气化说 ………………………………………… 214

论气有余便是火（一）…………………………… 214

论气有余便是火（二）…………………………… 215

论气有余便是火（三）…………………………… 215

气之病证 …………………………………………… 216

治病不离乎气 ……………………………………… 217

气病治法（一）…………………………………… 217

气病治法（二）…………………………………… 218

气病的治法与方药 ………………………………… 219

气病治肾 …………………………………………… 221

元气盛衰为病治的根本 …………………………… 221

用药效否当责之元气强弱 ………………………… 221

气滞由气虚者宜补 ………………………………… 222

气不虚不阻 ………………………………………… 222

疾病预后决定于元气存亡 ………………………… 222

预后不良因元气脱或一脏气绝 …………………… 223

第三节　血 ………………………………………… 223

血液综述 …………………………………………… 223

血的生理与病机（一）…………………………… 225

血的生理与病机（二）…………………………… 225

血病的辨证施治 …………………………………… 226

出血病证 …………………………………………… 229

血证治法纲要 ……………………………………… 231

血证治疗八法 ……………………………………… 232

血证有四，治法有五 ……………………………… 233

治血贵静 …………………………………………… 233

血的病证与治疗用药 ……………………………… 235

治血证必须调气（一）…………………………… 236

治血证必须调气（二）…………………………… 236

目 录

瘀血综述 ·· 236

瘀血的病因病机与瘀血挟痰证治 ····················· 239

瘀血发热类伤寒论 ···································· 240

瘀血内热 ·· 240

瘀血治法 ·· 241

论消瘀法 ·· 241

论祛瘀生新与生血之源 ······························· 243

论补血法 ·· 244

脾胃病出血的治法 ···································· 247

吐血治疗三要法 ·· 248

见血无寒辩 ··· 248

吐血忌凉涩说 ·· 249

衄血证治 ·· 250

咳血证治 ·· 250

咯血证治 ·· 251

便血证治 ·· 251

尿血证治 ·· 253

癥瘕证治 ·· 254

治积分初中末三法 ···································· 255

血臌证治 ·· 256

第四节　津　液 ·· 257

津液与痰饮综述 ·· 257

痰饮的病因及病证（一）····························· 260

痰饮的病因及病证（二）····························· 261

痰饮的病机与辨证 ···································· 262

痰饮的病证与治疗原则 ······························· 263

痰饮的病机与治法 ···································· 264

痰饮证治 ·· 264

痰饮分治说 ··· 265

痰的病因及病证 ·· 266

痰的病证 ·· 266

痰证关系脾肺肾 ·· 267

肾为生痰之源，胃为贮痰之器说 ·················· 267

论经络痰邪 ··· 267

痰病的辨证施治 ·· 268

治痰先治气 ··· 269

论治痰之本 ··· 269

痰病证治 ·· 270

目 录

痰病的治疗用药（一）……………………………………270

痰病的治疗用药（二）……………………………………272

治饮大法 ……………………………………………………273

水肿胀满论 …………………………………………………273

肿胀的辨证 …………………………………………………274

肿胀证治（一）……………………………………………276

肿胀证治（二）……………………………………………277

水肿论 ………………………………………………………277

水肿的治法 …………………………………………………278

胀病论 ………………………………………………………280

鼓胀证治（一）……………………………………………281

鼓胀证治（二）……………………………………………282

汗为人身津液所化 …………………………………………283

汗论（一）…………………………………………………284

汗论（二）…………………………………………………284

汗病证治（一）……………………………………………286

汗病证治（二）……………………………………………287

伤寒自汗盗汗论 ……………………………………………287

自汗盗汗证治 ………………………………………………288

大汗证治 ……………………………………………………290

消渴论 ………………………………………………………291

消渴证治（一）……………………………………………291

消渴证治（二）……………………………………………293

第四章 病因学说 …………………………………………294

　第一节 综 述 ……………………………………………294

正气虚为发病之源 …………………………………………294

病邪乘正气虚而侵入 ………………………………………294

论疫病之由 …………………………………………………295

六淫致病随人之体质而变化 ………………………………296

三因论 ………………………………………………………297

内伤外感辨 …………………………………………………298

治病必须辨别病因 …………………………………………299

治病从证不拘因 ……………………………………………300

病位传变论 …………………………………………………300

病证传变论 …………………………………………………301

伤寒传经论 …………………………………………………301

五方水土不同与发病的关系 ………………………………302

昼夜阴阳变化与疾病的关系 ………………………………302

目　录

邪　解 ……………………………………………………… 302
第二节　外感病因 …………………………………………… 303
外因论 ……………………………………………………… 303
六淫的特性（一）………………………………………… 304
六淫的特性（二）………………………………………… 305
六淫与四时的关系 ………………………………………… 306
外感六淫与人身六气变化的关系 ………………………… 306
风无定体论 ………………………………………………… 307
风为百病之长论 …………………………………………… 308
伤风证治 …………………………………………………… 309
寒邪致病的病理与病证 …………………………………… 309
伤寒证治纲领 ……………………………………………… 309
燥湿为百病提纲 …………………………………………… 310
秋燥论（一）……………………………………………… 312
秋燥论（二）……………………………………………… 315
燥病证治（一）…………………………………………… 315
燥病证治（二）…………………………………………… 316
湿　论 ……………………………………………………… 316
湿邪的种类与致病特点 …………………………………… 317
湿病证治（一）…………………………………………… 317
湿病证治（二）…………………………………………… 318
燥湿同形同病 ……………………………………………… 319
痹证的病因病机与辨证 …………………………………… 320
痹证的治法与用药 ………………………………………… 321
痹症有瘀血说 ……………………………………………… 321
痿证的病机与治法 ………………………………………… 322
暑邪致病特点 ……………………………………………… 322
暑病辨证 …………………………………………………… 323
暑病证治（一）…………………………………………… 324
暑病证治（二）…………………………………………… 324
火邪论 ……………………………………………………… 324
火分内外虚实 ……………………………………………… 325
风火有外内之异 …………………………………………… 325
虚火论 ……………………………………………………… 326
杂气论 ……………………………………………………… 326
温瘟不同论 ………………………………………………… 328
伤寒时疫辨 ………………………………………………… 329
时行疫疠与风寒有异 ……………………………………… 330

目 录

疫与伤寒似同而异 …………………………………………………… 330

疫疠证治（一） …………………………………………………… 331

疫疠证治（二） …………………………………………………… 331

疫邪为热毒 ………………………………………………………… 331

寒疫证治（一） …………………………………………………… 332

寒疫证治（二） …………………………………………………… 332

第三节　内伤病因 ………………………………………………… 333

劳伤论 ……………………………………………………………… 333

五志惟心所使 ……………………………………………………… 334

五郁六郁解 ………………………………………………………… 334

五脏内伤外应见证 ………………………………………………… 335

郁证的病因病机与治法 …………………………………………… 336

郁病证治 …………………………………………………………… 337

情志之郁证治 ……………………………………………………… 337

厥证的病机与辨证施治 …………………………………………… 339

厥证的辨证施治 …………………………………………………… 340

饮食失节导致的病证 ……………………………………………… 341

饮食失节须分虚实调治 …………………………………………… 341

饮食所伤的辨证 …………………………………………………… 341

饮酒之利弊 ………………………………………………………… 342

饮滚酒过多成膈 …………………………………………………… 342

虫病的病因与症状 ………………………………………………… 342

虫病证治 …………………………………………………………… 343

蚘厥证治 …………………………………………………………… 343

劳伤阳虚发热 ……………………………………………………… 343

劳　伤 ……………………………………………………………… 344

逸病论 ……………………………………………………………… 344

第五章　四诊八纲学说 …………………………………………… 346

第一节　综　述 …………………………………………………… 346

先议病后用药论 …………………………………………………… 346

议病式 ……………………………………………………………… 347

病症不同论 ………………………………………………………… 347

脉症与病相反论 …………………………………………………… 348

审症论 ……………………………………………………………… 348

症中症论 …………………………………………………………… 349

四诊合参（一） …………………………………………………… 349

四诊合参（二） …………………………………………………… 350

四诊合参与脉症从舍论 …………………………………………… 350

目 录

脉症从舍（一） ·································· 351

脉症从舍（二） ·································· 351

脉症轻重论 ······································ 351

四诊以望问为最要 ······························ 352

八纲论略 ·· 352

第二节 四 诊 ···································· 353

望色须察神气论 ·································· 353

舌诊论（一） ···································· 354

舌诊论（二） ···································· 356

舌诊论（三） ···································· 358

舌诊论（四） ···································· 358

舌质舌苔辨 ······································ 359

舌苔有根无根辨 ·································· 359

辨舌色真伪 ······································ 360

望形体肤色 ······································ 360

望形窍论 ·· 360

瘰瘤疹瘰辨 ······································ 362

论白㾦 ·· 363

察指纹 ·· 363

指纹析义 ·· 363

闻声论 ·· 364

闻声须察虚实论 ·································· 365

辨息论 ·· 366

验二便 ·· 367

问诊论（一） ···································· 367

问诊论（二） ···································· 368

脉诊论 ·· 368

切脉大旨 ·· 370

脉象总论 ·· 371

切脉以虚实为纲要 ································ 372

六纲脉论 ·· 372

八纲脉论 ·· 373

脉象主病 ·· 374

脉象主病不可拘泥 ································ 374

切脉要以常衡变 ·································· 375

切脉须审脉象变态之因 ···························· 375

治病以脉为凭 ···································· 375

临证不可专凭脉 ·································· 376

目　录

第三节　八　纲 ……………………………………………………… 376

　　辨证六纲 ………………………………………………………… 376

　　辨表里证 ………………………………………………………… 376

　　辨寒热证 ………………………………………………………… 378

　　寒热同形同病说 ………………………………………………… 378

　　发热论 …………………………………………………………… 379

　　恶寒论 …………………………………………………………… 380

　　寒热真假辨 ……………………………………………………… 381

　　辨虚实证 ………………………………………………………… 382

　　虚实略论 ………………………………………………………… 383

　　虚证有六因 ……………………………………………………… 383

　　辨阴阳证 ………………………………………………………… 384

　　疑似之症须辨论 ………………………………………………… 385

第六章　治疗学说 …………………………………………………… 386

第一节　综　述 ……………………………………………………… 386

　　辨治大法论 ……………………………………………………… 386

　　用药须使邪有出路 ……………………………………………… 387

　　施治贵乎精一 …………………………………………………… 387

　　治病必分经络脏腑论 …………………………………………… 389

　　治病不必分经络脏腑论 ………………………………………… 389

　　治病缓急分合论 ………………………………………………… 390

　　治病缓急论 ……………………………………………………… 390

　　治病分合论 ……………………………………………………… 390

　　治病不必顾忌论 ………………………………………………… 391

　　病深非浅药能治论 ……………………………………………… 391

　　稳当之方论 ……………………………………………………… 392

　　治病不可为古人所愚所圈 ……………………………………… 392

　　治轻证宜细心，重病宜大胆论 ………………………………… 393

　　轻药愈病论 ……………………………………………………… 393

　　新病兼补，久病专攻说 ………………………………………… 394

　　治病要随机应变 ………………………………………………… 394

　　出奇制病论 ……………………………………………………… 395

　　五脏六腑体用治法论 …………………………………………… 395

　　治法的运用必须辨证 …………………………………………… 396

　　治法要语（一） ………………………………………………… 396

　　治法要语（二） ………………………………………………… 397

　　治疗方法各有所宜 ……………………………………………… 397

　　外治法论 ………………………………………………………… 397

目　录

法中法论 ·· 399

三法五治论 ·· 400

用药如用兵论 ·· 401

探病法论 ·· 401

药验论 ·· 402

药对证而增剧论 ······································ 402

病后调补须兼散气破血 ························· 403

第二节　治疗原则 ······································ 403

治未病论（一）······································ 403

治未病论（二）······································ 404

扶正祛邪论 ·· 404

补泻须分虚实缓急与邪之有无 ··········· 405

疫症须辨虚实施治 ································· 406

虚为百病之由，治虚为去病之要 ······· 407

虚实夹杂证治法 ····································· 407

虚实互见，补泻兼施 ··························· 408

攻补同用论 ·· 410

补泻参用 ·· 410

发明欲补先泻、夹泻于补之义 ··········· 411

标本论（一）··· 412

标本论（二）··· 412

标本中复有标本 ····································· 413

治病求本，本于致病之因 ··················· 413

治病求本，本于阴阳之邪 ··················· 413

治病求本，本于病因病机 ··················· 414

治病求本，本于表里寒热虚实证 ······· 414

治病求本，本于脾肾 ··························· 415

治病求本，本于肾阴肾阳 ··················· 416

未病尤当治本 ··· 416

急则治其标论 ··· 416

正治反治论 ·· 417

反治论（一）··· 417

反治论（二）··· 417

反佐服药法 ·· 418

异病同治与同病异治论 ························· 418

同病异治论 ·· 419

审时用药论 ·· 419

五方异治论 ·· 420

目 录

方土不同论 …………………………………………………… 421

富贵贫贱治病有别论 …………………………………………… 421

膏粱藜藿病体治法不同论 ……………………………………… 422

膏粱迥别论 ……………………………………………………… 422

富贵贫贱攻补异宜辩 …………………………………………… 423

老年小儿病治法论 ……………………………………………… 423

治虚人及幼儿实证宜早宜重说 ………………………………… 424

古今治法无异同论 ……………………………………………… 424

论古法通变 ……………………………………………………… 425

古法活用论 ……………………………………………………… 425

治时病常变须会通论 …………………………………………… 426

第三节 治疗方法 …………………………………………………… 426

八法论略 ………………………………………………………… 426

汗下吐三法该尽治病诠 ………………………………………… 427

病在表者皆可用汗法 …………………………………………… 429

散 略 …………………………………………………………… 431

论汗法 …………………………………………………………… 432

和 略 …………………………………………………………… 434

论和法 …………………………………………………………… 434

和解法说 ………………………………………………………… 436

病在下者皆可用下法 …………………………………………… 436

攻 略 …………………………………………………………… 439

论下法 …………………………………………………………… 439

论消法 …………………………………………………………… 442

病在上者皆可用吐法 …………………………………………… 443

论吐法 …………………………………………………………… 445

寒 略 …………………………………………………………… 446

论清法 …………………………………………………………… 447

热 略 …………………………………………………………… 448

论温法 …………………………………………………………… 449

表里俱病，治各不同 …………………………………………… 450

补 略 …………………………………………………………… 451

论补法 …………………………………………………………… 451

通补守补论 ……………………………………………………… 453

清养峻补论 ……………………………………………………… 453

气血阴阳虚证之治法 …………………………………………… 453

阴虚发热证治法 ………………………………………………… 454

滋阴降火论 ……………………………………………………… 455

目 录

滋阴之剂不可多用 ·································· 455

用补法须识其经、得其法 ······················ 456

推原补法利害非轻说 ···························· 457

补剂不得滥用 ·································· 458

补药可通融论 ·································· 459

虚不受补论 ···································· 460

固　略 ·· 460

因　略 ·· 460

兼　略 ·· 460

敛散升降四治说略 ······························ 461

敛散并用 ······································ 461

敛降并用 ······································ 462

通法与塞法总论 ································ 462

夹证兼证论治 ·································· 463

汗吐攻和补法对血证的宜忌 ···················· 463

第四节　饮食调养 ·································· 464

病去宜饮食调养 ································ 464

饮食宜忌论（一）······························ 465

饮食宜忌论（二）······························ 465

不食与禁食 ···································· 466

饮食禁忌 ······································ 466

忌口要点 ······································ 467

患者当遵饮食禁忌 ······························ 467

饮食禁忌之由 ·································· 467

伤寒饮食宜忌论 ································ 467

伤寒禁食辩 ···································· 468

外感饮食宜忌论 ································ 468

感冒不可禁饮食 ································ 468

外症饮食宜忌论 ································ 469

病人所嗜可节不可绝 ···························· 469

第七章　方剂药物总论 ·························· 470

第一节　方剂总论 ·································· 470

方药的运用必须辨证 ···························· 470

随证以立方 ···································· 471

制方大法论 ···································· 471

制方定法论 ···································· 472

方中方论 ······································ 473

方为备于效法 ·································· 473

目 录

方药离合论 …………………………………………………… 474

制方必明药之性味 ………………………………………… 474

十剂论略 …………………………………………………… 475

十剂释义 …………………………………………………… 475

十剂用药规矩谱 …………………………………………… 477

寒热剂论 …………………………………………………… 478

伤寒方论 …………………………………………………… 478

古方用法论 ………………………………………………… 479

用古方必须化裁 …………………………………………… 479

古方加减论 ………………………………………………… 480

成方须损益论 ……………………………………………… 481

治病宜用药不宜用方论 …………………………………… 481

用古方必须与现症相合 …………………………………… 481

用古方必求其立方之故 …………………………………… 482

治病不必拘执古方论 ……………………………………… 482

拘方治病病必殆 …………………………………………… 482

用方贵加减得法 …………………………………………… 483

立方贵在活与简 …………………………………………… 483

用药忌夹杂 ………………………………………………… 483

君臣佐使论（一） ………………………………………… 484

君臣佐使论（二） ………………………………………… 484

单方论（一） ……………………………………………… 484

单方论（二） ……………………………………………… 485

用经验方也必须辨证 ……………………………………… 485

方药剂量论（一） ………………………………………… 486

方药剂量论（二） ………………………………………… 486

方药剂量论（三） ………………………………………… 486

方药"等分"解 …………………………………………… 487

第二节 药物总论 ………………………………………… 487

药物分类说 ………………………………………………… 487

药用部分说 ………………………………………………… 488

四气四性辩 ………………………………………………… 488

药性简误指归 ……………………………………………… 488

药性差别论 ………………………………………………… 489

药性阴阳论 ………………………………………………… 489

气味宜忌论 ………………………………………………… 489

药石性同用异论 …………………………………………… 490

药性各有其偏 ……………………………………………… 490

目　录

药性刚柔论 ································· 491
药物七情论 ································· 491
药性畏恶反辩 ······························ 491
药性变迁论 ································· 491
五脏苦欲补泻药味 ·························· 492
汤液治病分气味不分经络 ···················· 492
用药须分经络 ······························ 493
引经药论 ································· 493
药引论 ···································· 494
雷公炮制十七法 ···························· 495
雷公炮制论 ································· 496
制药法论（一） ···························· 496
制药法论（二） ···························· 496
药物治病关乎气化说 ························· 497
论病有对待，药亦有对待 ····················· 497
药物配伍例 ································· 498
用药要法 ···································· 499
用药诸法说 ································· 499
医者有好用长用之药说 ······················ 499
论药之体质气味与用药煎药法 ················· 500
煎药法论 ···································· 502
煎药有缓急次第 ···························· 502
煎药用水各有所宜 ·························· 502
煎药与服药法 ······························ 503
服药法论 ···································· 503

第八章　各科证治总论 ······················ 504

第一节　内科证治总论 ······················ 504
内伤外感证治论 ···························· 504
外感内伤证治纲要 ·························· 505
伤寒杂病论 ································· 505
伤寒治法可通治杂病 ························· 508
伤寒汗宜早下宜迟 ·························· 508
论伤寒无补法（一） ························· 508
论伤寒无补法（二） ························· 509
伤寒温热诊治论 ···························· 509
温热病辨证施治 ···························· 510
治疫必须解毒 ······························ 514
疫分胃腑胃经辨 ···························· 514

老年病的治法（一） …………………………………………… 514

老年病的治法（二） …………………………………………… 515

第二节　外科证治总论 ………………………………………… 515

疮疡辨证 ………………………………………………………… 515

外证诊治须知 …………………………………………………… 516

外疡从内出论 …………………………………………………… 516

痈疽总论 ………………………………………………………… 517

疡科求本论治 …………………………………………………… 518

痈疽治法总论 …………………………………………………… 519

阴疽辨证 ………………………………………………………… 519

阴疽治法 ………………………………………………………… 520

痈疽五善七恶辨证 ……………………………………………… 520

疮疡五善七恶治法 ……………………………………………… 520

乳　症 …………………………………………………………… 522

女子乳病与男子有异 …………………………………………… 522

第三节　妇产科证治总论 ……………………………………… 522

月经的生理与病机 ……………………………………………… 522

月经病的病因病机 ……………………………………………… 523

月经病论（一） ………………………………………………… 524

月经病论（二） ………………………………………………… 524

带下病论 ………………………………………………………… 525

前阴诸疾论 ……………………………………………………… 525

胎前产后慎药论 ………………………………………………… 527

安胎论 …………………………………………………………… 528

产后总论 ………………………………………………………… 528

生化总论 ………………………………………………………… 529

产后病治法论 …………………………………………………… 530

产后宜温辩 ……………………………………………………… 530

第四节　儿科证治总论 ………………………………………… 531

小儿体质论 ……………………………………………………… 531

儿科病证治论略 ………………………………………………… 531

儿科病诊治法 …………………………………………………… 532

儿科表证辨证施治 ……………………………………………… 533

儿科里证辨证施治 ……………………………………………… 533

儿科寒证辨证施治 ……………………………………………… 534

儿科热证辨证施治 ……………………………………………… 535

儿科虚证辨证施治 ……………………………………………… 536

儿科实证辨证施治 ……………………………………………… 536

急惊论 ……………………………………………… 537

慢惊论 ……………………………………………… 539

论痘疹之原 ………………………………………… 540

治痘之要在于解毒 ………………………………… 540

痘证治法 …………………………………………… 541

患痘须知 …………………………………………… 541

治小儿病用药宜轻论 ……………………………… 542

小儿药饵之误 ……………………………………… 542

小儿无补肾法辩 …………………………………… 543

小儿易虚易实辩 …………………………………… 543

变蒸说 ……………………………………………… 544

第五节　五官科证治总论 ………………………… 544

耳病证治论 ………………………………………… 544

耳病证治（一）…………………………………… 545

耳病证治（二）…………………………………… 546

鼻病治法大纲 ……………………………………… 546

鼻病证治 …………………………………………… 546

咽喉病的病机与治法 ……………………………… 547

咽喉病证治通论 …………………………………… 547

喉痧证治总论 ……………………………………… 549

烂喉丹痧证治 ……………………………………… 550

烂喉痧论 …………………………………………… 551

论口病 ……………………………………………… 551

口疮证治 …………………………………………… 552

齿　论 ……………………………………………… 552

齿病证治 …………………………………………… 553

论舌病 ……………………………………………… 553

眼的生理与病机 …………………………………… 553

五轮说 ……………………………………………… 554

八廓说 ……………………………………………… 555

论目疾五脏病机 …………………………………… 556

论内外障 …………………………………………… 557

眼病证治（一）…………………………………… 558

眼病证治（二）…………………………………… 558

眼病用药寒热论 …………………………………… 559

论眼病点服药 ……………………………………… 560

金针开内障论 ……………………………………… 560

第六节　针灸、正骨证治总论 …………………… 562

目 录

诸家得失策 ··· 562

针灸问答 ··· 564

穴有奇正策 ··· 565

大病宜灸 ··· 567

灸难妄用 ··· 567

正骨手法总论 ··· 567

附　　录 ··· 569

一、五行学说 ··· 569

五行生克别论 ··· 569

颠倒五行解 ··· 570

五脏生克说 ··· 571

五脏附五行无定说 ··· 572

二、五运六气学说 ··· 573

五运六气学说溯源 ··· 573

五运六气论略 ··· 574

精通运气有先知之妙 ··· 575

论五运六气之谬 ··· 576

五运六气不足凭说 ··· 576

运气之理不可拘泥 ··· 577

治病不可拘执于五运六气 ··· 577

第一章　脏腑学说

第一节　综　述

脏腑的解剖位置

脏腑内景①，各有区别。咽喉二窍，同出一脘②，异途施化。喉在前主出，咽在后主吞。喉系坚空，连接肺本，为气息之路，呼吸出入，下通心肝之窍，以激诸脉之行，气之要道也。咽系柔空，下接胃本，为饮食之路，水谷同下，并归胃中，乃粮运之关津③也。二道并行，各不相犯。盖饮食必历气口而下，气口有一会厌，当饮食方咽，会厌即垂，厥④口乃闭，故水谷下咽，了⑤不犯喉。言语、呼吸，则会厌开张。当食言语，则水谷乘气送入喉脘，遂呛而咳矣。

喉下为肺，两叶白莹⑥，谓之华盖⑦，以复诸脏，虚如蜂窠，下无透窍，故吸之则满，呼之则虚，一吸一呼，本之有源，无有穷也。乃清浊之交运⑧，人身之橐籥⑨。

肺之下为心。心有系络，上系于肺。肺受清气，下乃灌注。其象尖长而圆，其色赤，其中窍数多寡各异，迥不相同。上通于舌，下无透窍。

心之下有心包络，即膻中也。象如仰盂，心即居于其中，九重端拱⑩，寂然不动。凡脾、胃、肝、胆、两肾、膀胱，各有一系，系于包络之旁，以通于心。此间有宗气，积于胸中，出于喉咙，以贯心脉，而行呼吸，即如雾者是也。如外邪干犯，则犯包络，心不能犯，犯心即死矣。

此下有膈膜，与脊、胁周回相著，遮蔽浊气，使不得上熏心肺。

---

① 脏腑内景：指脏腑的解剖形态及其功能活动。
② 脘：在此指胸脘部位。
③ 关津：水陆交通要道。
④ 厥：在此作"其"字解。
⑤ 了：在此作"全"字解。
⑥ 两叶白莹：左右两侧肺叶色白而明亮。
⑦ 华盖：帝王的车盖。在此比喻肺在心脏之上，犹如帝王的车盖一样。
⑧ 清浊之交运：清气与浊气交换和运行。指肺吐故纳新的呼吸运动。
⑨ 橐籥：古代冶炼鼓风用的器具，如风箱。比喻肺的呼吸功能，如人身的橐籥。
⑩ 九重端拱：九重，旧指帝王所居之处。端拱，端坐拱手，旧时指帝王无为而治。此处以心包比作九重，以心比作帝王（因心为君主之官）。

膈膜之下有肝。肝有独叶者，有二三叶者。其系亦上络于心包，为血之海，上通于目，下亦无窍。

肝短叶中，有胆附焉。胆有汁，藏而不泻。

此喉之一窍也，施气运化，熏蒸流行，以成脉络者如此。

咽至胃，长一尺六寸，通谓之咽门。

咽下是膈膜。膈膜之下有胃，盛受饮食，而腐熟之。

其左有脾，与胃同膜，而附其上，其色如马肝赤紫，其形如刀镰。闻声则动，动则磨胃，食乃消化。

胃之左有小肠，后附脊膂，左环回周迭积，其注于回肠者，外附脐上，共盘十六曲。

右有大肠，即回肠，当脐左，回周迭积而下，亦盘十六曲。广肠附脊，以受回肠，左环迭积，下辟乃出滓秽之路。

广肠左侧为膀胱，乃津液之府。五味入胃，其津液上升，精者化为血脉，以成骨髓，津液之余，流入下部，得三焦之气施化，小肠渗出，膀胱渗入，而溲便注泄矣。凡胃中腐熟水谷，其精气自胃之上口，曰贲门，传于肺，肺播于诸脉。其滓秽自胃之下口，曰幽门，传于小肠，至小肠下口，曰阑门。泌别其汁，清者渗出小肠，而渗入膀胱，滓秽之物，则转入大肠。膀胱赤白莹净，上无所入之窍，止有下口，全假三焦之气化施行；气不能化，则闭格不通而为病矣。

此咽之一窍，资生气血，转化糟粕，而出入如此。

三焦者，上焦如雾，中焦如沤，下焦如渎。有名无形，主持诸气，以象三才①。故呼吸升降，水谷腐熟，皆待此通达。与命门相为表里。上焦出于胃口，并咽以上，贯膈而布胸中，走腋，循太阴之分而行，传胃中谷味之精气于肺，肺播于诸脉，即膻中气海所留宗气是也。中焦在中脘，不上不下，主腐熟水谷，泌糟粕，蒸津液，化其精微，上注于肺脉，乃化为血液，以奉生身，莫贵于此。即肾中动气，非有非无，如浪花泡影是也。下焦如渎，其气起于胃下脘，别回肠，注于膀胱，主出而不纳。即州都之官，气化则能出者，下焦化之也。

肾有二，精所舍也。生于脊膂十四椎下，两旁各一寸五分，形如豇豆，相并而曲，附于脊外，有黄脂包裹，里白外黑，各有带二条，上条系于心包，下条过屏翳穴后趋脊骨。两肾俱属水，但一边属阴，一边属阳。越人谓左为肾，右为命门②，非也。（《医贯》）

〔按语〕

本文节选自《医贯》。作者赵献可，字养葵，明代鄞县人。赵氏医学继承于薛立斋。治病多主温养，以八味丸、六味丸为主要方剂，来协调人身水火阴阳的盛衰。在医学理论方面，突出地阐发了"命门"学说。

---

① 三才：指天、地、人。
② 见《难经·三十九难》。

本文原题名《内经十二官论》，具体叙述了五脏五腑和心包、三焦的解剖位置及其相互间的联系。内容较为系统，其中大部分是正确的，尤其对消化、呼吸、循环等系统的器官在结构上的联系，作了较好的叙述。这对研究中医脏象学说，提供了有用的资料。但其中也有一些不当之处，如心的"窍数多寡各异，迥不相同"，"肝有独叶者，有二三叶者"，"小肠渗出，膀胱渗入"，以及膀胱"上无所入之窍，止有下口"等。

脏腑记叙

夫业医诊病，当先明脏腑。尝阅古人脏腑论及所绘之图，立言处处自相矛盾。如古人论脾胃，脾属土，土主静而不宜动，脾动则不安。既云脾动不安，何得下文又言脾闻声则动，动则磨胃化食，脾不动则食不化？论脾之动静，其错误如是。其论肺，虚如蜂窠，下无透窍，吸之则满，呼之则虚。既云下无透窍，何得又云肺中有二十四孔，行列分布，以行诸脏之气？论肺之孔窍，其错误又如是。其论肾，有两枚，即腰子，两肾为肾，中间动气为命门。既云中间动气为命门，何得又云左肾为肾，右肾为命门？两肾一体，如何两立其名，有何凭据？若以中间动气为命门，藏动气者，又何物也？其论肾，错误又如是。其论肝，左右有两经，即血管，从两胁肋起，上贯头目，下由少腹环绕阴器，至足大趾而止。既云肝左右有两经，何得又云肝居于左，左胁属肝？论肝分左右，其错误又如是。其论心，为君主之官，神明出焉，意藏于心。意是心之机①，意之所专曰志，志之动变曰思。以思谋远曰虑，用虑处物曰智，五者皆藏于心。既藏于心，何得又云脾藏意智，肾主伎②巧，肝主谋虑，胆主决断？据所论，处处皆有灵机③，究竟未说明生灵机者何物？藏灵机者何所？若用灵机，外有何神情？其论心如此含混。其论胃，主腐熟水谷；又云脾动磨胃化食。胃之上口名曰贲门，饮食入胃，精气从贲门上输于脾肺，宣播于诸脉。此段议论，无情无理。胃下口名曰幽门，即小肠上口。其论小肠，为受盛之官，化物出焉。言饮食入小肠，化粪下至阑门，即小肠下口，分别清浊，粪归大肠，自肛门出，水归膀胱为尿。如此论，尿从粪中渗出，其气当臭。尝用童子小便，并问及自饮小便之人，只言味咸，其气不臭。再者食与水合化为粪，粪必稀溏作泻，在鸡鸭无小便则可，在马牛有小便则不可，何况乎人？看小肠化食，水自阑门出一节，真是千古笑谈！其论心包络，细筋如丝，与心肺相连者，心包络也；又云心外黄脂是心包络，又云心下横膜之上，竖膜之下，黄脂是心包络，又云膻中有名无形者，乃心包络也。既云有名无形，何得又云手中指之经，乃是手厥阴心包络之经也？论心包络竟有如许之多，究竟心包络是何物？何能有如许之多耶？其论三焦，更为可笑。《灵枢》曰：手少阳三焦主乎上，足太阳三焦主乎下，已是两三

---

① 机：指生理机能。
② 伎：同技。
③ 灵机：指思维活动。

焦也。《难经·三十一难》论三焦，上焦在胃之上，主内①而不出，中焦在胃中脘，主腐熟水谷，下焦在脐下，主分别清浊，又云三焦者，水谷之道路。此论三焦是有形之物。又云两肾中间动气，是三焦之本。此论三焦是无形之气。在《难经》一有形，一无形，又是两三焦。王叔和所谓有名无状之三焦者，盖由此也。至陈无择以脐下脂膜为三焦；袁淳甫以人身著内一层，形色最赤者为三焦，虞天民指空腔子为三焦；金一龙有前三焦、后三焦之论。论三焦者，不可以指屈。有形无形，诸公尚无定准，何得云手无名指之经，是手少阳三焦之经也？其中有自相矛盾者，有后人议驳而未当者。总之，本源一错，万虑皆失。

余尝有更正之心，而无脏腑可见。自恨著书不明脏腑，岂不是痴人说梦；治病不明脏腑，何异于盲子夜行！虽竭思区画，无如之何。十年之久，念不少忘。

至嘉庆二年丁巳，余年三十，四月初旬，游于滦州之稻地镇。其时彼处小儿，正染瘟疹痢症，十死八九。无力之家，多半用代席裹埋。代席者，代棺之席也。彼处乡风，更不深埋，意在犬食，利于下胎不死。故各义冢中，破腹露脏之儿，日有百余。余每日压马过其地初未尝不掩鼻，后因念及古人所以错论脏腑，皆由未尝亲见，遂不避污秽，每日清晨，赴其义冢，就群儿之露脏者细视之。犬食之余，大约有肠胃者多，有心肝者少，互相参看，十人之内，看全不过三人，连视十日，大约看全不下三十余人。始知医书中所绘脏腑形图，与人之脏腑全不相合，即件数多寡，亦不相符。惟胸中膈膜一片，其薄如纸，最关紧要，及余看时，皆以破坏，未能验明在心下心上、是斜是正，最为遗憾！

至嘉庆四年六月，余在奉天府，有辽阳州一妇，年二十六岁，因疯疾打死其夫与翁，解省拟剐。跟至西关，忽然醒悟，以彼非男子，不忍近前。片刻行刑者提其心与肝肺，从面前过，细看与前次所看相同。后余在京时，嘉庆庚辰年，有打死其母之剐犯，行刑于崇文门外吊桥之南，却得近前，及至其处，虽见脏腑，膈膜已破，仍未得见。道光八年五月十四日，剐逆犯张格尔，及至其处，不能近前。自思一篑未成②，不能终止。不意道光九年十二月十三日夜间，有安定门大街板厂胡同恒宅请余看症。因谈及膈膜一事，留心四十年，未能审验明确。内有江宁布政司恒敬公，言伊曾镇守哈密，领兵于喀什噶尔，所见诛戮逆尸最多，于膈膜一事，知之最悉。余闻言喜出望外，即拜叩而问之。恒公鉴余苦衷，细细说明形状。

余于脏腑一事，访验四十二年，方得的确，绘成全图。意欲刊行于世，惟恐后人未见脏腑，议余故叛经文，欲不刊行，复虑，后世业医受祸，相沿又不知几千百年。细思黄帝虑生民疾苦，平素以灵枢之言下问岐伯、鬼臾区③，故名《素问》。二公如知之的确，可对君言，知之不确，须待参考，何得不知妄对，遗祸后世？继而秦越人著《难经》，张世贤④割裂《河图洛书》为之图注，谓心肝肺以分两计之，每件重几许，

① 内（nà 纳）：在此同"纳"。

② 一篑未成：同成语"功亏一篑"。这里王清任比喻他对脏腑的观察只差膈膜一件尚未完成。

③ 岐伯、鬼臾区：《内经》中假托黄帝的臣子。黄帝与他们问答而作《内经》。

④ 张世贤：字天成，号静斋，明代宁波府人。著有《图注脉诀》《图注难经》等。

大小肠以尺丈计之，每件长若干，胃大几许，容谷几斗几升。其言仿佛是真，其实脏腑未见，以无凭之谈，作欺人之事，利己不过虚名，损人却属实祸。窃财犹谓之盗，偷名岂不为贼！千百年后，岂无知者！（《医林改错》）

〔按语〕

　　本文选自《医林改错》。作者王清任，字勋臣，直隶玉田（今河北省玉田县）人，是清代具有革新精神的医学家。《医林改错》共两卷。上卷论述脏腑问题，同时辨别了各种血瘀证，下卷主论半身不遂等症。这是一本较有价值的医学著作。

　　王清任非常重视对正常人体脏腑的了解，并力图把这种了解跟医学理论和实践结合起来。在解剖学上，他通过亲身的观察和实践，有新的发现，改正了前人的一些错误记载，为我国解剖学的发展作出了重大贡献。在基础理论上，他强调和重视气血，对气血学说作了新的发挥。在治疗方面，他根据自己所掌握的解剖知识和对气血的理解，发展了活血逐瘀的治法，经过长期的实践，创造了一些行之有效的新方剂。

　　本文记叙了作者立志研究人体脏腑的情况。对他这种敢于"故叛经文"，注重科学性，认真实践的精神，是应当加以肯定的。

　　本文所列举古人对脏腑论述中的错误，有的已证明确是古人的错误认识，如"饮食入胃，精气从贲门上输于脾肺，宣播于诸脉"，"小肠下口，分别清浊，粪归大肠，自肛门出，水归膀胱为尿"等。有的则是历来众说纷纭，至今尚未获得一致看法的论述，如三焦、肾与命门，心包络等（参阅本章第六节"三焦包络命门"）。亦有一部分却是王清任自己的误解，比如他将经络与脏腑牵扯在一起，将肝与肝经、心包与心包经、三焦与三焦经等混为一谈，且王氏有的引文不够严谨，既不注明出处，且引用的并非原话，甚至不分正确与错误的将两人的论述放在一起批评。如论肺一段话："虚如蜂窠，下无透窍，故吸之则满，呼之则虚"，是明·赵献可《医贯》中的话；"下无透窍，叶中有二十四空，行列，分布诸脏清浊之气"，则是明·李梴《医学入门》中的话。作者引用时，既无出处，文字上亦做了改动。实际上前一段论说是正确的，后一段论说则有错误。

体表部位与脏气经脉的关系

　　部位者，头、面、胸、背、胁、腹、手、足，各有所属之部、所主之位也。

　　头为三阳之首。三阳者，太阳也。自印堂，至额颅，上巅顶，从脑下项，皆足太阳经脉之部，故曰头为三阳之首也。两颧属肾，《刺热论》云：色荣颧骨，其热内连肾也①。两目为肝之窍，而五脏精华，皆注于目，故瞳神属肾，黑眼属肝，白眼属肺，内外眦肉属心，眼包属脾。两鼻为肺窍，而位居中央，又属乎脾。鼻内口鼻交通之处，

――――――――――――

　　① 《素问·刺热篇》说："太阳之脉，色荣颧骨，热病也……其热病内连肾。"

则为颃颡①，又为畜门②，乃肝肺相交之部也。口为脾窍，内外唇肉，脾所主也。舌为心苗。齿为骨余，而齿龈则为牙床，又属乎胃。舌之下，腮之内，为廉泉、玉英，乃水液之上源也。耳为肾窍，又心亦开窍于耳。胃足阳明之脉，起于鼻交頞③之中，循鼻外，入齿中，挟口环唇。胆足少阳之脉，起于目锐眦，上抵头角，循耳后，入耳中，出走耳前。此头面之部位各有所属也。

头面以下，前有咽喉，后有颈项，喉居右，咽居左，喉为气管而硬，咽为食管而软，咽喉之中，则为吭嗌④。吭嗌之上，则为舌本。舌本居下腭之尽。而上腭之尽，则有小舌，所谓会厌也。太阴脾脉络舌本，少阴肾脉络舌本，阳明胃脉络舌本。咽喉之外，则有动脉，居乎两旁，所谓人迎之脉，乃胃足阳明之脉也。人迎之下，锁骨空处，则为缺盆，肺所主也。又阳明经脉行身之前，自面部而至胸膈，皆阳明经脉所主也。缺盆之下，两乳之上，谓之膺中。膺中之中，谓之上膈，即上焦也。经云："上焦开发，宣五谷味，熏肤、充身、泽毛，若雾露之溉"⑤也。上膈而下，谓之膈中，即胸膈也。胸膈之间，谓之膻中。膻中，即心包络也。心包主血、主脉，横通四布。包络之下，即有胃络，两络相通，而横布于经脉之间。胸乃心主之宫城，而包络包乎心之外。肺乃五脏之长，而盖乎心之上。心窝之下，谓之中焦。胃有三脘。上焦之旁，即上脘也；中焦之旁，即中脘也；下焦之旁，即下脘也。头面之下，后有颈项，项之中央，名为风府。项之两旁，名为风池。项下高耸大椎，乃脊骨之第一椎，自脊骨而下，至七节之两旁，名为鬲俞，经云："七节之傍，中有小心。"⑥以明鬲俞之穴，乃心气之游行出入，而太阳经脉行身之背。此胸背之部位各有所属也。

胸膈之下，腹也。胸膈下侧，胁也。前胸后背，而胁则居胸背之间，行身之侧。胁之上为腋，胁之下为季胁。太阳行身之背而主开，阳明行身之前而主合，少阴行身之侧而主枢。舍开则不能合，舍合则不能开，舍枢则不能为开合，是枢者，乃开合之关键也。大腹名为坤土，坤土，太阴之脾土也。大腹之上，下脘之间，名为中土，中土，阳明之胃土也。大肠名回肠，盘旋于腹之左右，小肠居大肠之前，脐乃小肠之总结，而贴脐左右，乃冲脉所出。经云：冲脉于脐左右之动脉者⑦是也。脐之下则为小腹，小腹两旁，名为少腹。小腹者，少阴水脏，膀胱水腑之所属也。少腹者，厥阴肝脏、胞中血海之所居也。血海居膀胱之外，名曰胞中；膀胱居血海之内，故曰膀胱者，胞之室也。从少腹而入前阴，乃少阴、太阴、阳明三经之属。经云：肾开窍于前后二

---

① 颃（háng 杭）颡（sǎng 嗓）：指咽后壁上的后鼻道，是人体与外界进行气体交换的必经道路。

② 畜门：畜，同嗅。畜门，即鼻孔通脑的门户。

③ 頞：鼻梁。

④ 吭（háng 杭）嗌（yì 意）：吭，喉咙。嗌，咽喉。

⑤ 见《灵枢·决气》。

⑥ 见《素问·刺禁论》。

⑦ 《素问·骨论》说："冲脉者，起于气街，并少阴之经，挟脐上行。"《灵枢·动输篇》说："冲脉者，此脉之常动者也。"

阴①。是前阴者，属少阴也。经云：“前阴者，宗筋之所聚，太阴、阳明之所合也。”②又：阳明主润宗筋③，是前阴又属太阴、阳明也。阴囊卵核，乃厥阴肝经之所属，故经云：厥阴病，则舌卷、囊缩。舌卷，手厥阴；囊缩，足厥阴也。又云：厥阴气绝，则卵上缩而终④。此胁腹之部位各有所属也。

两手两足曰四肢。两手之上，则有肘腋。两足之上，则有腘⑤髀⑥。两肘、两腋、两腘、两髀，名曰八溪。从臂至手，乃手太阴肺经所出，而兼手少阴、厥阴，此手之三阴，从胸走手也。从足至股，乃足太阴脾经所出，而兼足少阴、厥阴，此足之三阴，从足走胸也。夫手足三阴三阳十二经脉，交相通贯，行于周身。手之三阴，从胸走手；手之三阳，从手走头。是手三阴三阳而循行于手臂矣。足之三阳，从头走足；足之三阴，从足走胸。是足三阴三阳而循行于足股矣。此手足之部位各有所属也。

《灵枢》十二经脉，行于周身，虽详言之，而医未之悉也。今举其概而约言之。手太阴肺脉，起于中焦，横出腋下，循臂内，出手大指次指，而交于手阳明之大肠。大肠之脉，起于手大指之次指，循臂外入缺盆，上面，挟鼻孔，而交于足阳明胃脉。胃脉起于鼻頞中，至额颅，循喉咙，下膈，挟脐，入膝膑⑦，下足跗⑧，出足大趾，而交于足太阴之脾脉。脾脉起于足大趾，上膝股之前，入腹，上膈，连舌本，注心中，而交于手少阴之心脉。心脉起于心中，上肺，挟咽，出腋，下循臑⑨内，抵掌骨，出小指之内，而交于手太阳之小肠。小肠之脉，起于手小指，出手踝⑩，循臑外，交肩上，入耳中，至目内眦，而交于足太阳之膀胱。膀胱之脉，起于目内眦，从头下项脊，循背膂⑪，下腿后，至足小趾外侧，而交于足少阴之肾脉。肾脉起于足小趾，循足心，上腘股，贯脊，上贯肝膈，入肺，挟舌本，注胸中，而交于手厥阴之心包。心包之脉，起于胸中，循胸出胁，入肘循臂，过掌中，循小指之次指，而交于手少阳之三焦。三焦起于手小指之次指，循手臂，出臂外，贯肘，上肩，入耳中，出耳前后，至目锐眦，而交于足少阳之胆脉。胆脉起于目锐眦，从耳后至肩，合缺盆，下胸中，过季胁，出膝，循足跗，出足大趾，而交于足厥阴之肝脉。肝脉起于足大趾丛毛之际，从腘股而上，过阴器，抵小腹，上入胸中，而交于手太阴之肺脉。是为十二经脉之一周。乃头、面、胸、背、手、足，各有所属，而为周身之部位也。（《医学真传》）

〔按语〕

本文选自《医学真传》。作者清·高世栻，字士宗，杭州人。世栻从张志聪学医。

---

① 《素问·金匮真言论》说：“（肾）开窍于二阴。”

② 见《素问·厥论》。

③ 《素问·痿论》说：“阳明者，五脏六腑之海，主润宗筋。”

④ 《素问·诊要经终论》说：“厥阴终者……甚则舌卷、卵上缩而终矣。”

⑤ 腘：膝后曲弯处，即委中穴所在处。

⑥ 髀：即股（大腿）部。

⑦ 膝膑：膝盖。

⑧ 足跗（fū 肤）：足背。

⑨ 臑（nào 闹）：肩髆下内侧，对腋处高起的白肉。

⑩ 手踝（huái 淮）：手腕处外突之骨。

⑪ 膂（lǚ 旅）：夹脊两旁肌肉。

其著作还有《素问直解》等。《医学真传》一卷，为其向学生讲论之语，经学生手录整理而成。

本文原题名《部位》，对体表部位的叙述，分头面、胸背、胁腹、手足四部分，一一分析了其与内脏和经脉的关系，尤其对体表部位与经脉的联系，叙述得更为详细。这些内容，大都切合临床实用。

体表部位，是内在的脏气和经脉所分布的地方。因此，不同的部位，是与不同的脏气和经脉密切联系的。故内脏或经脉发生病变，在它们所联系的相应部位上，往往会有所反映，出现种种症状和体征；通过对这些体表症状和体征的诊察，有利于对内脏和经脉疾病的辨证与治疗。对此，《灵枢·五阅五使》《灵枢·五色》等都有所论述，可查考。

脏腑相通论

心与胆相通，心病怔忡，宜温胆汤；胆病战栗癫狂，宜补心。肝与大肠相通，肝病宜疏通大肠；大肠病宜平肝。脾与小肠相通，脾病宜泻小肠火；小肠病宜泻脾土。肺与膀胱相通，肺病宜清利膀胱；膀胱病宜清肺。肾与三焦相通，肾病宜调和三焦；三焦病宜补肾。此合一之妙也。（《医学入门》）

〔按语〕

本文选自《医学入门》。作者李梴，明代南丰人。他有鉴于学医者苦无系统，乃汇集前人之书，分门别类，由浅入深，为学医者之阶梯，故名《医学入门》。

脏与腑相合的理论，是脏象学说中内脏之间相互联系的内容之一。脏与腑的相合关系，一般都是根据《灵枢·本输》所述：肺合大肠、心合小肠、肝合胆、脾合胃、肾合膀胱。这种相合关系，无论是在经脉的相互联络上，或生理、病理上，都是有其一定根据的，因而在临床上，也具有重要的指导意义。但是，脏与腑之间的关系，并非仅仅只有这种相合的关系，确还存在着其他一些联系。本文所述的心与胆、肝与大肠等关系，就是从病理与治疗方面，来说明这些脏与腑之间是存在着一定的联系的。这给我们在认识和掌握脏腑之间的关系时，很有启发作用，也可以直接运用于临床实践，并进一步总结和发展这种联系，以丰富脏象学说的内容。

脏腑功能及其与组织器官的联系

五脏藏精不泻，满而不能实，故以守为补焉。六腑传化不藏，实而不能满①，故以通为补焉。……验于内则诸气皆属于肺，诸血皆统于脾，诸脉皆应于心，诸筋皆隶于肝，诸髓皆司于肾，诸脏皆禀气于胃。验乎外则肺主皮毛，脾主肌肉，肝主爪甲，胃

---

① 《素问·五脏别论》说："所谓五脏者，藏精气而不泻也，故满而不能实。六腑者，传化物而不藏，故实而不能满也。"

主四肢，肾主五液①，心主舌色。一身所宝，惟精气神。神生于气，气生于精，精化气，气化神。故精者身之本，气者神之主，形者神之宅也。(《类证治裁》)

〔按语〕

本文节选自《类证治裁》。作者林珮琴，字云和，号羲桐，清代江苏丹阳人。晚年搜集其临证处方，择其要者，著为医案，前列证论，题为《类证治裁》。

本文原题名《内景综要》。文中首论五脏与六腑总的功能；其次叙述了五脏的部分生理功能及其与组织器官的联系；最后强调了精气神在人身的重要性，及其相互之间的关系。这些，均为中医脏腑学说中的重要内容。其中如五脏"以守为补"，六腑"以通为补"的理论，在临床治疗上，具有重要的指导意义。

五脏与躯体组织器官之间的联系（一）

肝主筋，其荣爪；心主脉，其荣色；脾主肉，其荣唇；肺主皮，其荣毛；肾主骨，其荣发。凡人之身，骨以立其体干，筋以束其关节，脉以通其荣卫，肉以培其部分②，皮以固其肌肤。皮毛者，肺金之所生也，肺气盛则皮毛致密而润泽。肌肉者，脾土之所生也，脾气盛则肌肤丰满而充实。脉络者，心火之所生也，心气盛则脉络疏通而条达。筋膜者，肝木之所生也，肝气盛则筋膜滋荣而和畅。髓骨者，肾水之所生也，肾气盛则髓骨坚凝而轻利。五气③皆备，形成而体具矣。(《四圣心源》)

〔按语〕

本文选自《四圣心源》。作者黄元御，字坤载，号研农，清代山东昌邑县人。黄氏著作甚多，如《素问悬解》《灵枢悬解》《素灵微蕴》《伤寒说意》《金匮悬解》等。《四圣心源》十卷，四圣指黄帝、岐伯、秦越人、张仲景。黄氏先对他们的著作为之悬解（意谓在困苦的境地中获得解救），复融贯其旨，著成《四圣心源》一书。

本文原题名《形体结聚》。文中重点论述五脏与躯体组织器官之间的联系，并对五体的生理功能也作了扼要的叙述。这些内容，是脏象学说的组成部分。在生理上，五脏精气以滋养五体，使五体发挥正常的生理功能；在病理上，五脏病变，可以在其所主的组织器官上出现病态，因而在辨证与治疗时，从五体所出现的病态，可以辨其病属何脏，针对该脏病变进行治疗。当然，这里叙述的五脏与五体的联系，只是一种主要的联系，而非全部联系。其实，每一脏器都与各组织器官有联系，如肺的病变，不但可以影响到皮毛，而且可以影响到肌肉、血脉、筋骨等。对五脏与五官九窍之间的关系，当也应同样用此种观点理解。如此来认识内脏与躯体组织器官之间的联系，更

---

① 肾主五液：五液与五脏的关系，有两种讲法：一为肾主五液。《难经·四十九难》说："肾主液"，这是突出肾的功能与五液的重要关系。一为五液分属于五脏。《素问·宣明五气篇》说："心为汗，肺为涕，肝为泪，脾为涎，肾为唾。"两说可并存。

② 肉以培其部分：大意是说以肌肉充实形体。与《灵枢·经脉》："肉为墙"的意义相近。

③ 五气：五脏之气。

能体现脏象学说中的整体观。

五脏与躯体组织器官之间的联系（二）

齿者，骨之聚也。外肾①者，筋之聚也。舌者，肉之聚也。爪甲者，脉之聚也。绉纹者，皮毛之聚也。肾主骨，齿落则肾衰矣。肝主筋，外肾不兴则肝衰矣。脾主肉，舌不知味则脾衰矣。心主脉，爪甲色不华则心衰矣。肺主皮毛，绉纹多且深则肺衰矣。老年得之常，壮年则为变。由乎外以测其内也。（《医述》引《医参》）

〔按语〕

本文选自《医述》引《医参》所论（《医参》一书未见）。《医述》十六卷，清·程文囿撰。程文囿，字观泉，号杏轩，新安县人。读书极博，取"述而不作"之义，辑古今医籍中切要之语，删繁就简，以便查阅，撰成此书。

本文原题名《五脏外形》，从五脏与五体的关系，再联系到与其他一些组织器官的关系。其中有些内容，与脏象学说中的一般讲法是不一致的。如爪甲为脉之聚，是从心主血脉的生理功能而言的；它与肝主筋、爪为筋之余，故肝其华在爪的理论可以并存。又如舌为肉之聚，是从脾主肌肉、脾主运化的功能而言的，它与心开窍于舌的理论可以并存。本文作者对舌为肉之聚的理论还有进一步的阐发，他说："舌虽名为心苗，实与脾胃相维系者也。脾胃和则知五味，人以手按舌根，则脾动胃翻而呕吐作，非枢纽何以相感？以舌为肉之聚，虽予之创说，试验舌之形质，非俨然为肉之彰彰者耶！"至于外肾为筋之聚，是由于前阴为宗筋之所聚，肝的经脉循行到外生殖器部位，故外肾与筋——肝有关。

脏腑病机

脏腑各有主气，各有经脉，各有部分。故其主病，亦各有见证之不同。有一脏为病，而不兼别脏之病者，单治一脏而愈；有一脏为病，而兼别脏之病者，兼治别脏而愈。业医不知脏腑，则病原莫辨，用药无方，乌②睹其能治病哉？吾故将脏腑大旨，论列于后，庶几于病证药方，得其门径云！

心者，君主之官，神明出焉③。盖心为火脏，烛照事物，故司神明。神有名而无物，即心中之火气也。然此气非虚悬无着，切而指之，乃心中一点血液，湛然朗润，以含此气，故其气时有精光发见，即为神明。心之能事，又主生血④，而心窍中数点血液，则又血中之最精微者，乃生血之源泉，亦出神之渊海。血虚则神不安而怔忡；有

---

① 外肾：一般指睾丸，有时亦包括阴囊或阴茎。
② 乌：作"何"字解。
③ 见《素问·灵兰秘典论》。神明，指精神意识思维活动。
④ 《素问·阴阳应象大论》说："心生血。"

瘀血亦怔忡。火扰其血，则懊侬。神不清明，则虚烦不眠，动悸惊惕，水饮克火，心亦动悸。血攻心则昏迷，痛欲死。痰入心则癫，火乱心则狂。与小肠相为表里，遗热于小肠，则小便赤涩。火不下交于肾，则神浮①梦遗。心之脉上挟咽喉，络于舌本。实火上壅，为喉痹；虚火上升，则舌强不能言。分部于胸前，火结则为结胸、为痞、为心痛。火不宣发，则为胸痹。心之积曰伏梁②，在心下，大如臂，病则脐上有动气。此心经主病之大旨也。

包络者，心之外卫。心为君主之官，包络即为臣。故心称君火，包络称相火。相火经宣布火化③，凡心之能事，皆包络为之。见证治法，亦如心脏。

肝为风木之脏，胆寄其间，胆为相火，木生火也。肝主藏血，血生于心，下行胞中，是为血海。凡周身之血，总视血海为治乱。血海不扰，则周身之血，无不随之而安。肝经主其部分，故肝主藏血焉。至其所以能藏之故，则以肝属木，木气冲和条达，不致遏郁，则血脉得畅。设木郁为火，则血不和。火发为怒，则血横决，吐血、错经、血痛诸证作焉。怒太甚则狂，火太甚则颊肿、面青、目赤、头痛。木火克土，则口燥泄痢，饥不能食，回食逆满，皆系木郁为火之见证也。若木挟水邪上攻，又为子借母势，肆虐脾经，痰饮、泄泻、呕吐、头痛之病又作矣。木之性主于疏泄，食气入胃，全赖肝木之气以疏泄之，而水谷乃化。设肝之清阳不升，则不能疏泄水谷，渗泻中满之证，在所不免。肝之清阳，即魂气也，故又主藏魂。血不养肝，火扰其魂，则梦遗不寐。肝又主筋，瘈疭④囊缩，皆属肝病。分部于季胁、少腹之间，凡季胁少腹疝痛，皆责于肝。其经名为厥阴，谓阴之尽也。阴极则变阳，故病至此，厥深热亦深，厥微热亦微。血分不和，尤多寒热并见。与少阳相表里，故肝病及胆，亦能吐酸呕苦，耳聋目眩。于位居左，多病左胁痛，又左胁有动气⑤。肝之主病，大略如此。

胆与肝连，司相火，胆汁味苦，即火味也。相火之宣布在三焦，而寄居则在胆府。胆火不旺，则虚怯惊悸；胆火太亢，则口苦呕逆，目眩耳聋，其经绕耳故也。界居身侧，风火交煽，则身不可转侧，手足抽掣。以表里言，则少阳之气，内行三焦，外行腠理，为荣卫之枢机。逆其枢机，则呕吐胸满。邪客腠理，入与阴争，则热；出与阳争，则寒。故疟疾，少阳主之。虚劳骨蒸，亦属少阳，以荣卫腠理之间不和，而相火炽甚故也。相火挟痰，则为癫痫；相火不戢⑥，则肝魂亦不宁，故烦梦遗精。且胆中相火，如不亢烈，则为清阳之木气，上升于胃，胃土得其疏达，故水谷化，亢烈，则清阳遏郁，脾胃不和。胸胁之间骨尽处，乃少阳之分，病则其分多痛，经行身之侧，痛

---

① 神浮：心神不宁。

② 伏梁：《素问·腹中论》说："病有少腹盛，上下左右皆有根……病名曰伏梁。"《难经·五十六难》说："心之积，名曰伏梁，起脐上，大如臂，上至心下，久不愈，令人病烦心。"

③ 宣布火化：散布心阳。

④ 瘈（chì炽）疭（zòng粽）：瘈，筋脉拘急而缩。疭，筋脉缓纵而伸。瘈疭，与抽搐同义，俗名抽风。

⑤ 动气：疑为"肥气"之误。《难经·五十六难》说："肝之积名曰肥气，在左胁下，如覆杯，有头足。久不愈，令人发咳逆，瘖疟，连岁不已。"

⑥ 戢（jí疾）：收敛、收藏。

则不利屈伸。此胆经主病之大略也。

胃者，仓廪之官，主纳水谷。胃火不足，则不思食，食入不化，良久仍然吐出。水傍胸膈，寒客胃中，皆能呕吐不止。胃火炎上，则饥不能食，拒隔不纳，食入即吐。津液枯竭，则成隔食；粪如羊屎，火甚则结硬。胃家实则谵语，手足出汗，肌肉潮热，以四肢肌肉，皆中宫①所主之故也。其经行身之前，至面上。表证，目痛鼻干，发痉不能仰。开窍于口，口干咽痛，气逆则哕。又与脾相表里，遗热于脾，则从湿化，发为黄瘅②。胃实脾虚，则能食而不消化。主燥气，故病阳明，总系燥热；独水泛水结，有心下如盘③等症，乃为寒病。胃之大略，其病如此。

脾称湿土，土湿则滋生万物，脾润则长养脏腑。胃土以燥纳物，脾土以湿化气。脾气不布，则胃燥而不能食，食少而不能化，譬如釜中无水，不能熟物也。故病隔食，大便难，口燥唇焦。不能生血，血虚火旺，发热盗汗。若湿气太甚，则谷亦不化，痰饮、泄泻、肿胀、腹痛之症作焉。湿气挟热，则发黄发痢，腹痛壮热，手足不仁，小水赤涩。脾积名曰痞气④，在心下如盘。脾病则当脐有动气，居于中州，主灌四旁，外合肌肉。邪在肌肉，则手足蒸热汗出，或肌肉不仁。其体阴，而其用阳，不得命门之火以生土，则土寒而不化，食少虚羸，土虚而不运，不能升达津液，以奉心化血，渗灌诸经。经云：脾统血⑤，血之运行上下，全赖乎脾。脾阳虚则不能统血，脾阴虚又不能滋生血脉。血虚津少，则肺不得润养，是为土不生金。盖土之生金，全在津液以滋之。脾土之义，有如是者。

肺为乾金，象天之体，又名华盖，五脏六腑，受其复冒，凡五脏六腑之气，皆能上熏于肺以为病。故于寸口肺脉，可以诊知五脏。肺之令主行制节⑥，以其居高，清肃下行，天道下际而光明，故五脏六腑，皆润利而气不亢，莫不受其制节也。肺中常有津液，润养其金，故金清火伏。若津液伤，则口渴气喘，痈痿咳嗽。水源不清，而小便涩。遗热大肠，而大便难。金不制木，则肝火旺。火盛刑金，则蒸热、喘咳、吐血、痨瘵并作。皮毛者，肺之合也。故凡肤表受邪，皆属于肺。风寒袭之，则皮毛洒淅；客于肺中，则为肺胀，为水饮冲肺。以其为娇脏，故畏火，亦畏寒。肺开窍于鼻，主呼吸，为气之总司。盖气根于肾，乃先天水中之阳。上出鼻，肺司其出纳。肾为水，肺为天，金水相生，天水循环。肾为生水之源，肺即为制气之主也。凡气喘咳息，故皆主于肺。位在胸中，胸中痛属于肺。主右胁，积曰息贲⑦，病则右胁有动气。肺之为

① 中宫：即中焦。

② 黄瘅：即黄疸。

③ 《金匮要略·水气篇》说："气分，心下坚，大如盘，边如旋杯，水饮所作，桂枝去芍药加麻辛附子汤主之。"

④ 《难经·五十六难》说："脾之积，名曰痞气，在胃脘，覆大如盘，久不愈，令人四肢不收，发黄疸，饮食不为肌肤。"

⑤ 《难经·四十二难》说："（脾）主裹血，温五脏。"

⑥ 制节：《素问·灵兰秘典论》说："肺者，相傅之官，治节出焉。"张介宾注："节，制也。"

⑦ 息贲：《难经·五十六难》说："肺之积，名曰息贲，在右胁下，覆大如杯。久不已，令人洒淅寒热，喘咳，发肺痈。"

义，大率如是。

肾者水脏，水中含阳，化生元气，根结丹田。内主呼吸，达于膀胱，运行于外，则为卫气。此气乃水中之阳，别名之曰命火。肾水充足，则火之藏于水中者，韬光匿彩①，龙雷②不升，是以气足而鼻息细微。若水虚则火不归元，喘促虚痨，诸证并作，咽痛声哑，心肾不交，遗精失血，肿满咳逆，痰喘盗汗。如阳气不足者，则水泛为痰，凌心冲肺，发为水肿，腹痛奔豚③，下利厥冷，亡阳大汗，元气暴脱。肾又为先天，主藏精气，女子主天癸，男子主精，水足则精血多，水虚则精血竭。于体主骨，骨痿故属于肾。肾病者，脐下有动气。肾上交于心，则水火既济，不交则火愈亢。位在腰，主腰痛。开窍于耳，故虚则耳鸣耳聋。瞳人属肾，虚则神水散缩，或发内障。虚阳上泛，为咽痛颊赤。阴虚不能化水，则小便不利，阳虚不能化水，小便亦不利也。肾之病机，有如此者。

膀胱者，贮小便之器。经谓"州都之官，津液藏焉，气化则能出矣。"此指汗出，非指小便。小便虽出于膀胱，而实则肺为水之上源，上源清，则下流自清。脾为水之堤防，堤防利，则水道利。肾又为水之主，肾气行，则水行也。经所谓"气化则能出"者，谓膀胱之气，载津液上行外达，出而为汗，则有云行雨施之象。故膀胱称为太阳经，谓水中之阳，达于外以为卫气，乃阳之最大者。外感则伤其卫阳，发热恶寒。其经行身之背，上头项，故头项痛，背痛，角弓反张，皆是太阳经病。皮毛与肺合，肺又为水源，故发汗须治肺，利水亦须治肺，水天一气之义也。位居下部，与胞相连，故血结亦病水，水结亦病血。膀胱之为病，其略有如此。

三焦，古作膲，即人身上下内外相联之油膜也。唐宋人不知膲形，以为有名而无象。不知《内经》明言焦理纵者、焦理横者④，焦有文理，岂得谓其无象！西洋医书，斥中国不知人有连网。言人饮水入胃，即渗出走连网而下，以渗至膀胱，膀胱上口，即在连网中也。中国《医林改错》一书，亦言水走网油而入膀胱。观剖牲畜，其网油中有水铃铛⑤，正是水过其外，而未入膀胱者也。此说近出，力斥旧说之谬，而不知唐宋后，古膲作焦，不知膜油即是三焦，是以致谬。然《内经》明言"三焦者，决渎之官，水道出焉。"与西洋医法、《医林改错》正合。古之圣人，何尝不知连网膜膈也哉！按两肾中一条油膜，为命门，即是三焦之原，上连肝气胆气，及胸膈，而上入心，为包络；下连小肠大肠，前连膀胱，下焦夹室，即血室气海也。循腔子为肉皮，透肉出外，为包裹周身之白膜，皆是三焦所司。白膜为腠理，三焦气行腠理，故有寒热之证。命门相火布于三焦，火化而上行为气。火衰则元气虚，火逆则元气损。水化而下行为溺。水溢阴肿，结则淋。连肝胆之气，故多挟木火。与肾、心包相通，故原委多在两

---

① 韬光匿彩：形容命火内藏而不外露。韬光，敛藏光彩。匿彩，隐藏光彩。
② 龙雷：龙，比喻肾中相火。雷，比喻肝中相火。
③ 奔豚：《难经·五十六难》说："肾之积，名曰贲豚，发于少腹，上至心下，若豚状，或上或下无时。久不已，令人喘逆，骨痿少气。"
④ 见《灵枢·论勇》。
⑤ 水铃铛：指水流动的声音。

处，与膀胱一阴一阳，皆属肾之腑也，其主病可知矣。

小肠者，受盛之官，变化出焉。上接胃腑，下接大肠，与心为表里，遗热则小水不清，与脾相连属，土虚则水谷不化。其部分，上与胃接，故小肠燥屎，多借胃药治之；下与肝相近，故小肠气痛，多借肝药治之。

大肠司燥金，喜润而恶燥。寒则滑脱，热则秘结，泄痢后重，痔漏下血。与肺相表里，故病多以治肺之法治之。与胃同是阳明之经，故又多借治胃之法以治之。

以上条列，皆脏腑之性情部位，各有不同，而主病亦异。治杂病者宜知之，治血证者亦宜知之。临证处方，分经用药，斯不致南辕北辙耳！（《血证论》）

〔按语〕

本文选自《血证论》。作者唐宗海，字容川，清代四川彭县人。早岁即钻研医学，他的治学主张是："好古而不迷信古人，博学而能取长舍短"。他曾采用西方医学来解释中医的基本理论，以求实现他所谓"中西汇通"的愿望。但由于社会制度、历史条件以及其个人的思想、学历等限制，显然是不可能达到"中西汇通"目的的。但是他的治学主张，以及对某些理论的阐发和治疗经验，还是值得我们学习和重视的。如其对于血证的施治，就有一定的成就。其著作还有《中西汇通五种》《医经精义》《医学见能》等。

本文从各个脏腑的主气、经脉、部位等几个方面，叙述了每一脏腑的常见病证及其病理变化。从所述内容来看，基本上概括了各脏腑的常见病证，这就充实了脏腑辨证的内容。今天，在临床上仍有其实用价值。当然，在少数学术问题上，如对神明的解释，三焦的概念，以及"膀胱之气，载津液上行外达，出而为汗"等，不无可商之处。

脏气有强弱，禀赋有阴阳

脏象之义，余所类于经文①者，不啻详矣。然经有所未及，而同中有不同，及有先同而后异者，俱不可以不辨也。夫人身之用，止此血气。虽五脏皆有气血，而其纲领，则肺出气也，肾纳气也，故肺为气之主，肾为气之本也。血者水谷之精也，源源而来，而实生化于脾，总统于心，藏受于肝，宣布于肺，施泄于肾，而灌溉一身。所谓"气主嘘之，血主濡之"。②而血气为人之橐籥，是皆人之所同也。若其同中之不同者，则脏气各有强弱，禀赋③各有阴阳。

脏有强弱，则神志有辨也，颜色有辨也，声音有辨也，性情有辨也，筋骨有辨也，饮食有辨也，劳逸有辨也，精血有辨也，勇怯有辨也，刚柔有辨也。强中强者，病其太过，弱中弱者，病其不及。因其外而察其内，无弗可知也。

---

① 类于经文：指《类经》中脏象部分经文。
② 见《难经·第二十二难》。嘘，原文作响，响在此同煦，温暖的意思。
③ 禀赋：犹天赋。指天资或体质。在此指体质而言。

禀有阴阳，则或以阴脏喜温暖，而宜姜、桂之辛热；或以阳脏喜生冷，而宜芩、连之苦寒；或以平脏热之则可阳，寒之则可阴也。有宜肥腻者，非润滑不可也；有宜清素者，惟膻腥是畏也。有气实不宜滞，有气虚不宜破者；有血实不宜涩，有血虚不宜泄者。有饮食之偏忌，有药饵之独碍者。有一脏之偏强，常致欺凌他脏者；有一脏之偏弱，每因受制多虞者。有素挟风邪者，必因多燥，多燥由于血也；有善病湿邪者，必因多寒，多寒由于气也。此固人人之有不同也。

其有以一人之禀，而先后之不同者。如以素禀阳刚，而恃强无畏，纵嗜寒凉，及其久也，而阳气受伤，则阳变为阴矣；或以阴柔，而素耽辛热，久之则阴日之涸，而阴变为阳矣。不惟饮食，情欲皆然。病有出入，朝暮变迁，满而更满，无不覆矣，损而又损，无不破矣。故曰："久而增气，物化之常也；气增而久，夭之由也。"[1] 此在经文固已明言之矣。

夫不变者常也，不常者变也。人之气质有常变，医之病治有常变。欲知常变，非明四诊之全者不可也。设欲以一隙之偏见，而应无穷之变机，吾知其遗害于人者多矣。故于此篇之义，尤不可以不深察。(《景岳全书》)

〔按语〕

本文选自《景岳全书》。作者张介宾，字会（惠）卿，号景岳，明代浙江山阴人。张氏钻研《内经》数十年，著成《类经》《类经图翼》《类经附翼》和《质疑录》，并博收广采，结合一生临床经验，辑成《景岳全书》六十四卷。

张景岳的主要学术论点是：阳非有余，阴常不足。自从宋、元刘河间与朱丹溪等学说盛行以来，后世学者，有不辨虚实，滥用寒凉，流弊甚多者。景岳行医初年，对丹溪"阳常有余，阴常不足"的理论，亦颇信服；后来学验俱进，在临床实践中便逐渐发生怀疑，四十岁后，对其大加反对，书中一再批评刘、朱二家学说，尤其反对朱丹溪的"阳常有余，阴常不足"的理论。因而创立了"阳非有余，阴常不足"之说，力主人之生气，以阳为主，阳气难得而易失，故以温补为主旨，这也是他为用熟地及创制左归、右归等方药的指导思想。

张氏对于疾病的治疗，确有重虚而轻实的倾向，并且善用温补方药。这样，他就被后世医家目为温补派的中心人物了。其学术思想，给当时和后世医家的影响很大。如高鼓峰著的《己任篇》，张石顽著的《张氏医通》等，均以薛立斋、张景岳之说为根据，而形成了主温补的一派。

但是，并不能因此便认为张景岳是全盘温补论者。他在辨证施治的理论方面，如对阴阳寒热表里虚实的阐述，并无偏倚，在对具体疾病的辨证施治中，尤能兼采各家所长而灵活运用。如对于中风证，就很赞同河间、丹溪的说法，治疗上也很注意痰与气血，这显然是受了丹溪的影响。他用的方药，并不局限于温补，也用白虎汤、抽薪饮等寒凉之剂。对有些疾病，有援引李东垣之学说，亦有采用张子和之主张者。总之，

[1] 见《素问·至真要大论》。

对张景岳的批评，谓其略有偏颇则可，若竟如章虚谷、陈修园二氏，对其温补的论点全盘否定，则未免失之过激。

本文原题名《脏象别论》。其中心内容，是论述脏气有强弱，禀赋有阴阳。这对分析病因病理，以及进行辨证施治，有着重要的意义。文中对脏气强弱的辨别方法，论之甚详，意即要从多方面去分辨。对人的禀赋阴阳，认为有阴脏、阳脏、平脏以及湿燥等不同，因而其发病与治疗也有一定的区别。还特别指出人的体质是可以改变的，这里已经包含人之体质虽与先天禀赋有关，但主要决定于后天锻炼与培养的思想。

人身阴阳体用论

夫医为性命所系。治病之要，首当察人体质之阴阳强弱，而后方能调之使安。察之之道，审其形气色脉而已。形气色脉，《内经》论之详矣。然未窥其蕴①者，莫得其端绪。诸家方书，但论病证方药，而察形色以辨阴阳之要者，多略而不讲。无怪后学执成方以治病，每不能合。因其病虽同，而人之体质阴阳强弱各异故也。虽丹溪略举其概，叶氏医案每论其端，而散见各条，人多忽之。今述其大略，由是类推审察，则论治制方，稍有准则也。

假如形瘦色苍，中气足而脉多弦，目有精彩，饮食不多，却能任劳，此阳旺阴虚之质也。每病多火，须用滋阴清火。若更兼体丰肌厚，脉盛皮粗，食啖倍多，此阴阳俱盛之质。平时少病，每病多重，以邪蓄深久故也。须用重药，如大黄、芒硝、干姜、桂、附之类。寒热之药彼俱能受，以禀厚能任削伐，若用轻药，反不能效也。如体丰色白，皮嫩肌松，脉大而软，食啖虽多，每生痰涎，此阴盛阳虚之质。目有精彩，尚可无妨，如无精彩，寿多不永，或未到中年，而得中风之病。每病虽热邪，药不可过寒，更伤其阳，阳微则防其脱，热退须用温补扶阳。若更兼形瘦脉弱，食饮不多，此阴阳两弱之质。倘目有精彩，耳轮肉厚端正，其先天尚强；神清智朗者，反为大贵，若目无彩，神气昏庸，必多贫夭。凡阴阳俱弱之质，常多病，却不甚重，亦不能受大补、大泻、大寒、大热之药，但宜和平之味，缓缓调之。此大略也。若论其变，则有阳旺阴弱之人，而损伤阳气者，宜先扶阳，而后滋阴；阴盛阳虚之人，而有伤阴者，宜先滋阴，而后助阳。斯当随时审察，不可拘执。与后《虚损论》互参其理，自可类推，不能尽举也。

若夫丹溪所谓"阳常有余，阴常不足"，景岳之谓"阳常不足，阴常有余"者，因非阴阳之体，亦不可论阴阳之用也。何故？阴阳之体，浑然一气，莫可形容。阴阳之用，虽有屈伸变化，而参差不齐。常者，不变之谓。人之体质，或偏于阴，或偏于阳，原非一定，岂可谓之常乎？故两说若冰炭，皆非至理也。如曰：阳或有余，阴或不足，阳或不足，阴或有余。庶几近之。然两家之论，虽非阴阳至理，而实各发明经旨一节，有补前人未备之功。故不可偏执其说，而亦不可偏废也。何以见之？《素问·

_____

① 蕴：事或理的深奥处。

生气通天论》曰："阳气者，若天与日，失其所，则折寿而不彰。"此谓人身阳气，若天之藉日而光明，万物赖阳和以生长，如或失调，使阳气失所，犹如云之蔽日，其象惨淡而不彰，则人之寿命不永。故景岳发明其义，以平日阅历见解，备论阴病似阳、格阳、戴阳等证，以补前人所未备，而成一家言也。《通天论》①又曰："阳气者，烦劳则张，精绝，辟积于夏，使人煎厥。"此阳者，即人身君、相火也。烦则君火扰动，劳则相火鸱张。精，即水也。阳火鸱张，阴水日耗，而几于精绝，其偏僻之气，积至夏令火旺之时，内热如煎，气血郁勃②，营卫失度，阳和不循四末，而手足常冷如厥，若俗称干血痨之类也。敝丹溪谓五志妄动，皆属于火。火炽水耗，元气不司运化，津液变为痰涎，所以言"阳常有余""百病皆生于痰"，而以滋阴、化痰立论，发明其平日阅历见解，以广经义，成一家言也。然此节经旨，原与上节对待互发，使人合参，以救阴阳偏胜之病，两不可偏执而偏废。故经又曰："阴平阳秘，精神乃治。"可见终归阴阳和平，方为至理。乃景岳是己论而非丹溪，则未尝理会下节经旨，而忽"阴平阳秘"之道，不觉自蹈于偏也。学者岂可不察乎？故阴阳之道，本无有余不足，而人之禀赋不齐者，以其用之流行，各有偏胜，究其浑然之体则一也。若不明先天后天阴阳体用之理，或言有余，或言不足，而互相抵牾，不亦重增后学之惑哉！（《医门棒喝》）

〔按语〕

本文节选自《医门棒喝》。作者章楠，字虚谷，清代会稽县人。该书四卷（或作十卷），为章氏杂论医学之语，其中论暑温及辟景岳之偏，最有见地（见《中国医学大辞典》）。其著作还有《伤寒论本旨》等。

本文主要论述人的体质有阴阳之别。作者根据人的体形及生理、病理表现，把人的体质分为阳旺阴虚、阴阳俱盛、阴盛阳虚、阴阳两弱四种类型。由于这四种体质的人，在生理、病理表现方面各有不同，因而在治疗用药上亦有所区别。这种分类方法，还是比较切合临床实际的。如一般所说的"瘦人多火"、"肥人多痰"，即属于本文阳旺阴虚、阴盛阳虚两种体质。至于"大贵""贫夭"等说，应予批判。

体质有阴脏阳脏平脏之分

凡人阴脏、阳脏、平脏，本性使然。如素系阴脏者，一切饮食必喜热物，偶食生冷，腹中即觉凝滞不爽，大便一日一度，决不坚燥，甚则稀溏，食难消化。若系阳脏，一切饮食必喜寒冷，偶食辛热之物，口中便觉干燥，甚则口疮咽痛，大便数日一次，必然坚硬，甚则燥结。临症先当询问，再辨其病之阴阳。

阳脏所感之病，阳者居多，阴脏所感之病，阴者居多。不独杂病，伤寒亦然。如《医宗金鉴》治伤寒法，以寒化、热化分理。以阳脏者多热化，阴脏者多寒化也。故阳

---

① 即《素问·生气通天论》。
② 郁勃：旺盛。在此指气血运行失常。

脏患伤寒，温表之剂不可过用，凉攻之剂不妨重用也；阴脏患伤寒，温表之药不妨重投，凉攻之方不宜过剂也。《难经》曰：阳虚者，汗之则愈，下之则死，阴虚者，下之则愈，汗之则死①。盖表不远热，下不远寒。阳脏者，阴必虚，阴虚者多火；阴脏者，阳必虚，阳虚者多寒故也。《内经》云：阳虚者，阴必凑之；阴虚者，阳必凑之②。此之谓也。

至于平脏之人，或寒饮，或热食，俱不妨事，即大便，一日一度，不坚不溏。若患病，若系热者，不宜过凉；系寒者，不宜过热。至用补剂，亦当阴阳平补，若过热则伤阴，过寒则伤阳，最宜细心斟酌。

此诊病用药，第一要紧关头，临症时如能如此体会，虽不中不远矣。（《医法心传》）

〔按语〕

本文选自《医法心传》。作者程芝田，清代新安人。世业医，颇有名。曾著《医博》四十卷、《医约》四卷，遭乱皆亡失。学生雷丰，辑其医论，为《医法心传》一卷，持论颇通达。

本文原题名《诊病须察阴脏阳脏平脏论》，强调临床分清患者的体质情况，为"第一要紧关头"。而人的体质，作者认为须分阴脏、阳脏、平脏三类。此种分类方法，在张景岳的《脏象别论》中已明确提出，但未作具体阐述，本文则作了具体的阐发。如这三种不同体质的人，平时表现不同，好发病证与发病后的病理变化和症状有区别，因而在治疗上，除根据辨证施治的原则，还须"因人制宜"，灵活处理。

关于阴脏、阳脏、平脏的名称，目前却少提及，而是根据其精神实质来运用的。如常讲的"阳盛体质的人，感邪后易热化；阴盛体质的人，感邪后易寒化"，这与本文中"阳脏者多热化，阴脏者多寒化"的精神完全一致，至于平脏一类，只是阳盛、阴盛不明显而已。

体质有寒热燥湿之分

是湿热体气③，平者无病，太过则病，偏胜亦病。其状面色深黄，润而有光，唇色红紫而不枯燥，舌质红，舌液多，舌苔厚腻而黄，或罩深黑色于上，大便时溏时结，而深黄气臭，小便黄。此其据也。

若湿从热化，偏于燥热之体气，其状面色干苍有光，唇色深红或紫而燥，舌质深红，扪之糙，舌形瘦，舌涎少，舌苔色深黄而薄，或带红，大便干燥，色深黄气臭，小便短赤。此其据也。

若热从湿化，偏于寒湿之体气，其状面色㿠白，或晦黄，唇色淡白，或带淡黑，

---

① 《难经·五十八难》说："阳虚阴盛，汗出而愈，下之即死；阳盛阴虚，汗出而死，下之而愈。"
② 《素问·评热病论》说："邪之所凑，其气必虚。阴虚者，阳必凑之。故少气时热而汗出也。"
③ 体气：体质，气质。

舌质淡，舌形胖，舌涎多，舌苔薄而润，或罩淡黑色于上，大便溏薄，色淡黄气腥腐，小便清长。此其据也。

若燥热而阴损及阳，寒湿而阳损及阴，则变为寒燥体气，其状面色萎白而发干，唇色淡白而枯燥，舌质淡，扪之涩，舌形瘦，舌涎少，舌苔薄白而不润，大便干结而色淡气不臭，小便清而短少。此其据也。

惟其偏胜之能成病也，故必燥湿得中而为润，寒热得中而为温，斯为无病。医家必须于此四种体气，先为辨别。盖因嗽、疟、泻、痢、风、劳、鼓、膈等等之为病，寒、热、痛、痹、汗、吐、痉、晕等等之为证，只能察邪之所在，属何脏何腑，为气为血，是经是络，而能别寒热燥湿，以其尽能致病耳。(《景景室医稿杂存》)

〔按语〕

本文节选自《景景室医稿杂存》。作者为近人陆晋笙。其著作还有《鬼傲术》等。本文原题名《论人身体气实分四种》，文中认为人的体质有湿热、燥热、寒湿、寒燥四种。这四种体质的人，"平者无病"，太过、偏胜则能成病，发病后其症状与体征表现也自不同。

本文是将寒、热、燥、湿四种体质交错在一起来论述的，因其病理上有"湿从热化"、"热从湿化"、"阴损及阳"、"阳损及阴"等变化。实质上，这寒、热两种体质，与上篇所讲阴脏、阳脏的精神是一致的，即阴盛-阴脏-寒的体质，阳盛-阳脏-热的体质。至于燥、湿两种体质，前面张景岳的《脏象别论》中也曾提到"多燥"与"善病湿"的问题。实际上它与阴盛、阳盛体质有关。一般阳盛多燥，阴盛善病湿，在病变过程中，阳盛者，每多湿从热化；阴盛者，每多热从湿化。

第二节　心与脑

人有血肉之心与神明之心

心者，一身之主，君主之官。有血肉之心，形如未开莲花，居肺下肝上是也。有神明之心，神者，气血所化生之本也。万物由之盛长，不着色象，谓有何有，谓无复存，主宰万事万物，虚灵不昧者是也。然形神亦恒相因。(《医学入门》)

〔按语〕

中医学中所讲的心，为五脏之一，具有"主藏神"（或称"主神明"）与"主血脉"的功能。从中医学中心的解剖部位与形态来看，确是指位于胸中的循环系统的心脏，因此，具有推动血液循环的"主血脉"功能，但是，另一种功能，即心为一身之主宰，是"君主之官""主藏神"，此则不是现代医学循环系统心的功能。古人对此种功能有许多不同说法，且概念每多含混不清。

本文作者有鉴于此，明确提出心有两种不同概念：血肉之心即指循环系统的心脏，认为其"形如未开莲花，居肺下肝上"。神明之心是以"心"代表的主精神活动的器官，认为其"主宰万事万物，虚灵不昧"。因为精神活动是一种生理功能，所以称其"不着色象，谓有何有，谓无复存"。可是精神活动是有其物质基础的，即由"气血所化生"，反过来又"万物由之盛长"。这种互为因果的关系，即所谓"形神亦恒相因"的意思。

灵机记性不在心在脑

灵机记性①，不在心在脑一段，本不当说，纵然能说，必不能行。欲不说，有许多病，人不知源，思至此，又不得不说。……心乃出入气之道路，何能生灵机、贮记性？灵机记性在脑者，因饮食生气血、长肌肉，精汁之清者，化而为髓，由脊骨上行入脑，名曰脑髓。盛脑髓者，名曰髓海。其上之骨，名曰天灵盖。两耳通脑，所听之声归于脑。脑气虚，脑缩小，脑气与耳窍之气不接，故耳虚聋；耳窍通脑之道路中，若有阻滞，故耳实聋。两目即脑汁所生，两目系如线，长于脑，所见之物归于脑。瞳人白色，是脑汁下注，名曰脑汁入目。鼻通于脑，所闻香臭归于脑；脑受风热，脑汁从鼻流出，涕浊气臭，名曰脑漏。看小儿初生时，脑未全，囟门软，目不灵动，耳不知听，鼻不知闻，舌不言；至周岁，脑渐生，囟门渐长，耳稍知听，目稍有灵动，鼻微知香臭，舌能言一二字；至三四岁，脑髓渐满，囟门长全，耳能听，目有灵动，鼻知香臭，言语成句。所以小儿无记性者，脑髓未满；高年无记性者，脑髓渐空。李时珍曰："脑为元神之府。"金正希②曰："人之记性皆在脑中。"汪讱庵曰："今人每记忆往事，必闭目上瞪而思索之。"脑髓中一时无气，不但无灵机，必死一时，一刻无气，必死一刻。试看痫症，俗名羊羔风，即是元气一时不能上转入脑髓，抽时正是活人死脑袋：活人者，腹中有气，四肢抽搐；死脑袋者，脑髓无气，耳聋，眼天吊③如死。有先喊一声而后抽者，因脑先无气，胸中气不知出入，暴向外出也。正抽时，胸中有漉漉之声者，因津液在气管，脑无灵机之气，使津液吐咽，津液逗留在气管，故有此声。抽后头疼昏睡者，气虽转入于脑，尚未足也。小儿久病后元气虚抽风，大人暴得气厥，皆是脑中无气，故病人毫无知识。以此参考，岂不是灵机在脑之证据乎？（《医林改错》）

〔按语〕

中医学把脑的功能说成是心的功能，始见于《内经》。《素问·灵兰秘典论》说："心者，君主之官也，神明出焉。"以后大部分医家都依照此说著书立论，如《难经·四十二难》说心"主藏神"。明代李梴虽将心划分出血肉之心与神明之心，但主神明功能之器官，仍以"心"字命名。王清任在本文中，十分明确地提出"灵机记性，不在心在脑"的论点，并列举五官的某些生理和病理与脑的联系，举出痫、厥等病与脑的

---

① 灵机记性：指聪明、灵巧、记忆力。
② 金正希：名声，字子骏，明代安徽休宁人，著有《尚志堂文稿》。
③ 眼天吊：两目向上直视。

关系等，论证了脑髓的生成及其主灵机记性的生理功能。这是中医学在对心与脑的认识上的一大进步，也是王氏对中医学的一大贡献。

脑与肾的关系

脑为髓海，囟以卫之。小儿囟不合者，脑未满也。脑髓纯者灵，杂者钝，耳目皆由以禀令，故聪明焉。思则心气上通于囟，脑髓实则思易得，过思则心火烁脑，头眩、眼花、耳鸣之象立见，而髓伤矣。髓本精生，下通督脉，命火温养，则髓益充。纵欲者伤其命门，不但无以上温，而且索其下注。脑髓几何，能禁命门之取给而不敝①乎？精不足者，补之以味，皆上行至脑，以为生化之源，安可不为之珍惜！（《医述》引《医参》）

〔按语〕

中医学理论中，认为脑的功能与肾的关系十分密切。本文从精与命火两方面，论述了脑与肾的关系。因肾藏精，又主命门之火，肾精能生髓充脑，命火能温煦脑髓，所以能保持脑髓的经常充足，以发挥其正常功能。若命火虚弱，肾精不足，可以导致脑髓亏损，产生种种病变，因而在临床上常用补肾的方法进行治疗。

脑气不足（复视）治在肝

人有无故忽视物为两，人以为肝气之有余也，谁知是脑气之不足乎！盖目之系，下通于肝，而上实属于脑。脑气不足，则肝之气应之，肝气太虚，不能应脑，于是各分其气以应物，因之见一为两矣。孙真人②曰：邪中于头，因逢身之虚，其入深，则随目系入于脑，入于脑则转，转则目系急，急则目眩，以转邪中之睛，所中者不相比，则睛散，睛散则歧，故见有两物。此占尚非定论。治之法，必须大补其肝气，使肝足以应脑，则肝气足而脑气亦足也。方用助肝益脑汤③。

此方全是益肝之药，非益脑之品也。不知补脑必须添精，而添精必须滋肾。然而滋肾以补脑，而肝之气不能遽补也。不若直补其肝，而佐之祛邪之药为尚④。盖脑气不足，而邪得以居之矣，不祛邪而单补其精，于脑气正无益也。治肝正所以益脑矣，治法之巧者！（《辨证奇闻》）

〔按语〕

本文选自《辨证奇闻》，清·钱松镜湖撰。本文所说的脑气不足，主症为视觉异

---

① 敝：破旧，坏。在此有虚弱的意思。
② 孙真人：即孙思邈。著《备急千金要方》《千金翼方》等书。
③ 助肝益脑汤：方由白芍、当归、人参、郁李仁、柴胡、天花粉、细辛、川芎、甘菊花、薄荷、生地、天门冬、甘草、白芷组成。
④ 尚：优。

常，因目与脑通，肝又开窍于目，所以脑气不足之复视症，用补肝的方法治疗。

中医学对脑的功能虽有一定的认识，但其理论体系的核心是脏腑学说，所以多将脑的功能与病变，归入心、肾、肝等脏之中，其中尤以心脏为主。因而本节将心与脑并列，举出脑与肾、肝的关系略作说明。

真心痛证治

人有真正心痛，法在不救，然用药得宜，亦未尝不可生也。其症心痛不在胃脘之间，亦不在两胁之处，恰在心窝之中，如虫内咬，如蛇内钻，不特用饭不能，即饮水亦不可入，手足冰冷，面目青红者是也。

夫真心痛，原有两症：一寒邪犯心，一火邪犯心也。寒犯心者，乃直中阴经之病，猝不及防，一时感之，立刻身死。死后必有手足尽紫黑者，甚则遍身俱青。多非药食解救，以至急而不遑救也。倘家存药饵，用人参一二两，附子三钱，急煎救之，可以望生，否则必死。若火犯心者，其势甚急而犹缓，可以速觅药饵，故不可不传方法以救人也。余言前症，正火邪犯心也。但同是心疼，何以辨其一为寒而一为热？盖寒邪舌必滑，而热邪舌必燥耳！倘辨其为火热之心痛，即用救真汤①投之。(《辨证录》)

〔按语〕

本文选自《辨证录》。作者陈士铎，字远公，清代山阴县人。陈氏认为"古虽有从脉不从证之文，毕竟从脉者少，从证者众，且证亦不易辨"，故书名《辨证录》。书中对每一病证，先列症状，然后运用阴阳五行、六经等理论，分析证候的性质，随证立法处方。辨析证情较为细致条理，且有创见，可为今人临证之借鉴。陈氏著作还有《石室秘箓》《本草新编》等。

厥心痛证治

心当歧骨②陷处，居胸膈下，胃脘上。心痛与胸脘痛自别也。心为君主，义不受邪，故心痛多属心包络病。若真心痛，经言旦发夕死，夕发旦死。由寒邪攻触，猝大痛，无声，面青气冷，手足青至节，急用麻黄、桂、附、干姜之属，温散其寒，亦死中求活也。……经之论厥心痛，以诸痛皆肝肾气逆上攻致之。但分寒热二种：寒厥心痛者，身冷汗出，手足逆，便利不渴，心痛，脉沉细，术附汤；热厥心痛者，身热足厥，烦躁，心痛，脉洪大，金铃子散、清郁汤③。凡暴痛非热，久痛非寒，宜审。(《类证治裁》)

---

① 救真汤：方由炒栀子、炙甘草、白芍、广木香、石菖蒲组成。
② 歧骨：指胸骨体下端，左右肋软骨的分歧部。
③ 清郁汤：方由陈皮、半夏、茯苓、神曲、黄连、山栀、苍术、香附、川芎、炮姜、炙草、姜组成。

〔按语〕

上文真心痛与本文厥心痛，从其发病情况与症状来看，可见于冠状动脉粥样硬化性心脏病中的心绞痛及急性心肌梗死。其证候均分寒与热两类。寒证多属阳气虚弱，重者为心阳欲脱，故用参附汤、四逆汤以回阳救逆；热证多因痰郁化热，故用清化痰热之剂。当然，本病不仅寒热两种证候，尚有气滞血瘀证，痰瘀痹阻证等，可参阅下文血瘀胸痛、胸痹等病。

血瘀胸痛证治

胸痛在前面，用木金散①可愈；后通背亦痛，用瓜蒌薤白白酒汤可愈；在伤寒，用瓜蒌、陷胸、柴胡等，皆可愈。有忽然胸痛，前方皆不应，用此方②一付，痛立止。（《医林改错》）

〔按语〕

血府逐瘀汤是王清任所创诸方中应用最广泛的一张方剂，用以治疗"胸中血府血瘀之症"。所治症目有十九种之多。本文所讲的"忽然胸痛"，可能是指冠心病的心绞痛。其他属于心的病症的有：夜睡梦多（"夜睡梦多，是血瘀，此方一两付全愈，外无良方"），失眠（"夜不能睡，用安神养血药治之不效者，此方若神"）、小儿夜啼（"何得白日不啼，夜啼者，血瘀也，此方一两付全愈"）、心悸（"心跳心忙，用归脾、安神等方不效，用此方百发百中"）、夜不安（"夜不安者，将卧则起，坐未稳又欲睡，一夜无宁刻，重者满床乱滚，此血府血瘀，此方服十余付可除根"）等，这些多属于神经官能症。另外，还能治疗头痛、自汗、盗汗、肝气等病症。

心痹证治

心痹之证，即脉痹也。脉闭不通，心下鼓暴③，嗌干善噫，厥气上则恐，心下痛，夜卧不安，此心痹之症也。

心痹之因，或焦思劳心，心气受伤，或心火妄动，心血亏损，而心痹之症作矣。

心痹之脉，左寸沉数，沉为心痛，数为心热，或散而大，散则失志，大则失血。

心痹之治，心火盛者，导赤各半汤④，心神失守者，安神丸；虚弱人，归脾汤；虚火旺者，天王补心丹。（《症因脉治》）

〔按语〕

本文选自《症因脉治》。作者秦昌遇，字景明，明代上海人。其著作还有《大方幼

---

① 木金散：见《医宗金鉴》颠倒木金散，方由木香、郁金二药组成。
② 此方指血府逐瘀汤，由当归、生地、桃仁、红花、枳壳、赤芍、柴胡、甘草、桔梗、川芎、牛膝组成。
③ 心下鼓暴：鼓，鼓动。暴，突然。心下鼓暴，即阵发性心悸。
④ 导赤各半汤：方由黄连、甘草、生地、木通、山栀、麦冬、犀角组成。

科》《痘疹折衷》等。作者以医家每多凭脉而寻求其病因与症治，一时殊费揣摩，因此主张以症为主，然后进一步分析病因，并结合脉象，以定治法，故书名《症因脉治》。此书原为秦景明的稿本，后经其孙秦之桢（字皇士）整理而成。

本文所讲的心痹病，从其证治来看，似属心脏神经官能症、心肌炎之类的病症。

胸痹的病机

胸痹，胸中阳微不运，久则阴乘阳位①而为痹结也。其症胸满喘息、短气不利、痛引心背，由胸中阳气不舒，浊阴得以上逆，而阻其升降，甚则气结咳唾，胸痛彻背。夫诸阳受气于胸中，必胸次空旷，而后清气转运，布息展舒。胸痹之脉，阳微阴弦，阳微知在上焦，阴弦则为心痛。此《金匮》《千金》均以通阳主治也。（《类证治裁》）

胸痹与胸痞的鉴别

胸痹与胸痞不同。胸痞有暴寒郁结于胸者，有火郁于中者，有寒热互郁者，有气实填胸而痞者，有气衰而成虚痞者，亦有肺胃津液枯涩，因燥而痞者，亦有上焦湿浊弥漫而痞者。若夫胸痹，则但因胸中阳虚不运，久而成痹。《内经》未曾详言，惟《金匮》立方，俱用辛滑温通。所云寸口脉沉而迟，阳微阴弦，是知但有寒症，而无热症矣。先生②宗之加减而治，亦惟流运③上焦清阳为主，莫与胸痞、结胸、噎膈、痰食等症混治，斯得之矣。（《临证指南医案》）

〔按语〕

本文选自《临证指南医案》。作者叶桂，字天士，号香岩，清代江苏吴县人。叶天士为清代影响很大的名医，精于辨证施治，经验丰富。因毕生忙于诊务，所以著作甚少。本书为其门人所蒐辑的临证治疗方案，凡十卷，分疾病为八十九门，每门后由其门人撰附医论一篇，对该门疾病提示了辨证施治大要，很有启发。

相传《幼科心法》一卷，为叶氏手定。《外感温热篇》一卷，为其门人顾景文手录其口授而成。余如《医效秘传》《景岳全书发挥》《叶选医衡》等，恐非叶氏真传，均为后人伪托之著作。

叶天士在医学上的成就，主要是对于温热病方面的贡献。叶氏对温热病的研究极深，不论在阐发病因病机方面，或进行辨证施治方面，都有卓著的成就。其次在脾胃学说方面，也有很大的发挥，他既推崇李东垣的《脾胃论》，而又在此基础上有了新的发展。

---

① 阴乘阳位：浊阴之邪乘袭于胸中（属阳）部位。
② 先生：指叶天士。
③ 流运：流通温运。

胸痹证治

　　胸中阳气,如离照当空,旷然无外。设地气一上,则窒塞有加。故知胸痹者,阳气不用,阴气上逆之候也。然有微甚不同,微者但通其不足之阳于上焦,甚者必驱其厥逆之阴于下焦。仲景通胸中之阳,以薤白、白酒,或栝蒌、半夏、桂枝、枳实、厚朴、干姜、白术、人参、甘草、茯苓、杏仁、橘皮,选用对症三四味即成一方。不但苦寒尽屏,即清凉不入,盖以阳通阳,阴药不得预①也。甚者用附子、乌头、川椒,大辛热以驱下焦之阴,而复上焦之阳。补天浴日,独出手眼。世医不知胸痹为何病,习用豆蔻、木香、诃子、三棱、神曲、麦芽等药,坐耗其胸中之阳,其识见亦相悬哉!(《医门法律》)

〔按语〕

　　本文选自《医门法律》。作者喻昌,字嘉言,明末清初江西南昌人,后移寓江苏常熟。著作还有《尚论篇》《寓意草》等。明代末年,我国学术论坛上理学之风逐渐衰落,实用之学渐次兴起,这种风气也影响到医学方面。如张凤逵的《伤暑全书》,吴有性的《温疫论》等,都是这一时期在医学方面的新作品。喻氏的学术思想,也是在这种风气的影响下形成的。他的治学注重实际,喜创新说,有一定的革新精神。他创立的《议病式》,是一种详明的病历格式,又主张先议病后用药,即在辨证的基础上进行施治。在医理方面,比较突出的有《大气论》和《秋燥论》等篇,这在基础理论和临床实践上,都是有价值的。

　　以上三篇所论的胸痹病,包括胸痹的病机、胸痹与胸痛的鉴别、胸痹证治。胸痹是指当胸闷痛,甚则胸痛彻背、短气、喘息不得卧的一种病症。现代医学中的冠心病、慢性气管炎,以及某些神经官能症等,都可能出现胸痹。其病因病理,主要为胸阳不振,阴寒之邪乘虚而袭,则胸阳痹阻,络脉失和,发为胸痹。因而辨证施治着眼于本虚标实,本虚为阳气不足,标实为阴寒痰浊,故用温阳、祛寒、泄浊法,以通痹散结。也有属于瘀血证者,可参阅前《医林改错》血瘀胸痛证治篇。

　　又,心痛与胸痹,也有联系,但与胃痛有别。《杂病广要》说:"胸痹,心痛,其病如二而一,均为膈间疼痛之称。胸痹轻者仅胸中气塞,心痛重者为真心痛。如胃脘痛,其痛紧而下,不比胸痛之泛与真心之高。"

癫狂痫的鉴别

　　《素问》止言癫、狂而不及痫②,《灵枢》乃有痫瘛、痫厥之名。诸书有言癫狂者,有言癫痫者,有言风痫者,有言惊痫者,有分癫痫为二门者,迄无定论。要之,癫、

---

① 预:参与。
② 痫(xián 闲):病名。突然发作的暂时性大脑功能紊乱。

狂、痫，大相径庭，非名殊而实一之谓也。《灵枢》虽编癫狂为一门，而形证两具，取治异途，较之于痫，又大不侔①矣。徐嗣伯②云：大人曰癫，小儿曰痫。亦不然也。《素问》谓癫为母腹中受惊所致。今乃曰小儿无癫可乎？痫病大人每每有之，妇人尤多。今据经文，分辨于后。

癫者，或狂或愚，或歌或笑，或悲或泣，如醉如痴，言语有头无尾，秽洁不知，积年累月不愈，俗呼心风。此志愿高大而不遂所欲者多有之。

狂者，病之发时，猖狂刚暴，如伤寒阳明大实发狂，骂詈不避亲疏，甚则登高而歌，弃衣而走，逾垣上屋，非力所能，或与人语所未尝见之事，如有邪依附者是也。

痫病，发则昏不知人，眩仆倒地，不省高下，甚则瘛疭抽掣，目上视，或口眼㖞斜，或口作六畜之声。（《证治准绳》）

〔按语〕

本文选自《证治准绳》。作者王肯堂，字宇泰，号损庵，明代江苏金坛人。王氏集明以前医学之大成，撰著《证治准绳》一百二十卷，包括杂病、类方、伤寒、外、儿、妇等六科，条理分明，以证论治，立论平正，内容丰富，为后人所推崇。故有"博而不杂，详而有要，于寒温攻补，无所偏主"之称。其著作尚有《医论》《灵兰要览》等。

癫狂痫的病因与治法

推其病因，狂由大惊、大怒，病在肝、胆、胃经，三阳并而上升，故火炽则痰涌，心窍为之闭塞。癫由积忧、积郁，病在心、脾、包络，三阴蔽而不宣，故气郁则痰迷，神志为之混淆。痫病或由惊恐，或由饮食不节，或由母腹中受惊，以致内脏不平，经久失调，一触积痰，厥气内风猝焉暴逆，莫能禁止，待其气返然后已。

至于主治，察形证，诊脉候，以辨虚实。狂之实者，以承气、白虎，直折阳明之火，生铁落饮，重制肝胆之邪；虚者当壮水以制火，二阴煎③之类主之。癫之实者，以滚痰丸开痰壅闭，清心丸④泻火郁勃⑤；虚者当养神而通志，归脾、枕中⑥之类主之。痫之实者，用五痫丸⑦以攻风，控涎丸以劫痰，龙荟丸以泻火；虚者当补助气血，调摄阴阳，养营汤、河车丸⑧之类主之。癫狂痫三证治法，大旨不越乎此。今如肝风、痰火者，苦辛以开泄；神虚火炎者，则清补并施；肝胆厥阳化风旋逆者，以极苦之药折之；

---

① 侔（móu 谋）：相等。
② 徐嗣伯：字叔绍，著《落年方》，佚。见《隋志》三卷。
③ 二阴煎：方由生地、麦冬、枣仁、甘草、元参、茯苓、黄芩、木通组成。
④ 清心丸：方由黄连、黄芩、西牛黄、郁金、猪心血、朱砂组成。
⑤ 泻火郁勃：驱除气血运行乖戾之象。
⑥ 枕中：即枕中丹，又名孔圣枕中丹。方由龙骨、龟板、远志、菖蒲组成。
⑦ 五痫丸：方由朱砂、真珠、雄黄、水银、黑铅组成。
⑧ 河车丸：方由紫河车、茯苓、人参、山药组成。

神志两虚者，用交通心肾法；劳神太过者，宗静以生阴意，为敛补镇摄。方案虽未详备，而零珠碎玉，不悉堪为世宝哉！医者惟调理其阴阳，不使有所偏胜，则郁逆自消，而神气得返其常焉矣。（《临证指南医案》）

〔按语〕

癫和狂都是精神失常的疾病。癫表现为过分抑郁状态，情感淡漠，沉默痴呆，语无伦次，甚则形如木僵，俗称文痴。狂表现为过分兴奋状态，喧嚷不宁，动而多怒，打人骂人，歌笑不休，甚则逾垣上屋，俗称武痴。癫狂相当于现代医学的精神病，如精神分裂症、躁狂抑郁症、更年期抑郁症等。另外，在急性热病过程中，出现狂躁、谵语等症，古人也称其为"狂"。至于痫证，则是一种发作性神志异常的疾病，又称癫痫。

以上两篇医论，对于癫狂痫的病因、鉴别诊断、辨证施治等问题的论述，均简明扼要，可作为临床运用的参考。

怔忡惊悸恐惧健忘烦躁宗气动概述

怔忡者，心中跳动不安，如击鼓然，凡事不能用心，一思更甚。此由思索过劳，心血虚损而然。治者宜生血养心，稍加凉血之味。

惊悸者，肝胆怯也，凡有危险触之，或自汗，或战栗，或眠多异梦，或口中有声。经曰："东方青色，入通于肝，发为惊骇。"由是子令母虚，而心血不足，又或遇事冗繁，心阴耗损。治宜安养心神，滋培肝胆为主。虽有客邪，亦当知先本后标之义。

恐惧者，如人将捕之状，不能独卧，自知而自畏也。经曰："在脏为肾，在志为恐。"虽与惊悸同类，而实不同。惊从外起，恐由内生，惊出于暂，而暂者即可复，恐积于渐，而渐者不易解。

健忘者，心肾之不交也，为事有始无终，言谈不知首尾。治者宜补肾而使之上交，养心而使之下降，则水火交济，何健忘之有？

烦躁者，心中扰乱不宁也。或病后劳后，津液干涸，荣血不足，或肾水下竭，心火上炎。故虚热为烦，甚则或至于躁。治宜补后天之血以养心，滋先天之水以壮肾，则得矣。

宗气动者，上或见于胸臆①，下或见于脐旁，无时振撼，不能安也。经曰："胃之大络，名曰虚里，贯膈络肺，出于左乳下，其动应衣……宗气泄也。"② 此惟阴虚于下，则宗气无根，故气不归源。患此者，速宜节劳苦，戒酒色，养气养精以培根本，犹可及也，若误为痰火治之，则危矣。

以上诸证，虽有心脾肝肾之分，然阳统乎阴，心本乎肾，上不宁者，未有不由乎下，心气虚者，未有不因乎精，以精气原有互根之用也。又须知人之所主者心，心之

---

① 胸臆：心胸。

② 见《素问·平人气象论》。

所藏者神，神之所养者血。心血一虚，神无所依，而诸症自生。治者或先养心，或先补肾，或早夜补肾，中时补心，或有兼热者清之，兼寒者温之，或有兼痰者化之，但痰有由生，察其源乃可治也。前辈多有谓属痰者，却不数见。后之人不必泥执古书，因病情而揣摩之，则随机应变，万无一失矣。(《罗氏会约医镜》)

〔按语〕

本文选自《罗氏会约医镜》。作者罗国纲，字整斋，清代人。

本文对怔忡、惊悸等病证的症状表现、发病原因、治疗原则等，都作了简要的叙述。其具体治法、方剂，可参见下篇。

怔忡惊恐的病机与治法

怔忡者，心动不安，无所见闻惊恐，而胸间惕惕自动也。惊者，神气失守，由见闻夺气，而骇出暂时也。恐者，胆怯股栗，如人将捕之，乃历久而惧难自释也。

怔忡伤心神，惊伤胆液，恐伤肾精，三者心、胆、肝、肾病。恐甚于惊，惊久则为怔忡，而心胆之虚，无不由肾精之虚也。昔人论阳统于阴，心本于肾，上不安者由乎下，心气虚者因乎精，此精气互根，君相相资之理，固然矣。然怔忡惊恐，与悲思忧怒，皆情志之病，患者非节劳欲、摄心神、壮胆力，则病根难拔。

治者务审其病情而调之。如心脾气血本虚，而致怔忡惊恐，或因大惊猝恐，神志昏乱者，七福饮①，甚者大补元煎②。如肾水亏，真阴不足致怔忡者，左归饮。如命门衰，真阳不足致怔忡者，右归饮。如三阴精血亏损，阴中之阳不足，而致怔忡惊恐者，大营煎③或理阴煎④。如水亏火盛，烦躁热渴而为怔忡惊悸者，二阴煎或加减一阴煎⑤。如思虑郁损心营，而为怔忡惊悸者，逍遥散或益营煎⑥。如痰火盛，心下怔忡者，温胆汤加炒黄连、山栀、当归、贝母。如寒痰停蓄心下而怔忡者，姜术汤⑦。如痰迷心窍惊悸者，温胆汤，甚者朱砂消痰饮⑧。此景岳治法也⑨。(《类证治裁》)

〔按语〕

本文对怔忡、惊悸、恐惧等病的治法、方剂等，均作了具体的叙述，可作为临床运用的参考。

---

① 七福饮：方由人参、熟地、当归、枣仁、白术、炙草、远志组成。

② 大补元煎：方由人参、熟地、山药、杞子、萸肉、当归、炙草、杜仲（阳虚加姜、附，气虚加芪、术）组成。

③ 大营煎：方由熟地、当归、杞子、杜仲、牛膝、肉桂、炙草组成。

④ 理阴煎：方由熟地、当归、炮姜、炙草、肉桂组成。

⑤ 加减一阴煎：方由生地、白芍、麦冬、熟地，知母、地骨皮、甘草组成。

⑥ 益营煎：方由人参、黄芪、当归、白芍、甘草、茯神、枣仁、远志、紫石英、木香、柏子仁组成。

⑦ 姜术汤：方由干姜、白术、茯苓、半夏、肉桂、甘草、大枣组成。

⑧ 朱砂消痰饮：方由胆星、朱砂、麝香组成。

⑨ 以上治法见《景岳全书》。

怔忡、惊悸，统称为心悸，是指患者自觉心慌不安的症状而言。一般来说，怔忡较重，惊悸较轻。此症可见于器质性心脏病、心肌炎、部分心律失常、心脏神经官能症等疾患。

健忘的病机与治疗原则

夫健忘者，陡然而忘其事也。尽心力思量不来，为事有始无终，言谈不知首尾。盖主于心脾二经，心之官则思，脾之官亦主思。此由思虑过度，伤心则血耗散，神不守舍；伤脾则胃气衰惫，而疾愈深。二者皆主人事，则卒然而忘也。盖心主血，因血少而不能养其真脏①，或停饮而气郁以生痰，气既滞，脾不得舒，是病皆作。治之必须先养其心血，理其脾土，凝神定智之剂，日以调理，亦当以幽闲之处，安乐之中，使其绝于忧虑，远其六欲②七情，如此渐安矣。（《寿世保元》）

〔按语〕

本文选自《寿世保元》。作者龚廷贤，字子才，号云林，明代江西金溪县人。其著作还有《万病回春》《古今医鉴》《鲁府禁方》等。作者好辑述医书，尤着意于治疗经验方面的材料收集和整理。《寿世保元》十卷，取材广泛，较切实用。

健忘的病机与治疗方法

健忘者，陡然忘之，尽力思索不来也。夫人之神宅于心，心之精依于肾，而脑为元神之府，精髓之海，实记性所凭也。正希金先生尝曰：凡人外有所见，必留其影于脑。小儿善忘者，脑未满也。老人健忘者，脑渐空也。讱庵云：观此则知人每记忆，必闭目上瞬而追索之，亦凝神于脑之义。故治健忘者，必交其心肾，使心之神明，下通于肾，肾之精华，上升于脑，精能生气，气能生神，神定气清，自鲜遗忘之失。惟因病善忘者，或精血亏损，务培肝肾，六味丸加远志、五味子。或萦③思过度，嵩④养心脾，归脾汤。或精神短乏，兼补气血，人参养营汤下远志丸⑤。或上盛下虚，养心汤⑥。或上虚下盛，龙眼汤⑦。或心火不降，肾水不升，神明不定，朱雀丸⑧。或素有

---

① 真脏：指主"藏神"的"心"脏。
② 六欲：泛指各种情欲。
③ 萦（yíng营）：缠绕。
④ 嵩：专的异体字。
⑤ 远志丸：方由远志、菖蒲、茯苓、茯神、人参、龙齿组成。
⑥ 养心汤：方由人参、黄芪、当归、白术、二冬、菖蒲、远志、茯神、牛膝、熟地、木通组成。
⑦ 龙眼汤：方由人参、黄芪、麦冬、甘草、柴胡、升麻、茯神、丹参、龙眼、远志组成。
⑧ 朱雀丸：方由沉香、茯神、人参组成。

痰饮，茯苓汤①。或痰迷心窍，导痰汤②下寿星丸③。或劳心诵读，精神恍惚，安神定志丸④。或心气不足，怔忡健忘，辰砂妙香散⑤。或禀赋不足，神志虚扰，定志丸⑥、孔圣枕中丹。或年老神衰，加减固本丸⑦。若血瘀于内，而喜忘如狂，代抵当丸⑧。（《类证治裁》）

〔按语〕

　　健忘多由心脾不足，心神失养，或心肾亏耗，髓海空虚，以致精血不能上承养脑所引起。亦有少数因痰浊阻窍，或瘀血在内引起者。以上两篇医论，从健忘的病机到治法、方剂，均简明扼要，可供临床运用参考。

心血（阴）虚不得卧

　　心血虚不得卧之症，心烦躁乱，夜卧惊起，口燥舌干，五心烦热。此心血不足，心火太旺之证也。

　　心血虚不得卧之因，曲运神机⑨，心血耗尽，阳火旺于阴中，则神明内扰，而心神不宁，不得卧之症作矣。

　　心血虚不得卧之脉，左寸细数，沉按多疾。若见钩洪，心火旺极；肝脉若数，木火通明；尺脉若数，水竭火盛。

　　心血虚不得卧之治，阴虚则阳必旺，故心血不足，皆是火证，宜壮水之主，以制阳光。治宜滋阴降火，用归芍天地煎⑩、黄连安神丸⑪；虚人，天王补心丹。（《症因脉治》）

心气（阳）虚不得卧

　　心气虚不得卧之症，二便时滑⑫，目漫神清⑬，气怯倦怠，心战胆寒，时时欲睡，睡中自醒，喜热恶冷。此心气虚不得卧之症也。

---

① 茯苓汤：方由人参、陈皮、半夏、茯苓、甘草、香附、益智仁、乌梅、竹沥、姜汁组成。
② 导痰汤：方由二陈汤加胆星、枳实组成。
③ 寿星丸：方由人参、黄芪、白术、甘草、陈皮、茯苓、熟地、白芍、当归、五味子、桂心、胆星、琥珀、朱砂、远志、猪心血组成。
④ 安神定志丸：方由人参、白术、茯苓、茯神、菖蒲、远志、麦冬、枣仁、牛黄、朱砂、龙眼组成。
⑤ 辰砂妙香散：方由山药、人参、黄芪、远志、茯苓、茯神、桔梗、甘草、木香、麝香、辰砂组成。
⑥ 定志丸：方由人参、茯神、茯苓、菖蒲、远志、辰砂组成。
⑦ 加减固本丸：方由熟地、天冬、麦冬、炙草、茯苓、人参、菖蒲、远志、朱砂组成。
⑧ 代抵当丸：方由大黄、归尾、生地、甲片、元明粉、肉桂组成。
⑨ 曲运神机：不合理地使用心（脑）神。
⑩ 归芍天地煎：即天地煎加当归、白芍。天地煎由黄柏、知母、天门冬、地黄、广皮组成。
⑪ 黄连安神丸：即朱砂安神丸。
⑫ 二便时滑：即大便时溏、小便清长之意。
⑬ 目漫神清：即目光暗淡少神之意。

心气虚不得卧之因，真阳素乏，木不生火，心气虚则心主无威，心神失守，而夜卧不安之症作矣。

心气虚不得卧之脉，左寸浮散，按之无神。左关无力，木不生火；肝肾脉迟，水中无火；肝肾脉浮，真阳无根。

心气虚不得卧之治，脉散无神，人参养营汤、归脾汤；肝肾脉迟者，八味丸；左关脉弱者，补肝散①。脉若带数，即非心气虚，乃心血不足，不得妄引此条。（《症因脉治》）

心肾不交不得寐

人有昼夜不能寐，心甚躁烦，此心肾不交也。盖日不能寐者，乃肾不交于心，夜不能寐者，乃心不交于肾也。今日夜俱不寐，乃心肾两不相交耳！夫心肾之所以不交者，心过于热，而肾过于寒也。心原属火，过于热则火炎于上而不能下交于肾，肾原属水，过于寒则水沉于下而不能上交于心矣。然则治法，使心之热者不热，肾之寒者不寒，两相引而自两相合也。方用上下两济丹②。

盖黄连凉心，肉桂温肾，二物同用，原能交心肾于顷刻。然无补药以辅之，未免热者有太燥之虞，而寒者有过凉之惧。得熟地、人参、白术、山萸以相益，则交接之时，既无刻削之苦，自有欢愉之庆。然非多用之则势单力薄，不足以投其所好，而餍③其所取，恐暂效而不能久效耳！（《辨证录》）

〔按语〕

不得卧、不得寐，即失眠症。其原因在于思虑过度、劳逸失调、素质虚弱或病后体虚，导致心神不安，则难以入寐，或睡中易醒。此症多见于神经官能症、贫血等慢性疾病。以上三篇医论所述，是失眠的常见证候，包括心血（阴）虚、心气（阳）虚、心肾不交。其治法、方剂也是临床所常用的。至于"上下两济丹"一方，是由交泰丸（黄连、肉桂）加味而成，其所以加用这些补药，文中特别强调指出："然无补药以辅之，未免热者有太燥之虞，而寒者有过凉之惧。"实为经验之谈。

心肾不交论

夫心主血而藏神者也，肾主志而藏精者也。以先天生成之体质论，则精生气，气生神，以后天运用之主宰论，则神役④气，气役精。精、气、神，养生家谓之"三宝"，治之原不相离。故于滑泄、梦遗，种种精病，必本于神治，于怔忡、惊悸，种种神病，

---

① 补肝散：方由山萸、当归、五味子、山药、黄芪、枣仁、川芎、木瓜、熟地、白术、独活组成。

② 上下两济丹：方由人参、熟地、白术、山茱萸、肉桂、黄连组成。

③ 餍（yàn 厌）：饱。

④ 役：驱使。

必本于气治。盖补精必安其神，安神必益其气也。虚劳初起，多由于心肾不交，或一念之烦，其火翕①然而动，天旌摇摇，精离深邃，浅者梦而遗，深者不梦而遗，深之甚者，漏而不止，驯②至恍惚健忘，神疲体倦，寖③成骨痿，难于步履者，毕竟是少火④衰微，别成阳虚一路。不独是阴虚之证，即或心脾少血，肝胆动焰，但未至伤肺络，一而成蒸热。此时可用养心汤丸，或归脾丸主之。其石莲、肉桂，能交心肾于顷刻，龙眼、木香甘温辛热，直达心脾，主补中而生血。此经文"主明则下安"之义，不妨以补火为治。故凡火未至于乘金，则补火正是生土之妙用，而何虑乎温热之不可从治耶？（《理虚元鉴》）

〔按语〕

本文选自《理虚元鉴》。作者绮石，传为明末人，姓名、居里，均无从考。以其善治虚劳，名扬于时。元代葛可久的《十药神书》一向为治虚劳者所取法，但该书仅列方剂十首，不备理法，而绮石的《理虚元鉴》对虚劳的理法方药俱备，是一本较好的治疗虚证的参考书。该书经清代陆九芝重订，次第与体例较原书更为系统条理。

"心肾不交"是中医病理用语。心与肾在生理上存在着密切的联系，如肾阴肾阳与心阴心阳之间，是相互依存、相互制约的。心、肾功能正常，互相协调，保持动态平衡，就称为"心肾相交"，也叫"水火既济"。若心病不能下交于肾，肾病不能上交于心，就称为"心肾不交"，也叫"水火不济"。如肾阴不足，不能上滋心阴，使心火偏亢，出现失眠、心悸、遗精、耳鸣、健忘等症，治疗时用"交通心肾"法，交泰丸为治疗心肾不交见心悸、失眠症的主方，但在临床时，还必须根据症情，灵活加味运用。

本文对心肾不交的病因病理、常见病证及治法等的论述，内容比较丰富，可补前文之不足。

第三节　肝与肾

乙癸同源论

古称"乙癸同源，肾肝同治"。其说维何⑤？盖火分君相：君火者，居乎上而主静；相火者，处乎下而主动。君火惟一，心主是也。相火有二，乃肾与肝。肾应北方壬

---

① 翕（xī 系）：统一或调协。
② 驯：渐进之意。
③ 寖：同浸，渐渐的意思。
④ 少火：指正常的机能活动。
⑤ 维何：因为什么。维，因为。

癸①，于卦为坎②，于象为龙③，龙潜海底，龙起而火④随之。肝应东方甲乙，于卦为震，于象为雷⑤，雷藏泽中⑥，雷起而火⑦随之。泽也，海也，莫非水也，莫非下也。故曰："乙癸同源。"东方之木无虚，不可补，补肾即所以补肝；北方之水无实，不可泻，泻肝即所以泻肾。至乎春升，龙不现则雷无声，及其秋降，雷未收则龙不藏。但使龙归海底，必无迅发之雷，但使雷藏泽中，必无飞腾之龙。故曰："肾肝同治"。

余于是而申其说焉。东风者，天地之春也，勾萌甲坼⑧，气满乾坤。在人为怒，怒则气上，而居七情之升；在天为风，风则气鼓，而为百病之长。怒而补之，将逆而有壅绝之忧；风而补之，将满而有胀闷之患矣。北方者，天地之冬也，草黄木落，六宇⑨萧条。在人为恐，恐则气下，而居七情之降；在天为寒，寒则气惨，而为万象之衰。恐而泻之，将怯而有颠⑩狂之虞；寒而泻之，将空而有涸竭之害矣。然木既无虚，又言补肝者，肝气不可犯，肝血自当养也。血不足者濡之，水之属也。壮水之源，木赖以荣。水既无实，又言泻肾者，肾阴不可亏，而肾气⑪不可亢也。气有余者伐之，木之属也。伐木之干，水赖以安。夫一补一泻，气血攸分，即泻即补，水木同府⑫。总之，相火易上，身中所苦。泻水所以降气，补水所以制火。气即火，火即气，同物而异名也。故知"气有余便是火"者，愈知"乙癸同源"之说矣。（《医宗必读》）

〔按语〕

本文选自《医宗必读》。作者李中梓，字士材，号念莪，明代江苏松江人。其著作还有《内经知要》《伤寒括要》《颐生微论》《士材三书》等，大都是后世中医带徒所习用的读物。李氏治学，主张汲取众家之长，不偏不倚。他认为古代医家著书立说，

---

① 肾应北方壬癸：甲、乙、丙、丁、戊、己、庚、辛、壬、癸，为十天干。其与五行、方位相配：甲、乙属木，位于东方；丙、丁属火，位于南方；戊、己属土，位于中央；庚、辛属金，位于西方；壬、癸属水，位于北方。肾应北方壬癸，即肾属水的意思。

② 于卦为坎：卦，八卦。坎，八卦之一。八卦，是《周易》中的八种基本图形，用"—"和"--"符号组成；以"—"为阳，以"--"为阴。八卦的名称是：乾（䷀）、坤（䷁）、震（䷲）、巽（䷳）、坎（䷜）、离（䷝）、艮（䷳）、兑（䷹）。《易传》作者认为八卦主要象征天、地、雷、风、水、火、山、泽八种自然现象，并认为"乾"、"坤"两卦在"八卦"中占特别重要的地位，是万事万物的最初根源。"八卦"代表方位，南方为"离"，北方为"坎"，东方为"震"，西方为"兑"，东南为"巽"，西南为"坤"，东北为"艮"，西北为"乾"。

③ 于象为龙：象，象征。坎卦象征水。这里用"龙"，意指水中之火。古人认为龙在水中，属阳，是阴中之阳，用以比喻肾水中含有元阳。

④ 火：指肾中相火，也就是元阳。

⑤ 于象为雷：肝在八卦属"震"，震卦象征雷。

⑥ 雷藏泽中：比喻肝阳寓于肝阴之中。雷属阳；泽，聚水的洼地，属阴。

⑦ 火：指肝中相火。

⑧ 勾萌甲坼：草木种子外皮开裂而萌芽。

⑨ 六宇：即六合，指天地与四方。

⑩ 颠：通癫。

⑪ 肾气：这里指肾中相火。

⑫ 水木同府：指肝肾之阴精与肝肾之相火，其来源是同一所在。水，代表肾。木，代表肝。府，府库，藏东西的地方。

所以会各持不同理论而自成一家之言，并非见解有偏，立论独异，而是各有阐发，补充前人之未备而已。因而他能学古而不泥于古，师众而能各取其长。成为历代医家中持论比较平正的一位。但是，他的学术思想还是侧重在先天（肾）后天（脾）以及阳重于阴两方面。

"乙癸同源，肾肝同治"，在临床上是有一定的实用意义的。"乙癸同源"也即"水木同府"。肾藏阴精，又主命门相火；肝藏阴血，又为刚脏（肝阳易亢）。同时，肝肾之阴精可以相互为用，肝肾之相火又能相互影响。因此，肝肾之阴精与相火，都是"同源"的。如果肝或肾的阴精不足，不但其间可以互为影响，而且都能造成相火偏亢。因而在治疗上，可同样采取养肝肾之阴、泻肝肾相火的方法。这就叫做"肾肝同治"。

文中对"乙癸同源，肾肝同治"的道理，基本上是讲清楚了。但限于作者当时的历史条件，在论述时，采用了天干、五行、八卦等作为说理工具。

肝气肝火肝风的病机与治疗原则

凡上升之气，自肝而出。肝木性升散，不受遏郁，郁则经气逆，为嗳、为胀、为呕吐、为暴怒胁痛、为胸满不食、为飧泄①、为㿗疝②，皆肝气横决也。且相火附木，木郁则化火，为吞酸胁痛、为狂、为痿、为厥、为痞、为呃噎、为失血，皆肝火冲激也。风依于木，木郁则化风，为眩、为晕、为舌麻、为耳鸣，为痉、为痹，为类中，皆肝风震动也。故诸病多自肝来，以其犯中宫之土③，刚性难驯，挟风火之威，顶巅易到，药不可以刚燥投也。经曰：肝苦急，急食甘以缓之，肝欲散，急食辛以散之，用辛补之，酸泻之④。古圣治肝，法尽于此。夫肝主藏血，血燥则肝急。凡肝阴不足，必得肾水以滋之，血液以濡之，味取甘凉，或主辛润，务遂其条畅之性，则郁者舒矣。凡肝阳有余，必需介属以潜之，柔静以摄之，味取酸收，或佐酸降，务清其营络之热，则升者伏矣。……大抵肝为刚脏，职司疏泄，用药不宜刚而宜柔，不宜伐而宜和，正仿《内经》治肝之旨也。（《类证治裁》）

〔按语〕

本文对肝气、肝火、肝风的病机及其病症，作了较详细的叙述。这三者之间是密切联系的，故肝郁则气逆（横决），导致一系列肝气病症；气郁则化火，导致一系列肝火病症；气郁化火生风，导致一系列肝风病症。对于肝病的治疗原则，是根据肝脏的生理特性——"肝为刚脏，职司疏泄"，而提出"用药不宜刚而宜柔，不宜伐而宜和"的原则，否则易致肝血、肝阴耗损，而产生种种变证。因此，本文对肝病的辨证施治，具有重要的指导意义。

---

① 飧（sūn 孙）泄：病名。由肝郁脾虚，清气不升所致。症见便稀夹有不消化食物、肠鸣、腹痛等。
② 㿗（tuí 颓）疝：病名。阴囊肿大、疼痛或硬结麻木。
③ 中宫之土：指脾脏。脾在五行属土，方位主中央。中宫，中央。
④ 见《素问·藏气法时论》。

肝气证治

人之五脏，惟肝易动而难静。其他脏有病，不过自病，亦或延及别脏，乃病久而生克失常所致，惟肝一病即延及他脏。肝位于左，其用在右①。肝气一动，即乘脾土，作痛作胀，甚则作泻，又或上犯胃土，气逆作呕，两胁痛胀。肝之大脉②，布于两胁，而胃之大络③，亦在两胁也。又或上而冲心，致心跳不安；又或上而侮肺，肺属金，原以制肝木，而肝气太旺，不受金制，反来侮金，致肺之清肃不行而呛咳不已，所谓木击金鸣也；又或火化为风，眩晕非常；又或上及巅顶，疼痛难忍；又或血不荣肝，因不荣筋，四肢搐搦，周身抽掣；又或疏泄太过，致肾不闭藏，而二便不调；又或胀及背心，痛及头项。其变幻不测，不能尽述；其往来无常，不可思议。总之肝为将军之官，如象棋之车，任其纵横，无敢当之者。五脏之病，肝气居多，而妇人尤甚。

治病能治肝气，则思过半矣。《内经》治肝有三法：辛以散之，酸以敛之，甘以缓之。后人立方，合三法为一方，谓之逍遥散，用柴胡为君，以为辛散，用白芍以为酸敛，用炙草以为甘缓。因肝气必有肝火，又加丹皮、山栀，谓之加味逍遥散。今之医者，一见肝气，即投以逍遥，不应，即投以加味逍遥，再不应，则束手无策矣。不知《内经》论治肝，不过言其大概，临证则变幻无常，而治法甚多，岂能拘于此三法？予尝深思详考，治肝竟有十法焉。心为肝之子，急则泻其子，一法也；肾为肝之母，虚则补其母，二法也；肺为气之主，肝气上逆，清金降肺以平之，三法也；胆在肝叶之下，肝气上逆，必挟胆火而来，其犯胃也，呕吐夹酸夹苦，酸者肝火，苦则胆火，宜平其胆火，则肝气亦随之而平，所谓平甲木以和乙木者，四法也；肝阳太旺，养阴以潜之，不应，则用牡蛎、玄武版介属以潜之，所谓介以潜阳，五法也；肝病先实脾，是仲景法，六法也；亦有肝有实火，轻则用左金丸，重则用龙胆泻肝汤，亦应手而愈，七法也。合之《内经》三法，岂非十法乎？若夫专用破气，纵一时较快，而旋即胀痛，且愈发愈重，此粗工之所为，不足以言法也。然而庸庸者，大抵以破气为先，否则投以逍遥散，至不应，则以为病重难治，岂不冤乎？予故特作肝气之论。

或问逍遥散一方，集方书者，无不取之。如子言，其方竟不可用欤？予应之曰：逍遥散本是良方，奈粗工不善用，遂觉不灵耳！其方以柴胡为君，主于散郁，所谓木郁达之也。果病者肝气郁结，或为人所制，有气不能发泄，郁而生火，作痛作胀，脉虽弦数而见沉意，投以逍遥，辛以散之，自然获效。若其人并无所制，而善于动怒，

---

① 肝位于左，其用在右：这是古人对于肝脏的解剖位置及其功能表现的部位的一种看法。如《素问·刺禁论》说："肝生于左"。但后人多用"肝气主升，行气在左，而位在右胁"来解释的。这与原意不甚符合。

② 肝之大脉：即足厥阴肝经。

③ 胃之大络：《素问·平人气象论》说："胃之大络，名曰虚里，贯膈络肺，出于左乳下……"《灵枢·经脉》说："脾之大络，名曰大包。出渊腋下三寸，布胸胁。"脾与胃相表里，脾之大络布胸胁，故文中有"亦在两胁"之说。

性不平和，愈怒愈甚，以致肝气肆横①，胀痛交作，不时上火，头疼头晕，脉来弦数而无沉意，此乃肝火化风。平之不及，而犹治以辛散，譬如一盆炭火，势已炎炎，而更以搧之，岂有火不愈炽而病不加甚耶？故逍遥散非不可用也，奈用之者，未得其当耳！（《知医必辨》）

〔按语〕

本文选自《知医必辨》。作者李冠仙，清代江苏镇江人。其著作还有《仿寓意草》等。

本文对肝气导致的病症及其治疗方法作了详细的论述。对临床辨证施治很有启发和指导作用。作者认为"五脏之病，肝气居多"，其所以肝气居多，是因为肝气不但可以化火、化风，或造成血不荣肝、荣筋，导致肝火、肝风、肝血不足等病变，而且"肝一病即延及他脏"，导致乘脾、犯胃、冲心、侮肺、及肾等病变，所以五脏之病，肝气居多。对于肝气病的治法，作者提出了治肝十法。这十法的适应证，实已超出了肝气病的范畴，其中有肝火旺，有肝阴虚，有因肝病而涉及心、肾、肺、胆、脾等脏器的病变，故治疗时必须兼顾之。

肝火证治

肝者，将军之官，相火内寄，得真水以涵濡，真气以制伏，木火遂生生之机，本无是证之名也。惟因情志不舒则生郁，言语不投则生嗔，谋虑过度则自竭②，斯肝木失其常性，从中变火，攻冲激烈，升之不熄为风阳，抑而不透为郁气，脘胁胀闷、眩晕、猝厥、呕逆、淋闭、狂躁、见红③等病，由是来矣。古人虽分肝风、肝气、肝火之殊，其实同是一源。若过郁者，宜辛宜凉，乘势达之为妥；过升者，宜柔宜降，缓其旋扰为先；自竭者，全属乎虚，当培其子母之脏④。至于犯上、侮中、乘下诸累⑤，散见各门，可考。（《临证指南医案》）

〔按语〕

本文从肝火的病因病机，谈到其常见病症与治疗原则，简明扼要，便于学者掌握。尤其是关于肝风、肝气、肝火同是一源的论点，这对分析肝病的病机与辨证施治都很有启发作用。

肝风证治

肝为风木之脏，因有相火内寄，体阴用阳，其性刚、主动、主升，全赖肾水以涵

① 肆横：放纵横行。
② 自竭：指肝阴耗损。
③ 见红：出血症状。
④ 培其子母之脏：指培补肾阴。
⑤ 犯上、侮中、乘下诸累：指累及肺、脾、肾诸脏。

之，血液以濡之，肺金清肃下降之令以平之，中宫敦阜之土气①以培之，则刚劲之质，得为柔和之体，遂其条达畅茂之性，何病之有？倘精液有亏，肝阴不足，血燥生热，热则风阳上升，窍络阻塞，头目不清，眩晕跌仆，甚则瘛疭痉厥矣。先生治法，所谓缓肝之急以熄风，滋肾之液以驱热，如虎潜②、侯氏黑散③、地黄饮子④、滋肾丸、复脉⑤等方加减，是介以潜之，酸以收之，厚味以填之，或用清上实下之法。若思虑烦劳，身心过动，风阳内扰，则营热心悸，惊怖不寐，胁中动跃，治以酸枣仁汤、补心丹、枕中丹加减，清营中之热，佐以敛摄神志。若因动怒郁勃，痰、火、风交炽，则有二陈、龙荟⑥。风木过动，必犯中宫，则呕吐不食，法用泄肝安胃，或填补阳明。其他如辛甘化风、甘酸化阴、清金平木种种治法，未能备叙。然肝风一证，患者甚多，因古人从未以此为病名，故医家每每忽略，余不辞杜撰之咎，特为拈出，另立一门，以便后学考覈⑦云。（《临证指南医案》）

眩晕证治

经云："诸风掉眩，皆属于肝。"⑧ 头为六阳之首⑨，耳目口鼻，皆系清空之窍⑩。所患眩晕者，非外来之邪，乃肝胆之风阳上冒耳，甚则有昏厥跌仆之虞。其症有夹痰、夹火，中虚、下虚，治胆、治胃、治肝之分。火盛者，先生用羚羊、山栀、连翘、花粉、元参、鲜生地、丹皮、桑叶以清泄上焦窍络之热，此先从胆治也。痰多者，必理阳明，消痰如竹沥、姜汁、菖蒲、橘红、二陈汤之类。中虚则兼用人参，外台茯苓饮⑪是也。下虚者，必从肝治，补肾滋肝，育阴潜阳，镇摄之治是也。至于天麻、钩藤、菊花之属，皆系熄风之品，可随症加入。此症之原，本之肝风，当与肝风、中风、头风门合而参之。（《临证指南医案》）

〔按语〕

眩晕证的主要病机是肝胆之风阳上冒，并有夹痰、夹火、中虚、下虚等具体的病因病理之不同，所以治疗上除常用平肝潜阳息风外，每多配合化痰、清火、益肝肾、补气血等法。

---

① 中宫敦阜之土气：指脾脏。敦，厚。阜，盛多。
② 虎潜：虎潜丸方由熟地、虎胫骨、龟板、黄柏、知母、锁阳、当归、牛膝、白芍、陈皮、羯羊肉组成。
③ 侯氏黑散：方由菊花、白术、防风、桔梗、黄芩、细辛、茯苓、牡蛎、人参、矾石、当归、干姜、川芎、桂枝组成。
④ 地黄饮子：方由熟地、巴戟、山萸、苁蓉、附子、官桂、石斛、茯苓、菖蒲、远志、麦冬、五味组成。
⑤ 复脉：复脉汤又名炙甘草汤，方由炙草、桂枝、人参、麻仁、生地、阿胶、麦冬、生姜、大枣组成。
⑥ 龙荟：当归龙荟丸方由当归、龙胆草、山栀、黄连、黄柏、黄芩、大黄、青黛、芦荟、木香、麝香组成。
⑦ 覈：核的异体字。
⑧ 见《素问·至真要大论》。
⑨ 头为六阳之首：《难经·四十七难》说："人头者，诸阳之会也。"意即手、足三阳经均上至头部。
⑩ 清空之窍：指耳、目、口、鼻等上窍。因"清阳出上窍"（见《素问·阴阳应象大论》），故上七窍称"清空之窍"。
⑪ 外台茯苓饮：方由茯苓、人参、白术、枳实、橘皮、生姜组成。

治肝三十法

肝气、肝风、肝火，三者同出异名。其中侮脾、乘胃、冲心、犯肺、挟寒、挟痰、本虚标实，种种不同，故肝病最杂而治法最广，姑录大略于后。

一法曰疏肝理气。如肝气自郁于本经，两胁气胀或痛者，宜疏肝，香附、郁金、苏梗、青皮、橘叶之属。兼寒加吴萸；兼热，加丹皮、山栀；兼痰，加半夏、茯苓。

一法曰疏肝通络。如疏肝不应，营气痹窒，络脉瘀阻，宜兼通血络，如旋覆、新绛、归须、桃仁、泽兰叶等。

一法曰柔肝。如肝气胀甚，疏之更甚者，当柔肝，当归、杞子、柏子仁、牛膝。兼热，加天冬、生地；兼寒，加苁蓉、肉桂。

一法曰缓肝。如肝气甚而中气虚者，当缓肝，炙草、白芍、大枣、橘饼、淮小麦。

一法曰培土泄木。肝气乘脾，脘腹胀痛，六君子汤加吴茱萸、白芍药、木香。即培土泄木之法也。

一法曰泄肝和胃。肝气乘胃，脘痛、呕酸，二陈加左金丸，或白蔻、金铃子。即泄肝和胃之法也。

一法曰泄肝。如肝气上冲于心，热厥心痛，宜泄肝，金铃、延胡、吴萸、川连。兼寒，去川连，加椒、桂；寒热俱有者，仍入川连，或再加白芍。盖苦、辛、酸三者，为泄肝之主法也。

一法曰抑肝。肝气上冲于肺，猝得胁痛，暴上气而喘，宜抑肝，如吴萸汁炒桑皮、苏梗、杏仁、橘红之属。

肝气一证，虽多上冒巅顶，亦能旁走四肢。上冒者，阳亢居多。旁走者，血虚为多。然内风多从火出，气有余便是火，余故曰肝气、肝风、肝火，三者同出异名，但为病不同，治法亦异耳。

一法曰熄风和阳。如肝风初起，头目昏眩，用熄风和阳法，羚羊、丹皮、甘菊、钩藤、决明、白蒺藜。即凉肝是也。

一法曰熄风潜阳。如熄风和阳不效，当以熄风潜阳，如牡蛎、生地、女贞子、玄参、白芍、菊花、阿胶。即滋肝是也。

一法曰培土宁风。肝风上逆，中虚纳少，宜滋阳明，泄厥阴，如人参、甘草、麦冬、白芍、甘菊、玉竹。即培土宁风法，亦即缓肝法也。

一法曰养肝。如肝风走于四肢，经络牵掣或麻者，宜养血息风，生地、归身、杞子、牛膝、天麻、制首乌、三角胡麻。即养肝也。

一法曰暖土以御寒风。如《金匮》近效白术附子汤①，治风虚头重眩苦极、不知食味，是暖土以御寒风之法。此非治肝，实补中也。

肝火燔灼，游行于三焦，一身上下内外皆能为病，难以枚举。如目红、颧赤、痉

---

① 近效白术附子汤：即近效术附汤，简称术附汤。方由白术、附子组成。

厥、狂躁、淋秘、疮疡、善饥、烦渴、呕吐、不寐、上下血溢，皆是。

一法曰清肝。如羚羊、丹皮、黑栀、黄芩、竹叶、连翘、夏枯草。

一法曰泻肝。如龙胆泻肝汤、泻青丸①、当归龙荟丸之类。

一法曰清金制木。肝火上炎，清之不已，当制肝，乃清金以制木火之亢逆也。如沙参、麦冬、石斛、枇杷叶、天冬、玉竹、石决明。

一法曰泻子。如肝火实者，兼泻心，如甘草、黄连，乃"实则泻其子"也。

一法曰补母。如水亏而肝火盛，清之不应，当益肾水，乃"虚则补母"之法，如六味丸、大补阴丸②之类。亦"乙癸同源"之义也。

一法曰化肝。景岳治郁怒伤肝，气逆动火，烦热、胁痛、胀满、动血等证，用青皮、陈皮、丹皮、山栀、芍药、泽泻、贝母，方名化肝煎，是清化肝经之郁火也。

一法曰温肝。如肝有寒，呕酸上气，宜温肝，肉桂、吴萸、蜀椒。如兼中虚胃寒，加人参、干姜，即大建中汤③法也。

一法曰补肝。如制首乌、菟丝子、杞子、枣仁、萸肉、脂麻、沙苑蒺藜。

一法曰镇肝。如石决明、牡蛎、龙骨、龙齿、金箔④、青铅⑤、代赭石、磁石之类。

一法曰敛肝。如乌梅、白芍、木瓜。

此三法，无论肝气、肝风、肝火，相其机宜，皆可用之。

一法曰平肝。金铃、蒺藜、钩藤、橘叶。

一法曰散肝。"木郁则达之"，逍遥散是也。"肝欲散，急食辛以散之"，即散肝是也。

一法曰搜肝。此外有搜风一法。凡人必先有内风而后外风，亦有外风引动内风者，故肝风门中，每多夹杂，则搜风之药，亦当引用也。如天麻、羌活、独活、薄荷、蔓荆子、防风、荆芥、僵蚕、蛇蜕、白附子。

一法曰补肝阴。地黄、白芍、乌梅。

一法曰补肝阳。肉桂、川椒、苁蓉。

一法曰补肝血。当归、川断、牛膝、川芎。

一法曰补肝气。天麻、白术、菊花、生姜、细辛、杜仲、羊肝。（《王旭高医书六种》）

〔按语〕

本文作者王泰林，字旭高（皋），清代江苏无锡人。《王旭高医书六种》包括《退思集类方歌注》《医方证治汇编歌诀》《增订医方歌诀》《医方歌括》《薛氏温热论歌诀》《西溪书屋夜话录》。王氏先以疡科著名，著有《疡科心得集》等，后专行内科，

---

① 泻青丸：方由当归、龙胆草、川芎、栀子、大黄、羌活、防风组成。
② 大补阴丸：方由黄柏、知母、熟地、龟板、猪脊髓组成。
③ 大建中汤：方由蜀椒、干姜、人参、饴糖组成。
④ 金箔：辛、苦、平。功能镇心、安神、解毒。治惊痫、癫狂、心悸、疮毒。
⑤ 青铅：即铅。甘、寒，有毒。功能镇逆、坠痰、杀虫、解毒。治痰气壅逆，上盛下虚，气短喘急，噎膈反胃，瘿瘤，瘰疬，疔毒，恶疮。

著作还有《环溪草堂医案》等。诊病处方，多能灵活变通。

肝病治法载于《西溪书屋夜话录》，周镇谨案："此篇说理精当。想其原书卷帙必多，不仅此一篇也。"

本文治肝三十法，分为肝气、肝风、肝火三类。因这三者同出异名，但各有主症，因此治法亦异，"故肝病最杂而治法最广"。作者对肝病的治疗，颇有经验，本文议论虽少，但治法方药具体而较为完善，近代中医临床颇多采用。

在这三十法中，有些治法有相近之处，有些则属于兼症的治法，故近人有删繁就简，归纳总结成八法，即一肝气：疏肝法、柔肝法；二肝火：清肝法、泻肝法；三肝风：镇肝法、平肝法；四其他：补脾抑肝法、补肺制肝法（见《江苏医药》1977 年 9月）。

平肝即舒肝，非伐肝说

肝之性喜升而恶降，喜散而恶敛。经曰：肝苦急，急食辛以散之，以辛补之，以酸泄之。肝为将军之官，而胆附之，凡十一脏取决于胆也。东垣曰：胆木春升，余气从之，故凡脏腑十二经之气化，皆必藉肝胆之气化以鼓舞之，始能调畅而不病。凡病之气结、血凝、痰饮、胕肿、臌胀、痉厥、癫狂、积聚、痞满、眩晕、呕吐、哕呃、咳嗽、哮喘、血痹、虚损，皆肝气之不能舒畅所致也。或肝虚而力不能舒，或肝郁而力不得舒，日久遂气停血滞，水邪泛溢，火势内灼而外暴矣。其故由于劳倦太过，致伤中气，以及忧思不节，致伤神化也。内伤饮食，外感寒湿，脾肺受困，肝必因之。故凡治暴疾痼疾，皆必以和肝之法参之。和肝者，伸其郁，开其结也。或行气，或化血，或疏痰，兼升兼降，肝和而三焦之气化理矣。百病有不就理者乎？后世专讲平肝，不拘何病，率入苦凉清降，是伐肝也。殊不知肝气愈郁愈逆，疏泄之性横逆于中，其实者暴而上冲，其虚者折而下陷，皆有横悍逼迫之势而不可御也。必顺其性而舒之，自然相化于无有。如东垣重讲脾胃，必远肝木，所指药品，乃防风、羌活、川芎、白芷诸辛散之品也，即陈皮、厚朴，且屡伸泄气之戒矣。其义不大可思乎！丹溪号善用苦寒，而意重开郁，常用之药，不外香附、川芎、白芷、半夏也。其义不更可思乎！故知古人平肝之法，乃芳香鼓舞，舒以平之，非白芍、枳壳寒降以伐之也。然则肝盛者当何如？曰：肝盛固当泄也，岂百病皆可泄肝乎？医者善于调肝，乃善治百病。《内经》曰升降出入，又曰疏其气而使之调。故东垣之讲胃气，河间之讲玄府，丹溪之讲开郁，天士之讲通络，未有逾于舒肝之义者也。所谓肝盛者，风火自盛，升散之力太过也。后人每以郁而上冲头痛头胀者，为肝阳太旺，更有以遗精、白浊、烦躁不眠、诸下陷之证，指为肝阳太旺者，不亦戾乎！（《读医随笔》）

论肝无补法

足厥阴肝，为风木之脏，喜条达而恶抑郁。故经云：木郁则达之是也。然肝藏血，人夜卧则血归于肝，是肝之所赖以养者血也。肝血虚，则肝火旺，肝火旺者，肝气逆也，肝气逆则气实，为有余。有余则泻，举世尽曰伐肝，故谓肝无补法。不知肝气有余不可补，补则气滞而不舒，非云血之不可补也。肝血不足，则为筋挛、为角弓、为抽搐、为爪枯、为目眩、为头痛、为胁肋痛、为少腹痛、为疝痛诸证。凡此皆肝血不荣也，而可以不补乎？然补肝血又莫如滋肾水。水者，木之母也。母旺则子强，是以当滋化源。若谓肝无补法，见肝之病者，尽以伐肝为事，愈疏而愈虚，病不可胜言矣！故谓肝无补法者，以肝气之不可补，而非谓肝血之不可补也。（《质疑录》）

〔按语〕

本文批驳了"肝无补法"的说法。作者认为肝气有余是不可补，而肝血不足则必须补。

中风的病因病机

人之一身，经络贯串谓之脉。脉者，血之隧道也；血随气行，周流不停。筋者，周布四肢百节，联络而束缚之，此属肝木，得血以养之，则和柔而不拘急。脉皆起于手足指端，故十二经皆以手足而名。筋则无处无之。皮毛者，属肺，主外，而易于感冒。人身之血，内行于脉络，而外充于皮毛，渗透肌肉，滋养筋骨，故百体平和，运动无碍。若气滞则血滞，气逆则血逆，得热则瘀浊，得寒则凝涩，衰耗则顺行不周，渗透不遍，而外邪易侵矣。津液者，血之余，行乎脉外，流通一身，如天之清露。若血浊气滞，则凝聚而为痰。痰乃津液之变，遍身上下，无处不到。津液生于脾胃，水谷所成，浊则为痰，故痰生于脾土也。是以古人论中风、偏枯、麻木等症，以血虚、瘀血、痰饮为言，是论其致病之源。至其得病，则必有所感触，或因风，或因寒，或因湿，或因酒，或因七情，或劳役、房劳汗出，因感风寒湿气，遂成此病。此血病、痰病为本，而外邪为标。其邪中于皮毛肌肉，则不知痛痒，麻木不仁，如有物一重贴于其上，或如虫游行，或洒洒寒栗，遇热则或痒，遇阴雨则沉重酸疼；其邪入于血脉经络，则手足指掌肩背腰膝重硬不遂，难于屈伸举动，或走注疼痛。此上诸症，皆外自皮毛，以至筋骨之病。凡脉所经所络，筋所会所结，血气津液所行之处，皆邪气郁滞，正气不得流通而致。然治者当以养血除风，顺气化痰为主，不必强度某病属某经某脏，而杂治之也。

按中风之证，卒然倒仆，口眼㖞斜，半身不遂，或舌强不语，唇吻不收是也。然名各不同：有曰风懿者，以心闷闭不能言，喉中噫噫作声，盖肺气入心则能言，邪中心肺，痰涎潮塞，故使然也。有曰风痱者，以风涎散注于关节，气不能行，故使四肢不遂也。有曰舌强不语者，以风入心脾二经，心之别脉系于舌本，脾之脉挟咽连舌本，散舌下，今风涎入其经络，故舌不转而不能言也。有曰四肢拘挛者，以风冷邪气入于肝脏，使诸筋挛急，屈而不伸也。有曰风柔者，以风热邪气入于肝脏，使诸筋弛张，缓而不收也。有曰风颤者，以风入肝经，上气不守正位，故使头抬面摇，手足颤掉也。有曰风喑者，以风冷之气客于中，滞而不能发，故使口噤不能言也，与前涎塞心肺同候，此以口噤为异耳。《要略》曰："风之为病，当半身不遂……经络空虚，贼邪不泻，或左或右，邪气反缓，正气即急，正气引邪，㖞僻不遂，邪在于络，肌肤不仁；邪在于经，即重不胜；邪入于腑，即不识人；邪入于脏，舌即难言，口吐涎。"已上所论，皆言风从外入也。刘守真曰："风病多因热甚，俗云风者，言末而忘其本也。所以中风有瘫痪者，非谓肝风实甚而卒中之也，亦非外中于风，良由将息失宜，而心火暴甚，肾水虚衰，不能制之，则阴虚阳实，而热气怫郁，心神昏冒，筋骨不用，而卒倒无知也。"张洁古曰："人之气，以天地之疾风名之，故中风者，非外来风邪，乃木气自病也。凡人年逾四旬，气衰者多有此疾，壮岁之时无有也，若肌盛之人，则间有之，亦是形盛气衰，故如此。治法：和脏腑，通经络，便是治风。"李东垣之说与洁古同。朱彦修曰："西北气寒，为风所中者诚有之，东南气温地湿，有风病者，非风也。皆湿生痰，痰生热，热生风也。"已上所论，皆言风从内出也。夫自古论中风者，悉主于外感，而刘、张诸子，则主于内伤。今详此病，盖因先伤于内，而后感于外，相兼成病者也，但有标本轻重不同耳！假如百病，皆有因有症，因则是本，症则是标。古人论中风者，言其症也；诸子论中风者，言其因也。岂可以中风一证歧而为二哉？故古人所论外感风邪者，未必不由本体虚弱，营卫失调之所致。诸子所论火盛、气虚、湿痰者，未必绝无风邪外侵之所作。若无风邪外侵，则因火、因气、因湿，各为它证，岂有暴仆暴喑，口眼㖞斜，手足不遂，舌废不用，昏不识人之候乎？治法：外感重者，先祛外邪而后补中气；内伤重者，宜先补正气而后攻外邪。或以散风药为君，而补虚药为佐使；或以补虚药为君，而散风药为佐使。全在活法量其轻重而治之。（《赤水玄珠》）

〔按语〕

本文作者孙一奎，字文垣，号东宿，别号生生子，明代新安县人。其著作还有《医旨绪余》及《医案》等。孙氏治学，对待历代医家之书，采取"因古人之法，审其用法之时，得其立法之心"的方法，可称"学无常师，择善而从"。如他既赞赏朱丹溪"认病最真，投剂最确"，而于朱氏的《相火论》则大有异议。

中风证治

其类中之症，则河间立论云，因烦劳则五志过极，动火而卒中，皆因热甚生火。东垣主论，因元气不足，则邪凑之，令人僵仆卒倒为风状，是因乎气虚。而丹溪则又云，东南气温多湿，由湿生痰，痰生热，热生风，故主乎湿。三者皆辨明类中之由也。

类者，伪也。近代以来，医者不分真伪，每用羌、防、星、半、乌、附、细辛，以祛风豁痰，虚症实治，不啻如枘凿①之殊矣。今叶氏发明内风，乃身中阳气之变动。肝为风脏，因精血衰耗，水不涵木，木少滋荣，故肝阳偏亢，内风时起，治以滋液熄

---

① 枘（ruì 锐）凿：枘，榫头。凿，榫眼。枘凿，方枘圆凿的简语。比喻两不相合或两不相容。

风，濡养营络，补阴潜阳，如虎潜、固本、复脉之类是也。若阴阳并损，无阴则阳无以化，故以温柔濡润之通补，如地黄饮子、还少丹①之类是也。更有风木过动，中土受戕，不能御其所胜，如不寐、不食、卫疏汗泄，饮食变痰，治以六君、玉屏风、茯苓饮、酸枣仁汤之属。或风阳上僭，痰火阻窍，神识不清，则有至宝丹芳香宣窍，或辛凉清上痰火。法虽未备，实足以补前人之未及。至于审症之法，有身体缓纵不收、耳聋、目瞀、口开、眼合、撒手、遗尿，失音、鼾睡，此本实先拨，阴阳枢纽不交，与暴脱无异，并非外中之风，乃纯虚证也。故先生急用大剂参附以回阳，恐纯刚难受，必佐阴药，以挽回万一。若肢体拘挛，半身不遂，口眼㖞邪，舌强言蹇，二便不爽，此本体先虚，风阳夹痰火壅塞，以致营卫脉络失和。治法急则先用开关，继则益气养血，佐以消痰清火，宣通经隧之药。气充血盈，脉络通利，则病可痊愈。至于风痱②、风懿③、风痹④、瘫痪，乃风门之兼症，理亦相同。案中种种治法，余未能尽宣其理，不过略举大纲，分类叙述，以便后人观览。余门仿此。(《临证指南医案》)

〔按语〕

中风病在唐宋以前，认为是由外风引起，故以小续命汤为施治代表方。唐宋以后，通过长期临床实践，总结经验，逐渐对本病病因的认识有了改变，如张元素、刘河间主热，李东垣主虚，朱丹溪主痰，王履又提出"类中风"的病名，以区别于古代认为外风引起的中风，张景岳主张以"非风"代替中风，叶天士指出为"内风"，因精血衰耗，肝阳偏亢所引起。

本文较系统而概括地论述了类中风的病因、病机、证候、治法、方剂等。

半身不遂的病因病机

或曰：半身不遂，古人风火湿痰之论，诸家层次议驳，有证据可凭乎？余曰：即以仲景《伤寒论》中风篇云，中风则令人头疼、身痛、发热、恶寒、干呕、自汗。《金匮要略》论伤风则令人鼻塞喷嚏，咳嗽声重，鼻流清涕；中风本门又云，夫风之为病，当令人半身不遂。今请问何等风、何等中法，令人头疼、身痛、发热、恶寒、干呕、自汗？何等风、何等中法，则令人鼻塞喷嚏、咳嗽声重、鼻流清涕？何等风、何等中法，则令人半身不遂？半身不遂若果是风，风之中人，必由皮肤入经络，亦必有由表入里之症可查。尝治此症，初得时并无发热、恶寒、头疼、身痛、目痛、鼻干、寒热往来之表症。既无表症，则知半身不遂，非风邪所中。再者，众人风火湿痰之论，立说更为含混。如果是风火湿痰，无论由外中，由内发，必归经络。经络所藏者，无非

---

① 还少丹：方由熟地、山药、牛膝、枸杞、山萸、茯苓、杜仲、远志、五味子、楮实、小茴、巴戟、苁蓉、石菖蒲组成。

② 风痱（fēi 费）：痱与废同义。风痱指中风后出现偏瘫。

③ 风懿：中风证候之一。指猝然昏倒，舌强不能言，喉中有阻塞感和痰鸣音。

④ 风痹：又称行痹。痹证类型之一。《素问·痹论》说："其风气胜者，为行痹。"

气血。气血若为风火湿痰阻滞，必有疼痛之症。有疼痛之症，乃是身痛之痹症，非是半身不遂。半身不遂，无疼痛之症。余平生治之最多，从未见因身痛痹症而得半身不遂者。由此思之，又非风火湿痰所中。

或曰：君言半身不遂，亏损元气，是其本源，何以亏至五成方病？愿闻其说。余曰：夫元气藏于气管之内，分布周身，左右各得其半。人行、坐、动、转，全仗元气。若元气足，则有力；元气衰，则无力；元气绝，则死矣。若十分元气，亏二成剩八成，每半身仍有四成，则无病；若亏五成剩五成，每半身只剩二成半，此时虽未病半身不遂，已有气亏之症，因不疼不痒，人自不觉。若元气一亏，经络自然空虚，有空虚之隙，难免其气向一边归并，如右半身二成半，归并于左，则右半身无气，左半身二成半，归并于右，则左半身无气。无气则不能动，不能动名曰半身不遂。不遂者，不遂人用也。如睡时气之归并，人不能知觉，不过是醒则不能翻身，惟睡醒时气之归并，自觉受病之半身，向不病之半身流动，此水流波浪之声尤甚，坐时归并，身必歪倒，行走时归并，半身无气，所以跌仆。人便云因跌仆得半身不遂，殊不知非因跌仆得半身不遂，实因气亏得半身不遂，以致跌仆。（《医林改错》）

〔按语〕

本文前一段原题名《半身不遂辨》，辨半身不遂不是外感风邪，也不是风、火、湿、痰引起。后一段原题名《半身不遂本源》，论证半身不遂的原因是元气亏损。

半身不遂（偏瘫）是中风病的主要症状之一。《内经》中已有"中风"的病名。汉以来，又有中经、中络、中脏、中腑之分，以表示病变部位和病情轻重的不同。对本病的病因，历代医家的看法不一。王清任推崇张景岳的论点，他说："独张景岳有高人之见，论半身不遂大体属气虚，易中风之名，著非风之论。"

王清任在前人认识的基础上，通过临床观察和分析，认为半身不遂不是外感风邪所致，而是元气亏损，半身无气的结果。因而他创立补阳还五汤，以治疗半身不遂，口眼歪斜，语言塞涩，口角流涎等症。方由黄芪、归尾、赤芍、地龙、川芎、桃仁、红花组成。这是将补气药与活血化瘀药结合运用的有名方剂，以补气为主，活血化瘀为辅。方中重用黄芪至四两，使气足而血行。

当然，导致本病的病因病机是多方面的，元气亏损只是原因之一。王氏否定风、火、湿、痰的论点，是不够妥当的。上文叶天士所论的类中风证治，可以互参。

论半身不遂在左属血在右属气

《内经》但言"左右者，阴阳之道路"①，未尝以人身之气血分左右也。人之气血，周流于一身。气如橐籥，血如波澜。气为血行，血为气配。阴阳相维，循环无端，何尝有左右之分？自丹溪论中风证，半身不遂分左右，谓在左者属血虚，以四物为主，

---

① 见《素问·阴阳应象大论》。

加竹沥、姜汁，在右者属气虚，以四君为主，加竹沥、姜汁。夫以脾、肺在右，而右半身不遂者，主乎脾、肺之为病；肾、肝在左，而左半身不遂者，主乎肾、肝之为病则可。若必主乎在右属气，在左属血，岂血仅行于左，而右半身无血，气仅行于右，而左半身无气？是气血在人身已分离而不相属矣。夫气主呴之，血主濡之，气行则血行，气滞则血滞。血与气原相维，而何有左右之分？世医执此以分左右气血，治中风半身不遂之证，未有能愈人者也。果属血虚，亦当补气，以气有生血之功；果属气虚，亦当养血，以血有和气之力。若血自血、气自气，则阴阳乖格，岂云治病之权衡乎？（《质疑录》）

〔按语〕

本文对朱丹溪关于中风半身不遂证，分左属血、右属气的论点，进行了批驳。作者从气血在生理上的相互联系关系、在病理上的相互影响关系、在治疗上的相互作用三个方面，说明人身气血是不可分离的。

但本文作者对"脾、肺在右，而右半身不遂者，主乎脾、肺之为病；肾、肝在左，而左半身不遂者，主乎肾、肝之为病"则表示赞同。编者对此论点亦尚乏深入理解，须作进一步研讨。

论左右偏胜说

夫人身之疾病，或偏左，或偏右者，何也？凡人身之体，气血周流，如环无端，营养四肢百骸，达于鬓发爪甲，无往不有气血。若其有病，则当周身病也，而今有偏胜之病者，盖有故。医法曰：肺、大肠、脾、胃、命门、三焦者，位于右。肺者主气，脾者后天元气所出，命门者主下焦之阳气，故以右为气之位。心、小肠、肝、胆、肾、膀胱，位于左。心者主血，肝者藏血，肾者主阴精，故以左为血之位。是左右气血之分位也。因是论左右则偏胜之疑，可以冰释。至于朱震亨始以左为血，以右为气，遂立法谓中风左偏枯为血虚，右偏枯为气虚。此说始创于丹溪，盖汉唐以前，唯有中腑、中脏、中血脉之分，此言未尝经见。是丹溪循古医法以发前人未发者，实古今卓见，可以则，可以法。于是薛立斋、龚廷贤辈，皆遵用斯言，或以偏左头痛为血虚，以偏右头痛为气虚；右足痛为气，左足痛为血；左胁痛为血，右胁痛为气。一取法于丹溪，不敢有违；到于今，犹依其遗法以施于治术而有验者，实丹溪之赐也。时医分别左右偏胜者或鲜矣，故聊揭示于此。夫谓一气一毒，或留滞于左，或留在于右者，奚止于千里之谬乎？（《藤氏医话》）

〔按语〕

本文选自《藤氏医话》。作者为日本人近藤明隆昌。作者的观点，与上文张介宾的观点相反，他赞同朱丹溪关于中风左偏枯为血虚、右偏枯为气虚的论点，并从理论与实践方面加以论证；还引证薛立斋、龚廷贤辈，推广运用到头痛、足痛、胁痛等病证，均从左为血、右为气论治"而有验"。

淋浊证治

淋有五淋①之名；浊有精浊、便浊之别。数者当察气分与血分，精道及水道，确从何来？大凡秘结宜通，滑脱当补。若因心阳亢而下注者，利其火腑②；湿热甚而不宣者，彻其泉源；气陷用升阳之法；血瘀进化结之方。此数端，人所易晓也。独不知厥阴内患，其症最急，少腹遶③前阴如刺，小水点滴难通，环阴之脉络皆痹，气化机关已息。先生行朱南阳④方法，兼参李濒湖⑤意，用滑利通阳，辛咸泄急，佐以循经入络之品，岂非发前人之未发耶？若夫便浊之恙，只在气虚与湿热推求，实者宣通水道，虚者调养中州⑥，若虚实两兼，又有益脏通腑之法。精浊者，盖因损伤肝、肾而致，有精瘀、精滑之分。精瘀当先理其离宫腐浊，继与补肾之治；精滑者用固补敛摄，倘如不应，当从真气调之。景岳谓理其无形，以固有形也。然此症，但治肝、治肾，而不知有治八脉之妙。先生行孙真人九法⑦，升奇阳，固精络，使督、任有权，漏卮⑧自已。可见平日若不多读古书，而临症焉知此理！若不经先生讲明，予今日亦不知此方妙处。又尿血一症，虚者居多，若有火亦能作痛，当与血淋同治。倘清之不愈，则专究乎虚，上则主于心、脾，下则从乎肝、肾，久则亦主于八脉，大约与前症相同，要在认定阴阳耳！（《临证指南医案》）

〔按语〕

淋浊，是淋证、尿浊的统称。前者以小便频数短涩、滴沥刺痛、小腹急迫胀痛为主症；后者以小便浑浊如米泔，或尿后排出白色黏液，尿时无疼痛感为特征。现代医学中的泌尿系统感染、结石、结核、乳糜尿等疾病，可表现为淋证的特点；乳糜尿、慢性前列腺炎等疾病，可表现为尿浊的特点。

本文所列淋浊的证候与治法，其中除一般常见的证治外，对于"厥阴内患……用滑利通阳，辛咸泄急"之法，以及"孙真人九法"等，叶氏在案中着意点出，是他在吸取前人经验的基础上，结合自己的临床体会而发展起来的，很值得我们参考。

---

① 五淋：即热淋、血淋、石淋、膏淋、劳淋。

② 火腑：指小肠。心移热于小肠，用导赤散加味。

③ 遶：绕的异体字。

④ 朱南阳：即朱肱，宋代湖州人。

⑤ 李濒湖：李时珍的别号。

⑥ 中州：指脾脏。《难经·四难》说："脾者，中州。"

⑦ 孙真人九法：叶氏案中云："……凡八脉奇经，医每弃置不论。考孙真人九法，专究其事，欲涵阴精不漏，意在升固八脉之气，录法参末。鹿茸、人参、生菟丝粉、补骨脂、韭子、舶茴香、覆盆子、茯苓、胡桃肉、柏子霜，蒸饼为丸"。

⑧ 漏卮：渗漏的酒器。

小便不通由于命门火衰

　　人有小便闭结，点滴不通，小腹作胀，然而不痛，上焦无烦躁之形，胸中无闷乱之状，口不渴，舌不干，人以为膀胱之水闭也，谁知是命门之火衰乎！夫膀胱者，决渎之官，肾中气化而能出。此气，即命门之火也。命门火旺，而膀胱之水通；命门火衰，而膀胱之水闭矣。或曰：小水之勤者，由于命门之火衰也。火衰正宜小便大利，何反至于闭塞耶？不知命门之火，必得肾水以相养，肾水旺而火乃旺；火旺者，水无力以制之也。无水之火，火虽旺而实衰，无火之水，水欲通而反塞。命门火衰而小水勤，衰之极者，勤之极，勤之极者闭之极也。人见其闭，错疑是膀胱之火，及用寒剂，愈损其命门之火，膀胱之气益微，何能化水？改投利水之药，转利转虚矣。治法必须助命门之火。然徒助命门之火，恐有阳旺阴消之虑，必须于水中补火，则火生于水之中，水即通于火之内耳！方用八味地黄汤。八味汤乃水中补火之圣药也。水中补火，而火无大炎之惧；火中通水，而水无竭泽之虞。即久闭而至于胞转①，以此方投之，无不奏功于眉睫，况区区闭结哉！（《辨证录》）

〔按语〕

　　小便不通，属于癃闭病。其原因有由于湿热壅结，有由于肾元亏虚，有由于浊瘀阻塞。本文对命门火衰导致的小便不通症，说理较精，尤其在肾的水与火之间的关系方面，分析得较为透彻。

遗尿必须治肺肾

　　凡治小便不禁者，古方多用固涩，此固宜然。然固涩之剂，不过固其门户，此亦治标之意，而非塞源之道也。盖小水虽利于肾，而肾上连肺，若肺气无权，则肾水终不能摄。故治水者必须治气，治肾者必须治肺，宜以参、芪、归、术、桂、附、干姜之属为之主，然后相机加以固涩之剂为之佐，庶得治本之道，而源流如度。否则徒障狂澜②，终无益也。余制有巩堤丸③方，治无论心、脾、肺、肾之属，皆宜以此为主治。（《景岳全书》）

〔按语〕

　　遗尿一症，其证候除心、脾两虚者外，主要为肺、肾两虚。本文首先指出。用固涩剂治疗遗尿，属于治标之法。而其本则在于肺肾，并强调"治肾者必须治肺"，故文中先列治肺方药。其后用巩堤丸，则重在治肾。

---

　　① 胞转：指小便不通的一种病证。又妊娠小便不通叫转胞。
　　② 徒障狂澜：徒然阻塞气势猛烈的大波。
　　③ 巩堤丸：方由熟地、菟丝子、白术、北五味、益智仁、补骨脂、制附子、茯苓、家韭子、山药组成。

遗精由于心病

梦遗、精滑，总皆失精之病。虽其证有不同，而所致之本则一。盖遗精之始，无不病由乎心。正以心为君火，肾为相火；心有所动，肾必应之。故凡以少年多欲之人，或心有妄思，或外有妄遇，以致君火摇于上，相火炽于下，则水不能藏而精随以泄。初泄者不以为意，至再至三，渐至不已，及其久而精道滑，则随触皆遗，欲遏不能矣。斯时也，精竭则阴虚，阴虚则无气，以致为劳、为损，去死不远，可无畏乎！盖精之藏制虽在肾，而精之主宰则在心，故精之蓄、泄，无非听命于心。凡少年初省人事，精道未实者，苟知惜命，先须惜精；苟欲惜精，先宜净心。但见伶俐乖巧之人，多有此病，而田野愚鲁之夫，多无此病，其故何也？亦总由心之动静而已。此少年未病之前，所当知也；及其既病而求治，则尤当以持心为先，然后随证调理，自无不愈。使不知求本之道，全恃药饵，而欲望成功者，盖亦几希矣。(《景岳全书》)

遗精证治

遗精一症，前贤各有明辨，其义各载本门，兹不复赘。大抵此症，变幻虽多，不越乎有梦、无梦、湿热三者之范围而已。古人以有梦为心病，无梦为肾病，湿热为小肠、膀胱病。夫精之藏制虽在肾，而精之主宰则在心，其精血下注，湿热混淆而遗滑者，责在小肠、膀胱。故先生于遗精一症，亦不外乎宁心、益肾、填精固摄、清热利湿诸法。如肾精亏乏，相火易动，阴虚阳冒而为遗精者，用厚味填精、介类潜阳、养阴固涩诸法；如无梦遗精，肾关不固，精窍滑脱而成者，用桑螵蛸散①填阴固摄及滑涩互施方法；如有梦而遗，烦劳过度，及脾胃受伤，心肾不交，上下交损而成者，用归脾汤、妙香散②、参术膏、补心丹等方，心、脾、肾兼治之法；如阴虚不摄，湿热下注而遗滑者，用黄柏、草薢、黄连、苓、泽等，苦泄厥阴郁热，兼通腑气为主；如下虚上实，火风震动，脾肾液枯，而为遗滑者，用二至百补丸③及通摄下焦之法；如龙相交炽④，阴精走泄而成者，用三才封髓丹⑤、滋肾丸、大补阴丸，峻补真阴，承制相火，以泻阴中伏热为主。又有房劳过度，精竭阳虚，寐则阳陷而精道不禁，随触随泄，不梦而遗者，当用固精丸⑥，升固八脉之气；又有膏粱酒肉饮醇厚味之人，久之脾胃酿成湿热，留伏阴中，而为梦泄者，当用刘松石猪肚丸⑦，清脾胃蕴蓄之湿热。立法虽为大

---

① 桑螵蛸散：方由人参、茯神、远志、石菖蒲、桑螵蛸、龙骨、龟板、当归组成。
② 妙香散：方由人参、龙骨、益智仁、茯神、茯苓、远志、甘草、朱砂组成。
③ 二至百补丸：方由鹿角、黄精、杞子、熟地、菟丝子、金樱子、天冬、麦冬、牛膝、楮实子、龙眼肉、鹿角霜、人参、黄芪、芡实、茯苓、山药、知母、莵肉、五味子组成。
④ 龙相交炽：指肾阴不足，相火偏亢。
⑤ 三才封髓丹：方由天冬、熟地、人参、黄柏、砂仁、甘草组成。
⑥ 固精丸：方由牡蛎、菟丝子、韭子、龙骨、北五味、桑螵蛸、白石脂、茯苓组成。
⑦ 刘松石猪肚丸：方由白术、苦参、牡蛎、猪肚组成。

备，然临症之生心化裁，存乎其人耳！（《临证指南医案》）

〔按语〕

遗精一症，病机由于肾失封藏，而其原因，有由于"心有所动，肾必应之"，上文《景岳全书》对此论之尤详。有由于肾阴不足，相火偏亢引起者，或因下焦湿热引起者。本文对此均作了论述，并在辨证基础上，提出了施治的方药。

欲不可遏，法宜疏肝健脾

肾主志，肝主怒，脾主思。凡肝热郁勃之人，于欲事每迫不可遏，必待一泄，始得舒快。此肝阳不得宣达下陷于肾，是怒气激其志气，使志不得静也。肝以疏泄为性，既不得疏于上，而陷于下，遂不得不泄于下，泄之不止，肾精为肝风煽尽，而气脱矣。治法，酸凉辛凉清肝之燥，疏肝之郁而升发之，使不下陷；若不应者，是脾虚不能升载肝气也，加健脾以托之。若以苦寒清心，心肝木火之邪，一齐下溜，搏于肾阴，愈令勃勃欲出矣。大抵兼升兼开兼滋兼敛，而不可清降也。此证男妇皆有，若湿热盛者，可加苦寒咸寒以坚之。（《读医随笔》）

阳痿因于失志

少年阳痿，有因于失志者，但宜舒郁，不宜补阳。经曰：肾为作强之官，伎巧出焉，藏精与志者也。夫志从士、从心，主决定，心主思维，此作强之验也。苟志意不遂，则阳气不舒。阳气者，即真火也。譬诸极盛之火，置于密器之中，闭闷其气，不得发越，则立死而寒矣。此非真火衰也，乃闷郁之故也。宜其抑郁，通其志意，则阳气舒而痿自起。（《医述》引王节斋论）

阳痿证治

男子以八为数①，年逾六旬，而阳事痿者，理所当然也。若过此犹能生育者，此先天禀厚，所谓"阳常有余"也。若夫少壮及中年患此，则有色欲伤及肝肾而致者。先生立法，非峻补真元不可。盖因阳气既伤，真阴必损，若纯乎刚热燥涩之补，必有偏胜之害，每兼血肉温润之品缓调之。亦有因恐惧而得者，盖恐则伤肾、恐则气下，治宜固肾，稍佐升阳。有因思虑烦劳而成者，则心、脾、肾兼治。有郁损生阳②者，必从胆治。盖经云：凡十一脏皆取决于胆。又云：少阳为枢。若得胆气展舒，何郁之有？更有湿热为患者，宗筋必弛纵而不坚举，治用苦味坚阴，淡渗去湿，湿去热清，而病退矣。又有阳明虚，则宗筋纵。盖胃为水谷之海，纳食不旺，精气必虚，况男子外肾，

① 男子以八为数：见《素问·上古天真论》："丈夫八岁肾气实……"一段。
② 生阳：即少阳，在此代表胆。因少阳为阳气初生，故称"生阳"。

其名为势，若谷气不充，欲求其势之雄壮坚举，不亦难乎？治惟有通补阳明而已。（《临证指南医案》）

〔按语〕

　　阳痿一证，肾阳虚者居多，但亦有因湿热引起者，因阳明虚而宗筋纵者。以上两文还特别提到失志伤心、恐惧伤肾而导致阳痿者。这在临床上亦是常见的。所以治疗时除运用适当的方药外，医者对患者进行思想工作，所谓"宣其抑郁，通其志意"，或解除其恐惧心理等，每每可以收到良好的效果。

脾肾互补论

　　古人有"补肾不若补脾"，又有"补脾不若补肾"之说。夫补脾之药皆燥，肾恶燥，补肾之药皆湿，脾恶湿。世人又有依违两可之法，脾肾双补，用药半燥半润。总不明补脾、补肾之妙理也。夫脾者，土也。土不足，则不能防水，水即泛滥而无制，上攻而为奔豚①诸症。要知此水泛滥，原系肾水不藏，故邪水干于脾，非真精之上攻也。故用养脾之药者，所以镇定中州，使水不上溢耳！况土生金，金又生水，肾气自足。故云："补肾不若补脾"也。若脾土原燥，肾气自不敢凌，脾肾两安，何补之有？至"补脾不若补肾"之说，其中更有玄妙。夫既脾肾两虚矣，而又用补肾润剂，不使脾气更湿乎？要知此乃补肾中之火，非补水也。书有云：木生君火，君火授权于相火，火乃生土，故知非此火则土无以生。古人以此火，譬釜底之燃薪，最为切喻。釜底火燃，则釜中之物自熟。人身命门与胃，同此义也。故八味丸为补肾之圣药，以其中之桂、附能补命门耳！若不知此说，而妄用润剂，脾必日败，饮食减少，而欲求肾气之充，其可得乎？（《医家秘奥》）

〔按语〕

　　本文选自《医家秘奥》。作者周子干，字慎斋，明代太平县人。早年从学于薛立斋，晚年改宗张路玉。由其门人整理平时教授之语和验案，编成《慎斋遗书》十卷。其立论务究阴阳五行之理，运用古方善于增损变化，辨证施治而不拘于成规，但有泥于补益（扶阳抑阴）的倾向。明季江南医家颇多宗之。

　　本文对脾肾互补问题作了很好的阐发。关于"补肾不若补脾"与"补脾不若补肾"两种论点，初看起来是对立的，而且两者都有偏向。但作者对这两者的适应证和治疗范围作了具体的分析，可以使我们理解到这两者都是正确的，均能指导临床实践。如慢性肾炎之脾虚不运而致水湿内停的水肿，治以健脾利水法，这就是"补肾不若补脾"的道理；又如慢性肠炎之脾肾阳虚证，用四神丸温肾止泻，这就是"补脾不若补肾"的道理。

---

　　①　奔豚：古病名。肾之积，名曰奔豚。

论天癸非精血

天癸之义，诸家俱以精血为解，是不详《内经》之旨也。玩本经云：女子二七天癸至，月事以时下，男子二八天癸至，精气溢泻①。则见天癸在先，而后精血继之，天癸非即精血之谓明矣。天癸者，天一所生之真水②，在人身是谓元阴，即曰元气③。人之未生，此气蕴于父母，谓之先天元气；人之既生，此气化予吾身，谓之后天元气。但气之初生，真阴甚微，及其既盛，精血乃旺，然必真阴足而后精血化，是真阴在精血之先，精血在真阴之后。不然女子四十九，男子六十四而天癸俱绝，其周身之精血何以仍运行于荣卫之中，而未尝见其涸竭也，则知天癸非精血明矣。其以精血即为天癸者，王太仆④、陈良甫⑤以下之谬论也。（《质疑录》）

第四节　脾与胃

脾胃的功能与病因病机

《五脏别论》云："胃、大肠、小肠、三焦、膀胱，此五者，天气之所生⑥也。其气象天，故泻而不藏。此受五脏浊⑦，名曰传化之府。此不能久留，输泻者也。""所谓五脏者，藏精气而不泻也，故满而不能实；六腑者，传化物而不藏，故实而不能满。所以然者，水谷入口，则胃实而肠虚；食下，则肠实而胃虚。故曰：实而不满，满而不实也。"《阴阳应象大论》云："谷气通于脾……六经为川，肠胃为海，九窍为水注之气。"九窍者，五脏主之，五脏皆得胃气，乃能通利。《通评虚实论》云："头痛、耳鸣，九窍不利，肠胃之所生也。"胃气一虚，耳、目、口、鼻，俱为之病。《经脉别论》云："食气入胃，散精于肝，淫⑧气于筋。食气入胃，浊气归心，淫精于脉；脉气流经，经气归于肺；肺朝⑨百脉，输精于皮毛；毛脉合精⑩，行气于

---

① 见《素问·上古天真论》。
② 天一所生之真水：即来源于先天的真阴。真阴又叫肾阴、元阴。
③ 元气：本指肾气，也叫原气，包括元阴、元阳之气。但本文元气单指元阴，欠妥。
④ 王太仆：即王冰。
⑤ 陈良甫：即陈自明。
⑥ 天气之所生：指胃、大肠、小肠、三焦、膀胱五腑属阳，主动，故称为"天气之所生"。
⑦ 浊气：前一浊气，是指代谢废料；后一浊气，是指食物精华。
⑧ 淫：浸淫满溢的意思。
⑨ 朝：汇归。
⑩ 毛脉合精：毛脉，又叫孙脉（络），似指毛细血管。毛脉合精，即毛细血管中的精气汇合。

府①；府精神明②，留于四脏。气归于权衡，权衡以平，气口成寸，以决死生。饮入于胃，游溢精气，上输于脾；脾气散精，上归于肺，通调水道，下输膀胱；水精四布，五经并行，合于四时、五脏阴阳，揆度以为常也。"又云："阴之所生，本在五味；阴之五宫，伤在五味。"③至于五味，口嗜而欲食之，必自裁制，勿使过焉，过则伤其正也。"谨和五味，骨正筋柔，气血以流，腠理以密，如是则骨气以精，谨道如法，长有天命。"④《平人气象论》云："人以水谷为本，故人绝水谷则死，脉无胃气亦死。所谓无胃气者，非肝不弦、肾不石⑤也。"⑥ 历观诸篇而参考之，则元气之充足，皆由脾胃之气无所伤，而后能滋养元气；若胃气之本弱，饮食自倍，则脾胃之气既伤，而元气亦不能充，此诸病之所由生也。

《内经》之旨，皎如日星，犹恐后人有所未达，故《灵枢经》中复申其说。经云："水谷皆入于口，其味有五，各注其海，津液各走其道。"⑦ "胃者水谷之海，其输上在气街，下至三里。"⑧ "水谷之海有余，则腹满；水谷之海不足，则饥不受谷食。"⑨ "人之所受气者，谷也。谷之所注者，胃也。胃者，水谷气血之海也。海之所行云气者，天下也。胃之所出气血者，经隧也。经隧者，五脏六腑之大络也。"⑩ 又云："五谷入于胃也，其糟粕、津液、宗气分为三隧。故宗气积于胸中，出于喉咙，以贯心肺，而行呼吸焉。荣气者，泌其津液，注之于脉，化而为血，以荣四末，内注五脏六腑，以应刻数焉。卫者，出其悍气之慓疾，而行于四末分肉皮肤之间，而不休者也。"⑪ 又云："中焦之所出，亦并胃中，出上焦之后。此所受气者，泌糟粕、蒸津液，化为精微，上注于肺脉，乃化而为血，以奉生身，莫贵于此。"⑫ 圣人谆复其辞，而不惮其烦者，仁天下后世之心亦惓惓矣。

故夫饮食失节，寒温不适，脾胃乃伤。此因喜、怒、忧、恐，损耗元气，资助心火。火与元气不两立，火胜则乘其土位，此所以病也。《调经论篇》云："病生于阴者，得之饮食居处，阴阳喜怒。"又云："阴虚则内热……有所劳倦，形气衰少，谷气不盛，上焦不行，下脘不通，胃气热，热气熏胸中，故内热。"脾胃一伤，五乱⑬互作。其始病，遍身壮热、头痛、目眩、肢体沉重、四肢不收、怠惰嗜卧，为热所伤，元气不能

---

① 行气于府：府，指脉管，《素问·脉要精微论》："夫脉者，血之府也"。行气于府，即运行精气于脉管之中。

② 府精神明：神明，指心脏。府精神明，即脉管中的精气回流到心脏。

③ 见《素问·生气通天论》。

④ 见《素问·生气通天论》。

⑤ 石：即沉脉。

⑥ 原文为："所谓无胃气者，但得真脏脉，不得胃气也。所谓不得胃气者，肝不弦、肾不石也。"

⑦ 见《灵枢·五癃津液别》。

⑧ 见《灵枢·海论》。

⑨ 见《灵枢·海论》。

⑩ 见《灵枢·玉版》。

⑪ 见《灵枢·邪客》。

⑫ 见《灵枢·营卫生会》。

⑬ 五乱：指乱于心、肺、肠胃、臂胫、头（见《灵枢·五乱》）。

运用，故四肢困怠如此。圣人著之于经，谓人以胃土为本，成文演义，互相发明，不一而止。粗工不解，妄意施用，本以活人，反以害人。

　　今举经中言病，从脾胃所生，及养生当实元气者，条陈之。《生气通天论》云："苍天之气，清净，则志意治；顺之，则阳气固。虽有贼邪，弗能害也。此因时之序。故圣人传精神，服①天气，而通神明。失之则内闭九窍，外壅肌肉，卫气散解。此谓自伤，气之削也。""阳气者，烦劳则张②，精绝，辟积③于夏，使人煎厥，目盲（不可以视）、耳闭（不可以听），溃溃乎若坏都④。"故苍天之气贵清净，阳气恶烦劳，病从脾胃生者一也。《五常政大论》云："阴精所奉其人寿，阳精所降其人夭。"阴精所奉，谓脾胃既和，谷气上升，春夏令行，故其人寿；阳精所降，谓脾胃不和，谷气下流，收藏令行，故其人夭。病从脾胃生者二也。《六节脏象论》云："脾、胃、大肠、小肠、三焦、膀胱者，仓廪之本，荣之居也，名曰器，能化糟粕，转味而入出者也。其华在唇四白，其充在肌，其味甘，其色黄。此至阴⑤之类，通于土气。凡十一脏，取决于胆也。"胆者，少阳春升之气，春气升则万化安⑥。故胆气春升，则余脏从之；胆气不升，则飧泄、肠澼，不一而起矣。病从脾胃生者三也。经云："天食⑦人以五气，地食人以五味。五气入鼻，藏于心肺，上使五色修明⑧，音声能彰；五味入口，藏于肠胃，味有所藏，以养五气，气和而生，津液相成，神乃自生。"⑨此谓之气者，"上焦开发，宣五谷味，熏肤、充身、泽毛，若雾露之溉。"⑩ 气或乖错，人何以生？病从脾胃生者四也。岂特四者，至于经论天地之邪气，感则害人五脏六腑，及形气俱虚，乃受外邪。不因虚邪，贼邪不能独伤人。诸病从脾胃而生，明矣！圣人旨意，重见叠出，详尽如此，且垂戒云："法于阴阳，和于术数⑪，食饮有节，起居有常，不妄作劳，故能形与神俱，而尽终其天年，度百岁乃去。"⑫ 由是言之，饮食起居之际，可不慎哉！（《脾胃论》）

〔按语〕

　　本文选自《脾胃论》。作者李杲，字明之，晚号东垣老人，宋金时河北真定人。他从易州张元素（洁古）学医，于处方用药有较深的造诣，同时，对《内经》等古典医籍也钻研较深。通过临床实践，积累了丰富的经验，从而提出了"内伤脾胃，百病由

---

　　① 服：适应。
　　② 张：扩大，引申为亢盛。
　　③ 辟（bì壁）积：同襞（bì）积，衣服上的褶子。引申为累积、迁延。
　　④ 溃溃乎若坏都：溃溃乎，形容水流冲破堤防。坏都，不坚固的蓄水库。
　　⑤ 至阴：太阴。
　　⑥ 万化安：万物生长变化循着自然规律。
　　⑦ 食（sì饲）：通饲。
　　⑧ 修明：鲜明。
　　⑨ 见《素问·六节脏象论》。
　　⑩ 见《灵枢·决气》。
　　⑪ 术数：这里指养生的方法。
　　⑫ 见《素问·上古天真论》。

生"的论点，并形成了一种具有独创性的系统理论，为充实和发展中医学，作出了卓越的贡献。其著作还有《内外伤辨惑论》《兰室秘藏》《医学发明》等。在这些著作中，着重阐明了脾胃的生理功能、内伤病的致病原因、发病机理、鉴别诊断、治疗方药等一系列的问题。

本文原题名《脾胃虚实传变论》，是《脾胃论》全书的纲领。文中引证了大量的《内经》原文，阐述脾胃的生理功能和病因病理，特别强调"人以胃气为本"。他确认：气是决定人体健康与否的关键，而脾胃又是决定元气虚实的关键，脾胃伤则元气衰，元气衰则产生各种疾病。这是李东垣内伤学说中的一个基本论点。

脾胃与心肝肺肾相关的发病原理

胃中元气盛，则能食而不伤，过时而不饥。脾胃俱实，则能食而肥；脾胃俱虚，则不能食而瘦。或少食而肥，虽肥而四肢不举，盖脾实而邪气盛也。又有善食而瘦者，胃伏火邪于气分则能食，脾虚则肌肉削，即食㑊①也。叔和云："多食亦肌虚"，此之谓也。

夫饮食不节则胃病，胃病则气短、精神少，而生大热，有时而显火上行，独燎其面。《黄帝针经》②云："面热者，足阳明病。"③胃既病，则脾无所禀受。脾为死阴④，不主时也，故亦从而病焉。形体劳役则脾病，脾病则怠惰嗜卧，四肢不收，大便泄泻。脾既病则其胃不能独行津液，故亦从而病焉。

大抵脾胃虚弱，阳气不能生长，是春夏之令不行，五脏之气不生。脾病则下流乘肾，土克水则骨乏无力，是为骨痿。令人骨髓空虚，足不能履地，是阴气重叠⑤，此阴盛阳虚之证。大法云："汗之则愈，下之则死。"⑥若用辛甘之药滋胃，当升当浮，使生长之气旺。言其汗者，非正发汗也，为助阳也。

夫胃病其脉缓，脾病其脉迟，且其人当脐有动气，按之牢若痛。若火乘土位⑦，其脉洪缓，更有身热、心中不便⑧之证。此阳气衰弱，不能生发，不当于五脏中求其邪气，但当从《脏气法时论》中升降、浮沉、补泻法用药耳！如脉缓弱，怠惰嗜卧，四肢不收，或大便泄泻，此湿胜，从平胃散。若脉弦，气弱自汗、四肢发热，或大便泄泻，或皮毛枯槁、发脱落，从黄芪建中汤。脉虚而血弱，于四物汤中摘一味或二味，

---

① 食㑊（yì亦）：古病名，也作"食亦"，即中消证。
② 《黄帝针经》：即《灵枢经》。
③ 见《灵枢·邪气脏腑病形》。
④ 死阴：本文是指脾不主时，而叫死阴。一说"以克我者来克之"叫死阴，《素问·阴阳别论》说："心之肺，谓之死阴"。
⑤ 阴气重叠：脾病及肾，因脾属太阴，肾属少阴，故曰阴气重叠。
⑥ 《难经·五十八难》说："阳虚阴盛，汗出而愈，下之即死。"
⑦ 火乘土位：阴火侵凌脾胃。
⑧ 心中不便：心烦。

以本显证①中加之。或真气虚弱，及气短脉弱，从四君子汤。或渴，或小便闭涩，赤、黄、多、少，从五苓散去桂，摘一二味加正药中。以上五药②，当于本证中随所兼见证加减。假令表虚自汗，春夏加黄芪，秋冬加桂。如腹中急缩，或脉弦，加防风；急甚加甘草；腹中窄狭，或气短者亦加之，腹满、气不转者勿加，虽气不转，而脾胃中气不和者勿去，但加厚朴以破滞气，然亦不可多用，于甘草五分中加一分可也。腹中夯闷③，此非腹胀，乃散而不收，可加芍药收之。如肺气短促或不足者，加人参、白芍药，中焦用白芍药，则脾中升阳，使肝、胆之邪不敢犯也，腹中窄狭及缩急者去之，及诸酸涩药亦不可用。腹中痛者加甘草、白芍药，"稼穑作甘"④，甘者己也，"曲直作酸"⑤，酸者甲也，"甲己化土"⑥，此仲景妙法也。腹痛兼发热，加黄芩，恶寒或腹中觉寒，加桂；怠惰嗜卧，有湿，胃虚不能食，或沉困，或泄泻，加苍术；自汗加白术；小便不利加茯苓，渴亦加之；气弱者，加白茯苓、人参；气盛者，加赤茯苓、缩砂仁；气复不能转运，有热者，微加黄连，心烦乱亦加之。小便少者，加猪苓、泽泻，汗多津液竭于上，勿加之，是津液还入胃中，欲自行也。不渴而小便闭塞不通，加炒黄柏、知母；小便涩者，加炒滑石；小便淋涩者，加泽泻。且五苓散治渴而小便不利，无恶寒者，不得用桂；不渴而小便自利，妄见妄闻，乃瘀血证，用炒黄柏、知母，以除肾中燥热。窍不利而淋，加泽泻、炒滑石；只治窍不利者，六一散中加木通亦可。心脏热者，用钱氏⑦方中导赤散。中满或但腹胀者，加厚朴；气不顺者，加橘皮；气滞加青皮一、橘皮三。气短、小便利者，四君子汤去茯苓，加黄芪以补之；如腹中气不转者，更加甘草一半。腹中刺痛，或周身刺痛者，或里急者，腹中不宽快是也；或虚坐而大便不得者，皆血虚也；血虚则里急，或血气虚弱，而目睛痛者，皆加当归身；头痛者，加川芎；苦头痛，加细辛，此少阴头痛⑧也。发脱落及脐下痛，加熟地黄。

予平昔调理脾胃虚弱，于此五药中加减，如五脏证中互显一二证，各对证加药无不验。然终不能使人完复，后或有因而再至者，亦由督、任、冲三脉为邪，皆胃气虚弱之所致也。法虽依证加减，执方疗病，不依《素问》法度耳！是以检讨⑨《素问》《难经》及《黄帝针经》中说：脾胃不足之源，乃阳气不足，阴气有余。当从元气不

---

① 本显证：指本病的主要症状。

② 五药：指平胃散、黄芪建中汤、四物汤、四君子汤、五苓散五个方剂。

③ 夯（hāng）闷：重压而闷的感觉。

④ 稼穑作甘：见《尚书·洪范》。稼穑，播种和收获，在此代表脾。脾在五味主甘，故叫"稼穑作甘"。

⑤ 曲直作酸：见《尚书·洪范》。曲直，木之性可曲可直，在此代表肝。肝与五味的关系主酸，故叫"曲直作酸"。

⑥ 甲己化土：在此甲代表肝（木），己代表脾（土），故上文有"甘（脾）者己也"，"酸（肝）者甲也"的说法。肝主疏泄，能协助脾的运化，因此称"甲己化土"。这与运气学说中的"土主甲己"（《素问·五运行大论》）、"甲己之岁，土运统之"（《素问·天元纪大论》）的意义不同。

⑦ 钱氏：指宋代医家钱乙。

⑧ 少阴头痛：少阴经脉不行于头部，而是挟太阳经气上行于头，故产生头痛。

⑨ 检讨：检查核对。

足，升降浮沉①法，随证用药治之。盖脾胃不足，不同余脏，无定体故也。其治肝、心、肺、肾有余不足，或补或泻，惟益脾胃之药为切。

夫脾胃不足，皆为血病。是阳气不足，阴气有余，故九窍不通。诸阳气根于阴血中，阴血受火邪则阴盛②，阴盛则上乘阳分，而阳道不行，无生发升腾之气也。夫阳气走空窍者也，阴气附形质者也。如阴气附于上，阳气升于天③，则各安其分也。今所立方中，有辛、甘温药者，非独用也；复有甘、苦大寒之剂，亦非独用也。以火、酒二制为之使，引苦、甘寒药至顶，而复入于肾、肝之下。此所谓升降浮沉之道，自偶而奇，奇而至偶者也。阳分奇，阴分偶④。泻阴火，以诸风药升发阳气，以滋肝、胆之用，是令阳气生，上出于阴分，末用辛、甘温药，接其升药，使大发散于阳分，而令走九窍也。经云：食入于胃，散精于肝，淫气于筋；食入于胃，浊气归心，淫精于脉；脉气流经，经气归于肺；肺朝百脉，输精于皮毛；毛脉合精，行气于府⑤。且饮食入胃，先行阳道，而阳气升浮也。浮者，阳气散满皮毛；升者，塞充头顶，则九窍通利也。若饮食不节，损其胃气，不能克化，散于肝，归于心，溢于肺；食入则昏冒欲睡，得卧则食在一边，气暂得舒，是知升发之气不行者此也。经云："饮入于胃，游溢精气，上输于脾，脾气散精，上归于肺"⑥。病人饮入胃，遽觉至脐下，便欲小便。由精气不输于脾，不归于肺，则心火上攻，使口燥、咽干，是阴气大盛，其理甚易知也。况脾胃病，则当脐有动气，按之牢若痛。有是者，乃脾胃虚，无是则非也。亦可作明辨矣……

夫饮食入胃，阳气上行，津液与气，入于心，贯于肺，充实皮毛，散于百脉。脾禀气于胃，而浇灌四旁⑦，营养气血者也。今饮食损胃，劳倦伤脾，脾胃虚，则火邪乘之，而生大热，当先于心分⑧补脾之源。盖土生于火、兼于脾胃中泻火，主生化之源。足阳明为十二经之海，主经营⑨之气，诸经皆禀之，言阳明、厥阴与何经相并而为病，酌中以用药，如权之在衡，在两则有在两之中，在斤则有在斤之中也。所以言此者，发明脾胃之病，不可一例而推之，不可一途而取之，欲人知百病皆由脾胃衰而生也。毫厘之失，则灾害立生。假如时在长夏，于长夏之令中立方，谓正当主气⑩衰而客气旺之时也。后之处方者，当从此法，加时令药，名曰补脾胃泻阴火升阳汤⑪。（《脾胃论》）

---

① 升降浮沉：指药物作用的趋向而言。升是上升，降是下降，浮是发散上行，沉是泻利下行。升浮药上行而向外，有升阳、发表、散寒等作用；沉降药下行而向内，有潜阳、降逆、收敛、清热、渗湿、泻下等作用。

② 阴盛：阴火旺盛。

③ 阳气升于天：阳气上升于头面部。上文有"阳气走空（kǒng孔）窍"的说法。

④ 阳分奇，阴分偶：制方药味双数曰偶，属阳；单数曰奇（jī机），属阴。

⑤ 见《素问·经脉别论》。文字上略有出入。

⑥ 见《素问·经脉别论》。

⑦ 四旁：四肢。

⑧ 心分：心脏部分。

⑨ 经营：犹往来。

⑩ 主气、客气：五运六气学说中，认为主气是主时之气，客气是加临之气。

⑪ 补脾胃泻阴火升阳汤：方由柴胡、炙甘草、黄芪、苍术、羌活、升麻、人参、黄芩、黄连、石膏组成。

〔按语〕

本文节选自《脾胃论·脾胃胜衰论》。文中首先论述了脾与胃发病的原因及其相互间的关系。

其次论述了脾胃盛衰对心、肺、肝、肾四脏的影响，故以脾胃虚弱发病为理论中心，概括说明了脾胃与心、肺、肝、肾四脏相关的发病原理。

再次，反复论证了平胃散、黄芪建中汤、四物汤、四君子汤和五苓散等五个方剂的加减灵活运用，介绍了临床经验，并强调指出："予平昔调理脾胃虚弱，于此五药中加减，如五脏证中互显一二证，各对证加药无不验。"

最后创制了补脾胃泻阴火升阳汤，是本论中的代表方剂。本方以柴胡为主药，剂量独重，并以羌活、升麻为助，以升阳气之下陷；辅以人参、黄芪、苍术、炙甘草补脾胃，佐以石膏、黄芩、黄连泻阴火。

饮食劳倦论

古之至人，穷于阴阳之化，究乎生死之际，所著《内经》，悉言人以胃气为本。盖人受水谷之气以生，所谓清气①、荣气、卫气、春升之气②，皆胃气之别称也。夫胃为水谷之海，饮食入胃，游溢精气，上输于脾，脾气散精，上归于肺，通调水道，下输膀胱，水精四布，五经并行，合于四时、五脏、阴阳，揆度以为常也。

苟饮食失节，寒温不适，则脾胃乃伤；喜、怒、忧、恐、劳役过度，而损耗元气。既脾胃虚衰，元气不足，而心火独盛。心火者，阴火③也，起于下焦，其系系于心，心不主令，相火代之。相火，下焦包络之火④，元气之贼也。火与元气不能两立，一胜则一负。脾胃气虚，则下流于肾、肝，阴火得以乘其土位。故脾胃之证始得之，则气高而喘，身热而烦，其脉洪大，而头痛，或渴不止，皮肤不任风寒，而生寒热。盖阴火上冲，则气高而喘，身烦热，为头痛，为渴，而脉洪大；脾胃之气下流⑤，使谷气不得升浮，是生长之令不行，则无阳以护其营卫，不任风寒，乃生寒热。皆脾胃之气不足所致也。

然而与外感风寒所得之证颇同而理异。内伤脾胃，乃伤其气；外感风寒，乃伤其形。伤外为有余，有余者泻之；伤内为不足，不足者补之。汗之、下之、吐之、克之⑥，皆泻也。温之、调之、和之、养之，皆补也。内伤不足之病，苟误认作外感有余之病，而反泻之，则虚其虚也。《难经》云："实实虚虚，损不足而益有余，如此死者，

---

① 清气：饮食物所化的精气。
② 春升之气：又作生发诸阳之气（见《内外伤辨惑论·辨阴证阳证》）。即由脾上升至心肺的清气。
③ 阴火：指离位的相火。
④ 下焦包络之火：下焦肾之相火，干犯包络，成为包络之火。
⑤ 脾胃之气下流：即中气下陷。
⑥ 克之：除上文所讲"汗之、下之、吐之"以外的祛邪治法，如清热法、祛湿法等等。

医杀之耳！"① 然则奈何？曰：惟当以辛甘温之剂，补其中、升其阳，甘寒以泻其火，则愈。《内经》曰："劳者温之"，"损者温之"。② 盖温能除大热，大忌苦寒之药泻胃土耳！今立补中益气汤。

立方本指：夫脾胃虚者，因饮食劳倦，心火亢甚，而乘其土位，其次肺气受邪，须用黄芪最多，人参、甘草次之。脾胃一虚，肺气先绝，故用黄芪以益皮毛而闭腠理，不令自汗，损其元气。上喘气短，人参以补之。心火乘脾，须炙甘草之甘以泻火热，而补脾胃中元气；若脾胃急痛，并太虚腹中急缩③者，宜多用之。经云："急者缓之"。白术苦甘温，除胃中热，利腰脐间血。胃中清气在下，必加升麻、柴胡以引之，引黄芪、甘草甘温之气味上升，能补卫气之散解，而实其表也；又缓带脉之缩急。二味苦平，味之薄者，阴中之阳，引清气上升也。气乱于胸中，为清浊相干，用去白陈皮以理之；又能助阳气上升，以散滞气，助诸甘辛为用。口干、嗌干，加干葛。脾胃气虚，不能升浮，为阴火伤其生发之气，荣血大亏，荣气不营，阴火炽盛，是血中伏火，日渐煎熬，血气日减，心包与心主血，血减则心无所养，致使心乱而烦，名曰病悗④。悗者，心惑而烦闷不安也。故加辛甘微温之剂生阳气，阳生则阴长。或曰甘温何能生血？曰：仲景之法，血虚以人参补之，阳旺则能生阴血，更以当归和之。少加黄柏以救肾水，能泻阴中之伏火；如烦犹不止，少加生地黄补肾水，水旺而心火自降；如气浮心乱，以朱砂安神丸镇固之则愈。（《内外伤辨惑论》）

〔按语〕

本文首论脾胃的生理功能及其在人体的重要性，特别指出清气、荣气、卫气等"皆胃气之别称"。

次论脾胃病的病因病理，有因饮食失节，有因寒温不适，有因情志、劳役过度，导致脾胃气衰，元气（由胃气引申而来）不足，而产生种种病症。

再次是分析了内伤脾胃与外感风寒在症状上似同而实异的特征，并且在治法上有补不足、泻有余的原则区别。于是创立了甘温除热法，制定了补中益气汤，还提出了该方加减运用的方法。

李东垣在治疗上，喜用补气升阳的药物，补中益气汤就是其代表方剂。他在各科治疗中，都贯串着这一主导思想。如《肺之脾胃虚论》中的升阳益胃汤（黄芪、半夏、人参、炙甘草、白芍、防风、羌活、独活、橘皮、茯苓、泽泻、柴胡、白术、黄连），《脾胃虚弱随时为病随病制方》中的黄芪人参汤（黄芪、升麻、人参、橘皮、麦门冬、苍术、白术、黄柏、炒曲、当归身、炙甘草、五味子）、调中益气汤（黄芪、人参、甘草、苍术、柴胡、橘皮、升麻、木香）等，《长夏湿热胃困尤甚用清暑益气汤论》中的清暑益气汤（黄芪、苍术、升麻、人参、泽泻、炒曲、橘皮、白术、麦冬、当归身、

---

① 见《难经·十二难》。
② 见《素问·至真要大论》。
③ 太虚腹中急缩：太虚，本指天空，在此即指腹中。急缩，拘急挛缩。
④ 悗：一音 mèn（闷），无心貌。一音 mán（瞒），烦闷。故云："悗者，心惑而烦闷不安也。"

炙甘草、青皮、黄柏、葛根、五味子）等，多用黄芪、人参、升麻、柴胡等药，意在补脾、肺之气，升脾、胃清阳之气。

论脾胃的功能与病变

脾胃为水谷之海，得后天之气也。何也？盖人之始生，本乎精血之原；人之既生，由乎水谷之养。非精血，无以立形体之基；非水谷，无以成形体之壮。精血之司在命门，水谷之司在脾胃。故命门得先天之气，脾胃得后天之气也。是以水谷之海本赖先天为之主，而精血之海又必赖后天为之资。故人之自生至老，凡先天之有不足者，但得后天培养之力，则补天之功，亦可居其强半。此脾胃之气所关于人生者不小。且先天如朝廷，后天如司道，执政在先天，布政在后天。故人自有生以后，无非后天为之用，而形色动定，一无胃气之不可。故经曰："平人之常气禀于胃。胃者，平人之常气也。人无胃气曰逆，逆者死。"① 又曰："人以水谷为本，故人绝水谷则死，脉无胃气亦死。"① 正以人之胃气，即土气也。万物无土皆不可，故土居五行之中，而旺于四季，即此义也。由此推之，则凡胃气之关于人者，无所不至，即脏腑、声色、脉候、形体，无不皆有胃气；胃气若失，便是凶候。

如五脏胃气之病，则凡气短、气夺，而声哑、喘急者，此肺之胃败也；神魂失守、昏昧日甚，而畏寒异常者，此心之胃败也；躁扰烦剧、囊缩、痉强，而恐惧无已者，此肝胆之胃败也；胀满不能运，饮食不能入，肉脱痰壅，而服药不应者，此脾之胃败也；关门不能禁，水泉不能化，热蒸不能退，骨痛之极不能解者，此肾之胃败也。

又如五色之有胃气者，无论青、红、黑、白，皆宜兼苍黄明润。若色赤如赭，或如衃血色；青如蓝，或如草滋色；白如盐，或如枯骨色；黄如枳实，或如黄土色；黑如炲，或如地苍，而加之沉晦，是皆五色之胃败也。

又如五脉之有胃气者，经曰："脉弱以滑，是有胃气。""脉实以坚，谓之益甚。脉逆四时，为不可治。"② 故无论浮、沉、迟、数，皆宜兼见缓滑，方是脉中之胃气。若见但弦、但钩、但毛、但石、但代，或弦搏之极，而全无和气，或微渺之极，而全无神气，总云真脏之见，是皆五脉之胃败也。

不独此也，即如情性气质，亦无不关于胃气。盖土性厚重，而轻薄者少胃气；土色苍固③，而夭嫩者少胃气。是可知土气为万物之源，胃气为养生之主；胃强则强，胃弱则衰；有胃则生，无胃则死。是以养生家必当以脾胃为先，而凡脾胃受伤之处，所不可不察也。

盖脾胃之伤于外者，惟劳倦最能伤脾，脾伤则表里相通，而胃受其困者为甚；脾胃之伤于内者，惟思忧忿怒最为伤心，心伤则母子相关，而化源隔绝者为甚。此脾胃

① 见《素问·平人气象论》。
② 见《素问·玉机真脏论》。
③ 苍固：老黄色。

之伤于劳倦、情志者，较之饮食、寒暑为更多也。故经曰："二阳之病发心脾，有不得隐曲，女子不月，其传为风消，其传为息贲者，死不治。"① 再此之外，则脾胃属土，惟火能生，故其本性则常恶寒喜暖，使非真有邪火，则寒凉之物最宜慎用，实所以防其微也。若待受伤救之，能无晚乎？此脾胃之伤于寒凉生冷者，又饮食嗜好之最易、最多者也。故昔有柳公度者，善于摄生，或问其致寿之术，则曰我无他也，但不以气海熟生物、暖冷物，亦不以元气佐喜怒耳！此得善养脾胃之道，所以便能致寿。

故凡欲察病者，必须先察胃气；凡欲治病者，必须常顾胃气：胃气无损，诸可无虑。奈何今之医家，习矣不察，初不知元气、胃气为何物，动辄止知攻病，开口便云有火，以致败人胃气，绝人谷气者，不可胜纪。殊不知病之与命，孰为轻重？正之与邪，孰为缓急？矧此中的确之用，孰者宜先，孰者宜后，自有标本一定之理，原非可以意凑猜摸者也。世有庸流，每借窃一二成语，东扯西拽②，以似为是，偏执惑乱，欺人误人，倘不幸遇之，而不能烛③其真伪，其亦命之使然乎？悲夫！悲夫！（《景岳全书》）

〔按语〕

本文较系统地论述了脾胃的生理功能与病理变化。文中强调指出脾胃功能在人体生命过程中的重要性。人之根本，虽有先天之本与后天之本的区别，而后天脾胃之气为后天之本，则"居其强半"。脾胃之气衰败，可以引起其他脏腑之气的衰败，因而有"肺之胃败""心之胃败"等病理变化。就临床表现而言，无论在五色、五脉，或情性气质方面，无不关于胃气。至于脾胃病的病因，有劳倦、情志不适，有寒凉生冷、饮食嗜好，皆能伤脾、伤胃，导致脾胃发病。所以养生、察病、治病，必须注意胃气，"胃气无损，诸可无虑"。

论东垣《脾胃论》

人以水谷为本，故脾胃为养生之本。惟东垣独知其义，发为《脾胃论》曰："历观《内经》诸篇而参考之，则元气之充足，皆由脾胃之气无所伤，而后能滋养元气。若胃气之本弱，饮食自倍，则脾胃之气既伤，而元气亦不能充，此诸病之所由生也"。因引《内经》之义……东垣此言，其垂患后世，开导末学④之功，诚非小矣。独怪其前论中，又有矛盾之谈。如曰饮食失节，寒温不适，脾胃乃伤。此固喜、怒、忧、恐，损耗元气，资助心火，心不主令，相火代之。相火者，下焦包络之火，元气之贼也。火与元气不两立，火胜则乘其土位，此所以为病。若此数语，则大见矛盾矣。第观其前四条，则总虑阳气之受伤也，故曰大忌苦寒之药；此一节又云：火胜之为病，更当何法以治

---

① 见《素问·阴阳别论》。
② 拽（yè 夜）：拉。
③ 烛：明察的意思。
④ 末学：无本之学。后多作自谦之词。

之？且所云喜、怒、忧、恐，损伤元气，资助心火，火胜则乘其土位，此何说也？夫元气既损，多见生阳日缩，神气日消，何以反助心火？脾胃属土，得火则生，何谓火胜则乘其土位？且人之元气本贵清和，寒固能病，热亦能病，然热伤元气而因劳动火者，固常有之，此自不得不从清补。若因劳犯寒，而寒伤脾胃者，尤酷尤甚，此可概言为火乎？第热证显而寒证隐，故热证易见而寒证不之觉也。真热证犹易辨，而假热证尤不易辨也。矧元气属阳，火其类也，而热为同气，邪犹可制；阴为阳贼，寒其仇也，而生机被伐，无不速亡。故经云："少火生气"①，未闻少寒生气也。又云："避风如避箭"，未闻避热如避箭也。由此观之，则何不曰寒与元气不两立，而反云火与元气不两立乎？兹举火字，特以为言，致令后生之妄言火者，反尽忘东垣前四条之格言，而单执不两立之说，用为治火之戒。按是东垣戒之，而反以诲之。此其白璧之瑕，余实不能不为东垣惜也。

及再考东垣之方，如补中益气汤、升阳益胃汤、黄芪人参汤、清暑益气汤等方，每用升、柴，此即培养春生之意，而每用芩、连，亦即其制伏火邪之意。第以二三分之芩、连，固未必即败阳气，而以五七分之参、术，果即能斡旋②元气乎？用是思及仲景，见其立方之则，用味不过三四品，用数每至二三两。且人之气血本大同，疾病多相类，而仲景之方大而简，东垣之方小而杂，何其悬绝③一至如此？此其中要，必有至道存焉。宾以后学，固不敢直判其孰是孰非，而私心向往，则不能不霄壤于其间也。（《景岳全书》）

〔按语〕

张景岳对李东垣的"火与元气不两立"、补中益气诸方药味多而剂量轻等问题，提出了批评，这可作为研究《脾胃论》的参考。

脾胃分治（一）

脾胃之论，莫详于东垣。其所著补中益气、升阳益胃等汤，诚补前人之未备。察其立方之意，因以内伤劳倦为主，又因脾乃太阴湿土，且世人胃阳衰者居多，故用参、芪以补中，二术以温燥，升、柴升下陷之清阳，陈皮、木香理中宫之气滞，脾胃合治，若用之得宜，诚效如桴鼓④。盖东垣之法，不过详于治脾，而略于治胃耳！乃后人宗其意者，凡著书立说，竟将脾胃总论，即以治脾之药，笼统治胃，举世皆然。

今观叶氏之书，始知脾胃当分析而论。盖胃属戊土，脾属己土，戊阳己阴⑤，阴阳

---

① 见《素问·阴阳应象大论》。
② 斡（wò 卧）旋：扭转；调整。
③ 悬绝：悬殊，相差极远。
④ 桴（fú 扶）鼓：用桴击鼓，鼓即发声。比喻相应。
⑤ 胃属戊土，脾属己土，戊阳己阴：十天干配合五行为：甲乙木，丙丁火，戊己土，庚辛金，壬癸水。十天干的阴阳属性为：甲、丙、戊、庚、壬属阳，乙、丁、己、辛、癸属阴。脏腑中的脾胃均属土，因戊为阳土，己为阴土，腑属阳，脏属阴。故胃属戊土，脾属己土，即根据戊阳己阴的属性而言。

之性有别也；脏宜藏，腑宜通，脏腑之体用各殊也。若脾阳不足，胃有寒湿，一脏一腑，皆宜于温燥升运者，自当恪遵东垣之法；若脾阳不亏，胃有燥火，则当遵叶氏养胃阴之法。观其立论云：纳食主胃，运化主脾；脾宜升则健，胃宜降则和。又云：太阴湿土，得阳始运；阳明燥土，得阴自安。以脾喜刚燥，胃喜柔润也。仲景急下存津，其治在胃；东垣大升阳气，其治在脾。此种议论，实超出千古。故凡遇禀质木火之体[1]，患燥热之症，或病后热伤肺、胃津液，以致虚痞不食，舌绛咽干、烦渴不寐、肌燥熇[2]热、便不通爽，此九窍不和，都属胃病也，岂可以芪、术、升、柴治之乎？故先生必用降胃之法。所谓胃宜降则和者，非用辛开苦降，亦非苦寒下夺以损胃气，不过甘平或甘凉濡润，以养胃阴，则津液来复，使之通降而已矣。此义，即宗《内经》所谓"六腑者，传化物而不藏"[3]，以通为用之理也。今案中所分胃阴虚、胃阳虚、脾胃阳虚、中虚、饥伤、食伤，其种种治法，最易明悉，余不参赘。

总之脾胃之病，虚实寒热，宜燥宜润，固当详辨。其于"升降"二字，尤为紧要。盖脾气下陷固病，即使不陷，而但不健运，已病矣；胃气上逆固病，即不上逆，但不通降，亦病矣。故脾胃之治法，与各门相兼者甚多，如呕吐、肿胀、泄泻、便秘、不食、胃痛、腹痛、木乘土诸门，尤宜并参，互相讨论，以明其理可也。（《临证指南医案》）

〔按语〕

叶天士对李东垣的《脾胃论》是推崇备至的。他不仅说"内伤必取法乎东垣"（《叶氏医案存真·诸虚劳损》），甚至认为一部《内经》中的基本理论，无非是说明人以胃气为本的道理。因而他在临证上对一般杂病，多半都从脾胃辨治。

叶氏治疗脾胃病，确有许多独到之处。他认为"纳食主胃，运化主脾"，"脾宜升则健，胃宜降则和"，"太阴湿土，得阳始运，阳明燥土，得阴自安"，"脾喜刚燥，胃喜柔润"。叶氏的这些学术观点和名句，不仅深得《内经》要旨，并具有一定的现实意义。因脾为脏，胃为腑；脏宜藏，腑宜通。脾胃在生理特性上，在病理变化上，确有原则区别，岂能在辨治时混为一谈。李东垣既详于治脾，而略于治胃，叶天士将脾胃分治，实可补东垣之未逮。这是值得我们学习的宝贵经验。

脾胃分治（二）

东垣作《脾胃论》，以此乃人生后天之根本，脾胃一伤，饮食不进，生机自绝。伏读其论，多用升阳一法，此盖为脾气下陷，土为湿困者所宜耳！予历览古今之书，加以十余年阅历，而知东垣所论未尽然也。

夫脾为己土，其体常湿，故其用阳，譬之湿土之地，非阳光照之，无以生万物也；

---

① 木火之体：肝火旺的体质。

② 熇（hè 贺）：火势炽盛。

③ 见《素问·五脏别论》。

胃为戊土，其体常燥，故其用阴，譬之燥土之地，非雨露滋之，无以生万物也。况脾之湿，每赖胃阳以运之，胃之燥，又借脾阴以和之，是二者有相需之用。但胃主受纳，脾主消化。食而不化，责在脾；不能食，责在胃。脾以健而运，胃以通为补。健脾宜升，通胃宜降。故治脾以燥药升之，所谓阳光照之也；治胃以润药降之，所谓雨露滋之也。此其不同也。

　　然而不特此也，脾与胃二脏之中，又各有阴阳偏胜之别。胃为燥土，有时为水湿所伤，则阳气不振；脾为湿土，有时为燥火所烁，则精液大伤。治法又不可拘泥矣。今人知白术、二陈为扶土之品，岂知熟地、麦冬亦培土之药耶！他若木来克土，犯胃则不能食，犯脾则不能化，人所共知。肺气郁滞，上下不和，不能饮食，人多不识耳！更有釜底添薪，子令母实，上取下取①，隔二隔三②，均宜参以治法。大抵脉之浮洪而硬，或细数不静，皆精液内伤，忌用刚剂，惟脉缓不涩，及细弱无力，乃阳气衰弱，可用补阳法也。用舍得宜，存乎人之审症耳！（《医经余论》）

〔按语〕

　　本文选自《医经余论》。作者为罗浩，字养斋，清代人。本文原题名《续脾胃论》，意在肯定东垣《脾胃论》的重要贡献的基础上，提出了一些异议。认为《脾胃论》多用升阳一法，只适宜于"脾气下陷，土为湿困"之证。因而作者较具体地论述了脾与胃的各别特性、生理和病理上的区别，及其相互之间的联系等，并据此提出了"健脾宜升，通胃宜降"的治疗原则，以及"治脾以燥药升之""治胃以润药降之"的治疗方法。这些在临床上都是有其重要指导意义的。

论脾升胃降

　　余尝考治脾胃莫详于东垣，求东垣治脾胃之法，莫精于升降。夫升降之法易知，而升降之理难明。其在经曰：脾胃为仓廪之官，五味出焉③。盖脾主生化，其用在于健运，其属土，地气主上腾，然后能载物，故健行而不息，是脾之宜升也明矣。胃者，水谷之海，容受糟粕，其主纳，纳则贵下行，譬如水之性莫不就下，是胃之宜降也又明矣。故又曰："清气在下，则生飧泄；浊气在上，则生膜胀。"④ 夫清气何？盖指脾气而言。不然，何以在下则飧泄也。其浊气何？盖指胃气而言。不然，何以在上则膜胀也。是非可为脾升胃降之一确证乎？由此而推，如仲圣所立青龙、越婢等方，即谓之升脾之清气也可；其所立三承气诸方，即谓之降胃之浊气也无不可。触类引伸，理

---

　　① 上取下取：《素问·五常政大论》说："气反者，病在上，取之下，病在下，取之上"。这是指病位与取治部位相反的一种治法。

　　② 隔二隔三：这是以五行代表五脏，根据五行相生相克的次序，间隔两脏或三脏来进行治疗的方法。

　　③ 《素问·灵兰秘典论》云："脾胃者，仓廪之官，五味出焉。"

　　④ 见《素问·阴阳应象大论》。膜（chēn 嗔）胀，胸腹胀满。

原一贯，"先圣后圣，其揆一也"。① 考东垣所著补中益气、调中益气、升阳益胃各方，其论虽详于治脾，略于治胃，而其意则一脏一腑，升降各有主治，显然不可混者。其与先圣之理，又何尝相悖？而后先辉映，足以发明千古，良可师也。苟其颠倒错施，俾升降失宜，则脾胃伤，脾胃伤则出纳之机失其常度，而后天之生气已息，鲜不夭札②生民者已。余偶读东垣书，详究脾胃，以辨其升降之理如此。(《吴医汇讲》)

〔按语〕

本文选自《吴医汇讲》。该书为近代医学杂志的最先模楷，编辑者唐大烈，字笠三，清代苏州人。曾收集苏州、无锡、常州一带同道的医学论文，随得随刻，终于十一卷，在学术上每多发挥。

李东垣认为脾胃在精气升降运动中起着枢纽作用。若脾胃损伤，可出现"或下泄而久不能升"、"或久升而不降"两种病理变化。不过，李氏在升降问题上，特别强调升发的一面，他认为只有谷气上升，脾气升发，元气才能充沛，生机才能洋溢活跃，阴火才能戢敛潜降。因此，他在治疗上就非常重视升发脾胃之阳，喜用升麻、柴胡，以遂其升发之性。而对于胃气宜降的问题，则有所忽略。故后世对其有"详于治脾，略于治胃"的评论。

本文原题名《辨脾胃升降》，作者对脾升胃降的论述较精，有理有据，可补东垣论脾胃升降之不足。

脾气能吸取饮食中的精微

脾之所以消磨水谷者，非为磨之能砻、杵之能舂也，以气吸之，而食物不坠焉耳！食物入胃，有气有质，质欲下达，气欲上行，与胃气熏蒸，气质之去留各半，得脾气一吸，则胃气有助，食物之精得以尽留，至其有质无气，乃纵之使去，幽门开而糟粕弃矣。(《医述》引《医参》)

胃气概括脾之阳气

胃之有阳气，又何气也？曰：阳气之与胃气，一而二、二而一者也。胃气从宣发处见，虽是宣发，只有其体；阳气从包蕴处见，虽是包蕴，用则无穷。究而言之，阳气即胃中所禀之性，犹夫火之云热也。火性热，故釜底热，则釜中无火之处无不热。火不能化，一切之非火而为火；而火性之热则能化，一切非热而为热。故谷气足则胃气充，尚是后一层事，而阳气充则谷气化，实是先一层事。犹火将欲化彼之非热而为热，自不得不先化此薪之非火而为火也。所以此处之阳，专隶在胃上言，非与阴字对看，乃胃之具以统乎五脏六腑也。若脾之为器，不过为胃行其津液，平常只可与胃作

---

① 语出《孟子·离娄》。揆，作"道"字解。
② 鲜不夭札：鲜 (xiǎn 险) 少。夭札，遭瘟疫而早死。

对峙，而在此处，犹之薪火接合处，用之作抽添煽扬力者，火非抽添煽扬则不炎，胃无消磨健运则不化，故言胃气内己该括及脾气矣。(《医述》引程郊倩论)

健脾阳有三种功效

龙雷之火，潜伏阴中，方其未动，不知其为火也，及其一发，暴不可御，以故载血而上溢。盖龙雷之性，必阴云四合，然后遂其升腾之势，若天清月朗，则退藏不动矣。故凡凉血清火之药，皆以水制火之常法，施之于阴火，未有不转助其虐①者也。吾为大开其扃②，则以健脾中之阳气为一义，健脾之阳，一举有三善也。一者脾中之阳气旺，为天晴日朗，而龙雷潜伏也；一者脾中之阳气旺，而胸中窒塞之阴气，则如太空不留纤翳也；一者脾中之阳气旺，而饮食运化精微，复生其已竭之血也。况乎地气必先蒸土为湿，然后上升为云，若土燥而不湿，地气于中隔绝矣，天气不常清乎？古方治龙雷之火，每用桂、附引火归源之法，然施之于暴血之证，可暂不可常。盖已亏之血，不能制其悍，而求生之血，恐不可滋之扰耳！究而论之，龙雷之火，以收藏为主，以秋冬则龙潜雷伏也。用收藏药不效，略用燥烈为乡导，以示同气相求之义则可。既已收藏，岂敢漫用燥烈乎？夫大病须用大药。大药者，天地春夏，而吾心寂然秋冬是也。昔人逃禅③二字甚妙。夫禅而名之曰逃，其心境为何如哉？学者遇此证，必以崇土为先，土厚则浊阴不升，而血患自息。万物以土为根，元气以土为宅，不可不亟讲矣！(《医学从众录》)

〔按语〕

本文选自《医学从众录》。作者陈念祖，字修园，清代福建长乐人。他的著作甚多，有《医学三字经》、《医学实在易》、《时方妙用》、《医医偶录》、《伤寒论浅注》、《金匮要略浅注》、《灵素集注节要》等。其所撰方书，先有二十一种，迨后增至七十二种，刊行于世。

本文原题名《喻嘉言龙雷之火论》。文中论述了阴火旺之出血症，用凉血清火之药不效，应该用健脾阳之法，从而他阐述了健脾阳有三种功效。这对我们运用温补脾阳治法时，很有启发作用。

论补脾阴法

虚劳日久，诸药不效，而所赖以无恐者胃气也。盖人之一身，以胃气为主，胃气旺则五脏受荫，水精四布，机运流通，饮食渐增，津液渐旺，以至充血生精，而复其真阴之不足。古人多以参、苓、术、草培补中宫，而虚劳脾薄胃弱，力不能胜，即平

---

① 虐：残暴；侵害。
② 扃 (jiōng 窘阴)：门户。
③ 逃禅 (chán 馋)：逃出禅戒。禅，佛教用语，意谓将散乱的心念集定于一处。

淡如四君子，皆不能用，舍此别无良法也。然立法贵于无过之地，宁但脾家不用参、芪，即肺、肾两家，亦有难用二冬、二地者，所以新定补脾阴一法也。不然，甘温补土又不可恃，更将何所恃哉？惟选忠厚和平之品，补土生金，燥润合宜，两不相碍也。盖解托、补托二法，寓疏散于补托之中，藉补托于疏散之内。理脾阴一法，扶脾即所以保肺，保肺即所以扶脾。此皆自制经验之良方①，以补前人未尽之余蕴也。

脾乃胃之刚，胃乃脾之柔。东垣《脾胃论》谓脾为死阴，受胃之阳气，方能上升水谷之气于肺。若脾无所禀，则不能行气于脏腑，故专重以胃气为主。又曰：饮食不节，则胃先受病，劳倦者，则脾先受病。脾受病则不能为胃行其津液，则脾病必及胃，胃病亦必及脾。一腑一脏，恒相因而为表里也。古方理脾健胃，多偏补胃中之阳，而不及脾中之阴。然虚损之人多为阴火所烁，津液不足，筋、脉、皮、骨皆无所养，而精神亦渐羸弱，百症丛生矣。今以芬香甘平之品，培补中宫而不燥其津液，虽曰理脾，其实健胃，虽曰补阴，其实扶阳。则乾资大始，坤作成物②，中土安和，天地位育矣。（《不居集》）

〔按语〕

本文选自《不居集》，作者吴澄，字鉴泉，号师朗，清·歙之岭南人。《不居集》分上、下两集，采取古人论治虚劳的精要学说，上自《内经》、《难经》，下及历代名贤，无不兼收并蓄，故辨治内、外损的方法极为详明。本书最突出的是论外损病的治法。吴氏根据其临床体会，创立了一种外感类内伤，似损非损的外损论治法，以补前人之阙。

对于脾虚证的治疗，一般重在健脾气、温脾阳，而对补脾阴法，往往被忽略。本文作者根据"虚损之人多为阴火所烁，津液不足，筋、脉、皮、骨皆无所养，而精神亦渐羸弱，百症丛生"的病理变化，新定补脾阴一法，制订了理脾阴之方，以望达到补脾阴而不碍胃阳，培中宫而不燥津液的目的。

治病当以脾胃为先

凡饮食先入于胃，俟脾胃运化，其精微上输于肺，肺气传布各所当入之脏，浊气下入大小肠，是脾胃为分金炉也。若脾胃有病，或虚或实，一切饮食药饵，皆不运化，

---

① 良方：指该书理脾阴诸方，其中理脾阴正方，治食少泄泻，痰嗽失血，遗精等症，劳虚不任芪、术者。方由人参、河车、白芍、山药、扁豆、茯苓、橘红、甘草、莲肉、荷叶、老米组成。食少、泄泻者，加冬瓜仁；汗多者，加浮麦、牡蛎；嗽甚者，加枇杷叶；痰多者，加贝母；失血者，加血余、藕节；遗精者，加芡实、鱼鳔。

宏格曰："脾喜温而恶凉，喜燥而恶湿，故理脾之方，多燥湿之品。虚劳日久，胃少脂膏，略兼香燥，便发虚火，少加清润，泄泻必增，然食少、痰多、遗精、失血，皆脾胃亏损也。方以人参、荷叶保其肺气，以河车大补其真元，佐以扁豆、山药固守中州，以白芍、甘草缓肝而不克脾土，以橘红、老米醒其脾而不上侵肺金，补脾阴而胃阳亦不相碍也。"

② 乾资大始，坤作成物：乾、坤，《周易》中的两个卦名，指阴阳两种对立势力。阳性的势力叫做乾，乾之象为天；阴性的势力叫做坤，坤之象为地。《易·乾象》："大哉乾元，万物资始，乃统天。"《易·坤象》："至哉坤元，万物资生，乃顺承天。"

安望精微输肺而布各脏耶？是知治病当以脾胃为先。若脾胃他脏兼而有病，舍脾胃而治他脏，无益也。又一切虚症，不问在气在血，在何脏腑，而只专补脾胃，脾胃一强，则饮食自倍，精血日旺，阳生而阴亦长矣。试看精、气二字，皆从于米。噫！微矣哉！是知脾胃实，诸病皆实；脾胃虚，诸病皆虚。此医家之大关也。（《医权初编》）

〔按语〕

本文选自《医权初编》。作者王三尊，字达士，清代海陵人。

诸病不愈当治脾胃

诸病不愈，必寻到脾胃之中，方无一失。何以言之？脾胃一伤，四脏皆无生气，故疾病日多矣。万物从土而生，亦从土而归。"补肾不若补脾"，此之谓也。治病不愈，寻到脾胃而愈者甚多。凡见咳嗽、自汗、发热、肺虚生痰，不必理痰清热，土旺而痰消热退，四君子加桂、姜、陈皮、北五味，后调以参苓白术散。（《慎斋遗书》）

精血不足须补脾胃化源

《杏轩医案》曰："经云：'肾者主水，受五脏六腑之精而藏之'，是精藏于肾，非精生于肾也。譬诸钱粮，虽储库中，然非库中自出。须补脾胃化源。"余评叶氏医案有云："此等血肉有情之方，正合精不足者补之以味经旨。如果病人胃口伤残，未可遽投。"正与杏轩先生之言暗合。盖补精必用酜厚之品，然总须胃化脾传，方能徐徐变精归肾，不过以酜厚之品较清淡者，变精为较易耳！断不能入口之后，辄变精而藏诸肾也。须补脾胃化源者，饮食增则津液旺，自能充血生精也。（《存存斋医话稿》）

〔按语〕

本文选自《存存斋医话稿》。作者赵晴初，字彦辉，清代会稽人。该医话稿共七十四则，初未刊，一九三〇年间，由杭州裘吉生刊行于《三三医报社》。该书内容颇有价值，在学术理论上有所发挥，对于临床治病亦多启发。

治病必察脾胃之虚实

凡治百病，胃气实者，攻之则去，而疾易愈；胃气虚者，攻之不去。盖胃本虚，攻之而胃气益弱，反不能行其药力，而病所以自加也。非药不能去病也，胃气不行药力故也。若峻攻之则元气伤，而病益甚；若不知机，攻尽元气，则死矣。如虚热者，服寒凉之药，而热反盛何也？经曰：服寒而反热者奈何？岐伯曰：不味旺是以反也[1]。

---

[1] 《素问·至真要大论》说："服寒而反热，服热而反寒，其故何也？岐伯曰：治其王气，是以反也。"

胃气实者,虽有病,不攻自愈,故中医①用药,亦常效焉。观夫藜藿②常病,不药自愈可知矣。故云:治病不察脾胃之虚实,不足以为太医。(《医述》引《见闻录》)

脾胃病治法

调理脾胃,有治、理、调、和、养、补之不同。用山楂、神曲、麦芽等药谓之治,用消克之药,以攻其病,是治贼邪也,故云治。用四君子汤谓之理,是清理之也,故云理。用参苓白术散加益智谓之调,此药能上、能下、能中,故云调。用四君子汤,寒加干姜,热加川连,谓之和,有热去热,有寒去寒,故云和。四君子汤等分用之谓之养,等分均平,不攻不入,故云养。补者不必正治③,但补肾令脾土自温,谓之补。补者,补其母也,土之母,命门火是也。(《慎斋遗书》)

脾胃病用药

饮以养阳,食以养阴。饮食,人所以卫生,而脾胃,实生之木也。胃旺则多食不滞,过时不饥;脾运则分输五脏,荣润四肢。若生冷戕胃,饥饱戕脾,中气先馁,术宜专事消导,宜补中益气汤加茯苓、砂仁。夫中气即脾胃冲和之元气也。然胃气以下行为顺,脾气以健运为能。胃强脾弱,则消谷而便溏,脾强胃弱,则知饥而纳少。故胃阳虚,饱食辄嗳者,宜温通,如橘红、厚朴、益智、枳壳、半夏曲、草蔻、苏子、谷芽;若守补则壅,忌炙草、焦白术、炮姜。脾阳虚,多食不化者,宜香燥,如砂仁、丁香、木香、白术、半夏、神曲、薏苡、橘白、鸡内金;若腻补则滞,忌地黄、萸肉等。脾胃阴虚,不饥不食,口淡无味者,宜清润以养之,如沙参、扁豆子、石斛、玉竹、当归、白芍、麻仁、粳米、大麦仁;若消导则耗气劫液,忌枳、朴、查肉、萝卜子、曲蘗。(《类证治裁》)

胃脘痛证治

阳明乃十二经脉之长,其作痛之因甚多。盖胃者,汇也,乃冲繁要道,为患最易。虚邪、贼邪④之乘机窃发,其间消长不一,习俗辛香温燥之治,断不容一例漫施。然而是病,其要何在?所云初病在经,久痛入络,以经主气,络主血,则可知其治气、治血之当然也。凡气既久阻,血亦应病,循行之脉络自痹,而辛香理气,辛柔和血之法,

---

① 中医:中等技术的医生。
② 藜藿:粗劣的饭菜。此指贫苦民众。
③ 正治:此指直接治疗发病的本脏。
④ 虚邪、贼邪:《难经·五十难》说:"从后来者为虚邪……从所不胜来者为贼邪",这是根据病邪和内脏的五行属性,用相生相克理论来分析其致病关系的一种说法。凡病邪从生我(母)方面来的,为虚邪;从克我方面来的,为贼邪。胃属土,如火热之邪犯胃,为虚邪;风木之邪犯胃,为贼邪。在此都可理解为致病邪气。

实为对待必然之理。又如饱食痛甚，得食痛缓之类，于此有宜补不宜补之分焉。若素虚之体，时就烦劳，水谷之精微，不足以供其消磨，而营气日虚，脉络枯涩，求助于食者，甘温填补等法，所宜频进也。若有形之滞，堵塞其中，容纳早已无权，得助而为实实，攻之、逐之等剂，又不可缓也。寒、温两法，从乎喜暖、喜凉；滋、燥之殊，询其便涩、便滑。至于饮停必吞酸，食滞当嗳腐；厥气①乃散漫无形；瘀伤则定而有象；蛔虫动扰，当频痛而吐沫；痰湿壅塞，必喜吐而脉滑；营气两虚者，不离乎嘈辣动悸；肝阳冲克者，定然烦渴而呕逆；阴邪之势，其来必速；郁火之患，由渐而剧也。（《临证指南医案》）

〔按语〕

胃脘痛是指上腹部近心窝处发生疼痛的病症，其范围主要包括现代医学中的急、慢性胃炎，胃神经官能症，胃及十二指肠溃疡病、胃下垂等疾患。其证有实有虚：实证多见气滞、火热、瘀血等证候，虚证多见气虚、阳虚、阴虚等证候。

本文所述胃脘痛辨证施治的重点为：1. 初病在经，久痛入络，故有治气、治血之分。2. 得食痛缓，饱食痛甚，故有宜补不宜补之分。3. 从喜暖、喜凉，以决定使用寒法、温法。4. 从便涩、便滑，以决定使用滋法、燥法。5. 从其兼症以辨别病因，治法也就必须随之而变化。

呕吐的病因病机

呕吐一证，最当详辨虚实。实者有邪，去其邪则愈。虚者无邪，则全由胃气之虚也。所谓邪者，或暴伤寒凉，或暴伤饮食，或因胃火上冲，或因肝气内逆，或以痰饮水气聚于胸中，或以表邪传里聚于少阳阳明之间，皆有呕证。此皆呕之实邪也。所谓虚者，或其本无内伤，又无外感，而常为呕吐者，此既无邪，必胃虚也。或遇微寒，或遇微劳，或遇饮食少有不调，或肝气微逆，即为呕吐者，总胃虚也。

凡呕家虚实，皆以胃气为言。使果胃强、脾健，则凡遇食饮必皆运化，何至呕吐？故虽以寒热饥饱，大有所伤，亦不能动，而兹略有所触，便不能胜，使非胃气虚弱，何以若此？此虚实之原，所当先察，庶不致误治之害。（《景岳全书》）

呕吐证治

呕吐症，《内经》与《金匮》论之详矣。乃后人但以胃火、胃寒、痰、食、气滞立论，不思胃司纳食，主乎通降，其所以不降而上逆呕吐者，皆由于肝气冲逆，阻胃之降而然也。故《灵枢·经脉篇》云：足厥阴肝所生病者，胸满呕逆。况五行之生克，木动则必犯土，胃病治肝，不过隔一之治，此理浅近易明，人乃不能察，而好奇之辈，

---

① 厥气：指逆乱之气。

反夸隔二隔三之治，岂不见笑于大方也哉！试观安胃丸①、理中安蛔丸②，所用椒、梅，及胃虚客气上逆之旋覆代赭③，此皆胃药乎？抑肝药乎？于此可省悟矣。今观先生之治法，以泄肝安胃为纲领，用药以苦辛为主，以酸佐之。如肝犯胃而胃阳不衰有火者，泄肝则用芩、连、楝之苦寒，如胃阳衰者，稍减苦寒，用苦辛酸热，此其大旨也。若肝阴胃汁皆虚，肝风扰胃呕吐者，则以柔剂滋液养胃，熄风镇逆。若胃阳虚，浊阴上逆者，用辛热通之，微佐苦降，若但中阳虚而肝木不甚亢者，专理胃阳，或稍佐椒、梅。若因呕伤，寒郁化热，劫灼胃津，则用温胆汤加减。若久呕延及肝、肾皆虚，冲气上逆者，用温通柔润之於下焦主治。若热邪内结，则用泻心法。若肝火冲逆伤肺，则用养金制木、滋水制火。总之治胃之法，全在温通，虚则必用人参，药味皆属和平。至于治肝之法，药味错杂，或寒热互用，或苦辛酸咸并投。盖因厥阴有相火内寄，治法不得不然耳！但观仲景乌梅丸④法，概可知矣。案辑六十有余，大半皆由肝邪为患，非先生之卓识，安能畅发此理乎哉？（《临证指南医案》）

〔按语〕

呕吐是指胃气上逆，迫使胃内容物从口吐出的一种病症。它可由多种外感或内伤疾病所引起。多见于消化系统疾病，如急慢性胃炎、幽门梗阻、胃神经官能症、食物中毒，以及急性阑尾炎、肠梗阻、胆道蛔虫病等，也可见于中枢神经系统及其他方面的一些疾病。

对于呕吐的病因病理，前文张景岳作了概括的论述。关于呕吐的证治，则在本文中作了具体的叙述。但本文特别强调肝邪为患的因素，即所谓"肝气冲逆，阻胃之降而然"，故治法以泄肝安胃为纲领。临床时应根据本证的病因病机和症状体征来进行辨证施治。

吐蛔证治

吐蛔本属肝胃症，因厥阴之邪上逆，蛔不能安，故从上而出也。今所辑方案，皆因客邪病而致吐蛔者，虽有泻心汤、桂枝黄连汤⑤、安胃丸等，然皆不离乎仲景之乌梅丸法，以苦辛酸寒热并用为治，当与呕吐门同参。至于幼稚有吐蛔、泻蛔及诸虫之病，治标则有杀虫之方，治本则温补脾胃，或佐清疳热，前人各有成法，不必重赘。（《临证指南医案》）

---

① 安胃丸：方由乌梅、川椒、附子、桂枝、干姜、黄柏、黄连、川楝子肉、广皮、青皮、白芍、人参组成。
② 理中安蛔丸：即理中汤去甘草，加茯苓、川椒、乌梅。
③ 旋覆代赭（汤）：方由旋覆花、代赭石、人参、半夏、甘草、生姜、大枣组成。
④ 乌梅丸：方由乌梅、人参、当归、黄连、黄柏、桂枝、干姜、蜀椒、附子、细辛组成。
⑤ 桂枝黄连汤：方由黄连、桂枝、干姜、人参、半夏、炙草组成。

噎膈与反胃的证治不同

噎膈、反胃二证，丹溪谓其名虽不同，病出一体，然实有不同也。盖反胃者，食犹能入，入而反出；噎膈者，隔塞不通，食不得下。食入反出者，以阳虚不能化也，可补可温，其治犹易；食不得下者，以气结不能行也，或开或助，治有两难。此其轻重之有不同也。且反胃多能食，噎膈不能食。故噎膈之病，则病于胸臆上焦；反胃之病，则病于中下二焦。此其见证之有不同也。所以反胃之治，宜益火之源，以助化功；噎膈之治，宜调养心脾，以舒结气。此其证既不同，诊治亦当分类也。（《景岳全书》）

膈证的病因病机

愚按膈证病在上焦，而其源实在下焦。饮食下咽，至膈不能直下，随即吐出，乃贲门为病，血液干枯，胃口收小。初病饮食尚可入，病久浆粥俱难下。盖血液枯槁，津液不润，凝结顽痰，而阻塞胃脘者有之；气结不行，血滞成瘀，而阻塞胃脘者有之。第贲门之槁，顽痰之聚，瘀血之阻，皆由忧思过度则气结，气结则施化不行；酒色过度则伤阴，阴伤则精血耗竭。运守失职，而脾中之生意枯，五液无主，而胃中之津液涸，虚阳上泛，挟冲、任二脉，直上阳明，贲门终日为火燔燎，不槁不已，是以隔塞不通，食不得入矣。虽然膈证之食不得入为有火，与反胃之食久复出为无火，迥乎不同，而膈证之火，其根实发乎肾。若肾中水亏，不能摄伏阳光，而虚火不藏者，治宜壮水之主，从阴引阳，则焰光自敛；若肾中火亏，不能生化元气，而龙火不归者，治宜益火之源，补阳生阴，则真气上升。如是则血液有生动之机，贲门有滋养之润，胃司受纳而脾司传化矣。若刘氏下以咸寒，损胃尤烈；严氏分为五膈，惑人失从。不若养血养气，以通肠胃，补阴助阳，以救本源，则大便润而小便通，下既宣通，必无上冲贲门之患也。奈何庸工泥于气结不行，阻碍道路之故，妄投辛香、破气、化痰、清火之药，谓病生于郁结，而骤开之，或得效于顷刻，终必至于就毙。余阅历数十载，见年少无此患，年老有此证，其为气血之亏，水火之弱，上焦之枯，肠胃之燥，已明效大验。治此者，不急求脾肾根本而补救之，反从事于开关诡异，以为捷径，医亦愚矣！（《医述》引《会心录》）

噎膈的治法

大抵气血亏损，复因忧思悲恚，则脾胃受伤，血液渐耗，郁气生痰，痰则塞而不通，气则上而不下，如碍道路，饮食难进，噎塞所由成也。脾胃虚伤，运行失职，不能腐熟五谷，变化精微，食虽可入，良久复出，反胃所由成也。二者皆膈间受病，故通名为膈也。

噎膈而脉大有力，呕吐酸臭，当作热治；脉小无力，呕吐清水，当作寒医。色之黄白而枯者，为虚寒；红赤而泽者，为实热。能合色脉，庶乎无误。此证之所以疑难者，方欲健脾理痰，恐燥剂有妨于津液；方欲养血生津，恐润剂而碍于中州。审其阴伤火旺者，当以养血为先；脾伤气虚者，当以温补为主。此皆虚实阴阳之辨，临症之权衡也。冬三月阴气在外，阳气内藏，外助阳气，不得发汗，内消阳火，勿令泻泄，此固闭密之大要也。夏三月阳气在外，阴气在内，噎病值此时，天助正气，而剉其邪气，不治自愈；或不愈者，阴气热甚，正气不升尔！四君子汤送开关利膈丸①。每饮食入胃，便吐涎沫如鸡子白，盖脾为涎，脾虚不能约束津液，故涎沫自出，非人参、白术、诃子、益智仁不能摄也。

古人指噎膈为津液干枯，故水液不行，干物梗塞，为槁在上焦。余窃疑之，若果津枯，何以食才下咽，涎随上涌乎？故知膈咽之间，交通之气不能降者，皆冲脉上行，逆气所作也。惟气逆，故水液不能居润下之常，随气逆从耳！若以津枯而用润下之剂，岂不反益其邪乎？宜六君子加减：挟寒，脉迟细者，加肉桂、附子；挟热，脉滑数者，加枳实、黄连；若噎而声不出者，加五味子、竹茹；喉中有一块，食物不下者痰气也，加海石、诃子；膈间为痛，多是瘀血，归尾、桃仁、韭汁、童便，甚者加大黄微利之。《千金方》治胸中久寒，呕逆气上，饮食不下，结气不消，用五噎丸②。若饮食不得下，手足冷，上气咳逆，用五膈丸③。血槁者，地黄、麦冬煎膏，入藕汁、人乳、童便、芦根汁、桃仁泥，和匀，细细呷之。因火逆而噎，梨汁、藕汁等分，熬膏蜜收，不时噙热咽之，有痰加竹沥。因七气致病，而中挟冷热食积，胃气不和而噎膈者，诸七气汤④选用。食物下咽，屈曲自膈而下，梗塞作微痛，此污血在胃口也，用四物汤加韭汁、姜汁、竹沥、童便、驴尿、牛羊乳、蜂蜜，煎膏润利之，后以代抵当丸下之。若火盛作嘈痛者，忌姜汁。胃虚欲呕吐者，忌韭汁，犯之必转剧。有冷积结滞者，用理中加川乌头、蜀椒、川连、巴豆霜、皂角末，蜜丸，凉水送下十五丸，暂服五七服，后以四君子加黄芪、橘红、砂仁调理。如大便燥结，不时进开关利膈丸二三十丸，以微导之。单方：治噎膈吐逆不食，用啄木鸟去毛，熬膏，和骨捣烂，入麝香一钱，蜜收，磁罐盛好，昼夜不时嗅之，嗅过即盖，勿令散气。以其性善入木，专泄肝郁。然在初起时，用之辄应，若久病元气槁竭，虽服峻补，尚难为力，况外治乎！（《张氏医通》）

〔按语〕

本文选自《张氏医通》，作者张璐，字路玉，晚号石顽老人，清代长洲人。其著作还有《伤寒缵论》、《伤寒绪论》等。张氏治学，伤寒则宗方有执、喻嘉言，但并不囿于一家之学而忽视对温病的研究。杂病则取法朱丹溪、薛立斋、张景岳、王肯堂诸家，

---

① 开关利膈丸：方由木香、槟榔、人参、当归、藿香、炙甘草、炒枳实、大黄、厚朴组成。
② 五噎丸：方由干姜、蜀椒、吴茱萸、桂心、细辛、人参、白术、橘皮、茯苓、附子组成。
③ 五膈丸：方由麦门冬、甘草、蜀椒、远志肉、桂心、细辛、炮干姜、附子、人参组成。
④ 诸七气汤：指多种七气汤方。如深师七气汤，即七气汤加干姜、吴黄、枳实、橘皮、桔梗、芍药、干地黄、黄芩。三因七气汤，即七气汤加厚朴、白芍、茯苓、橘皮、苏叶、大枣。指迷七气汤，即七气汤去人参，易官桂，加木香、青皮、陈皮、桔梗、蓬术、藿香、益智仁、大枣。大七气汤，即指迷七气汤去半夏、姜、枣，加三棱。

惟并不偏倚而独守一家的藩篱。《张氏医通》是仿效王肯堂《证治准绳》、张景岳《景岳全书·杂证谟》体裁，每一病门里，首先胪列各家论点，其次述及自己的理论认识和实践经验。他长于辨证，善于用方，对于中医学的辨证施治是有一定贡献的。

呃逆证治

呃逆一症，古无是名。其在《内经》，本谓之哕。因其呃呃连声，故今人以呃逆名之。观《内经》治哕之法，"以草刺鼻，嚏，嚏而已；无息而疾迎引之，立已；大惊之，亦可已。"① 然历考呃逆之症，其因不一：有胃中虚冷，阴凝阳滞而为呃者，当用仲景橘皮汤、生姜半夏汤；有胃虚虚阳上逆，病深声哕者，宜用仲景橘皮竹茹汤；有中焦脾胃虚寒，气逆为呃者，宜理中汤加丁香，或温胃饮②加丁香；有下焦虚寒，阳气竭而为呃者，正以元阳无力，易为抑遏，不能畅达而然，宜用景岳归气饮③，或理阴煎加丁香；有食滞而呃者，宜加减二陈加山楂、乌药之属，或大和中饮④加干姜、木香。凡此诸法，不过略述其端，其中有宜有不宜，各宜随症施治，不可以此为不易之法。故先生谓肺气郁痹及阳虚浊阴上逆，亦能为呃，每以开上焦之痹及理阳驱阴，从中调治为法，可谓补前人之不逮。丹溪谓呃逆属于肝肾之阴虚者，其气必从脐下直冲上出于口，断续作声，必由相火炎上，挟其冲气，乃能逆上为呃，用大补阴丸峻补真阴，承制相火。东垣尝谓阴火上冲，而吸气不得入，胃脉反逆，阴中伏阳即为呃，用滋肾丸以泻阴中伏热。二法均为至当，审证参用，高明裁酌可也。（《临证指南医案》）

嘈证有虚实真伪之辨

嘈有虚实真伪，其病总在于胃。经云："饮入于胃，游溢精气，上输于脾，脾气散精，上归于肺。"⑤ 又云："脾与胃以膜相连耳。"又云："脾主为胃行其津液者也。"⑥ 由此观之，脾属阴，主乎血；胃属阳，主乎气。胃易燥，全赖脾阴以和之；脾易湿，必赖胃阳以运之。故一阴一阳，互相表里，合冲和之德，而为后天生化之源也。若脾阴一虚，则胃家饮食游溢之精气，全输于脾，不能稍留津液以自润，则胃过于燥而有火矣。故欲得食以自资，稍迟则嘈杂愈甚，得食则嘈可暂止。若失治，则延便闭、三消、噎膈之症。治当补脾阴养营血，兼补胃阴，甘凉濡润，或稍佐微酸，此乃脾阴之虚，而致胃家之燥也。更有一切热病之后，胃气虽渐复，津液尚未充，亦有是症。此但以饮食调之，可以自愈。此二种乃为虚嘈症。所谓实者，年岁壮盛，脾胃生发之气

---

① 见《灵枢·杂病》。
② 温胃饮：方由人参、白术、炮姜、扁豆、当归、陈皮、炙草组成。
③ 归气饮：方由熟地、茯苓、扁豆、炮姜、丁香、藿香、炙草、陈皮组成。
④ 大和中饮：方由陈皮、枳实、砂仁、麦芽、厚朴、山楂、泽泻组成。
⑤ 见《素问·经脉别论》。
⑥ 见《素问·太阴阳明论》。后句与原文略有出入。

与肾阳充旺，食易消磨，多食易饥而嘈，得食即止，此非病也，不必服药。以上皆是真嘈症。所云伪者，因胃有痰火，以致饮食输化不清，或现恶心、吞酸、微烦、眩晕、少寐、似饥非饥，虽饱食亦不能止。此乃痰火为患，治宜清胃，稍佐降痰，苦寒及滞腻之药，不宜多用。又有胃阳衰微，以致积饮内聚，水气泛溢，似有凌心之状，凄凄戚戚，似酸非酸，似辣非辣，饮食减少。此属脾胃阳虚，治宜温通，仿痰饮门而治之。此二种乃似嘈之伪症，若夫所云心嘈者误也。心但有烦而无嘈，胃但有嘈而无烦，亦不可不辨明之！（《临证指南医案》）

〔按语〕

嘈杂是指胃脘部有一种似饥非饥，似痛非痛，难以名状的病症。它常和胃痛、吞酸证并发，亦可以单独出现。临床一般多从胃热、胃虚施治。本文论述了嘈证有虚实真伪之辨，学术上有所创见，可供参考。

黄疸的辨证

黄疸证，古人多言为湿热，及有五疸之分，皆未足以尽之。而不知黄之大要有四：曰阳黄，曰阴黄，曰表邪发黄，曰胆黄也。知此四者，则黄疸之证无余义矣。丹溪曰：疸不必分五种，同是湿热，如盦曲相似。岂果皆如盦曲，悉可谓之湿热耶？弗足凭也，愚列如左（下）：

阳黄证，因湿多成热，热则生黄，此即所谓湿热证也。然其证必有身热，有烦渴，或躁扰不宁，或消谷善饥，或小水热痛赤涩，或大便秘结，其脉必洪滑有力。此证不拘表里，或风湿外感，或酒食内伤，皆能致之。但察其元气尚强，脾胃无损，而湿热果盛者，直宜清火邪、利小便，湿热去而黄自退，治此者本无难也。

阴黄证，则全非湿热，而总由血气之败。盖气不生血，所以血败；血不华色，所以色败。凡病黄疸而绝无阳证阳脉者，便是阴黄。阴黄之病，何以致之？盖必以七情伤脏，或劳倦伤形，因致中气大伤，脾不化血，故脾土之色，自见于外。其为病也，必喜静而恶动，喜暗而畏明，凡神思困倦，言语轻微，或怔忡、眩运、畏寒、少食、四肢无力，或大便不实、小水如膏，及脉息无力等证，悉皆阳虚之候。此与湿热发黄者，反如冰炭，使非速救元气，大补脾肾，则终无复元之理。且此证最多。若或但见色黄，不察脉证，遂云黄疸同是湿热，而治以茵陈、栀子泻火利水等剂，则无有不随药而毙者。

表邪发黄，即伤寒证也。凡伤寒汗不能透，而风湿在表者，有黄证；或表邪不解，自表传里，而湿热郁于阳明者，亦有黄证。表邪未解者，必发热、身痛、脉浮、少汗，宜从汗散；湿热内郁者，必烦热、脉缓滑、多汗，宜从分消清利。若阳明实邪内郁，而痞结胀满者，宜先下之，然后清其余热，则自无不愈。

胆黄证，凡大惊、大恐及斗殴伤者皆有之。尝见有虎狼之惊，突然丧胆而病黄者，其病则骤；有酷吏之遭，或祸害之虑，恐怖不已而病黄者，其病则徐。如南北朝齐永明十一年，有太学生魏准者，因惶惧而死，举体皆青，时人以为胆破，即此之类。又尝见有斗殴之后，日渐病黄者，因伤胆而然。其证则无火无湿，其人则昏沉困倦，其色则正黄如染。凡此数证，皆因伤胆，盖胆伤则胆气败而胆液泄，故为此证。经曰：胆液泄则口苦，胃气逆则呕苦，故曰呕胆，义犹此也。且胆附于肝，主少阳春生之气，有生则生，无生则死。故经曰：凡十一脏皆取决于胆者，正以胆中生气为万化之元也。若此诸证，皆以胆伤，胆伤则生气败，生气既败，其能生乎？所以凡患此者，多致不救。然当察其气之微甚，速救其本，犹可挽回。而炼石补天之权，则操之医之明者。

黄疸大法，古有五疸之辨，曰黄汗、曰黄疸、曰谷疸、曰酒疸、曰女劳疸。总之汗出染衣，色如柏汁者，曰黄汗；身面眼目黄如金色，小便黄而无汗者，曰黄疸；因饮食伤脾而得者，曰谷疸；因酒后伤湿而得者，曰酒疸，因色欲伤阴而得者，曰女劳疸。虽其名目如此，然总不出阴阳二证。大都阳证多实，阴证多虚。虚实弗失，得其要矣。

黄疸难治证：凡寸口无脉，鼻出冷汗，形如烟熏，摇头直视，环口黧黑，油汗发黄，久之变黑者，皆难治。(《景岳全书》)

黄疸证治

疸不分其五，同是湿热，如盦曲相似，轻者小温中丸，重者大温中丸。热多加芩、连；湿多者，茵陈五苓散加食积药。湿热困倒胃气，服下药大便下利者，参、芪加山栀、茵陈、甘草。

戴云：五疸者，周身皮肤炷眼，如栀子水染。因食积黄者，量其虚实，下其食积，其余但利小便为先。小便利白，其黄则自退矣。

黄疸乃脾胃经有热所致，当究其所因，分利为先，解毒次之。诸疸口淡、怔忡、耳鸣、脚软、微寒发热、小便白浊，此为虚证，治宜四君子汤吞八味丸，不可过用凉剂，强通小便，恐肾水枯竭，久而面黑黄色及有渴者不治，不渴者可治。

黄疸通身面目悉黄，宜生料五苓散加茵陈。又宜小柴胡加茵陈、茯苓、枳实，少加朴硝；《济生》茵陈汤；《千金方》东引桃根细者，煎，空心服。

谷疸，食已头眩，心中怫郁不安，饥饱所致。胃气蒸冲而黄，宜小柴胡加谷芽、枳实、厚朴、山栀、大黄；《济生》谷疸丸①。

酒疸，身目黄，心中懊憹，足胫满，尿黄面黄而赤斑，酒过胃热。醉卧当风，水湿得之，小柴胡加茵陈、豆豉、大黄、黄连、葛粉。脉微数，面目青黑，或大便黑，《三因》白术散②。脉弦涩，《三因》当归白术散③，《济生》五苓加葛根汤。

女劳疸，因房事后为水湿所搏，故额黑身黄，少腹满急，小便不利。以大麦一撮，同滑石、石膏末各一钱煎服。

---

① 谷疸丸：方由苦参、龙胆草、牛胆组成。
② 白术散：方由白术、桂心、枳实、豆豉、干葛、杏仁、甘草组成。
③ 当归白术散：方由当归、黄芩、茵陈、甘草、茯苓、白术、半夏、杏仁、枳实、前胡组成。

黄汗者，因脾胃有热，汗出入水澡浴所致，故汗出黄染衣，而不渴。《济生方》黄芪散①、茵陈汤。又以苦丁香如豆大，深吸鼻中，出黄水，瘥。

发黄脉沉细迟，四肢逆冷，自汗不止，宜茵陈四逆汤。（《丹溪心法》）

痢疾论

滞下之病，尝见世方以赤白而分寒热，妄用兜涩燥剂止之，或言积滞，而行巴、硇丸药攻之，或指湿热，而与淡渗之剂利之，一偏之误，可不明辨乎？按《原病式》所论赤白同于一理，反复陈喻，但不熟察耳！果肠胃积滞不行，法当辛苦寒凉药，推陈致新，荡涤而去，不宜巴、硇毒热下之，否则郁结转甚，而病变危者有之矣。若泻、痢不分两证，混言"湿热不利小便，非其治也"。夫泄者水谷，湿之象；滞下者，垢瘀之物。同于湿热而成，治分两岐而药亦异。若淡渗之剂，功能散利水道，浊流得快，便泄自止，此有无之形，岂可与滞下混同论治，而用导滞行积可乎？其下痢出于大肠传送之道，了不干于肾气。所下有形之物，或如鱼脑，或下如豆汁，或便白脓，或下纯血，或赤或白，或赤白相杂。若此者，岂可与泻混同论治，而用淡渗利之可乎？当原其本，皆由肠胃日受饮食之积，余不尽行，留滞于内，湿蒸热瘀，郁结日深，伏而不作，时逢炎暑大行，相火司令，又调摄失宜，复感酷热之毒，至秋阳气始收，火气下降，蒸发畜积，而滞下之证作矣。以其积滞之滞行，故名之曰滞下。其湿热瘀积，干于血分则赤，干于气分则白，赤白兼下，气血俱受邪矣。久而不愈，气弱不运，脾积不磨，陈积脱滑，下凝犹若鱼脑，甚则肠胃空虚，关司失守，浊液并流，绝非一类，错杂混下注出，状如豆汁矣。若脾气下陷，虚坐努责，便出色如白脓矣。其热伤血深，湿毒相瘀，粘结紫色则紫黑矣。其污浊积而欲出，气滞而不与之出，所以下迫窘痛，后重里急，至圊而不能便，总频并亦少，乍止乍起而不安，此皆大肠经有所壅遏，窒碍气液，不得宣通故也。众言难据，何法则可求之？长沙论云：利之可下者，悉用大黄之剂；可温者，悉用姜、附之类。何尝以巴、硇热毒下之，紧涩酸敛兜之？又观河间立言。后重则宜下，腹痛则宜和，身重则宜温，脉弦则去风，脓血粘稠以重药劫之，身冷自汗以毒药温之，风邪内缩宜汗之，鹜溏为痢当温之，在表者汗之，在里者下之，在上者涌之，在下者竭之，身表热者内疏之，小便涩者分利之。用药轻重之别，又加详载"行血则便脓自愈，调气则后重自除"。治实、治虚之要论，而大虚大寒证载治验。观此诸法，岂可胶柱而鼓瑟？又有胃弱而闭不食，此言禁口痢病，七方未有详论者，以内大法推之，内格呕逆，火起炎上之象，究乎此则胃虚木火乘之，是土败木贼也，见此多成危候。（《平治荟萃》）

---

① 黄芪散：方由黄芪、赤芍、茵陈、石膏、麦冬、淡豆豉、甘草组成。

痢疾的病因病机与治法

今之所谓痢疾者，古所谓滞下是也。盖尝推原其故：胃者，脾之腑，为水谷之海，荣卫充焉。大肠者，肺之腑，为传导之官，化物出焉。夫人饮食起居失其宜，运动劳役过其度，则脾胃不充，大肠虚弱，而风冷暑湿之邪，得以乘间而入，故为痢疾。大凡伤热则为赤，伤冷则为白，伤风则纯下清血，伤湿则下如豆羹汁，冷热交并则赤白兼下。或饮冷酒物，恣情房室，劳伤精血，而成久毒痢者。虽可因证辨治，然常叹世人初感此病，往往用罂粟壳、石榴皮、诃子、肉豆蔻辈以止涩之。殊不知痢疾多因饮食停滞于肠胃所致，倘不先以巴豆等剂，推其积滞，逐其邪秽，鲜有不致精神危困，久而羸弱者。余每遇此证，必先导涤肠胃，次正根本，然后辨其风冷暑湿而为治法。故伤热而赤者清之，伤冷而白者温之，伤风而纯下清血者祛逐之，伤湿而下如豆羹汁者分利之。又如冷热交并者，则温凉以调之，伤损而成久毒痢者，则化毒以保卫之。夫如是药无不应，而疾无不愈者。然又当观脉之虚实如何。如下利脉微小者生，脉浮洪者难治。肠澼频下脓血者，脉宜滑大，若弦急者必死。又身寒则生，身热则死。苟临病之际，由此验治，万不失一矣。（《济生方》）

痢疾的治法与用药

痢是湿热及食积，治者别赤、白、青、黄、黑五色，以属五脏。白者湿热伤气分，赤者湿热伤血分；赤白相杂，气血俱伤，黄者食积。治法泻肠胃之湿热，开郁结之气，消化积滞，通因通用。其初只是下，下后未愈，随证调之。痢稍久者不可下，胃虚故也。痢多属热，然亦有虚与寒者。虚者宜补，寒者宜温。年老及虚弱人不宜下。方用黄芩（炒）、黄连（炒）各五分，白芍药（炒）二钱。已上三药，乃痢疾之必用者。木香、枳壳（炒）各五分，甘草（炙）三分，槟榔一钱，姜水煎服。若腹痛加当归一钱五分，缩砂一钱，再加木香、芍药各五分。

若后重加滑石（炒）五分，再加枳壳、槟榔、芍药、条芩各五分。

若白痢，加白术、白茯苓、滑石（炒）、陈皮各一钱。初欲下之，再加大黄五钱。兼食积，加山楂、枳实各一钱。

若红痢，加当归、川芎、桃仁各一钱五分。初欲下之，再加大黄五钱。

若红白相杂，加川芎、当归、桃仁各一钱五分以理血，滑石、陈皮、苍术各一钱五分以理气。有余食积者，加山楂、枳实以消导。

若白痢久，胃弱气虚，或下后未愈，去槟榔、枳壳，减芩、连、芍药各七分，加白术一钱五分，黄芪、陈皮、茯苓各一钱，缩砂、干姜（炙）各五分。

若红痢久，胃弱血虚，或下后未愈，减黄芩、黄连各五分，加当归、川芎、熟地、阿胶、陈皮各一钱，白术一钱五分。

若赤黑相杂，此湿胜也，及小便赤涩短少，加木通、泽泻，茯苓各一钱，山栀仁

（炒）五分，以分利之。

若血痢加当归、川芎、生地黄、桃仁、槐花（炒）各一钱；久不愈，减芩、连各七分，去槟榔、枳壳，再加阿胶珠、侧柏叶、白术各一钱五分，干姜（炒黑）、陈皮各一钱。

若痢已久而后重不去，此大肠坠下，去槟榔、枳壳，用条芩，加升麻一钱，以升提之。

若呕吐食不得下，加软石膏一钱五分，陈皮一钱，山栀仁（炒）五分，生姜六分。缓呷之，以泻胃口之热。

有一样气血虚而痢者，用四物汤，加人参、白术、陈皮、黄芩、黄连。

有一样寒痢，用黄连、木香、芍药（酒炒）、当归、干姜（炒）、缩砂、厚朴、肉桂。

若得痢而误服温热止涩之药，则虽稍久，亦宜用前法以下之，下后方调之。若得痢便用前证法下之而未应，又用前调理法治之之久而不愈，此属虚寒而滑脱，可以前补虚、温寒二条择用，更加龙骨、石脂、罂粟壳、乌梅肉等收涩之药。（《明医杂著》）

〔按语〕

本文选目《明医杂著》。作者王纶，字汝言，明代慈溪人。其著作尚有《本草集要》等。

霍乱的病因病机

原霍乱之为病也，皆因饮食，非关鬼神。夫饱食腥脍，复餐乳酪，海陆百品，无所不噉。眠卧冷席，多饮寒浆，胃中诸食，结而不消。阴阳二气，拥而反戾，阳气欲升，阴气欲降，阴阳乖隔，变成吐利。头痛似破，百节如解，遍体诸筋，皆为回转。论证虽小，卒病之中，最为可畏。虽临深履，危不足以谕之。养生者，宜达其旨趣，庶可免于夭横矣。（《千金要方》）

〔按语〕

本文节选自《千金要方》。作者孙思邈，唐代京兆华原人。孙氏博学多闻，对中医学的研究尤为精深。所著《千金要方》和《千金翼方》，是在总结前人成就的基础上，充实了新的内容，从基础理论到临床各科治疗，作了系统的全面论述，是我国现存最早的医学类书。其中除了唐代医家和孙氏的医疗经验外，还收录了许多现已失传的古代医籍的内容。因此，这两部书是学习和研究中医学的重要参考文献。

霍乱的辨证

伤寒霍乱，何以明之？上吐而下利，挥霍而撩乱是也。邪在上焦者，但吐而不利；邪在下焦者，但利而不吐；若邪在中焦，胃气不治，为邪所伤，使阴阳乖隔，遂上吐而下利。若止呕吐而利，经止谓之吐利。必也上吐下利，躁扰烦乱，乃谓之霍乱。其与但称吐利者，有以异也。伤寒吐利者，邪气所伤；霍乱吐利者，饮食所伤也。其有兼伤寒之邪，内外不和者，加之头痛、发热，而吐利也。经曰：病发热头痛，身疼，恶寒吐利者，此属何病？答曰：此名霍乱。自吐下又利止，复更发热也，是霍乱兼伤寒者也。霍乱头痛、发热、热多欲饮水者，五苓散主之；寒多不用水者，理中丸主之，以其中焦失治，阴阳乖隔，必有偏者。偏阳则多热，偏阴则多寒。许仁则曰：病有干霍乱，有湿霍乱。干霍乱死者多，湿霍乱死者少。盖吐利则所伤之物，得以出泄，虽甚则止，于胃中水谷泄尽则止矣，所以死者少。其干霍乱而死者多，以其上不得吐，下不得利，则所伤之物不得出泄，拥闭正气，关隔阴阳，烦扰闷乱，躁无所安，喘胀而死。呜呼！饮食有节，起居有常者，岂得致霍乱耶？饮食自倍，肠胃乃伤，丧身之由，实自致尔！（《伤寒明理论》）

霍乱的治法

按霍乱者，挥霍变乱，起于仓卒，心腹大痛，呕吐泻利，憎寒壮热，头痛眩运，先心痛则先吐，先腹痛则先泻，心腹俱痛，吐泻并作，甚者转筋入腹则毙。阴阳反戾，清浊相干，阴阳痞膈，上下奔迫，须遵《内经》分湿热风暑虚实而为施治。干霍乱者，心腹胀满搅痛，欲吐不吐，欲泻不泻，躁乱昏愦，俗名搅肠痧。此系脾土郁极，不得发越，以至火热内扰。不可过于攻，过攻则脾愈虚；不可过于热，过热则火愈炽；不可过于寒，过寒则火必捍格。须反佐以治，然后郁可开，火可散。古方用盐熬汤，调以童便，不独降火，兼能行血，极为稳妥。霍乱多起于夏秋之间，皆外受暑热，内伤饮食所致。纵冬月患之，亦由夏月伏暑也。转筋者，兼风木，建中加木瓜柴胡汤。厥冷唇青，兼寒气，建中加附子干姜汤。身热烦渴，气粗，兼暑热，桂苓白术散，或香薷散。体重骨节烦疼，兼湿化，除湿汤。风暑合病，石膏理中汤。暑湿相搏，二香散。多食寒冷，六和汤倍藿香煎熟调苏合香丸。情志郁结，七气汤。转筋逆冷，吴茱萸汤，或通脉四逆汤。邪在上者宜吐，虽已自吐利，仍当吐之，以提其气。用极咸盐汤三碗，热饮一碗，指探令吐，不吐再服一碗，吐讫仍饮一碗，三吐乃止，此法极良。吐利不止，元气耗散，病势危笃，或口渴喜冷，或发热烦躁，欲去衣被，此阴盛格阳，不可以其喜冷，欲去衣被为热，理中汤，甚者附子理中汤，不效，四逆汤，并宜冰冷与服。霍乱已退，余吐余泻未止，腹有余痛，宜一味报秋豆叶煎服，干者尤佳。《保命集》云：有从标而得者，有从本而得者，有从标本而得者。六经之变，治各不同，细察色脉，知犯何经，随经标本，活法施治。此大法也。（《医宗必读》）

〔按语〕

中医学中的霍乱病，可分为真霍乱与类霍乱两类。真霍乱，即西医学中的霍乱病。类霍乱是指病情较严重的急性胃肠炎。

泄泻治法有九

愚按《内经》之论泄泻，或言风，或言湿，或言热，或言寒，此明四气皆能为泄也。又言清气在下，则生飧泄，此明脾虚下陷之泄也。统而论之，脾土强者，自能胜湿，无湿则不泄，故曰湿多成五泄。若土虚不能制湿，则风、寒与热，皆得干之而为病。

治法有九：一曰淡渗，使湿从小便而出，如农人治涝，导其下流，虽处卑隘①，不忧巨浸②。经云：治湿不利小便，非其治也。又云："在下者，引而竭之"③是也。一曰升提，气属于阳，性本上升，胃气注迫，辄尔下陷，升、柴、羌、葛之类，鼓舞胃气，上腾则注下自止，又如地上淖泽④，风之即干，风药多燥，且湿为土病，风为木病，木可胜土，风亦胜湿。所谓"下者举之"是也。一曰清凉，热淫所至，暴注下迫，苦寒诸剂，用涤燔⑤蒸，犹当溽暑⑥之时，而商飙⑦倏动，则炎熇⑧如失矣。所谓"热者清之"是也。一曰疏利，痰凝、气滞、食积、水停，皆令人泻，随证祛逐，勿使稽留。经曰："实者泻之"。又云："通因通用"是也。一曰甘缓，泻利不已，急而下趋，愈趋愈下，泄何由止？甘能缓中，善禁急速，且稼穑作甘，甘为土味。所谓"急者缓之"是也。一曰酸收，泻下有日，则气散而不收，无能统摄，注泄何时而已？酸之一味，能助收摄之权。经云："散者收之"是也。一曰燥脾，土德无惭⑨，水邪不滥，故泻皆成于土湿，湿皆本于脾虚，仓廪得职，水谷善分，虚而不培，湿淫转甚。经云："虚者补之"是也。一曰温肾，肾主二便，封藏之本，虽属水，真阳寓焉，少火生气，火为土母，此火一衰，何以运行三焦，熟腐五谷乎？故积虚者必挟寒，脾虚者必补肾。经云："寒者温之"是也。一曰固涩，注泄日久，幽门道滑，虽投温补，未克奏功，须行涩剂，则变化不愆⑩，揆度合节。所谓"滑者涩之"是也。夫此九者，治泻之大法，业无遗蕴。至如先后缓急之权，岂能预设，须临证之顷，圆机灵变，可以胥⑪天下于寿域矣。（《医宗必读》）

---

① 卑隘：低下狭窄。
② 巨浸：大湖。
③ 本文所引原文，大多出自《素问》的《阴阳应象大论》与《至真要大论》，但在文字上有些出入；有的并非《内经》语，如"治湿不利小便，非其治也"（见《脾胃论》）。
④ 淖泽：淖，泥沼。泽，聚水的洼地。
⑤ 燔（fán 凡）：焚烧。
⑥ 溽暑：又湿又热。
⑦ 商飙（biāo 标）：秋风。
⑧ 炎熇（hè 贺）：极热。熇，火势炽盛的样子。
⑨ 土德无惭：脾脏不虚的意思。
⑩ 不愆（qiān 牵）：不失误。
⑪ 胥（xū 虚）：皆。

泄泻证治

泄泻，注下症也。经云："湿多成五泄"。曰飧、曰溏、曰鹜、曰濡、曰滑。飧泄之完谷不化，湿兼风也。溏泄之肠垢污积，湿兼热也。鹜溏之澄清溺白，湿兼寒也。濡泄之身重软弱，湿自胜也。滑泄之久下不能禁固，湿胜气脱也。是以胃风汤①治有血之飧泄。清六丸②疗肠垢之热溏。鹜溏便清溺白，中有硬物，选用理中、治中。滑泄脉微气脱，洞下不禁，急投四柱、六柱饮③。惟濡泄有虚有实，或以胃苓，或以术附。至于脾泄、胃泄、肾泄、大肠泄、小肠泄、大瘕泄④、痰泄、郁泄、伤酒伤食泄，古方古法，条载甚详。其急则治标，必使因时随症，理固然也；及其缓则治本，惟知燥脾渗湿，义有未尽者乎！盖脾同坤土，本至静之体，而有乾健之用，生万物而役于万物，从水从火，为寒为热。历观协热下利者，十不得一二，从水之寒泄者，十常八九焉。言当然者，主治在脾；推所以然者，必求之水火。因思人身水火，犹权衡也，一胜则一负，火胜则水负，水胜则火负。五泄多湿，湿水同气，水之盛，则火之衰也。于是推少阳为三阳之枢，相火寄焉，风火煽胃，而熟腐五谷；少阴为三阴之枢，龙火寓焉，薰蒸脏腑，而转输糟粕。胃之纳、脾之输，皆火之运也。然非雷藏龙驯，何能无燥无湿，势有冒明燎上之眚⑤，如果土奠水安，从此不泛不滥，定无清气在下之患矣。吾故曰：五泄之治，平水火者清其源，崇堤土者塞其流耳！今观叶氏诊记，配合气味，妙在清新，纵横治术，不离规矩，依然下者升、滑者固、寒者温，热者清，脉弦治风，脉濡渗湿。总之长于辨症立方，因而投剂自能辄效。所谓读古而不泥于古，采方而不执于方，化裁之妙，人所难能者。余友吴子翼文，昔在叶氏门墙⑥，曾言先生洞达人情，谙练时务，使之应世，一人杰也。以故小道居此盛名，又闻其应酬之暇，好读两汉，出辞自必高古，惜乎著作长案，不能一见，令人叹息不忘耳！（《临证指南医案》）

〔按语〕

泄泻，又称腹泻。以排便次数增多，粪质稀溏，甚或泻物如水样为其主症。现代医学中的急慢性肠炎、肠结核、肠功能紊乱、结肠过敏等，均有泄泻症状。本病的病变主脏在脾，病因主要为湿，因而脾病湿盛是发病的主要关键。以上两文论泄泻的辨证施治，细致入微，可作临床参考。

---

① 胃风汤：方由人参、茯苓、肉桂、当归、白芍、白术组成。
② 清六丸：方由滑石、甘草、红曲组成。
③ 四柱、六柱饮：四柱饮由人参、附子、茯苓、木香组成。再加肉豆蔻、诃子名六柱饮。
④ 《难经·五十七难》说："大瘕泄者，里急后重，数至圊而不能便，茎中痛。"
⑤ 眚（shěng 省）：犹灾。
⑥ 门墙：指师长之门。

便闭证治

按便闭症，当与肠痹、淋浊门兼参。其大便不通，有血液枯燥者，则用养血润燥；若血燥风生，则用辛甘熄风，或咸苦入阴。故三才①、五仁②、通幽③、虎潜等法，所必用者也。若血液燥则气亦滞，致气血结痹，又当于养阴润燥中，加行气活血之品；若火腑秘结，宜苦滑重镇者，用更衣丸以通之；若老人阳衰风闭，用半硫丸温润以通之；腑阳不行，则用玉壶丹④；阳窒阴凝，清浊混淆痞胀，用来复丹⑤；若郁热阻气，则用苦寒泄热，辛以开郁，或用三焦通法；若湿热伤气，阻遏经腑，则理肺气以开降之。此治大便之闭也。

小便闭者，若小肠火结，则用导赤；湿壅三焦，则用河间分消；膀胱气化失司，则用五苓；若湿郁热伏，致小肠痹郁，用小温中丸⑥，清热燥湿；若肾与膀胱阴分蓄热致燥，无阴则阳无以化，故用滋肾丸，通下焦至阴之热闭。以上诸法，前人虽皆论及，然经案中逐一分晰发明，不啻如耳提面命⑦，使人得有所遵循矣。至若膏粱曲蘖，酿成湿火，渍筋烁骨，用大苦寒坚阴燥湿，仍用酒醴引导。又厥阴热闭为癃，少腹胀满，用秽浊气味之品，直泄厥阴之闭。此皆发前人未发之秘，学者尤当究心焉。

大凡小便闭而大便通调者，或系膀胱热结，或水源不清，湿症居多；若大便闭而小便通调者，或二肠气滞，或津液不流，燥症居多；若二便俱闭，当先通大便，小溲自利。此其大略也。至若胃腑邪热化燥便坚，太阳热邪传入膀胱之腑癃秘，又当于仲景伤寒门下法中，承气、五苓等方酌而用之，斯无遗义矣。

大便燥结，本有承气汤、更衣等丸下之，外用猪胆、蜜煎润之，可谓无遗蕴矣。然竟有效有不效者，盖因燥粪未尝不至肛门，奈肛门如钱大，燥粪如拳大，纵使竭力努挣，而终不肯出，下既不得出，则上不能食而告危矣。余友教人，先以胆汁或蜜煎导之，俟粪既至肛门，令病者亲手以中指染油，探入肛门内，将燥粪渐渐挖碎而出，中指须要有指甲者为妙。竟有大便一次，燥粪挖作百余块而出者。据云此法辗转授人，已救四五十人矣。若患此证者，切勿嫌秽而弃之。（《临证指南医案》）

肠痹证治

肠痹本与便闭同类，今另分一门者，欲人知腑病治脏，下病治上之法也。盖肠痹

---

① 三才（汤）：方由天冬、熟地、人参组成。
② 五仁（丸）：方由火麻仁、郁李仁、柏子仁、松子仁、桃仁组成。
③ 通幽（汤）：方由当归、升麻、桃仁、红花、甘草、生地、熟地组成。
④ 玉壶丹：由硫黄、麻油等炼制而成。
⑤ 来复丹：方由玄精石、硫黄、硝石、五灵脂、青皮、陈皮组成。
⑥ 小温中丸：方由白术、茯苓、陈皮、熟半夏、甘草、神曲、香附、苦参、黄连、针砂组成。
⑦ 耳提面命：形容教诲殷勤恳切。

之便闭，较之燥屎坚结欲便不通者稍缓。故先生但开降上焦肺气，上窍开泄，下窍自通矣①。若燥屎坚闭，则有三承气、润肠丸②、通幽汤及温脾汤③之类主之。然余谓便闭之症，伤寒门中，当急下之条无几，余皆感六淫之邪，病后而成者为多，斯时胃气未复，元气已虚，若遽用下药，于理难进，莫若外治之法为稳，用蜜煎导法，设不通爽，虚者间二三日再导。余见有渐导渐去燥粪五六枚，或七八枚，直至二旬以外第七次，导去六十余枚而愈者。此所谓下不嫌迟也。学者不可忽诸。(《临证指南医案》)

第五节　肺

肺脏的生理功能

肺为华盖，以覆诸脏。其二十四空窍④，虚如蜂窠，吸之则满，呼之则虚。最喜清凉，不耐烦热。今心、肝、脾、肾四脏之火热上炎，则随所吸之气入于窍中，则戛戛然⑤而嗽甚，至肺叶干枯，不能振举，水精不能四布，五经不能并行，而成败证。总缘肺之空窍，只受得脏腑中固有元气，受不得一分邪气耳！(《医述》引《己任编》)

肺的功能与病机

人身之气，禀命于肺。肺气清肃，则周身之气莫不服从而顺行，肺气壅浊，则周身之气易致横逆而犯上。肺痈者，肺气壅而不通也。肺痿者，肺气萎而不振也。才见久咳上气，先须防此两证。(《医门法律》)

肺为气之主，肾乃气之根

肺出气也，肾纳气也。肺为气之主，肾乃气之根。凡咳嗽暴重，引动百骸，气从脐下奔逆而上者，此肾虚不能纳气归原，当以安肾丸⑥主之，毋徒从事于肺，此虚则补子之义也。(《医述》引《仁斋直指方》)

---

①　如案中所载叶女，二便不通，此肠痹，当治在肺。紫菀、杏仁、姜皮、郁金、黑山栀、桔梗。又，威喜丸。

②　润肠丸：方由羌活、当归尾、大黄、麻仁、桃仁组成。

③　温脾汤：方由干姜、肉桂心、熟附子、炙草、枳实、厚朴、大黄组成。

④　二十四空窍：古称肺中有二十四空窍，此说欠妥。

⑤　戛（jiá 荚）戛然：形容咳嗽的声音。

⑥　安肾丸：方由肉桂、川乌、白术、山药、茯苓、肉苁蓉、巴戟天、破故纸、草薢、桃仁、石斛、白蒺藜组成。

肺的特性及肺痹证治

肺为呼吸之橐籥，位居最高，受脏腑上朝之清气，禀清肃之体，性主乎降；又为娇脏，不耐邪侵，凡六淫之气，一有所著，即能致病。其性恶寒、恶热、恶燥、恶湿，最畏火、风。邪著则失其清肃降令，遂痹塞不通爽矣。今先生立法，因于风者，则用薄荷、桑叶、牛蒡之属；兼寒则用麻黄、杏仁之类；若温热之邪壅遏而痹者，则用羚羊、射干、连翘、山栀、兜铃、竹叶、沙参、象贝；因湿则用通草、滑石、桑皮、苡仁、威喜丸；因燥则用梨皮、芦根、枇杷叶、紫菀；开气则用蒌皮、香豉、苏子、桔梗、蔻仁。其苇茎汤、葶苈大枣汤，一切药品，总皆主乎轻浮，不用重浊气味，是所谓"微辛以开之，微苦以降之"，适有合乎轻清娇脏之治也。肺主百脉，为病最多，就其配合之脏腑而言，肺与大肠为表里，又与膀胱通气化，故二便之通闭，肺实有关系焉。其他如肺痿、肺痈、哮喘、咳嗽、失音，各自分门，兹不复赘。(《临证指南医案》)

〔按语〕

本文所述肺脏的特性，简明扼要。至于肺痹，是指外邪侵犯肺脏后，造成肺气痹塞不通爽之意，与《素问·痹论》所云："肺痹者，烦满喘而呕"，有所不同。其外邪不外风、寒、燥、热；其主症不外咳嗽、气喘、咯痰、胸闷胸痛等，故可参照咳嗽、气喘等门进行辨证施治。徐灵胎评云："所列诸症，不过喘咳气逆耳！另立肺痹一门，甚属无谓。《内经》有肺痹之名，却非此义，当考之。"

咳与嗽为一证

嗽与咳，一证也。后人或以嗽为阳，咳为阴，亦无考据。且《内经》咳论一篇，纯说嗽也，其中无咳字。由是言之，咳即嗽也，嗽即咳也。《阴阳应象大论》云："秋伤于湿，冬生咳嗽。"又《五脏生成篇》云："咳嗽上气。"又《诊要经终》云："春刺秋分……环为咳嗽。"又《示从容篇》云："咳嗽烦冤者，是肾气之逆也。"《素问》惟以四处连言咳嗽，其余篇中止言咳，不言嗽，乃知咳、嗽一证也。或言嗽为别一证，如伤寒书中说咳逆，即咽中作梯磴之声①者是也。此一说，非《内经》止以嗽为咳。《生气通天论》云："秋伤于湿，上逆而咳。"《阴阳应象大论》文义同而无嗽字，乃知咳即是嗽明矣。

嗽之为病，自古归之肺，此言固不易也。《素问》言肺病，喘咳逆。又曰：咳嗽上气，厥在胸中，过在手太阴、阳明。《灵枢》十二经，惟太阴肺经云："肺胀满，膨膨而喘咳"，他经则不言。《素问·咳论》虽言五脏六腑皆有咳，要之止以肺为主。《素

---

① 梯磴（dèng 邓）之声：指登梯与上石级的声音。磴，山路的石级。

问》言"皮毛者，肺之合也，皮毛先受邪气"，注云：邪谓寒气。经又曰："邪气以从其合也。其寒饮食入胃，从脾脉上至于肺则肺寒，肺寒则外内合邪，因而客之，则为肺咳。"[1] 后人见是言，断嗽为寒，更不参较他篇，岂知六气皆能嗽人。(《儒门事亲》)

〔按语〕

本文选自《儒门事亲》。作者张从正，字子和，号戴人，宋金时期河南考城人。张氏治学，除着重研究《内经》、《难经》、《伤寒论》等古医籍外，还私淑刘完素，并有所发展。例如，在疾病的分类方面，张氏认为，自巢氏《诸病源候论》起，疾病的门类分得过于详细繁杂，反而不易掌握，因而他采用了刘完素的按照病理变化类分疾病的方法，把各种疾病分为风、暑、湿、火、燥、寒六大门类，并加入内伤、外伤、内积、外积等以概其余，可以执简驭繁，较之刘氏以五运六气分类者切合实用。在临证医学方面，其于内、外、妇、儿等科，均有丰富的经验和独创性的见解，突出的成就在于提高了汗、吐、下三法的理论，丰富了汗、吐、下三法的内容。

咳嗽的病因病机与治法

咳嗽一证，窃见诸家立论太繁，皆不得其要，多致后人临证莫知所从，所以治难得效。以余观之，则咳嗽之要，止惟二证。何为二证? 一曰外感，一曰内伤，而尽之矣。夫外感之咳，必自皮毛而入，盖皮毛为肺之合，而凡外邪袭之，则必先入于肺，久而不愈，则必自肺而传于五脏也。内伤之嗽，必起于阴分，盖肺属燥金，为水之母，阴损于下，则阳孤于上，水涸金枯，肺苦于燥，肺燥则痒，痒则咳不能已也。总之咳证虽多，无非肺病，而肺之为病，亦无非此二者而已。但于二者之中，当辨阴阳，当分虚实耳。盖外感之咳，阳邪也，阳邪自外而入，故治宜辛温，邪得温而自散也；内伤之咳，阴病也，阴气受伤于内，故治宜甘平养阴，阴气复而嗽自愈也。然外感之邪多有余，若实中有虚，则宜兼补以散之；内伤之病多不足，若虚中挟实，亦当兼清以润之。大都咳嗽之因，无出于此，于此求之，自得其本，得其本则治之无不应手，又何有巢氏之十咳证，陈氏之三因证，徒致乱人心目，而不得其际也。留心者，其熟味此意。(《景岳全书》)

咳嗽有自外入，有自内发

经言脏腑皆有咳嗽，咳嗽属肺，何为脏腑皆有之? 盖咳嗽为病，有自外而入者，有自内而发者。风、寒、暑、湿，先自皮毛而入，皮毛者，肺之合，故虽外邪欲传脏，亦必先从其合而为嗽，此自外而入者也。七情郁结，五脏不和，则邪火逆上，肺为气出入之道，故五脏之邪上蒸于肺而为咳，此自内而发者也。然风、寒、暑、湿有不为

---

① 见《素问·咳论》。

嗽者，盖所感者重，竟伤脏腑，不留于皮毛。七情亦有不为嗽者，盖病尚浅，止在本脏，未即上攻。所以伤寒以有嗽为轻，而七情郁结之嗽久而后见。治法当审脉证三因，若外因邪气，止当发散，又须原其虚实冷热；若内因七情，与气口脉相应，当以顺气为先，下痰次之。(《张氏医通》)

咳嗽关乎肺脾

《内经》云："五脏六腑，皆令人咳，非独肺也。"[①] 其词似撇开肺经，然其义实言肺经独多，而他经亦有耳！河间以咳谓无痰而有声，肺气伤而音不清；嗽谓无声而有痰，脾湿动而为痰。此指有痰之嗽主脾湿，无痰之咳主肺伤。合《内经》不独在肺之句，而发脾脏之令人嗽也。桢[②]细玩之，肺受外感六气所伤，内受湿、热、燥、火煎熬，则肺经痰嗽亦多，急宜清肺，不可一见痰嗽，竟治脾湿，有伤肺燥也。(《症因脉治》)

〔按语〕

咳与嗽实为一证，不必作"无痰有声谓之咳，无声有痰谓之嗽"的区分。咳嗽的病位在肺，《素问·咳论》虽有五脏六腑咳的说法，不过言其传变与兼症不同而已。咳嗽每多见有咯痰症状，而生痰之源在于脾，故咳嗽关乎肺脾。对咳嗽的分类，一般都分作外感咳嗽与内伤咳嗽两大类。再就其邪正虚实情况，而作出具体的辨证施治。以上有关咳嗽的医论四篇，其主要精神不外乎此。

气喘的病机与脉证

气喘之病，最为危候，治失其要，鲜不误人。欲辨之者，亦惟二证而已。所谓二证者，一曰实喘，一曰虚喘也。此二证相反，不可混也。然则何以辨之？盖实喘者有邪，邪气实也；虚喘者无邪，元气虚也。实喘者气长而有余，虚喘者气短而不续。实喘者，胸胀气粗，声高息涌，膨膨然若不能容，惟呼出为快也；虚喘者，慌张气怯，声低息短，皇皇然若气欲断，提之若不能升，吞之若不相及，劳动则甚，而惟急促似喘，但得引长一息为快也。此其一为真喘，一为似喘。真喘者，其责在肺；似喘者，其责在肾。何也？盖肺为气之主，肾为气之根。肺主皮毛而居上焦，故邪气犯之则上焦气壅而为喘，气之壅滞者，宜清宜破也。肾主精髓而在下焦，若真阴亏损，精不化气，则下不上交而为促，促者断之基也。气既短促而再加消散，如压卵矣。且气盛有邪之脉，必滑数有力，而气虚无邪之脉，必微弱无神，此脉候之有不同也。其有外见浮洪或扎大至极，而稍按即无者，此正无根之脉也；或往来弦甚，而极大极数，全无和缓者，此正胃气之败也：俱为大虚之候。但脉之微弱者，其真虚易知，而脉之浮空

---

① 见《素问·咳论》。
② 桢：本书辑者秦皇士，名子桢。

弦搏者，其假实难辨，然而轻重之分亦惟于此而可察矣。盖其微弱者，犹顺而易医，浮空者，最险而多变；若弦强之甚，则为真脏，真脏已见，不可为也。(《景岳全书》)

哮与喘证治

哮与喘，微有不同，其症之轻重缓急，亦微各有异。盖哮症多有兼喘，而喘有不兼哮者。要知喘症之因，若由外邪壅遏而致者，邪散则喘亦止，后不复发，此喘症之实者也；若因根本有亏，肾虚气逆，浊阴上冲而喘者，此不过一二日之间，势必危笃，用药亦难奏功，此喘症之属虚者也。若夫哮症，亦由初感外邪，失于表散，邪伏于里，留于肺俞，故频发频止，淹缠岁月。更有痰哮、咸哮、醋哮，过食生冷及幼稚天哮①诸症，案虽未备，阅先生治法，大概以温通肺脏，下摄肾真为主，久发中虚，又必补益中气，其辛散、苦寒、豁痰、破气之剂，在所不用，此可谓"治病必求其本"者矣。此症若得明理针灸之医，按穴灸治，尤易除根。噫！然则难遇其人耳！

喘症之因，在肺为实，在肾为虚。先生揭此二语为提纲，其分别有四：大凡实而寒者，必挟凝痰宿饮，上干阻气，如小青龙、桂枝加朴杏之属也；实而热者，不外乎蕴伏之邪，蒸痰化火，有麻杏甘膏、千金苇茎之治也；虚者，有精伤气脱之分，填精以浓厚之剂，必兼镇摄，肾气加沉香，都气入青铅，从阴从阳之异也。气脱则根浮，吸伤元海，危亡可立而待，思草木之无情，刚柔所难济，则又有人参、河车、五味、石英之属，急续元真，挽回顷刻，补天②之治，古所未及。更有中气虚馁③，土不生金，则用人参建中。案集三十，法凡十九，其层次轻重之间，丝丝入扣，学者宜深玩而得焉。(《临证指南医案》)

〔按语〕

哮与喘不同。哮为喉中有哮鸣音，喘为呼吸气促困难。相当于现代医学中的支气管哮喘、喘息性支气管炎，以及合并肺气肿等病。本病每多呈发作性，其痰伏于肺，是形成发病的潜在病理因素，而饮食不当，气候与情志变化，以及劳累等，均可为诱因而引起发作。辨证施治的关键在于分清寒热虚实证。实证之属寒者为寒饮伏肺，属热者为痰热壅肺。故治寒证哮喘，要化痰平喘，并有温肺散寒与清肺泄热的区别。虚证哮喘，多属肺肾气虚，治宜补益肺肾，兼以降气化痰。

肺痿的病机与治法

肺痿一症，概属津枯液燥，多由汗、下伤正所致。夫痿者，萎也，如草木之萎而不荣，为津亡而气竭也。然致痿之因，非止一端。《金匮》云：或从汗出，或从呕吐，

---

① 天哮：自幼即患哮证，称为天哮。
② 补天：补肾。
③ 中气虚馁（něi）：脾气虚弱。

或从消渴，小便利数，或从便难，又被快药下之，重亡津液，故令肺热干痿也。肺热干痿，则清肃之令不行，水精四布失度，脾气虽散，津液上归于肺，而肺不但不能自滋其干，亦不能内洒陈于六腑，外输精于皮毛也。其津液留贮胸中，得热煎熬，变为涎沫，侵肺作咳，唾之不已，故干者自干，唾者自唾，愈唾愈干，痿病成矣。《金匮》治法，贵得其精意。大意生胃津、润肺燥、补真气，以通肺之小管；清火热，以复肺之清肃。故《外台》用炙甘草汤，在于益肺气之虚，润肺金之燥。《千金》用甘草汤①，及生姜甘草汤②，用参、甘以生津化热，姜、枣以宣上焦之气，使胸中之阳不滞，而阴火自熄也。及观先生之治肺痿，每用甘缓理虚，或宗仲景甘药理胃，虚则补母之义，可谓得仲景心法矣。（《临证指南医案》）

〔按语〕

肺痿多属虚热证，由于痨嗽日久，虚热内灼，或肺病邪热伤阴，阴虚阳亢，因而形成肺阴不足，虚火内炽之证。其属于虚寒者极少，即《金匮》所谓"肺中冷"之类。现代医学中的肺结核病，肺炎或肺脓疡恢复期、肺不张等病可见此证。

咳嗽声哑证治

咳嗽声哑者，以肺本属金，盖金实则不鸣，金破亦不鸣。金实者，以肺中有邪，非寒邪，即火邪也；金破者，以真阴受损，非气虚，即精虚也。寒邪者，宜辛宜温；火邪者，宜甘宜清。气虚者，宜补阳；精虚者，宜补阴。大都此证邪实者其来暴，其治亦易；虚损者，其来徐，其治亦难。治损之法，当与后干咳证参酌用之。（《景岳全书》）

失音的病因病机与证治

肺为音所自出，而肾为之根，以肺通会厌，而肾脉挟舌本也。夫金空则鸣，失音一症，亦如金实则喑，金碎则哑，必辨其虚实，而后治法可详。其寒包内热，闭窒气分致失音者，以麻杏汤③之属开其痹；其醉卧当风，邪干肺窍猝失音者，以苏子汤④之属降其痰；其木火犯肺，咽干喉痹致失音者，以麦冬汤⑤之属润其燥；其痰热客肺，喘急上气致失音者，以桔干汤⑥之属疏其壅；其逆风叫号，致伤会厌者，以养金汤⑦之属

---

① 甘草汤：方只生甘草一味。
② 生姜甘草汤：方由生姜、人参、甘草、大枣组成。
③ 麻杏汤：即麻杏甘石汤。
④ 苏子汤：即苏子降气汤。方由苏子、橘红、半夏、当归、前胡、肉桂、厚朴、炙草、姜组成。
⑤ 麦冬汤：即麦门冬汤。方由麦冬、桔梗、桑皮、半夏、生地、紫菀、竹茹、麻黄、炙草、五味子、姜组成。
⑥ 桔干汤：方由荆芥、防风、连翘、桔梗、牛蒡、射干、元参、山豆根、竹叶、甘草组成。
⑦ 养金汤：方由生地、桑皮、杏仁、阿胶、知母、沙参、白蜜、麦冬组成。

清其音；其暴嗽失音者，杏仁桑皮汤①；久咳失音者，蛤蚧散②；若由阴虚劳嗽声嗄者，相火烁金也，百合固金汤③去元参、桔梗，加五味、诃子，或扶羸汤④去秦艽、柴胡；其内夺而厥，为喑痱者，肾虚也，地黄饮子减桂、附、戟；其中风症，舌喑不能言者，音如故而舌不掉也：虚者六君子汤加竹茹、姜汁，实者大秦艽汤⑤，仍宜加减。其总治气血虚燥，喉音不清者，清音汤⑥，加减诃子汤⑦，脂蜜膏⑧方。此失音症治，大约润肺、滋肾之品，为宜也。（《类证治裁》）

〔按语〕

失音是指语声嘶嗄，甚则不能发音的症状。现代医学中的急慢性喉炎、喉头结核以及声带损伤、息肉等，均可出现此症。

中医学认为音出于肺，故有"金空则鸣"，"金实则不鸣，金破亦不鸣"及"金实则喑，金碎则哑"的论说。前文张景岳对咳嗽声哑的证治作了概括的论述；后文林珮琴对失音的病因病机与证治作了具体阐发。这在理论上与临床实践方面，对后学都有很大启发。

附：虚　损

虚损综述

尝稽⑨虚损之法，《内经》曰："阴虚则内热"⑩。又曰："劳则喘息汗出，外内皆越，故气耗矣。"⑪ 又曰："有所劳倦，形气衰少，谷气不盛，上焦不行，下脘不通，胃气热，热气熏胸中，故内热。"⑫ 但言虚而无劳怯之名。至秦越人《难经》，始发明虚损之旨，虽无方可考，而其治法⑬，盖昭昭然也。迨汉张仲景《金匮要略》，始立虚劳一门，以行阳、固阴二大法，立为标准，非以仲景生知之圣，其能垂训若此乎？惜其

---

① 杏仁桑皮汤：方由杏仁、桑皮、五味、紫菀、通草、贝母、姜汁、白蜜、砂糖组成。
② 蛤蚧散：方由蛤蚧、知母、贝母、桑皮、茯苓、人参、甘草、杏仁组成。
③ 百合固金汤：方由生地、熟地、当归、白芍、桔梗、贝母、麦冬、甘草、元参、百合组成。
④ 扶羸汤：即秦艽扶羸汤。方由柴胡、人参、秦艽、当归、鳖甲、地骨皮、紫菀、半夏、炙草、姜、枣组成。
⑤ 大秦艽汤：方由茯苓、白术、甘草、生地、白芍、归身、川芎、羌活、独活、秦艽、石膏、白芷、防风、细辛、黄芩、姜组成。
⑥ 清音汤：方由人参、茯苓、当归、生地、天冬、麦冬、乌梅、诃子、阿胶、人乳、牛乳、梨汁、蜜组成。
⑦ 诃子汤：方由诃子、桔梗、童便组成。
⑧ 脂蜜膏：方由猪脂、白蜜组成。
⑨ 稽：考核；考证。
⑩ 见《素问·调经论》。
⑪ 见《素问·举痛论》。
⑫ 见《素问·调经论》。
⑬ 治法：《难经·十四难》说："损其肺者，益其气；损其心者，调其营卫；损其脾者，调其饮食，适其寒温；损其肝者，缓其中；损其肾者，益其精。此治损之法也。"

立法，只治虚劳于将成未成之际，而不及乎阴虚脉数之人。盖阴虚脉数，是已成也，是坏症也。若症已坏，而复用《金匮》之法，则热极者，不益燥甚乎？至葛真人①出，而以神书十方②，普度世人，虚劳之极，各症迭出，而只十方中出入加减，无不神奇。昧者畏其用药峻猛，品味咸多，不能悟其幽深元远之旨，则又弃而不讲矣。刘氏守真出，以感寒则损阳，感热则损阴，自下传上不过脾，自上传下不过胃，与《难经》、《金匮》相为表里也。越人、仲景发明于前，河间补遗于后，可谓无漏义矣。独内伤之症类外感者，多不有，东垣老人起而明辨之，则内外不分，下陷不举，可谓有功于千古矣。若非清阳下陷，而误用升补之剂，则翻天覆地，为患岂小也哉？丹溪有见于此，而用滋阴降火之法，以救一时之弊，与东垣天生配合，一阴一阳，一升一降，是东垣主以春夏，而丹溪主以秋冬，合而成四时者也。何滋阴之论，独盛行于世？盖后人不知而误学之，惟是虚火上泛，而阴中阳不虚者，赖以泽枯润燥，其功诚不可泯，若阴虚而肾中真阳又虚者，恣用苦寒，宁不寂灭耶？所以薛氏新甫主以温补，导龙入海，引火归原，又与丹溪天生配偶，一补阴中之阴，一补阴中之阳，一而二，二而一者也。然皆一偏之极，合而观之，则得其全，分而用之，独得其偏。故张景岳以真阴、真阳之论，兼擅诸家之长，而不拘一家之法，尽美矣，又尽善也。然犹有不慊③于心者何哉？盖内伤之类外感者，东垣既以宣发于前，而外感之类内伤者，岂可无法以续其后乎？澄生也晚，不获亲炙于诸贤之门，而数十年历治甚多，不得不仿东垣之法，撰为外感类内伤之辨，以为虚损门中之大成。至于传尸痨瘵，为鬼为虫，别是一种，非谓虚痨，即指之为尸疰也。共计十种，庶几治虚损之法略大备焉。至予历代名贤，皆有宗派，是彼非此，各有所长，采其精要，另为一册，以备参考。（《不居集》）

〔按语〕

虚损又称虚劳，是多种慢性疾病发展到严重虚弱阶段的总称。虚劳与肺痨不同，肺痨是指病位在肺的一种慢性传染性疾病，古称"传尸痨瘵"、"尸疰"，类似肺结核病。而虚劳涉及的范围甚广，与五脏及其阴阳气血均有关。因以上2～5节已将五脏的有关生理病理以及证治等医论分别作了介绍，故而将虚劳附于此。

本文是吴澄撰写《不居集》一书的总旨。他在汇集前人对虚损的论治，以示后人了解其源流的基础上，突出了他"仿东垣之法，撰为外感类内伤之辨，以为虚损门中之大成"。所以吴氏对虚损的论述，主要是在外感成损方面有所阐发（见后《外感致虚损论》）。

治虚损火辨阴虚阳虚

损分五脏，五脏所藏，则无非精与气耳！夫精为阴，人之水也；气为阳，人之火

---

① 葛真人：即葛可久。
② 神书十方：即《十药神书》中的十方。
③ 慊（qiè怯）：满足。

也。水火得其正，则为精为气；水火失其和，则为热为寒。此因偏损所以致有偏胜，故水中不可无火，无火则阴胜而寒病生；火中不可无水，无水则阳胜而热病起。但当详辨阴阳，则虚损之治无余义矣。如水亏者，阴虚也，只宜大补真阴，切不可再伐阳气；火虚者，阳虚也，只宜大补元阳，切不可再伤阴气。此因阳气不足而复伐其阴，阴亦损矣；阴已不足而再伤其阳，阳又亡矣。夫治虚治实，本是不同。实者，阴阳固有余，但去其余，则得其平；虚者，阴阳有不足，再去所有，则两者俱败，其能生乎？故治虚之要，凡阴虚多热者，最嫌辛燥，恐助阳邪也，尤忌苦寒，恐伐生气也，惟喜纯甘壮水之剂，补阴以配阳，则刚为柔制，虚火自降而阳归乎阴矣；阳虚多寒者，最嫌凉润，恐助阴邪也，尤忌辛散，恐伤阴气也，只宜甘温益火之品，补阳以配阴，则柔得其主，阴寒自敛而阴从乎阳矣。是以气虚者，宜补其上；精虚者，宜补其下；阳虚者，宜补而兼暖；阴虚者，宜补而兼清。此固阴阳之辨治也。其有气因精而虚者，自当补精以化气；精因气而虚者，自当补气以生精。又如阳失阴而离者，非补阴何以收散亡之气；水失火而败者，非补火何以苏垂绝之阴。此又阴阳相济之妙用也。故善补阳者，必于阴中求阳，则阳得阴助而生化无穷；善补阴者，必于阳中求阴，则阴得阳升而泉源不竭。故以精气分阴阳，则阴阳不可离；以寒热分阴阳，则阴阳不可混。此又阴阳邪正之离合也。知阴阳邪正之治，则阴阳和而生道得矣。

人知阴虚惟一，而不知阴虚有二。如阴中之水虚，则病在精血；阴中之火虚，则病在神气。盖阴衰则气去，故神志为之昏乱，非火虚乎？阴亏则形坏，故肢体为之废弛，非水虚乎？今以神离形坏之症，乃不求水火之原，而犹以风治，鲜不危矣！试以天道言之，其象亦然。旱则多燥，燥则多风，是风木之化从乎燥，燥则阴虚之候也。故凡治类风者，专宜培补真阴以救根本，使阴气复则风燥自除。然外感者非曰绝无虚症，气虚则虚也；内伤者非曰必无实症，有滞则实也。治虚者，察其在阴在阳而直补之；治实者，察其因痰因气而暂开之。此内伤、外感及虚实攻补之间，最当察其有无微甚而酌其治也。甚至有元气素亏，猝然倒仆，上无痰，下失禁，瞑目昏沉，此厥竭之症，尤与风邪无涉，使非大剂参附或七年之艾，破格挽回，又安望其复真气于将绝之倾哉？倘不能察其表里，又不能辨其虚实，但以风之为名，多用风药，不知风药皆燥，燥复伤阳；风药皆散，散复伤气。以内伤作外感，以不足为有余，是促人之死也。（《名医汇粹》）

〔按语〕

本文选自《名医汇粹》。编撰者罗美，字澹生，号东逸，清代新安县人。《名医汇粹》又名《古今名医汇粹》，八卷，专辑前人之论而无方。其著作还有《名医方论》。

原书注本文作者为张景岳，查《景岳全书》虚损门无此文。待考。

张景岳是温补派的代表，治疗虚损证，实有其独到之处。本文所论虚损，以阴虚、阳虚为中心，兼及精虚、气虚的治疗原则。阴虚多热，用纯甘壮水之剂，补阴以配阳；阳虚多寒，用甘温益火之品，补阳以配阴。气虚者，宜补其上；精虚者，宜补其下。气因精而虚者，当补精以化气；精因气而虚者，当补气以生精。因此，既要掌握"阴阳之辨治"，又要了解"阴阳相济之妙用"。再从精气、寒热来说，"以精气分阴阳，则阴阳不可离；以寒热分阴阳，则阴阳不可混"。这就是张氏治疗虚损证的基本指导思想，对临床治疗是具有重要指导意义的。

理虚本于肺脾肾

理虚有三本，肺、脾、肾是也。肺为五脏之天，脾为百骸之母，肾为一身之根，知斯三者，治虚之道毕矣。李东垣专主脾胃，朱丹溪最重滋阴，薛立斋首明补火。三先生者，皆振古①之高人，能挽一时之习尚。至后之人，不善体会三先生之法，而施治遂误。是以脾胃之说，出于东垣则无弊，若执东垣之说以为治者，未免以燥剂补土，有拂于清肃之肺金；滋阴补火之说，出于丹溪、立斋则无弊，然执丹溪、立斋之说以为治者，当夫虚劳之来，仍以苦寒降火，有碍于中州之土，化辛热助火，有伤于天一之真阴：则三先生之所不及料也。慨自沿习成风，不分已成未成，凡遇虚火虚热阴竭阳亢之证，仍以黄柏、知母二味为治，未能生肾家真水，反以熄肾家真火。夫肾者坎象，一阳居二阴之间。二阴者，真水也；一阳者，真火也。肾中真水，次第而生肝木，肝木又上生心火；肾中真火，次第而生脾土，脾土又上生肺金。故生人之本从下而起，如羲皇画卦然。盖肾之为脏，合水火二气，以为五脏六腑之根，真水不可灭，真火独可熄乎？然救此者，又执立斋补火之说，不离鹿茸、桂、附之类，而不顾其人之有郁火无郁火，有郁热无郁热？更不虑其曾经伤肺不伤肺？夫虚火可补，理则诚然。然即补中益气之用参、芪、术、草，以甘温除大热，苟非其人清阳下陷，犹不敢轻入升、柴、归、姜辛热之品，乃反施诸郁热、郁火之证，奚啻抱薪救火乎！余惟执两端以用中，合三部以平调：一曰清金保肺，无犯中州之土，此用丹溪之说而不泥于丹溪也；一曰培土调中，不损至高之气，此用东垣之说而不泥于东垣也；一曰金行清化，水自流长，乃合金水于一致，此则不用立斋之说，而实以济立斋之穷也。惟三脏之既治，而水升火降，自复其常。但主脾主肾，先贤互有发明，而清金保肺一着，尚未有透悉其精微者，故余于论肺独详。此治虚之三本，宜先切究也。（《理虚元鉴》）

理虚统于肺脾

余既明理虚之有三本矣，而三本之中，又有二统，则统之于肺、脾而已。人之病，或为阳虚，或为阴虚。阳虚之久者阴亦虚，终是阳虚为本；阴虚之久者阳亦虚，终是阴虚为本。凡阳虚为本者，其治之有统，统于脾也；阴虚为本者，其治之有统，统于肺也。此二统者，与前人之治法异。前人治阳虚者，统之以命火，八味丸、十全汤之类，不离桂、附者是。前人治阴虚者，统之以肾水，三补丸②、百补丸之类，不离知、柏者是。余何为而独主金、土哉？盖阴阳者，天地之二气，二气交感，乾得坤之中，

---

① 振古：自古；往古。
② 三补丸：方由黄芩、黄连、黄柏组成。

画而为离，离为火；坤得乾之中，画而为坎，坎为水。水火者，阴阳二气之所生也。故乾坤可以兼坎离之功，坎离不能尽乾坤之量。而凡专补肾水者，不如补肺以滋其源，肺为五脏之天，孰有大于天者哉？专补命火者，不如补脾以建其中，脾为百骸之母，孰有大于地者哉？（《理虚元鉴》）

阳虚之证统于脾

就阳虚成劳之统于脾者言之，约有三种：曰夺精，曰夺火，曰夺气。精者水之原，气之所主。色欲过度，一时夺精，渐至精竭。精夺则火与气相次俱衰，此夺精之兼火与气也。劳役辛勤太过，渐耗真气。气者火之属，精之用。气夺则火与精连类相失，此夺气之兼火与精也。气为阳，火者阳气之属。其夺火者多从夺精而来，亦有多服寒药，以致命火衰微者。此三种之治：夺精、夺火主于肾，夺气主于脾。余胡为而悉统于脾哉？盖阳虚之证，虽有三夺之不同，而以中气不守为最险。故精虚之治，虽有填精、补火、益气之各别，而以急救中气为最先。大凡有形之精血不能速生，无形之真气所宜亟固，此益气之所以切于填精也。助衰甚之火者，有相激之危，续清纯之气者，有冲和之美，此益气之所以妙于补火也。夫气之重于精与火也，如是而脾气又为诸火之原，安得不以脾为统哉？余尝见阳虚者汗出无度，或盛夏裹绵，或腰酸足软而成痿证，或肾虚生寒、木实生风、脾弱生湿，腰背难于俯仰，胻股①不可屈伸而成痹病，或面色㿠白，语音轻微，咳呛气喘，痰有秽气，而成肺痿类，皆以脾不化食、胃未进食为最危。若脾胃均调，形肉不脱，则神气精血次第相生，何有亡阳之虑哉？此阳虚之治，所当悉统于脾也。（《理虚元鉴》）

阴虚之证统于肺

就阴虚成劳之统于肺者言之，约有数种：曰劳嗽，曰吐血，曰骨蒸，极则成尸疰。其证有兼有不兼，有从骨蒸而渐至劳嗽者，有从骨蒸而渐至吐血者，有竟以骨蒸枯竭而死，不待成劳嗽者，有竟从劳嗽起而兼吐血者，有竟从吐血起而兼劳嗽者，有久而成尸疰者，有始终只一证而或痊或毙者。凡此种种，悉宰于肺。虽有五劳七伤之异名，而要以肺为极。故未见骨蒸、劳嗽、吐血者，预宜清金保肺；已见骨蒸、劳嗽、吐血者，急宜清金保肺；曾经骨蒸、劳嗽、吐血而愈者，始终不可忘生金补肺。此阴虚之治，所当悉统于肺也。（《理虚元鉴》）

〔按语〕

以上四篇医论，选自绮石的《理虚元鉴》。

所选第一篇原题名《理虚三本》，阐明了作者学术思想的渊源，他能兼采诸家之长

---

① 胻（héng 衡）股：胻，脚胫。股，大腿。

而克服其弊病。李东垣专主脾胃，朱丹溪最重滋阴，薛立斋首明补火，均有益于治疗虚劳，但如"不善体会三先生之法，而施治遂误"。于是他不用李东垣的升、柴辛燥之品，以免妨碍肺金；力避朱丹溪苦寒降火之法，以免妨碍脾胃，不肆用鹿茸、桂、附之类，以免助火伤阴。这样"执两端以用中，合三部以平调"，以肺、脾、肾为理虚三本，自成一家之言。

接着在第二篇中，阐明"理虚二统"。认为肺、脾、肾三脏之中，又以肺、脾二脏更为重要。因"专主补肾水者，不如补肺以滋其源"，"专补命火者，不如补脾以建其中"。不过在解释方法上，是采用八卦来说明的，似无深意。

第三、四篇具体论述了阳虚之证统于脾与阴虚之证统于肺的原理。这种治法，显然与前人对阳虚、阴虚证的治法是不同的。作者认为："阳虚之证，虽有三夺之不同，而以中气不守为最险。故精虚之治，虽有填精、补火、益气之各别，而以急救中气为最先"。"虽有五劳七伤之异名，而要以肺为极……始终不可忘生金补肺"。因此，"阳虚为本者，其治之有统，统于脾也；阴虚为本者，其治之有统，统于肺也"。这一论点，是绮石论虚劳病变及其辨证施治的核心。

外感致虚损（外损）论

内伤之类外感者，东垣既已发明于前矣。而外感之类内伤者，何自古迄今，竟无有详辨者焉？此亦虚损门中一大缺略事也。细究经义有曰：风为百病之长。又曰：百病之始生也，生于风寒暑湿。则是虚损一症，不独内伤，而外感亦有之矣。惟罗谦甫①主以秦艽鳖甲散②；吴参黄③主以柴前梅连散④。二公可谓发前人之未发者也。推而广之，不独风能成劳，六淫之气亦皆能成劳。因举各辨症，详著下集。兹略叙大概，以为外损之端绪云。

总论：外损一症，即六淫中之类虚损者也。凡病在人，有不因内伤而受病于外者，则无非外感之症。若缠绵日久，渐及内伤，变成外损，其故何也？盖内伤外感多相似，有内伤之类外感，即有外感之类内伤。外感为邪有余，内伤为正气不足，然其中之虚虚实实，不可不察。有外感之后，而终变虚劳，亦有虚劳而复兼外感。此二者最易淆混，辨别不明，杀人多矣。此其大义，所当先辨。

辨因：六淫为病，实因于天；外损为言，实因于人。因于天者，如春气温和，夏气暑热，秋气清凉，冬气冷冽，此四时之正气也。冬时严寒，君子固密，则不伤于寒，触冒者，乃名伤寒。其伤于四时之正气，皆能为病，此名伤寒，不谓之外损也。若体虚之人，感之而妄用汗、吐、下之法，重者当时受伤，变症甚速，轻者元气暗损，

---

① 罗谦甫：罗天益，字谦甫，元代真定人。李东垣的学生。著《卫生宝鉴》等书。
② 秦艽鳖甲散：方由秦艽、鳖甲、柴胡、地骨皮、知母、当归组成。
③ 吴参黄：即吴昆，字山甫，号鹤皋，又号参黄子。
④ 柴前梅连散：方由柴胡、前胡、乌梅、黄连、猪脊、猪肾髓、韭白组成。

或迁延数月，亦必终归外损耳！

春因温而反寒，夏因热而反凉，秋应凉而反热，冬应寒而反温，此非其时而有其气，触冒之者，亦能为病，而非外损之症也。若真元不足之人，而或用清、下、攻、消之剂，非曰药不当病，即使药对病痊，而其人身中之元气，先已受伤；或有些微感冒，元气中馁，不能送邪外出，亦必渐成外损之症矣。

时行疫疠，秽气相杂，沿门阖境，老幼相似，最易传染，其吉凶只在旬日之间，不似外损之经年累月也。然亦有降、有补、有和之法，若治疗无法，拖延数月，必致真气大伤，终成外损之症。

寒则伤营，由表入里；风则伤卫，由皮毛入肺。外损之症，惟此为甚。盖其初感之时，不似伤寒之猛烈，人多忽而不在意，及发为寒热，则又疑为内伤虚劳。昧者辨之不明，而误用滋补之剂，所以惟此最多。详见下集风劳门中。

均是人也，均是症也，有即病而无伤，有因循而变外损者，必其人平日不慎口腹，不谨房劳，营卫失守，邪得乘虚而入，伏陷不能外出，入里渐深，变症渐重。此外损之因于病者不善调摄所致也。

外损之名，曾不见于各家之书。盖先贤深究《素》、《灵》、《难经》之精奥，洞悉内伤、外感之情由，辨别明白，药不妄施，所以无外损之症也。今则不然，庸贱猥鄙之流，字多不识之辈，辄敢废人试方，大言不惭，盗名欺世，于是以内伤为外感者有之，以外感为内伤者有之，虚虚实实，致人于死。此外损因于医者之不明所致也。

辨症：阳虚生外寒，阴虚生内热，阴阳两虚，既寒且热，此虚劳之寒热也。惟外感之症，邪在少阳者，最易惑人，有时寒热往来，有时热多寒少，有时日重夜轻，有时日轻夜重，宛①与阴虚发热相类，但察其有无表症相兼，或移早移晏不同，不似阴亏者印定时刻也。

营卫本虚，最易感冒，恶寒、发热、头疼、痰嗽、失血诸症，与内伤相似。苟辨之不明，以为内伤，则病又因六淫之气而起；若以为外感，则见症又类乎虚劳。而或以滋补，或屡散不休，耗损真元，邪终不解，气血日亏，变成外损。

中气不足，营卫必不充，肌肤腠理必不密，则邪得乘虚而入，所以同一外感之邪，而有变外损，有不变外损者，以禀质之强弱，各有不同也。惟是体虚之人，亦似实者，一例用药，不惟邪不肯外出，倒反随元气缩入，发热无休，瘦骨如柴矣。

心力俱劳之人，必气血俱伤，或偶感微邪，潜伏经络，当其未觉之先，身虽不快，绝不见有外感之表症，及其既觉之后，由其中气受伤，又纯类内伤之形象。前人已揭之症，明载在籍者，时医尚且茫然不辨，何况此等疑似难明之症乎？所以有因其气困而拟之以怯症，有因其神疲而拟之以劳倦，因其郁热而拟之以阴虚，因其倦怠而拟之以气郁，外邪二字，反置之不讲，而或调、或补、或滋、或降，以至濒于死而不知也。

思虑伤神，劳倦伤阴之人，表既不固，里又不充，于是六气之来，外不能御，内不能拒，表里俱受其伤，因其阳气本衰，外邪不能蒸发而为热，则外邪盘踞于营卫，

---

① 宛：好像。

因其有饮食内滞，又与外邪蒸结而为热，则阳气郁闭于中宫，外感不似外感，内伤不似内伤。举世模糊，人多不晓，殊不知此本外邪，非滋补所能治也。

邪在表则有表症可凭，在里则有里症可察，俱易明辨。惟有一种先因劳倦所伤，外邪乘虚，直伤中气，但觉困惫，饮食无碍，只不知味，面带阴惨，肌肤萧索，有类乎阴亏，又有类乎气血两虚；忽内动蒸热，又有类乎痨瘵；见其寒热往来，又有类乎虚疟；见其骨胫酸痿，又有类乎劳倦；观其神思不安，又有类乎心血不足，怔忡惊悸等症。医者不明，或投以补中益气，或投以六味地黄汤，或投以天王补心，或投以金匮肾气，或投以当归六黄①，或投以滋阴百补②。欲敛汗而汗益多，欲安神而神益躁，欲滋阴则郁热愈甚，欲补气则膜胀愈加。如此展转颠倒，错乱不可殚③述，实则邪遏使然，非真虚不足之症。

治法：劳倦内伤，东垣反复详辨，恐人之误散也。今则外损居多，谆谆告诫，恐人之误补。其故何哉？盖先世之民，淳朴谨愿，非若今人多色欲伤身也；淡薄自甘，非若今人多五味戕生也。上古之雨不破块，风不鸣条，非若今时之迅烈暴疾也。所以外感则明现外感之症，而不兼内伤；内伤则明现内伤之症，而不挟外感。更有名医辨察详明，药不妄投，不致成外损之症。今人"以酒为浆，以妄为常，醉以入房，以欲竭其精，以耗散其真"④，其未病之前，已先有一内伤虚损底子，及其既病，名曰外感，其实内伤，既曰内伤，又实外感。偏于散者，则外邪不出，而元气反先受伤；偏于补者，则正气不能遂复，而邪反陷入。攻之不可，补之不可，则难措手矣。

外感日久，而余邪仍有未尽者，凡用补药，必兼驱邪，邪去则补亦得力，况余邪未清，不开一面之网，则贼无可出之路，必反伐相向，伤人多矣。

外感失血，受伤已深，外症虽减，而吐血之根已伏于此，若不及时祛逐余邪，调补真阴，培其真元，固其血络，有竟成吐血之症，终身不愈者。

疫气时行，有见寒热，而用大汗、大吐、大消食之剂，则气血益虚，而危殆甚矣。且有真正时疫，而误认虚劳，竟用温补，杀人甚速。辨法全在舌胎为主：舌无胎而红润者，为虚劳；舌有胎而黄白者，为时疫。

解托、补托二法总论：解托、补托二法，此治虚劳而兼外感，或外感而兼虚劳，为有外邪而设，非补虚治损之正方也。盖柴、葛之性能升能散，走肌达表，虽能托邪，然大泄营气，散其真阴。虽与参、耆、归、地同用，而阴虚水亏，孤阳劳热者，决非所宜，古人禁用，良有以也⑤。虽然，此特论于虚劳而无邪热之人，非所论感外邪而兼有虚劳之症也。苟有外邪而不兼一二提托之品，则邪何由透达？特揣摩此二法，制一十三方，以杜绝外损之源，殊非补养衰弱之意。此开手之治法也。若真阴、真阳之治，则有上集之各法；似是而非之治，则有下集之各法。不多赘也。

---

① 当归六黄（汤）：方由当归、生地、熟地、黄柏、黄芩、黄连、黄耆组成。
② 滋阴百补（丸）：方由香附、益母草、当归、熟地、川芎、白术、白芍、延胡、人参、茯苓、甘草组成。
③ 殚（dān 单）：竭尽。
④ 见《素问·上古天真论》。
⑤ 良有以也：实在是有原因的。

　　解托之法：凡本体素虚，有仲景正伤寒之法，而不能用者，故立解托之法，不专于解而重于托矣。盖大汗、大下，邪反剧增，一解一托，病势顿减。其中意义，总以培护元气为主，元气一旺，则轻轻和解，外邪必渐渐托出，不争而自退矣。至于虚之甚者，当用补托之法。

　　补托之法：凡邪实则正虚，正旺则邪退，此阴阳胜复，自然之理也。若其人禀受素旺，足以拒邪，故用疏散，一汗而解，不必补，亦不必托也。若其人禀受虽旺，适足与邪气相当，即不能任大攻散，然亦不必补托也。惟邪实正虚之人，专事和解，邪不听命，必兼托兼解，纵有余邪，亦无停身之处矣。若气血大虚之辈，邪将陷入者，不惟发表、和解无功，即兼解兼托亦无益也。惟是坚我墙垣，固我城廓，戢①我人民，攻彼贼寇，或纵或擒，由我操柄，庶乎国泰民安，而邦宁本固矣。孙子曰：知彼知此，百战百胜。其补托之谓乎！（《不居集》）

〔按语〕

　　外感导致虚损，简称"外损"，是吴澄《不居集》中论述虚损证的一种新的提法。作者鉴于内伤之类外感者，有东垣发明于前，而外感之类内伤者，自古迄今无人详辨，是虚损门中的一大缺陷。因此，其在继承前人对虚劳证认识的基础上，重点阐发了外损一证。从辨因、辨证到治法，一一作了详细的论述。在病因方面，认为六淫之气，皆能成劳；或因体虚之人感邪，妄用攻邪诸法；或因病延失治，真气大伤；或因医者辨证不明，犯虚虚实实之戒；或因病者不善调摄，等等，均能导致外损。在辨证方面，强调必须分清患者的邪正虚实，鉴别各种疑似之症，从而明确外损的诊断。治法方面，根据患者"未病之前，已先有一内伤虚损底子，及其既病，名曰外感，其实内伤，既曰内伤，又实外感。偏于散者，则外邪不出，而元气反先受伤；偏于补者，则正气不能遂复，而邪反陷入。攻之不可，补之不可"等等特点，创立解托、补托两种治法，以治"虚劳而兼外感，或外感而兼虚劳"者。至于其他治法及方剂，可参阅原书。

治虚劳十方

　　夫人之生，皆禀天地之气而成形，宜乎保养真元，固守根本，则一病不生，四体轻健。若曰不养真元，不守根本，病即生矣。根本者，气血精津也。予得先师之教，万病无如瘵症之难。盖因人之壮年，血气充聚，精液完足之际，不能守养，惟务酒色，岂分饥饱，日夜躭②欲，无有休息，以致耗散精液，则呕血吐痰，骨蒸烦热，肾虚精竭，体弱形羸，颊红面白，口干咽燥，小便白浊，遗精，盗汗，饮食难进，气力全无，斯因火乘金位，重则半年而毙，轻则一载而倾。况为医者，不究其原，不通其治，或大寒、大热之药，妄投乱进，不能取效，殊不知大寒则愈虚其中，大热则愈竭其内，

---

①　戢（jí 集）：聚集。
②　躭：耽（dān 丹）的异体字。酷嗜的意思。

所以世之医者，无察其情。予师用药治痨，如羿①之射，无不中的。余以用药次第，开列于后，用药之法，逐一条陈。如呕血、咳嗽者，先服十灰散②揭住，如不住者，须以花蕊石散③止之。大抵血热则妄行，血冷则凝，见黑则止，此之理也。止血之后，患人必疏解其体，用独参汤补之，令其熟睡一觉，不要惊动，醒则病去六七矣。次服保真汤④止嗽宁肺，太平丸⑤润肺扶痿，消化丸⑥下痰疏气，保和汤⑦分治血盛、痰盛、喘盛、热盛、风盛、寒盛六事，加味治之，余无加法。又服药法曰：三日前服保真汤，三日后服保和汤，二药相间服之为准，每日仍浓煎薄荷汤灌漱喉中，用太平丸徐徐咽下，次噙一丸，缓缓化下，至上床时候。如此用之夜，则肺窍开，药必流入肺窍。此诀最为切要。如痰壅，却先用饴糖烊消化丸百丸吞下，又依前嚼太平丸，令其仰卧而睡，嗽必止矣。如有余嗽，可煮润肺膏⑧服之，复其根本，完其真元。全愈之后，方合十珍丸服之，此谓收功起身药也。前药如神之妙，如神之灵，虽岐、扁再世，不过于此。吁！世之方脉用药，不过草木金石，碌碌之常耳，何以得此通神诀要奇异之灵也。余蒙师授此书，吴中治痨，何止千万人哉！未尝传与一人。今卫世恐此泯失，重次序，一新名曰《十药神书》，留遗子孙，以广其传矣。时至正乙酉一阳日，可久书于姑苏养道丹房。（《十药神书》）

〔按语〕

本文选自《十药神书》。作者葛乾孙，字可久，元代长洲人。因该书中共计十方，故名。书中方药治虚劳吐血之证，有显效。清代叶天士首宗之；以后陈念祖得其原本，谓其奇而不离于正，为注刊以行世。

本文为《十药神书》自序，主要概述了十方的主治与用法。其十方除注释中所列外，还有白凤膏与补髓丹。白凤膏由黑嘴白鸭、大京枣、参苓平胃散等制成。补髓丹由猪脊膂、羊脊膂、团鱼、乌鸡等制成。两方中多为滋补之品，治久痨虚惫诸症。

虚劳论

《圣济总录》曰："虚痨之病，因五脏则为五痿。因七情则为七伤。痿伤之甚，身

---

① 羿（yì 艺）：传说中的古人名。善于射箭。

② 十灰散：方由大蓟、小蓟、荷叶、侧柏叶、茅根、茜根、山栀、大黄、牡丹皮、棕榈皮组成。

③ 花蕊石散：花蕊石，火煅存性，研为粉，用童便一盅，炖温，调末三钱，甚者五钱，食后服下。男子用酒一半，女人用醋一半，与童便和药服。

④ 保真汤：方由当归、生地黄、白术、黄耆、人参、赤茯苓、陈皮、赤芍药、白茯苓、甘草、厚朴、天冬、麦冬、白芍药、知母、黄柏、五味子、柴胡、地骨皮、熟地黄组成。

⑤ 太平丸：方由天门冬、麦门冬、知母、贝母、款冬花、杏仁、当归、熟地、生地、黄连、阿胶珠、京墨、桔梗、薄荷、白蜜、麝香组成。

⑥ （沉香）消化丸：方由青礞石、明矾、猪牙皂角、南星、半夏、陈皮、白茯苓、枳壳、枳实、薄荷叶、黄芩、沉香组成。

⑦ 保和汤：方由知母、贝母、天门冬、款冬花、天花粉、薏苡仁、五味子、杏仁、甘草、马兜铃、紫菀、百合、桔梗、阿胶、当归、地黄、紫苏、薄荷、百部组成。

⑧ 润肺膏：方由羊肺、杏仁、柿霜、真酥、真粉、白蜜组成。

体瘦极，则为六极。所谓七伤者，一曰太饱伤脾，脾伤则善噫、欲卧、面黄。二曰大怒气逆伤肝，肝伤则少血目暗。三曰强力入房、久坐湿地伤肾，肾伤则气短、腰脚痛，厥逆下冷。四曰形寒饮冷伤肺，肺伤则气少、咳嗽、鼻鸣。五曰忧愁思虑伤心，心伤则苦惊、喜忘、善怒。六曰风雨寒暑伤形，形伤则发落、肌肤枯槁。七曰恐惧不节伤志，志伤则恍惚、不乐。所谓五痨者，一曰肺痨，令人短气、面肿、不闻香臭。二曰肝痨，令人面目干黑、口苦、精神不守、恐惧不能独卧、目视不明。三曰心痨，令人忽忽喜忘，大便苦难，时或溏泄，口中生疮。四曰脾痨，令人舌本苦直，不能咽唾。五曰肾痨，令人背难以俯仰，小便黄赤，时有余沥，茎内痛，阴湿囊生疮，小腹满急。此五者，痨气在五脏也，故名五痨。所谓六极者，一曰气极，令人内虚，五脏不足，邪气多，正气少，不欲言。二曰血极，令人无颜色，眉发堕落，忽忽喜忘。三曰筋极，令人数转筋，十指甲皆痛，苦倦不能久立。四曰骨极，令人瘦削，齿苦痛，手足烦疼，不可以立，不欲行动。五曰肌极，令人羸瘦无润泽，食饮不生肌肤。六曰精极，令人少气吸吸然，内虚五脏，气不足，毛发落，悲伤喜忘。此六者，痨之甚，身体瘦极也，故名六极。又五痨、七伤、六极之外，变证不一，治法皆以补养为宜。'形不足者，温之以气；精不足者，补之以味。相得合而服之，以补益精气'此其要也。"

按方书论虚痨之证最繁，余取《圣济》书，以五痨、七伤、六极立论，为握要之法，以下分采各方，听人择用。然有不得不分者，亦有不必分者，神而明之，存乎其人，不可以口授也。《圣济》于总结处，提出气味二字，示人当从阴阳根本之地而药之，所谓吾道一以贯之也。按阳虚，阴虚，是医家门面话，然亦不可不姑存其说，以资顾问。吴门马元仪[①]，分阳虚有二，阴虚有三，较时说颇深一层。所谓阳虚有二者，有胃中之阳，后天所生者也；有肾中之阳，先天所基者也。胃中之阳，喜升浮，虚则反陷于下，再行敛降，则生气过抑不伸。肾中之阳，贵凝降，痨则浮于上，若行升发，则真气消亡立至。此阳虚之治有不同也。所谓阴虚有三者，如肺、胃之阴，则津液也；心、脾之阴，则血脉也；肾、肝之阴，则真精也。液生于气，惟清润之品，可以生之；精生于味，非粘腻之物，不能填之；血生于水谷，非调补中州，不能化之。此阴虚之治有不同也。

按此证又多蒸热咳嗽，故医者以二皮清心，二冬保肺，而不知"土旺则金生，毋区区于保肺；水升则火降，勿汲汲于清心"。李士材此四语，深得治虚痨之法。脾肾虽有一方合治之说，其实驳杂，不能奏效，当审其所急而图之。如食少怠倦，大便或溏或秘，肌肉消瘦等证，治脾为急，以六君子汤、四君子汤、归脾汤之类，补养脾胃，调其饮食，即所以输精及肾也。如形伤骨痿，面色黯黑、骨蒸烦热、腰痛、气喘，或畏寒、多梦、腹痛、遗精等证，治肾为急。肾阴虚者，以六味丸补坎中真水；肾阳虚者，以八味丸补坎中真火以通离火。稽之《周易》卦象，坤土是离火所生，艮土是坎水所生。赵养葵谓补水以生土，语虽离奇，却为妙旨也。（《医学从众录》）

---

① 马元仪：即马俶，字元仪，清代苏州人。从学于李中梓、喻昌。著有《马师津梁》八卷、《印机草》一卷。

虚劳续论

虚劳证，宋元诸家，分类别名，繁而无绪，如治丝而棼①也。丹溪颇有把柄，专主补阴，用四物汤加黄柏、知母之类。后世非之。明薛立斋出，以六君子、四君子、归脾汤、补中益气汤、加味逍遥散之类，与六味丸、八味丸、养荣汤之类间服。开口便以先天后天立论，虽视诸家颇高一格，其实开后人便宜之门。至张景岳出，专宗薛氏先天之旨，而先天中分出元阴、元阳，立左、右归饮丸，及大补元煎之类，有补无泻，自诩②专家，虽论中有气虚、精虚之辨，而大旨以气化为水，水化为气，阴阳互根，用方不甚分别，惟以熟地一味，无方不有，无病不用，是于简便之中又开一简便之门。且又著药性云："地黄生于中州沃土，色黄味甘，谓非脾胃正药，吾不信也。"此论一出，而《本经》、《金匮》诸圣训，扫地尽矣。夫薛氏书通共二十四种，吾不能一一摘其弊，而观其案中所陈病源，俱系臆说，罕能阐《灵》，《素》不言之秘。所用方法，不出二十余方，加减杂沓③，未能会《本经》性味之微。时贤徐灵胎目为庸医之首，实不得已而为此愤激之言也。即景岳以阴虚、阳虚，铺张满纸，亦属浮泛套谈。能读《金匮》者，便知余言不谬也。详考虚痨治法，自《内经》而外，扁鹊最精，上损从阳，下损从阴。其于针砭所莫治者，调以甘药。《金匮》因之，而立建中诸方，意以营卫之道，纳谷为宝，居常④调营卫以安其谷，寿命之本，积精自刚，居常节欲以生其精，及病之甫成，脉才见端，惟恃建中、复脉为主治，皆"稼穑作甘"之善药，一遵"精不足者，补之以味"之义也。景岳亦会得甘温之理，或变而为甘寒至静之用，视惯用苦寒戕伐中土者颇别。然方重用熟地，自数钱以及数两，古法荡然⑤矣。且熟地之壅滞，非胃所宜；其性湿，非脾所喜。彼盖取滋润以填补其精，而不知精生于谷，脾胃伤则谷少入，而不生其血，血少自不能化精，而虚痨日甚。况虚痨之人，必有痰嗽，亦最易感冒，若重用频用熟地，又佐以参、术，则风寒闭于皮毛而不出，痰火壅滞于胸膈而不清，药入病增，谓非人人之共见乎？予以此证，每力争治法，无如医友及病家，心服薛氏、景岳诸法，以六味、八味、左归、右归、补中、逍遥、六君、四君、大补元煎之类，谓不寒、不燥之品，先入为主，至死不悔，亦斯民之厄也。戊申秋闱⑥后，抑郁无聊，取《内经》、《金匮》等书，重加研究，参之平时所目击之证，如何而愈，如何而剧、而死，大有所悟。知虚痨之病，死于病者少，死于药者多。侃侃⑦不

---

① 棼（fén 汾）：乱的意思。

② 诩（xǔ 许）：夸耀。

③ 沓（tà 榻）：多，重复。

④ 居常：平时；时常。

⑤ 古法荡然：古法被毁坏无遗。

⑥ 秋闱（wéi 围）：明、清科举制度，每三年的秋季，由朝廷派出正副主考官，在各省省城举行一次乡试。录取的称举人。闱是考场的意思。亦称"秋试"。

⑦ 侃（kǎn 砍）侃：刚直貌。

阿，起①立斋、景岳于今日，当亦许为直友②也。（《医学从众录》）

第六节　三焦、包络、命门

三焦、包络、命门辩

　　夫三焦者，五脏六腑之总司。包络者，少阴君主之护卫也。而《二十五难》曰："心主与三焦为表里，俱有名而无形。"若谓表里则是，谓无形则非。夫名从形立，若果有名无形，则《内经》之言为凿空矣。其奈叔和、启玄③而下，悉皆宗之，而直曰"三焦无状空有名"。自二子不能辨，此后孰能再辨？及至徐遁④、陈无择，始创言三焦之形，云"有脂膜如掌大，正与膀胱相对，有二白脉自中出，夹脊而上，贯于脑"。予因遍考两经，在《灵枢·本输》篇曰："三焦者，中渎之腑也，水道出焉，属膀胱，是孤之腑也。"《本脏》篇曰："密理厚皮者，三焦、膀胱厚，粗理薄皮者，三焦、膀胱薄"，以及缓、急、直、结，六者各有所分。《论勇》篇曰："勇士者，目深以固，长衡直扬，三焦理横"，"怯士者，目大而不减，阴阳相失，其焦理纵"。《决气》篇曰："上焦开发，宣五谷味，熏肤充身泽毛，若雾露之溉，是谓气。""中焦受气取汁，变化而赤，是谓血。"《营卫生会》篇曰："营出于中焦，卫出于下焦。"又曰："上焦出于胃上口，并咽以上，贯膈而布胸中。""中焦亦并胃中，出上焦之后……泌糟粕，蒸津液，化其精液，上注于肺脉，乃化而为血，以奉生身，莫贵于此，故独得行于经隧，命曰营气。""下焦者，别回肠，注于膀胱而渗入焉。故水谷者，常并居于胃中，成糟粕，而俱下于大肠，而成下焦。"又曰："上焦如雾，中焦如沤，下焦如渎。"《素问·五脏别论》曰："夫胃、大肠、小肠、三焦、膀胱，此五者，天气之所生也，其气象天，故泻而不藏。"《六节藏象论》曰："脾、胃、大肠、小肠、三焦、膀胱者，仓廪之本，营之居也。"其在心包络，则《灵枢·邪客》篇曰："心者，五藏六府之大主也，精神之所舍也。其脏坚固，邪弗能容也。容之则心伤，心伤则神去，神去则死矣。故诸邪之在于心者，皆在于心之包络。"凡此，是皆经旨。夫既曰无形矣，何以有水道之出？又何有厚、薄、缓、急、直、结之分？又何以有曰纵、曰横之理？又何以如雾、如沤、如渎？及谓气、谓血之别？心主亦曰无形矣，则代心而受邪者在于心之包络。使无其形，又当受之何所？即此经文，有无可见。夫《难经》者，为发明《内经》之难，故曰《难经》。而《难经》实出于《内经》。今《内经》详其名状，《难经》言其无形，将从《难经》之无乎？抑从《内经》之有乎？再若徐、陈二子所言三焦之状，指为肾下之脂膜，果若其然，则何以名为三？又何以分为上、中、下？又何以言其为

---

①　起：假使。

②　直友：正直的朋友。

③　启玄：即唐·王冰，号启玄子。

④　徐遁：见后《三焦为肾下脂膜》论中。

腑？此之为说，不知何所考据？更属不经。

客曰：心之包络，于文于义，犹为可晓，而古今诸贤历指其为裹心之膜，固无疑矣。至若三焦者，今既曰有形，又非徐、陈之论，然则果为何物耶？曰：但以字义求之，则得之矣。夫所谓三者，象三才也，际上极下之谓也。所谓焦者，象火类也，色赤属阳之谓也。今夫人之一身，外自皮毛，内自脏腑，无巨无名，无细无目，其于腔腹周围上下全体，状若大囊者，果何物耶？且其著内一层，形色最赤，象如六合①，总护诸阳，是非三焦而何？如《五癃津液别论》曰："三焦出气，以温肌肉，充皮肤。"固已显然指为肌肉之内，脏腑之外为三焦也。又如《背俞》篇曰："肺俞在三焦之间，心俞在五焦之间，膈俞在七焦之间，肝俞在九焦之间，脾俞在十一焦之间，肾俞在十四焦之间。"岂非以躯体称焦乎？惟虞天民曰："三焦者，指腔子而言。总言三焦，其体有脂膜在腔子之内，包罗乎五脏六腑之外也。"此说近之。第亦未明焦字之义，而脂膜之说，未免又添一层矣。至其相配表里，则三焦为脏腑之外卫，心包络为君主之外卫。犹夫帝阙②之重城，故皆属阳，均称相火。而其脉络，原自相通，允③为表里。《灵枢·经脉》篇曰：心主手厥阴之脉，出属心包络，下隔，历络三焦；手少阳之脉，散络心包，合心主。《素问·血气形志》篇曰：手少阳与心主为表里。此固甚明，无庸辨也。

客曰：既三焦、心主为表里，何以复有命门、三焦表里之说？曰：三焦、包络为表里，此《内经》一阴一阳之定耦，初无命门表里之说，亦无命门之名。唯《灵枢·根结》、《卫气》及《素问·阴阳离合》等篇云："太阳根于至阴，结于命门。命门者，目也。"此盖指太阳经穴终于睛明，睛明所夹之处，是为脑心④，乃至命之处，故曰命门。此外并无左右肾之分，亦无右肾为命门之说。而命门之始，亦起于《三十六难》，曰："肾两者，非皆肾也。其左者为肾，右者为命门。命门者，诸神精之所舍，原气之所系也，男子以藏精，女子以系胞。"王叔和遂因之而曰："肾与命门，俱出尺部。"以致后世遂有命门表里之配，而《内经》实所无也。客曰：《内经》既无命门，《难经》何以有之？而命门之解，终当何似？《难经》诸篇，皆出《内经》，而此命门，或必有据。意者去古既远，经文不无脱误，诚有如《七难》滑氏之注⑤云者。唯是右肾为命门，男子以藏精，则左肾将藏何物乎？女子以系胞，则胞果何如而独系右肾乎？此所以不能无疑也。予因历考诸书，见《黄庭经》⑥曰："上有黄庭⑦下关元，后有幽阙⑧前命门。"又曰："闭塞命门似玉都。"又曰："丹田之中精气微，玉房之中神门户。"梁

---

① 六合：指天地四方。

② 帝阙：指宫门。

③ 允：诚然。

④ 脑心：脑的中央。因睛明穴在眼内眦角内侧0.1寸处，所以说"睛明所夹之处，是为脑心"。

⑤ 滑氏之注：《难经·七难》滑伯仁注云："首篇称'经言'二字，考之《灵》、《素》无所见，岂越人之时，别有所谓上古文字耶？将《内经》有之，而后世脱简耶？是不可知也。"

⑥ 黄庭经：道经名。

⑦ 黄庭：《黄庭经明堂章注》云："脾为黄庭。"

⑧ 幽阙：指肾。

丘子注曰：“男以藏精，女以约血，故曰门户。”又曰：“关元之中，男子藏精之所。”元阳子曰：“命门者，下丹田精气出入之处也。”是皆医家所未言，而实足为斯①发明者。又《脉经》曰：“肾以膀胱合为腑，合于下焦，在关元后，左为肾，右为子户。”又曰：“肾名胞门子户，尺中肾脉也。”此言右为子户者，仍是右者为命门之说。细详诸言，默有以会。夫所谓子户者，即子宫也，即玉房之中也，俗名子肠，居直肠之前，膀胱之后，当关元、气海之间，男精女血，皆存乎此，而子由是生。故子宫者，实又男女之通称也。道家以先天真一之炁②藏乎此，为九还七返之基，故名之曰丹田。医家以冲、任之脉盛于此，则月事以时下，故名之曰血室。叶文叔曰：“人受生之初，在胞胎之内，随母呼吸，受气而成；及乎生下，一点元灵之气，聚于脐下，自为呼吸。气之呼接乎天根，气之吸接乎地根。凡人之生。唯气为先，故又名为气海。”然而，名虽不同，而实则一子宫耳；子宫之下有一门，其在女者，可以手探而得，俗人名为产门；其在男者，于精泄之时，自有关阑知觉。请问此为何处？客曰：得非此即命门耶？曰：然也。请为再悉其解。

夫身形未生之初，父母交会之际，男之施由此门而出，女之摄由此门而入，及胎元既足，复由此出。其出其入，皆由此门，谓非先天立命之门户乎？及乎既生，则三焦精气，皆藏乎此。故《金丹大要》③曰：“气聚则精盈，精盈则气盛。”梁丘子曰：“人生系命于精。”《珠玉集》曰：“水是三才之祖，精为元气之根。”然则，精去则气去，气去则命去。其固其去，皆由此门，谓非后天立命之门户乎？再阅《四十四难》有“七冲门”者，皆指出入之处而言。故凡出入之所，皆谓之门，而此一门者，最为巨会，焉得无名？此非命门，更属何所？既知此处为命门，则男之藏精，女之系胞，皆有归着，而千古之疑，可顿释矣。

客曰：若夫然，则命门既非右肾，而又曰子宫，是又别为一腑矣，所配何经？脉居何部？曰：十二经之表里，阴阳固已配定，若以命门而再配一经，是肾脏唯一，而经居其两，必无是理。且夫命门者，子宫之门户也。子宫者，肾脏藏精之腑也。肾脏者，主先天真一之气，北门锁钥④之司也。而其所以为锁钥者，正赖命门之闭固，蓄坎中之真阳，以为一身生化之原也。此命门与肾，本同一气，道经谓此当上下左右之中，其位象极⑤，名为“丹田”。夫丹者，奇也。故统于北方天一之脏，而其外腧命门一穴，正见督脉十四椎中，是命门原属于肾，非又别为一腑也。《三十九难》亦曰：命门其气与肾通。则亦不离乎肾耳！唯是五脏各一，独肾有二，既有其二，象不无殊。譬以耳、目一也，而左明于右，手、足一也，而右强于左。故北方之神有蛇武，蛇主阳而武主阴，两尺之脉分左右，左主水而右主火。夫左阳右阴，理之常也，而此曰左水右火，

---

① 斯：此。

② 炁：同气。多见于道家的书。

③ 金丹大要：书名。元·陈致虚著。道士炼金石为药，谓服之可以长寿，是为金丹。

④ 北门锁钥：指北方重镇。

⑤ 极：指北极星。

又何为然？盖肾属子中，气应冬至，当阴阳中分之位，自冬至之后，天左旋而时为春，斗杓①建于坼木；日月右行合在亥，辰次会于娵訾②，是阳进二月，则会退一宫，而太阳渐行于右，人亦应之，故水位之右为火也。且人之四体，本以应地，地之刚在西北，亦当右尺为阳，理宜然者。故《脉经》以肾脏之脉配两尺，但当曰左尺主肾中之真阴，右尺主肾中之真阳，而命门为阳气之根，故随三焦相火之脉，同见于右尺则可，若谓左肾为肾，右肾为命门则不可也。虽然，若分而言之，则左属水，右属火，而命门当附于右尺；合而言之，则命门象极，为消长之枢纽，左主升而右主降，前主阴而后主阳，故水象外暗而内明，坎卦内奇而外偶。肾两者，坎外之偶也；命门一者，坎中之奇也。一以统两，两以包一，是命门总主乎两肾。而两肾皆属于命门。故命门者，为水火之腑，为阴阳之宅，为精气之海，为死生之窦③。若命门亏损，则五脏六腑皆失所恃，而阴阳病变，无所不至。其为故也，正以天地发生之道，终始于下；万物盛衰之理，盈虚在根。故许学士④独知补肾，薛立斋每重命门，二贤高见，迥出常人。盖得于王太仆所谓"壮水之主，益火之源"也。此诚性命之大本，医不知此，尚何足云！故予为申明，用广其义，即此篇前后诸论，虽多臆见，然悉揣经意，非敢妄言。凡我同心，幸为裁正。（《类经附翼》）

〔按语〕

　　三焦，心包络、命门，是中医学中历来争论较多的一些问题，尤其是对三焦与命门，更是众说纷纭，初学者莫衷一是。本节选录了对这些问题具有代表性的一些医论，可作为研究和学习的参考。

　　本文作者认为三焦与包络均为有形，三焦为"五脏六腑之总司"，包络为"少阴君主之护卫"。命门为"子宫之门户"，而子宫又是"男女之通称"，故有"男子以藏精，女子以系胞"之说。文中引证了大量的《内经》原文，以及其他文献资料为论据，并对《难经》、王叔和等关于三焦、包络的"有名无形"说，陈无择等关于三焦"有脂膜如掌大"说，以及《难经》的"左肾右命门"说，进行了批评。

三焦为腔子，心包络为裹心之膜

　　人身之相火，亦游行于腔子之内，上下肓膜之间，命名三焦，亦合于五脏六腑。丹溪曰：天非此火不能生物，人非此火不能生育。夫《内经》以心包络为脏，配合三焦，而为六脏六腑，总为十二经也。其两肾本为二脏，初无左右之分；越人始分之，亦未尝言其为相火之脏；王叔和始立说，以三焦合命门为表里，亦有深意寓焉。盖命门虽为水脏，实为相火所寓之地。其意盖谓左属阳，右属阴；左属血，右属气；左属

---

① 斗杓（biāo 标）：又叫斗柄，指北斗七星中 5～7 三星。

② 娵（jū 居）訾（zī 资）：十二星次之一。

③ 窦：犹端倪。

④ 许学士：即许叔微，字知可，宋代真州（一说武进）人。医家以其登学士之位，故名。著有《伤寒发微论》、《类证普济本事方》等。

水，右属火。静守常而主乎水，动处变而化为火者也。然而相火固无定体，在上则寄于肝、胆、包络之间，发作如龙火飞跃于霄汉①而为雷霆也；在下则寓于两肾之内，发则如龙火鼓舞于湖海而为波涛也。或曰尝闻人身之有腑者，若府库然，能盛贮诸物之名也。若大小肠、胃、膀胱、胆五腑，皆有攸受②而盛之者，未审三焦为腑，何所盛乎？曰：三焦者，指腔子而言，包函乎肠胃之总司也。胸中肓膜③之上曰上焦；肓膜之下，脐之上曰中焦，脐之下曰下焦：总名曰三焦。其可谓之无攸受乎？其体有脂膜在腔子之内，包罗乎六脏五腑之外也。其心胞络实乃裹心之膜，包于心外，故曰心包络。其系与三焦之系连属，故指相火之脏腑，皆寄于胸中，此知始而未知终也，其余诸说，皆展转传讹之语耳！管见如斯，颙④俊知者再论。(《医学正传》)

〔按语〕

本文选自《医学正传》。作者虞抟，字天民，自号花溪恒德老人，明代义乌县人。其著作还有《方脉发蒙》、《苍生司命》等。虞抟与朱丹溪同乡，学术以朱氏为宗，并参以张仲景、孙思邈、李杲诸家之说，各选其方之精粹者，次于丹溪要语之后，再以"或问"五十条以申明之。

本文作者认为三焦"指腔子而言，包函乎肠胃之总司也。"并具体划分出上、中、下三焦之部位，即胸部为上焦，脐上为中焦，脐下为下焦。心包络"乃裹心之膜，包于心外"。并且认为心包之系与三焦之系相连属。

心包络为子户，命门即心包络

以心包络为裹心外膜，千古愦愦，不可不以经文考正也。夫包者，包胎之名，即子户也，精以此藏，其在女子者，则有形如合钵，可以系包。其络下联于两肾，而上属于心，故谓之心包络，故评热论曰：包脉者，属心而络于包中，心气不得下通，故月事衰少不来。⑤《奇病论》曰："包络者，系于肾。"若云裹心外膜，则经文未有著见也。

夫心既为一脏矣，岂有心外脂膜复为一脏之理？脏者，有所藏之名也。遗此人生藏精之户，而以脂膜当之，必不然也。包者，抱也，经所谓以抱人形。《六书正讹》谓包胎乃单包字，象子未成形而包裹于中，俗作胞，盖溺胞字也，其音为脬。故《五味论》曰："膀胱之胞薄以懦。"《痹论》曰："胞痹者，小腹膀胱按之内痛，若沃以汤，涩于小便。"后人所以相沿而误者，由不知包之为包，又不知胞之非包，而遂杜撰其说，以包膜为裹心外膜，亦不经甚矣。

---

① 霄汉：高空。

② 攸受：所受。

③ 肓膜：此指横膈膜。

④ 颙（yóng 庸阳）：肃敬、景仰的意思。

⑤ 《素问·评热病论》说："月事不来者，胞脉闭也。胞脉者属心而络于胞中。今气上迫肺，心气不得下通，故月事不来也。"

然，所称命门者果何脏也？曰：命门即心包络也。《难经·三十六难》曰："命门者，诸神精之所舍，原气之所系也；男子以藏精，女子以系胞。"夫以命门为藏精系包之处，则命门之为包门无疑矣。又名子户，又名子宫，又名血室，道家谓之丹田，又谓之玉房。其门居直肠之前，膀胱之后，当关元、气海之间，以其精气由此出入，男女由此施生，故有门户之称。以其为生之门、死之门，故谓之命门，故命门即包门也。经谓之心包络者，以其络属之心也；后人谓之命门者，以其窍通乎肾也。《胀论》① 曰："石瘕生于包中，寒气客于子门。"是子门即包也。东垣亦云："包络一名命门。"故心主也，包络也，命门也，一言而三名也。虞天民、张景岳知命门之不在右肾，而不知命门之即包络，由不知包之非裹心外膜也。（《医经理解》）

〔按语〕

本文选自《医经理解》，作者程知，字扶生，清代广东潮州人。

本文原题名《手心主心包络命门辨》。本文中主要论点是：命门即是心包络，也就是子户。从结构而言，其络上属于心，下系于包门，故名叫"心包络"，而决非护心之膜；从功能而言，其为男女精气之所出入处，是生命的关键，故名叫"命门"。所以"心主也，包络也，命门也，一言而三名也。"

心包络即膻中，三焦即腔子

心包络，《难经》谓其无形，然考《内经》论十二官，无心包络之名，而有膻中之号。盖膻中乃心之窝，心藏窝中，若包裹然。则膻中固即心包络，非无形也。

三焦，经谓："上焦如雾，中焦如沤，下焦如渎。"② 亦未言其形状。论者皆纷纷，如捕风捉影，毫无实指。惟张景岳谓即腔子，"脏腑如物，腔子如囊之括物，人但知物之为物，而不知囊之亦为一物"。其说甚通。予因是而思，人之脏腑止有十，而以心为君，余为臣。三焦即腔子，如京城，君臣所同居；心包络即膻中，如宫城，君所独居也。宫城在内，京城在外，内为阴，外为阳，故三焦亦称腑，而心包络亦称脏耳。三焦既即腔子，则为有形，有形则有经脉，凡腔子中之经脉，但不分地立名，难于指称，故将其与各脏腑络系者，分属所络系之脏腑，名曰某脏某腑经脉，而以其无所系属者，名曰三焦经脉。犹之九州之地皆王土，而除分封诸侯外，余为王畿③耳！心包经脉，亦三焦经脉之络系于膻中者，所分属为十二经也。（《医碥》）

〔按语〕

本文选自《医碥》。作者何梦瑶，字根之，号西池，清代南海人。《医碥》七卷，先总论，次诸证，末方药。书中有不少创见，颇有裨于医学。

---

① 《胀论》：应作《灵枢·水胀》。
② 见《灵枢·营卫生会》。
③ 王畿（jī 机）：古代以称王城四周的地域。

本文作者认为心包络与三焦均有形。心包络即膻中，"膻中乃心之窝，心藏窝中，若包裹然"。三焦即腔子，"脏腑如物，腔子如囊之括物"。

三焦为网油，命门为焦原

焦古作膲，即人身之膈膜，所以行水也。今医皆谓水至小肠下口，乃渗漏入膀胱，非也。《医林改错》，西医均笑斥之。盖自唐以后，皆不知三焦为何物。西医云：饮水入胃，胃之四面，皆有微丝血管，吸出所饮之水，散走膈膜，达于连网油膜之中，而下入膀胱。西医所谓连网，即是膈膜，及俗所谓网油，并周身之膜，皆是也。网油连著膀胱，水因得从网油中渗入膀胱，即古所名"三焦者，决渎之官，水道出焉"是矣。三焦之根出于肾中，两肾之间，有油膜一条，贯于脊骨，名曰命门，是为焦原。从此系发生板油，连胸前之膈，以上循胸中，入心包络，连肺系上咽，其外出为手背胸前之腠理，是为上焦，从板油连及鸡冠油，著于小肠，其外出为腰腹之腠理，是为中焦；从板油连及网油，后连大肠，前连膀胱，中为胞室，其外出为臀胫少腹之腠理，是为下焦。人饮之水，由三焦而下膀胱，则决渎通快。如三焦不利，则水道闭，外为肿胀矣。西医知连网之形甚悉，然不名三焦，又不知连网源头，并其气化若何，皆不知也。（《医经精义》）

〔按语〕

本文作者认为三焦为网油，并联系西医学说作了对照说明。三焦的功能在于气化而"行水"，此说本于《素问·灵兰秘典论》。文中还提出命门为焦原的论点，认为"三焦之根出于肾中，两肾之间，有油膜一条，贯于脊骨，名曰命门，是为焦原。"

命门为肾系，三焦为网油

命门即肾系。由肾系下生连网油膜，是为下焦；中生板油，是为中焦，上生膈膜，是为上焦。其根源，实出于肾系，肾系即命门也。命门为相火之根，三焦根于命门，故司相火，而属于肾。夫肾具水火，合三焦者，是相火所合也。又云"肾上连肺"[①]者，金水相生，是水阴之所合也。故肾虽一脏，而将[②]为两脏矣。肾主水，而引水之腑，实为三焦。三焦即人身膜油，连肠胃及膀胱。食入于胃，由肠而下，饮水入胃，则胃之四面，均有微管，将水吸出，散走膈膜。此膈膜即三焦也。水由上焦，历肝膈，透肾系，入下焦油膜，以达膀胱。故"三焦者，中渎之腑，水道出焉"。"属膀胱者"，谓三焦与膀胱相联属也。"是孤之腑"，谓五脏各配五腑，而三焦司肾水之决渎，又独成一腑也。"是六腑之所与合"句，又总言六腑合五脏，相合而成功也。（《医经精

---

① 《灵枢·本输》说："少阴属肾，肾上连肺，故将两脏。三焦者，中渎之腑也，水道出焉，属膀胱，是孤之腑也。是六腑之所与合者。"

② 将（jiāng江）：统率的意思。

义》）

〔按语〕

本文作者认为命门为肾系，三焦为网油。而命门与三焦之间又是密切联系的，并且均属于肾，故说："命门为相火之根，三焦根于命门，故司相火，而属于肾。"

三焦为三元之气

三焦者，人之三元之气①也。号曰中清之腑，总领五脏六腑，荣卫经络，内外左右上下之气也。三焦通，则内外左右上下皆通也。其于周身灌体，和内调外，荣左养右，导上宣下，莫大于此者也。又名玉海②、水道。上则曰三管③，中则名霍乱，下则曰走哺④，名虽三而归一，有其名而无形者也。亦号曰孤独之腑。而卫出于上，荣出于中。上者络脉之系也，中者经脉之系也，下者水道之系也。亦又属膀胱之宗始，主通阴阳，调虚实……三焦之气和则内外和，逆则内外逆。故云三焦者，人之三元之气也，宜修养矣。（《中藏经》）

〔按语〕

本文选自《中藏经》，伪托汉·华佗撰，故又名《华氏中藏经》。书中载医论四十九篇，方六十则。此书文义古奥，是唐以前的作品，故阮元称其为"六朝时物"。

本文作者认为三焦有名而无形，是人之"三元之气"，能"总领五脏六腑、营卫经络、内外左右上下之气"，故"三焦之气和则内外和，逆则内外逆"。

三焦无形说

或曰：子以《难经》三焦无形之言为是，何《灵枢·本藏》篇皆谓有厚、薄、缓、急、直、结、纵、横？惟其有形，乃有此语。余曰：《本藏》篇论三焦者，非特为三焦有物如是也。厚、薄、直、结、缓、急等语，为膀胱而言也。合通篇脏腑配应而观，其义自见，为应三焦为孤腑，又为外腑，又为中渎之腑。按渎者，水也，膀胱为津液之腑，亦水也。三焦为决渎之官，膀胱之用也。又为肾间原气之使，以其无形，故附膀胱而言之。何以然？"黄帝曰：愿闻六腑之应。岐伯答曰：……肾合三焦膀胱，三焦膀胱者，腠理毫毛其应……密理厚皮者，三焦膀胱厚；粗理薄皮者，三焦膀胱薄；疏腠理者，三焦膀胱缓；皮急而无毫毛者，三焦膀胱急；毫毛美而粗者，三焦膀胱直；

---

① 三元之气：三元，指天、地、人。三元之气，比喻人体上、中、下三部之气。
② 玉海：膀胱之别名（见《中国医学大辞典》）。
③ 三管：指位于上焦胸部的气管、食管和水管（古人认为食与水分从两管而纳入，不妥）。
④ 走哺：症状为得食即呕，二便不通。病机由于下焦实热结滞，以致气不流通，不能泌糟粕，而淤浊反上蒸于胃。

稀毫毛者，三焦膀胱结也。"① 三焦原非正腑，而无所应，故称外腑、孤腑，因帝以六腑之应为问，三焦既为膀胱之用，原气之使，故以膀胱合而应之，以答六腑之应如此也。又《本输》篇曰："肾合膀胱，膀胱者，津液之腑也。"此五脏五腑五行正配者也，独少阳三焦无合，乃复曰："少阳属肾，肾上连肺，故将两脏，三焦者，中渎之腑也，水道出焉，属膀胱，是孤之腑也，是六腑之所与合者。"合二篇观之，三焦属肾与膀胱，故附膀胱而言，非为三焦有物如是也。勇士篇②之纵横，及诸篇言有形者，多类此。

或曰：三焦既无形如此，何气府篇③有少阳脉气所发者三十二穴？缪刺篇④有少阳之络？经脉篇⑤有三焦少阳之脉？经别篇⑥有少阳心主之正？经筋篇⑦有少阳心主之筋？卫气篇⑧有少阳心主之本？阴阳二十五人篇⑨言手少阳之上，血气盛则眉美而长？等语似涉有形，今曰无形，然则，彼皆非耶？余曰：所谓有形者，指其经依附各属经络而流贯者言也。盖手少阳乃十二经中之一经，其动脉原有起止，亦脉络、经筋、俞穴出入相应，以经络乎上中下一身也，非谓无其经脉，而虚作一气看也。因有此经，敞有此病。云无形者，指其腑也。以其无特形，故称外腑。若独指其经脉起止，俞穴主病等语，便谓是有形之腑，不思奇经中如冲、任、督等脉，皆有起止，亦皆主病，冲为血海，任主胞胎，亦可指冲、任等脉如有形腑例看否耶！有形之说，不必辩而其谬自明矣。(《医旨绪余》)

〔按语〕

本文作者对三焦的主要论点是：六腑之中，唯三焦无形，故称之为外腑或孤腑。有形的五腑，各与五脏相配合，三焦无形，只能依附于膀胱，而曰"肾合三焦膀胱"；有形的五腑，各与形体相应，三焦无形，亦只得依附于膀胱，而曰"三焦膀胱者，腠理毫毛其应"。虽然有手少阳三焦经之存在，但仍不能认为三焦是有形之腑。

三焦为右肾下脂膜

古人论五脏六腑，其说有谬者，而相承不察，今欲以告人，人谁信者？古者左肾，其腑膀胱；右肾命门，其腑三焦，丈夫以藏精，女子以系胞。以理言之，三焦当如膀胱，有形质可见。而王叔和三焦有脏无形，不亦大谬乎？盖三焦有形如膀胱，故可以有所藏、有所系，若其无形，尚何以藏、系哉？且其所以谓之三焦者，何也？三焦分

---

① 见《灵枢·本藏》。
② 指《灵枢·论勇》。
③ 指《素问·气府论》。
④ 指《素问·缪刺论》。
⑤ 指《灵枢·经脉》。
⑥ 指《灵枢·经别》。
⑦ 指《灵枢·经筋》。
⑧ 指《灵枢·卫气》。
⑨ 指《灵枢·阴阳二十五人》。

布人体中，有上、中、下之异。方人心湛寂①，欲念不起，则精气散在三焦、荣卫、百骸，及其欲念一起，心火炽然，翕撮②三焦，精气流入命门之腑，输泻而去，故号此腑为三焦耳。世承叔和之谬而不悟，可为长太息也。予甚异其说，后为齐州从事，有一举子徐遁者，石守道之婿也，少尝学医，为卫州，闻高敏之遗说，疗病有精思。予为道骧③之言，遁喜曰：齐尝大饥，群望相脔④割而食，有一人皮肉尽而骨脉全者，遁以学医故，往视其五脏，见右肾之下，有脂膜如手大者，正与膀胱相对，有二白脉自其中出，夹脊而上贯脑，意此则导引家所谓夹脊双关者，而不悟脂膜如手大者之为三焦也。闻君之言，与所见悬合，可以证古人之谬。（《医说》）

〔按语〕

本文选自《医说》。作者张杲，字季明，宋代新安县人。该书分四十七门，取材较丰富，内外妇儿各科均有论述。

本文原题名《五脏六腑其说有谬》。作者认为三焦有形，并批驳了《难经》及王叔和的三焦无形论。此三焦之形，是指"右肾之下，有脂膜如手大者，正与膀胱相对"。还说这是徐遁亲视所见（出于《龙川志》）。

三焦为精府

古人谓左肾为肾脏，其腑膀胱，右肾为命门，其腑三焦。三焦者，有脂膜如手大，正与膀胱相对，有二白脉自中出，夹脊而上贯于脑。所以经云：丈夫藏精，女子系胞。以理推之，三焦当如上说，有形可见为是。扁鹊乃云：三焦有位无形。其意以为上、中二焦，如沤、如雾，下焦如渎，不可遍见，故曰有位无形。而王叔和辈，失其指意，遂云无状空有名，俾后辈蒙谬不已，且名以无实，无实奚名？果其无形，尚何以藏精、系胞为哉？其所谓三焦者，何也？上焦者，在膻中，内应心；中焦在中脘，内应脾；下焦在脐下节肾间。动气分布人身，有上、中、下之异。方人湛寂，欲想不兴，则精气散在三焦，荣华百脉；及其想念一起，欲火炽然，翕撮三焦，精气流溢，并命门输泻而去，故号此府为精府耳。学者不悟，可为长太息！（《三因极一病证方论》）

〔按语〕

本文选自《三因极一病证方论》（简称《三因方》）。作者陈言，字无择，宋代青田县人。著作还有《产育宝庆集方》二卷。《三因方》十八卷，因其"分别三因，归于一治"，故名。其说本于《金匮要略》、《诸病源候论》，但有所发展。其将致病因素概括分为内因、外因、不内外因三类，每类均有论有方。

本文作者认为三焦有形，除赞同张杲所说三焦为肾下脂膜外，并进一步说明其为

---

① 湛（chén 沉）寂：沉静。湛通"沉"。
② 翕（xī 吸）撮：聚合。
③ 道骧（xiāng 襄）：道理高深。
④ 脔（luán 銮）：切成块的肉。

"丈夫藏精，女子系胞"的精府。还阐述了《内经》如雾、如沤、如渎之三焦，内应于心、脾、肾，故说其有位无形。此三焦与精府之三焦密切联系。

三焦主持诸气

三焦，有名无形，主持诸气，以象三才之用，故呼吸升降，水谷往来，皆待此以通达。是以上焦在心下，主纳而不出；中焦在胃中脘，主腐熟水谷；下焦在脐下，主分别清浊，出而不纳。统而论之，三者之用，本于中焦。中焦者，胃脘也。天五之冲气，阴阳清浊自此而分，十二经络自此而始。或不得其平，则寒热偏胜，虚实不同，荣卫涩滞，清浊不分，而生诸病。故曰"气会三焦"①，手少阳脉通于膻中。膻中者，臣使之官，为气之海。审此，则知三焦者，冲和之本。（《医学发明》）

〔按语〕

本文作者认为三焦有名无形，其功能为主持诸气。对于三焦具体部位的叙述，本于《难经·三十一难》。

三焦为脏腑的处所

王叔和言三焦无状空有名。千载之下，议论不一。至宋·陈无择之通达，尚惑徐遁之荒唐，且曰："三焦有脂膜，如掌大，正与膀胱相对，有二白脉自中出，夹脊而上贯于脑。"何其谬也。按《内经·六节脏象论》曰："脾、胃、大肠、小肠、三焦、膀胱者，仓廪之本，营之居也，名曰器，能化糟粕，转味而入出者也。"《五脏别论》曰："夫胃、大肠、小肠、三焦、膀胱，此五者，天气之所生也。其气象天，故泻而不藏。此受五脏浊气，名曰传化之腑。"由是观之，圣人且以三焦为有形状矣。又按蔡西山《脉经》②，其间有论三焦一篇，后引《礼运记》曰："上焦若窍，中焦若编，下焦若渎"。然未曾发明其义。新安孙景思氏，因推其义而解之曰："上焦若窍，窍者窍漏之义，可以通达之物，必是胃之上脘，经曰'上焦在胃之上口，主纳而不出'是也。中焦若编，编者编络之义，如有物编包之象，胃之外有脂，如网包罗，在胃之上，以其能磨化饮食，故《脉决》云'膏凝散半斤'者此也，必是脾之大络，此为中焦，经曰'主腐熟水谷'是也。下焦若渎，渎者沟渎之义，可以决渎，可以传导，乃是小肠之下，曰阑门，泌别水谷，自此而分清浊之所，此为下焦，经曰'在膀胱上口，主泻而不藏'又曰：'主出而不纳'，又曰'下焦为传化之腑'，又曰'三焦者水谷之道路，气之所终始也'。盖水谷之所入，水自上而中，自中而下；至于糟粕，转输传导而下，一无底滞。"如此，尤可表其为有形明矣。所谓形者，非谓脏腑外别生一物，不过指其

---

① 气会三焦：见《难经·四十五难》。

② 蔡西山脉经：蔡元定，字季通，宋·建州建阳人。著《脉经》一卷。《濒湖脉诀》中有《蔡西山脉经》，即指此书。

所而为形耳！或曰：经之本文，乃中焦若沤，今改作编字，于理未安。愚谓蔡西山据《礼运记》而言，又按《白虎通·性情篇》沤亦作编，二说安得俱误？恐沤与编殆①相似而讹之耳！（《续医说》）

〔按语〕

本文选自《续医说》。作者俞弁，字子容，明代人。该书类似医话，或杂论医理药性，或记病案治验，或录师友讲谈之论，或记读书心得，积久成编。

本文作者认为三焦有形，而此"形"，并非"脏腑外别生一物，不过指其所而为形"，即以脏腑的处所为三焦。此说与"腔子"说意义相近。

论三焦有三

人身十二脏腑经络，《灵枢》、《素问》详辨，各有定名部分，独三焦之名，在经文亦多臆说，后贤之详其义者，更多旁杂，而无一定之论，是不能无疑而为之考究，以正其指归②。即如王海藏③为东垣高弟，亦致疑于三焦之名，而问之曰：三焦有几？启其端而究未能定其说。是以总会经文与诸贤之论而详之，以知三焦有三三焦，而后之人，不能明其义，故多歧，而未有以正其名也。

所谓三焦之有三三焦也，即以经文正之。《灵》、《素》之论三焦，与《难经》之论三焦，已自不同矣。《灵枢》曰：三焦者，上合手少阳，出关冲，小指次指之端；三焦下腧，在足大趾之前，少阳之后，出腘中外廉，足太阳以络于手少阳。此论手少阳三焦经脉之所行也。又曰：脐下膀胱至足，为足三焦，下焦别回肠，注膀胱以渗入。此论足太阳膀胱为三焦一腑之所属也。手三焦之经为少阳主于上，足三焦之腑为膀胱主于下，是二三焦也。故《本脏》篇曰：密理厚皮者，三焦膀胱厚；粗理薄皮者，三焦膀胱薄。《勇论》曰：勇士三焦理横，怯士三焦理纵。而《素问·五脏别论》又曰：胆、胃、大小肠、三焦、膀胱五者，为天气之所生。夫三焦、膀胱与胆、胃、大小肠四腑并言，而又有厚、薄、结、直、纵、横之意，此所谓三焦者，属之于腑，正有形有状之三焦也。若《灵枢》又曰："上焦如雾，中焦如沤，下焦如渎"。此三焦为一气之所主。故《三十一难》因之曰：上焦在胃上口，主纳而不出，其治在膻中；中焦在胃中脘，主腐熟水谷，其治在脐傍；下焦在脐下，主分别清浊，出而不纳。此三焦者，即《灵枢》所谓如雾、如沤、如渎之三焦也。故《难经》又继言之：三焦为水谷之道路，气之所以终始；三焦者，原气之别使。原气在两肾中间之动气，为人之生命，十二经之根本，主通行三气，经历于五脏六腑。此所谓三焦者，属之于气，正王叔和所谓"有名无状"之三焦也，是又一三焦也。论其经则手少阳三焦主之于上，论其腑则足太阳三焦主之于下，论其气则两肾原气之三焦以行于中，故曰《灵》、《素》之论三

---

① 殆：大概。
② 指归：宗旨或意向所在。
③ 王海藏：王好古，字进之，号海藏。元代赵州人。从李杲及张元素学医。

焦，与《难经》之论三焦，名各不同也。《灵》、《素》之论手少阳三焦，与足太阳三焦是有形之腑也；《难经》之论上中下之三焦，是无形之原气也。有形之腑与胆、胃、大小肠为配；无形之气，游行于五脏六腑之中，温分肉而充皮肤，是即肾间之原气，自下而中，自中而上，东垣所谓有名无形，主持诸气，统领周身之气，熏肤充身泽毛者也。三焦之有三者，此也。王海藏问三焦有几，独能辨手少阳三焦主上，足太阳三焦主下，而不及《难经》所云原气之三焦，为命门之别使，是以使后人疑而莫辨耳！故王叔和所云三焦无状空有名者，即是肾间原气之三焦也，不可谓尽非也。独是无择以脐下之脂膜为三焦；袁淳甫以人身著内一层，形色最赤者为三焦；虞天民以包涵肠胃之总司，指腔子为三焦。是皆说之不可稽者也。至金一龙舍手足之三焦不言，而易以前三焦、后三焦，尤诞妄而支离矣。予初注三焦论，漫引《灵枢》肺俞在三焦，心俞在五焦，膈俞在七焦，肝俞在九焦，脾俞在十一焦，肾俞在十四焦之间，以躯体以外称焦，而从虞天民包罗六腑五脏之脂膜，以证三焦之说，自马仲化[①]以肺俞、心俞之焦为椎，则予之说要亦可议而未有当焉也。（《质疑录》）

〔按语〕

　　本文作者张景岳，在著《三焦包络命门辩》一文以后，又进一步对三焦进行了研究，纠正了其前文中的某些片面性的认识，而根据《内经》、《难经》等文献资料，重新提出三焦有三的论点。而概括起来说，不外乎有形与无形两者。还认为：“王叔和所云三焦无状空有名者，即是肾间原气之三焦也，不可谓尽非也。”

三焦为胃部上下之匡廓

　　经曰：上焦出胃口，并咽以上，贯膈而布胃中；中焦亦并在胃中，出上焦之后；下焦别回肠，注于膀胱。而于阳明胃之脉，则曰：循喉咙，入缺盆，下膈属胃，其直者从缺盆下乳内廉，其支者起胃口，下循腹里，下至气街。此与三焦同行在前，故知三焦者，实胃部上下之匡廓[②]，三焦之地，皆胃之地，三焦之所主，即胃之所施，其气为腐熟水谷之用，与胃居太阴脾之前，为相火所居所游之地。故焦也者，固以熟物为义也。然则三焦虽有上中下之分，而所由以分者，不俱从胃言之欤！何则？人之心下为膈膜，膈下为胃，其上口曰贲门，在脐上五寸上脘穴分，是为上焦；脐上四寸为中脘穴，即中焦，肺脉起中焦在此；脐上二寸为下脘穴，即胃下口传入小肠处，曰幽门者，是为下焦。论三焦地分，虽不过四寸之间。而论三焦所主部位，则上焦之胃上口，承接心肺，其所主部位自在膈以上一段；下焦之胃下口，下输水谷于小肠，而小肠之水液，渗入膀胱以注前阴，小肠之滓秽，转输大肠以注后阴，则下焦所主部位，自在脐腹以下一段，若膈之下，脐腹以上，中间一段胃实居之，则胃之正中，正中焦所主

---

　　① 马仲化：马莳，字仲化，自号玄台子。明代会稽人。著有《素问注证发微》九卷、《黄帝内经素问合编》十八卷。

　　② 匡廓：犹范围。

之部分也。古人云：上焦如雾者，状阳明化物之升气也；云中焦如沤，又云如沥者，状化时沃溢之气；云下焦如渎者，状挤泌流水之象也。古人诚见乎三焦之气化，一皆胃之气化，一皆相火之所成功耳！乃后以三焦为无状空有名，皆不知其为匡廓于阳明也。故其病而燥，实则有耳鸣、喉痹肿痛，耳后连目锐眦痛，肩臑痛，内外皆疼，头面赤热，赤白游风①等症；虚则有腹寒、短气、少气等症。如或板滞窒塞，则三焦之气滞也，急当调之，使一气流通。（《杂病源流犀烛》）

〔按语〕

本文选自《杂病源流犀烛》。作者沈金鳌，字芊绿，清代无锡人。著有《尊生书》七种，《杂病源流犀烛》三十卷，为《尊生书》之一。该书各病皆冠以源流一篇，为沈氏所自撰，以下则前人论脉论证之语及方药。

本文作者认为三焦在胃的部位，"三焦之地，皆胃之地"，三焦之功能即胃的功能，"三焦之所主，即胃之所施，其气为熟腐水谷之用"。而其功能又与相火有关，故"焦"以"熟物为义"。另，清代罗美著《内经博议》中，对三焦有类似的论点。

三焦能通调水道

三焦者，上、中、下三焦之气也。焦者，热也。满腔中热气布护，能通调水道也。为心包络之腑，属火。上焦不治②，则水泛高源；中焦不治，则水留中脘；下焦不治，则水乱二便。三焦气治，则脉络通，而水道利，故曰"决渎之官"。（《医学三字经》）

〔按语〕

本文作者认为三焦的功能"能通调水道"，此论本于《素问·灵兰秘典论》："三焦者，决渎之官，水道出焉"。并与心包络相合，故称为"心包络之腑"。在三焦病变方面，突出水液代谢的失常，故凡"水泛高源"、"水留中脘"，"水乱二便"，是属上焦、中焦、下焦的病变。

三焦为胸膈腹内三空处

夫三焦者，即胸膈腹内三空处也。诸大贤皆谓有名无形者，所以别其不同于他脏、他腑之自具一形耳！非曰无形即无其处，正欲指空处，故曰无形也。《灵枢》谓厚薄、纵横者，即借胸膈腹之腔子里面为言，非另具一形而为厚薄、纵横也。经又曰如雾、如沤、如渎，而中焦又有作如沥者。盖即指胸膈腹内空处之水气为喻。如果有形，则雾乃气聚，有时而散；沤为水泡，时起时没；沥是余滴，可有可无，皆无常形，岂可

---

① 赤白游风：游风的症状是在皮肤起如云片，游走不定，浮肿焮热，痛痒相兼，高累如粟。邪滞血分发赤色者为赤游风；邪滞气分发白色者为白游风。

② 不治：不正常，病变。

比之上中二焦乎！至于下焦如渎者，亦不过以沟渎中水道，比下焦之水道，非以沟渎之壳子相比较也。即士材所谓肌肉之内，脏腑之外，虽有其处，原无其形，何反以无形为误？岂其意以既有其处，即不得谓之无形耶？然处与形不同：有其处，《内经》所以云云；无其形，诸贤所以定论。先圣后贤，言似异而旨实同也。惟陈无择言有形如脂膜，疑未妥协。盖脂膜乃身中原有之物，三焦之形如之，则又一层假脂膜也。假脂膜与真脂膜，其何以辨哉？故敢谓其未妥。（《吴医汇讲》）

〔按语〕

本文作者顾彭年，字祖庚，号雁庭，清代吴县人。作者认为三焦是胸膈腹内三空处，并同意无形之说。所谓无形，是区别于其他脏腑的"自具一形"。而"处"与"形"不同，"空处"就是无形，不能认为"无形即无其处"。所以《内经》说有其处，后世医家说无其形，它的精神实质是一致的。

三焦为有名无形之气

三焦有形无形之说，越人、华佗、王冰、东垣皆曰有名无形，余则或言无状，或言有形，纷纭无定。愚意当以无形之说为是，非若五脏六腑各自成形，可以定其象也。《营卫生会》篇云："上焦如雾，中焦如沤，下焦如渎。"此三焦定论也。以其无形，故举功用之相似者以比拟之也。雾类乎气，《决气》篇所谓"若雾露之溉"是也。考沤、渎二字之义：沤，渍也、渐也，渐渍之使柔烂也，则沤者状腐熟水谷之义，谓渐渍以化也。渎，浊也、通也，所以通垢浊也，则渎者状分别清浊，即"决渎之官，水道出焉"之义也，其三焦字义，亦属无形。盖火灼则焦，火即是气，以少阳为相火，即取焦字之义也。上中下有分司之任，故曰三也。《营卫生会》篇云：上焦出于胃上口，并咽以上，贯膈而布胸中；中焦亦并胃中，出上焦之后，泌糟粕，蒸津液，化精微，以奉生身，故独得行予经隧，命曰营气；下焦者，别回肠，注于膀胱而渗入焉。水谷者，居于胃中，成糟粕下大肠，而成下焦。又云："营出于中焦，卫出于下焦。"《五味》篇云：谷始入于胃，其精微者，先出于胃之两焦以溉五脏，别出两行营卫之道。细玩经文，曰出于胃上口，出上焦之后，曰成下焦，曰胃之两焦，皆见无形体之意焉。而细绎经旨，即营卫之气所从出，其职司功用，莫非气之所为，故《中藏经》曰："总领五脏六腑、营卫经络、内外左右上下之气也"。至《本脏》篇有厚薄、缓急、直结之说者。孙东宿[1]谓五脏五腑，五行正配合者也，独三焦无合，故附膀胱而言，非谓三焦有物如是也。若《论勇》篇理纵、理横之说，不过言其人之躯壳上下通体如此，故以三字贯之，而借焦字助语成辞，与《五味篇》所云"胃之两焦"句法相仿耳！再以《背俞》篇五焦、七焦之文观之，则三焦纵横之句，亦可不必拘泥矣。使必以无形之说为误，岂越人、华佗，其才智反在后人下耶？（《吴医汇讲》）

---

[1]　孙东宿：孙一奎，字文垣，号东宿，又号生生子，明代休宁人。

〔按语〕

本文作者周自闲，字省吾，清·苏州人。曾著《医论会通》、《运气则》二书，未刊。有数篇载于《吴医汇讲》中。

本文作者认为三焦有名无形。三焦字义，可说明其无形，"火灼则焦，火即是气，以少阳为相火，即取焦字之义也。上中下有分司之任，故曰三也。"三焦的功能，本《内经》如雾、如沤、如渎，"以其无形，故举功用之相似者以比拟之也。"

三焦为淋巴系统

三焦为手少阳之腑，经称"决渎之官"。八十一难以为"原气之别使"，"所止辄为原"①。原即今源字，谓水源也。其内连脏腑者，是即内之水源也。膈上、膈下、脐下各有水源，略举位次，分而为三：所谓上焦如雾，中焦如沤，下焦如渎者也。其布在躯壳者，亦通言三焦。《金匮要略》云："腠者，是三焦通会元真之处，为血气所注。"《太素经》②："月满则海水西盛，人焦理却，月郭空则海水东盛，人焦理薄。"杨上善注：三焦之气发于腠理，故曰焦理。由今验之，三焦者，自其液言，则所谓淋巴液、淋巴腺；自其液所流通之道言，则所谓淋巴管。腺云、管云，犹血液之与脉管也。内之水源，即脏腑间之淋巴腺与管；外之水源，则肌腠间之淋巴腺与管也。肌腠间有毛细管，此云孙络，血中津液满溢，与其余泽当去者，皆自毛细管渗入淋巴腺，故曰血气所注也。脏腑间略分三部：曰如渎者，则淋巴管之象；曰如沤者，则淋巴腺凝如大豆之象；曰如雾者，则淋巴腺凝如粟米丛集成点之象。此三象者，上焦、中焦、下焦所通有，特互言以相发明耳！焦者潴③也，谓小水也。内外皆有水道，而非如经脉之有主动，故少阳病半在里半在外，且夫血则亦有内外之分矣。血之内主，是为心脏，以心不受邪，故太阳病营热甚者，及于胸中，即有愦愦懊恼等象；若邪竟中心，则危笃且死矣。是以太阳主表，虽或入里，于心犹为表。三焦内主，还即本腑，病常有兼本腑者，诸胸胁痞满支结，皆水道壅滞之为也。内外得以兼病，故言半表半里。水行缓钝，不如经脉之有定度，以故易于凝聚。太阳篇中柴胡证、三泻心证，夫孰非三焦之治欤？少阳本篇以口苦、咽干、目眩为主。口苦则足少阳胆汁上泄，咽干则手少阳三焦津液不布，廉泉澌涸④为之。知三焦之为淋巴腺、淋巴管，则非有名而无形。其以营卫分言者，营行脉中，卫行脉外。营即近外之血脉，卫即近外之水道。以气与水展转相化，则曰卫主气云尔！所谓营出中焦，卫出上焦者，以中焦转输于大静脉最为便捷，津液自中焦入大静脉，则周身之血得所养，而中焦非营也。昔人或以内之上、中、下三焦，目上、中、下三部，亦其适然，不为典要。乃近世治温者，直以心肺为上焦，

---

① 见《难经·六十六难》。
② 太素经：即《黄帝内经太素》。
③ 潴（zhú 着）：小水。
④ 澌（sī 斯）涸（hé 貉，又读 hào 号）：水尽枯竭。

脾胃为中焦，肝肾为下焦，而三焦之腑俄空①矣。

三焦既为水液所聚，乍有湫壅②，则饮所自成也。《金匮要略》曰："其人素盛今瘦，水走肠间，沥沥有声，谓之痰饮。饮后水流在胁下，咳唾引痛，谓之悬饮。饮水流行，归于四肢，当汗出而不汗出，身体疼重，谓之溢饮。咳逆倚息，气短不得卧，其形如肿，谓之支饮。"此四饮之辨也。又云："心下有留饮"，"胸中有留饮"，"膈上病痰"，"心下有痰饮"，"心下有支饮"，"膈间支饮"，"悬饮内痛"。是则溢饮必在四肢，悬饮必不上肺，支饮、痰饮即无定位，或者但见咳吐痰涎，以为独肺有之。其他或谓胃所贮蓄，或谓别有科臼③，则皆未知饮在三焦之故也。按淋巴管二大干：右曰右总淋巴干，位在膈上，凡心肺右部及上体上肢诸部之淋巴管皆汇焉；左曰胸管，其位自腰以上过膈而至胸中，则腰淋巴干、肠淋巴干所集成。《灵枢》称下焦别回肠。此所谓肠淋巴干也。又称："少阳属肾，肾上连肺，故将两脏。三焦者，中渎之腑也，水道出焉，属膀胱。是孤之腑也。"按肾腺入腰淋巴干，上注胸管，会心肺诸腺，《灵枢》说得之。苏子由《龙川略志》称徐遁道说谓见群匄④相食，皮肉尽而骨脉全，右肾下有脂膜如手大，与膀胱相对，是即三焦。清人《啸亭杂录》谓见磔⑤者，膀胱后别有白膜包裹精液，即三焦也。按此似腰淋巴干。唯谓如手大，或有不谛⑥，凡下体下肢诸部及心肺左部之淋巴管皆汇焉（二干皆入大静脉）。疑旧说下焦者，即腰淋巴干、肠淋巴干；中焦者，即胸管；上焦者，即右总淋巴干也，左方胸管，其体大于右总淋巴干，故旧亦特重中焦。夫肠侧有乳糜管，胸管前有乳糜槽，其成痰饮，固甚易矣。脉道以心为主动，故行必顺轨。水道无主动，故过则横行。痰饮病状，奇异多端，实由于此。论其经法，则肠间痰饮，乳糜管壅滞所为也，胸膈间之痰饮、支饮，胸管与右总淋巴干壅滞所为也；胁下悬饮，腰淋巴干壅滞所为也。若夫四肢溢饮，则肌腠间淋巴腺管壅滞所为而已矣。此乃不专在肺，亦不以胃为贮器，又非别有科臼也（前人不知三焦有实体，有别辟科臼之说，其实科臼即三焦耳）。伤寒误下，膈内拒痛，阳气内陷，心下因硬，此为水结在胸，名大结胸。微者正在心下，按之则痛，名小结胸。其余以误下，故心下痞满者不可胜数。其故何也？凡大下后，肠间津液必上升，其道自肠淋巴干以上胸管，胸中水液于是多矣。然以误下之故，热势自脉内陷于心，心不受邪，拒热外出，与胸管水液相薄⑦，则拒痛而为结胸。故非以大黄、芒硝合之甘遂，则不可下。小结胸乃其轻微者，痞满则其未实者耳！肺痿大便多发恶臭，《千金》称肺痿便如烂瓜，下如豚⑧脑。肺痈亦或移脓于大肠。诸治肺痈，有以葶苈大枣泻之者，有以白散⑨下之

---

① 俄空（kòng 控）：旋即空缺。
② 湫（qiū 秋）壅：水潭壅塞。
③ 科臼：亦作"臼科"，指臼形的坑。在此指痰饮停蓄之处。科同窠。
④ 匄：丐的异体字。
⑤ 磔（zhé 哲）：古代的一种酷刑，即分尸。
⑥ 谛（dì 帝）：注意；仔细。
⑦ 薄：附着。
⑧ 豚（tún 臀）：猪。
⑨ 白散：即桔梗白散。方由桔梗、贝母、巴豆组成。

者。世徒知肺与大肠表里雌雄相应，二者高下绝殊，终莫解其所以表里之故。要知肺淋巴管会入胸管，而胸管下源则为肠淋巴干，故肺与大肠得为表里。肺痿多涎沫，肺痈脓如米粥，脓与涎沫皆淋巴液所成，故或自移于大肠，或可转泻转下于大肠也。伤寒小柴胡证，胸胁苦满，胁下痞硬，此亦淋巴干失职之为也。是故柴胡者，去肠胃中结气、除痰热结实胸中邪逆者也。半夏者，下气治肠鸣，消心腹胸膈痰热满结者也。黄芩者，逐水疗痰热利小肠也。人参者，疗胸胁逆满者也。苏恭称伤寒大小柴胡汤最为痰气之要，斯得其旨。活人[1]称痰证似伤寒者，以柴胡半夏汤治之，亦其义也（痰病何由憎寒发热？活人所称痰证，实则内外合邪，即太阳篇中柴胡诸证耳）。夫右方总淋巴干，其势自上而降，左方胸管，其势自下而升，降与升或太过，于是致病。大小柴胡汤皆以柴胡升之，半夏降之，以定二干之衡，故痞满得已。

大论阳明篇数以亡津液、津液内竭、津液越出为惧。太阳篇所说熨背火劫诸坏病，归于胃中水竭，阴虚小便难，身体枯燥。于是知疗治伤寒，其要在存津液，方法虽广，可温、可补、可泻，而不可以燥烈伤之。明末至今言伤寒者数家，自喻氏首称治阴证以救阳为主，治伤寒以救阴为主（《寓意草》辨黄长人伤寒疑难危证条）。其后唯黄元御独为异论，其他皆知存津液之为要矣。治温者亦识此义，故多舍刘守真苦寒之法，而代以辛凉甘寒。虽主张过甚，要之不任燥剂则同。夫津液聚于三焦，治温者何得不识三焦本腑，然犹踯躅[2]歧路，以诸脏腑在上、中、下三部者为三焦？脏腑虽各有腺，要其名实则不可相通，此亦所谓行之不著，习焉不察者矣。

三焦既含津液，而腑属少阳，署于相火，是何也？少火生气，气则津液是也。（《章太炎医论》）

〔按语〕

本文选自《章太炎医论》（原名《猝病新论》）。作者为近人章太炎。

作者根据中医传统的三焦学说，对照西医学的淋巴系统，认为："三焦者，自其液言，则所谓淋巴液、淋巴腺；自其液所流通之道言，则所谓淋巴管。"这种观点，也是对三焦学说的一种见解。近年来在有关中医杂志上，亦刊载过类似这种论点的文章。本文为中西医结合研究三焦学说，提供了一份较详细的资料。

论证三焦为网油

三焦为手少阳之腑。既名为腑，则实有其物可知。乃自汉唐以还，若《伤寒》、《金匮》、《千金》、《外台》诸书，皆未明言三焦之形状，遂使后世数千年暗中摸索，莫衷一是。至唐容川独有会心，谓三焦即网油，其根蒂连于命门，诚为确当之论。而医家仍有疑议者，因唐氏虽能确指出三焦，而未尝博采旁引，证明网油确系三焦也。愚不揣固陋，为特引数则以证明之。

---

[1] 活人：即《南阳活人书》，宋·朱肱撰。

[2] 踯（zhí直）躅（zhú烛）：徘徊不进的样子。

《内经·论勇》篇谓："勇士者……三焦理横；怯士者……三焦理纵。"夫三焦之理，既明明可辨其横纵，则其理之大且显可知。而一身之内，理之大且显者，莫网油若也。此三焦即网油之明征也。

又《内经·胀论》篇谓："三焦胀者，气满于皮肤中，轻轻然而不坚。"夫所谓皮肤中者，腠理之膜也。人身之膜，原内外、纵横互相贯通；网油为膜之最大者，故网油有胀病，可外达于腠理。此亦三焦即网油之明征也。

又《内经·本脏》篇谓："密理厚皮者，三焦、膀胱厚；粗理薄皮者，三焦、膀胱薄；疏腠理者，三焦、膀胱缓；皮急而无毫毛者，三焦、膀胱急；毫毛美而粗者，三焦、膀胱直；稀毫毛者，三焦、膀胱结也。"夫三焦既可辨其厚薄、缓急、直结，则实有其物可知。且其厚薄、缓急、直结皆与膀胱并论，则三焦亦如膀胱之以膜为质，且与膀胱相连可知。而以膜为质与膀胱相连者，即网油也。此又三焦即网油之明征也。

又《内经》以三焦为手少阳之腑，与心包为手厥阴之脏者相配偶。凡相偶之脏腑，其经络必然相连，而心包亦系脂膜，与网油原相连络。此亦三焦即网油之明征也。

又扁鹊谓，肾间动气为三焦之原。夫肾间动气之处，即相火也。为网油即是三焦，其根蒂与命门相连，故命门中之动气，可为三焦之原也。

又王叔和《脉经》，相火、三焦、心包之脉，皆诊于右尺。后世论脉者多非之。及观唐氏三焦即网油，其根蒂连于命门之说，乃知三焦与心包皆与相火同生于命门，故可同诊于右尺。叔和晋人，去古未远，其著《脉经》，定有师传，必非凭空拟议。先贤后贤，合符同揆[①]。《脉经》得唐氏之说而《脉经》可信，即唐氏之说征以《脉经》之部位，而亦可确信也。

又王勋臣谓，尝验剖解物类者，若在甫[②]饮水之后，其网油中必多水铃铛；若非在甫饮水之后，其网油中即少水铃铛。是知网油为行水之道路，西人亦谓水道即是网油，征之《内经》"三焦者，决渎之官，水道出焉"之义，不益明三焦即是网油乎？

又徐灵胎谓，《内经》言三焦者不一，皆历言其纹理厚薄与其出入贯布；况既谓之腑，则明是藏蓄泌泻之具；但其周布上下，包括脏腑，非若五腑之形各自成体也。观徐氏之论三焦，虽未明言三焦即是网油，而究其周布上下，包括脏腑，非若五腑之形各自成体数语，尽形容出网油之状，特当时无网油之名词，故未明言出网油即三焦耳！徐氏于医学考核最精，其所言者固非无根据而虚为拟议也。

又陈无择谓，三焦是脐下脂膜。是明指网油为三焦矣。特其所言脐下脂膜惟系下焦耳！然观书之法，不可以辞害意。由此推之则包脾络胃之脂膜即中焦；心下膈膜及连络心肺之脂膜即上焦矣。

统观以上八则，三焦之为网油，不诚信而有征乎？（《医学衷中参西录》）

〔按语〕

本文选自《医学衷中参西录》。作者为近人张锡纯，河北省盐山县人。该书为作者

---

① 合符同揆：合符，事物或意见相合。或叫符合。同揆，同一准则。

② 甫：方才；刚才。

一生临证经验的总结，对辨证施治、立方选药，都注重实践，讲求疗效，并且在理论方面也有不少独创见解。其书名"衷中参西"，是作者试图沟通中西两种医学，以发展中医学。

本文原题名《三焦考》，作者赞同唐容川关于三焦为网油的论点，并进行"博采旁引"，论证了"网油确系三焦"。

命门为元气之根，为水火之宅

命门之义，《内经》本无，惟越人云："肾两者，非皆肾也。其左者为肾，右者为命门。命门者，诸神精之所舍，原气之所系也，男子以藏精，女予以系胞。"余以其义有未尽，且有可疑，故著有《三焦胞络命门辩》，附梓《类经》之末，似已尽其概矣。然而犹有未尽者，恐不足以醒悟后人，兹因再悉其蕴，条列于左。

命门为精血之海，脾胃为水谷之海，均为五脏六腑之本。然命门为元气之根，为水火之宅。五脏之阴气，非此不能滋；五脏之阳气，非此不能发。而脾胃以中州之土，非火不能生。然必春气始于下，则三阳从地起，而后万物得以化生。岂非命门之阳气在下，正为脾胃之母乎？吾故曰脾胃为灌注之本，得后天之气也；命门为化生之源，得先天之气也。此其中固有本末之先后。观东垣曰："补肾不若补脾"，许知可曰："补脾不若补肾"。此二子之说，亦各有所谓，固不待辨而可明矣。

命门有火候，即元阳之谓也，即生物之火也。然禀赋有强弱，则元阳有盛衰；阴阳有胜负，则病治有微甚。此火候之所以宜辨也。兹姑以大纲言之，则一日之元气，必自下而升，而三焦之普濩①，乃各见其候……此以三焦论火候，则各有所司，而何以皆归之命门？不知水中之火，乃先天真一之气，藏于坎中。此气自下而上，与后天胃气相接而化，此实生生之本也。是以花萼之荣在根柢，灶釜之用在柴薪。使真阳不发于渊源，则总属无根之火矣。火而无根，即病气也，非元气也。故《易》以雷在地下而为复。可见火之标在上，而火之本则在下。且火知就燥，性极畏寒。若使命门阴盛，则元阳畏避，而龙火无藏身之地，故致游散不归，而为烦热格阳等病。凡善治此者，惟从其性，但使阳和之气直入坎中，据其窟宅，而招之诱之，则相求同气，而虚阳无不归原矣。故曰："甘温除大热"，正此之谓也。奈何昧者不明此理，多以虚阳作实热，不思温养此火，而但知寒凉可以灭火，安望其尚留生意，而不使之速毙耶？此实医家第一活人大义，即从斯道，不可不先明斯理。倘三焦有客热邪火，皆凡火耳，固不得不除，而除火何难，是本非正气火候之谓也。学者于此，当深明邪、正二字，则得治生之要矣。

命门有生气，即乾元不息之机也，无生则息矣。盖阳主动，阴主静；阳主升，阴

---

① 普濩（hù户）：普遍散布。

主降。惟动、惟升，所以阳得生气；惟静、惟降，所以阴得死气。故乾①元之气，始于下而盛于上，升则向生也；坤②元之气，始于上而盛于下，降则向死也。故阳生子中，而前升后降；阴生午中，而前降后升。此阴阳之歧，相间不过如毛发，及其竟③也，则谬以千里，而死生之柄，实惟此毫厘升降之机耳！又如水煖则化气，化气则升无不生也；寒则成冰，成冰则降无不死也。故"肾气独沉"，"则奉生者少"④，即此生气之理也。至若人之生气，则无所不在，亦无所不当察。如脏腑有生气，颜色有生气，声音有生气，脉息有生气，七窍有生气，四肢有生气，二便有生气。生气即神气。神自形生，何不可辨？衰者速培，犹恐不生，尚堪伐乎？而况其甚者乎？故明师察此，必知孰者已亏，孰者犹可，孰者能益生气，孰者能损生气，孰者宜先攻病气以保生气，孰者宜先固生气以御病气？务思病气虽如此，生气将如何？见在虽如此，日后将如何？使不有原始要终之明，则皆寸光之流耳！虽然此徒以斯道为言也，而斯道之外，犹有说焉。夫生气者，少阳之气也，少阳之气，有进无退之气也。此气何来？无非来自根本。此气何用？此中尤有玄真⑤。盖人生所贵，惟斯气耳！而出入之权在呼吸，斯气数之宝藏也；河车之济在辘轳，实转运之神机也。其进其退，其得其失，总在生息之间，而彭殇⑥之途，于斯判矣。经曰："得神者昌，失神者亡。"⑦即此生气之谓也。予见遭剥⑧于是者，不可胜纪，故特明其义于此。

命门有门户，为一身巩固之关也。经曰："仓廪不藏者，是门户不要也。水泉不止者，是膀胱不藏也。得守者生，失守者死。"⑨又曰："肾者，胃之关也。关门不利，故聚水而从其类也。"⑩又曰："北方黑色，入通于肾，开窍于二阴。"⑪是可见北门之主，总在乎肾，而肾之政令，则总在乎命门。盖命门为北辰⑫之枢，司阴阳之柄，阴阳和则出入有常，阴阳病则启闭无序。故有为癃闭不通者，以阴竭水枯，干涸之不行也；有为滑泄不禁者，以阳虚火败，收摄之无主也。阴精既竭，非壮水则必不能行；阳气既虚，非益火则必不能固：此固其法也。然精无气不行，气无水不化，此其中又有可分不可分之妙用，亦在乎慧者之神悟，有非可以笔楮⑬尽言者。

命门有阴虚，以邪火之偏胜也。邪火之偏胜，缘真水之不足也。故其为病，则或

---

① 乾、坤：《周易》中的两个卦名，指阴阳两种对立势力。阳性的势力叫做乾，乾之象为天；阴性的势力叫做坤，坤之象为地。

② 乾、坤：《周易》中的两个卦名，指阴阳两种对立势力。阳性的势力叫做乾，乾之象为天；阴性的势力叫做坤，坤之象为地。

③ 竟：尽的意思。

④ 见《素问·四气调神大论》。

⑤ 玄真：奥妙的道理。

⑥ 彭殇（shāng 伤）：指寿命的长短。彭，彭祖，传说曾活到八百岁。殇，未成年而死。

⑦ 见《素问·移精变气论》。

⑧ 遭剥：指（生气）遇到伤害。

⑨ 见《素问·脉要精微论》。

⑩ 见《素问·水热穴论》。

⑪ 见《素问·金匮真言论》。

⑫ 北辰：北极星。

⑬ 楮：纸的代称。

为烦渴，或为骨蒸，或为咳血吐血，或为淋浊遗泄。此虽明是火证，而本非邪热实热之比。盖实热之火，其来暴，而必有感触之故；虚热之火，其来徐，而必有积损之因。此虚火、实火之大有不同也。凡治火者，实热之火，可以寒胜，可以水折，所谓"热者寒之"也；虚热之火，不可以寒胜，所谓"劳者温之"也。何也？盖虚火因其无水，只当补水以配火，则阴阳得平，而病自可愈。若欲去火以复水，则既亏之水，未必可复，而并火去之，岂不阴阳两败乎？且苦寒之物，绝无升腾之生气，而欲其补虚，无是理也。故予之治，此必以甘平之剂，专补真阴，此虽未必即愈，自可无害，然后察其可乘，或暂一清解，或渐加温润，必使生气渐来，庶乎脾可健则热可退，肺渐润则嗽渐宁，方是渐复之佳兆，多有得生者。若但知知、柏为补阴，则愈败其肾，而致泄泻、食减，必速其殆矣。（《景岳全书》）

命门为子宫之门户

《内经》初无命门之名，命门之说，始于越人之三十六难，而曰：肾有两，左为肾，右为命门，男子藏精，女子系胞。夫右肾既藏男子之精，则左肾将藏何物？女子之胞何独偏系于右？此其说之不能无疑也。命门居两肾之中，而不偏于右，即妇人子宫之门户也。子宫者，肾脏藏精之府也，当关元、气海之间，男精、女血皆聚于此，为先天真一元气，所谓坎中之真阳，为一身生化之原。此命门在两肾中间，而不可以独偏于右。两肾属水，有阴阳之分；命门属火，在二阴之中。故《脉经》以肾脉配两尺，但当曰左尺主真阴，右尺主真阳，而命门则为阳气之根，随三焦相火，以同见于右尺则可，若谓左肾则主于肾，而右肾偏为命门，此千古讹传之弊，而不得不亟正之者也。（《质疑录》）

〔按语〕

张景岳在撰写了《三焦胞络命门辩》一文以后，又进一步对命门学说进行了研究。其在《景岳全书》中载有《命门余义》一文，在《质疑录》中有《论右肾为命门》一文。

综观张氏关于命门学说的主要论点为：命门为元气之根，为水火之宅，肾的藏精之所，叫做命门。精藏于此，是为阴中之水；气化于此，是为阴中之火。故命门居两肾之间而兼具水火。"命门之火，谓之元气；命门之水，谓之元精。"命门之水火，为性命之本，为脏腑之化源，"五脏之阴气，非此不能滋；五脏之阳气，非此不能发。"因此，张景岳的学术观点，着重论述"元阴"与"元阳"（或称"真阴"、"真阳"）这两个方面，并进一步把元阴元阳归属于肾之命门的水与火，从而把"阳非有余"与"真阴不足"两个方面统一起来。

此外，张氏关于命门学说，还认为：命门属火；命门为子宫之门户。关于命门属火的论点，他说："两肾属水，有阴阳之分，命门属火，在二阴之中。"又说："命门有火候，即元阳之谓也，即生物之火也。"关于命门为子宫之门户的论点，他说：命门"即妇人子宫之门户也。子宫者，肾脏藏精之府也，当关元、气海之间，男精、女血皆聚于此。"又说："子宫之下有一门，其在女者，可以手探而得，俗人名为产门；其在男子者，于精泄之时，自有关阑知觉。"此即为命门。

命门在两肾之间，为一身之主宰

命门即在两肾各一寸五分之间，当一身之中，《易》所谓一阳陷于二阴之中。《内经》曰："七节之傍，中有小心"[1] 是也。名曰命门，是为真君真主，乃一身之太极[2]，无形可见，两肾之中，是其安宅也。其右旁有一小窍，即三焦。三焦者，是其臣使之官，禀命而行，周流于五脏六腑之间而不息，名曰相火。相火者，言如天命无为而治[3]，宰相代天行化。此先天无形之火，与后天有形之心火不同。其左旁有一小窍，乃真阴，真水气也，亦无形。上行夹脊，至脑中为髓海，泌其津液，注之于脉，以荣四肢，内注五脏六腑，以应刻数[4]，亦随相火而潜行于周身，与两肾所主后天有形之水不同。但命门无形之火，在两肾有形之中，为黄庭，故曰五脏之真，惟肾为根。褚齐贤云："人之初生受胎，始于任之兆，惟命门先具，有命门，然后生心，心生血；有心然后生肺，肺生皮毛；有肺然后生肾，肾生骨髓，有肾则与命门合，二数备，是以肾有两歧也。"可见命门为十二经之主。肾无此，则无以作强，而技巧不出矣；膀胱无此，则三焦之气不化，而水道不行矣；脾胃无此，则不能蒸腐水谷，而五味不出矣；肝胆无此，则将军无决断，而谋虑不出矣；大小肠无此，则变化不行，而二便闭矣；心无此，则神明昏，而万事不能应矣。正所谓主不明则十二官危也。余有一譬焉，譬之元宵之鳌山走马灯，拜者、舞者、飞者、走者，无一不具，其中间惟是一火耳！火旺则动速，火微则动缓，火熄则寂然不动。而拜者、舞者、飞者、走者，躯壳未尝不存也。故曰汝身非汝所有，是天地之委形也。余所以谆谆必欲明此论者，欲世之养身者、治病者，的以命门为君主，而加意于"火"之一字。夫既曰立命之门，火乃人身之至宝，何世之养身者，不知保养节欲，而日夜戕贼[5]此火。既病矣，治病者，不知温养此火，而日用寒凉，以直灭此火，焉望其有生气耶？经曰："主不明则十二官危……以此养生则殃……戒之戒之！"[6] 余今直指其归元之路而明示之。命门君主之火，乃水中之火，相依而永不相离也。火之有余，缘真水之不足也，毫不敢去火，只补水以配火，"壮水之主，以制阳光"；火之不足，因见水之有余也，亦不必泻水，就于水中补火，"益火之源，以消阴翳"。所谓"原"与"主"者，皆属先天无形之妙，非曰心为火而其原在肝，肾为水而其主属肺。盖心、脾、肾、肝、肺，皆后天有形之物也，须有无形之火，配无形之水，直探其君主之穴宅而求之，是为同气相求，斯易以入也。所谓"知

---

[1]　见《素问·刺禁论》。
[2]　太极：即太初、太一。指元气。古代谓形成天地之气的原始状态。
[3]　天命无为而治：意谓天之赋于人者，化治于无形。
[4]　刻数：古时计时器——"刻漏"所记的数日，简称刻数。
[5]　戕（qiāng腔）贼：伤害。
[6]　见《素问·灵兰秘典论》。

其要者，一言而终也"。若夫风、寒、暑、湿、燥、火之入于人身，此客气①也，非主气②也。主气固，客气不能入。今之谈医者，徒知客者除之，漫不加意于主气何哉，纵有言固主气者，专以脾胃为一身之主，焉知坤土是离火所生，而艮土又属坎水所生耶！（《医贯》）

〔按语〕

本文的主要论点：①命门无形可见，位于两肾之间；②命门为一身（十二经、脏腑）之主宰，犹如"君主"（真君真主）；③命门之火为水中之火，平时要保养此火，病时要温养此火；④肾中水火"相依而永不相离"，故治疗必以"补水以配火"，"于水中补火"之法。

本文作者赵献可，在中医学上的贡献，突出地发挥了"命门"学说。命门之说早见于《内经》，如《灵枢·根结》说："太阳根于至阴，结于命门。命门者，目也。"《素问》阴阳离合论与解精微论等篇都有命门的记载，督脉经亦有命门穴。但与后世所称之命门，意义悬殊。自《难经·三十六难》倡左肾为肾，右肾为命门之说，"命门"始有新的涵义，给后世的影响不小。如薛立斋、张景岳、孙一奎等，都很强调命门在人身的重要性。惟赵献可则更把命门的地位置于心脏之上，称为"立命之门"，是人身的"真君真主"。赵氏认为《素问·灵兰秘典论》虽曾说"心者君主之官"，但下文又明言"主不明，则十二官危"。心既已包括在十二官之内，则"主不明"之主，决非心主，必然另有一主，此当为"命门"了。至于命门的部位，赵氏本于《素问·刺禁论》："七节之傍，中有小心"之说。"小心"即命门。"七节"约当肾所在的部位（自骶骨向上数第七节）。故认为命门即在两肾各一寸五分之间。

命门之所以称为"立命之门"，即因其中有"火"的存在。此火为全身各脏腑经脉生理机能之所系。因此他强调指出："肾无此，则无以作强，而技巧不出矣……心无此，则神明昏，而万事不能应矣"。故譬如走马灯之"火旺则动速，火微则动缓，火熄则寂然不动"。但火与水是相依互济的。赵氏对命门学说的着意发挥，其主要目的是在阐扬水火阴阳二气在人身的重要性及其相互关系。因而他在临床时对许多疾病的分析和判断，亦往往从水火阴阳二气的盛衰着眼；治疗上认为前人流传的八味丸、六味丸两方，一为养火之剂，一为补水之剂。前者是"益火之源，以消阴翳"的主方，后者是"壮水之主，以制阳光"的主方。两方运用得宜，均能达到益脾胃而培万物之母的目的，所以他对这两个方剂，作了广泛的推荐和加减运用。

命门为元气之根、真火之宅

命门之义，肾有二枚：以诊法言，左者为肾，右者为命门，故右尺诊相火，左尺诊肾水。以生气言，则肾皆属水，其真火实居两肾之间，即经曰："七节之傍，中有小

---

① 客气：即外来的邪气。
② 主气：即人体内部的正气。

心"也。

命门为精血之海，脾胃为水谷之海，均为五脏六腑之本。然命门为元气之根、真火之宅，一阳居于二阴之间，为熏肓①之主。而五脏之阴气，非此不能滋，五脏之阳气，非此不能发。而脾胃是中州之土，非此火不能生。细而分之，戊土生于离宫之火，已土生于坎宫之火，故必春气始于下，则三阳从地起，而后万物得以化生，岂非命门之阳气在下，总为脾胃之母。故脾胃为灌注之本，得后天之气也；命门为化生之原，得先天之气也。此其中，自有轻重本末之先后，许知可以"补脾不若补肾"，李东垣以"补肾不若补脾"，各有真见。(《杂病源》)

〔按语〕

本文选自《杂病源》。该书坊本题徐大椿撰。徐大椿，又名大业，字灵胎，清代吴江县人。年老时隐于洄溪，自号洄溪老人。其著述甚多，有《医学源流论》《难经经释》《兰台轨范》《慎疾刍言》《医贯砭》等十余种。徐氏主张研究医学应该从源到流，他晚年所著的《医学源流论》，发表了他对中医学理、法、方、药的整套意见，意在唤起大家对医学理论的重视和研究。这是一部较有名的医论专著。

本文作者认为"命门为元气之根，真火之宅，一阳居于二阴之间"，这是从肾阳方面来说的。但下文又说"五脏之阴气，非此不能滋；五脏之阳气，非此不能发"，这又是本于张景岳"命门为水火之宅"的论点。

文中还对脉诊中"左者为肾，右者为命门"，以及先后天之间的关系作了简要的说明。

命门为先天之火

雷真君②曰：命门为十二经之主，《内经》已详言之。余再取而尚③论者，盖命门之经虽彰，而命门之主尚晦也。命门既为十二经之主，而所主者何主也？人非火不能生活，有此火而后十二经始得其生化之机。命门者，先天之火也。此火无形，而居于水之中。天下有形之火，水之所克；无形之火，水之所生。火克于水者，有形之水也；火生于水者，无形之水也。然而无形之火，偏能生无形之水，故火不藏于火，而转藏于水也。命门之火，阳火也，一阳而昭于二阴之间④者也。入先生命门，而后生心，其可专重夫心乎？心得命门而神明有主，始可以应物；肝得命门而谋虑；胆得命门而决断；胃得命门而能受纳；脾得命门而能转输；肺得命门而治节；大肠得命门而传导，小肠得命门而布化；肾得命门而作强，三焦得命门而能决渎；膀胱得命门而收藏：无

---

① 肓：古代医家指心脏与膈膜之间为"肓"。
② 雷真君：指雷公，黄帝的臣子。相传黄帝与岐伯、雷公等问答而作《内经》。《石室秘箓》为陈士铎托名岐伯所传，张机、华佗等所发明，雷公所增补。
③ 尚：还。
④ 一阳而昭于二阴之间：一阳，指命门之火。昭，彰明。二阴，两肾。

不借命门之火以温养之也。此火宜补而不宜泻，宜于水中以补火，尤宜火中以补水，使火生于水而还以藏于水也。倘日用寒凉以伐之，则命门之火微，又何能生养十二经耶？此《内经》所谓"主不明，则十二官危"，非重言命门欤？（《石室秘箓》）

〔按语〕

本文作者认为命门为先天之火，其基本论点与赵献可一致。强调命门为十二经之主，其"主"就是先天之火。并认为命门在人身的重要性超过了"心"，故有"心得命门而神明有主，始可以应物"等等。

命门在女为产门，在男为精关

人之强弱寿夭，全系命门。命门不是右肾，亦非两肾中间，更非督脉十四椎下命门之腧穴。考之《内经》，"太阳根起于至阴，结于命门"，"命门者，目也"。《灵枢》根结篇、卫气篇，《素问》阴阳离合论，三说俱同。后读《黄庭经》云："上有黄庭下关元，后有幽门前命门。"方悟其处。凡人受生之初，先天精气聚于脐下，当关元、气海之间。其在女者，可以手扪而得，俗名产门；其在男者，于泄精之时，自有关阑知觉。此北门锁钥之司，人之生命处也。又考越人七冲门之说，谓飞门唇也，户门齿也，吸门会厌也，贲门胃之上口也，幽门太仓下口也，阑门小肠下口也，魄门肛门也。便溺由气化而出，又增溺窍为气门。凡称之曰门，皆指出入之处而言也。况身形未生之初，父母交会之际，男之施由此门而出，女之受由此门而入，及胎元既足，复由此门而生。故于八门之外，重之曰命门也。古人标此名目，欲养生家知所尊重。医者，若遇元气虚脱之证，或速灸关元、气海，或速投肉桂、附子，以为起死回生之计，非以命门平列脏腑之中也。（《医学实在易》）

命门为人身之真阳

命门者，人身之真阳，肾中之元阳是已，非另是一物也。后世立论，有谓在两肾中间者；有误引"七节之傍，中有小心"为命门者。至谓其形如胡桃，尤为荒诞。夫越人倡右肾命门之说，而后人非之，抑思不有越人，又何从有命门之说乎？其意以阳气为重，人身左血右气，故归之右也。人之每脏每腑，各具阴阳，肾为一身之根柢，元阳为人身所尤重，故特揭之也。自古命门治法，亦惟温补肾阳而已，别无他法也。故虞天民两肾总号命门之说，最为近理。景岳亦有"分而言之，则左水右火，合而言之，为水火之府，阴阳之宅；及命门总主乎两肾，两肾皆属于命门"之论。至以"子肠"当之，又于理未安也。孙东宿以"生气"立论，其意颇合，竟指为先天之太极，亦非也。近时灵胎徐氏，谓肾之有两，则皆名为肾，不得名为命门。盖肾为牝①脏，其

---

① 牝（pìn 聘）：鸟兽的雌（阴）性。

数偶，命门之义惟冲脉之根柢，其位适当两肾之中，真可称为命之门，不得以右肾当之也。夫以牝脏释两肾，其说最的；以冲脉当命门，倡论似甚新奇，细按亦非确当，不过执两肾中间之语，而另开一说耳！窃以为两肾为主命之门，命门穴在中间，似因肾而得名。越人以肾为命门，又因穴而名之也。总之，《三十六难》曰：命门者，精神所舍，原气所系，男子以藏精，女子以系胞。此真上补《素》、《灵》之未及，惟"非皆肾"，"知肾有一"二语，不免词病，以致后人辨论纷纷也。（《吴医汇讲》）

〔按语〕

本文作者周省吾，认为命门为人身之真阳。这一论点，与赵献可的无形之火说、张景岳的元阳说、陈士铎的先天之火说是基本一致的。

这篇医论虽短，似可作为命门学说辨论的一篇小结。作者明确地提出命门是人身之真阳，即肾中之元阳，因"自古命门治法，亦惟温补肾阳而已，别无他法也"。这是最充分的论据，也是目前中医界比较一致的看法，是符合临床实际的。

据此，作者对历来有关命门问题的几种看法，包括命门在两肾中间、七节之傍中有小心即命门、命门形如胡桃、左肾右命门、命门为子肠、冲脉当命门等论点，均认为不妥当。这是有一定道理的。

第七节　君火相火

君火相火论

太极，动而生阳，静而生阴。阳动而变，阴静而合，而生水、火、木、金、土，各一其性。惟火有二：曰君火，人火也；曰相火，天火也。火内阴而外阳，主乎动者也，故凡动皆属火。以名而言，形气相生，配于五行，故谓之君；以位而言，生于虚无，守位禀命，因其动而可见，故谓之相[①]。天主生物，故恒于动；人有此生，亦恒于动。其所以恒于动，皆相火之为也。见于天者，出于龙雷，则木之气；出于海，则水之气也。具于人者，寄于肝、肾二部，肝属木而肾属水也。胆者，肝之腑；膀胱者，肾之腑；心胞络者，肾之配。三焦以焦言，而下焦司肝、肾之分，皆阴而下者也。天非此火，不能生物；人非此火，不能有生。天之火虽出于木，而皆本乎地，故雷非伏，龙非蛰，海非附于地，则不能鸣、不能飞，不能波也。鸣也、飞也、波也，动而为火者也。肝、肾之阴悉具相火，人而同乎天也。

或曰：相火天人之所同，何东垣以为"元气之贼"？又曰："火与元气不两立，一胜则一负"[②]。然则，如之何而可以使之无胜负也？曰，周子曰："神发知矣，五性感物

---

① 以名而言……故谓之相：这是对《素问·天元纪大论》："君火以明，相火以位"的解释。生于虚无，即人体内本无火，但在生理活动或病理变化时，随时都有火的象征。

② 见《脾胃论·饮食劳倦所伤始为热中论》。

而万事出。有知之后，五者之性为物所感，不能不动。谓之动者，即《内经》五火①也。相火易起，五性厥阳之火相煽，则妄动矣。火起于妄，变化莫测，无时不有，煎熬真阴，阴虚则病，阴绝则死。君火之气，经以暑与湿言之；相火之气，经以火言之。盖表其暴悍酷烈，有甚于君火者也，故曰：相火，元气之贼。"周子又曰："圣人定之以中正仁义而主静"。朱子曰："必使道心常为一身之主，而人心每听命焉"。此善处乎火者，人心听命乎道心，而又能主之以静，彼五火之动皆中节②，相火惟有裨补造化，以为生生不息之运用耳，何贼之有？或曰，《内经》相火注曰：少阴、少阳矣，未尝言及厥阴、太阳，而吾子言之何邪？曰：足太阳、少阴，东垣尝言之矣，治以炒蘖，取其味辛能泻水中之火是也。戴人亦言："胆与三焦寻火治，肝和胞络都无异。"此历指龙雷之火也。予亦备述天人之火，皆生于动，如上文所云者，实推广二公之意。

或曰：《内经》言火不一，往往于六气见之，言脏腑者未之见也。二公岂它有所据耶，子能为我言之乎？经曰："百病皆生于风、寒、暑、湿、燥、火之动而变者。"③ 岐伯历举病机一十九条，而属火者五，此非相火之为，病之出于脏腑者乎？考诸《内经》，少阳病为瘛疭；太阳病时眩仆；少阴病瞀，暴暗，郁冒不知人：非诸热瞀瘛之属火乎？少阳病恶寒鼓慄；胆病振寒；少阴病洒淅恶寒振慄；厥阴病洒淅振寒：非诸禁鼓慄如丧神守之属火乎？少阳病呕逆，厥气上行；膀胱病冲头痛；太阳病厥气上冲胸，小腹控睪引腰脊上冲心；少阴病气上冲胸，呕逆：非诸逆冲上之属火乎？少阳病谵妄；太阳病谵妄；膀胱病狂癫：非诸躁狂越之属火乎？少阳病胕肿善惊；少阴病瞀热，疼酸、胕肿不能久立：非诸病胕肿疼酸惊骇之属火乎？又《原病式》④曰："诸风掉眩属于肝，火之动也；诸气膹郁病痿属于肺，火之升也；诸湿肿满属于脾，火之胜也；诸痛痒疮疡属于心，火之用也。"是皆火之为病，出于脏腑者然也，注文未之发耳！以陈无择之通敏，且以暖炽论君火，日用之火言相火，而又不曾深及，宜乎后之人不无聋瞽⑤也，悲夫！（《格致余论》）

〔按语〕

本文选自《格致余论》。作者朱震亨，字彦修，元代金华（浙江义乌县）人。世居丹溪，学者尊之为丹溪翁。他是养阴派的创立者。其在临证中，对气、血、痰、郁的病变亦多研究，为后世取法者甚多。

本文原题名《相火论》，文中主要论述相火，而次及君火。丹溪对相火的阐述，主要内容有以下两方面：

第一，相火为人身之动气。丹溪从阳动阴静的理论中，悟出了动气即是火的道理。他说："火内阴而外阳，主乎动者也，故凡动皆属火"。"天非此火，不能生物；人非此火，不能有生。"这所谓"相火"——动气，与后世薛立斋、张景岳、赵养葵等所论

① 五火：指心火、肝火、脾火、肺火、肾火。《素问·解精微论》："夫一水不胜五火"。
② 五火之动皆中节：五脏的功能活动都正常。
③ 《素问·至真要大论》说："夫百病之生也，皆生于风、寒、暑、湿、燥、火，以之化之变也。"
④ 原病式：即《素问玄机原病式》，金·刘完素著。
⑤ 瞽（gǔ古）：瞎眼。

"命门之火"的意义相近。他说相火既为肝、肾二脏主管，而又分布于心包络、膀胱、三焦、胆诸脏腑。这一学说是丹溪综合了刘河间、张子和、李东垣诸家的学说而提出来的。后世所谈的相火，大都以朱氏此说为理论根据。

第二，相火妄动为贼邪。相火既为生命活动之所系，它和心火一上一下，一君一相，皆为生理之常。如果相火反常妄动，则病变丛生，就为危害生机的贼邪了。并引证了李东垣关于"相火者，下焦包络之火，元气之贼也"的论述，来论证他自己的论点。

火的病因病机与治法

火之为病，其害甚大，其变甚速，其势甚彰，其死甚暴。何者？盖能燔、灼、焚、焰、飞、走、狂、越、消、烁，于物莫能御之。游行乎三焦，虚实之两途。曰君火也，犹人火也；曰相火也，犹龙火也。火性不妄动，能不违道于常，以禀位听命运行造化生存之机矣。夫人在气交之中，多动少静，欲不妄动，其可得乎？故凡动者皆属火，龙火一妄行，元气受伤，势不两立，偏胜则病移他经，事非细故，动之极也，病则死矣。经所以谓一水不胜二火之火，出于天造君相之外；又有厥阴脏腑之火，根于五志之内，六欲七情激之，其火随起。大怒则火起于肝，醉饱则火起于胃，房劳则火起于肾，悲哀动中则火起于肺，心为君主，自焚则死矣。丹溪又启火出五脏，主病曰：诸风掉眩，属于肝火之动也；诸痛疮疡，属于心火之用也；诸气膹郁，属于肺火之升也；诸湿肿满，属于脾火之胜也。经所谓"一水不胜五火"之火，出自人为。又考《内经》病机一十九条，内举属火者五：诸热瞀瘈，皆属于火；诸禁鼓栗，如丧神守，皆属于火；诸逆冲上，皆属于火；诸躁狂越，皆属于火；诸病胕肿，疼酸惊骇，皆属于火。而河间又广其说，火之致病者甚多，深契①《内经》之意，曰：喘、呕、吐酸、暴注下迫、转筋、小便浑浊、腹胀大、鼓之有声、痈疽疡疹、瘤气结核、吐下霍乱、瞀郁肿胀、鼻塞鼽衄、血溢血泄、淋闭、身热、恶寒、战栗、惊惑、悲笑、谵妄、衄蔑血污之病，皆少阴君火之火，乃真心、小肠之气所为也，若瞀瘈、暴喑、冒昧、躁扰、狂越、骂詈、惊骇、胕肿、酸疼、气逆上冲、禁栗、如丧神守、嚏呕、疮疡、喉痹、耳鸣及聋、呕涌、溢食不下、目昧不明、暴注、瞤瘈、暴病暴死，此皆少阳相火之热，乃心包络、三焦之气所为也。是皆火之变见于诸病也。谓为脉虚则浮大，实则洪数。药之所主，各因其属。君火者心火也，可以湿伏，可以水灭，可以直折，惟黄连之属可以制之；相火者，龙火也，不可以湿折之，从其性而伏之，惟黄柏之属可以降之。噫！泻火之法，岂止如此？虚实多端，不可不察。以脏气司之，如黄连泻心火，黄芩泻肺火，芍药泻脾火，柴胡泻肝火，知母泻肾火，此皆苦寒之味，能泻有余之火耳！若饮食劳倦，内伤元气，火不两立，为阳虚之病，以甘温之剂除之，如黄芪、人参、甘草之属；若阴微阳强，相火炽盛，以乘阴位，日渐煎熬，如虚火之病，以甘寒之剂

---

① 契（qì气）：投合。

降之，如当归、地黄之属，若心火亢极，郁热内实，为阳强之病，以咸冷之剂折之，如大黄、朴硝之属；若肾水受伤，其阴失守，无根之火为虚之病，以壮水之剂制之，如生地黄、玄参之属；若右肾命门火衰，为阳脱之病，以温热之剂济之，如附子、干姜之属；若胃虚过食冷物，抑遏阳气于脾土，为火郁之病，以升散之剂发之，如升麻、干葛、柴胡、防风之属。不明诸此之类，而求火之为病，施治何所依据？故于诸经集略其说，略备处方之用，庶免实实虚虚之祸也。（《金匮钩玄》）

〔按语〕

　　本文选自《金匮钩玄》（《薛氏医案》改名《平治荟萃》），元·朱震亨撰，明·戴思恭校补。该书末附医论六篇，为戴思恭作。戴思恭，字元礼，明·浦江县人。从朱震亨学医。著《证治要诀》、《证治类元》、《类证用药》、《推求师意》等书。

　　本文原题名《火岂君相五志俱有论》，是六篇医论之一。作者在继承朱震亨关于君火相火论的基础上，发展了火的学说。认为火不仅有君火相火，还有五志之火，而五志之火属于五脏；并具体叙述了其病因病机，以及治法用药等。这些内容，均可作为辨证施治的参考。

丹溪相火篇议

　　火为五行之二①，化生之机，在天在人，不可一日而无。诸书虽往往于杂证中言之，然未有能分君相之名，及明令气之序，是以多认阴火为相火，又有以五志之火为相火。即明达精诣如丹溪，而《格致余论·相火篇》，亦以龙雷之火为相火，又分君火为人火，相火为天火。愚甚惑焉！尝按《内经·阴阳应象大论》篇，有"壮火气衰，少火气壮"之言；《天元纪大论》篇，有"君火以明，相火以位"之言，并无天火、人火、龙雷火之说。至丹溪而始言之，何哉？愚度丹溪之意，既谓肝、肾之阴悉具相火，是以指肝、肾之阴火为相火。又曰："见于天者，出于龙雷，则木之气；出于海，则水之气"。或以龙雷皆动物，凡动皆属火，故以相火为天火耶？假若以动皆属火，而遂以相火为天火。然则，君火亦有动之时也，独不可属之天哉？愚谓火为造化生息之机，不能不动，第不可以妄动。火有天人之分，不可以君相分属天人。何言之？盖天有六气，君火主二之气，相火主三之气②，是君相皆可以天火称也。人有十二经，十二经中，心为君火，包络、三焦为相火，是君相皆可以人火称也。故以天之六气言，则二之气、三之气，岁岁若是，为亘古③不易之常运；以人身言，则心为君火，包络、三焦为相火，亦亘古不易之定论。君火、相火，皆有定体，以裨助生生不息之功，不可一日而无，故曰："天非此火，不能生物；人非此火，不能有生。"若彼肝、肾，虽皆

---

　　① 火为五行之二：依照木、火、土、金、水的排列次序，则火位第二，故称火为五行之二。
　　② 君火主二之气，相火主三之气：运气学说中主气的次序是：初之气厥阴风木，二之气少阴君火，三之气少阳相火，四之气太阴湿土，五之气阳明燥金，六之气太阳寒水。
　　③ 亘（gèn 艮）古：从古代到现在。

有火，乃五志之淫火①，而非五行之正火②，致人疾而为元气之贼，不可一日而有也。今丹溪不以六气之火为天火，而以肝、肾阴火，为龙雷之火、为天火；不以七情所感之火为人火，而以君火为人火。夫肝藏血，肾藏精，彼谓悉具相火，愚不知其何所见也？且经以君火主春末夏初二之气，以"火"称之，丹溪乃谓经以"暑"与"湿"言之。夫暑属三之气，湿属四之气，各有主之者，与君火何预③？经以相火主三之气，以"暑"称之，丹溪乃言经以"火"称之，谓其暴悍酷烈于君火，指为元气之贼，大与经旨相牴牾④。所以然者，良由认相火未真，故其立言支离多病，前后自相矛盾。至于"君火以名，相火以位"之言，亦不能畅条其义。夫"君火以名"，盖以君虽属火，然至尊无为，惟正火之名，故曰"君火以名"。"相火以位"者，盖相宣行火令，而守位禀命，故曰"相火以位"。犹之宰相奉行君令，为职位所宜然也。彼于"相"之名义未明，是以相火之论未当也。（《医旨绪余》）

〔按语〕

本文作者阐述了自己对君火、相火的见解，并且对朱丹溪的《相火论》进行了批驳。孙氏认为火主乎动，具有化生万物的作用，无论在天在人，都不可一日或缺。六气中君火为二之气，相火为三之气，都是在天之火；十二经（脏腑）中心属君火，包络、三焦属相火，都是在人之火。君火相火，无论在天在人，总是永恒不断地运动着，以促进万物的发生和发展。因此，火虽有天、人之分，但不能以君、相来分属天、人。孙氏既不同意丹溪君火属人、相火属天的说法，也不同意他龙雷之火属天、肝、肾之火属人的主张。总之，孙氏认为火只有内外之分、邪正之分，无论在天在人，凡属正火，都是主乎生化的元气，凡属邪火，无论外来或内生，都是有害于元气的贼邪。这种观点，是比较合乎临床实际的。

君火相火的含义（一）

余向释《内经》于"君火以明，相火以位"之义，说固详矣，而似犹有未尽者。及见东垣云："相火者，下焦包络之火，元气之贼也"。丹溪亦述而证之。予闻此说，尝掩口而笑，而觉其不察之甚也。由此兴感，因再绎⑤之。夫《内经》发明火义，而以君、相、明、位四字为目，此四字者，个个着实，是诚至道之纲领，有不可不阐扬其精义者。亦何以见之？盖君道惟神，其用在虚；相道惟力，其用在实。故君之能神者，以其明也；相之能力者，以其位也。明者明于上，为化育之元主；位者位于下，为神明之洪基。此君、相相成之大道，而有此天不可无此地，有此君不可无此相也明矣。君、相之义，岂泛言哉？至若五运之分，各职其一，惟于火字独言君、相，而他则不

---

① 五志之淫火：五志太过之火。
② 五行之正火：指五脏正常之机能活动。
③ 预：干预。
④ 牴牾：抵触。牴，抵的异体字。牾（wǔ 五），逆。
⑤ 绎：抽丝。引申为寻究事理。

及者，何也？盖两间生气，总曰元气，元气惟阳为主，阳气惟火而已。第火之为用，其道最微，请以火象证之。如轻清而光焰于上者，火之明也；重实而温蓄于下者，火之位也。明即位之神，无明则神用无由以著；位即明之本，无位则光焰何从以生？故君火之变化于无穷，总赖此相火之栽根于有地，虽分之则一而二，而总之则二而一者也。此君火、相火之辨。

凡其为生化、为盛衰、为本末，重轻攸系，从可知矣。人生所赖者惟此，故《内经》特以为言。然在《内经》则但表其大义，原无分属之条，惟《刺禁论》曰："七节之傍，中有小心"，此固隐然有相火所居之意。故后世诸家咸谓相火寄在命门，是固然矣。然以予之见，则见君、相之义，无脏不有。又何以辨之？盖总言大体，则相火当在命门，谓根荄①在下，为枝叶之本也；析言职守，则脏腑各有君、相，谓志意所出，无不从乎形质也。故凡以心之神、肺之气、脾胃之仓廪、肝胆之谋勇、两肾之伎巧变化，亦总皆发见之神奇。使无其地，何以生此？使地有不厚，何以蕃②此？此皆从位字发生，而五脏各有位，则五脏亦各有相。相强则君强，此相道之关系，从可知矣。故圣人特命此名，诚重之也。而后人指之为贼，抑何异耶？此万世之疑窦，故予不得不辨。

或曰：是若谬矣，第彼之指为贼者，亦有深意。盖谓人之情欲，多有妄动，动则俱能起火，火盛致伤元气，即谓元气之贼，亦何不可？予曰：此固邪正之歧，最当明辨者也。夫情欲之动，邪念也，邪念之火为邪气，君相之火正气也，正气之蓄为元气。其在身家，譬之产业，贤者能守之，不肖者能荡之，罪与不罪，在子孙之废与不废，镃基③何与焉？相火之义，亦犹此耳！夫既以相称之，而竟以贼名之，其失圣人之意也远矣。且凡火之贼伤人者，非君相之真火，无论在内在外，皆邪火耳！邪火可言贼，相火不可言贼也。矧六贼之中，火惟居一，何二子独知畏火其甚如是，而并昧邪正之大义，亦何谓耶？予闻其言，固知其错认面目矣，不觉因而失笑。（《景岳全书》）

君火相火的含义（二）

经曰："君火以明，相火以位。"此但表其大义，原无分属之条。惟《刺禁论》曰："七节之傍，中有小心。"此固隐然有相火所居之意。故后世诸家，咸谓相火寄在命门，是固然矣。而其为明、为位之义，未之详也。盖君道惟神，其用在虚；相道惟力，其用在实。故君之能神者，以其明也；相之能力者，以其位也。是明，即位之神；无明，则神用无由以著。位，即明之本；无位，则光焰何从而生？所以君火之变化予无穷，总赖此相火之栽根于有地，有此君不可无此相也明矣。君、相之义，岂泛言哉！何东垣云"相火者，下焦包络之火，元气之贼也"？丹溪亦述而证之。此俱误认火之面

---

① 荄（gāi 该）：草根。
② 蕃（fán 凡）：茂盛，繁殖。
③ 镃（zī 资）基：锄头。引申为产业。

目者也。或曰彼之指为贼者，不为无意。盖谓人之情欲，多有妄动，动则起火；火盛，致伤元气，即谓元气之贼，亦何不可？不知情欲之火为邪气，君相之火为正气。是命门为元气之根，水火之宅，精血之海。五脏之阴气非此不能滋，五脏之阳气非此不能发。而脾胃之土，非火不能生。盖以春气始于下，则三阳从地起，而后万物得以化生。岂非命门之阳气在下，正为脾土之母，而诸脏之源乎？夫既以相称之，而竟以贼名之，其失圣人之意也远矣！且凡火之贼伤人者，非君相之真火，无论在外在内，皆邪火耳！邪火可言贼，相火不可言贼也。二子有知，其以余言为何如？（《罗氏会约医镜》）

君火相火的病机

经曰："君火以明，相火以位"。此就火德辨阴阳，而悉其形气之理也。盖火本阳也。而阳之在上者，为阳中之阳，故曰君火；阳之在下者，为阴中之阳，故曰相火。此天地生成之道也。其在于人，则上为君火，故主于心；下为相火，故出于肾。主于心者为神明之主，故曰"君火以明"；出于肾者为发生之根，故曰"相火以位"。至其为病，则以明者其化虚，故君火之气有晦有明；以位者其化实，故相火之病能焚能燎。何也？盖化虚者，无形者也，故其或衰或旺，惟见于神明，神惟贵足，衰则可畏也；化实者，有形者也，故其为热为寒，必著于血气，确有证据，方可言火也。此其一清一浊，有当辨者如此。然清浊虽二，而气禀则一，故君火衰则相火亦败，此以无形者亏及有形者也；相火炽则君火亦炎，此以有形者病及无形者也。夫生以神全，病惟形见，故火邪之为病，必依于有位有形之相火。所谓邪火者，即所谓凡火也，即所谓燎原之火也。惟不得其正，所以为病，故别以邪火名之，而实非可以君、相并言也。故在《内经》则又谓之畏火，正以此火有形，故可畏也。夫病以有形之火，须治以有形之物，故形而火盛者，可泻以苦寒之物，形而火衰者，可助以甘温之物。此以形治形，而治火之道止于是矣。至若无形之火，则生生息息，窈窈冥冥①，为先天之化，为后天之神，为死生之母，为玄牝②之门，又岂于形迹之间可能摹拟者哉？故有形之火不可纵，无形之火不可残。有能知火之邪正，而握其盈虚伸缩之权者，则神可全，病可却，而生道在我矣。即吾有形，吾又何患？（《景岳全书》）

〔按语〕

以上两文详细地阐发了君火、相火的含义及其病理。其说本于《内经》"君火以明，相火以位"之论。作者并对李东垣的"相火者，下焦包络之火，元气之贼"进行了批驳。因为朱丹溪在《相火论》中引述了李东垣的论点，他既言"人非此火，不能有生"，又说"相火为元气之贼"，这便引起了张景岳的反对。实际上，丹溪在前面所说的是属生理，后面所说的是属病理。相火虽一，"常"、"变"不同，不能混为一谈。但相火有常有变这一见解，景岳与丹溪是相同的，不过丹溪对常、变都叫相火，景岳

① 窈窈冥冥：深远难见的样子。
② 玄牝：道家称大自然孳生万物的根源。

则称常者为相火，变者为邪火，故说："邪火可言贼，相火不可言贼也"。可见景岳与丹溪对于相火的学术见解，并无原则分歧，只是在名称上有所争执而已。

合论丹溪、景岳相火大意

丹溪论"阳有余，阴不足"，所谓阳者，相火也。景岳驳之谓"阴有余，阳不足"，而著相火以位之辨。各树旗帜，几如冰炭之不相入矣。尝举二者参之。丹溪大旨，本于周子主静立说，谓相火一动，则五志厥阳之火并煽，煎熬真阴，故东垣目为元气之贼。此论相火二字，专从后天之变动者言，与景岳之主命门，有源流之别。夫天非此火不能生物，人非此火不能有生。考前哲如褚氏、赵氏，人生先具命门，及相火行阳二十五度之语，参之景岳所云，相得益彰。盖静而守位者此相火，静则温养，动而无方者，亦此相火，动则燔灼。譬之天与日，太阳之火也，虽烈而不能焚物；以阳燧①取之，不过星星之火，其用即可燎原。故景岳之说，日也，失其所则折寿而不彰；丹溪之说，日而火也，飞走狂越，莫能御之。今将指日为火，固失之，而指火为日，亦岂云得乎？《阴阳应象大论》："壮火之气衰，少火之气壮。"壮与少之别，即两家宗旨所分，故必合两家所论，义始完备，若偏执一说，于道失之。(《吴医汇讲》)

〔按语〕

本文作者蒋星墀，认为丹溪与景岳的相火论，"必合两家所论，义始完备，若偏执一说，于道失之"。因为这两家的论点，初看起来，是"各树旗帜，几如冰炭之不相入"，但其基本精神是一致的，不过其所论的侧重点不同而已。作者对此从常与变、日与火以及《内经》壮火与少火三个方面，进行了简明扼要的论述，说明其异同点。

相火为龙雷之火

火，有人火，有相火。人火者，所谓燎原之火也，遇草而爇②，得木而燔，可以湿伏，可以水灭，可以直折，黄连之属可以制之。相火者，龙火也，雷火也，得湿则焰，遇水则燔。不知其性，而以水折之，以湿攻之，适足以光焰烛③天，物穷方止矣。识其性者，以火逐之，则焰灼自消，炎光扑灭。古书泻火之法，意盖如此。今人率以黄柏治相火，殊不知此相火者，寄于肝、肾之间，此乃水中之火，龙雷之火也，若用黄柏苦寒之药，又是水灭湿伏，龙雷之火愈发矣。龙雷之火，每当浓阴骤雨之时，火焰愈炽，或烧毁房屋，或击碎木石，其势诚不可抗，惟太阳一照，火自消灭，此得水则炽，得火则灭之一验也。

---

① 阳燧：古人就日下取火的一种用具。将金属制成的尖底杯放在日光下，使光线聚在杯底尖处，杯底置艾绒之类，遇火即能燃火。《淮南子·天文训》："故阳燧见日，则燃而为火。"

② 爇（ruò 弱，又读 rè 热）：焚烧。

③ 烛：照耀。

又问：龙雷何以五六月而启发，九十月而归藏？盖冬时阳气在水土之下，龙雷就其火气而居于下，夏时阴气在下，龙雷不能安其身而出于上。明于此义，故惟八味丸桂、附与相火同气，直入肾中，据其窟宅而招之，同气相求，相火安得不引之而归原，即人非此火不能有生。世人皆曰降火，而予独以地黄滋养水中之火；世人皆曰灭火，而予独以桂、附温补天真之火①。千载不明之论，予独表而出之，高明以为何如？（《医贯》）

〔按语〕

本文作者认为相火为龙雷之火，寄于肝、肾之间，是水中之火。其病时不似六淫之火，而有燎原之势，故治疗时不可用水灭直折以泻火，而应用八味丸以水中补火，据其"同气相求"之理，"太阳一照，火自消灭"。

人身各脏均有水火

火之称君、相也，惟天有，然而人则否。何以言之？《素问》说少阴君火，主春分后六十日；少阳相火，主夏至前后六十日。与厥阳风木、太阴湿土等，同为天之六气。六气惟火、暑为时最长，故分其纯者为君火，烈者为相火。相火亦谓之暑，乃始温终热之义也。故曰惟天有。然至于人身，则左肾水、右肾火，即为诸脏腑所秉气液之源。无一脏无水，即无一脏无火，本与六气火暑之别于四气者不同。论其源委，心亦资源于肾，安得以心为火中之火而君之，肾为水中之火而相之？且心之为火、肾之为水，不过配合五行之位如此，岂谓火结成心、水结成肾乎？心之称君，特十二官比例如此，其为五脏之一则同，然犹有经可据也。至于肾之称相，并无所出，尤不可也。且五脏既皆有火，除心为君外，余分皆为相，何得专以相之称属肾乎？况心肾既皆有液，既皆为水，何以无君水相水之称乎？可见《六元正纪》之说②，断断不可移之人身者也。此等混蒙话头，不可不辟，不辟则道之真者不见。相沿既久，至有以欲火当相火者，噫！医道之难言也。昔徐灵胎曾著《君火相火论》，专论肾火之不合称相，而其义犹未尽当。又移《六元正纪》之说于人身者，宋成聊摄③已不免有之，然其是非，正不难辨。若云天之二火，可移以论人，则必手臂内侧后廉④及心脏，皆专有温气，手臂外侧⑤及三焦，皆专有热气，而可推之余四气，将谓足经外侧后廉⑥及膀胱，皆专有寒气乎？足经外侧前廉⑦，皆专有燥气乎？其不可也明甚。而承讹袭谬，日以加剧，盖由

① 天真之火：先天之真火（真阳）。

② 六元正纪之说：指《素问·六元正纪大论》，该篇论六气司天在泉，五运为中气，五运与六气相配合，三十年为一纪，六十年为一周。

③ 宋成聊摄：即成无己。宋金时期聊摄人。

④ 手臂内侧后廉：指手少阴心经循行部位。

⑤ 手臂外侧：指手少阳三焦经循行部位。

⑥ 足经外侧后廉：指足太阳膀胱经循行部位。

⑦ 足经外侧前廉：指足阳明胃经循行部位。

《内经》之学，浅尝者多，深思者少耳！(《研经言》)

〔按语〕

本文选自《研经言》。作者莫文泉，字枚士，清代归安人。其著作还有《经方例释》、《神农本草经校注》。

本文原题名《君火相火辨》。作者认为君火相火是指天之六气中的暑热，其说见于《素问·六元正纪》等篇，而不当将君火相火之说移用于人身，因人体各脏均有水火。作者还根据经脉的循行部位，来进一步论证六气之二火不当引用于人身。

虚火伏火论

诸火可补火，诸热不可补火。又他脏有虚火可补火，肺脏有伏火不可补火。斯言实发前人所未发也。何谓诸火可补火？火者虚火也，谓动于气而未著于形。其始也，易升易降，倏有倏无；其继也，尽有燎原之势，或面红颊赤，或眩晕厥冒，种种不同，而皆可以温润补肾之剂，收其浮越，引而归于性根命蒂①之中，如此者补之可也。何谓诸热不可补火？热者实热也，谓其先动于气，久而渐著于形，与烧热之物相似。其见证也，有定时，有定处，无升降，无变迁。其于日晡所发者为潮热；其夜间准热，日间不热者为暮热；其胸膈间热，而皮肤未热者为内热；其热如在骨髓间蒸出，而渐彻于皮肤者为骨蒸劳热；其心中疼热，兼及手足心俱热者，为五心烦热。如此种种，则有清法，而无温理。何谓他脏有虚火可补火，肺脏有伏火不可补火？盖肺与四脏有别，如肝肾龙雷之火可补，而伏脾胃寒格之火可补，而越心家虚动之火可补，而定惟肺之一脏属金，而诸火皆能铄之。故清肃之气最畏火，此以脏质言之也；肺居膈上，其位高，火上冲则治节失令，故至高之部极畏火，此以部位言之也。其偶焉浮越之火，犹或不犯此禁，独至伏逆之火出于阴虚阳亢，火乘金位者，谓之贼邪。以其火在肺叶之下，故名伏；以其火只星星，便能肆焰，而与金令扞格②，故名逆。其证必痰滞气塞，吸短呼长。其脉必细而数。细血虚也，数火胜也。有如此者，亦用清法，无温理，且断不可用补。(《理虚元鉴》)

〔按语〕

本文的主要内容有三：第一，诸火可补火，即除肺脏以外，"他脏有虚火可补火"，但这仅限于引火归原，故用"温润补肾之剂，收其浮越，引而归于性根命蒂之中"。第二，诸热不可补火，此指实热证，尽管热象有种种不同，但宜祛其邪热，故"有清法，而无温理"。第三，肺脏有伏火不可补火，伏火属于贼邪，故宜"用清法，无温理，且断不可用补"。

---

① 性根命蒂：即指命门。
② 扞（hàn 汗）格：互相抵触，格格不入。

虚火实火阴火辨

伤寒病中阳明实热，张介宾所谓果有火证火脉者也。人于此证，独名之为实火；人于此证而外，凡有火证，则皆名为虚火。余则以为阳明之热，固是实火，而论火之实，则杂证中自有实火之病，正当除此阳明热而分火之虚实，甚非可以杂证之火，概目之为虚火也。病机十九条，凡明言属火者五，而其言属于热者亦火也，即其言属肝与心者亦火也。凡此皆杂证，皆为实火。治此火者，仍当取用芩、连、栀、柏、膏、黄、犀、羚、龙胆之属。自夫人概作虚火论，而杂证中实火治法遂因之而废矣！除此实火之外，则有虚火。如经云：一水不胜二火，二火者，君、相之火也；一水不胜五火，五火者，五志之火也。即经所云少水不能灭盛火，而阳独治，阳独治者不能生养之火，此火即由阴虚而来者也。凡此则非实火，而为虚火。治此火者，方可用二冬、二地、二胡及元参、石斛、苁蓉、龟板、鳖甲之属。自夫人以此等药入之阳明热证中，而于阳明实火治法亦因之而废矣。伤寒有实火，绝无虚火；杂证有虚火，亦有实火。人惟不知伤寒无虚火，又不知杂证之有实火，而治之皆失其道耳！

火者何？人之元气也，即少火之气也。无病则少火之能升能降者，化为津液；病则气郁而升降失其常，非惟不化津液，而且劫夺其津液，则少火变为壮火，壮火即为实火矣。久之而实火之不去者，又变为虚火矣。此则实火、虚火之所由来也。

若夫虚火、实火之外，别有一种阴火者，则不予人以易见，故即为人所罕言，此为龙雷之火，不燔草木，得雨而炽，即阴盛格阳之火，亦即阴极似阳之火。经曰："重阴必阳"，火之最大者也。阴火之为物也，见于木华海赋，所谓阳冰不冶阴火潜然者。今人言海中遇阴晦，波如燃火，以物击之，迸散如星，当即是此火，而如洱海①水面火，高十余丈。吴杨隆演时浚东塘杨林江水中出火，可以燃物。此皆以水生火，并足为阴火之证。而于大兵之后，野有青燐，其为阴火也，不更为身经燹火②者，曾经目击者乎？此则既非实火，又非虚火，而独为阴盛之火。其于病也，虽见种种火象，如面赤戴阳，除中能食、手足躁扰、欲入泥水中坐，而用药则惟大辛大热之剂，一剂可以回阳。自夫人仍作虚火治，或反作实火治，而杂证中之阴火，独宜从辛热法者，又因之而废矣。所以然者，一误于实火之始，辄作虚火治，而曰滋阴降火；再误于虚火之末，忽作阴火治，而曰引火归原；终误于阴火之潜然者，又不知有北方玄武③，坐镇水邪，迎阳破阴，导龙归海之法。三者之火，直无一而可矣。洞若观火，谁则能之！（《世补斋医书》）

〔按语〕

本文选自《世补斋医书》。作者陆懋修，字九芝，清代元和县人。前集中《文》

---

① 洱（ěr耳）海：古称叶榆泽。在云南大理东。以湖形如耳得名。

② 燹（xiǎn显）火：多用为兵火。

③ 玄武：古代神话中的北方之神。同青龙、白虎、朱雀合称四方之神。

十六卷，是《世补斋医书》之一，亦称《世补斋文》。书中论证论治，评论诸医家得失，每多精要，但亦有泥古太甚之处，如对王清任的批评，甚至极口痛诋。对这些地方，都应一分为二地看待他。

本文的中心论点是：伤寒有实火，绝无虚火；杂证有虚火，亦有实火。对除阳明实火外，余皆为虚火的论点，作了批驳，并举出杂证中虚火的证治为例证。另外，还有一种阴火，即龙雷之火，宜从辛热法治。

火证治法

人身之内，凡火有五。心火、阳明燥火、三焦壮火、雷火、龙火是也。心火宜清；燥火宜润；壮火宜寒以泻之；雷火微则敛以平之，甚则温以和之；龙火宜从其性，以热导之。

古人治火，用石膏、川连两许者，势不得不用也。盖人身惟火为患最毒，火之毒莫甚于命门相火。相火在下为少火，"少火生气"[①]；逆而在上，则为壮火，"壮火食气"[②]。然命门之火起，一因于君不主令，相火横逆；一因于阳明接引，而燥金化为烈火，与肝木相并而焚，则一身上下三焦无非火矣。倘少用寒药，如以一杯水，倾入红锅，不惟无益，且将立破其锅，非多用何能救？盖用川连者，治君相合横[③]也；用石膏者，治燥金合木也。头上有火，清阳不升，火炎于上也。高者治宜越之，补中益气汤加荆芥三分、蔓荆子五分。

假火者，内虚寒而外见火证。脉必微细，即见洪大，内必空虚，皆宜温补，八味、十味汤，皆可选用。(《慎斋遗书》)

火病的病因病机与治法用药

凡病多属火。丹溪谓"气有余便是火"，此一火也，治宜清凉。气不足以郁而成火，东垣所谓"阳虚发热"也，又一火也，治宜甘温以补其气，少加甘寒以泻其火。外感暑热燥气，增助内气成热，此一火也，治宜辛润清凉。外感风寒湿气，闭郁表气成热，亦一火也，治宜辛温发散。内伤饮食辛热之物，致火得热益炽，此一火也，宜以苦寒之剂消导之。内伤饮食生冷之物，致火被遏愈怒，又一火也，治宜辛热之剂消导之。肾水虚，致令下焦之火上炎，此一火也，治宜六味，壮水以制阳光。肾阴盛，逼其浮游之火上升，又一火也，治宜八味，益火以消阴翳。又凡动皆属火：醉饱火起于胃，大怒火起于肝，悲哀火起于肺，房劳火起于肾，五脏火炽，心火自焚。种种已散见于各篇中，而发热篇更详，细阅自见。

---

① 见《素问·阴阳应象大论》。
② 见《素问·阴阳应象大论》。
③ 君相合横：即上文"君不主令，相火横逆"。

夫人非寒则热，非实则虚耳！令寒热虚实，皆能生火，然则凡病多属火，河间、丹溪之言岂不信哉？而张景岳辈不达其旨，极力谰诋①，亦已过矣。或曰虚火既不可用寒凉，是有火之名，无火之实，故景岳诸公直谓之非火，子何訾之乎？曰：虚火不可用寒凉，谓苦寒之味耳！若甘寒之品，何可废乎？盖虚火有二：其一可用温热，如内寒外热、下寒上热等证是也，目为非火犹可也。其一宜用甘寒，水虚火炎者是也，目为非实火则可，竟目为非火可乎？至如滞下、消渴、吞酸、虫痛等证，明明属热者，亦概目为非火，且反谓之为寒，真菽麦不辨者矣。彼意以为必目之为非火，而后人不敢用寒凉，不知立论失实，徒起后人之疑也。今夫驽马②之驾而败，尽人而知之矣。直言此为驽马不可驾，未有不信者也。必谓之非马也，鹿也，谁则信之乎？不信则有驾之而败者矣。是非火之说，固将使人不信而用寒凉也。孰若仍其虚火之名，而明夫不可用寒凉之故之为实，而可信哉？

或谓上世人所禀厚实，可任攻伐，晚近人所禀薄弱，止宜温补。谬也！丹溪去景岳不过二百余年，如果禀赋强弱相悬如是，将数千百年而后，人皆变为阴鬼乎？惟古人谓劳扰之多火，与安静者不同，黑瘦之人多火，与肥白者不同。其说深为得理。

桂、附引火归原，此为下寒上热者言之。若水涸火炎之证，上下皆热，不知用此引火，引归何处？今日医者，动用桂、附，动云引火归原，杀人如麻。可叹也！

凡病有形者是痰，无形者是火。如红肿结块，或痛或不痛，皆形也，痰也。但痛不肿者，无形也，火也。又谓脉痛是湿火，筋缩痛是燥火。又谓火证睡觉忽腰背重滞，转觉不便；隆冬薄衣不冷，非壮盛；食时有涕无痰，不食时有痰无涕；弱证左侧睡则心左坠一响，右侧睡则心右坠一响，心中滴滴哼哼响，头眩，耳鸣。

心火，黄连、生地、木通。小肠火，木通。肝火，柴胡，片芩佐之。胆火，龙胆草。脾火，白芍。胃火，石膏。肺火，黄芩，桑皮佐之。大肠火，子芩。肾、膀胱火，知母、黄柏。凡用知、柏、芩、连等寒药，少加枳壳行之，否则凝滞。又寒凉药不可久服，致伤脾胃不救。三焦火，山栀。上中二焦火，连翘。虚火，姜皮、竹叶、麦冬、童便、生甘草、生姜，缓之、散之，或参、芪等补之。实火热盛，黄芩、黄连、山栀、黄柏，宜下者芒硝、大黄。血虚发热，当归、生熟地。无根之火游行作热，六味丸加元参作汤服。气如火从脚下起入腹（肾阳虚极欲脱），十不救一，六味加肉桂作汤，外用附子末，津调涂涌泉穴，引火下行。燥火，归、地、麦冬。湿火，苍术、茯苓、猪苓、木通。郁火重按烙手，轻按不觉，取汗则愈。过食生冷，遏少阳之火于脾部者，升、柴、葛根、羌活、细辛、香附、葱白。肝火郁，青黛。（《医碥》）

〔按语〕

本文的主要论点是"凡病多属火"，"寒热虚实，皆能生火"。作者基本同意刘河间、朱丹溪的学术观点。而批判了张景岳的"非火"之说。故文中具体的叙述了火病

---

① 谰（lán 兰）诋（dǐ 底）：诬妄毁谤。
② 驽（nú 奴）马：能力低下的马。

的病因病机和治法用药。这些内容，都是比较切合于临床实用的。文中还对有些医家认为今人之禀赋不如古人的观点，进行了批判，这种精神是值得赞扬的。

论火证及其治法

经曰："君火以明，相火以位"。心为君火，为神明之主，故谓之"明"。肾为相火，为发生之根，故谓之"位"。天非此火则不生物，人非此火则不能有生，此真火之不可稍有衰也。火得其正，即为阳气。倘真火衰而元阳败，则邪火自炽，由此而有实火、虚火、湿火、风火、郁火、阴火、五脏火、六腑火、游行不归经火。其为病也，外则见于皮肉筋骨，内则见于脏腑九窍。形质之间，本有热证，亦惟暂抑亢炎以治标，审所因而调之以救本，则火各归经，依然清凉，切不可过投寒剂以伤脾胃耳！夫君火者，心火也，可以水灭，可以直折。相火者，龙雷之火也，不可以水灭、直折，从其性而降伏之，且如天阴雨，龙雷之火愈盛，惟太阳一照，而火潜藏。此阴虚之火，由肾中之阳不足，则寒从中生，而火无源可归，所以浮散于外，此非参、芪、桂、附之温热，则无以引火归源，而外假热之证生矣。至于肾中之阴不足，则水亏火焰，又当滋水以制阳光，宜用甘凉，不宜温热。第温热之效速，只须二三服，便可奏功，而甘凉之力缓，非多服不能见效。但服甘凉者，必须甘温之药，每日中时间服，以救脾胃，庶无遗害。此论已详失血门，所当参阅。（《罗氏会约医镜》）

驳龙雷之火补阳则消说

余素不信"龙雷之火补阳则消"之说，后阅叶桂《景岳全书发挥·本草正》①，乃知有先我言之者矣。其言曰："今医家每言龙雷之火，得太阳一照，火自消靡。此言甚是悖理。龙雷之起，正当天令炎热，赤日酷烈之时，未见天寒地冻，阴晦凛冽，而龙雷作者，则知仍因阳亢，而非热药所能治也。若用热药，乃戴阳、格阳，阴极似阳之症。此处尚要讲究明白。"按叶说甚当。考龙火得水而燔，遇湿而焰之说，本始于王太仆《素问·至真要大论》注，不过借以形大热之气，不可以寒折之，折之以寒，而热愈不得泄，势必铄尽气血而死。注中所以有物穷方止之喻也。《至真要》篇前列六气，后列治法，则此注当指感症言。如伤寒在表，身热如灼，反宜桂枝之热，不宜石膏之寒，故经文此下有反治云云。义止如此，无俟深求。今因叶说，推原及之叶书，系道光时，其五世棣所刊者，此言在第四卷中。（《研经言》）

引火归原辨

世人袭"引火归原"之说，以用桂、附，而不知所以用之之误，动辄误人。今观

---

① 《景岳全书发挥》：本书为无锡姚球撰，伪托叶桂所著。书中批评景岳专主温补之弊。

秦皇士所论，可谓用桂、附之准，特录于此。赵养葵用附、桂辛热药，温补相火，不知古人以肝、肾之火喻龙雷者，以二经一主乎木，一主乎水，皆有相火存其中，故"乙癸同源"。二经真水不足，则阳旺阴亏，相火因之而发，治宜培养肝、肾真阴以制之，若用辛热摄伏，岂不误哉？

夫引火归原，而用桂、附，实治真阳不足，无根之火为阴邪所逼，失守上炎，如戴阳、阴躁之症，非龙雷之谓也。何西池曰：附、桂引火归原，为下寒上热者言之，若水涸火炎之症，上下皆热，不知引此火归于何处？此说可与秦论相印证。龙雷之火，肝、肾之真阴不足，肝、肾之相火上炎，水亏火旺，自下冲上，此不比六淫之邪天外加临，可用苦寒直折，又不可宗"火郁发之"，而用升阳散火之法。治宜养阴制火，六味丸合滋肾丸，及家秘肝肾丸①之类是也。（《冷庐医话》）

〔按语〕

本文选自《冷庐医话》。作者陆以湉，字定圃，清代桐乡县人。其著作还有《再续名医类案》。《冷庐医话》五卷，凡医学之派别、医书之善否、医家病家所当知之事，以及病证、药性、诊察、治疗、保摄之方，随意论列，语多精审。

升阳散火、滋阴降火辨

凡治火之法，有曰升阳散火者，有曰滋阴降火者，而或升或降，不可混用。夫火之为用，有发于阴者，火自内生，为五内之火，宜清宜降也；有发于阳者，火自外致，为风热之火，宜散宜升也。何人一见火症，无分表里，辄称风热，多用升阳散火之法？是不知风热之义，其说有二：有因风而生热者，有因热而生风者。因风生热者，以风寒外闭，而火郁于中，此外感阳分之火，风为本而火为标也；因热生风者，以热极伤阴，而火达于外，此内伤阴分之火，火为本而风为标也。经曰："治病必求于本"②，可见外感之火，当先治风，风散而火自息，宜升散，不宜清降，以外感之邪得清降而闭固愈甚；内生之火，当先治火，火灭而风自清，宜清降，不宜升散，以内生之火得升散而燔燎难当。此其内因、外因，自有脉症可辨，须为分别。经曰："病生于内者，先治其阴，后治其阳，反者益甚；病生于阳者，先治其外，后治其内，反者益甚。"③ 观此，愈知散火、降火毫不可混用也。（《罗氏会约医镜》）

水火既济而气生

水火既济而气生焉。水就下，火炎上，此水火之性也。然山上出泉，而济物之功

---

① 家秘肝肾丸：方由地黄、天冬、归身、白芍、黄柏、知母、元武胶组成。

② 见《素问·阴阳应象大论》。

③ 见《灵枢·五色》。

甚大；火炎昆冈①，而燎原之势可畏。丹田之有火，犹釜之有灶。釜中之物，不遽成熟，得灶下之火以燎之，而郁勃为气矣。饮食入胃，不遽化精，得丹田之火以薰之，而蒸变成气矣。然灶以土为之，而土即可以固火，丹田之火，以水卫之，而水乃足以制火。《内经》云："君火以明，相火以位"。君火，心火也。相火，丹田之火也。必相火有水以制之，克安其位，而后君火能明，否则若灶之不戒于火，而相火悉为贼火，五脏受其燔灼，心亦昏瞀而无主，安能光明耶？世医不察，于阴虚火旺者，不思壮水以制火，而徒用泻火之剂，致使丹田之真火日消，而脾胃不能化液，譬如薪彻息焰，而欲炊之熟得乎？于阳虚火衰者，不思补气以生火，而徒用助火之剂，致使上焦之贼火日炽，而肝、肾绝无真阳，譬如灯暗增草，而欲照之久得乎？（《医论三十篇》）

〔按语〕

本文选自《医论三十篇》。该书为清·韦协梦著。

第八节　阴阳升降

阴阳平衡与阴阳偏盛

论曰：一阴一阳之谓道，偏阴偏阳之谓疾。夫人一身，不外乎阴阳气血，相与流通焉耳！如阴阳得其平，则疾不生；阴阳偏胜，则为痼冷、积热之患矣。所谓痼冷者，阴寒沉痼而不解也；积热者，阳毒蕴积而不散也。故阴偏胜则偏而为痼冷，阳偏胜则偏而为积热。

古贤云：偏胜则有偏害，偏害则为偏绝，不可不察也。大抵真阳既弱，胃气不温，复啖生冷，冰雪以益其寒，阴冱②于内，阳不能胜，遂致呕吐涎沫、畏冷憎寒、手足厥逆、饮食不化、大腑洞泄③、小便频数，此皆阴偏胜而为痼冷之证也。其或阴血既衰，三焦已燥，复饵酒炙丹石，以助其热，阳炽于内，阴不能制，遂致口苦、咽干、涎稠、目涩、膈热、口疮、心烦、喜冷、大便闭结、小便赤淋，此皆阳偏胜而为积热之证也。

施治之法：冷者热之，热者冷之，痼者解之，积者散之。使阴阳各得其平，则二者无偏胜之患矣。（《济生方》）

〔按语〕

本文选自《济生方》。作者严用和，字子礼，宋时人。

本文的中心内容，是讲人身的"阴阳得其平，则疾不生；阴阳偏胜，则为痼冷、积热之患"。因此，治疗的最终目的，在于"使阴阳各得其平，则二者无偏胜之患矣。"

---

① 昆冈：古代传说中的产玉之山，《书·胤征》："火炎昆冈，玉石俱焚。"
② 阴冱（hù 互）：亦作冱阴。指天气阴晦，积冻不开。
③ 大腑洞泄：大便泄泻，完谷不化。

扶阳为本

为医者，要知保扶阳气为本。人至晚年，阳气衰，故手足不暖，下元虚惫，动作艰难。盖人有一息气在则不死，气者阳所生也，故阳气尽必死。人于无病时，常灸关元、气海、命关、中脘，更服保元丹、保命延寿丹，虽未得长生，亦可保百余年寿矣。（《扁鹊心书》）

〔按语〕

本文选自《扁鹊心书》。作者窦材，宋时人。该书托名扁鹊所传。上卷论病理，中卷论伤寒，下卷论杂病。

本文强调人身阳气的重要性："人有一息气在则不死，气者阳所生也，故阳气尽必死。"因而医生在治疗上"要知保扶阳气为本"。

阳有余阴不足论

人受天地之气以生，天之阳气为气，地之阴气为血，故气常有余，血常不足。何以言之？天地为万物父母。天，大也，为阳，而运于地之外；地，居天之中，为阴，天之大气举之①。日，实也，亦属阳，而运于月之外；月，缺也，属阴，禀日之光以为明者也。人身之阴气，其消长视月之盈缺。故人之生也，男子十六岁而精通，女子十四岁而经行②，是有形之后，犹有待于乳哺水谷以养，阴气始成，而可与阳气为配，以能成人，而为人之父母。古人必近三十、二十而后嫁娶，可见阴气之难于成，而古人之善于摄养也。《礼记》注云："惟五十然后养阴者有以加。"《内经》曰："年至四十，阴气自半，而起居衰矣。"③ 又曰：男子六十四岁而精绝，女子四十九岁而经断④。"夫以阴气之成，止供给得三十年之视听言动，已先亏矣。人之情欲无涯⑤，此难成易亏之阴气，若之何而可以供给也？经曰："阳者，天气也，主外；阴者，地气也，主内。故阳道实，阴道虚。"⑥ 又曰："至阴虚，天气绝；至阳盛，地气不足。"⑦ 观虚与盛之所在，非吾之过论。主闭藏者，肾也；司疏泄者，肝也。二脏皆有相火，而其系上属于心。心，君火也，为物所感则易动。心动则相火亦动，动则精自走，相火翕然而起，虽不交会，亦暗流而疏泄矣。所以圣贤只是教人收心养心，其旨深矣。天地以五行更迭衰旺而成四时，人之五脏六腑亦应之而衰旺。四月属巳，五月属午，为火大旺，火

---

① 《素问·五运行大论》说："地为人之下，太虚之中者也。……冯（凭）乎？……大气举之也。"

② 见《素问·上古天真论》。

③ 《素问·阴阳应象大论》说："年四十，而阴气自半也，起居衰矣。"

④ 见《素问·上古天真论》。

⑤ 无涯（yá牙）：没有边际；没有限度。

⑥ 见《素问·太阴阳明论》。

⑦ 见《素问·方盛衰论》。

为金之夫，火旺则金衰；六月属未，为土大旺，土为水之夫，土旺则水衰。况肾水常藉肺金为母，以补助其不足，故《内经》谆谆于资其化源也。古人于夏必独宿而淡味，兢兢业业于爱护也。保养金、水二脏，正嫌火土之旺尔！《内经》曰："冬不藏精者，春必病温①。"十月属亥，十一月属子，正火气潜伏闭藏，以养其本然之真，而为来春发生升功之本。若于此时恣嗜欲以戕贼，至春升之际，下无根水，阳气轻浮，必有温热之病。夏月火土之旺，冬月火气之伏，此论一年之虚耳！若上弦⑧前，下弦②后，月廓月空③，亦为一月之虚；大风、大雾、虹霓、飞电、暴寒、暴热、日月薄蚀、忧愁、忿怒、惊、恐、悲哀、醉饱、劳倦、谋虑、勤动，又皆为一日之虚。若病患初退，疮痍④正作，尤不止于一日之虚。今日多有春末夏初，患头痛脚软，食少体热，仲景谓"春夏剧，秋冬瘥"。⑤而脉弦大者，正世俗所谓注夏病。若犯此四者之虚，似难免此。夫当壮年，便有老态，仰事俯育⑥，一切隳坏⑦，兴言至此，深可惊惧！古人谓不见所欲，使心不乱。夫以温柔之盛于体，声音之盛于耳，颜色之盛于目，馨香之盛于鼻，谁是铁汉，心不为之动也？善摄生者，于此五个月出居于外，苟值一月之虚，亦宜暂远帷幕⑧，各自珍重，保全天和⑨，期无负敬⑩身之教。幸甚！（《格致余论》）

〔按语〕

朱丹溪是养阴派的倡导者。《阳有余阴不足论》是其学术思想的代表作。他所称的"阴阳"，首先是指气血而言，文中说："天之阳气为气，地之阴气为血，故气常有余，血常不足。"其次是指相火、肾精而言，文中着重指出情欲容易妄动，导致相火炽盛而发生病变，所以必须保护阴精，不致使其亏损。

由此可见，本文论述的阳有余，并非指人身真阳之气有余，而可以肆意攻伐，主要是指心火与相火均属阳，容易被物欲所感而妄动，以致"相火翕然而起"，必致阴精疏泄而诸病丛生。因而，在平时，必须节情欲，而保持阴精的充足；在病时，则必须补养阴精。这就是朱氏提出"养阴"主张的理论根据。

大宝论

为人不可不知医，以命为重也。而命之所系，惟阴与阳。不识阴阳，焉知医理？

---

① 《素问·金匮真言论》说："夫精者，身之本也。故藏于精者，春不病温。"

② 上弦、下弦：阴历初七、初八，月亮缺上半，叫上弦；二十二、二十三，月亮缺下半，叫下弦。

③ 《素问·八正神明论》说："月始生，则血气始精，卫气始行，月郭满，则血气实，肌肉坚；月郭空，则肌肉减，经络虚，卫气去，形独居。是以因天时而调血气也。"

④ 疮痍（yí夷）：创伤。

⑤ 见《金匮要略·血痹虚劳病脉证并治第六》。

⑥ 仰事俯育：旧谓：毁坏。

⑦ 隳（huī灰）坏：毁坏。

⑧ 帷（wéi维）幕：帐幕。在此指床帐、房事。

⑨ 天和：旧谓自然的和气。在此指先天真气。

⑩ 敬：戒慎。

此阴阳之不可不论也。夫阴阳之体，曰乾与坤；阴阳之用，曰水与火；阴阳之化，曰形与气。以生杀言，则阳主生，阴主杀；以寒热言，则热为阳，寒为阴。若其生化之机，则阳先阴后，阳施阴受。先天因气以化形，阳生阴也；后天因形以化气，阴生阳也。形即精也，精即水也。神即气也，气即火也。阴阳二气，最不宜偏，不偏则气和而生物，偏则气乖而杀物。经曰："阴平阳秘，精神乃治；阴阳离决，精气乃绝。"① 此先王悯生民之夭厄，因创明医道，以垂惠万世者，在教人以察阴阳，保生气而已也。故《内经》于阴阳之理，惟恐人之不明，而切切谆谆，言之再四。奈何后学，犹未能明。余请先言其二，而后言其一。

　　夫二者阴也，后天之形也；一者阳也，先天之气也。神由气化，而气本乎天，所以发生吾身者，即真阳之气也；形以精成，而精生于气，所以成立吾身者，即真阴之气也。观《上古天真论》曰：女子二七而天癸至，男子二八而天癸至。非若阴生在后，而阴成之难乎？又《阴阳应象大论》曰："年四十，而阴气自半也。"非若阴衰在前，而阴凋之易乎？所谓阴者，即吾之精，而造吾之形也。夫无形则无患，有形必有毁。故人生全盛之数，惟二八之后，以至四旬之外，前后止二十余年，而形体渐衰矣，此诚阴虚之象也。由此观之，即谓之"阳道实，阴道虚"，若无不可？故丹溪引日月之盈亏，以为"阳常有余，阴常不足"之论，而立补阴、大补等丸，以黄柏、知母为神丹，家传户用，其害孰甚？殊不知天癸之未至，本由乎气，而阴气之自半，亦由乎气，是形虽在阴，而气则仍从阳也。此死生之机，不可不辨！余所谓先言其二者，即此是也。

　　何谓其一？一即阳也。阳之为义大矣。夫阴以阳为主，所关于造化之原，而为性命之本者，惟斯而已。何以见之？姑举其最要者，有三义焉：一曰形气之辨，二曰寒热之辨，三曰水火之辨。夫形气者，"阳化气，阴成形"②，是形本属阴，而凡通体之温者，阳气也；一生之活者，阳气也；五官五脏之神明不测者，阳气也。及其既死，则身冷如冰，灵觉尽灭，形固存而气则去，此以阳脱在前，而阴留在后。是形气阴阳之辨也，非阴多于阳乎？二曰寒热者，热为阳，寒为阴。春夏之暖为阳，秋冬之冷为阴。当长夏之暑，万国如炉。其时也，凡草木昆虫，咸苦煎炙，然愈热则愈繁，不热则不盛；及乎一夕风霜，即僵枯遍野。是热能生物，而过热者惟病；寒无生意，而过寒则伐尽。然则热无伤而寒可畏。此寒热阴阳之辨也，非寒强于热乎？三曰水火者，水为阴，火为阳也。造化之权，全在水火，而水火之象有四，则日为太阳，火为少阳，水为太阴，月为少阴。此四象之真形，而人所未达也。

　　余言未竟，适一躭③医之客过余者，闻而异之曰：月本太阴，火岂少阳？古无是说，何据云然，亦有所谓乎？曰：阳主乎外，阴主乎内，此阴阳之定位也。阳中无太阴，阴中无太阳，此阴阳之专主也。日丽④乎天，此阳中之阳也，非太阳乎？月之在

---

① 见《素问·生气通天论》。
② 见《素问·阴阳应象大论》。
③ 躭（dān 丹）：耽的异体字，酷嗜。
④ 丽：光彩焕发。

天，阳中之阴也，非少阴乎？水行于地，阴中之阴也，非太阴乎？火之在地，阴中之阳也，非少阳乎？此等大义，诚丹溪所未知，故引日月盈亏，以证阴阳虚实。亦焉知水大于日，独不虑阳之不足，阴之太过乎？客曰：阴阳太少之说，固若有理，至于水大于日，便谓阴之有余，则凡天下之火不少也，阳岂独在于日乎？曰：是更有妙理存也。夫阴阳之性，太者气刚，故日不可灭，水不可竭，此日为火之本，水为月之根也。少者气柔，故火有时息，月有时缺，此火是日之余，月是水之余也。惟其不灭者，方为真火，而时作时止者，岂即元阳？故惟真阳之火，乃能生物，而燎原之凡火，但能焦物病物，未闻有以烘炙而生物者，是安可以火喻日也？

客曰：若如此言，则水诚太阴矣。然何以云天一生水，水非阳乎？又何以云水能生万物，水非生气乎？曰：此问更妙。夫天一者，天之一也，一即阳电，无一则止于六耳！故水之生物者，赖此一也；水之化气者，亦赖此一也。不观乎春夏之水，土得之而能生能长者，非有此一乎？秋冬之水，土得之而不生不长者，非无此一乎？不惟不生，而自且为冻，是水亦死矣。可见水之所以生，水之所以行，孰非阳气所主，此水中有阳耳，非水即为阳也。

客曰：然则生化之权，皆由阳气。彼言阳有余者，诚非谬也，而子反虑其不足，非过虑乎？曰：余为此论，正为此耳！惟恐人之不悟，故首言形气，次言寒热，次言水火，总欲讲明阳非有余，不可不顾之义。夫阳主生，阴主杀。凡阳气不充，则生意不广，而况于无阳乎？故阳惟畏其衰，阴惟畏其盛。非阴能自盛也，阳衰则阴盛矣。凡万物之生由乎阳，万物之死亦由乎阳。非阳能死物也，阳来则生，阳去则死矣。试以太阳证之，可得其象。夫日行南陆，在时为冬。斯时也，非无日也，第稍远耳！便见严寒难御之若此，万物凋零之若此。然则天地之和者，惟此日也，万物之生者，亦惟此日也。设无此日，则天地虽大，一寒质耳！岂非六合尽冰壶，乾坤皆地狱乎？人是小乾坤，得阳则生，失阳则死。阳衰者，即亡阳之渐也，恃强者，即致衰之兆也。可不畏哉！……可见天之大宝，只此一丸红日，人之大宝，只此一息真阳。孰谓阳常有余，而欲以苦寒之物，伐此阳气，欲保生者，可如是乎？

客曰：至哉！余得闻所生之自矣。然既有其道，岂无其法，欲固此阳，计从安出？曰：但知根本，即其要也。曰：何为根本？曰：命门是也。曰：余闻土生万物，故脾胃为五脏六腑之本，子言命门，余未解也。曰：不观人之初生，生由脐带，脐接丹田，是为气海，即命门也。所谓命门者，先天之生我者，由此而受；后天之我生者，由此而栽也。夫生之门，即死之户。所以人之盛衰安危，皆系于此者，以其为生气之源，而气强则强，气衰则病。此虽至阴之地，而实元阳之宅。若彼脾胃者，乃后天水谷之本，犹属元阳之子耳！子欲知医，其毋忽此所生之母焉。言难尽意，请再著《真阴论》以悉之何如？客欣然曰：愿再闻其义。（《类经附翼》）

真阴论

凡物之死生，本由阳气，顾今人之病阴虚者，十常八九，又何谓哉？不知此一阴字，正阳气之根也。盖阴不可以无阳，非气无以生形也；阳不可以无阴，非形无以载气也。故物之生也，生于阳；物之成也，成于阴。此所谓元阴、元阳，亦曰真精、真气也。前篇言阴阳之生杀者，以寒热言其性用也，此篇言阴阳之生成者，以气质言其形体也。性用操消长之权，形体系存亡之本。欲知所以死生者，须察乎阳；察阳者，察其衰与不衰。欲知所以存亡者，须察乎阴；察阴者，察其坏与不坏。此保生之要法也。稽之前辈，殊有误者，不识真阴面目，每多矫强①立言。自河间主火之说行，而丹溪以寒苦为补阴，举世宗之，莫能禁止。揆厥②所由，盖以热证明显，人多易见；寒证隐微，人多不知。而且于虚火、实火之间，尤为难辨。亦孰知实热为病者，十中不过三四，虚火为病者，十中尝见六七。夫实热者，凡火也。凡火之盛，元气本无所伤，故可以苦寒折之，信手任心，何难之有！然当热去即止，不可过用，过则必伤元气，况可误认为火乎？虚火者，真阴之亏也，真阴不足，又岂苦劣难堪之物所能填补，矧沉寒之性，绝无生意，非惟不能补阴，抑且善败真火。若屡用之，多令人精寒无子，且未有不暗损寿元者。第阴性柔缓，而因循玩用，弗之觉耳！尝见多寿之人，无不慎节生冷，所以得全阳气。即有老人亦喜凉者，正以元阳本足，故能受寒，非寒凉之寿之也。由此观之，足征余言之非谬矣。盖自余有知以来，目睹苦寒之害人者，已不可胜纪，此非时医之误，实二子传之而然。先王仁爱之德，遭敝③于此，使刘、朱之言不息，则轩岐之泽不彰，是诚斯道之大魔，亦生民之厄运也。夫成德掩瑕，岂非君子！余独何心，敢议先辈。盖恐争之不力，终使后人犹豫，长梦不醒，贻害弥深。顾余之念，但知有轩岐，而不知有诸子；但知有好生，而不知有避讳。此言之不容已也。然言之不明，孰若无言，余请详言真阴之象，真阴之脏，真阴之用，真阴之病，真阴之治，以悉其义。

所谓真阴之象者……犹器具也……所贵乎器具者，所以保物也，无器具则物必毁矣……此阴以阳为主，阳以阴为根也。经曰："五脏者，主藏精者也。不可伤，伤则失守而阴虚，阴虚则无气，无气则死矣。"④ 非以精为真阴乎？又曰："形肉已脱，九候虽调，犹死。"⑤ 非以形为真阴乎？观形质之坏与不坏，即真阴之伤与不伤。此真阴之象，不可不察也。

所谓真阴之脏者，凡五脏五液，各有所主，是五脏本皆属阴也。然经曰："肾者主水，受五脏六腑之精而藏之"⑥，故五液皆归乎精，而五精皆统乎肾。肾有精室，是曰命门，为天一所居，即真阴之府，精藏于此，精即阴中之水也；气化于此，气即阴中之火也。命门居两肾之中，即人身之太极，由太极以生两仪⑦，而水火具焉，消长系

---

① 矫强：勉强；强辩。
② 揆厥：揆，揣度。厥，犹"其"。
③ 敝：弃；破坏。
④ 见《灵枢·本神》。
⑤ 见《素问·三部九候论》。
⑥ 见《素问·上古天真论》。
⑦ 两仪：古指天地或阴阳。《易·系辞上》："是故易有太极，是生两仪。"

焉，故为受生之初，为性命之本。欲治真阴，而舍命门，非其治也。此真阴之脏，不可不察也。

所谓真阴之用者，凡水火之功，缺一不可。命门之火，谓之元气；命门之水，谓之元精。五液充，则形体赖而强壮；五气治，则营卫赖以和调。此命门之水火，即十二脏之化源，故心赖之，则君主以明；肺赖之，则治节以行；脾胃赖之，济仓廪之富；肝胆赖之，资谋虑之本；膀胱赖之，则三焦气化；大小肠赖之，则传导自分。此虽云肾脏之伎巧，而实皆真阴之用，不可不察也。

所谓真阴之病者，凡阴气本无有余，阴病惟皆不足。即如阴胜于下者，原非阴盛，以命门之火衰也；阳胜于标者，原非阳盛，以命门之水亏也。水亏其源，则阴虚之病叠出，火衰其本，则阳虚之证迭生。如戴阳者，面赤如朱。格阳者，外热如火；或口渴咽焦，每引水以自救；或躁扰狂越，每欲卧于泥中；或五心烦热，而消瘅、骨蒸；或二便秘结，而溺浆如汁；或为吐血、衄血；或为咳嗽、遗精；或斑黄无汗者，由津液之枯涸；或中风瘛疭者，以精血之败伤。凡此之类，有属无根之焰，有因火不归原，是皆阴不足以配阳，病在阴中之水也。又如火亏于下，则阳衰于上，或为神气之昏沉，或为动履之困倦。其有头目眩运而七窍偏发者，有咽喉哽咽而呕恶气短者，皆上焦之阳虚也。有饮食不化而吞酸反胃者，有痞满隔塞而水泛为痰者，皆中焦之阳虚也。有清浊不分而肠鸣滑泄者，有阳痿精寒而脐腹多痛者，皆下焦之阳虚也。又或畏寒洒洒者，以火脏之阳虚，不能御寒也。或肌肉鼓胀者，以土脏之阳虚，不能制水也。或拘挛痛痹者，以木脏之阳虚，不能营筋也。或寒嗽虚喘，身凉自汗者，以金脏之阳虚，不能保肺也。或精遗，血泄，二便失禁，腰脊如折，骨痛之极者，以水脏之阳虚，精髓内竭也。凡此之类，或以阴强之反克，或由元气之被伤，皆阳不足以胜阴，病在阴中之火也。王太仆曰："寒之不寒，责其无水；热之不热，责其无火。"无火、无水，皆在命门，总曰阴虚之病，不可不察也。

所谓真阴之治者，凡乱有所由起，病有所由生，故治病必当求本。盖五脏之本，本在命门；神气之本，本在元精。此即真阴之谓也。王太仆曰："壮水之主，以制阳光，益火之源，以消阴翳。"正此谓也。许学士曰："补脾不如补肾"，亦此谓也。近惟我明薛立斋独得其妙，而常用仲景八味丸，即益火之剂也；钱氏六味丸，即壮水之剂也。每以济人，多收奇效，诚然善矣。第真阴既虚，则不宜再泄。二方俱用茯苓、泽泻，渗利太过，即仲景金匮（肾气丸），亦为利水而设，虽曰于大补之中，加此何害，然未免减去补力，而奏功为难矣。使或阴气虽弱，未致大伤，或脏气微滞，而兼痰湿水邪者，则正宜用此。若精气大损，年力俱衰，真阴内乏，虚痰、假火等症，即从纯补，犹嫌不足，若加渗利，如实漏卮矣。故当察微、甚、缓、急，而用随其人，斯为尽善。余及中年，方悟补阴之理。因推广其义，用六味之意，而不用六味之方，活人应手之效，真有不能尽述者。夫病变非一，何独重阴，有弗达者，必哂①为谬。姑再陈之，以见其略。如寒邪中人，本为表证，而汗液之化，必由乎阴也。中风为病，身多

---

① 哂（shěn审）：讥笑。

偏枯，而筋脉之败，必由乎阴也。虚劳生火，非壮水，何以救其燎原？泻痢亡阴，非补肾，何以固其门户？鼓胀由乎水邪，主水者，须求水脏；关格本乎阴虚，欲强阴，舍阴不可。此数者，乃疾病中最大之纲领。明者觉之，可因斯而三反①矣。故治水治火，皆从肾气，此正重在命门，而阳以阴为基也。老子曰：知其雄，守其雌。夫雄动而作，雌静而守，然动必归静，雄必归雌。此雄之不可不知，雌之不可不守也。邵子曰：三月春光留不住，春归春意难分付，凡言归者必归家，为问春家在何处？夫阳春有脚，能去能来，识其所归，则可藏可留，而长春在我矣。此二子之教我，真我之大宗师也。人能知雄之有雌，春之有家，则知真阴之为义矣。余因制二归丸方②，愿与知本知音者共之。（《类经附翼》）

人身阴阳有先后天之分，而以阳为生之本

凡人之阴阳，但知以气血、脏腑、寒热为言，此特后天有形之阴阳耳！至若先天无形之阴阳，则阳曰元阳，阴曰元阴。元阳者，即无形之火，以生以化，神机是也，性命系之，故亦曰元气；元阴者，即无形之水，以长以立，天癸是也，强弱系之，故亦曰元精。元精、元气者，即化生精气之元神也，生气通天③惟赖乎此。经曰："得神者昌，失神者亡"④，即此之谓。今之人多以后天劳欲戕及先天，今之医只知有形邪气，不知无形元气。夫有形者，迹也，盛衰昭著⑤，体认无难；无形者，神也，变幻倏忽⑥，挽回非易。故经曰："粗守形，上守神。"⑦ 嗟乎！又安得有通神明而见无形者，与之共谈斯道哉！

天地阴阳之道，本贵和平，则气令调而万物生，此造化生成之理也。然阳为生之本，阴实死之基。故道家曰："分阴未尽则不仙，分阳未尽则不死。"华元化曰："得其阳者生，得其阴者死。"故凡欲保生重命者，尤当爱惜阳气，此即以生以化之元神，不可忽也。曩⑧自刘河间出，以暑火立论，专用寒凉，伐此阳气，其害已甚。赖东垣先生论脾胃之火必须温养，然尚未能尽斥一偏之谬。而丹溪复出，又立阴虚火动之论，制补阴⑨、大补⑩等丸，俱以黄柏、知母为君，寒凉之弊又复盛行。夫先受其害者，既去而不返；后习而用者，犹迷而不悟。嗟乎！法高一尺，魔高一丈。若二子者，谓非轩

---

① 三反：又作反三，即举一反三。

② 二归丸方：指左归丸、右归丸、左归饮、右归饮四方。

③ 生气通天：《素问》有《生气通天论》，含有天人相应的意思。生气，即人的生命动力。天，指自然界。

④ 见《素问·移精变气论》。

⑤ 昭著：明显；显著。

⑥ 倏忽：转眼之间。

⑦ 见《灵枢·九针十二原》。

⑧ 曩（nǎng 囊上）：以往；从前。

⑨ 补阴（丸）：方由黄柏、知母、侧柏叶，枸杞子，五味子、杜仲、砂仁、甘草组成。

⑩ 大补（阴丸）：见"治肝三十法"。

岐①之魔乎？余深悼之，故直削②于此，实冀夫尽洗积陋，以苏生民之厄，诚不得不然也。观者其谅之察之，勿以诽谤先辈为责也，幸甚！(《景岳全书》)

〔按语〕

以上三篇论文均为张景岳所作。文中一再批评刘河间、朱丹溪的学说，尤其反对朱丹溪的"阳常有余，阴常不足"的说法，而提出"阳非有余，阴常不足"的论点。张氏对于阴阳的概念，是以《内经》"阴平阳秘，精神乃治；阴阳离决，精气乃绝。"(《素问·生气通天论》) 为根据的。又指出人身阴阳有先后天之分，凡气血、脏腑、寒热，均为后天有形之阴阳，而元阴、元阳，即先天无形之阴阳。

张景岳为了反对"阳常有余"之说，写出《大宝论》等以说明阳非有余。他说："天之大宝，只此一丸红日；人之大宝，只此一息真阳。"又说"凡欲保生重命者，尤当爱惜阳气。"

关于"阴常不足"的论点，在《真阴论》中作了详细的论述。认为阴为阳气之根，即"阳以阴为基"，所以阳非有余，阴亦仍然不足。作者为了使人们能了解真阴的内容，从真阴之象、真阴之脏、真阴之用、真阴之病、真阴之治五个方面，作了具体的阐发。并引证了王冰关于阴虚、阳虚证的病机与治疗原则，以及许叔微的"补脾不如补肾"的论点，来进一步把元阴、元阳归根于肾之命门，从而把阳非有余与真阴不足两个方面统一起来。因而在治疗上，阳既非有余，则应注意慎用寒凉；阴既常不足，则应注意慎用攻伐。还从薛立斋常用仲景八味丸为益火之剂、钱氏六味丸为壮水之剂，"每以济人，多收奇效"的实际经验，又进一步对这两方进行加减，创制左归、右归等方剂，以提高疗效。

由上可见，张景岳与朱丹溪的学术观点，虽然有所不同，但就"阴常不足"之论，则是基本一致的。况朱丹溪所谓的"阳常有余"，是指相火炽盛，并非指人体真阳有余，而张景岳所谓的"阳非有余"，是指人体真阳的重要性而言，并非否定相火炽盛。由于他们所指的"阳"的概念不同，则就产生了学术上的分歧。因此，我们必须从其精神实质去理解。

论贵阳贱阴之谬

阳贵阴贱之说，自古为昭。黄氏③著书，本此立论。揆诸大易消长之机，君人者齐治平之道，其谁曰不然？然而以之论病，则有宜有不宜也。病有以阳虚而致阴盛者，贵扶阳以抑阴；病有以阴盛而致阳虚者，贵壮阳以配阴。是皆宜于贵阳贱阴之法。然阳虚则阳可贵，阴虚则阴即未可贱也；阴盛则阴可贱，阳盛则阳即不为贵也。贵阴则阳不虚是为宜，贵阳则阴不盛亦为宜。若贵阳而阴益虚，且贵阳而阳愈盛，则大不宜

---

① 轩岐：指轩辕黄帝与岐伯。古代伪托《内经》的作者。
② 直削：坦率地批驳。
③ 黄氏：指黄元御。

阴盛之病，既不可以治阴虚者统治之，则阳盛之病，亦岂可以治阳虚者混言之哉?(《世补斋医书》)

〔按语〕

作者运用朴素的辩证法思想，从病机与治法方面论述了阴阳之间的对立统一关系，批驳了"贵阳贱阴"的学术观点。

病、脉、药各有阴阳之分

阴阳者，天地之纲纪，万物之化生，人身之根本也。数之可千，推之可万。故病有阴阳、脉有阴阳、药有阴阳。以病言阴阳，则表为阳，里为阴；热为阳，寒为阴；上为阳，下为阴；气为阳，血为阴；动为阳，静为阴；言多为阳，语默为阴；喜明为阳，欲暗为阴；阳微不能呼，阴微不能吸；阳病不能俯，阴病不能仰。以脉言阴阳，则浮、大、滑、动、数皆为阳，沉、涩、弦、微、迟皆为阴。以药言阴阳，则升散为阳，敛降为阴；辛热为阳，苦寒为阴；行气分者为阳，血分者为阴；性动善走为阳，性静善守为阴。此皆医中之大法。迨①阴中复有阳，阳中复有阴，则此少彼多，其中便有变化。若阳有余而便施阳治，则阳愈炽而阴愈消；阳不足而更施阴方，则阴愈盛而阳斯灭矣。

道产阴阳②，原同一气。火为水之主，水为火之源，水火原不相离也。何以见之?水为阴，火为阳，象分冰炭，何谓同源?盖火性本热，使火中无水，其热必极，热极则亡阴而万物焦枯也；水性本寒，使水中无火，其寒必极，寒极则亡阳而万物寂灭矣。此水火之气，固不可呼吸相离也。其在人，即元阴、元阳，即先天之元神元气也。欲得先天，当思根底。命门为受生之基，水火之宅，即先天之北阙③也。是舍此他求，如涉海问津矣。(《杂病源》)

〔按语〕

本文节选自《杂病源》。文中所述病、脉、药各有阴阳之分，通俗易懂，切合临床实用。从阴阳联系到水火，对水火之间的对立统一关系，论述尤精。最后又强调元阴元阳在人体的重要性。

病由阴阳之偏，治则剂其偏而病自己

所谓病者，悉由乎阴阳之偏也。仲景治病诸法，第就其阴阳之偏胜者，剂④其偏而

---

① 迨 (dài 代)：及。
② 道产阴阳：自然规律产生于阴阳的变化。
③ 北阙：古代宫殿北面的门楼，为臣子等候朝见或上书之处。在此指命门在人身的重要性。
④ 剂：调节，调和。

病自己。放有时阳气亢极，但用纯阴之剂，不杂一毫阳药，非毗①于阴也，育阴正以剂阳；有时阴气盛极，但用纯阳之剂，不杂一毫阴药，非毗于阳也，扶阳正以剂阴。其有阴阳气虽偏胜，而尚未至于偏极者，阳药方中，必少加阴药以存津，阴药方中必少加阳药以化气，虽有时寒热互投、补泻兼进，似乎处方之甚杂，其实原乎阴阳互根之理，剂其偏胜以协于中。(《伤寒寻源》)

〔按语〕

本文节选自《伤寒寻源》。作者吕震名，字榉村，清代钱塘人。

本文虽短，其运用阴阳学说中对立、互根的观点，来分析病理和治法方药，却简明而深刻，切合临床实用。

论苦寒补阴之误

凡物之死生，本由乎阳气。顾②今人病阴虚者十尝八九，不知此阴字，正阳气之根也。阴不可无阳，阳不可无阴。故物之生也，生于阳；而物之成也，成于阴。则补阴者，当先补阳。自河间主火之说行，而丹溪以苦寒为补阴之神丹，举世宗之，尽以热证明显，人多易见，寒证隐微，人或不知，且虚火实火之间，尤为难辨。孰知实热为病者，十不过三四，而虚火为患者，十尝有六也。实热者，邪火也。邪火之盛，元气本无所伤，故可以苦寒折之，亦不可过剂，过则必伤元气。虚火者，真阴之亏也，真阴不足，岂苦寒可以填补？人徒知滋阴之可以降火，而不知补阳之可以生水。吾故曰：使刘、朱之言不息，则轩岐之道不著③。(《质疑录》)

〔按语〕

本文在批评了朱丹溪的苦寒补阴法之后，特别强调阳气在人身的重要性，认为"凡物之死生，本由乎阳气"。所以在治疗上"补阴者当先补阳"，补阳可以生水。

阴阳不可偏补论

诸书所言"补阳能生阴"之说，余窃④有疑焉。夫阳生阴长，盖谓孤阳不生，孤阴不长，阴阳不可偏废也。如人既阴虚火燥矣，再去补阳，则阳益旺而阴益竭，况阳附于阴，阴虚则阳无所附，又乌能生阴耶？譬之于苗，赖水以养，若水已干，再加烈日，则苗槁矣，必沛然下雨，始能勃然而兴，此显而易见也。惟补气可以生血，即金能生水之义，非阳能生阴之谓也。夫补气补阳，原有分别。《内经》曰："劳者温之"，系温存之温，非温热之温也。一字误解，天悬地隔矣。余谓阴阳不可偏补，阴不离阳，

---

① 毗（pí 皮）：辅助。
② 顾：视；看。
③ 著：显明，显出。
④ 窃：表示个人意见的谦词。

阳不离阴，阴阳相配，天地以位，万物以育，如古方中六味丸、复脉汤，补阴药也，内配茱萸、桂枝之阳味是矣。建中汤、附子汤，补阳药也，内皆佐芍药之阴品是矣。诸如此类，不可枚举。至四逆、吴萸①等汤，乃治有阴无阳之症，系救阳非又补阳也。又如白虎、黄连②等汤，乃治阳盛阴消之病，系救阴非补阴也。所谓阳为阴逼，不走即飞；阴被阳销，非枯则槁。专于补阴，固非尽美；专于补阳，亦非尽善也。

窃谓"夏至一阴生，冬至一阳生"二语注解，有言夏至阴长阳衰，宜扶阳抑阴；冬至阳生阴衰，当理阴平阳。有云一阴初生，正阳盛阴衰之候；一阳初长，正阴旺阳衰之秋。一宜补阴，一宜补阳，两相刺谬③，二说俱非无理。然药以治病，非以治时，有是病则用是药，原非可以时拘也。如冬天患热，寒亦当施；夏日病寒，热亦可用；阴阳兼病，又当兼补阳以引阴、阴以引阳，不可执一，贵在圆通。吾人读书，不能细心体悟，另出手眼，鲜不为偏见所误者也。因并识之。

凡治病不外先天、后天，固以脾、肾为主矣。然后天脾胃，一阴一阳宜分；先天肾命，一水一火须别。盖肾水亏则生火，而脾胃亦必枯槁；肾火亏则生寒，而脾胃亦必湿润。非谓补后天即宜温燥，补先天即宜滋润也。（《医法心传》）

〔按语〕

"补阳能生阴"之说，与"贵阳贱阴"之说有一定的联系。本文作者根据"孤阳不生，孤阴不长，阴阳不可偏废"的认识，提出在治疗上"阴阳不可偏补"的论点。由此又联系到时令阴阳与用药的关系，最后涉及脾肾阴阳间的关系问题。

阴阳互根论

阳不能自立，必得阴而后立，故阳以阴为基，而阴为阳之母；阴不能自见，必待阳而后见，故阴以阳为统，而阳为阴之父。根阴、根阳，天人一理也。以定位言，则阳在上，阴在下，而对待之体立；以气化言，则阴上升，阳下降，而流行之用宏④……若是阴阳互根，本是一气，特因升降而为二耳！以人言之，人之阴升，脾胃水谷精微之气，上升于肺，如经所谓"饮入于胃，游溢精气，上输于脾，脾气散精，上归于肺"是即水行天上⑤也。气中有水⑥，故曰阴升，然水不离乎气也。若非气水蒸腾，而为邪水⑦上泛，则水溢高源，而肺胀、喘嗽诸证生矣。然气水既生于胃，必胃中水谷充满，而后阴气乃旺，经故曰：精气生于谷气。若胃气自病，则生化之源绝，安望阴升乎？且夫阴气非能自升，必藉阳气乃升。肾之真阳，即肺下降之阳，惟肺阳下归于肾，得

---

① 吴萸（汤）：方由吴茱萸、人参、生姜、大枣组成。

② 黄连（汤）：方由黄连、干姜、桂枝、人参、甘草、半夏、大枣组成。

③ 刺谬：违异；完全相反。

④ 用宏：功能宏大。

⑤ 水行天上：指水谷之精气自脾上升到肺。

⑥ 气中有水：即水谷之精气中含有津液。

⑦ 邪水：即水湿之邪。

肾之舍纳，而阳气乃收藏不越。人之阳降，肺之阳气下降于肾，如天之阳气潜藏于地，是即火出地下①也。水由气化，故曰阳降，然气不离乎水也。若非气水涵濡，而为燥阳下降，则金枯水竭，而劳咳、骨蒸诸证生矣。然则阳气不可虚降，必含阴气以降。肺之真阴，即脾胃、肾上升之阴，惟脾胃、肾之阴上升于肺，得肺之敷布而阴气乃充周一身。经故曰："肾上连肺。"又曰："无阴则阳无以生，无阳则阴无以化。"然而阴阳升降，不可得而见也。

然则阴阳二气，非相需而不可须臾离者哉。然就二气而权衡之，阴承阳，阳统阴②，阳气一分不到即病，阳气一分不尽不死，人自当以阳气为重。然阳气固重，阴气亦重，何也？人事与病多致阴伤者也。经云："静则神藏，躁则消亡。"③日用操劳，皆动机④也。动则所生之少，不敌所耗之多。病亦动机也，动则六气皆从火化，化火则必伤阴，则又当以阴气为重。譬如行舟：行者，气也；行之者，水也。水足，气始旺也。再譬诸灯：灯火，火也；油，水也。油足，火始明也。气为血帅，血又为气航。此阳统阴而基于阴之理也。若无阴则阳气亦无依而亡矣（阴液脱者死，大肉脱者亦死）。故阴阳二字，不读曰阳阴，而读曰阴阳，其亦可以恍然悟矣。（《医原》）

〔按语〕

本文节选自《医原》。作者石寿棠，字芾南，清代安东人。《医原》三卷，主要论述五行生克，以及阴阳、表里、脏腑、营卫诸病，提纲挈领。

本文主要论述阴阳之间的互根关系，即"阳以阴为基"，"阴以阳为统"，"阳统阴而基于阴"。以阴阳二气权衡之，虽然有"人自当以阳气为重"的说法，但应指出"阴气亦重"。据此又联系到阴阳升降，"以气化言，则阴上升，阳下降"。总的精神是阐发了古人所说的"无阴则阳无以生，无阳则阴无以化"的论点。

脏腑的阴阳互根与升降

阴阳互根：五脏阴也，而阳神藏焉，非五脏之藏，则阳神飞矣；六腑阳也，而阴精化焉，非六腑之化，则阴精竭矣。盖阴以吸阳，故神不上脱；阳以煦阴，故精不下流。阳盛之处而一阴已生，阴盛之处而一阳已化。故阳自至阴之位而升之，使阴不下走；阴自至阳之位而降之，使阳不上越。上下相包，阴平阳秘，是以难老。阴在内，阳之守也；阳在外，阴之卫也。阴能守则阳秘于内，阳能卫则阴固于外。阳如珠玉，阴如蚌璞⑤，含珠如蚌，完玉似璞。而昧者不知，弃珠玉而珍蚌璞，是之谓倒置之民矣。（《素灵微蕴》）

---

① 火出地下：指周身阳气根于下焦之肾。
② 阴承阳，阳统阴：阴承受于阳，阳统率阴。这是强调阳的重要性，故下文有"人身当以阳气为重"。
③ 见《素问·痹论》。
④ 动机：即运动形式。
⑤ 蚌（bàng 磅）璞（pú 仆）：蚌，河蚌，软体动物。有的蚌产珍珠，故下文有"含珠如蚌"。璞，蕴藏有玉的石头。故下文有"完玉似璞"。

〔按语〕

　　本文主要论述人体脏腑之间的阴阳互根关系，而兼及升降关系。其中又突出阳气的重要性，故说"阳如珠玉，阴如蚌璞"，如果"弃珠玉而珍蚌璞，是之谓倒置"。

　　文中"阴在内……阴之卫也"一段，与《素问·阴阳应象大论》原文略有出入。而其解释，认为阳在内，阴在外，这与一般注释《内经》者理解相反，可能是黄氏特别强调阳气在人体重要性的缘故。

阴阳升降论

　　天地之道，阴阳而已矣；阴阳之理，升降而已矣。自开辟以至混沌①，一大升降也。小儿一岁有一岁之升降，一日有一日之升降。人身之道亦然。以一岁言之，自冬至一阳生，以至芒种，而此阳之升极也。自夏至一阴生，以至大雪，此阴之降而极也。所谓一寒一暑，岁序行焉，一岁之升降也。一日之内，子半②而阳生，寅卯而日出于天，阳之升也；午半而阴生，酉戌而日入于地，阴之降也。所谓日往月来，而晦明成焉，一日之升降也。考之先天八卦，自震而乾，为阳之升；由巽而坤，为阴之降。大圆图之自复而乾，自姤而坤，无不若合符节③。人与天地为一少而壮、壮而老，一大升降也；小而日兴夜寐，一日之升降也；气出而呼，气入而吸，一息之升降也。

　　昔古圣人，"先天而天弗违，后天而奉天时"。④ 其与天地之阴阳升降，无少差谬，故阴阳不能犯，而寒暑莫能侵。于至庸庸者流，外为风寒所逼，内为色欲所伤，一身之内，非阳伤则阴损，阳伤者不升，阴损者不降，不降不升，而生生之机息矣。病之纷然杂出者，可胜道哉！神农氏出，悯人民夭枉，辨药性以夺造化微权⑤。嗣后岐黄传《内经》，以及历代名医，咸有著作，而其大要，皆以辨药性之阴阳，以治人身之阴阳，察药性之升降，以调人身之升降而已。故经云："调气之方，必别阴阳。"⑥ "阳病治阴，阴病治阳。"⑦ 又云："阴胜则阳病，阳胜则阴病。"⑧ 又云："阴阳之要，阳密乃固。两者不和，若春无秋，若冬无夏，因而和之，是为圣度。"⑨ 夫所谓调治阴阳而和之者，即其因病立方，高者抑之，下者举之，微者调之，其次平之，盛者夺之，寒热温凉，衰之以属，随其所利之大法也。故吾人业医，必先参天地之阴阳升降，了然于心目间，而后以药性之阴阳，治人身之阴阳，药性之升降，调人身之升降，则人身之

---

　　① 混沌：同浑沌。古人想象中世界生成以前的状态。
　　② 子半：地支纪时，子为十二时辰之一，指夜半十一点至一点。子半，即子时的一半，指夜半十二点。
　　③ 符节：古代门关出入所持的凭证，为节的一种，用竹或木制成。
　　④ 见《易·乾》。意即先于天时而行事，遵照天时而行事。
　　⑤ 造化微权：创造化育的幽深之权。
　　⑥ 见《素问·至真要大论》。
　　⑦ 见《素问·阴阳应象大论》。
　　⑧ 见《素问·阴阳应象大论》。
　　⑨ 见《素问·生气通天论》。

阴阳升降，自合于天地之阴阳升降矣。(《医源》)

〔按语〕

本文选自《医源》。作者芬余氏（见《三三医书》）。

本文从天地之阴阳升降，联系到人身之阴阳升降。作者认为"天地之道，阴阳而已"，"阴阳之理，升降而已"。无论一岁或一日，都有阴阳升降的变化，而人生少而壮、壮而老，或一天的"日兴夜寐"，也都有阴阳升降的变化。因此，疾病的产生，总的不外乎阴阳升降失常，用药治疗，就是"以药性之阴阳，治人身之阴阳；药性之升降，调人身之升降。则人身之阴阳升降，自合于天地之阴阳升降矣"。

关于药性阴阳，凡寒性、凉性者属阴；热性、温性者属阳。一般阴证用阳性药，阳证用阴性药。《神农本草经》说："疗寒以热药，疗热以寒药。"

关于药性的升降，在中药学理论中，多与药性的浮沉结合起来论述的。

李东垣《脾胃论》中有《阴阳升降论》一文，可互参。

阴阳升降为治病之纲要

阴寒阳热，热者多升，寒者多降，故升降者，亦阴阳之性也。冬至一阳自地而升，为地雷复①，升至四月小满时，为纯阳乾卦；升极而降，夏至一阴自天而降，为天风姤②，降至十月小雪时，为纯阴坤卦。人身"春夏养阳"③，用参、芪以助之，使得遂其生发之机也；"秋冬养阴"③，用归、地以滋之，使得降于潜伏之室也。今人只知秋令杀物，岂知秋无收敛，冬无退藏，将何以储来岁发生畅茂之本乎？况闭藏时阳气发升，稍早泄了一分，当春夏生长时，即有一分不足。人身运用精神气血，用药之道，何独不然？然一升一降，皆有相交之义也。若阴自阴而阳自阳，则升者不降，降者不升。其中枢纽，全在脾土为之运用，土旺者阳升阴降，营卫周流，百骸康泰矣。否则痞满不化，如天地不交而成否④，非浊气上而生䐜胀，则清气下而为飧泄，百病所由生也。

故热者，如火炎上，当用降药；寒者，如水就下，当用升药。然虚阳上升，与阴虚火亢之升大异：阳虚者，下有真寒，逼其无根之火，上为面赤戴阳之症，虽欲饮水，不敢下咽，下则小便清白，而足厥冷，用参、芪、桂、附，以复元阳可也，阴虚火亢者，上下皆热，上而头目眩晕，下则小便赤黄，又知柏八味滋阴之药为要也。下陷之寒，与下血之热不同：下陷者，用参、芪、桂、附，尤兼升、葛以升提；下血之热，则分虚实，虚者仍宜清补与升提，实者乃可用生地、地榆、余粮等，降而凉之是也。然当降者，可兼用升，清阳升而浊阴尤易降也；当升者不可兼用降药，恐其助下陷之势，而升药之力亦不济也。故内伤虚人，不但麻、葛、承气不可用，即栀子、苓、泻

---

① 复：六十四卦之一，震下坤上。《易·复》："象曰：雷在地中，复。"
② 姤（gòu 垢）：六十四卦之一，巽下乾上。《易·姤》："象曰：天下有风，姤。"
③ 见《素问·四气调神大论》。
④ 否（pǐ 痞）：六十四卦之一，乾下坤上。《易·否》："象曰：天地不交，否。"

亦勿轻加。盖虚寒人，固忌发表攻里，而稍用降药，则阴气随之而下脱，较之阳极而上脱者，其危尤甚也。故外感实热之邪，惟苏叶、前胡最是降火散邪之妙药，用之以佐归、地、硝、黄，得效殊多。犹之脾胃虚人，阳气不升者，一切葛根、柴胡，以佐参、芪升提之力，如补中益气、清暑益气之类，皆补正中升发阳气之要药也。至于火郁发之，亦用柴、葛顺其性而升之；土郁夺之，则用硝、黄攻其邪而降之。阳将上脱者，用寒凉从下吸之；阴将下脱者，用温热从上吸之：此尤升降之急法也。至于引火归原之说，用桂、附不如用固纸、芦巴之属，此降补之妙剂也。沉香、降香，降热暖气；熟地、枣皮，降火滋阴。或相火上升而灼肺，惟六味再加二冬；相火上升为喉痛，惟八味再加元参、僵蚕、桔梗。此皆要害之急法。故升降法，即天地阴阳之法，亦纲中至要之法也。（《医纲提要》）

〔按语〕

本文选自《医纲提要》。作者李宗源，清代人。

本文首先解释了阴阳、寒热与升降的关系，即阴—寒—降，阳—热—升。这就是升降的基本特性。

其次从天地之阴阳升降的变化，而联系到人体的生理病理。凡阴阳升降正常，则健康无病，阴阳升降失常，则"百病所由生"。而其枢纽，在于脾脏。

最后突出阴阳升降为治病之纲要。文中用举例的方法，说明许多疾病都是由于阴阳升降的失常，而治法与方药亦具有升降之性，并且各有其适应证。这样，就把病证的升降，与治疗的升降紧密结合起来，以便于临床运用。并且指出："当降者，可兼用升，清阳升而浊阴尤易降也；当升者不可兼用降药，恐其助下陷之势，而升药之力亦不济也。"这是很有道理的。确为实际经验之谈。

升降出入论

《六微旨大论》曰："出入废则神机化灭，升降息则气立孤危，故非出入，则无以生长壮老已，非升降，则无以生长化收藏。是以升降出入，无器不有……器散则分之，生化息矣。"王氏释之曰：凡窍横者，皆有出入去来之气，窍竖者，皆有阴阳升降之气往复于中，即如壁窗户牖，两面伺之，皆承来气冲击于人，是则出入气也。又如阳升则井寒，阴升则水暖，以物投井，及叶坠空中，翩翩不疾，皆升气所碍也。虚管溉满，捻上悬之，水固不泄，为无升气而不能降也，空瓶小口，顿溉不入，为气不出而不能入也。可谓发挥尽致矣。

刘河间曰：皮肤之汗孔者，谓泄汗之孔窍也，一名气门，谓泄气之门户也；一名腠理，谓气液之隧道纹理也；一名鬼门，谓幽冥之门也；一名玄府，谓玄微之府也。然玄府者，无物不有，人之脏腑皮毛肌肉筋膜骨髓爪牙至于万物，悉皆有之，乃出入升降道路门户也。经云：升降出入，无器不有。故知人之眼耳鼻舌身意神识能为用者，皆由升降出入之通利也，有所闭塞则不能用也。故目无所见、耳无所闻、鼻不闻香、舌不知味、筋痿、骨痹、爪退、齿腐、毛发堕落、皮肤不仁、肠胃不能渗泄者，悉由热气怫郁，玄府闭塞，而致津液血脉荣卫清浊之气不能升降出入故也，各随怫郁微甚而为病之大小焉。

李东垣曰：圣人治病，必本四时升降浮沉之理，权变之宜，必先岁气，无伐天和。经谓升降浮沉则顺之，寒热温凉则逆之。仲景谓阳盛阴虚，下之则愈，汗之则死；阴盛阳虚，汗之则愈，下之则死。大抵圣人立法，且如升阳或散发之剂，是助春夏之阳气，令其上升，乃泻秋冬收藏殒杀寒凉之气。此升降浮沉之至理也。天地之气，以升降浮沉乃生四时，如治病，不可逆之，故顺天者昌，逆天者亡。夫人之身亦有四时，天地之气，不可只认在外。人亦体同天地也。

《吴医汇讲》引蒋星墀说曰：《伤寒论》所谓传经，即是出入精义。盖正气出入，由厥阴而少阴、太阴，而少阳、阳明、太阳，循环往复，六淫之邪，则从太阳入一步反归一步，至厥阴而极。此邪气进而正气退行，不复与外气相通，故开、合、枢三者，最为要旨。分言之，为出入、为升降，合言之，总不外乎一气而已矣。观东垣《脾胃论》浮沉补泻图，以卯酉为道路，而归重于苍天之气。考其所订诸方，用升、柴、苓、泽等法，实即发源于长沙论中葛根、柴胡、五苓之意引而伸之，所谓升之九天之上，降之九地之下。虽内伤外感殊科，而于气之升降出入，则无以异耳！

吴鞠通《温病条辨》有曰：风之体不一，而风之用亦殊。春风自下而上，夏风横行空中，秋风自上而下，冬风刮地而行。其方位也，则有四正四隅，此方位之合于四时八节也。

诸家之论，阐发无余蕴矣。升降出入者，天地之体用，万物之橐籥，百病之纲领，生死之枢机也。兹更举天地之气，人身之气，与夫脉象、病机、治宜，一一而条析之。……人身肌肉筋骨，各有横直腠理，为气所出入升降之道。升降者，里气与里气相回旋之道也；出入者，里气与外气相交接之道也。里气者，身气也；外气者，空气也。鼻息一呼，而周身八万四千毛孔皆为之一张；一吸，而周身八万四千毛孔皆为之一翕。出入如此，升降亦然，无一瞬或停者也。《内经》曰：阳在外，阴之使也；阴在内，阳之守也。又曰：阳气者，卫外而为固也；阴气者，藏精而起亟也。此出入之机也。又曰：天地之精气，其大数常出三而入一，故谷不入，半日则气衰，一日则气少矣。此出入之数也。《推求师意》曰：在肝则温化，其气升；在心则热化，其气浮；在脾则冲和之化，其气备；在肺则凉化，其气降；在肾则寒化，其气藏。《内经》曰：浊气在上，则生䐜胀；清气在下，则生飧泄。又曰：夏暑汗不出，秋成风疟；冬不藏精，春必病温。此升降出入之常变也，内而脏腑，外而肌肉，纵横往来，并行不悖，如水之流逝者自逝，而波浪之起伏自起伏。其合四时也，春则上升者强，而下镇者微矣；夏则外舒者盛，而内守者微矣；秋则下抑，而上鼓者微矣；冬则内敛，而外发者微矣。此其常也。逆冬气则奉生者少矣，逆春气则奉长者少矣，逆夏气则奉收者少矣，逆秋气则奉藏者少矣。太过不及，皆为逆也。此其变也。故圣人必顺四时，以调其神气也。

其在脉象，则有三部九候。三部者，寸、关、尺也，以候形段之上下，以直言之也。九候者，浮、中、沉也，以候形层之表里，以横言之也。病在上则见于寸，在下则见于尺；病在里则见于沉，在表则见于浮。里寒外热，则沉紧浮缓；里热外寒，则沉缓浮紧。上虚下实，则寸小尺大；上实下虚，则寸强尺弱。此脉象之大略也。

其在病机，则内伤之病多病于升降，以升降主里也；外感之病，多病于出入，以出入主外也。伤寒分六经，以表里言；温病分三焦，以高下言，温病从里发故也。升降之病极，则亦累及出入矣；出入之病极，则亦累及升降矣。故饮食之伤，亦发寒热；风寒之感，亦形喘喝。此病机之大略也。

至于治法，则必明于天地四时之气、旋转之机、至圆之用，而后可应于无穷。气之亢于上者，抑而降之；陷于下者，升而举之；散于外者，敛而固之；结于内者，疏而散之。对证施治，岂不显然而易见者乎！然此以治病之轻且浅者可耳，若深重者，则不可以径行，而必有待于致曲。夫所谓曲者何也？气亢于上，不可径抑也，审其有余不足：有余耶，先疏而散之，后清而降之；不足耶，先敛而固之，后兜而托之。气郁于内，不可径散也，审其有余不足：有余者，攻其实而汗自通，故承气可先于桂枝；不足者，升其阳而表自退，故益气有藉于升、柴。气散于外，不可径敛也，审其有余不足：有余者，自汗由于肠胃之实，下其实而阳气内收；不足者，表虚由于脾肺之亏，宣其阳而卫气外固。此皆治法之要妙也。苟不达此，而直升直降，直敛直散，鲜不偾事矣。尝忆先哲有言，胸腹痞胀，昧者以槟榔、枳、朴攻之，及其气下陷，泄利不止，复以参、芪、升、柴举之，于是气上下脱而死矣。此直升直降之祸也。况升降出入，交相为用者也，用之不可太过。当升而过于升，不但下气虚，而里气亦不固，气喘者，将有汗脱之虞矣，当降而过于降，不但上气陷，而表气亦不充，下利者，每有恶寒之证矣，当敛而过于敛，不但里气郁，而下气亦不能上朝；当散而过于散，不但表气疏，而上气亦不能下济矣。故医者之于天人之气也，必明于体，尤必明于用，必明于常，尤必明于变，物性亦然。寒热燥湿，其体性也，升降敛散，其功用也。升、柴、参、芪，气之直升者也；硝、黄、枳、朴，气之直降者也；五味、山萸、金樱、覆盆，气之内敛者也；麻黄、桂枝、荆芥、防风，气之外散者也。此其体也，而用之在人，此其常也。而善用之，则变化可应于不穷；不善用之，则变患每生于不测。

王汉皋论温病大便秘，右寸洪实，而胸滞闷者，宜枳、朴、菔子横解之，苏子、桔梗、半夏、槟榔竖解之。其言横解、竖解是矣，其所指诸药则未是也。即东垣诸方，惯用升、柴、枳、朴，亦未免直撞之弊。若洁古枳术丸，以荷叶烧饭为丸，则有欲直先横之妙矣。吁！医岂易言者乎？

又尝论之，气之开合必有其枢，无升降则无以为出入，无出入则无以为升降，升降出入，互为其枢者也。故人之病风寒喘咳者，以毛窍束于风寒，出入之经隧不利，而升降亦迫矣；病尸厥卒死者，以升降之大气不转，而出入亦微矣。

近世黄元御著书，专主左升右降立说，以为心肺阳也，随胃气而右降，降则化为阴；肝肾阴也，随脾气而左升，升则化为阳。……窃思《内经》之论阴阳也，不止言升降，而必言出入，升降直而出入横，气不能有升降而无出入，出入废则升降亦必息矣。止论升降，不论出入，是已得一而遗一，况必以升降分属左右，则尤难通之义也！

(《读医随笔》)

升降出入为百病之纲领

《素问·六微旨大论》："出入废则神机化灭①，升降息则气立孤危②。"尝谓《伤寒》所论传经，即是出入精义。盖正气之出入，由厥阴而少阴，而太阴，而少阳、阳明，以至太阳，循环往复。六淫之邪，则从太阳入，一步反归③一步，至厥阴而极。此邪气进而正气退行，不复与外气相通，令韶张氏④谓之逆传，养葵赵氏谓之郁证，即此义也。故开、合、枢⑤三者乃其要旨。夫分言之，为出入，为升降；合言之，总不外乎一气而已矣。观东垣《脾胃论》浮沉补泻一图，以卯酉为道路⑥，而归重于苍天之气⑦。考其所订诸方，用升、柴、苓、泽等法，实即发源于长沙论中葛根、柴胡、五苓之意，以引而伸之。所谓升之九天⑧之上，降之九地⑨之下，虽内伤、外感殊科，而于气之升降出入，则总无以异耳！王氏曰：凡窍横者，皆有出入往来之气；窍竖者，皆有阴阳升降之气。盖人在气中，如鱼在水中，人不见气，如鱼不见水。上下九窍，外而八万四千毛孔⑩，皆其门户也，气为之充，周身布濩，虽有大风苛毒，莫之能害。是故"邪之所凑，其气必虚"。内陷者，有入而无出，下陷者，有降而无升。此升降出入四字，为一生之橐籥，百病之纲领。（《吴医汇讲》）

〔按语〕

本文根据《素问》有关出入、升降的论说，而联系到《伤寒论》的六经传变，即有出入之义；《脾胃论》的浮沉补泻，即有升降之义。但出入与升降，"总不外乎一气"，此"气"又不外乎体内正气与外来邪气，所以说升降出入为"百病之纲领"。

水升火降说

水不升为病者，调肾之阳，阳气足，水气随之而升；火不降为病者，滋心之阴，

---

① 神机化灭：意指动静变化都将停止了。
② 气立孤危：意指机能活动都将停止了。
③ 反归：反同"返"，更的意思。归，趋向。反归，更向前。
④ 令韶张氏：即张锡驹，清代钱塘人。著《伤寒论直解》。
⑤ 开、合、枢：这是指经脉生理作用的三个特点而言。在阳经方面，太阳主开，阳明主合，少阳主枢；在阴经方面，太阴主开，厥阴主合，少阴主枢。其中"开"是太阳经在阳经中（或太阴经在阴经中）相对地位于浅表的部位，和外界的联系更为接近，而有开放的作用；"合"是指经脉相对地位于身体内部深层，具有闭合收敛的作用；"枢"则是相对地位于表、里之间，具有枢纽作用的意义（《素问·阴阳离合论》）。
⑥ 卯酉之道路：指秋天之气主降。
⑦ 苍天之气：指春天之气主升。
⑧ 九天：即指天。
⑨ 九地：即指地。
⑩ 八万四千毛孔：古人对人身毛孔数目的一种说法。

阴气足，火气随之而降。则知水本阳、火本阴，坎中阳能升，离中阴能降故也。（《吴医汇讲》）

〔按语〕

本文作者孙庆增，名从添，号石芝，清代常熟人。所遗《石芝医话》，节录见于《吴医汇讲》中。

本文所谓"水升火降说"，是从心肾之间的关系而说的。心与肾各有阴阳（水火），其阴阳之间又有相互滋养作用。"心肾相交，水火既济"，即其关系之一，而本文所说的"水升火降"，是从升降的角度，来阐明心肾之间的关系，实际上也是其关系之一。因而水火之升降失常，就以调节心肾之阴阳为治。

升降治法

升降者，病机之要也。升为春气，有散之之义；降为秋气，有敛之之义。阳气下陷，泄痢不止，宜升阳益气；因湿洞泄，宜升阳除湿；滞下不休，宜升阳解毒，开胃除热；郁火内伏，宜升阳散火；肝木郁于地中，以致少腹作胀作痛，宜升阳调气。此病宜升之类也。阴虚则火无制，火因上炎，其为症也，为咳为嗽，为多痰，为吐血衄血，为头痛齿疼，为眩晕眼花，为恶心呕吐，为口苦舌干，是谓上盛下虚之候。宜用苏子、贝母、麦冬、白芍、竹茹、枇杷叶之属以降气，气降则火降，而又益滋水填精之药，以救其本，则诸症自瘳。此病宜降之类也。设宜降而妄升，当升而反降，将使轻者变重，重者必毙矣。（《顾氏医镜》）

〔按语〕

本文选自《顾氏医镜》。作者顾靖远，清代人。

本文首先强调升降是病机之要，而其治法，升有散，降有敛的含义。其次举例说明了升降治法的运用，凡阳气下陷之类的病证，宜用升法；虚火上炎之类的病证，宜用降法。最后提出升降治法要运用适当，如果"宜降而妄升，当升而反降，将使轻者变重，重者必毙"，这是临床应该注意的。

用药升降治病关纽谱

补阳宜升：升有散之义，凡散剂皆升也。

饮食劳倦阳下陷，升阳益气；泻痢不止，升阳益胃；郁火内伏，升阳散火；滞下不休，升阳解毒；湿泻，升阳除湿；肝郁地中，小腹胀，升阳调气。

补阴宜降。降有敛义，凡敛剂皆降也。

火盛降气，痰盛降火，热盛降湿，气盛疏之、敛之。

升药便泻肺肾：辛甘温热，及气味之薄品，能助春夏之升浮，便泻秋冬之收藏（如辛温过肺绝，甘热过肾绝）。

降药便泻肝心：酸苦咸寒，及气味之厚品，能助秋冬之降沉，便泻春夏之生长（如酸寒过肝绝，苦咸过心绝）。

淡渗药亦有降升：渗即为升，泄即为降，所以佐使诸药。

以降为升：如补中益气汤（以脉右大于左，阳陷于阴分，用之从阴引阳）。

以升为降：如六味地黄丸（以脉寸旺于尺，阳亢于上，阴竭于下，用之从阳引阴）。（《嵩崖尊生》）

〔按语〕

本文选自《嵩崖尊生》。作者景日昣，字冬阳，号嵩崖，清代嵩高人。该书十五卷，分气机、诊视、药性，治法、病机等十一门。

本文对升降治法与用药问题，作了原则性的提示，故题名《用药升降治病关纽谱》。对于所述内容，值得临床作进一步的观察和研究。

第二章　经络学说

第一节　综　述

医者当明经络

谚云：学医不知经络，开口动手便错。盖经络不明，无以识病证之根源，究阴阳之传变。如伤寒三阴三阳，皆有部署；百病，十二经脉可定死生。既讲明其经络，然后用药径达其处，方能奏效。昔人望而知病者，不过熟其经络故也。俗传遇长桑君，授以怀中药，饮以上池之水，能洞见脏腑①。此虚言耳！今人不明经络，止读药性、病机，故无能别病所在，漫将药试，偶对稍愈，便尔居功，况亦未必全愈，若一不对，反生他病。此皆不知经络故也。（《扁鹊心书》）

〔按语〕

本文强调经络学说在诊断与治疗上的重要价值，并指出史书上所载扁鹊遇长桑君一节是"虚言"，以此更突出医者掌握经络学说的重要性。

经脉各从脏腑而发

夫十二经者，经脉之常度②也。其原③各从脏腑而发，虽有支别，其实一气贯通，曾无间断。其经皆直行上下，故谓之经。十五络者，经脉之联属也。其端各从经脉而发，头绪散漫不一，非若经脉之如环无端也。以其斜行左右，遂名曰络。奇经为诸经之别贯④，经经自为超止，各施前后上下之阴阳血气，不主一脏一腑，随经气之满溢而为病，故脉气之发，诸部皆乖戾⑤不和。是以古圣以奇字称之，非若经气之常升，络气之常降也。（《泂溪脉学》）

---

① 《史记·扁鹊仓公列传》："……乃出其怀中药与扁鹊：'饮是以上池之水，三十日当知物矣。'乃悉取其禁方书，尽与扁鹊。忽然不见，殆非人也。扁鹊以其言饮药三十日，视见垣一方人。以此视病，尽见五脏症结，特以诊脉为名耳！"

② 常度：本指常用的法度。在此指十二经脉是经络系统中的正经。

③ 原：根本。

④ 别贯：犹言另外的系统。

⑤ 乖戾：不合；不和。

〔按语〕

本文选自《洄溪脉学》。该书坊本题徐灵胎撰。

本文主要强调十二经脉"各从脏腑而发",也就是"脏腑为本,经脉为标"的意思。同时还论述了十五络是"各从经脉而发",奇经"为诸经之别贯"。据此来阐明这三者之间的区别与联系。

经脉、络脉、孙络之间的关系

人身有经、有络、有孙络,气血由脾胃而渗入孙络,由孙络而入各经大络①,而入十二经。譬之沟涧②之水流入溪,溪之水流入江河也。沟涧溪流有盈有涸,至于江河则古今如一,永无干涸,若有干涸,则人、物消灭尽矣。中风偏枯之疾,一边不知痛痒,而不死者,以其孙络、大络为邪气壅塞,血气不能周流故也。然十二经中之元气,犹周流不息,是以久延不死。(《医述》引余傅山论)

经络的结构与功能

夫人周身经络,皆根于心,而上通于肺,以回于下,如树之有根有干有枝。百体内外,一气流通,运行血脉,以相出入。经故曰:"心生血。"③ 又曰:"诸脉皆属于心。"按经络功用不同,隐见亦异。经曰:"经脉者,常不可见也。脉之见者,皆络脉也。"④ 盖经脉主发血,由脏腑而外行,近筋骨,故肌肉厚处,按之便不觉跳动;络脉主回血,由外而还行脏腑,近肌肉,故易见,蓝色无脉者皆是。经脉出里而外,其气旺,旺则行速,速则有血有脉,其血赤;络脉由外而里,其气缓,缓则行迟,迟则有血无脉,其血紫。(《医原》)

〔按语〕

本文作者认为经络的生理功能是运行气血,故其结构是指脉管。文中指出"周身经络,皆根于心,而上通于肺,以回于下"。而经脉与络脉的区别,就在于经脉主发血(指动脉管),络脉主回血(指静脉管)。这是对经络的一种见解。但王清任曾说:"古人言经络是血管,由每脏腑向外长两根,惟膀胱长四根。余亲见百余脏腑,并无向外长血管之形。"这又是不赞同经络为血管的观点。

---

① 大络:指别络而言。
② 沟涧(jiàn谏):沟,田间水道。涧,两山间的流水。
③ 见《素问·阴阳应象大论》。
④ 《灵枢·经脉》说:"经脉者,常不可见也。其虚实也,以气口知之。脉之见者,皆络脉也。"

经络的生理功能 （一）

六腑者，所以受水谷而行化物者也。水谷入胃，脾气消磨，渣滓下传，精微上奉，化为雾气，归之于肺，肺司气而主皮毛，将此雾气，由脏而经，由经而络，由络而播宣皮腠，熏肤充身泽毛，是谓六经之气。雾气降洒，化而为水，津液精血于是生焉。阴性亲内，自皮而络，自络而经，自经而归趋脏腑。津入于肺，液入于心，血入于肝，精入于肾，是谓五脏之精。（《素灵微蕴》）

经络的生理功能 （二）

经脉者，行血气，通阴阳，以荣于身者也。络脉者，本经之旁支而别出，以联络于十二经者也，本经之脉，由络脉而交他经，他经之脉亦由是焉。人身之气，经盛则注于络，络盛则注于经。得注周流，无有停息，昼夜流行，与天同度①，终而复始。（《锦囊秘录》）

〔按语〕

本文节选自《锦囊秘录》。作者冯兆张，字楚瞻，明清间海盐县人。善医，尤精幼科。冯氏的学术观点，强调"水火立命"，故以"调护水火"为本。

本文简明扼要地论述了经络的生理功能。对人身气血运行过程中，在经脉与络脉的关系方面，提出"经盛则注于络，络盛则注于经"的观点，尤有创见。

治病重在和气血

周身气血，无不贯通。故古人用针通其外，由外及内，以和气血；用药通其里，由内及外，以和气血。其理一而已矣。至于通则不痛，痛则不通，盖指本来原通，而今塞者言。或在内，或在外，一通则不痛。宜十二经络脏腑，各随其处而通之，若通别处，则痛处未知，而他处反为掣动矣。（《吴医汇讲》）

用药必先通络

天于穆而不已，圣至诚而无息。人身三百六十五窍，窍通则气顺，气顺恒与天地流通，而往来相应，美在其中，畅于四肢，发于事业。故治病以理气为先，而用药以通络为主。盖人之经络不通，则转输不捷，药不能尽其功。泻剂之通络不待言，而补剂如四君子必用茯苓，四物必用川芎，六味地黄必用丹皮、泽泻，皆以通为补。且人

---

① 　与天同度：和自然界同一法度。

知泻剂之能通络，而病在某经，必以某经之药引之，庶络通而病解，否则诛伐无过，而渠魁未歼。《诗》曰：发彼有的，以祈尔爵，盍三复之。（《医论三十篇》）

〔按语〕

　　本文强调用药必先通络的重要意义。不但泻剂有通络作用，而且补剂中运用某些药物，也有通络作用，但这是"以通为补"，即能使补药更好地发挥补益的效能。

第二节　十二经脉

十二经脉的循行部位、病候、治疗原则

　　肺手太阴之脉，起于中焦，下络大肠，还循胃口，上膈属肺，从肺系①横出腋下，下循臑②内，行少阴、心主之前，下肘中，循臂内上骨下廉，入寸口，上鱼，循鱼际③，出大指之端。其支者，从腕后直出次指内廉，出其端。是动则病肺胀满，膨膨而喘咳，缺盆中痛，甚则交两手而瞀，此为臂厥。是主肺所生病者，咳，上气喘喝，烦心胸满，臑臂内前廉痛厥，掌中热。气盛有余，则肩背痛，风寒汗出中风，小便数而欠，气虚则肩背痛寒，少气不足以息，溺色变。为此诸病，盛则泻之，虚则补之，热则疾之，寒则留之，陷下则灸之，不盛不虚，以经取之。盛者，寸口大三倍于人迎；虚者，则寸口反小于人迎也。

　　大肠手阳明之脉，起于大指次指之端，循指上廉，出合谷两骨之间，上入两筋之中，循臂上廉，入肘外廉，上臑外前廉，上肩，出髃骨④之前廉，上出于柱骨之会上，下入缺盆，络肺，下膈，属大肠。其支者，从缺盆上颈，贯颊，入下齿中，还出挟口，交人中，左之右，右之左，上挟鼻孔。是动则病齿痛，颈肿。是主津所生病者，目黄，口干，鼽衄，喉痹，肩前臑痛，大指次指痛不用。气有余则当脉所过者热肿；虚则寒栗不复。为此诸病，盛则泻之，虚则补之，热则疾之，寒则留之，陷下则灸之，不盛不虚，以经取之。盛者，人迎大三倍于寸口；虚者，人迎反小于寸口也。

　　胃足阳明之脉，起于鼻，交頞⑤中，旁纳太阳之脉⑥，下循鼻外，入上齿中，还出挟口环唇，下交承浆，却循颐后下廉，出大迎，循颊车，上耳前，过客主人，循发际，至额颅。其支者，从大迎前下人迎，循喉咙，入缺盆，下膈，属胃，络脾。其直者，从缺盆下乳内廉，下挟脐，入气街中。其支者，起于胃口，下循腹里，下至气街中而

---

　　① 肺系：即气管。

　　② 臑（nào 闹）：即上膊。

　　③ 鱼际：手大指本节后，掌侧隆起的肌肉叫鱼，鱼部的边缘叫鱼际。

　　④ 髃骨：是肩胛骨与锁骨关节部的肩峰。即肩髃穴的所在。

　　⑤ 頞（è 遏）：鼻梁。

　　⑥ 旁纳太阳之脉：纳，《甲乙经》、《十四经发挥》等均作"约"。旁约太阳之脉，即足阳明胃经约束旁侧的足太阳膀胱经。

合，以下髀关，抵伏兔，下膝膑中，下循胫外廉，下足跗，入中趾内间。其支者，下膝三寸而别，下入中趾外间。其支者，别跗上，入大趾间，出其端。是动则病洒洒振寒，善伸，数欠，颜黑，病至则恶人与火，闻木声则惕然而惊，心欲动，独闭户塞牖而处，甚则欲上高而歌，弃衣而走，贲响腹胀，是为骭厥①。是主血所生病者，狂疟，温淫汗出，鼽衄，口喝唇胗，颈肿喉痹，大腹水肿，膝膑肿痛，循膺、乳、气街、股、伏兔、骭外廉、足跗上皆痛，中趾不用。气盛则身以前皆热，其有余于胃，则消谷善饥，溺色黄；气不足则身以前皆寒栗，胃中寒则胀满。为此诸病，盛则泻之，虚则补之，热则疾之，寒则留之，陷下则灸之，不盛不虚，以经取之。盛者，人迎大三倍于寸口；虚者，人迎反小于寸口也。

脾足太阴之脉，起于大趾之端，循趾内侧白肉际②，过核骨③后，上内踝前廉，上踹④内，循胫骨后，交出厥阴之前，上膝股内前廉，入腹，属脾，络胃，上膈，挟咽，连舌本，散舌下。其支者，复从胃，别上膈，注心中。是动则病舌本强，食则呕，胃脘痛，腹胀，善噫，得后与气则快然如衰，身体皆重。是主脾所生病者，舌本痛，体不能动摇，食不下，烦心，心下急痛，溏瘕泄⑤，水闭，黄疸，不能卧，强立股膝内肿厥，足大趾不用。为此诸病，盛则泻之，虚则补之，热则疾之，寒则留之，陷下则灸之，不盛不虚，以经取之。盛者，寸口大三倍于人迎；虚者，寸口反小于人迎。

心手少阴之脉，起于心中，出属心系，下膈，络小肠。其支者，从心系⑥，上夹咽，系目系。其直者，复从心系却上肺，下出腋下，下循臑内后廉，行太阴、心主之后，下肘内，循臂内后廉，抵掌后锐骨之端，入掌内后廉，循小指之内出其端。是动则病嗌干，心痛，渴而欲饮，是为臂厥。是主心所生病者，目黄，胁痛，臑臂内后廉痛厥，掌中热痛。为此诸病，盛则泻之，虚则补之，热则疾之，寒则留之，陷下则灸之，不盛不虚，以经取之。盛者，寸口大再倍于人迎；虚者，寸口反小于人迎也。

小肠手太阳之脉，起于小指之端，循手外侧，上腕，出踝⑦中，直上循臂骨下廉，出肘内侧两骨之间，上循臑外后廉，出肩解，绕肩胛，交肩上，入缺盆，络心，循咽，下膈，抵胃，属小肠。其支者，从缺盆循颈上颊，至目锐眦，却入耳中。其支者，别颊上𬱖⑧，抵鼻，至目内眦，斜络于颧。是动则病嗌痛，颔肿，不可以顾，肩似拔，臑似折。是主液所生病者，耳聋，目黄，颊肿，颈、颔、肩、臑、肘、臂外后廉痛。为

---

① 骭（gàn 干去）厥：骭，胫骨的古称。厥，逆乱。骭厥，足胫部的经气逆乱（以下臂厥、踝厥等，都是指这些部位的经气逆乱）。

② 白肉际：手足的掌（或跖）与指（或趾）皆有赤白肉际。手掌（或足跖）侧为白肉，手背（或足背）侧为赤肉。白肉与赤肉交界处为赤白肉际。

③ 核骨：足大趾本节与跖骨结合之关节。

④ 踹（shuàn 栓去）：足跟。在此是腨（音同踹）字之误，指腓肠肌部分，俗称小腿肚。

⑤ 溏瘕泄：指溏泄与瘕泄两种病。溏泄，腹泻的一种，大便稀溏不成形。瘕泄，痢疾之类的疾病。《难经·五十七难》有"大瘕泄者，里急后重，数至圊而不能便，茎中痛"的记载。

⑥ 心系：是指心脏与其他脏器相联系的经脉。

⑦ 踝：在此指手腕后小指侧的高骨。

⑧ 𬱖（zhuō 拙）：眼眶的下部，包括颧骨内连及上牙床的部位。

此诸病，盛则泻之，虚则补之，热则疾之，寒则留之，陷下则灸之，不盛不虚，以经取之。盛者，人迎大再倍于寸口；虚者，人迎反小于寸口也。

膀胱足太阳之脉，起于目内眦，上额，交巅。其支者，从巅至耳上角。其直者，从巅入络脑，还出别下项，循肩髆内，挟脊，抵腰中，入循膂①，络肾，属膀胱。其支者，从腰中下挟脊，贯臀，入腘中。其支者，从髆内左右，别下，贯胛，挟脊内，过髀枢②，循髀外，从后廉，下合腘中，以下贯踹内，出外踝之后，循京骨，至小趾外侧。是动则病冲头痛，目似脱，项如拔，脊痛，腰似折，髀不可以曲，腘如结，踹如裂，是为踝厥。是主筋所生病者，痔，疟，狂，癫疾，头囟项痛，目黄，泪出，鼽衄，项、背、腰、尻③、腘、踹、脚皆痛，小趾不用。为此诸病，盛则泻之，虚则补之，热则疾之，寒则留之，陷下则灸之，不盛不虚，以经取之。盛者，人迎大再倍于寸口；虚者，人迎反小于寸口也。

肾足少阴之脉，起于小趾之下，邪④走足心，出于然谷之下，循内踝之后，别入跟中，以上踹内，出腘内廉，上股内后廉，贯脊，属肾，络膀胱。其直者，从肾上贯肝膈，入肺中，循喉咙，挟舌本。其支者，从肺出络心，注胸中。是动则病饥不欲食，面如漆柴⑤，咳唾则有血，喝喝而喘，坐而欲起，目䀮䀮如无所见，心如悬若饥状。气不足则善恐，心惕惕如人将捕之，是为骨厥。是主肾所生病者，口热，舌干，咽肿，上气，嗌干及痛，烦心，心痛，黄疸，肠澼，脊股内后廉痛，痿厥，嗜卧，足下热而痛。为此诸病，盛则泻之，虚则补之，热则疾之，寒则留之，陷下则灸之，不盛不虚，以经取之。灸则强食生肉，缓带披发，大杖重履而步。盛者，寸口大再倍于人迎；虚者，寸口反小于人迎也。

心主手厥阴心包络之脉，起于胸中，出属心包络，下膈，历络三焦。其支者，循胸出胁，下腋三寸，上抵腋，下循臑内，行太阴、少阴之间，入肘中，下臂，行两筋之间，入掌中，循中指，出其端。其支者，别掌中，循小指次指⑥，出其端。是动则病手心热，臂肘挛急，腋肿，甚则胸胁支满，心中憺憺大动，面赤，目黄，喜笑不休。是主脉所生病者，烦心，心痛，掌中热。为此诸病，盛则泻之，虚则补之，热则疾之，寒则留之，陷下则灸之，不盛不虚，以经取之。盛者，寸口大一倍于人迎；虚者，寸口反小于人迎也。

三焦手少阳之脉，起于小指次指之端，上出两指之间，循手表腕⑦，出臂外两骨之间⑧，上贯肘，循臑外，上肩，而交出足少阳之后，入缺盆，布膻中，散落心包，下膈，循属三焦。其支者，从膻中上出缺盆，上项，系耳后，直上出耳上角，以屈下颊

---

① 膂：夹脊两旁的浅层肌肉。
② 髀枢：即环跳部分，又称大转子。髀，股部；大腿。
③ 尻（kāo 考阴）：脊骨的末端。
④ 邪：同斜。
⑤ 面如漆柴：形容患者的面色黑如漆。
⑥ 小指次指：小指之次的一指，即无名指。
⑦ 手表腕：即手腕的背面。
⑧ 两骨之间：这里指桡骨与尺骨之间。

至�颇。其支者，从耳后入耳中，出走耳前，过客主人前，交颊，至目锐眦。是动则病耳聋浑浑焞焞①，嗌肿，喉痹。是主气所生病者，汗出，目锐眦痛，颊痛，耳后、肩、臑、肘、臂外皆痛，小指次指不用。为此诸病，盛则泻之，虚则补之，热则疾之，寒则留之，陷下则灸之，不盛不虚，以经取之。盛者，人迎大一倍于寸口；虚者，人迎反小于寸口也。

　　胆足少阳之脉，起于目锐眦，上抵头角，下耳后，循颈行手少阳之前，至肩上，却交出手少阳之后，入缺盆。其支者，从耳后入耳中，出走耳前，至目锐眦后。其支者，别锐眦，下大迎，合于手少阳，抵于颇，下加颊车，下颈，合缺盆，以下胸中，贯膈，络肝，属胆，循胁里，出气街，绕毛际，横入髀厌②中。其直者，从缺盆下腋，循胸，过季胁，下合髀厌中，以下循髀阳③，出膝外廉，下外辅骨④之前，直下抵绝骨⑤之端，下出外踝之前，循足跗上，入小趾次趾之间。其支者，别跗上，入大趾之间，循大趾歧骨内，出其端，还贯爪甲，出三毛⑥。是动则病口苦，善太息，心胁痛，不能转侧，甚则面微有尘，体无膏泽，足外反热，是为阳厥。是主骨所生病者，头痛，颔痛，目锐眦痛，缺盆中肿痛，腋下肿，马刀侠瘿⑦，汗出振寒，疟，胸、胁、肋、髀、膝外至胫、绝骨、外踝前及诸节皆痛，小趾次趾不用。为此诸病，盛则泻之，虚则补之，热则疾之，寒则留之，陷下则灸之，不盛不虚，以经取之。盛者，人迎大一倍于寸口，虚者，人迎反小于寸口也。

　　肝足厥阴之脉，起于大趾丛毛⑧之际，上循足跗上廉，去内踝一寸，上踝八寸，交出太阴之后，上腘内廉，循股阴，入毛中，过阴器，抵小腹，挟胃，属肝，络胆，上贯膈，布胁肋，循喉咙之后，上入颃颡⑨，连目系，上出额，与督脉会于巅。其支者，从目系下颊里，环唇内。其支者，复从肝，别贯膈，上注肺。是动则病腰痛不可以俯仰，丈夫㿉疝⑩，妇人少腹肿，甚则嗌干，面尘，脱色。是主肝所生病者，胸满，呕逆，飧泄，狐疝，遗溺，闭癃。为此诸病，盛则泻之，虚则补之，热则疾之，寒则留之，陷下则灸之，不盛不虚，以经取之。盛者，寸口大一倍于人迎；虚者，寸口反小于人迎也。（《灵枢经》）

〔按语〕

　　本文原题名《经脉》篇。文中主要叙述十二经脉的循行部位、发病证候和治疗原

---

① 浑浑焞焞（tūn 吞）：形容听觉功能减退，所听到声音有模糊不清感。

② 髀厌：即髀枢部分。

③ 髀阳：髀关节的外侧部分。

④ 外辅骨：即腓骨。

⑤ 绝骨：在外踝直上三寸许，腓骨的凹陷处。因其凹陷部似乎中断，故称绝骨。

⑥ 三毛：指足大趾背面第一节有毛的部位。

⑦ 马刀侠瘿：即瘰疬。生在腋下，类似马刀形的，叫做马刀；生在颈部的，叫做侠瘿。

⑧ 丛毛：即上面"三毛"。

⑨ 颃（háng 杭）颡（sǎng 嗓）：即咽上上颚骨的上窍。

⑩ 㿉（tuí 颓）疝：疝气病的一种，症见睾丸肿大等。

则。这是一篇学习和研究经络学说的重要文献。

关于十二经脉的循行部位，包括起止点、支脉、与内脏的属络关系、在体表的分布等，文中均作了具体的叙述。中医文献中的十二经脉示意图，一般都以此篇内容为根据。对于经脉的循行方向，本篇手三阳经和足三阴经为向心性的；手三阴经和足三阳经为远心性的。而在马王堆四种古医书佚书中，有两种是古经脉书，一为《足臂十一脉灸经》，一为《阴阳十一脉灸经》，前者是向心性的方向，后者是远心性的方向。对此，还必须作进一步的研究。据考证，这两书的成书年代，当在《黄帝内经》之前。由此说明我国最古老的医书，绝不是《黄帝内经》。而《黄帝内经》正是在这些更古老的医学著作基础上进一步发展产生的成果（见 1975 年 6 月《文物》马王堆帛书四种古医学佚书简介）。

关于发病证候，每经均分为是动病与所生病两部分。对于是动病与所生病问题，历来医家有许多不同的解释。《难经·二十二难》认为是动病的病变在气分，所生病的病变在血分。张景岳《类经》认为是动病是"变常而为病"，所生病是"凡在五脏，则各言脏所生病，凡在六腑，则或言气或言血，或脉或筋，或骨或津液"。张志聪《黄帝内经灵枢集注》则认为是动病为"病因于外"，所生病为"病因于内"。徐灵胎《难经经释》认为："是动诸病，乃本经之病；所生之病，则以类推而旁及他经者。"如此等等，众说纷纭。根据本篇所述各经病候来看，内容很丰富，病种多而症状复杂，很难用一种解释来概括全部病候。因此，上述种种看法，都是从不同角度进行解释的，可以互参。

关于治疗原则，主要适用于针灸疗法。十二经脉的病候虽各有不同，但从辨证的角度分析，不外寒热虚实等类型，因此，对各经病候的治疗原则，都是采用"盛则泻之，虚则补之，热则疾之，寒则留之"等等。

经脉篇书例解

此篇书例：以经所从始曰"起"，以连本经之脏腑者曰"属"，以本经萦①相表里之脏腑者曰"络"，由此适彼曰"循"，自下而上曰"上"，自上而下曰"下"，过乎他经曰"行"，过乎肢节之旁曰"过"，穿乎其中曰"贯"，并乎两旁曰"挟"，彼此相交曰"交"，巡绕四边曰"环"，直达其所曰"抵"，自外至里曰"入"，本隐忽见曰"出"，直行曰"直"，平行曰"横"，半横曰"斜"，两支相并曰"合"，一支而歧曰"别"，疾行往聚曰"趣"，去此复回曰"还"。

《内经》中句斟字酌，无过此篇，仿佛《禹贡》②山脉水道书例。惜乎马元台③辈，

---

① 萦（yíng 营）：缠绕。
② 禹贡：夏书篇名。禹制九州贡法，而详其山川道里之远近，物产之所宜，故曰禹贡。
③ 马元台：马莳，字仲化，自号玄台子，明代会稽人。著《黄帝内经素问注证发微》及《黄帝内经灵枢注证发微》各九卷。后者为《灵枢》最早的全注本。

未能一一注明也。且此篇与《经筋》、《卫气》、《营气》及《素问》所载《阴阳大论》[①] 诸篇，皆古之奇文，当熟读而精通之。而此篇叙营卫各病之原尤切要。故既校其文[②]，复书其书例于后。(《研经言》)

〔按语〕

本文原题名《读经脉篇书后》。文中对《灵枢·经脉》有关经脉循行的一些主要术语，作了简明的解释。这对于阅读和理解该篇原文，很有帮助，故选录于此，以供参考。

第三节　奇经八脉

奇经八脉的含义和内容

二十七难曰：脉有奇经八脉者，不拘于十二经，何也？然：有阳维，有阴维，有阳跷，有阴跷，有冲，有督，有任，有带之脉。凡此八脉者，皆不拘于经，故曰奇经八脉也。经有十二，络有十五，凡二十七气，相随上下，何独不拘于经也？然：圣人[③]图[④]设沟渠，通利水道，以备不虞[⑤]。天雨降下，沟渠溢满，当此之时，霶霈[⑥]妄行，圣人不能复图也。此络脉[⑦]满溢，诸经不能复拘也。(《难经》)

奇经八脉的循行部位

二十八难曰：其奇经八脉者，既不拘于十二经，皆何起何继[⑧]也？然：督脉者，起于下极之俞[⑨]，并于脊里，上至风府，入属于脑。任脉者，起于中极之下，以上毛际，循腹里，上关元，至喉咽。冲脉者，起于气冲，并足阳明之经，夹脐上行，至胸中而散也。带脉者，起于季胁，回身一周。阳跷脉者，起于跟中，循外踝上行，入风池。阴跷脉者，亦起于跟中，循内踝上行，至咽喉，交贯冲脉。阳维、阴维者，维络于身，

---

① 阴阳大论：指《素问》论运气学说的七篇大论，即《天元纪大论》、《五运行大论》、《六微旨大论》、《气交变大论》、《五常政大论》、《六元正纪大论》、《至真要大论》。

② 本文作者著有《校正灵枢经脉篇经文》一文，见《研经言》。

③ 圣人：在此指比较有才能的人。

④ 图：图谋，计划。

⑤ 不虞：不测的意思。

⑥ 霶（pāng 乓）霈（pèi 沛）：同滂沛，形容大雨的情景。

⑦ 此络脉：即指奇经。《难经本义》说："既不拘于经，直谓之络脉，亦可也。"

⑧ 继：延续的意思。

⑨ 下极之俞：下极，指躯干最下部。下极之俞，即前后阴之间的会阴穴。

溢畜①不能环流灌溉诸经者也。故阳维起于诸阳会②也，阴维起于诸阴交③也。

比于圣人图设沟渠，沟渠满溢，流于深湖，故圣人不能拘通④也，而人脉隆盛，入于八脉而不环周⑤，故十二经不能拘之。其受邪气，畜则肿热，砭射之⑥也。（《难经》）

奇经八脉的病候

二十九难曰：奇经之为病何如？然：阳维维于阳，阴维维于阴，阴阳不能自相维，则怅然失志⑦，溶溶⑧不能自收持。阳维为病苦寒热，阴维为病苦心痛。阴跷为病，阳缓而阴急；阳跷为病，阴缓而阳急。冲之为病，逆气而里急。督之为病，脊强而厥。任之为病，其内苦结，男子为七疝⑨，女子为瘕聚。带之为病，腹满，腰溶溶若坐水中。此奇经八脉之为病也。（《难经》）

〔按语〕

以上三篇选自《难经》。其作者和成书时代，到目前为止，还没有统一的意见和结论。一般认为该书是秦越人所作，成书于汉代以前。

《难经》关于奇经八脉的论述，较之《素问》与《灵枢》为系统。中医文献中的奇经八脉示意图，一般都以本文为根据，这对于指导临床实践，进一步研究经络学说，具有一定的价值。

奇经八脉，是十二经脉以外的另一类经脉。两者在组织结构和生理功能上都有所不同，其主要区别有：①奇经八脉没有手经和足经的区分，也没有表里的配合。②奇经八脉和内在脏腑不直接发生属、络关系。③奇经八脉除督、任二脉外，其余六脉都没有独立的腧穴。但奇经八脉与十二经脉之间，又是互相联系的：十二经脉是运行气血、对机体内脏和体表进行有机联系的主干，而奇经八脉则纵横联结于十二经脉之间，储藏十二经有余的气血，当十二经气血不足时，奇经又可给予补充，起着调节人体气血的作用。

关于奇经八脉的起止点与循行部位，根据文献记载，它们有许多支脉分散在全身上下，与各经络相互贯通，尤其是督脉、任脉和冲脉的分布范围更为广泛。《难经》仅是指其中主要的一部分而言，读者可以参阅《素问》的《骨空论》、《痿论》，《灵枢》的《五音五味》、《逆顺肥瘦》、《海论》、《动输》等篇，以及《十四经发挥》和《奇

---

① 溢畜：畜同蓄。溢畜，盈溢积蓄的意思。又《难经汇注笺正》说："溢畜二字，已不可解。且与上下文皆不贯串，当以衍文之例删之。"

② 诸阳会：指足太阳膀胱经的金门穴处，在足外踝前下方。

③ 诸阴交：指足少阴肾经的筑宾穴处，在足内踝之上。

④ 不能拘通：不能限制其流通。

⑤ 不环周：《难经经释》说："言不复归于十二经也。"

⑥ 砭射之：砭，砭石，远古时代的治病工具。砭射之，就是用砭石射刺放血的一种疗法。

⑦ 怅（chàng畅）然失志：失志，即失意。怅然失志，是形容失意而不痛快的样子。

⑧ 溶溶：疲倦乏力的样子。

⑨ 七疝：即冲疝、狐疝、癫疝、厥疝、瘕疝、㿉疝、癃疝七种疝病。

经八脉考》等著作。

关于奇经八脉的病理及病证，目前临床应用较多的是冲、任、督三脉。因这三经都起于胞中，有所谓"一源而三歧"的说法。它们均与生殖系统有关，因此，临床常用"调理冲任"之法以治疗月经病，用"温养任督"之法以治疗生殖机能减退等。对于其他的一些病证，临床还须作进一步的观察与研究。

奇经八脉的生理功能（一）

脉有奇常：十二经者，常脉也；奇经八脉，则不拘于常，故谓之奇经。盖以人之气血，常行于十二经脉，其诸经满溢，则流入奇经焉。奇经有八脉；督脉督于后；任脉任于前；冲脉为诸脉之海；阳维则维络诸阳；阴维则维络诸阴，阴阳自相维持，则诸经常调；维脉之外有带脉者，束之犹带也；至于两足跷脉，有阴有阳，阳跷行诸太阳之别，阴跷本诸少阴之别。譬犹圣人，图设沟渠，以备水潦①，斯无滥溢之患。人有奇经，亦若是也。(《十四经发挥》)

〔按语〕

本文选自《十四经发挥》。作者滑寿，字伯仁，又号撄宁生，元代许昌人。其著作还有《诊家枢要》、《难经本义》等。滑氏尝言人身六脉（指奇经之六脉），虽皆有系属，惟督、任二经则包乎腹背而有专穴，诸经满而溢者，此则受之，宜与十二经并论，乃取《素问》骨空诸论及《灵枢经》所述经脉，著《十四经发挥》三卷。其对于针灸、诊脉等均有创见。

奇经八脉的生理功能（二）

凡人一身，有经脉、络脉。直行曰经，旁支曰络。经凡十二，手之三阴三阳、足之三阴三阳是也。络凡十五，乃十二经各有一别络，而脾又有一大络，并任、督二络，为十五也。共二十七气，相随上下，如泉之流，如日月之行，不得休息。故阴脉营于五脏，阳脉营于六腑，阴阳相贯，如环无端，莫知其纪，终而复始。其流溢之气，入于奇经，转相灌溉，内温脏腑，外濡腠理。奇经凡八脉，不拘制于十二正经，无表里配合，故谓之"奇"。盖正经犹夫沟渠，奇经犹夫湖泽。正经之脉隆盛，则溢于奇经。故秦越人比之天雨降下，沟渠溢满，霶霈妄行，流于湖泽。此发《灵》、《素》未发之秘旨也。八脉散在群书者，略而不悉。医不知此，罔②探病机。时珍不敏，参考诸说，萃③集于下，以备学医者筌蹄④之用云。

---

① 水潦（lào 涝）：雨水过多，淹没庄稼。潦，同涝。

② 罔（wǎng 往）：不可。

③ 萃（cuì 粹）：聚集。

④ 筌（quán 全）蹄：筌，捕鱼竹器。蹄，捕兔器。后来以"筌蹄"比喻达到目的的手段。

奇经八脉者，阴维也，阳维也，阴跷也，阳跷也，冲也，任也，督也，带也。阳维起于诸阳之会，由外踝而上行于卫分；阴维起于诸阴之交，由内踝而上行于营分：所以为一身之纲维也。阳跷起于跟中，循外踝上行于身之左右；阴跷起于跟中，循内踝上行于身之左右：所以使机关之跷捷也。督脉起于会阴，循背而行于身之后，为阳脉之总督，故曰阳脉之海。任脉起于会阴，循腹而行于身之前，为阴脉之承任，故曰阴脉之海。冲脉起于会阴，夹脐而行，直冲于上，为诸脉之冲要，故曰十二经脉之海。带脉则横围于腰，状如束带，所以总约诸脉者也。是故阳维主一身之表，阴维主一身之里，以乾坤言也。督主身后之阳，任、冲主身前之阴，以南北言也。带脉横束诸脉，以六合言也。是故医而知乎八脉，则十二经、十五络之大旨得矣。（《奇经八脉考》）

〔按语〕

本文选自《奇经八脉考》。作者李时珍，字东璧，明代湖北蕲春县人。其著作还有《本草纲目》、《食物本草》、《濒湖脉学》等。其中以《本草纲目》的贡献最大。

本文对奇经八脉与十二经脉的区别和联系，作了简要的论述，对奇经八脉的循行部位和生理功能，作了较详细的论述。故此文较《十四经发挥》中对有关奇经的论述，更为精详。

维脉为病论治

《二十九难》曰："阳维为病苦寒热，阴维为病苦心痛。"越人但有是说，而无治法。后人以桂枝汤为治，可谓中肯。盖阳维维于阳，属于卫也，故为寒热，阴维维于阴，属于营也，故为心痛。桂枝汤有和营卫调阴阳之力，适合此例以治也。（《吴医汇讲》）

第四节　经别、经筋与别络

十二经别的循行部位

足太阳之正①，别入于腘中，其一道下尻五寸，别入于肛，属于膀胱，散之肾，循膂，当心入散。直者，从膂上出于项，复属于太阳，此为一经也。足少阴之正，至腘中，别走太阳而合，上至肾，当十四椎，出属带脉。直者，系舌本，复出于项，合于太阳。此为一合。成以诸阴之别，皆为正也。

足少阳之正，绕髀入毛际，合于厥阴；别者，入季胁之间，循胸里，属胆，散之肝，上贯心，以上挟咽，出颐颔中，散于面，系目系，合少阳于外眦也。足厥阴之正，

---

① 正：正经，以区别于奇经和络脉。

别跗上，上至毛际，合于少阳，与别俱行。此为二合也。

足阳明之正，上至髀，入于腹里，属胃，散之脾，上通于心，上循咽，出于口，上頞頔，还系目系，合于阳明也。足太阴之正，上至髀，合于阳明，与别俱行，上结于咽，贯舌中。此为三合也。

手太阳之正，指地①，别于肩解，入腋，走心，系小肠也。手少阴之正，别入于渊腋两筋之间，属于心，上走喉咙，出于面，合目内眦。此为四合也。

手少阳之正，指天②，别于巅，入缺盆，下走三焦，散于胸中也。手心主之正，别下渊腋三寸，入胸中，别属三焦，出循喉咙，出耳后，合少阳完骨③之下。此为五合也。

手阳明之正，从手循膺乳，别于肩髃，入柱骨，下走大肠，属于肺，上循喉咙，出缺盆，合于阳明也。手太阴之正，别入渊腋少阴之前，入走肺，散之大肠，上出缺盆，循喉咙，复合阳明。此六合④也。（《灵枢经》）

〔按语〕

十二经别是十二经脉别道而行的部分，类似十二经脉的支脉所组成的系统，所以简称"经别"，而属于正经范围。其循行的路线深而且长，由四肢深入内脏，而后出于头颈部，并在阴经阳经互为表里的配偶之间，出入离合。因此，十二经别的生理功能主要为：①补充十二经脉在内脏与躯体的循行和联系；②加强表里两经之间的联系。

十二经筋的循行部位、病候与治法

足太阳之筋，起于足小趾，上结于踝，邪上结于膝，其下循足外侧，结于踵，上循跟，结于腘；其别者，结于腨外，上腘中内廉，与腘中并，上结于臀，上挟脊，上项；其支者，别入结于舌本；其直者，结于枕骨，上头，下颜，结于鼻；其支者，为目上网⑤，下结于頄⑥；其支者，从腋后外廉，结于肩髃；其支者，入腋下，上出缺盆，上结于完骨；其支者，出缺盆，邪上出于頄；其病小趾支跟肿痛，腘挛，脊反折，项筋急，肩不举，腋支缺盆中纽痛，不可左右摇。治在燔针劫刺⑦，以知为数⑧，以痛为俞。名曰仲春痹⑨也。

---

① 指地：自上而下的意思。
② 指天：从头顶开始的意思。
③ 完骨：耳后之高骨，即乳突部。
④ 六合：指手足三阳与手足三阴的六对表里关系。
⑤ 目上网：目上，指上眼皮部位。网，网络维系的意思。
⑥ 頄（qiú 求）：颧骨。
⑦ 燔针劫刺：燔针，即火针。劫刺，快速进针的一种刺法。
⑧ 以知为数：知，见效的意思。数，针刺的次数。
⑨ 仲春痹：一年十二个月分春、夏、秋、冬四季，每季三个月有孟、仲、季之分。春季一月为孟春，二月为仲春，三月为季春。夏、秋，冬三季亦是按此次序排列的。痹，气血留闭而为痛证。这是以十二经筋分别配合十二月，据天人相应的观点，说明某经筋易在某月发生痹痛证。

足少阳之筋，起于小趾次趾，上结外踝，上循胫外廉，结于膝外廉；其支者，别起外辅骨，上走髀，前者结于伏兔之上，后者结于尻；其直者，上乘眇季胁，上走腋前廉，系于膺乳，结于缺盆；直者，上出腋，贯缺盆，出太阳之前，循耳后，上额角，交巅上，下走颔，上结于頄；支者，结于目外眦，为外维。其病小趾次趾支转筋，引膝外转筋，膝不可屈伸，腘筋急，前引髀，后引尻，即上乘眇季胁痛，上引缺盆、膺乳、颈维筋急。从左之右，右目不开，上过右角，并跷脉而行，左络于右，故伤左角，右足不用，命曰维筋相交。治在燔针劫刺，以知为数，以痛为俞。名曰孟春痹也。

足阳明之筋，起于中三趾①，结于跗上，邪外上加于辅骨，上结于膝外廉，直上结于髀枢，上循胁，属脊；其直者，上循骭②，结于膝；其支者，结于外辅骨，合少阳；其直者，上循伏兔，上结于髀，聚于阴器，上腹而布，至缺盆而结，上颈，上挟口，合于頄，下结于鼻，上合于太阳。太阳为目上网，阳明为目下网；其支者，从颊结于耳前。其病足中趾支胫转筋，脚跳坚，伏兔转筋，髀前肿，癀疝，腹筋急，引缺盆及颊，卒口僻③，急者，目不合，热则筋纵，目不开；颊筋有寒，则急，引颊移口，有热则筋弛纵，缓不胜收，故僻。治之以马膏④，膏其急者，以白酒和桂，以涂其缓者，以桑钩钩之，即以生桑炭置之坎中，高下以坐等。以膏熨急颊，且饮美酒，啖美炙肉，不饮酒者，自强也，为之三拊⑤而已。治在燔针劫刺，以知为数，以痛为俞。名曰季春痹也。

足太阴之筋，起于大趾之端内侧，上结于内踝；其直者，络于膝内辅骨，上循阴股，结于髀，聚于阴器，上腹，结于脐，循腹里，结于肋，散于胸中；其内者，着于脊。其病足大趾支内踝痛，转筋痛，膝内辅骨痛，阴股引髀而痛，阴器纽痛上引脐，两胁痛引膺中，脊内痛。治在燔针劫刺，以知为数，以痛为俞。命曰仲秋痹也。

足少阴之筋，起于小趾之下，并足太阴之筋，邪走内踝之下，结于踵，与太阳之筋合，而上结于内辅之下，并太阴之筋，而上循阴股，结于阴器，循脊内挟膂，上至项，结于枕骨，与足太阳之筋合。其病足下转筋，及所过而结者皆痛及转筋。病在此者，主痫瘛及痉，在外者不能俯，在内者不能仰。故阳病者，腰反折不能俯，阴病者，不能仰。治在燔针劫刺，以知为数，以痛为俞。在内者，熨引饮药。此筋折纽，纽发数甚者，死不治。名曰孟秋痹也。

足厥阴之筋，起于大趾之上，上结于内踝之前，上循胫，上结内辅之下，上循阴股，结于阴器，络诸筋。其病足大趾支内踝之前痛，内辅痛，阴股痛转筋，阴器不用，伤于内则不起，伤于寒则阴缩入，伤于热则纵挺不收，治在行水清阴气。其病转筋者，治在燔针劫刺，以知为数，以痛为俞。命曰季秋痹也。

手太阳之筋，起于小指之上，结于腕，上循臂内廉，结于肘内锐骨之后，弹之应

---

① 中三趾：即足中趾（第三趾）。马元台说："厉兑起于次趾，而其筋则自次趾以连三趾。"
② 骭（gàn 干去）：本谓小腿骨，亦即指小腿。
③ 卒口僻：突然口角歪斜。
④ 马膏：就是马脂。其性味甘平，能养筋治痹。
⑤ 拊（fǔ 府）：击；拍。

小指之上，入结于腋下；其支者，后走腋后廉，上绕肩胛，循颈出足太阳之筋前，结于耳后完骨；其支者，入耳中；直者，出耳上，下结于颔，上属目外眦。其病小指支肘内锐骨后廉痛，循臂阴，入腋下，腋下痛，腋后廉痛，绕肩胛引颈而痛，应耳中鸣，痛引颔，目瞑，良久乃得视，颈筋急，则为筋痿颈肿。寒热在颈者，治在燔针劫刺之，以知为数，以痛为俞。其为肿者，复而锐之。本支者，上曲牙①，循耳前，属目外眦，上颔，结于角，其痛当所过者支转筋。治在燔针劫刺，以知为数，以痛为俞。名曰仲夏痹也。

手少阳之筋，起于小指次指之端，结于腕，上循臂，结于肘，上绕臑外廉，上肩，走颈，合手太阳；其支者，当曲颊入系舌本；其支者，上曲牙，循耳前，属目外眦，上乘颔，结于角。其病当所过者，即支转筋，舌卷。治在燔针劫刺，以知为数，以痛为俞。名曰季夏痹也。

手阳明之筋，起于大指次指之端，结于腕，上循臂，上结于肘外，上臑，结于髃；其支者，绕肩胛，挟脊；直者，从肩髃上颈；其支者，上颊，结于頄；直者，上出手太阳之前，上左角，络头，下右颔。其病当所过者，支痛及转筋，肩不举，颈不可左右视。治在燔针劫刺，以知为数，以痛为俞。名曰孟夏痹也。

手太阴之筋，起于大指之上，循指上行，结于鱼后，行寸口外侧，上循臂，结肘中，上臑内廉，入腋下，出缺盆，结肩前髃，上结缺盆，下结胸里，散贯贲，合贲下，抵季胁。其病当所过者，支转筋痛，甚成息贲，胁急，吐血。治在燔针劫刺，以知为数，以痛为俞。名曰仲冬痹也。

手心主之筋，起于中指，与太阴之筋并行，结于肘内廉，上臂阴，结腋下，下散前后挟胁；其支者，入腋，散胸中，结于贲。其病当所过者，支转筋，前及胸痛息贲。治在燔针劫刺，以知为数，以痛为俞。名曰孟冬痹也。

手少阴之筋，起于小指之内侧，结于锐骨，上结肘内廉，上入腋，交太阴，挟乳里，结于胸中，循贲，下系于脐。其病内急，心承②伏梁，下为肘网③。其病当所过者支转筋，筋痛。治在燔针劫刺，以知为数，以痛为俞。其成伏梁唾血脓者，死不治。经筋之病，寒则反折筋急，热则筋弛纵不收，阴痿不用。阳急则反折，阴急则俯不伸。焠刺④者，刺寒急也，热则筋纵不收，无用燔针。名曰季冬痹也。

足之阳明，手之太阳，筋急则口目为僻，眦急不能卒视，治皆如右方也。（《灵枢经》）

〔按语〕

十二经筋是十二经脉、十二经别循行系统以外，而着重与筋相联系的经脉系统，所以简称"经筋"。

---

① 曲牙：又称曲颊，即颊车的牙下骨。
② 心承：意即心承受了病邪而发生病变。
③ 肘网：肘部像网络一样牵急不适。
④ 焠刺：即燔针刺法。

十二经筋不但都隶属于十二经脉，并依靠十二经脉中的经气以渗灌濡养，而且其循行部位也大体上和十二经脉相一致，所以其以经脉的名称命名。但经筋有其特点，即仅循行于躯体，并不入属于内脏，而各经筋的起点，都在四肢末端的指（趾）爪甲处，上行于四肢的腕、肘、腋、踝、膝、股之间，结聚在肢节骨介之上，回环曲折，最后终止于头项部。由此可见，经筋的分布范围，超出了经脉循行所及。

经筋的病候，着重在筋肉关节部分，以痹痛、转筋、痿弱不用为主，所以在篇末概括指出："经筋之病，寒则反折筋急，热则筋弛纵不收，阴痿不用。"由于各经筋分布部位不同，所以其具体病候又各有区别。

治疗方法方面，是针对上述主要病候，重点采用燔针劫刺法，并以局部取穴（以痛为俞）为主。当然，对此不能孤立地去理解，必须结合十二经脉的病候与治疗原则来全面理解和掌握运用。

经筋联骸络身

十二经脉之外，复有所谓"经筋"者。盖经脉营行表里，故出入脏腑，以次相传；经筋联缀百骸，维络周身，各有定位。虽经筋所行之部，多与经脉相同，然其所结、所盛之处，则惟四肢溪谷①之间为最，以筋会于节也。筋属木，其华在爪，故十二经筋皆起于四肢指爪之间，而后盛于辅骨②，结于肘腕，系于膝，关联于肌肉，上于颈项，终于头面，此人身经筋之大略也。筋有刚柔，刚者所以束骨，柔者所以相维，亦犹经之有络、网之有纪，故手足项背直行附骨之筋坚大，而胸腹头面支别横络之筋皆柔细也。但手足十二经之筋，又各有不同者。如手足三阳行于外，其筋多刚；手足三阴行于内，其筋多柔。皆肝之所主。此经脉经筋之所以异也。（《鬼臾术③》）

〔按语〕

本文首先简要地论述了十二经脉与十二经筋的区别；其次重点叙述了经筋在结构上的特点及其生理功能。其基本精神与上文《灵枢·经筋》内容相一致，不过本文对该篇内容进行了概括和总结，以便于掌握。

十五别络的名称、循行部位与病候

手太阴之别，名曰列缺。起于腕上分间④，并太阴之经，直入掌中，散入于鱼际。

---

① 溪谷：均指肢体肌肉之间相互接触的缝隙或凹陷部位。其中大的缝隙处叫做"谷"；小的凹陷处叫做"溪"。《素问·气穴论》说："肉之大会为谷，肉之小会为溪。"

② 辅骨：即桡骨。

③ 鬼臾术：鬼，指鬼臾区，黄帝之臣，见《内经》。臾，指臾贷季，我国医学家之最古者。《素问》有"上古使臾贷季理色脉而通神明"的记载。鬼臾术，即中医学术之意，故以此为书名。

④ 分间：指近骨的分肉之间。

其病实则手锐①掌热，虚则欠㰦②，小便遗数。取之去腕一寸半。别走阳明也。

手少阴之别，名曰通里。去腕一寸，别而上行，循经入于心中，系舌本，属目系。其实则支膈③，虚则不能言。取之腕后一寸。别走太阳也。

手心主之别，名曰内关。去腕二寸，出于两筋之间，循经以上，系于心包，络心系。实则心痛，虚则为烦心。取之两筋间也。

手太阳之别，名曰支正。上腕五寸，内注少阴；其别者，上走肘，络肩髃。实则节弛肘废，虚则生疣④，小者如指痂疥。取之所别也。

手阳明之别，名曰偏历。去腕三寸，别入太阴；其别者，上循臂，乘肩髃，上曲颊，偏齿；其别者，入耳，合于宗脉⑤。实则龋、聋，虚则齿寒、痹膈⑥。取之所别也。

手少阳之别，名曰外关。去腕二寸，外绕臂，注胸中，合心主。病实则肘挛，虚则不收。取之所别也。

足太阳之别，名曰飞阳。去踝七寸，别走少阴。实则鼽窒、头背痛，虚则鼽衄。取之所别也。

足少阳之别，名曰光明。去踝五寸，别走厥阴，下络足跗。实则厥，虚则痿躄⑦，坐不能起。取之所别也。

足阳明之别，名曰丰隆。去踝八寸，别走太阴；其别者，循胫骨外廉，上络头项，合诸经之气，下络喉嗌。其病气逆则喉痹瘁喑⑧，实则狂癫，虚则足不收，胫枯。取之所别也。

足太阴之别，名曰公孙。去本节之后一寸，别走阳明；其别者，入络肠胃。厥气上逆则霍乱⑨，实则腹中切痛，虚则鼓胀。取之所别也。

足少阴之别，名曰大钟。当踝后绕跟，别走太阳。其别者，并经上走于心包，下外贯腰脊。其病气逆则烦闷，实则闭癃，虚则腰痛。取之所别者也。

足厥阴之别，名曰蠡沟。去内踝五寸，别走少阳；其别者，循胫上睾，结于茎。其病气逆则睾肿卒疝，实则挺长，虚则暴痒。取之所别也。

任脉之别，名曰尾翳。下鸠尾，散于腹。实则腹皮痛，虚则痒搔。取之所别也。

督脉之别，名曰长强。挟膂上项，散头上，下当肩胛左右，别走太阳，入贯膂。实则脊强，虚则头重。高摇之，挟脊之有过者⑩。取之所别也。

脾之大络，名曰大包。出渊腋下三寸，布胸胁。实则身尽痛，虚则百节皆纵。此

---

① 手锐：指手的锐骨部，即掌后小指侧的高骨。
② 欠㰦（qù 去）：欠，呵欠。㰦，张口的样子。
③ 支膈。胸膈间有支撑不舒的感觉。
④ 疣（yóu 由）：同"疣"，赘肉。
⑤ 宗脉：主脉，大脉。
⑥ 痹膈：膈间闭塞不畅。
⑦ 痿躄（bì 壁）：痿，肢体萎弱、筋脉弛缓的病症。躄，瘸腿。
⑧ 瘁喑：马元台说："瘁当作猝。"猝喑，突然失音。
⑨ 霍乱：病名。发病时上吐下泻，挥霍撩乱，故名。
⑩ 高摇之，挟脊之有过者：疑衍文。

脉若罗络之血者，皆取之脾之大络脉也。

凡此十五络者，实则必见，虚则必下。视之不见，求之上下。人经不同，络脉异所别也。(《灵枢经》)

〔按语〕

十五别络是从十二经脉及任、督二脉别出的较大的络脉，因此称为别络。其每一别络的名称，是以络脉从经脉别出处的腧穴而定名。如手太阴肺经的络脉，是从列缺穴处别出，所以该络脉便叫做"列缺"。

别络的生理功能，主要为表里两经之间的纽带，使表里两经在躯体部更密切地联系起来，以便气血相互传注。如手太阴经别络"别走阳明"，手阳明经别络"别入太阴"。

别络的病候，有虚实两方面，文中作了简要的举例说明。就其具体病症来看，大多与所属本经病候相一致。如足厥阴肝经与其别络，均有外生殖器官方面的病候。对此，可结合十二经脉及任、督脉的病候来理解。

针灸临床常用的络穴，即指十五别络别出处的腧穴而言。根据经络脏腑互相表里的关系，络穴联系表里两经，因此当某经有病而影响到与其相表里的经脉脏腑时，可取该经络穴治疗。所以说"取之所别"。

此外，关于十五别络的内容，《难经》中稍有区别。《难经·二十六难》说："经有十二，络有十五，余三络者，是何等络也？然：有阳络，有阴络，有脾之大络。阳络者，阳跷之络也。阴络者，阴跷之络也。故络有十五焉。"《灵枢经》与《难经》对十二经有十二别络加脾之大络共十三别络的论述是一致的，惟《灵枢经》有督脉的长强、任脉的屏翳二别络，《难经》有阳跷之阳络、阴跷之阴络二别络，这是两书所述之不同者。就目前临床应用来看，是以《灵枢经》所载为依据的。

元·王好古《此事难知》中，认为别络有十六。他说："十二大经之别，并任、督之别，脾之大络脉别，名曰大包，是为十五络，诸经皆言之。予谓'胃之大络，名曰虚里，贯膈络肺，出于左乳下，其动应衣，脉宗气也'（见《素问·平人气象论》）。是知络有十六也。"这种见解，是有其一定道理的。因为虚里诊法，是中医切（按）诊的内容之一。虚里在心尖搏动处，"其动应衣"，是十二经脉所宗，故称"脉宗气"，由此可以了解十二经脉气血的运行情况，可见胃之大络虚里的重要性。又：脾有大络为大包，胃有大络为虚里，脾胃为后天之本，脾为胃行其津液，水谷精气由之而输送至全身，可见脾胃这一脏一腑，以及其经脉和别络，在人身的重要作用。

络脉除别络外，还包括孙络等内容。清·徐镛《医学举要》说："十二经生十二络，十二络生一百八十系络，系络生一百八十缠络，缠络生三万四千孙络。自内而生出者，愈多则愈小，稍大者在俞穴肌肉间，营气所主外廓，由是出诸皮毛，方为小络。"本文中系络、缠络、孙络的数字，不知何所据。"愈多则愈小，稍大者在俞穴肌肉间……由是出诸皮毛，方为小络"等论说，对理解整个经络系统，及其与俞穴和针灸治疗的关系，都是有帮助的。

第五节　诸痛论

疼痛虚实辩

近世医者，遇疼痛之症，莫不以"通则不痛，痛则不通"二句定案；所用之药，无非芳香辛通、破血行气之品。岂知痛有虚实之别乎？实痛由于气血凝滞，痛当拒按；虚痛由于气血不足，痛当喜按。此理在稍有学问者，莫不知之。然其中犹有一至理焉，予亲历数症而得之者也。以痛生于血气，有血瘀气虚，气不足以行血者，痛喜轻按，重按之则痛，甚必待揉之而后减，法当补气以行血。其脉必举之不足，按之弦滑而长兼牢者。有血虚气郁，血不足以配气，痛喜重按，轻按之毫不减痛，当补血配气。其脉必芤涩而大，按之若按破芦管状者是也。更有六淫所生之痛，治六淫即治痛也。惟虚热之痛，最易惑人，但补虚则痛甚拒按，但清热则痛甚喜按，必清补兼施方可，清补之中，稍有偏胜，亦如是变法，当随症变化，加补加清，平而后已。凡六淫之痛，皆有虚痛、实痛之别，虚者正虚，实者邪实，治邪则正虚，补虚则邪实，故痛之喜按、拒按，不能不因药而变也。正虚则邪陷，扶正即所以捍邪[①]，使邪得以外解也。即用治邪之药，亦必正气助力，而后邪乃外解也。非徒恃攻邪之药，可以祛邪也。倘正气不能捍邪，虽用攻邪之药，邪不解而正反伤矣。如用兵剿[②]匪，军粮不足，兵必变而为匪矣。正气者，兵粮也。善用兵者，必先屯粮。善治邪者，必先养正。其有邪实、正虚之症，不去邪，正不得复；不养正，邪不能解。妙在去邪不伤正，扶正不助邪，斯得法矣。

外症之痛，未溃脓为实痛，既溃脓仍痛为虚痛，人皆知之。殊不知亦有未溃脓，正气不胜毒气之虚痛，亦有既溃脓，毒气仍实之实痛者，不可不知。（《经历杂论》）

〔按语〕

本文选自《经历杂论》。作者为近人刘恒瑞，字吉人，江苏镇江人。其著作还有《察舌辨证新法》、《伏邪新书》等。

本文中心内容是论述疼痛证必须辨清虚实性质，进而采用扶正祛邪的不同治法。

疼痛是许多疾病常见的症状，其病位都与经络有着密切的关系。因此，将"诸痛"一节，归入本章之中，而对针灸疗法，未有医论选入。对某些内脏病痛症，可参阅第一章有关内容。

---

① 捍邪：抗御外邪。
② 剿：剿的异体字。征剿。

诸痛为实，痛随利减辨

王荆公①解痛、利二字，曰："治法云：'诸痛为实，痛随利减。'世俗以利为下也。假令痛在表者实也，痛在里者实也，痛在气血者亦实也。故在表者汗之则愈，在里者下之则愈，在血气者散之、行之则愈，岂可以利为下乎？宜作'通'字训②则可。"此说甚善，已得治实之法矣。然痛证亦有虚实，治法亦有补泻，其辨之之法，不可不详。凡痛而胀闭者多实，不胀不闭者多虚；痛而拒按者为实，可按者为虚；喜寒者多实，爱热者多虚；饱而甚者多实，饥而甚者多虚；脉实气粗者多实，脉虚气虚者多虚；新病壮年者多实，愈攻愈剧者多虚。痛在经者脉多弦大，痛在脏者脉多沉微，必兼脉证而察之，则虚实自有明辨。实者可利，虚者亦可利乎？不当利而利之，则为害不浅。故凡治表虚而痛者，阳不足也，非温经不可；里虚而痛者，阴不足也，非养营不可。上虚而痛者，心脾受伤也，非补中不可；下虚而痛者，脱泄亡阴也，非速救脾胃，温补命门不可。夫以温补而治痛者，古人非不多也，惟近代薛立斋、汪石山辈尤得之，奈何明似丹溪，而亦曰"诸痛不可补气"，局人③意见，岂良法哉？（《医门法律》）

〔按语〕

本文作者赞同王荆公关于痛、利的解释，认为"利"不能解为"下"，而只能训为"通"。故此种痛证，仅指实痛而言。但痛证有虚实之辨，因而文中从多方面的症状和体征，来鉴别虚痛实痛，并提出各自的治疗方法，这是本文的重点，对临床具有重要的指导意义。如"饱而甚者多实，饥而甚者多虚"一条，则是辨别胃痛之虚实证的重要依据。

诸痛不宜补气辨

《灵枢》云："诸痛者，阴也。"④又云："无形而痛者，阴之类也。""其阳完而阴伤之也，急治其阴，无攻其阳。"⑤夫阳者，气也，是痛病当先治气。顾气有虚实：实者，邪气实；虚者，正气虚。邪实者，以手按之而痛，痛则宜通；正虚者，以手按之则止，止则宜补。丹溪猥⑥云："诸痛不宜补气"。夫实者，固不宜补，岂有虚者而亦不宜补乎？故凡痛而胀闭者多实，不胀不闭者多虚；痛而喜寒者多实热，喜热者多虚寒；饱而甚者多实，饥则甚者多虚；脉实气粗者多实，脉虚气少者多虚，新病壮年者多实，

---

① 王荆公：即王好古，字进之，号海藏，元代赵州（今河北省赵县）人。

② 训：解释。

③ 局人：即近人。

④ 见《灵枢·终始》。

⑤ 见《灵枢·寿夭刚柔》。

⑥ 猥：苟且；草率。

愈攻愈剧者多虚。痛在经者脉弦大，痛在脏者脉沉微，兼脉证以参之，而虚实自辨。是以治表虚痛者，阳不足也，非温经不可；里虚痛者，阴不足也，非养荣不可。上虚而痛者，心脾受伤也，非补中不可；下虚而痛者，脱泄亡阴也，非速救脾肾、温补命门不可。凡属诸痛之虚者，不可以不补也。有曰："通则不痛"，又曰："痛随利减"，人皆以为不易之法，不知此为治实痛者言也。故王海藏解痛、利二字，不可以利为下，宜作通字训，此说甚善！明哲如丹溪，徒曰："诸痛不可补气"，则失矣。（《质疑录》）

〔按语〕

　　本文主要批评朱丹溪的"诸痛不宜补气"一语的片面性。因为痛证有虚实之分，实痛固不宜补，虚痛则不可以不补。所以本文中重点强调了辨别实痛、虚痛的重要性，并且针对不同痛证，提出了相应的治疗方法。

诸痛证治大纲

　　经云："诸痛痒疮，皆属于心。"[①] 夫心主君火，自当从热而论，然此乃但言疮耳！若疡科之或痈或疽，则有阴有阳，不可但执热而论矣。又如《举痛论》中所言十四条，惟热留小肠一条，则主乎热，余皆主乎寒客。故诸痛之症，大凡因于寒者，十之七八，因于热者，不过十之二三而已。如欲辨其寒热，但审其痛处，或喜寒恶热，或喜热恶寒，斯可得其情矣。至于气血虚实之治，古人总以一"通"字立法，已属尽善。此"通"字，勿误认为攻下通利讲解，所谓"通其气血则不痛"是也。然必辨其在气分与血分之殊。在气分者，但行其气，不必病轻药重，攻动其血；在血分者，则必兼乎气治，所谓"气行则血随之"是也。若症之实者，气滞血凝，通其气而散其血则愈；症之虚者，气馁不能充运，血衰不能滋荣，治当养气补血，而兼寓通于补。此乃概言其大纲耳！

　　若夫诸痛之症，头绪甚繁。内因七情之伤，必先脏腑而后达于肌躯；外因六气之感，必先肌躯而后入于脏腑；此必然之理也。在内者考内景图，在外者观经络图。其十二经游行之部位：手之三阴，从脏走手；手之三阳，从手走头；足之三阳，从头走足；足之三阴，从足走腹。凡调治立方，必加引经之药，或再佐以外治之法，如针灸砭石，或敷贴熨洗，或按摩导引，则尤易奏功。此外，更有跌打闪挫，阴疽，内痈，积聚癥瘕，蚘蛷，疝，痹、痧胀，中恶诸痛，须辨明证端[②]，不可混治。

　　今观各门痛证诸案，良法尽多，难以概叙，若撮[③]其大旨，则补泻寒温，惟用辛润宣通，不用酸寒敛涩以留邪，此已切中病情。然其独得之奇，尤在乎治络一法。盖久痛必入于络，络中气血，虚实寒热，稍有留邪，皆能致痛。此乃古人所未及详言，而先生独能剖析明辨者，以此重训后人，真不愧为一代之明医矣。（《临证指南医案》）

_____

　　① 见《素问·至真要大论》。

　　② 证端：证的缘由。

　　③ 撮：摘取。

〔按语〕

本文总结了叶氏对诸痛辨证与治疗的经验。文中认为痛证之"因于寒者，十之七八，因于热者，不过十之二三"。其病机都与气血有关。因此对痛证必须辨别气血的寒热虚实，分而治之。

文中最后着重指出叶氏治疗痛证的经验，如"补泻寒温，惟用辛润宣通，不用酸寒敛涩以留邪"。尤其对治络一法，本于"久痛必入于络"的病机，阐发了前人之所未详言者，确为经验之谈。目前临床对许多久痛证，如头痛、胁痛、痹痛、胃痛等，用活血通络之法，确有一定的效果。

诸痛辨证施治（一）

古人谓"通则不痛，痛则不通"，盖为实痛而言，若执此以治诸痛则谬矣。今将余历治诸痛而得效者，为业医者备陈①之。夫痛亦各病中之一证也，必详其所因而后治之，始无差谬也。

痛之名目不一，有少腹痛、胁肋痛、脐痛、大腹痛、胸脘痛、膈上痛、天府②痛、头角痛、巅顶痛、眉棱痛、太阳痛、颊车痛、咽喉痛、项脊痛、肩胛痛、腰背痛、髀骨痛、肘臂痛、手腕痛、腿足痛、周身筋骨痛、痞块痛、走窜痛、流注痛、疔疮痛、痈疽痛、足跟痛、溺管痛、疝气痛。此以上皆痛之名也，而非痛之因也。

若问其痛所因，总纲则有虚有实，有半虚半实，有阴虚阳实，有阳虚阴实，有阴阳皆虚，有阴阳两实。阴属血分，阳属气分。气血何以有虚实？当辨其外感六淫，是何邪所伤？内伤七情，是何脏受病？更有不内不外，乃人事之乖③者，如跌打震动、刀伤失血等类。此所以致痛之因也。

辨之之法，全在切、按二字，详细工夫。内症之因于六淫者，如寒从上受，发为太阳表症，则头项痛、太阳痛、头痛如劈，脉浮紧，无汗，表散之则愈。寒从中受，发为胸脘胁肋痛，吐水甚，引背痛，脉弦迟而紧，痛绵绵不已，无止息，无松紧，喜热手按摩者，温中散寒则愈。寒从下受，传入三阴，发为脐腹疝瘕痛，甚则如奔豚上逆，痛有定所，痛若筋牵引，无止息，无松紧，爪甲青白，甚则厥逆肢冷，喜热熨者，急温三阴则愈。阳明燥金胜气兼寒化者，其症相若燥金本气之痛症相似，但脉象弦涩而短，善伤血分，血虚人易患此，法当温润，有燥结者，当温润以下之，若将化火，其脉兼数，当平润以和之。风痛者，善走窜，痛无定所，血虚人多患此，其脉浮大而缓，按之芤，此肝血亏虚，经络隧道空匮，血不配气，气行太速之故，古人以内风名之，脉不甚芤者，养血祛风，芤甚者，当填补血液。湿邪流注而为痹痛，多手足四肢症，当宣气化湿，以胜湿邪；若郁于内而为脐腹胁肋痛者，痛有止息，有松紧，绵绵

---

① 备陈：全部陈述。
② 天府：手太阴肺经俞穴，在上臂部腋下三寸处。
③ 乖：违背；不和谐。

难愈，多太阴脾症，其脉缓，法当宣燥调气化。暑热之兼湿者，当先从湿治，化热而后从热治之。热症头痛如裂，胸膈痛如夹，胁肋痛如胀，脐腹痛如吹，爪甲红紫，痛有止息松紧，其脉数，法当清热。若夫七情狂喜大笑，心脉震动，火气赫曦①，血散四旁，当胸而痛，其脉洪数，法当酸敛。大怒伤肝，木气奋激，血液妄行，经络震痛，其脉弦劲，按之芤，法宜甘酸以缓之，微辛以和之。哀郁伤肺，气机阻滞，胸膈隐痛，其脉结涩，法当宣畅气机，小郁者芳香宣达，大郁者则中气受伤，法当寓宣于补。思郁伤脾，木气遏郁，脾气不舒，胁肋脐上隐痛，饮食不甘，其脉结而涩，往来不利，见于右关，左关弦细，法当芳香醒脾，甘酸柔肝。恐惧伤肾，腰髀虚痛喜按，法当甘咸补肾。色欲失精，劳心失血，血液枯槁，经隧空，痛喜按，始则腰脊，继则项背，甚则随处皆空，痛而喜按，当用血肉有情填补精血。盖虚则喜按，实则拒按。气虚轻按不痛，血瘀重按则痛，揉之痛减；气实血虚，轻按痛，重按不痛，久按之乃快。更有虚极反实，发为伪瘕痕者，喜按；发为石疽、脱营②者，亦拒按也。其脉弦劲无和滑之象，按之则芤。外症之红肿高大者，起尖顶，必焮痛，脉必数而有力，阳毒也，必清解消散之；胀痛者，脓汁已成，中顶必软，可溃之，去腐生新；已溃而反痛增者，虚也，脉必虚芤或散，当补之，漫肿无头，不起尖顶，日痛轻，夜痛重者，半阴半阳，当用回阳法，使归于阳而后泄之、溃之、提之、托之；皮色不变，塌无头，痛而兼酸，全阴也，始终以回阳法治之；已溃而平烂蔓延，紫晕红开，痛不胜衣，虽薄绢衣压之，觉有多重者虚甚也，急宜峻补气血。跌打不破者，多血瘀气滞，当行和，刀伤失血者，气血两虚，当平补。其色证形象，即虚实二痛之师鉴也。天府穴痛、足跟痛，肺痈、肺痿二候也，亦当察其所因而治之。疝症属肝，育气疝、血疝，有虚实、六淫之别，七情之分，亦如上法以辨之。溺管痛，有虚实，当通利，当滋补，亦如上法以辨之。兹不赘述。(《经历杂论》)

〔按语〕

本文首先指出"痛是各病中之一证"，因而其名目繁多，文中所列主要是从疼痛部位而定"痛之名"的。其次简要地论述了疼痛的病因病机：病因不外乎外感六淫、内伤七情，以及跌打损伤等，病机是以虚实为纲，结合阴阳、气血进行分析的。

本文重点是具体论述了诸痛的辨证施治。在辨证方面，是将病因、病位、症状与体征结合起来进行分析的，尤其从症状、脉象方面，对各种痛证进行了鉴别，临床很有参考价值；在治疗方面，是针对不同的痛证，提出了相应的治疗方法，亦可作为临床参考。

---

① 赫曦：亦作赫戏，光明盛大的样子。

② 石疽、脱营：石疽，疽之坚硬如石，形如桃李或鸡卵，皮色如常，由小渐大，难消难溃，既溃难敛者。脱营，初如痰核，不赤不痛，坚硬如石，或发膺乳腋胁，或发肘腕胫膝者。

诸痛辨证施治（二）

人身筋络骨节皮肤及五脏六腑，不免发生诸疼，大概不出三项，均属阳症，非阴症也。

一是因伤而疼。其为疼也，有一定部位，并不移动。欲除其疼，去伤活血可也。主要之药，广三七末吞之，佐以续断、当归、川芎、乳没药、桂枝等品可矣。

一是感热。热为气结，或为风搏。其为疼也，无定处，介乎皮肤筋络之间，须视其热从何脏何腑而生。如在心，以川连为君，生地、山栀等佐之；如在肝、胆，以龙胆草为君，佐以地骨皮、青蒿、丹皮之类；若夹风，以羌活、藁本为君，桑枝、蝉衣、钩藤为佐；若夹痰，以竹茹、胆南星为君，半夏、青皮等为佐。因热生风，风生痰，此必然之事耳！

一是中毒①而疼。或在筋，或在骨节。其为疼也，亦无一定地位，总以搜毒退热为主，商陆、昆布、红花、桃仁、地丁、银花、甘草等主之。惟此病非立刻可解除，搜清其毒乃可完全见功。

此外，头疼、眼疼、耳疼、牙疼均属肝火，亦以凉肝之龙胆草等治之。喉疼均属于肺热，以山豆根、川贝、射干等主之。舌疼系心火，以川连、黄芩等主之。胃疼一系瘀血停结，一系气闭：瘀宜去瘀强胃，气宜沉香曲、莱卜子、砂仁等主之。心疼属于胆火相犯，亦以凉品降之；若气结心疼，亦以青皮、郁金、柴胡、苏子、沉香屑主之。他如腹痛，若因气闭则用上方治之；若大肠因寒而有疼，宜以桂、附为君，佐以台乌、小茴香之类；亦可止疼也。肾子②疼，除中毒之外，亦有因寒而疼者，川楝子、荔枝核、橘核、胡芦巴等治之，惟肾热亦能令肾子疼者，当以黄柏、川连、川楝子等治之。至于足疼，疼无一定地位者，名曰热疼风，当以黄柏、生地、地榆、丝瓜络、路路通等治之；若仅酸而不疼，此属风湿，秦艽、木瓜、茵陈、苍术、淮牛膝等不可少用矣；若麻木，此乃风寒入络，血液不充分也，以羌活、桂枝、虎骨、当归、川芎、红花、菟丝、鹿胶等治之。此诸疼之分别，不可不知也。（《医学心传全书》）

〔按语〕

本文选自《医学心传全书》。作者为近人华秉麾。

本文作者认为引起诸病疼痛的原因不外三个方面，即外伤、感热与中毒。而其"均属阳症，非阴症"。这种认识是不够全面的。与上文叶氏医案所述"痛因于寒者，十之七八"相矛盾，文中也未述及虚证疼痛，这是有较大的片面性的。但文中对疼痛之属于实证、热证者，论述得很为详细，可以补前文之不足。尤其在治疗方面，列出了具体药物，这还是比较符合临床实际的，可以作为临证用药的参考。

---

① 中毒：据下文所用药物来看，此中毒似指痰、瘀、热毒之类的致病因素与病理产物。
② 肾子：指睾丸。

头痛辨证

凡诊头痛者，当先审久暂，次辨表里。盖暂痛者，必因邪气；久病者，必兼元气。以暂病言之：则有表邪者，此风寒外袭于经也，治宜疏散，最忌清降；有里邪者，此三阳之火炽于内也，治宜清降，最忌升散。此治邪之法也。其有久病者，则或发或愈，或以表虚者微感则发，或以阳胜者微热则发，或以水亏于下而虚火乘之则发，或以阳虚于上而阴寒胜之则发。所以暂病者当重邪气，久病者当重元气，此固其大纲也。然亦有暂病而虚者，久病而实者，又当因脉、因证而详辨之，不可执也。

头痛有各经之辨。凡外感头痛，当察三阳、厥阴。盖三阳之脉俱上头，厥阴之脉亦会于巅。故仲景《伤寒论》则惟三阳有头痛，厥阴亦有头痛，而太阴、少阴则无之。其于辨之之法，则头脑额颅，虽三阳俱有所会，无不可痛。然太阳在后，阳明在前，少阳在侧，此又各有所主，亦外感之所当辨也。至若内伤头痛，则不得以三阳为拘矣。如本经所言，"下虚上实，过在足少阴、巨阳"①。若《厥阴篇》所论，则足六经及手少阴、少阳皆有之矣。《奇病论》曰：脑者，阴也。髓者，骨之充也②。凡痛在脑者，岂非少阴之病乎？此内证、外证之异，所不可不察也。（《景岳全书》）

头痛证治

头为诸阳之会，与厥阴肝脉会于巅。诸阴寒邪不能上逆，为阳气窒塞，浊邪得以上据，厥阴风火乃能逆上作痛。故头痛一症，皆由清阳不升，火风乘虚上入所致。观先生于头痛治法，亦不外此。如阳虚浊邪阻塞，气血瘀痹而为头痛者，用虫蚁③搜逐血络，宣通阳气为主，如火风变动，与暑风邪气上郁而为头痛者，用鲜荷叶、苦丁茶、蔓荆、山栀等，辛散轻清为主；如阴虚阳越而为头痛者，用仲景复脉汤、甘麦大枣汤，加胶、芍、牡蛎，镇摄益虚，和阳熄风为主；如厥阳风木上触，兼内风而为头痛者，用首乌、柏仁、稽豆、甘菊、生芍、杞子辈，熄肝风、滋肾液为主。一症而条分缕析，如此详明，可谓手法兼到者矣。（《临证指南医案》）

头风证治

头风一症，有偏正之分。偏者主乎少阳，而风淫、火郁为多。前人立法，以柴胡为要药，其补泻之间，不离于此。无如与之阴虚火浮，气升吸短者，则厥脱之萌，由

---

① 见《素问·五脏生成篇》。
② 《素问·奇病论》作："当有所犯大寒，内至骨髓，髓者以脑为主，脑逆，故令头痛，齿亦痛，病名曰厥逆。"
③ 虫蚁：泛指昆虫。在此指虫类药，如全蝎、蜈蚣、僵蚕、地龙、地鳖虫等。

是而来矣。先生则另出心裁，以桑叶、丹皮、山栀、荷叶边，轻清凉泄，使少阳郁遏之邪，亦可倏然而解。倘久则伤及肝阴，参入咸凉柔镇可也。所云正者，病情不一，有气虚、血虚、痰厥、肾厥、阴伤、阳浮、火亢、邪风之不同。按经设治，自古分晰甚明，兹不再述。至于肝阴久耗，内风日旋，厥阳无一息之宁，痛掣之势已极，此时岂区区汤散可解？计惟与复脉之纯甘壮水，胶、黄之柔婉以熄风和阳，俾刚亢之威，一时顿熄。予用之屡效如神，决不以虚谀①为助。（《临证指南医案》）

头痛、头风为同一病

医书分头痛、头风为二门，然同一病也。但有新久、浅深之分耳。浅而近者为头痛，其痛卒然而至，易于解散速安也。深而远者为头风，其痛作止不常，愈后遇触复发也。皆当验其邪所从来而治之。（《证治准绳》）

头痛引经药（一）

头痛多主于痰，痛甚者火多，有可吐者、可下者。

附录：头痛须用川芎，如不愈，各加引经药。太阳，川芎；阳明，白芷；少阳，柴胡；太阴，苍术；少阴，细辛；厥阴，吴茱萸。如肥人头痛，是湿痰，宜半夏、苍术；如瘦人，是热，宜酒制黄芩、防风。如感冒头痛，宜防风、羌活、藁本、白芷。如气虚头痛，宜黄芪（酒洗）、生地黄、南星，秘藏安神汤②。如风热在上头痛，宜天麻、蔓荆子、台芎、酒制黄芩……如顶巅痛，宜藁本、防风、柴胡。东垣云：顶巅痛须用藁本，去川芎。（《丹溪心法》）

头痛引经药（二）

头痛引经药：太阳，羌活；阳明，白芷；少阳，柴胡；太阴，苍术；少阴，细辛；厥阴，吴茱萸。

头痛用羌、防、川芎、升、柴、细辛、藁本之异者，分各经祛风也。用芩、连、知、柏、石膏、生地之异者，分各脏泻火也。用芩、泽者，导湿也。用参、芪者，补气也。用归、地者，养血也。（《医述》引汪切庵论）

〔按语〕

头痛是临床常见的一种症状。凡外感、内伤多种病因都可引起。因五脏六腑的气血，都上会于头部，若脏腑经络发生病变，均可直接或间接地影响头部而发生头痛。西医学中的感冒、鼻炎、副鼻窦炎、三叉神经痛、高血压，动脉硬化、贫血、神经官

---

① 虚谀：虚假奉承。

② 秘藏安神汤：方由生炙甘草、防风、羌活、柴胡、升麻、酒生地黄、酒知母、酒黄柏、黄芪组成。

能症以及脑震荡后遗症等，都可出现此症。

以上所选医论，张景岳文对头痛的辨证，论述简明。叶天士对"阳虚浊邪阻塞，气血瘀痹"，使用虫类药搜逐血络，有独特的见解，可补景岳文之不足。在头风证治方面，有偏、正之分，实即偏头痛与正头痛。其实在明代王肯堂《证治准绳》中已明确指出：头痛、头风为同一病。明代以后的内科书上，大多不列头风一门。头痛引经药二则，虽非医论，但可作为临床用药的参考，故选录之。

身痛证治

体痛为一身尽痛，伤寒、霍乱、中暑、阴毒、湿痹、痛痹，皆有体痛。但看兼证，及问因、诊脉而别之。治法分见各门。其流连难已者，于此求之。

寒而身痛，痛处常冷，或如湿状，甘草附子汤。内伤劳倦，兼风湿相搏，一身尽痛，补中益气加羌、防、藁本、苍术。湿热相搏，肩背沉重疼痛，上热胸膈不利，遍身上下沉重疼痛，当归拈痛汤①。风湿相搏，一身尽痛，阴湿中汗出，懒语，四肢困倦乏力，走注疼痛，乃下焦伏火不得泄，而躁热常微汗出，而热不解，麻黄复煎汤②。身痛拘急，皆属虚寒与寒湿风湿，小续命随证加减。发寒热而周身作痛，胸胁痞闷不舒，肝血虚而郁火用事也，逍遥散加羌活、桂枝；小便不利，加山栀、丹皮。天暑衣厚，则腠理开汗出，邪留于分肉之间，聚沫则为痛，六和汤加羌活。遍身皆痛如劳证者，十全大补去白术、熟地，加羌活、附子。下体痛，宜分利小便，五苓、二妙为主。下体肿痛，脉浮、自汗、恶风者，防己黄耆汤③，温覆微汗之，痛而大便不通者，厚朴七物汤，微利之。丹溪曰：因湿痰浊血流注为痛，若在下焦，道路深远，非乌、附不能下达，少加引经用之，若以为主治，非徒无益，而反害之也。善治者，必行气流湿，疏风导滞，滋养新血，升降阴阳，治有先后，须分肿与不肿可也。肢节肿痛，痛属火，肿属湿，盖为风寒所郁，而发动于经络之中，湿热流注于肢节之间而无已也，先宜微汗以散之，故羌活、桂枝为肢节痛之要药。身体疼痛及重者，湿也，五苓散汗之，如风湿相搏，一身尽痛，加羌、防、升、柴、藁本、苍术，风能胜湿故也。（《张氏医通》）

腹痛辨证施治

人身背为阳，腹为阴，中脘属太阴，小腹左右属厥阴，脐腹正中属少阴、冲、任。经论寒痛十一条，热痛一条，寒热痛二条，血虚痛一条。此泛言猝痛，而腹痛该之矣。

---

① 当归拈痛汤：方由羌活、甘草、黄芩、茵陈、人参、苦参、升麻、葛根、苍术、归身、白术、防风、知母、猪苓、泽泻组成。

② 麻黄复煎汤：方由麻黄、黄耆、白术、人参、柴胡、防风、羌活、黄柏、生地黄、甘草、杏仁组成。

③ 防己黄耆汤：方由防己、黄耆、白术、甘草、生姜、大枣组成。

其症有暴痛久痛，实痛虚痛，有痛在气分血分，在脏在腑，在经络之辨。凡暴痛非热；久痛非寒。虚痛喜按；实痛拒按。痛在气分者，攻注不定；在血分者，刺痛不移。痛在腑者，脉多弦滑；在脏者，脉多沉微。初痛邪在经，久痛必入络，经主气，络主血也。

感寒腹痛者，气滞阳衰，喜热手按，脉沉迟，治在温中，香砂理中汤去白术。感寒呕痛者，气虚兼痛，脉弦滑，治在健运，香砂六君子汤去白术。气滞兼食者，腹中有一条扛起，利后痛减，脉沉滑，治在消导，香砂枳术汤加神曲、麦芽，或保和丸。寒气滞痛，兼胀满者，治在温通，排气饮①加砂仁，去泽泻。胃虚肝乘，吐酸浊者，治在辛泄，吴茱萸汤。伤寒腹急痛，阳脉涩，阴脉弦，治在甘缓，小建中汤。太阴寒痛，自利脉沉，理中汤。厥阴寒痛，肢厥脉细，当归四逆汤。少阴寒痛，四肢沉重，咳呕下利，脉沉细，真武汤。外感兼宿食，或中暑、霍乱吐泻，藿香正气散、六和汤。胸腹绞痛，上不得吐，下不得泻，名干霍乱，脉沉伏，急以烧盐汤探吐，再服藿香正气散。火郁痛，时作时止，热手按而不减，脉洪疾，清中汤②，或二陈汤加栀、苍、连、芍、郁金。热厥痛，时作时止，金铃子散。七情气郁，攻冲作痛，三因七气汤③，五磨饮。理气不应，脉芤涩，痛如芒刺，为血郁，手拈散④。血虚腹痛，饥劳必甚，芍药甘草汤加桂、枣、当归。气血虚寒腹痛，脉微，按之、温之必稍缓，大营煎⑤、理阴煎⑥。当脐疞⑦痛，审系肝脾络血瘀结，失笑散加归须、桃仁、韭汁。若肾虚任脉为病，六味丸加龟板。凡痛久必入血络，非香燥可劫，治宜宣络，旋覆花汤加归须、桃仁、生鹿角。死血痛，由血络阻痹，桃仁承气汤加苏木、红花。积聚痛，由宿有癥瘕，木香槟榔丸去大黄、牵牛，加郁金；有热，阿魏丸。跌伤痛，由血瘀胁腹，复元活血汤。酒积痛，由湿热阻滞，曲糵丸⑧。小腹满痛，由经闭血滞，玉烛散⑨去硝、黄，加延胡索、香附。思伤脾气，疞结悸痛，归脾汤去白术。怒伤肝火，痞结刺痛，柴胡疏肝散，或左金丸。虫痛时作时止，有块梗起，口吐清水，唇有红点，脉乍大乍小，理中安蛔散⑩、乌梅丸加减。疝气痛，必引睾丸，香橘散⑪、立效散⑫。肠痈痛，身皮甲错，小便如淋，腹皮急，按之濡，（右左）足屈者，（大小）肠痈，牡丹皮散⑬，十味排脓

---

① 排气饮：方由香附、乌药、泽泻、陈皮、藿香、枳壳、木香，厚朴组成。
② 清中汤：方由黄连、山栀、陈皮、茯苓、半夏、甘草、草蔻、姜组成。
③ 三因七气汤：方由半夏、厚朴、茯苓、紫苏、姜、枣组成。
④ 手拈散：方由延胡、五灵脂、草蔻、没药组成。
⑤ 大营煎：方由熟地、当归、杞子、杜仲、牛膝、肉桂、炙草组成。
⑥ 理阴煎：方由熟地、当归、炮姜、炙草、肉桂组成。
⑦ 疞（jiào 绞）痛：腹中急痛。疞，疝的俗体。
⑧ 曲糵丸：方由神曲、麦芽、枳实、白术组成。
⑨ 玉烛散：方由四物汤加大黄、芒硝、甘草组成。
⑩ 理中安蛔散：方由人参、白术、茯苓、干姜、川椒、乌梅组成。
⑪ 香橘散：方由茴香、橘核、查肉、茱香组成。
⑫ 立效散：方由焦肉、川楝子、茴香、枳实、茅术、香附、山栀、青皮、吴萸组成。
⑬ 牡丹皮散：方由丹皮、地榆、薏仁、黄芩、赤芍、桔梗、升麻、甘草、败酱草组成。

散①。中恶腹痛，霍乱吐利，苏合香丸。

大抵腹痛，寒淫为多，热淫为少，以阴寒尤易阻塞阳气也。腹痛气滞者多，血滞者少，理气滞不宜动血，理血滞则必兼行气也。古谓"痛则不通，通则不痛"，故治痛大法，不外温散辛通，而其要则初用通腑，久必通络，尤宜审虚实而施治者矣。(《类证治裁》)

腹痛证治

腹处乎中，痛因非一，须知其无形及有形之为患，而主治之机宜，已先得其要矣。所谓无形为患者，如寒凝、火郁、气阻、营虚，及夏秋暑湿、痧秽之类是也。所谓有形为患者，如蓄血、食滞、癥瘕、蛔蛲、内疝，及平素偏好成积之类是也。审其痛势之高下，辨其色脉之衰旺，细究其因，确从何起？大都在脏者以肝、脾、肾为主，在腑者以肠、胃为先。夫脏有贼克之情，非比腑病而以通为用也。此"通"字，勿执攻下之谓，古之建中汤、理中汤、三物厚朴汤及厚朴温中汤②，各具至理。考先生用古，若通阳而泄浊者，如吴茱萸汤及四逆汤法；清火而泄郁者，如左金丸及金铃散法；开通气分者，如四七汤及五磨饮法；宣攻营络者，如穿山甲、桃仁、归须、韭根之剂，及下瘀血汤法；缓而和者，如芍甘汤加减及甘麦大枣汤法，柔而通者，如苁蓉、柏子、肉桂、当归之剂，及复脉加减法。至于食滞，消之；蛹③扰，安之；癥瘕，理之；内疝，平之；痧秽之候，以芳香解之；偏积之类，究其原而治之。是皆先生化裁之法也。若夫疡科内痈，妇科四症④，兼患是病者，更于各门兼参其法而用之，则无遗蕴矣。(《临证指南医案》)

〔按语〕

以上所选两篇医论，对腹痛的辨证施治，论述得比较系统完整，方药亦为临床所常用。尤其《类证治裁》腹痛辨证施治文中的始、末两段，可作为本症辨证施治的纲领。

胁痛辨证

胁痛之病，本属肝、胆二经，以二经之脉皆循胁肋故也。然而心、肺、脾、胃、肾与膀胱，亦皆有胁痛之病，此非诸经皆有此证，但以邪在诸经，气逆不解，必以次相传，延及少阳、厥阴，乃致胁肋疼痛。故凡以焦劳忧虑而致胁痛者，此心、肺之所传也；以饮食劳倦而致胁痛者，此脾胃之所传也；以色欲内伤，水道壅闭而致胁痛者，

---

① 十味排脓散：方由桔梗、银花、炙芪、白芨、薏仁、贝母、甘草节、陈皮、甜葶苈、生姜组成。
② 厚朴温中汤：方由厚朴、陈皮、甘草、木香、草蔻、干姜、茯苓组成。
③ 蛹：疑为"蚘"字之误。蚘，蛔的异体字。
④ 妇科四症：指经、带、胎、产四类病症。

此肾与膀胱之所传也。传至本经，则无非肝、胆之病矣。至于忿怒、疲劳、伤血、伤气、伤筋，或寒邪在半表半里之间，此自本经之病。病在本经者，直取本经，传自他经者，必拔其所病之本，辨得其真，自无不愈矣。

胁痛有内伤、外感之辨。凡寒邪在少阳经，乃病为胁痛耳聋而呕，然必有寒热表证者，方是外感，如无表证，悉属内伤。但内伤胁痛者，十居八九，外感胁痛则间有之耳！

胁痛有左右血气之辨，其在诸家之说，有谓肝位于左而藏血，肺位于右而藏气，故病在左者为血积，病在右者为气郁；脾气亦系于右，故湿痰流注者，亦在右。若执此说，则左岂无气，右岂无血？食积痰饮，岂必无涉于左乎？古无是说，此后世之谬谈，不足凭也。然则在气在血，何以辨之？但察其有形无形，可知之矣。盖血积有形而不移，或坚硬而拒按；气则流行而无迹，或倏聚而倏散；若食积、痰饮，皆属有形之证，第详察所因，自可辨识。且凡属有形之证，无非由气之滞，但得气行则何聚不散？是以凡治此者，无论是血是痰，必皆兼气为主，而后随宜佐使以治之，庶得肯綮①之法，无不善矣。(《景岳全书》)

胁痛辨证施治

胁痛一证，不徒责在肝、胆，而他经亦累及之。有寒热虚实之不同，痰积瘀血之各异。尝考经旨，谓肝脉挟胃络胆，上贯膈，布胁肋；胆脉贯膈，络肝，循胁里，其直者循胸过季胁。是两胁之痛，皆属肝胆为病。内伤不外气血两端，外感责在少阳一经而已。盖肝为将军之官，其性暴怒，非怫意交加，则忧郁莫解，非酒色耗扰，则风寒外袭，痛之所由生也。使其人而虚寒也者，则内脏亏而痛矣；使其人而虚热也者，则隧道塞而痛矣；使其人而实热也者，或邪气入而痛，或有火发而痛矣。痛在气分者，治在气：寒者温之，虚者补之，热者清之，实者泄之，血药不宜用也。使其人而血虚也者，则肝少血养而痛矣；使其人而血热也者，则木火内灼而痛矣；使其人而血分实热也者，或邪在半表半里而痛，或满闷惧按多怒而痛矣。痛在血分者，治在血：血虚者以血药补之，血热者以阴药滋之，血实者以苦药通之，气药不宜用也。更有瘀血内蓄，痰饮内聚，及肥气、痞气，皆属有形之积，非益血则邪不退。即令气寒而得此，亦宜补阳在先，补阴在后，阴阳两补，痰瘀除而积聚消，胁痛岂有不愈者哉？虽然操心者常有此证，房劳者每有此患，医家不明肝肾同原，精髓内空，相火易上之理，一味辛香行气，冀其奏功，不知辛能通窍，香能耗血，肝病不已，复传于肺，咳嗽喘促，甚至血动，斯时有莫可如何者矣。是以初起确认为肝肾之病，宜乙癸合治，用六味汤加人乳、河车之属，俾水生而木荣，母实而子安，此正治之法也。倘气因精虚者，宜用八味汤加人参、河车之属，阴中求阳，坎中生火，此从治之法也。或谓内伤胁痛，逍遥散乃不易之方；外感胁痛，小柴胡为必用之药：二者可以尽病之情乎？而犹未也。

---

① 肯綮（qìng qìng）：筋骨结合的地方。后用来比喻要害、最重要的地方。

诚以法之运用无穷，方之变化无定。通因通用者，治肝邪之有余；塞因塞用者，治肝脏之不足。而其间必以拒按、喜按探虚实之消息，喜温、喜冷验寒热之假真。更宜以脉之大小迟数，有力无力为辨，神而明之，勿泥也。且胁痛而及他脏者，亦有之矣。咳唾腥臭者，肺痈也，痛连胃脘，呕吐酸味者，木凌脾也；痛而寒热谵语，如见鬼状者，妇人热入血室也。舍气血而何所补救哉？盖甘可缓中，则木气条达，自然右降而左升；和能平怒，则疏泄令行，渐次气充而血润：胁痛云乎哉！（《医述》引《会心录》）

〔按语〕

胁痛是指胁肋部的一侧或两侧疼痛的一种症状。肝胆位于右胁，而其经脉均循行到两胁，故胁痛症一般都与肝胆有关。西医学中的肝病、胆道感染和结石症、胸膜炎、肋间神经痛等病，都可见到本症。

以上两篇医论，重在论述胁痛的辨证，而兼及治法。张景岳文中首先认为胁痛所属经脉脏腑，主要在肝、胆，而次在心肺脾胃等经；其次对外感内伤引起的胁痛，认为内伤十居八九，外感则间或有之；最后认为胁痛辨气血，主要察其有形无形，对左右分气血之说，作了批评，认为"此后世之谬谈，不足凭也"。《会心录》文中认为胁痛"有寒热虚实之不同，痰积瘀血之各异"，故对此等证候均一一作了分析，并提出了相应的治疗方法。这些内容，均可作为临床辨证施治的参考。

腰痛辨证施治

腰痛证旧有五辨：一曰阳虚不足，少阴肾衰；二曰风痹，风寒湿著腰痛；三曰劳役伤肾；四曰坠堕损伤；五曰寝卧湿地。虽其大约如此，然而犹未悉也。盖此证有表里、虚实、寒热之异，知斯六者，庶乎尽矣，而治之亦无难也。

腰痛证凡悠悠戚戚，屡发不已者，肾之虚也；遇阴雨或久坐痛而重者，湿也；遇诸寒而痛，或喜暖而恶寒者，寒也；遇诸热而痛，及喜寒而恶热者，热也；郁怒而痛者，气之滞也；忧愁思虑而痛者，气之虚也；劳动即痛者，肝肾之衰也。当辨其所因而治之。

腰为肾之府，肾与膀胱为表里，故在经则属太阳，在脏则属肾气，而又为冲、任、督、带之要会。所以凡病腰痛者，多由真阴之不足，最宜以培补肾气为主；其有实邪而为腰痛者，亦不过十中之二三耳。

腰痛之虚证十居八九，但察其既无表邪，又无湿热，而或以年衰，或以劳苦，或以酒色斲丧①，或七情忧郁所致者，则悉属真阴虚证。凡虚证之候，形色必清白，而或见黎黑，脉息必和缓，而或见细微，或以行立不支，而卧息少可，或以疲倦无力，而劳动益甚。凡积而渐至者，皆不足；暴而痛甚者，多有余。内伤禀赋者，皆不足；外感邪实者，多有余：故治者当辨其所因。凡肾水真阴亏损，精血衰少而痛者，宜当归

---

① 斲（zhuó 酌）丧：摧残；伤害。斲，斫的异体字。

地黄饮①及左归丸、右归丸为最。若病稍轻，或痛不甚，虚不甚者，如青娥丸、煨肾散②、补髓丹③、二至丸、通气散④之类，俱可择用。

腰痛之表证，凡风寒湿滞之邪，伤于太阳少阴之经者，皆是也。若风寒在经，其证必有寒热，其脉必见紧数，其来必骤，其痛必拘急兼酸，而多连脊背。此当辨其阴阳，治从解散。凡阳证多热者，宜一柴胡饮⑤或正柴胡饮⑥之类主之；若阴证多寒者，宜二柴胡饮⑦、五积散之类主之。其有未尽，当于伤寒门辨治。

湿滞在经而腰痛者，或以雨水，或以湿衣，或以坐卧湿地。凡湿气自外而入者，总皆表证之属，宜不换金正气散、平胃散之类主之。若湿而兼虚者，宜独活寄生汤主之。若湿滞腰痛，而小水不利者，宜胃苓汤或五苓散加苍术主之。若风湿相兼，一身尽痛者，宜羌活胜湿汤主之。若湿而兼热者，宜当归拈痛汤、苍术汤⑧之类主之。若湿而兼寒者，宜济生术附汤⑨、五积散之类主之。

腰痛有寒热证：寒证有二，热证亦有二。凡外感之寒，治宜温散，如前，或用热物熨之亦可。若内伤阳虚之寒，治宜温补，如前。热有二证，若肝肾阴虚，水亏火盛者，治当滋阴降火，宜滋阴八味煎⑩，或用四物汤加黄柏、知母、黄芩、栀子之属主之。若邪火蓄结腰肾，而本无虚损者，必痛极，必烦热，或大渴引饮，或二便热涩不通，当直攻其火，宜大分清饮⑪加减主之。

跌扑伤而腰痛者，此伤在筋骨，而血脉凝滞也，宜四物汤加桃仁、红花、牛膝、肉桂、玄胡、乳香、没药之类主之。若血逆之甚，而大便闭结不通者，宜元戎四物汤⑫主之，或外以酒糟葱姜捣烂罨之，其效尤速。

丹溪云：诸腰痛不可用参补气，补气则疼愈甚；亦不可峻用寒凉，得寒则闭遏而痛甚。此言皆未当也。盖凡劳伤虚损而阳不足者，多有气虚之证，何为参不可用？又如火聚下焦，痛极而不可忍者，速宜清火，何为寒凉不可用？但虚中挟实，不宜用参者有之；虽有火而热不甚，不宜过用寒凉者亦有之，若谓概不可用，岂其然乎？余尝治一董翁者，年逾六旬，资禀素壮，因好饮火酒，以致湿热聚于太阳，忽病腰痛不可忍，至求自尽，其甚可知。余为诊之，则六脉洪滑之甚，且小水不通，而膀胱胀急，遂以大分清饮倍加黄柏、龙胆草，一剂而小水顿通，小水通而腰痛如失。若用丹溪之言，鲜不误矣！是以不可执也。

---

① 当归地黄饮：方由当归、熟地、山药、杜仲、牛膝、山茱萸、炙甘草组成。
② 煨肾散：方由人参、当归、杜仲、肉苁蓉、破故纸、巴戟、鹿角霜、秋石、猪腰子组成。
③ 补髓丹：方由杜仲、补骨脂、鹿茸、胡桃肉组成。
④ 通气散：方由破故纸、胡桃肉组成。
⑤ 一柴胡饮：方由柴胡、黄芩、芍药、生地、陈皮、甘草组成。
⑥ 正柴胡饮：方由柴胡、防风、陈皮、芍药、甘草、生姜组成。
⑦ 二柴胡饮：方由陈皮、半夏、细辛、厚朴、生姜、柴胡、甘草组成。
⑧ 苍术汤：方由苍术、柴胡、黄柏、防风组成。
⑨ 济生术附汤：方由白术、附子、杜仲组成。
⑩ 滋阴八味煎：方由山药、丹皮、白茯苓、山茱萸、泽泻、黄柏、熟地黄、知母组成。
⑪ 大分清饮：方由茯苓、泽泻、木通、猪苓、栀子、枳壳、车前子组成。
⑫ 元戎四物汤：方由当归、熟地黄、川芎、白芍、大黄、桃仁组成。

妇人以胎气经水损阴为甚，故尤多腰痛脚酸之病，宜当归地黄饮主之。(《景岳全书》)

腰痛证治

　　腰者，肾之府，肾与膀胱为表里，在外为太阳，在内属少阴，又为冲、任、督、带之要会。则腰痛一症，不得不以肾为主病，然有内因、外因、不内外因之别。旧有五辨：一曰阳虚不足，少阴肾衰；二曰风痹，风寒湿著腰痛；三曰劳役伤肾；四曰坠堕损伤；五曰寝卧湿地。其说已详。而景岳更增入表里虚实寒热之论，尤为详悉。夫内因治法：肾脏之阳有亏，则益火之本，以消阴翳；肾脏之阴内夺，则壮水之源，以制阳光。外因治法：寒湿伤阳者，用苦辛温以通阳泄浊；湿郁生热者，用苦辛以胜湿通气。不内外因治法：劳役伤肾者，以先后天同治。坠堕损伤者，辨伤之轻重，与瘀之有无，为或通或补。若夫腿足痛，外感者，惟寒湿、湿热、风湿之流经入络。经云："伤于湿者，下先受之。"① 故当以治湿为主，其间佐温、佐清、佐散，随症以制方。内伤则不外肝、脾、肾三者之虚，或补中，或填下，或养肝，随病以致治。古来治腰腿足痛之法，大略如此也。然审症必如燃犀烛怪②，用药尤贵以芥投针③。今阅案中，有饮酒便溏，遗精不已，腰痛麻木者，他人必用滋填固涩等药，先生断为湿凝伤脾、肾之阳，用苓桂术姜汤④，以驱湿暖土。有老年腰痛者，他人但撮几味通用补肾药以治，先生独想及奇经之脉隶于肝、肾，用血肉有情之品，鹿角、当归、苁蓉、薄桂、小茴，以温养下焦。有痛著右腿，肌肉不肿，入夜势笃者，先生断其必在筋骨，邪流于阴，用归须、地龙、山甲，细辛，以辛香苦温入络搜邪。有两足皮膜抚之则痛者，似乎风湿等症，先生断其厥阴犯阳明，用川楝，延胡、归须、桃仁、青皮、山栀，以疏泄肝脏。有饱食则哕，两足骨骱皆痛者，人每用疏散攻劫，先生宗阳明虚不能束筋骨意，用苓姜术桂汤，以转旋阳气。种种治法，非凡手所及。要之治病，固当审乎虚实，更当察其虚中有实，实中有虚，使第虚者补而实者攻，谁不知之！潜玩方案，足以补后人之心智也，岂浅鲜哉！(《临证指南医案》)

〔按语〕

　　腰痛是指腰部一侧或两侧的疼痛症状而言。西医学中的肾脏疾病，风湿病、类风湿病，腰肌劳损、脊椎和脊髓疾病等，均可发生此症。

　　上文张景岳对腰痛的辨证施治，作了系统而全面的论述。其在前人腰痛有"五辨"的基础上，认为此症有表里虚实寒热之不同，临床能辨清此六者，则"治之亦无难"。叶天士治腰痛证，是在张景岳分辨表里虚实寒热六证的基础上，从内因、外因与不内外因的三因来分治，内容简明扼要，较切实用。

---

　　① 见《素问·太阴阳明论》。
　　② 燃犀烛怪：系指古代的一种传说，借用为洞察奸邪的意思。
　　③ 以芥投针：准确的意思。
　　④ 苓桂术姜汤：即下文苓姜术桂汤。方由茯苓、桂枝、白术、干姜组成。

第三章 气血津液学说

第一节 综 述

气血津液的生理与病理

人之一身，经络贯串为之脉。脉者，血之隧道也。血随气行，周流不停。筋者，周布四肢百节，联络而束缚之。此属肝木，得血以养之，则和柔而不拘急。脉皆起于手足指端，故十二经皆以手足而名。筋则无处无之。皮毛者属肺，主外，而易于感冒。人身之血内行于脉络，外充于皮毛，渗透肌肉，滋养筋骨，故百体和平，运动无碍。若气滞则血滞，气逆则血逆，得热则血瘀浊，得寒则血凝泣①，衰耗则顺行不周，渗透不遍，而外邪易侵矣。津液者，血之余，行乎外，流通一身，如天之清露。若血浊气滞，则凝聚而为痰。痰乃津液之变，遍身上下无处不到。津液生于脾胃，水谷所成，浊则为痰，故痰生于脾土也。是以古人论中风、偏枯、麻木等证，以血虚、瘀血、痰饮为言，是论其致病之源。至其得病，则必有所感触，或因风，或因寒，或因湿，或因酒，或因七情，或劳役、房劳汗出，因感风寒湿气，遂成此病。此血病、痰病为本，而外邪为标。其邪中于皮毛肌肉，则不知痛痒，麻木不仁，如有一物重贴于其上，或如虫游行，或洒洒②寒栗，遇热则或痒，遇阴雨则沉重酸痛。其邪入于血脉经络，则手足指掌肩背腰胁重硬不遂，难于屈伸举动，或走注疼痛。此上诸证，皆外自皮毛，以至筋骨之病。凡脉所经所络、筋所会所，血气津液所行之处，皆邪气郁滞，正气不得流通而致。然治者当以养血、除风、顺气、化痰为主，不必强度③某病属某经、某脏，而杂治之也。（《风劳臌膈四大证治》）

〔按语〕

本文选自《风劳臌膈四大证治》。作者姜礼，字天叙，清代江苏江阴人。

---

① 泣：在此音义同涩。
② 洒（xiǎn 显）洒：寒栗貌。
③ 强（qiǎng 抢）度（duó 夺）：勉强推测。

气血与水火阴阳的错综关系

气也，血也；火也，水也；阳也，阴也。两两相形①，奇偶对待，须错综而参伍，难胶柱②而刻舟③。气属阳，火亦属阳。然气能运火，而火不能行气，且气中有阳亦有阴，而火则与阴相背戾④。世之火亏者，动云阳亏，并有阴虚难补，阳虚易补之说。殊不知气乃火之根，火乃气之焰。真气未亏，而火为阴寒所遏，但用助火通络之药，则气能升而火能旺，此为阳虚易补。倘元气大伤，而真火将绝，则命之不保，从何滋培，尚能较难易乎？血属阴，水亦属阴。血为养命之源，而水则不专指血。湿亦水也，痰亦水也。世之阴盛者，非血盛也。血盛何病之有？乃湿盛、痰盛，而阳气遏抑不行，故须升阳泻水而病自解。至阴阳二字，虽分隶⑤气血，然气病有阳分，亦有阴分；血病有阴分，亦有阳分。又安可胶执而不化耶？（《医论三十篇》）

〔按语〕

本文对气血与水火、阴阳之间的关系，论述较为透彻。一般认为：水火为阴阳之象征，阴阳可以代表气血。但气血并不等于水火、阴阳，他们的概念各有不同，因此其间存在着错综的关系，不能简单地等同对待。

气与血之间的关系

气阳而血阴。血不独生，赖气以生之；气无所附，赖血以附之。孤阳不生，独阴不长。阳盛阴亏，误补其阳，阳日旺而阴日耗，究之，阳不附于阴，而阴亦亡；阴盛阳亏，误益其阴，阴日旺而阳日衰，究之，阴不属于阳，而阳亦绝。即阴虚补阴，而必兼顾其阳；阳虚补阳，而必兼顾其阴。不独阴阳生成，交相为济，亦可免久而增胜之弊。（《医论三十篇》）

〔按语〕

本文以阴阳代表气血，运用阴阳学说的互根理论，来说明气与血之间的相互依赖关系。联系到治疗上，"阴虚补阴，而必兼顾其阳，阳虚补阳，而必兼顾其阴"。这在临床上是具有指导意义的。

气能生血，血能藏气

前贤谓气能生血，血不能生气，固矣。然血虽不能生气，气必赖血以藏之。所谓

---

① 相形：互相衬托显现。
② 胶柱：即胶柱鼓瑟。比喻拘泥，不知变通。
③ 刻舟：即刻舟求剑。比喻拘泥固执，不知变通。
④ 背戾：违背；违反。
⑤ 分隶：分别附属。

气生血者，即西医所谓化学中事也。人身有一种气，其性情功力能鼓动人身之血，由一丝一缕，化至十百千万，气之力止而后血之数止焉。常见人之少气者，及因病伤气者，面色络络色必淡，未尝有失血之症也，以其气力已怯，不能鼓化血汁耳！此一种气，即荣气也，发源于心，取资于脾胃，故曰心生血，脾统血，非心脾之体能生血统血也，以其藏气之化力能如此也。所谓血藏气者；气之性情慓悍滑疾，行而不止，散而不聚者也。若无以藏之，不竟行而竟散乎？惟血之质，为气所恋，因以血为气之室，而相裹结不散矣。故人之暴脱血者，必元气浮动而暴喘；久脱血者，必阳气浮越而发热；病后血少者，时时欲喘欲呕，或稍劳动即兀兀欲呕，或身常发热。此皆血不足以维其气，以致气不隧安其宅也。此其权，主乎肝肾，肝之味酸，肾之味咸，酸咸之性，皆属于敛；血之所以能维气者，以其中有肝肾之敛性在也。故曰肝藏血，非肝之体能藏血也，以其性之敛故也。精由血化，藏气之力更强，故又必肾能纳气，而气始常定也。明乎此，则知气血相资之理，而所以治之者，思过半矣。血虚者，当益其气；气虚者，尤当滋其血也。

夫生血之气，荣气也。荣盛即血盛，荣衰即血衰，相依为命，不可离者也。藏于血之气，卫气也，宗气也。气亢则血耗，血少则气散，相辅而行，不可偏者也。荣气主湿，卫气主热，宗气主动。荣气不能自动，必藉宗气之力以运之，卫气虽自有动力，而宗气若衰，热亦内陷。故人有五心恍热，骨蒸烦热者，宗气之力不能运热于外也，水停心下，困倦濡泄者，宗气之力不能运湿于外也。（《读医随笔》）

论治病不出气血痰郁

人身之病，变端无穷，其治法则千态万状，有不可以一例拘者。丹溪之治病也，总不出乎气、血、痰三者，三者之中，又多兼郁。气用四君子，血用四物汤，痰用二陈汤，郁立越鞠丸，以为定法。王节斋极言之。而庸工学步邯郸[①]，亦遂执此以为医之能事尽此矣。夫丹溪之言，不过挈其大纲论之耳！若谓气病治气、血病治血、痰病治痰，郁病治郁，医又何难哉？（《质疑录》）

〔按语〕

本文的基本精神，是强调治病不可拘执。朱丹溪治病虽不出乎气、血、痰、郁，但这"不过挈其大纲"，不能仅仅理解为"气病治气，血病治血……"。治法必须随着病证的变化而灵活运用。

杂证主治在于气血痰郁

杂症主治四字者，气、血、痰、郁也。丹溪治法：气用四君子汤，血用四物汤，

---

① 学步邯郸：亦作邯郸学步。比喻模仿别人不成，反而丧失固有的技能。

痰用二陈汤，郁用越鞠丸。参差互用，各尽其妙。薛立斋从而广之：气用补中，而参以八味，益气之源也；血用四物，而参以六味，壮水之主也；痰用二陈，而兼以六君，补脾土以胜湿，治痰之本也；郁用越鞠，而兼以逍遥，所谓以一方治木郁而诸郁皆解也。用药之妙，愈见精微。

以愚论之，气虚者，宜四君辈，而气实者，则香苏、平胃之类可用也；血虚者，宜四物辈，而血实者，则手拈①、失笑之类可用也；寻常之痰，可用二陈辈，而顽痰胶固致生怪症者，自非滚痰丸②之类不济也；些小之郁，可用越鞠、逍遥辈，而五郁相混，以致腹膨肿满，二便不通者，自非神佑③、承气之类弗济也。大抵寻常治法，取其平善，病势坚强，必须峻剂以攻之，若一味退缩，则病不除。而不察脉气，不识形情，浪施攻击，为害尤烈。务在平时，将此气、血、痰、郁四字，反复讨论，曲尽其情④，辨明虚实寒热、轻重缓急，一毫不爽⑤，则临证灼然⑥，而于治疗杂症之法，思过半矣。（《医学心悟》）

〔按语〕

本文选自《医学心悟》。作者程国彭，字钟龄，清代天都人。该书议论浅近，条理清晰，可备初学临证之参考。

本文作者对于杂症主治，从气、血、痰、郁四方面着手，是在朱丹溪、薛立斋所用方剂的基础上，进一步扩充方剂，辨明其虚实寒热、轻重缓急，进行辨证施治，这是比较切合临床实用的。

气血之间的关系及其病证与治法（一）

人生之初，具此阴阳，则亦具此血气。所以得全性命者，气与血也。血气者，乃人身之根本乎！气取诸阳，血取诸阴。血为荣，荣行脉中，滋荣之义也；气为卫，卫行脉外，护卫之义也。人受谷气于胃，胃为水谷之海，灌溉经络，长养百骸，而五脏六腑，皆取其气，故清气为荣，浊气为卫，荣卫二气，周流不息，一日一夜；脉行五十度⑦，平旦复会于气口，阴阳相贯，血荣气卫，常相流通，何病之有？一窒碍焉，则百病由此而生。且气乏为病，发为寒热，喜怒忧思，积痞疝瘕症癖，上为头旋，中为胸隔，下为脐间动气，或喘促，或咳噫，聚则中满，逆则足寒，凡此诸疾，气使然也。血之为病，妄行则吐衄，衰涸则虚劳，蓄之在上，其人亡，蓄之在下，其人狂，逢寒则筋不荣而挛急，挟热毒则内瘀而发黄，在小便为淋痛，在大便为肠风，妇人月事进

---

① 手拈：指手拈散，方由延胡索、五灵脂、草果、没药组成。
② 滚痰丸：指礞石滚痰丸，方由青礞石、沉香、百药煎、大黄、黄芩组成。
③ 神佑：指神佑丸，方由甘遂、芫花、大戟、大黄、黑牵牛、轻粉组成。
④ 曲尽其情：彻底查清隐秘的病情。
⑤ 一毫不爽：丝毫不差。爽，差；失。
⑥ 灼然：明白透彻。
⑦ 五十度：《难经·一难》说："人一日一夜，凡一万三千五百息，脉行五十度，周于身。"

退，漏下崩中，病症非一，凡此诸疾，皆血使之也。夫血者譬则水也，气者譬则风也。风行水上，有血气之象焉。盖气者血之帅也，气行则血行，气止则血止，气温则血滑，气寒则血凝，气有一息之不运，则血有一息之不行。病出于血，调其气犹可以导达；病原于气，区区调血，又何加①焉？故人之一身，调气为上，调血次之，先阳后阴也。若夫血有败淤滞泥诸经，壅遏气之道路，经所谓去其血而后调之，不可不通其变矣。然调气之剂，以之调血而两得；调血之剂，以之调气则乖张。如木香、官桂、细辛、厚朴、乌药、香附、三棱、莪术之类，治气可也，治血亦可也，若以当归、地黄辈，施之血证则可，然其性缠滞，有亏胃气，胃气亏则五脏六腑之气亦馁矣。善用药者，必以胃药助之。凡治病，当识本末。如呕吐痰涎，胃虚不食，以致发热，若以凉剂退热，则胃气愈虚，热亦不退，宜先助胃止吐为本，其热自退，纵然不退，但得胃气已正，旋与解热。又有伤寒大热，屡用寒凉疏转，其热不退，若与调和胃气，自然安愈。（《寿世保元》）

〔按语〕

文中"气者血之帅……则血有一息之不行"一段，从气与血两者之间的关系而言，强调以气为主。因此在治疗上，突出"调气为上，调血次之"，对临床具有指导意义。

气血之间的关系及其病证与治法（二）

阴与阳为对待，血与气为对待，谁不云？然不知血也者，阴气之所化也。人身之阴阳，皆以气言，阴根于阳者，谓阴气根于阳气也；血生于气者，谓阴血生于阴气也。补气之阳，惟附子足以当之，若人参、黄芪则皆补气之阴。试观人参养营汤用人参，而以养营为名，当归补血汤欲补血，而以黄芪为主，其义不从可知乎？故张路玉曰："四物为阴血受病之方，非调补真阴之治。"柯韵伯曰："四物乃肝经调血之剂，非心经生血之方。"明乎此，而所以治血之虚者，安得不注意于阴气乎？

更有一等大吐、大崩，去血过多，则血脱者，必益气，并不仅在阴气，而在阳气矣。此则非参、附大剂壮阳固阴以收效于顷刻，万无他法可施，本不徒恃参、芪也。若夫暴来暴下之忽见血者，且有畜血之为血证而不见血者，则非血之虚，而为血之病，病则似，与四物无不宜矣！然四物并用，则动者嫌动，滞者嫌滞。此又当知行气开郁、除湿润燥，泻火撤热之皆所以治血；而去瘀以生其新，瘀去而新乃生者，尤为补血之大也。

乃《医宗必读》先论虚劳一大篇，首列传尸劳一证，而即继以吐血、咯血、咳嗽血三种。世之乐得其捷径者，一见有血，便归入虚劳门中，将行气开郁、除湿润燥、泻火撤热、逐瘀生新等法，谓皆不宜于虚劳，而尽付诸一勾。此所以血证之浅深次第，竟无下手处也。凡人以吐咯见红，及咳嗽之或已见红或未见红者，欲其不入怯途，若

---

① 加：增益。

不先明士材之失，其将何以为治？余哀夫世之为士材所愚也，有不忍嘿尔而息①者。（《世补斋医书》）

〔按语〕

本文强调"人身之阴阳，皆以气言"。在生理上"阴根于阳者，谓阴气根于阳气也；血生于气者，谓阴血生于阴气也"。在治疗上"补气之阳，惟附子足以当之，若人参、黄芪则皆补气之阴"。这对气的实质的研究，很有启发作用。

治气三法与治血三法

治气有三法：一曰补气。气虚宜补之、助之，参、术、黄芪、糯米之属。二曰降气、调气。降者，下也。升则宜降，轻者如苏子、橘红、麦冬、枇杷叶、甘蔗浆、芦根枝；重者如降香、沉香、郁金、槟榔之属。调者，和也。逆则宜和，和则宜调也。其药如木香、沉香、砂仁、豆蔻、香附、橘皮之属。三曰破气。破者，损也。实则宜破，如少壮人暴怒气壅之类。药用青皮、枳、朴、槟榔之属，然亦可暂不可久。盖气分之药，不出三端，误则转剧。

治血有三法：一曰补血。血虚宜滋之、补之，如熟地、桂圆、人乳、牛乳、柏仁、枣仁、肉苁蓉、鹿角胶之属。二曰凉血。血热宜清之、凉之，如生地、白芍、丹皮、犀角、地榆之属。三曰和血、行血。血郁宜通之、下之，如当归、红花、桃仁、延胡索，皆通经和络之品，䗪虫、硝、黄，皆攻坚下血之剂。病既不同，药亦各异，用贵合宜，不可不审！（《顾氏医镜》）

〔按语〕

本文作者认为气病和血病的治疗各有三法。这种分类方法，比较全面而符合临床实际，所举药物亦为常用药，故可作为气血病辨证施治的参考。

气血虚实，治各不同

治病之要诀，在明白气血。无论外感、内伤，要知初病伤人，何物不能伤脏腑，不能伤筋骨，不能伤皮肉？所伤者无非气血。气有虚实，实者邪气实，虚者正气虚。正气虚，当与"半身不遂门"四十种气虚之症，"小儿抽风门"二十种气虚之症，互相参考。血有亏瘀，血亏必有亏血之因，或因吐血、衄血，或溺血、便血，或破伤流血过多，或崩漏、产后伤血过多；若血瘀有血瘀之症可查，后有五十种血瘀症，互相参考。惟血府之血，瘀而不活，最难分别。后半日发烧，前半夜更甚，后半夜轻，前半日不烧，此是血府血瘀。血瘀之轻者，不分四段，惟日落前后烧两时，再轻者或烧一时，此内烧兼身热而言。若午后身凉，发烧片刻，乃气虚参、芪之症；若天明身不

---

① 嘿（mò 默）尔而息：沉默不言。

热，发烧止一阵，乃参、附之症。不可混含从事！（《医林改错》）

气血亏虚，治疗重在脾肾

五脏六腑，化生气血；气血旺盛，营养脏腑。虚劳内伤，不出气血两途。治气血虚者，莫重于脾肾。水为天一之元，气之根在肾；土为万物之母，血之统在脾。气血旺盛，二脏健康，他脏纵有不足，气血足供挹注①，全体相生，诸病自已。人苟劳心纵欲，初起殊不自知，迨至愈劳愈虚，胃中水谷所入，一日所生之精血，不足以供一日之用，于是营血渐耗，真气日亏，头眩、耳鸣、心烦、神倦、口燥、咽干、食少、短气、腰酸、足软，种种俱见，甚则咳呛失音、吐血、盗汗，而生命危矣。孙思邈云："补脾不如补肾。"许叔微谓："补肾不如补脾。"盖两先哲深知两脏为人生之根本，有相资之功能，其说似相反，其旨实相成也。救肾者必本于阴血，血主濡之，主下降，虚则上升，当敛而降之；救脾者必本于阳气，气主呴之，主上升，虚则下陷，当举而升之。近人治虚劳，不是以四物汤加知母、黄柏，就是以大造丸用龟板、黄柏，一派阴寒腥浊性味，将置脾胃生长之气于何地？不是在补养气血，而是在败坏气血。因立两法以救其弊：

阴虚火动，皮寒骨蒸，食少痰多，咳嗽短气，倦怠焦烦，新定拯阴理劳汤②主之。

阳虚气耗，倦怠懒言，行动喘急，表热自汗，心中烦躁，遍身作痛，新定拯阳理劳汤③主之。（《医醇剩义》）

〔按语〕

本文选自《医醇剩义》。作者费伯雄，字晋卿，清代江苏武进县人。其著作还有《医方论》、《怪疾奇方》等书。

本文作者认为"虚劳内伤，不出气血两途"，而对气血亏虚的治疗，"莫重于脾肾"，因"气之根在肾"，"血之统在脾"。并且以辩证的观点，分析了"补脾不如补肾"与"补肾不如补脾"两种说法，认为有相反相成之理，因脾、肾为人身之根本，两者之间具有相互资生的功能。

气血病用药轻重论

补气之品可重也，行气之品不可重。补血之品可重也，行血之品不可重。然行气之品，宜较之行血之品而尤轻。血有形质者也，气无形质者也。遇无形质之物，而持挺操戈以击之，是持矛捣鬼之说，岂不足以贻笑于天下！耳中有小皮，如以刀入取之，徒伤其耳，而不能取其气。气家之用药，亦犹是也。如重行气之药，徒伤气而邪因之

---

① 挹（yì 邑）注：把液体从一个盛器中取出，注入另一个盛器。引申为以有余补不足的意思。
② 拯阴理劳汤：方由人参、甘草、麦冬、五味、当归、白芍、生地、丹皮、苡仁、橘红、莲子组成。
③ 拯阳理劳汤：方由人参、黄芪、白术、甘草、肉桂、当归、五味、陈皮、生姜、红枣组成。

以更壮；如重行血之药，血不行而瘀因之以四散。铢①两之间，不可不有灵思②以驱使之也。至于气血两补之时，则无邪、无瘀，重用乃有益，轻用则无益。然此时而用行气、行血之品，仍不可以重也，行气之品尤不可重于行血之品也。非轻不灵，非轻不捷，非轻不活。气也者，至灵、至捷而至活之物也，用药之灵、捷与活，当与之相称而停匀，此则以灵思神其妙用，虽口舌笔墨，亦不能述之矣。(《靖盦说医》)

〔按语〕

本文选自《靖盦说医》，为清代周声溢菱生所著。

本文对气血病用药的轻重，论述甚精，这对临床很有参考价值。当然，这只是对气血病用药的比较而言，如结合人之体质与病证情况，又各有轻重的区别，不可一概而论。

论治气血诸药

补气：气虚宜补之，如人参、黄芪、羊肉、小麦、糯米之属是也。

降气调气：降气者，即下气也。虚则气升，故法宜降。其药之轻者，如紫苏子、橘皮、麦门冬、枇杷叶、芦根汁、甘蔗。其重者，如番降香、郁金、槟榔之属。调者，和也。逆则宜和，和则调也。其药如木香、沉水香、白豆蔻、缩砂、蜜香附、橘皮、乌药之属。

破气：破者，损也。实则宜破，如少壮人暴怒气壅之类，然亦可暂不可久。其药如枳实、青皮、枳壳、牵牛之属。

盖气分之病，不出三端，治之之法及所主之药，皆不可混滥者也，误则使病转剧。世多不察，故表而出之。

血虚宜补之。虚则发热、内热。法宜甘寒、甘平、酸寒、酸温，以益营血。其药为熟地黄、白芍药、牛膝、炙甘草、酸枣仁、龙眼肉、鹿角胶、肉苁蓉、甘枸杞子、甘菊花、人乳之属。

血热宜清之、凉之。热则为痈肿疮疖、为鼻衄、为齿衄、为牙龈肿、为舌上出血、为舌肿、为血崩、为赤淋，为月事先期、为热入血室、为赤游丹、为眼暴赤痛。法宜酸寒、苦寒、咸寒、辛凉，以除实热。其药如童便、牡丹皮、赤芍药、生地黄、黄芩、犀角、地榆、大小蓟、茜草、黄连、山栀、大黄、青黛、天门冬、玄参、荆芥之属。

血瘀宜通之。瘀必发热、发黄、作痛、作肿，及作结块癖积。法宜辛温、辛热、辛平、辛寒、甘温，以入血通行；佐以咸寒，乃可软坚。其药如当归、红花、桃仁、苏木、桂、五灵脂、蒲黄、姜黄、郁金、京三棱、延胡索、花蕊石、没药、䗪虫、干漆、自然铜、韭汁、童便、牡蛎、芒硝之属。

盖血为营阴也，有形可见，有色可察，有证可审者也。病既不同，药亦各异，治

---

① 铢(zhū 朱)：我国古代衡制中的重量单位。二十四铢为一两。

② 灵思：聪明；灵巧。

之之法，要在合宜。倘失其宜，为厉不浅，差剧之门，可不谨乎！（《神农本草经疏》）

第二节　气

人身之气综述

气无形而血有质。气为阳，主护卫于外，故名之曰卫；血为阴，主营运于中，故名之曰营。血阴有质，故其行也，必次第循经而入于脉道之中，充于内而后达于外，气阳无形，故其行也，慓疾不循经而出于脉道之外，实于表而后返于里。此二者之行，所以有不同也。经言卫气昼行阳二十五度，夜行阴二十五度①，大概如此。盖昼则阳动，而气行于表者多；夜则阴尽，而气敛于内者多。非昼全不行于内，夜全不行于外也。至谓一昼夜必行五十周，则凿②矣。

气一耳，以其行于脉外，则曰卫气；行于脉中，则曰营气；聚于胸中，则曰宗气。名虽有三，气本无二。气与血并根柢于先天，而长养于后天。经谓营气出于中焦，又谓心生血。不过以胃受谷气，蒸化成血，血色之赤，禀于心火为言耳。要之，血即天一之水，气为坎中之阳，同根于肾，无歧出也。

气根于肾，亦归于肾，故曰肾纳气，其息深。肺司呼吸气之出入，于是乎主之。且气上升至肺而极，升极则降，由肺而降，故曰肺为气主。

肾主纳气，故丹田为下气海；肺为气主，故胸中为上气海。

肾水为坎中之阳所蒸，则成气上腾至肺，所谓精化为气，地气上为云也；气归于肺，复化为水，肺布水精，下输膀胱，五经并行，所谓水出高源，天气下为雨也。阴阳互根，于此可悟矣。

肾以闭藏为职，虽子半阳生，而气发渊泉，机犹未畅，故气之升发，不属肾而属肝也。

藏属肾，泄属肝，此肝肾之分也。肝主升，肺主降，此肺肝之分也。心主动，肾主静，此心肾之分也。而静藏不至于枯寂，动泄不致于耗散，升而不致于浮越，降而不至于沉陷，则属之脾，中和之德之所主也。然则升、降、动、静，苟失其中，虽为肝、肺、心、肾之不职，亦即脾之不职。而但知气之不升，或有升无降，为肝木克脾土者陋③也。

知各脏之病皆关乎脾，则知脾气调和，即各脏俱调和矣。故"补脾不如补肾"，不过举要之词，固不若"补肾不如补脾"之论，为得其全也。

老人、小儿尤以脾胃为主。

---

① 见《灵枢·营卫生会》。
② 凿：穿凿附会。
③ 陋：浅薄。

经言："阳之气，以天地之疾风名之。"① 又曰："风气通于肝。"② 故气病往往称风，如肝风、肠风、胃风之类，皆气之往来鼓动若风耳，非必外来之风也。(《医碥》)

〔按语〕

本文作者认为人身之气有卫气、营气、宗气之分。这是对气的一种分类方法。气与内脏的关系，主要在肾与肺，因肾为气之根，主纳气；肺为气之主，主呼吸气之出入。同时与肝、心、脾三脏亦有关。气的藏与泄，关系到肾与肝；气的升与降，关系到肝与肺；气的动与静，关系到心与肾；而藏泄、升降、动静，无不关系到脾。所以"补肾不如补脾"的说法，"为得其全"。

真气有上中下之分

气有外气，天地之六气也；有内气，人身之元气也。气失其和则为邪气，气得其和则为正气，亦为真气。但真气所在，其义有三：曰上、中、下也。上者所受于天，以通呼吸者也；中者生于水谷，以养营卫者也；下者气化于精，藏于命门，以为三焦之根本者也。故上有气海，曰膻中也，其治在肺；中有水谷气血之海，曰中气也，其治在脾胃；下有气海，曰丹田也，其治在肾。人之所赖，惟此气耳！气聚则生，气散则死。故帝曰："气内为宝"③，此诚最重之辞，医家最切之旨也。即如本篇始末所言，及《终始》等篇，皆惓惓④以精气重虚为念。先圣惜人元气，至意于此可见。奈何今之医家，但知见病治病，初不识人根本，凡天下之理，亦焉有根本受伤，而能无败者！伐绝生机，其谁之咎？(《医门法律》)

〔按语〕

本文作者认为正气即真气，根据真气所在部位的不同，故有上、中、下之分。上部之气主在肺，中部之气主在脾胃，下部之气主在肾。这是对气的一种分类方法。

阳气有三

按阳气有三名：一曰宗气，即膻中之阳。此阳属肺，所以通治节而行皮毛，卫外而为固也，即上焦如雾也。此气降下，即为阴血，所谓"金能生水"是也。一曰胃中之阳，又曰中气。食物之精华，赖此以上行于肺，所以子母相生而无病。经所谓温分肉而行肌肤者以此；四肢为诸阳之本，亦此胃中之阳气也。一曰肾中之阳，又曰命门真火。精气赖之以温，水谷赖之以腐，尤为一身之根本，不可无也。

---

① 见《素问·阴阳应象大论》。
② 见《素问·阴阳应象大论》。
③ 见《素问·疏五过论》。
④ 惓(quán 权)惓：诚恳、深切之意。

若发汗过多，即伤上焦膻中之阳；劳碌①过多，即伤中焦脾胃之阳；色欲过多，即伤下焦命门之阳。三阳既伤，浊阴独盛，斯时犹不知保其元阳，而汲汲②以滋阴为务，岂不怪哉？（《医家秘奥》）

〔按语〕

本文选自《医家秘奥》中的《笔谈摘要》，作者陈嘉璲。

本文所述阳气有三，与上文所论真气有上、中、下之分的基本精神是一致的，不过本文只讲到阳气一方面，而上文真气是包括阳气、阴气两方面而言的。

论阳常有余

二者，阴也，后天之形；一者，阳也，先天之气。神由气化，气本乎天，故生发吾身者，即真阳之气也；形以精成，精生于气，成立吾身者，即真阴之精也。经曰：女子二七天癸至，男子二八天癸至。又曰：人年四十而阴气自半。所谓阴者，即吾之精，造吾之形也。人生全盛之数，惟二八后至四旬外，前后止二十余年，则形体渐衰。故丹溪引日月之盈亏，以为"阳常有余，阴常不足"，立补阴丸为神丹。不知天癸未至，本由乎气，而阴气自半，亦由乎气。是形虽属阴，而气则从阳也。故人身通体之温者，阳气也；及既死，则形存气去。此阳脱在前，阴留在后。可见生由乎阳，死亦由乎阳。非阳能死物也，阳来则生，阳去则死。故经云："阳气者，若天与日，失其所，则折寿而不彰。"可见人之生，只此一息真阳为运行。孰谓"阳常有余"，而以苦寒之味伐此阳气乎？（《质疑录》）

气有先天后天之分

元气者，太虚③之气也。人得之则藏乎肾，为先天之气，即所谓生气之原，肾间动气者是也。生化于脾，为后天之气，即所谓水谷入胃，其精气行于脉中之营气，其悍气行于脉外之卫气者是也。若夫合先后而言，即大气之积于胸中，司呼吸，通内外，周流一身，顷刻无间之宗气者是也。总之，诸气随所在而得名，实一元气也。保元者，保守此元气之谓。（《医宗金鉴》）

〔按语〕

本文选自《医宗金鉴》。清乾隆时钱斗保等奉敕撰。此书是吴谦之原著，议论平正。吴谦，字六吉，安徽歙县人。

本文是"保元汤"按语。作者对气提出了一种较常用的分类方法。

---

① 劳碌（lù 录）：劳累；辛苦。
② 汲（jí 级）汲：心情急切的样子。
③ 太虚：此为古代哲学概念。指气的原始状态。

大气论

天积气耳，地积形耳，人气以成形耳。惟气以成形，气聚则形存，气散则形亡，气之关于形也，岂不巨哉？然而身形之中，有营气，有卫气，有宗气，有脏腑之气，有经络之气，各为区分。其所以统摄营卫、脏腑、经络，而令充周无间，环流不息，通体节节皆灵者，全赖胸中大气为之主持。大气之说，《内经》尝一言之。黄帝问：地之为下否乎？岐伯曰：地为人之下，太虚之中者也。曰：冯①乎？曰：大气举之也②。可见太虚寥廓，而其气充周磅礴，足以包举地之积形，而四虚无著，然后寒、暑、燥、湿、风、火之气，六入地中而生其化，设非大气足以苞③地于无外，地之震崩坠陷且④不可言；胡⑤以巍然⑥中处而永生其化耶？人身亦然，五脏六腑，大经小络，昼夜循环不息，必赖胸中大气斡旋⑦其间；大气一衰，则出入废，升降息，神机化灭，气立孤危⑧矣，如之何其可哉？《金匮》亦尝一言之，曰："营卫相得，其气乃行，大气一转，其气乃散。"⑨ 见营卫两不和谐，气即痹而难通。必先令营卫相得，其气并行不悖，后乃俟胸中大气一转，其久病驳劣之气始散。然则，大气之关于病机若此，后人不一表章，非缺典乎？

或谓大气即膻中之气，所以膻中为心主宣布政令，臣使之官⑩。然而参之天运，膻中臣使，但可尽寒、暑、燥、湿、风、火六入之职，必如太虚中，空洞沕穆⑪，无可名象，包举地形，永奠厥⑫中，始为大气。膻中既为臣使之官，有其职位矣，是未可言大气也。或谓大气即宗气之别名。宗者，尊也，祖也，十二经脉奉之为尊主也。讵知宗气与营气、卫气，分为三隧⑬，既有隧之可言，即同六入地中之气，而非空洞无着之比矣。膻中之诊，即心包络；宗气之诊，在左乳下⑭；原不与大气混诊也。然则，大气于何而诊之？《内经》明明指出，而读者不察耳！其谓"上附上，右外以候肺，内以候胸中"⑮ 者，正其诊也。肺主一身之气，而治节行焉。胸中包举肺气于无外，故分其诊于

---

① 冯：通凭。
② 见《素问·五运行大论》。
③ 苞：作"裹"字解。
④ 且：作"将"字解。
⑤ 胡：作"何"字解。
⑥ 巍然：高大的样子。
⑦ 斡（wò 卧）旋：居中调停。
⑧ 《素问·六微旨大论》说："出入废，则神机化灭；升降息，则气立孤危。"
⑨ 见《金匮要略·水气病》。"荣卫相得"，本作"阴阳相得"。
⑩ 《素问·灵兰秘典论》说："膻中者，臣使之官，喜乐出焉。"
⑪ 沕（wù 物）穆：深微。
⑫ 厥：作"其"字解。
⑬ 《灵枢·邪客》说："五谷入于胃也，其糟粕、津液、宗气，分为三隧。故宗气积于胸中，出于喉咙，以贯心脉，而行呼吸焉。"
⑭ 《素问·平人气象论》说："胃之大络，名曰虚里，贯膈络肺，出于左乳下。"
⑮ 见《素问·脉要精微论》。

右寸，主气之天部耳！《金匮》独窥其微，举胸痹、心痛、短气，总发其义于一门，有谓"气分，心下坚，大如盘，边如旋杯，水饮所作"。① 形容水饮久积胸中不散，伤其絪缊②之气，乃至"心下坚，大如盘"，遮蔽大气不得透过，只从旁边辘转，如旋杯之状，正举空洞之位水饮占据为言。其用桂枝去芍药，加麻黄、附子③以通胸中阳气者，阳主开，阳盛则有开无塞，而水饮之阴可见睍④耳。其治胸痹、心痛诸方，率以薤白、白酒为君，亦通阳之义也。若胸中之阳不亏，可损其有余，则用枳术汤足矣！用枳必与术各半，可过损乎？识此以治胸中之病，宁⑤不思过半乎？人身"神脏五，形脏四，合为九脏"。⑥ 而胸中居一焉。胸中虽不藏神，反为五神之主。孟子之善养浩然，原思之歌声若出金石，其得全于天，不受人损为何如。今人多暴其气而不顾，迨病成，复损其气以求理，如《本草》云："枳壳损胸中至高之气"，亦有明言，何乃恣行无忌耶？总由未识胸中为生死第一关耳！特于辨息之余，补《大气论》以明之。（《医门法律》）

〔按语〕

《大气论》是喻氏阐述医学理论中，比较突出的一篇医学论文。文中首先强调了气与形的关系，以及气在人体的重要性。其次着重论述了人体虽有各种不同的气，但总以胸中大气为之统摄。因此，大气既不同于宗气，又不同于膻中之气，而是位于胸中（心肺）的阳气，能够主持周身之气。最后指出若大气不行，种种病变便由之而生，既病以后，仍有赖于大气的流转，才能消除人体的病变。所以未病之前，要善于保养大气；既病之后，更要善于补益大气。

喻氏的这一论述，也给后人以一定的影响。如近人张锡纯对大气陷下病的认识和治疗，其方剂虽取法于李东垣，但其理论实源于喻氏。张锡纯说："大气者，充满胸中，以司肺呼吸之气。"关于大气的概念，张锡纯虽认为即是宗气。但说："此气且能撑持全身，振作精神，以及心思脑力、骨骸动作，莫不赖乎此气。"这与喻氏所论的精神是一致的。

宗气的病证与治法

两乳之间，谓之膻中。膻中者，大气之所在也。大气亦谓之宗气。宗气所在之处，如游丝，如棉絮，不密不疏，空中荡样。养之得法，其气自和，若有邪气，则正气渐

---

① 见《金匮要略·水气病》。旋杯，《灵枢·邪气脏腑病形》、《难经·五十六难》、《金匮要略·五脏风寒积聚》均作"覆杯"。

② 絪缊：与"氤氲"通，烟云弥漫。

③ 本为桂枝去芍药加麻辛附子汤。

④ 见睍（xiǎn 显）：显示出来。

⑤ 宁：与"何"、"岂"字的意义同。

⑥ 见《素问·六节脏象论》。王冰注云："形脏四者，一头角，二耳目，三口齿，四胸中也。"喻氏之说本于此。

退，正气求伸，与邪气争竞，则有痛症。俗家不知，谓之心痛，又调之胃气痛，皆非也。因而知桂枝汤之可以治大气也。桂枝祛邪，白芍敛正，甘草和中，而大气之痛止矣。今人稍有寒疾，或有他症，辄曰气闷，曰胸口不开阔，曰两胁胀痛，皆大气之病也。（《靖盦说医》）

〔按语〕

本文作者认为宗气（大气）可以发生痛症，它既不同于心痛，又不同于胃气痛。并且对其症状和治疗也作了简要的叙述。对此，可在临床中进行观察和研究。

营卫之气论（一）

丹溪论阳有余阴不足，乃据理论人之禀赋也。盖天之日为阳，月为阴。人禀日之阳，为身之阳，而日不亏；禀月之阴，为身之阴，而月常缺。可见人身气常有余，血常不足矣。故女人必须积养十四、五年，血方足而经行，仅及三十余年，血便衰而经断。阴之不足，固可验矣。丹溪揭出而特论之，无非戒人保守阴气，不可妄耗损也。以人生天地间，营营①于物，役役②于事，未免久行伤筋，久立伤骨，久坐伤肾，久视伤神，久思伤意，凡此数伤，皆伤阴也。以难成易亏之阴，而日犯此数伤，欲其不夭枉也，难矣。此丹溪所以立论垂戒于后也，非论治阴虚之病也。若遇有病，气虚则补气，血虚则补血，未尝专主阴虚而论治。且如产后的属阴虚，丹溪则曰："右脉不足，补气药多于补血药；左脉不足，补血药多于补气药。"丹溪固不专主于血矣。何世人昧此，多以阴常不足之说横于胸中，凡百诸病，一切主于阴虚，而于甘温助阳之药，一毫不敢轻用，岂理也哉？虽然，丹溪谓气病补血，虽不中，亦无害也；血病补气，则血愈虚散，是谓诛罚无过。此指辛热燥烈之剂而言，亦将以戒人用药，宁可失于不及，不可失于太过。盖血药属阴而柔，气药属阳而刚，苟或认病不真，宁可药用柔和，不可过于刚烈也。《书》曰："罪疑惟轻，功疑惟重。"《本草》曰："与其毒也宁善，与其多也宁少"之意，正相合也。虽然，血虚补气，固为有害；气虚补血，亦不可谓无害。吾见胃虚气弱，不能运行，血越上窍者，多用四物汤凉血之药，反致胸腹痞闷，饮食少进，上吐下泻，气喘呕血，去死不远，岂可谓无害耶？是以医者贵乎识病真耳！

或又曰：人禀天之阳，为身之阳，则阳常有余，无待于补，何方书尚有补阳之说？予曰：阳有余者，指卫气也。卫气固无待于补。而营之气，亦谓之阳，此气或虚或盈，虚而不补，则气愈虚怯矣。经曰："怯者则着而为病"③是也。况人于日用之间，不免劳则气耗，悲则气消，恐则气下，怒则气上，思则气结，喜则气缓。凡此数伤，皆伤气也。以有涯④之气，而日犯此数伤，欲其不虚，难矣。虚而不补，气何由行？或问：

---

① 营营：往来不绝的样子。
② 役役：形容劳苦不休。
③ 见《素问·经脉别论》。
④ 有涯（yá牙）：有极限。

丹溪曰，人身之虚，皆阴虚也。若果阳虚，则暴绝死矣。是阳无益于补也。又曰：气无补法。世俗之言也。气虚不补，何由而行？是气又待于补也。何言之背戾耶？予曰：经云，卫气者，水谷之悍气也①，慓疾不受诸邪。此则阳常有余，无益于补者也。朱子曰：天之阳气，健行不息，故阁得地在中间，一息或停，地即陷矣。与丹溪所谓阳虚则暴绝，同一意也，此固然矣。使阴气若虚，则阳亦无所依附而飞越矣。故曰天依形，地附气。丹溪曰：阴先虚而阳暴绝，是知阳亦赖阴，而有所依附也。此丹溪所以拳拳于补阴也。经曰：营气者，水谷之精气②，入于脉内，与息数呼吸应。此即所谓阴气不能无盈虚也，不能无待于补。分而言之，卫气为阳，营气为阴；合而言之，营阴而不禀卫之阳，莫能营昼夜、利关节矣。古人于营字下加一气字，可见卫固阳也，营亦阳也。故曰：血之与气，异名而同类。补阳者，补营之阳；补阴者，补营之阴。又况各经分受，有气多血少者，有血多气少者。倘或为邪所中而无损益，则脏腑不平矣。此《内经》所以作，而医道所以兴也。譬如天之日月，皆在大气之中。分而言之，日为阳，月为阴；合而言之，月虽阴，而不禀日之阳，则不能光照而运行矣。故古人于阴字下加一气字，可见阳固此气，阴亦此气也。故曰：阴中有阳，阳中有阴，阴阳同一气也。周子曰：阴阳一太极是也。然此气有亏有盈，如月有圆有缺也。圣人裁成辅相，即医家用药损益之义也。是知人参、黄芪补气，亦补营之气；补营之气，即补营也；补营，即补阴也。可见人身之虚，皆阴虚也。经曰：阴不足者，补之以味③。参、芪味甘，甘能生血，非补阴而何？又曰：阳不足者，温之以气④。参、芪气温，又能补阳。故仲景曰：气虚血弱，以人参补之。可见参、芪不惟补阳，而亦补阴。东垣曰："血脱益气。"仲景曰："阳生阴长。"文本诸此。世谓参、芪补阳不补阴，特未之考耳！予谓天之阳气，包括宇宙之外，即《易》所谓天行健，《内经》所谓"大气举之"者是也。此气如何得虚，虚则不能蓄住地矣。天之阴，聚而成形者，形者，乃地之坤也。故曰：天依形，地附气。可见人身之卫，即天之乾；人身之形，即地之坤。营运于脏腑之内者，营气也，即天地中发生之气也。故以气质言，卫气为阳，形质为阴；以内外言，卫气护卫于外为阳，营气营养于内为阴。细而分之，营中亦自有阴阳焉，所谓一阴一阳，互为其根者是也。若执以营为卫配，而以营为纯阴，则孤阴不长，安得营养于脏腑耶？经曰：营为血⑤。而血即水。朱子曰：水质阴而性本阳。可见营非纯阴矣。况气者，水之母，且天地间物有质者，不能无亏盈，既有质而亏盈，血中之气，亦不免而亏盈矣。故丹溪以补阴为主，固为补营；东垣以补气为主，亦补营也：以营兼血气而然也。（《石山医案》）

〔按语〕

本文选自《石山医案》。作者汪机，字省之，明代祁门县人。其著作还有《医学原

---

① 见《素问·痹论》。
② 见《素问·痹论》。
③ 《素问·阴阳应象大论》说："形不足者，温之以气；精不足者，补之以味。"
④ 《素问·阴阳应象大论》说："形不足者，温之以气；精不足者，补之以味。"
⑤ 《难经·三十二难》说："血为营。"

理》、《续素问抄》、《脉诀刊误》、《针灸问对》等。

营卫之气论（二）

营卫之气，出入脏腑，流布经络，本生于谷，复消磨其谷。营卫非谷不能充，谷非营卫不能化。是营卫者，生身之大关键，不特营卫自病当注意，即脏腑有病，亦当顾及营卫也。《内经》谓："五脏之道，皆出于经隧，以行血气，血气不和，百病乃变化而生，是故守经隧焉。"[1] 夫所谓经隧者，非营卫所行之道路乎？出于经隧，以行血气者，是由内而外，行于营卫。血气不和，百病乃生者，是由内而外，行之血气。或行之不及，则内不化而外不充；行之太过，则枝强而干弱。偏于营则阴胜，偏于卫则阳胜，百病乃生，自然之理也。是则营卫岂不为生身之大关键哉？医者治病，遵《内经》守经隧之训，加意于营卫可也。读《金匮要略》"营卫不利，则腹满胁鸣相逐，气转膀胱，营卫俱劳"，[2] "三焦无所御，四属[3]断绝，身体羸瘦"，[4] 益见营卫之足重矣。即如痢疾一证，有寒热表证者，咸知有关于营卫，此外则以病轻在腑，病重在脏，罔不谓内病也。而孰知王肯堂《证治准绳》论痢之旧积新积，归重于营卫。《内经》守经隧之一语，此其一端欤！取其明白易晓，特拈出以印证之。其言曰："积有新旧之分。旧积者，气血食痰所化也；新积者，旧积已去，未几而复生也。然旧积宜下，新积禁下，其故何也？盖肠胃之熟腐水谷，转输糟粕者，皆营卫洒陈于六腑之功。今肠胃有邪，则营卫运行之度，为之阻滞，不能施化，故卫气郁而不舒，营气涩而不行，于是饮食积痰停于胃，糟粕留于肠，与气郁血涩之积，相挟而成滞下矣。必当下之，以通其壅塞。既下之后，升降仍不得行，清浊仍不能分，则卫气复郁，营气复涩，又复成新积，乌可复下之乎？但理其卫气，并和其营血，以调顺阴阳，则升降合节，积亦不滞而自化矣。"（《存存斋医话稿》）

营卫之气论（三）

荣卫二者，皆胃中后天之谷气所生。其气之清者为荣，浊者为卫。卫即气中慓悍者也，营即血中之精粹者也。以其定位之体而言，则曰气血；以其流行之用而言，则曰营卫。营行脉中，故属于阴也，卫行脉外，故属于阳也。然营卫之所以流行者，皆本乎肾中先天之一气，故又皆以气言，曰营气、卫气也。（《医宗金鉴》）

---

[1]　见《素问·调经论》。
[2]　见《金匮要略·水气病脉证并治第十四》。
[3]　四属：四肢。
[4]　见《金匮要略·中风历节病脉证并治第五》。

营卫之气论（四）

人有三气，卫气出于上焦①，荣气出于中焦，二者皆气也。二气合行于心肺之间，则积而为宗气。气本无形质，必有所附丽以行。故荣行脉中，附丽于血；卫行脉外，附丽于津。惟血随荣气而行，故荣气伤则血瘀；津随卫气而行，故卫气衰则津停。治血以运化荣气为主；治津以温通卫气为主。知乎此，而荣血、卫气之说可以息矣。且也，血所以濡脉，津所以濡筋。而荣之行，自手太阴始，故《灵枢·经脉》序十二经以手太阴为端；卫之行，自足太阳始，故《灵枢·经筋》序十二经以足太阳为端。知乎此，而心荣、肺卫之说可以息矣。（《研经言》）

〔按语〕

以上四篇虽同为营卫之气的论说，但各有重点：（一）中是以阴阳互根的原理来分析营气卫气之间的关系。（二）中是以营卫的生理、病证为例，强调了营卫之气在人体的重要性，即为"生身之大关键"。（三）中对营气与卫气的区别点——作了分析。（四）中分析了营卫之气与宗气的关系、营气与血的关系、卫气与津的关系等。

营卫不能直指气血

荣卫者，水谷精悍之气也，不可直指为气血之别称也。盖运行一身经脉之中外，如经营、卫护然也。爪之生，发之长，营卫之行，无少间断，均是气血也。运行者曰营卫，盈满者曰气血。犹水之与流也，如谓流是水之别称，岂理也哉？故仲景之书，有并称荣卫气血者，可以征焉也。或荣卫和则愈，或荣卫强弱，荣卫不能相将②，三焦无所仰③等语，皆切于治者也。彼言非医之用也，不思诸甚矣夫！（《斥医断》）

〔按语〕

本文选自《斥医断》。作者为日本人和柳安。

卫出下焦

宗气积于上焦，营气出于中焦，而卫气则出于下焦。营气随宗气行于经脉之中，卫气则不随宗气入于经脉，而自行于各经脉外，及头目手足皮肤分肉之间。故经曰："清者为营，浊者为卫；营行脉中，卫行脉外。"或又曰：卫气何以出于下焦，行于脉外乎？曰：经谓上焦如雾，中焦如沤，下焦如渎。卫气赖下焦阴中真阳，以升出中上二焦，故卫气出于下焦。（《医原》）

---

① 卫气出于上焦：此据王冰注。《灵枢·营卫生会》作"卫出于下焦"。
② 将（jiāng姜）：扶助。
③ 仰（yǎng养）：依靠。

〔按语〕

关于"卫出下焦"之说，历来有所争论。本文对"卫出下焦"的解释，可以作为研究的参考。

辨三阴三阳之气

或曰：人秉阴阳水火而生，总属一气血耳①！余观《伤寒论注疏》，子以皮肤肌腠、五脏六腑，各有所主之气，恐与阴阳之理相背欤！曰：子不明阴阳离合之道，合而为一，离则有三。太阳之气，生于膀胱，而主于肤表；少阳之气，生于肾脏②，而通于肌腠。故《灵枢经》曰："三焦膀胱者，腠理毫毛其应。"③ 盖太阳之气主皮毛，三焦之气充肌腠，此太少之气，由下焦之所生。若夫阳明之气，乃水谷之悍气，别走阳明，即行阳行阴之卫气，由中焦之所生。此三阳之气各有别也。三阴者，五脏之气也。肺气主皮毛，脾气主肌肉，心气通血脉，肝气主筋，肾气主骨，此五脏之气各有所主也。夫气生于精，阳生于阴。胃腑主化生水谷之精，是以营卫二气，生于阳明。"膀胱者，州都之官，精液藏焉"，④ 而太阳之气，生于膀胱。肾为水脏，受五脏之精而藏之，故少阳之气，发于肾脏。水谷入胃，津液各走其道。五脏主藏精者也，是三阴之气，生于五脏之精。故欲养神气者，先当守其精焉。夫一阴一阳者，先天之道也；分而为三阴三阳者，后天之道也。子不明阳明之离合，血气之生始，是谓失道。客曰：三阴三阳，敬闻命矣，请言其合也。曰：所谓合者，乃先天之一气，上通于肺，合宗气而司呼吸者也。夫有生之后，皆属后天。故借中焦水谷之精，以养先天之精气；复借先天之元气，以化水谷之精微。中下二焦，互相资益。故论先后天之精气者，养生之道也；分三阴三阳者，治病之法也。如邪在皮肤，则伤太阳之气，或有伤于肺；邪在腠理，则伤少阳、阳明，或有伤于脾；邪中少阴，则有急下、急温之标本⑤；邪中厥阴，则有或寒或热之阴阳⑥。此在天之六气，伤人之三阴三阳，犹恐其不能分理，而可以一气论乎？若谓正气虚者，补中下二焦之元气，以御⑦六淫之邪，则可。（《侣山堂类辩》）

〔按语〕

本文选自《侣山堂类辩》。作者张志聪，字隐庵。浙江钱塘（杭州）人，生于清顺治康熙（公元 1644—1722 年）间。曾与同学高士宗等讲学于侣山堂，颇极一时之

①　《血证论·阴阳水火气血论》说："人之一身，不外阴阳。而阴阳二字，即是水火；水火二字，即是气血；水即化气，火即化血。"

②　《灵枢·本输》说："少阳属肾，肾上连肺，故将两脏。"

③　见《灵枢·本脏》。

④　见《素问·灵兰秘典论》。"精液"作"津液"。

⑤　《伤寒论·少阴篇》用大承气汤三条，均属急下的"标"证，四逆汤证两条，均属急温的"本"证。

⑥　《伤寒论·厥阴篇》说："伤寒，发热四日，厥反三日，复热四日，厥少热多，其病当愈。"这是由阴证变阳证。"伤寒，厥四日，热反三日，复厥五日，其病为进，寒多热少，阳气退。"这是由阳证变阴证。

⑦　御：抵挡；抵抗。

盛。其著作还有《素问集注》、《灵枢集注》各九卷，《伤寒论宗印》八卷，《伤寒论集注》六卷，《本草崇原》三卷。

本文原题名《辨气》，其主要内容是分辨三阴三阳之气。三阴三阳之气各别，统由先天的元气和后天水谷精微之气，互相资益而成。文中对六经和脏腑间关系的论述，颇有发挥。

人身气化说

浑沌①初开，气分阴阳。天气轻清，地气重凝。人物亦感气而生，三才并立，人类伊始②，气化之也。两间③既有人类，先由气化，继由形化，父精母血，子孳孙生。然必历十阅月④，备受四时阴阳之气，而后免怀⑤。是成胎全形，仍关气化也。免怀而后，鼻受天之气，口受地之味。其气所化，宗气、营、卫，分而为三。由是化津、化液、化精、化血，精复化气，以奉养生身。《内经》所谓"味归形，形归气，气归精，精归化，化生精，气生形，精化为气"⑥者，是养生以尽天年，全恃气化也，若夫植物、动物，莫不受天地阴阳之气所化而生，与人受天地之气所生而成，正复⑦相同。故以之治病，其中有息息相关之理焉。（《景景室医稿杂存》）

〔按语〕

本文强调了气化的重要性。凡人之胚胎形成，及其初生、成长，均由于气化。因此，养生、治病，也无不关系气化的基本原理。

论气有余便是火 （一）

人身捍卫冲和不息之谓气，扰乱变动妄行之谓火。火与气，二而一，一而二者也。顾人身之气，有正气，亦有邪气；人身之火，有少火，亦有壮火。少火生人之元气，是火即为气，此气为正气。壮火食人之元气，是气即为火，此气是邪气。邪气有余即为火，若正气有余，便是人身之元气。人身元气生于命门。命门者，精神之所舍，而为阳气之根也。故命门之火旺，则蒸糟粕而化精微，所谓人非此火不能有生者是也。是火即是气，不可误认有余之邪。气为生人少火，立命之本也。若正气有余，不可便指为火。丹溪之言殊欠明白。（《质疑录》）

---

① 浑沌：古人想象中世界生成以前的状态。
② 伊始：事情的开始。
③ 两间：指天地间。
④ 历十阅月：经历十个月。
⑤ 免怀：生育。免通娩。
⑥ 《素问·阴阳应象大论》说："阳为气，阴为味。味归形，形归气，气归精，精归化。精食气，形食味。化生精，气生形。味伤形，气伤精。精化为气，气伤于味。"
⑦ 复：又。

论气有余便是火（二）

昔贤有云："气有余便是火。"此当专以病气立论，若元气，有不足而无有余者也。何则？气化于精，精生于水谷，故人情一日不再食则饥，饥则气怯而倦怠。若饮食适宜，起居有节，始得元气充流，一昼一夜正合一万三千五百息，为人身之常度。故圣人御气如持至宝，非以气之易于不足乎！自夫风、寒、暑、湿、燥、火六淫之气，外侵营卫经腑，阻塞正气流行出入之道，遂致腠理闭塞，胸腹痞满，二便不通，种种显病气有余之象，而元气已形内馁之机。医者但当察其所因，如风则用和，寒则用汗之类，即不致化火，而元气复矣。若治不中要，病气留着，则六者皆可化火，即热病为伤寒之类，而病机十九条属热者多是也。故曰："气有余便是火。"即七情之病，亦莫不然。如喜太过则喜气有余而心火炽，怒太过则怒气有余而肝火炎。此尤当从脏气之阴阳虚实而调剂之。若执是说以往，不曰破气降气，即曰清火泻火，吾恐少火生气一伤则俱伤，一败而难复，非卫生之道也，岂古人立言之旨哉？（《吴医汇讲》）

〔按语〕

本文作者管鼎，字象黄，号凝齐，又弓佛客，清代吴县人。著述见《吴医汇讲》。

论气有余便是火（三）

丹溪曰："气有余便是火。"此言不唯不知气，并不知火。火有真火，有贼火。静而镇者为真火，动而散者为贼火。贼火不可不泻，而真火则躯命①所关，作强②由于是，伎巧②由于是，人非此火不生。真火即气也，气果有余……尚可指为火而泻之乎？愚谓气，体也；火，用也。火安其居则为气；火出其位则为贼。丹溪谓"气有余便是火"，何不云气不归原便是火？《胎息经》："胎从伏气中结，气从有胎中息。"解者曰："脐下三寸为气海，修道者常伏其气于脐下，守其神于身内，纳气归原。"则火为真火，反是则火为贼火，即丹溪之所云火矣。（《医论三十篇》）

〔按语〕

以上三篇医论，均是对朱丹溪所说"气有余便是火"一语的辩论。三者的基本精神是一致的，均把气分而言之，惟论述的方法有所区别。

---

① 躯命：人的生命。
② 《素问·灵兰秘典论》说："肾者，作强之官，伎巧出焉。"

气之病证

《内经》列九气为病①，一曰怒则气上，甚则呕血；或血菀②于上，形气绝，名薄厥③；或胸满胁痛，食则气逆而不下。一曰喜则气缓，志气通畅和缓本无病，然过于喜则心神散荡而不藏，为笑不休，为气不收，甚则为狂；有喜极气暴脱而死者，必其人素虚，气浮无根也。一曰悲则气消，心志摧抑沮丧④，则气亦因之消索，以怒则气盛而张，反观之，可见悲则气衰而敛矣，为目昏，为筋挛，为阴缩，为酸鼻辛頞⑤，为少气不能极息，为下血，为泣则臂麻。一曰恐则气下，精却，气还下焦，胀，为阴痿，骨酸，精时自下。一曰惊则气乱，心无所倚，神无所归，虑无所定，为痴痫，为不省人事，为僵仆。一曰思则气结，心有所存，神有所归，正气留而不行，为不眠，为中痞，三焦闭塞，为不嗜食，为昏瞀，为得后与气则快然而衰。一曰寒则气收，腠理闭，气不行，上下所出水液澄澈清冷。一曰热则气泄，腠理开，汗大泄，喘、呕、吐酸、暴迫下注，所谓"壮火食气"，又云"热伤气"⑥也。一曰劳则气耗，喘息汗出，内外皆越，精神竭绝，为促乏，为嗽血，为腰痛，骨痿，为高骨坏⑦，为煎厥⑧，男为少精，女为不月。按七情皆生于心，以悲则气下，故属之肺；怒则气上，故属之肝；恐则怯而欲藏匿，故属于肾；思则无所不通，故属之脾耳。此义宜知。

清气在下，则生飧泄；浊气在上，则生䐜胀。经谓清浊相干为乱气⑨。予谓邪正相干亦然。于此想见霍乱情状。

气滞必痛，经云：诸痛皆因于气。又云："气伤痛，形伤肿。故先痛而后肿者，气伤形也；先肿而后痛者，形伤气也。"⑩

丹溪谓："气有余便是火。"自觉冷气自下而上者，非真冷也，火极似水耳！不治其火，则气不降。

气本清，滞而痰凝、血瘀则浊矣。不治其痰、血，则气不行。（《医碥》）

〔按语〕

本文主要论述九气为病的病因病机与病证，对于清气、浊气为病也作了简要的说明。最后指出"气滞必痛"，"不治其火，则气不降"，"不治其痰、血，则气不行"，皆为经验之谈，对于临床辨证施治具有指导意义。

---

① 见《素问·举痛论》。
② 菀（yùn 运，又读 yù 遇）：通"蕴"。郁结，积滞。
③ 见《素问·生气通天论》。
④ 摧抑沮（jǔ咀）丧（sàng丧去）：摧，伤。抑，低沉。沮丧：灰心、失望。
⑤ 酸鼻辛頞（è 遏）：鼻頞（鼻梁）部有辛酸感。《素问·气厥论》称之为"辛頞"。
⑥ 见《素问·阴阳应象大论》。
⑦ 高骨坏：《素问·生气通天论》说："因而强力，肾气乃伤，高骨乃坏。"高骨，在此指腰椎骨之耸起者。
⑧ 见《素问·生气通天论》。
⑨ 见《灵枢·阴阳清浊》。
⑩ 见《素问·阴阳应象大论》。

治病不离乎气

至于"行医不识气，治病从何据"一联，亦甚有理。夫天地之道，阳主气，先天也；阴成形，后天也。故凡上下之升降，寒热之往来，晦明之变易，风水之留行，无不因气以为动静。而人之于气，亦由是也。凡有余之病，由气之实；不足之病，因气之虚。如风寒、积滞、痰饮、瘀血之属，气不行则邪不除，此气之实也；虚劳、遗漏、亡阳、失血之属，气不固则元不复，此气之虚也。虽曰泻火，实所以降气也；虽曰补阴，实所以生气也。气聚则生，气散则死，此之谓也。所以病之生也，不离乎气；而医之治病也，亦不离乎气。但所贵者，在知气之虚实，及气所从生耳！近见有浅辈者，凡一临证，不曰内伤、外感，则曰痰逆、气滞，呵！呵！此医家八字诀也。有此八字，何必八阵，又何必端本澄源，以求迂阔哉？第人受其害，恐不无可畏也。（《景岳全书》）

气病治法（一）

夫百病皆生于气，正以气之为用，无所不至，一有不调，则无所不病。故其在外，则有六气之侵；在内，则有九气之乱。而凡病之为虚、为实、为热、为寒，至其变态，莫可名状，欲求其本，则止一气字足以尽之。盖气有不调之处，即病本所在之处也。是惟明哲不凡者，乃能独见其处，摄而调之。调得其妙，则犹之解结也，犹之雪污①也；污去，结解，而活人于举指之间，诚非难也。然而人多难能者，在不知气之理，并不知调之法，即自河间相传以来，咸谓木香、槟榔可以调气，陋亦甚矣。夫所谓调者，调其不调之谓也。凡气有不正，皆赖调和，如邪气在表，散即调也；邪气在里，行即调也；实邪壅滞，泻即调也；虚羸困惫，补即调也。由是类推，则凡寒之、热之、温之、清之、升之、降之、抑之、举之、发之、达之、劫之、夺之、坚之、削之、泄之、利之、润之、燥之、收之、涩之、缓之、峻之、和之、安之，正者正之，假者反之②，必清必静，各安其气，则无病不除，是皆调气之大法也。此外，有如按摩、导引、针灸、熨洗，可以调经络之气；又如喜能胜忧，悲能胜怒，怒能胜思，思能胜恐，恐能胜喜，可以调情志之气；又如五谷、五果、五菜、五畜，可以调化育之气；又如春夏养阳，秋冬养阴，避风寒、节饮食、慎起居、和喜怒，可以调卫生之气。及其至也，则精气有互根之用，阴阳有颠倒之施，或以塞之，而实以通之，或以启之，而实以封之，或人见其有，而我见其无，或病若在此，而反以治彼，惟智者能见事之未然，惟仁人能惜人之固有。若此者，何莫非调之之谓？人能知此，岂惟却病，而凡内而身

---

① 雪污：洗除污秽。
② 正者正之，假者反之：病证的本质与现象一致的用正治法，有假象的用反治法。

心，外而庶政①，皆可因之，而无弗调矣。甚矣！调之为义，其道圆②矣，其用广矣。有神有据，无方无隅③，有不可以言宣④者，言难尽意也；有不可以迹拘⑤者，迹难求全也。故余于本门，但援经悉理，不敢执方。盖亦恐一曲之谈，有不可应无穷之变也。倘有所须，则各门具列论治，所当互证酌宜，而无负调和之手，斯于斯道，可无媿⑥矣。（《景岳全书》）

〔按语〕

　　本文原题名《论调气》。作者认为"气之为用，无所不至，一有不调，则无所不病。""凡病之为虚、为实、为热、为寒，至其变态，莫可名状，欲求其本，则止一气字足以尽之。"故治疗时必须调气，而调气的方法很多，凡散邪、补正等属于调气，推而广之，则寒之、热之、升之、降之等等均属于调气，乃至按摩、针灸、饮食等也属于调气。对此，可以理解为人体生理上的气甚为重要，气的病证范围很广，而调气的治法也很多。如果认为气病与调气能够概括一切病证与治法，那显然是不符合临床实际的。

气病治法（二）

　　捍卫冲和不息之谓气，扰乱妄动变常之谓火。当其和平之时，外护其表，复行于里，周流一身，循环无端，出入升降，继而有常，源出中焦，总统于肺，气曷⑦尝病于人也？及其七情之交攻，五志之间发，乖戾失常，清者遽变之为浊，行者抑遏而反止，表失卫护而不和，内失健悍而少降，营运渐远，肺失主持，妄动不已，五志厥阳⑧之火起焉，上燔于肺，气乃病焉。何者？气本属阳，反胜则为火矣。河间曰：五志过极则为火也。何后世不本此议，而一概类聚香辛燥热之剂，气作寒治，所据何理？且言七气汤制作，其用青皮、陈皮、三棱、蓬术、益智、官桂、甘草，遂以为平和，可常用通治七情所伤，混同一意，未喻⑨其药，以治真气，以下诸气尤有甚焉者，兹不复叙。况所居之情各各不同，且夫经言九气之变，未尝略而不详，如怒则气上，喜则气缓，悲则气消，恐则气下，寒则气收，热则气泄，惊则气乱，劳则气耗，思则气结。其言治法，高者抑之，下者举之，寒者热之，热者寒之，惊者平之，劳者温之，结者散之，喜者以恐胜之，悲者以喜胜之。九气之治，各有所别，何尝混作寒治论，而类聚香热之药，通言而治诸气，岂理之谓欤？若香辛燥热之剂，但可劫滞气冲快于一时，以其

---

①　庶政：众多政事。

②　圆：完整。

③　隅（yú 于）：边。

④　宣：传播；宣布。

⑤　拘：限制。

⑥　媿：愧的异体字。

⑦　曷（hé 何）：何。

⑧　厥阳：《金匮要略》："此为有阳无阴，故称厥阳。"

⑨　喻：通晓。

气久抑滞，借此暂行开发之意，药中无佐使制伏所起之气，服之甚则增炽郁火，蒸薰气液而成积，自积滋长而成痰，一饮下膈，气乃氤氲①，清虚之象，若雾露之着物，虽滞易散，内挟痰积，开而复结，服之日久，安有虚实而不动，气动而不散者乎？此皆人所受误之由，习俗已久，相沿而化，卒莫能救。升发太过，香辛散气，燥热伤气，真气耗散，浊气上腾，犹曰肾虚不能摄气归原，遂与苏子降气汤，下黑铅丹②、养气丹③镇坠上升之气，且硫黄、黑锡佐以香热，又无补养之性，藉此果能生气而补肾乎？请熟详之，夫湿痰盛甚者，亦或当之，初服未显增变，由其喜坠而愈进，形质弱者，何以收救？不悟肺受火炎，子气亦弱，降令不行，火无以制，相扇而动，本势空虚，命绝如缕，积而至深，丹毒济火，一旦火气狂散，喘息奔急而死。所以有形丹石丸药，重坠无形之气，其气将何抵受，随而降之乎？譬以石投水，水固未尝沉也，岂不死欤？丹溪有曰：上升之气，自肝而出，中挟相火，其热愈甚，自觉愈冷，非真冷也，火热似水，积极之甚，阳亢阴微，故有此证，认假作真，似是之祸可胜言哉？《内经》虽云百病皆生于气，以正气受邪之不一也。今七情伤气，郁结不舒，痞闷壅塞，发为诸病。当详所起之因，滞于何经，有上下部分脏气之不同；随经用药，有寒热温凉之同异。若枳壳利肺气，多服损胸中至高之气；青皮泻肝气，多服损真气；与夫木香之行中下焦气，香附之快滞气，陈皮之泄气，藿香之馨香，上行胃气，紫苏之散表气，厚朴之泻卫气，槟榔之泻至高之气，沉香之升降其气，脑、麝之散真气。若此之类，气实可宜，其中有行散者、有损泄者，其过剂乎，用之能却气之标，而不能治气之本，岂可又佐以燥热之药，以火济火，混同谓治诸气，使之常服多服可乎？气之与火，一理而已，动静之变，反化为二，气作火论，治与病情相得。丹溪《局方发挥》论云：冷生气者，出于高阳生④之谬言也，自非身受寒气，口食寒物，而足论寒者，吾恐十之无一二也。（《金匮钩玄》）

〔按语〕

　　本文原题名《气属阳动作火论》。作者认为"气本属阳，反胜则为火"，"气作火论，治与病情相得"。因此竭力反对"气作寒治"，"一概类聚香辛燥热之剂"。殊不知"香辛散气，燥热伤气"，使"真气耗散，浊气上腾"。总之，临床时，"当详所起之因，滞于何经，有上下部分脏气之不同；随经用药，有寒热温凉之同异"。

气病的治法与方药

　　结者散之，郁者达之，闭者开之，陷者举之，高者抑之，浮越者镇坠之，脱者固

---

　　①　氤氲：气或光色弥漫动荡的样子。

　　②　黑铅丹：即黑锡丹（黑锡，铅之别名）。方有黑铅、硫黄、沉香、附子、胡芦巴、阳起石、破故纸、茴香、肉豆蔻、金铃子、木香、肉桂组成。

　　③　养气丹：方由禹余粮、代赭石、紫石英、赤石脂、附子、肉苁蓉、茴香、破故纸、木香、丁香、肉桂、肉豆蔻、巴戟天、沉香、当归、白茯苓、鹿茸、远志、阳起石、钟乳粉、乳香、没药、朱砂、山药、五灵脂组成。

　　④　高阳生：六朝时人，剽窃晋王叔和《脉经》，撮其切要，撰为《脉诀》四卷。

之，散者收之。虚者补之，热者清之，寒者温之。

其病在七情，非药可愈者，以五志相胜①。故悲可以治怒，以怆恻②苦楚之言感之；喜可以治悲，以谑浪亵狎③之言娱之；恐可以治喜，以迫遽④死亡之言怖之；怒可以治思，以污辱欺罔⑤之言触之；思可以治恐，以虑彼忘此之言夺之。又习可以治惊，逸可以治劳也。

大约青皮疏肝，枳壳利膈，香附散郁，木香舒脾，厚朴散满，沉香降逆，前胡下痰，柴胡升清；乌药、川芎、紫苏能散邪气从汗而解；槟榔、大腹皮能使浊气下行而去后重；莱菔子、苏子、杏仁下气润燥，肺气滞于大肠者宜之；豆蔻、沉香、丁香、檀香辛热能散滞气，暴郁者宜之，郁久成火者忌用，须以姜炒山栀子佐之。

已上皆治有余气病。若兼痰火、兼积滞、兼血，各随症加减。

调气用木香，然性温上升，若阴火上冲，胸喉似气滞而实非气者，用之反以助火，当用黄柏、知母，少佐枳壳。

气虚气滞，六君子汤加益智、苏梗。血虚气滞，四物汤加香附、陈皮。肾阴虚气滞，六味地黄汤加沉香、石斛、砂仁。肾阳虚气滞，四逆汤加肉桂、补骨脂。肥人气滞必挟痰，二陈汤加香附、枳壳，燥以开之，甚者加苍术、白芥子。瘦人气滞必挟火，宜苏子、山栀、归、芍，降以润之。妇人性执，易于动气，痞满胀痛，上凑心胸，或攻筑胁肋，腹中结块，月水不调，或眩晕呕吐，往来寒热，正气天香散⑥、四七汤酌用之。如气不升降，痰涎壅盛者，苏子降气汤。气不归元，以补骨脂为主，取其壮肾，收浊气归就膀胱，使化而出也，或白术亦可，以其能和胃，胃和则气自归元，此为脾肾两虚者立法也；若肺肾两虚，气不归元，喘促不卧者，宜五味、胡桃、人参之类。气郁久则中气伤，不宜克伐，宜归脾、逍遥二方，佐抚芎、香附、枳壳以舒郁。胎、产同法。木香流气饮⑦，通治一切气病，利三焦、通营卫、达内外，肿胀、喘嗽、痛疼皆效。分心气饮⑧，治七情气滞。苏子降气汤，治气上逆。补中益气汤，治气虚下陷。越鞠汤治气郁中焦。（《医碥》）

〔按语〕

本文关于气病的治法与方药，内容非常丰富，且多切合临床实用。

---

① 五志相胜：相胜：指五行相克。用五行配合五脏、五志，从其相克关系来治疗情志方面的疾病。这种治疗方法，在中医文献上每可见到，但这只可理解为精神治疗之一法，而不能机械对待。

② 怆（chuàng 创）恻（cè 测）：悲痛。

③ 谑（xuè 血）浪亵（xiè 谢）狎（xiá 匣）：开玩笑，行为放荡。

④ 迫遽：急迫的意思。

⑤ 欺罔：欺骗蒙蔽。

⑥ 正气天香散：方由乌药、香附子、陈皮、紫苏叶、干姜组成。

⑦ 木香流气饮：方由木香、半夏、青皮、厚朴、紫苏、香附子、炙甘草、陈皮、肉桂、蓬莪术、丁香皮、大腹皮、槟榔、麦冬、草果仁、木通、藿香叶、白芷、赤茯苓、白术、木瓜、人参、石菖蒲组成。

⑧ 分心气饮：方由紫苏茎叶、半夏、枳壳、青皮、橘红、大腹皮、桑白皮、木通、赤茯苓、南木香、槟榔、蓬莪术、麦门冬、桔梗、辣桂、香附、藿香、炙甘草组成。

气病治肾

今人治一切气疾，止知求之脾、肺，而不知求之肾，所以鲜效。夫肾间动气，为五脏六腑之本，十二经脉之根，呼吸之门，三焦之原。房劳过度，或禀受素弱，肾经不足，气无管束，遂多郁滞，是生诸疾（诸气膹郁，皆属于肺。气主煦之，若郁结不舒，气机凝滞，血亦因之痹塞，则诸病生矣。故百病皆生于郁，是其明证）。医者以为是当理气，壳、朴、香附、乌药之类，杂然而前陈，而气愈不可理矣。宣之、泄之，以快药下之，而人之死者过半矣。于是医之中见稍高者，以为脾虚不能运化精微之故，而从事于补脾，然仅可以苟延岁月，而多至于因循蹉跎①而不救。此不知补肾之过也，宜以破故纸、茴香子、胡芦巴之类主之。气药内须兼用和血之药佐之，盖未有气滞而血能和者，血不和则气益滞矣。（《灵兰要览》）

元气盛衰为病治的根本

人之生死，全赖乎气。气聚则生，气壮则康，气衰则弱，气散则死。医者可不审人之元气盛衰以为治哉！夫元气之尽，不外乎阴阳两端。盖阴阳互根，不可偏盛，少偏则病，偏甚则死矣。如阳虚之甚者，先回其阳，继而渐加补阴之药，是无阴则阳无以化也；阴虚之甚者，先补其阴，继而渐加补阳之药，是无阳则阴无以生也。务使阴阳和平，水升火降，归于中庸之道而已，不可少有偏见也。有元气之盛者，虽犯五夺之后，而犹夹实症；有元气之弱者，虽犯外感，痢、疟、痘、疡之初，而便夹虚症。又有平日最壮，而竟得虚症者；有平日最弱，而竟得实症者。此又不可不察也。以上所言之症，乃百中一二，然不细心体察，杀人正恐不少也！（《医权初编》）

用药效否当责之元气强弱

夫药者，所以治病也。其所以使药之治病者，元气也。故元气之壮者，得病皆系有余，少服驱邪消伐、清凉之剂，元气易于运行，其效立见；弱者，虽得外感、痢、疟、疮疡、伤食之症，皆当以补益为本，兼以治标之药，使元气得以运行药力以治其病也。若舍本而竟治其标，非徒无益，必元气愈伤，立见危殆矣。譬如刃者，所以杀贼也，其所以使刃之杀贼者，人力也。若力之强者，虽操轻刃，亦能杀贼；力之弱者，虽操重刃，安能得用，实足倒戈自害也。知此理者，其用药思过半矣。（《医权初编》）

---

① 蹉跎：时间白白过去。

气滞由气虚者宜补

凡常人之于气滞者，惟知破之散之，而云补以行气，必不然也。不知实则气滞，虚则力不足运动其气，亦觉气滞，再用消散，重虚其虚矣。如心脾气虚而滞，宜五味异功散，如脾胃气虚而滞，宜六君子汤、归脾汤；如脾胃气虚寒而滞，宜温胃饮、理中汤；如脾肾气虚寒而滞，胀满腹痛，宜理阴煎；如元气下陷，滞而不升，宜补中益气汤；如元气大虚，气化不行而痛，宜十全大补汤。以上皆补以行气之法，此不过举其一二耳！然因余论，而概谓气滞必属气虚，则又不可。是在乎脉证神色上明辨之，盖气滞究实者多耳！（《罗氏会约医镜》）

〔按语〕

气滞一般属于实证，本文作者认为气滞虽然实证多，但也有由于气虚引起者，其病机为"虚则力不足运动其气"，治疗时应用"补以行气之法"。这种见解是有道理的。

气不虚不阻

气不虚不阻。病中满者，皆由气虚之故。槟榔饱能使之饥，饥能使之饱。所以使饱者，非真饱也。人之能食，因真气运行，故食化而知饥。槟榔有食消食，无食消气，气消则胸膈胀满，不知饥饿。譬如江河之水，浩浩荡荡，岂能阻塞，惟沟浍①溪谷水浅泥淤，遂至壅遏。不思导源江河，资灌输以冀流通，惟日事疏凿，水日涸而淤如故。古方金匮肾气汤乃胀满之圣药，方中桂、附补火，地、薯补水，水火交媾，得生气之源；而肉桂又化气舟楫②，加苓、泻、车、膝为利水消胀之佐使，故发皆中节③，应手取效。今人动用利气消滞之药，劫效一时，而贻害无穷，亦何弗思之甚耶？（《医论三十篇》）

疾病预后决定于元气存亡

当其受生之时，已有定分焉。所谓定分者，元气也。视之不见，求之不得，附于气血之内，宰乎气血之先。其成形之时，已有定数。譬如置薪于火，始然尚微，渐久则烈，薪力既尽，而火熄矣。其有久暂之殊者，则薪之坚脆异质也。故终身无病者，待元气之自尽而死，此所谓终其天年者也。至于疾病之人，若元气不伤，虽病甚不死；元气或伤，虽病轻亦死。而其中又有辨焉，有先伤元气而病者，此不可治者也；有因病而伤元气者，此不可不预防者也。亦有因误治而伤及元气者，亦有元气虽伤未甚，

---

① 浍（kuài 侩）：田间水沟。
② 舟楫（jí 及）：泛指船只。在此引申为工具。
③ 中节：适度。

尚可保全之者，其等不一。故诊病决死生者，不视病之轻重，而视元气之存亡，则百不失一矣。……若夫有疾病而保全之法何如？盖元气虽自有所在，然实与脏腑相连属者也。寒热攻补，不得其道，则实其实而虚其虚，必有一脏大受其害，邪入于中，而精不能续，则元气无所附而伤矣。故人之一身，无处不宜谨护，而药不可轻试也。（《医学源流论》）

预后不良因元气脱或一脏气绝

人之死，大约因元气存亡而决。故患病者，元气已伤，即变危殆。盖元气脱，则五脏六腑皆无气矣。竟有元气深固，其根不摇，而内中有一脏一腑先绝者。如心绝则昏昧不知世事，肝绝则喜怒无节，肾绝则阳道痿缩，脾绝则食入不化，肺绝则气促声哑；六腑之绝而失其所司亦然，其绝之象，亦必有显然可见之处。大约其气尚存，而神志精华不用事耳，必明医乃能决之。又诸脏腑之中，惟肺绝则死期尤促，盖肺为脏腑之华盖，脏腑赖其气以养，故此脏绝，则脏腑皆无禀受矣。其余则视其绝之甚与不甚，又观其别脏之盛衰何如，更观其后天之饮食何如，以此定其吉凶，则修短之期可决矣。然大段亦无过一年者，此皆得之目睹，非臆说也。（《医学源流论》）

第三节　血

血液综述

经云："营气之道，内①谷为宝。谷入于胃，乃传之肺，流溢于中，布散于外，精专②者行于经隧③。"④ 是血乃中焦之汁，流溢于中以为精，奉心化赤而为血。冲脉与少阴之大络起于肾，上循背里，为经络之海⑤；其浮而外者，循腹右上行，至胸中而散，充肤热肉，渗皮肤，生毫毛，男子上唇口而生髭须，女子月事以时下⑤。此流溢于中之血，半随冲任而行于经络，半散于脉外而充于肤腠皮毛，卧则归于肝脏。是以热入血

---

① 内：同纳。
② 精专：精粹的意思。
③ 经隧：经脉。
④ 见《灵枢·营气》。
⑤ 《灵枢·动输》说："冲脉者，十二经之海也，与少阴之大络，起于肾下……"《灵枢·五音五味》说："冲脉任脉，皆起于胞中，上循脊里，为经络之海；其浮而外者，循腹上行，会于咽喉，别而络唇口。"

室，刺肝之期门①。卧出而风吹之，则为血痹②。此散于皮肤肌腠，故曰布散于外，乃肝脏所主之血也。故妇人之生，有余于气，不足于血，以其月事，数脱于血也③。此血或因表邪太盛，迫其妄行，以致吐衄者；有因肝火盛者；有因暴怒，肝气逆而吐者，吐则必多，虽多不死，盖有余之散血也。又心下包络之血亦多，此从冲任通于心包，为经络之血者，乃少阴所主之血也。如留积于心下，胸中必胀，所吐亦多，而或有成块者，此因焦劳④所致，治法宜引血归经。若屡吐不止，或咳嗽而成劳怯⑤；或伤肾脏之原，而后成虚脱，所谓"下厥上竭，为难治"⑥也。其精专者，行于经隧，心主之血也。中焦蒸水谷之津液，化而为血，独行于经隧，以奉生身，莫贵于此⑦。营行脉中，如机缄⑧之环转，一丝不续，乃回⑨则不转，而穹壤⑩判矣。是以有吐数日而卒死者，非有伤于血，乃神气之不续也。有因咳嗽而夹痰带血者，肺脏之血也；有因腹满而便血、唾血者，此因脾伤而不能统摄其血也。学者先当审其血气始出入之源流，分别表里受病之因证，或补或清，以各经所主之药治之，未有不中于窍郤⑪者矣。近时以吐血多者，谓从胃出，以阳明为多血多气耳！不知阳明之所谓多血多气者，以血气之生于阳明也。而太阳、太阴、厥阴，亦主多血⑫，非独阳明。试观剖诸兽腹中，心下夹脊包络中多血，肝内多血，心中有血，脾中有血，肺中有血，肾中有血，胃实未尝有血，而可谓多乎？（《侣山堂类辩》）

〔按语〕

本文原题名《辨血》。作者根据《内经》与《伤寒论》、《金匮要略》的有关理论，论述了血的生理与病理。血液是由中焦脾胃中的水谷精微所化生，内行于五脏六腑，外通于经络肌腠，而以冲脉为其主要储藏之所，全身内外上下均赖以滋养。当发生病变时，要辨清表里虚实。文中对五脏病变引起的出血证，叙述得比较详细，临床辨证

---

① 《伤寒论·太阳篇》说："妇人中风，发热恶寒，经水适来，得之七八日，热除而脉迟身凉，胸胁下满，如结胸状，谵语者，此为热入血室也。当刺期门，随其实而取之。"血室，各家注释不一。有的认为是冲脉；有的认为是肝脏；有的认为是子宫。期门，足厥阴肝经穴，在乳头直下的第六肋间隙中。

② 《素问·五脏生成篇》说："卧出而风吹之，血凝于肤者为痹。"《金匮要略·血痹虚劳篇》说："问曰：血痹病从何得之？……重因疲劳汗出，卧不时动摇，加被微风，遂得之。"

③ 《灵枢·五音五味》说："今妇人之生，有余于气，不足于血，以其数脱血也。冲任之脉，不荣口唇，故须不生焉。"

④ 焦劳：烦劳。焦，烦的意思。

⑤ 劳怯：虚劳。怯，虚弱的意思。

⑥ 《伤寒论·少阴篇》说："少阴病，但厥无汗，而强发之，必动其血，未知从何道出，或从口鼻，或从目出者，是名下厥上竭，为难治。"

⑦ 《灵枢·营卫生会》说："中焦亦并胃中，出上焦之后。此所受气者，泌糟粕，蒸津液，化其精微，上注于肺脉，乃化而为血，以奉生身，莫贵于此，故独得行于经隧，命曰营气。"

⑧ 机缄：机，启。缄，闭。机缄，形容气运的无穷变化。

⑨ 回：作"徘徊"解。

⑩ 穹（qióng穷）壤：天地。

⑪ 窍郤（xì隙）：空隙。

⑫ 《素问·血气形志篇》说："夫人之常数，太阳常多血少气，少阳常少血多气，阳明常多气多血，少阴常少血多气，厥阴常多血少气，太阴常多气少血。此天之常数。"

上有较重要的价值。

血的生理与病机 （一）

人身之中，气为卫，血为营。经曰：营者，水谷之精也，调和于五脏，洒陈于六腑，乃能入于脉也。生化于心，总统于脾，藏受于肝，宣布于肺，施泄于肾，灌溉一身，目得之而能视，耳得之而能听，手得之而能摄，掌得之而能握，足得之而能步，脏得之而能液，腑得之而能气，出入升降，濡润宣通，靡不由此。饮食日滋，故能阳生阴长，取汁变化而赤为血也。注之于脉，充则实，少则涩，生旺则诸经恃其长养，衰竭则百脉由此空虚，血盛则形盛，血弱则形衰。血者，难成而易亏，可不谨养乎？阴气一伤，诸变立至，妄行于上则吐衄，衰涸于中则虚劳，妄返于下则便红，移热膀胱则溺血，渗透肠间则为肠风，阴虚阳搏则为崩中，湿蒸热瘀则为滞下，热极腐化则为脓血。火极似水，色多紫黑；热胜于阴，发为疮疡；湿滞于血，则为瘾疹；凝涩于皮肤，则为冷痹；畜之在上，则喜忘；畜之在下，则如狂；跌仆损伤，则瘀恶内聚。若分部位，身半以上，同天之阳；身半以下，同地之阴。此特举其所显之证而言也。（《玉机微义》）

〔按语〕

本文选自《玉机微义》。作者徐用诚，字彦纯，明代会稽人。原本名《医学折衷》，经刘纯续增 30 余篇，改名《玉机微义》。

血的生理与病机 （二）

精、髓、血、乳、汗、液、津、涕、泪、溺，皆水也，并属于肾。而血色独红者，血为心火之化；数者色皆白，乃肺气之化也。肾为阴，肺为阳，阳交乎阴，而液以化；肾属水，心属火，水交于火，而血以成。以其为心火所成，故经谢"心生血"，又云。"血属于心"，又云："心主身之血脉"也。

赤者，心火之色。心火不足，则血色淡；心气虚寒，则血凝而紫黑。紫黑为肾色自见，无火也；亦有火盛血瘀，而色紫黑者。总可见血之关于心。

汗、液、津、泪、溺皆清澈，阳所生也；精、髓、血、乳、涕皆稠浊，阴所成也。阳性速，其生易，故气至而即生；阴性迟，其成难，故蓄积而后富。

细分之则精、髓、涕为一类，血与乳为一类，而乳之成较血为易。故曰：血者，难成而易亏。髓藏而不泄，涕即脑髓，其泄也，以病脑热。惟精藏而能泄，其泄也，以阴阳之和畅，故能成生育之功。血亦藏而不泄，较精之藏而能泄殊矣。故精动而血静，精阳而血阴。

精少，血多，贵贱之别也。精生，血死，老少之分也。水凝为冰，见热则消；血凝成块，虽煮不化。水随气行，能越于外；血随气行，但运于中。清浊、阴阳、气质之分可睹矣。

盖谓血总统于心，此即心生血之义矣。而曰化生于脾，藏受于肝，宣布于肺，施泄于肾何也？曰：经言水谷入胃，中焦受气取汁，变化而赤为血。盖言胃中水谷之清气，藉脾运化成血，故曰化生于脾。然儿在胎中，未尝饮食，先已有血，可见血为先天之水，不过藉后天为长养，非全靠后天也。又经言人卧则血归于肝。盖言人寤属阳，寐属阴，阳主外而亲上，阴主内而亲下。寤则血随阳动，外运而亲上；卧则血随阴静，内藏而亲下。五脏皆在内，而肝肾居下，为血之所归藏，言肝而肾可该。何则？肝动肾静，动者尚藏，则静者可知，故曰藏受于肝也。其谓宣布于肺，则血随气行之义耳！其谓施泄于肾，则混精为血，观古人动称父精母血可见，要知是精非血，不当混合为一也。

经络之血流行，脏腑之血守位。

已上明血之理，其病证脉治详下。

血随气行。气寒而行迟，则血涩滞；气热而行驶，则血沸腾。涩滞皮肤则为痛痹；凝结经络，则为疽癖；瘀积畅胃，则为败腐；虚寒不摄，则为脱崩；沸腾上焦，则为吐衄；流注下焦，则为便血；壅塞经脉，则为痈毒；浮见皮肤，则为斑疹；湿盛而蒸为疠风；血干而化为痨蛊。致病非一，要不出寒、热二端。大抵瘀尚易治；干则难医。无潮热者轻；有潮热者重。（《医碥》）

血病的辨证施治

万物生成之道，惟阴与阳。非阳无以生，生者神其化也；非阴无以成，成者立其形也。人有阴阳，即为血气。阳主气，故气全则神王；阴主血，故血盛则形强。人生所赖，惟斯而已。然人之初生，必从精始。精之与血，若乎非类。而丹家曰涕、唾、精、津、汗、血、液七般灵物，总属阴。由此观之，则凡属水类，无非一六①所化，而血即精之属也。但精藏于肾，所蕴不多，而血富于冲，所至皆是。盖其源源而来，生化于脾，总统于心，藏受于肝，宣布于肺，施泄于肾，灌溉一身，无所不及。故凡为七窍之灵，为四肢之用，为筋骨之和柔，为肌肉之丰盛，以至滋脏腑，安神魂，润颜色，充营卫，津液得以通行，二阴得以调畅，凡形质所在，无非血之用也。是以人有此形，惟赖此血，故血衰则形萎，血败则形坏，而百骸表里之属，凡血亏之处，则必随所在，而各见其偏废之病。倘至血脱，则形何以立？气何所归？亡阴亡阳，其危一也。然血化于气而成于阴，阳虚固不能生血，所以血宜温而不宜寒，阳亢则最能伤阴，所以血宜静而不宜动。此盈虚性用之机，苟能察其精义，而得养营之道，又何血病之足虑哉？

血本阴精，不宜动也，而动则为病；血主营气，不宜损也，而损则为病。盖动者多由于火，火盛则逼血妄行，损者多由于气，气伤则血无以存。故有以七情而动火者，

---

① 一六：古代迷信传说，谓伏羲氏时，有龙马从黄河出现，背负"河图"。一六为"河图"之数，位于下，代表水。

有以七情而伤气者，有以劳倦色欲而动火者，有以劳倦色欲而伤阴者。或外邪不解，而热郁于经；或纵饮不节，而火动于胃；或中气虚寒，则不能收摄而注陷于下；或阴盛格阳，则火不归原而泛溢于上：是皆动血之因也。故妄行于上，则见于七窍；流注于下，则出乎二阴；或壅瘀于经络，则发为痈疽脓血；或郁结于肠脏，则留为血块血症；或乘风热，则为斑为疹；或滞阴寒，则为痛为痹：此皆血病之证也。若七情劳倦不知节，潜消暗烁不知养，生意本亏，而耗伤弗觉，则为营气之羸，为形体之敝，此以真阴不足，亦无非血病也。故凡治血者，当察虚实，是固然矣。然实中有虚，则于疼痛处有不宜攻击者，此似实非实也，热中有寒，则于火证中有速宜温补者，此似热非热也。夫正者正治，谁不得而知之？反者反治，则吾未见有知之者！矧反证甚多，不可置之忽略也。

失血于口者，有咽、喉之异。盖上焦出纳之门户，惟咽、喉二窍而已。咽为胃之上窍，故由于咽者，必出于胃；喉为肺之上窍，故由于喉者，必出于肺。然喉连于肺，而实总五脏之清道；咽连于胃，而实总六腑之浊道。此其出于肺者，人知病在五脏，而不知出于胃者，亦多有由乎脏者也。何也？观《内经》曰："五脏者，皆禀气于胃。胃者，五脏之本也。"[①] 然则五脏之气，皆禀于胃，而五脏之病，独不及于胃乎？今见吐血之证，古人云：呕血者出于胃，而岂知其亦由乎脏也！盖凡胃火盛而大吐者，此本家之病，无待言也。至若怒则气逆，甚则呕血者，亦必出于胃脘，此气逆在肝，木邪乘胃而然也。又如欲火上炎，甚则呕血者，亦出于胃脘，此火发源泉，阴邪乘胃而然也。由此观之，则凡五志之火，皆能及胃而血出于咽者，岂止胃家之病？但咳而出者，必出喉，出于喉者，当察五脏；呕咯而出者，必出于咽，出于咽者，则五脏六腑皆能及之。且胃以水谷之海，故为多气多血之腑，而实为冲任血海之源，故凡血枯经闭者，当求生血之源，源在胃。而呕血吐血者，当求动血之源，源在脏也。于此不明济者鲜矣！

凡失血等证，身热脉大者，难治；身凉脉静者，易治；若喘咳急而上气逆，脉见弦紧细数，有热不得卧者，死。

凡治血证，须知其要，而血动之由，惟火惟气耳！故察火者，但察其有火无火；察气者，但察其气虚气实。知此四者，而得其所以，则治血之法，无余义矣。详列如左（下）：

凡诸口鼻见血，多由阳盛、阴虚，二火逼血而妄行诸窍也。悉宜以一阴煎，加清降等剂为主治。盖血随气上，则有升无降，故惟补阴抑阳，则火清气降，而血自静矣。此治阳盛动血之大法也。

火盛逼血妄行者，或上或下，必有火脉、火证可据，乃可以清火为先，火清而血自安矣。宜芩、连、知、柏、玄参、栀子、童便、犀角、天花粉、生地、芍药、龙胆草之属，择而用之。如阳明火盛者，须加石膏；三焦热极或闭结不通者，须加大黄。如热壅于上，火不能降者，于清火药中，须加泽泻、木通、栀子之属导之泄之，则火

---

① 见《素问·玉机真脏论》。

可降，血可清也。然火有虚实，或宜兼补，或宜兼清，所当酌也。若以假火作真火，则害不旋踵矣。

气逆于脏，则血随气乱而错经妄行，然必有气逆喘满，或胸胁痛胀，或尺寸弦强等证。此当以顺气为先，宜陈皮、青皮、杏仁、白芥子、泽泻之属主之。有火者，宜栀子、芍药之类，兼以平肝；无火者，宜香附、乌药、干姜、郁金之属，用行阴滞。然此必气实多逆者，乃堪用此，盖气顺则血自宁也。其或实中有虚；不堪消耗者，则或宜暂用，或酌其佐使，不可拘也。

凡火不盛、气不逆，而血动不止者，乃其元阴受损，营气失守，病在根本而然。经曰：起居不节，用力过度，则络脉伤：阳络伤则血外溢，血外溢则吐衄；阴络伤则血内溢，血内溢则后血。此二言者，最得损伤失血之源。故凡治损伤无火无气而血不止者，最不宜妄用寒凉以伐生气，又不宜妄用辛燥以动阳气。盖此二者，大非真阴亏损者所宜，而治此之法，但宜纯甘至静之品培之养之，以完固损伤，则营气自将宁谧①，不待治血而自安矣。且今人以劳伤而病者，多属此证，若不救根本，终必败亡。方列后条，用宜详酌。

吐血失血等证，凡见喘满、咳嗽，及左右腔膈间有隐隐胀痛者，此病在肺也。若胸膈膻中之间觉有牵痛如缕如丝，或懊恼嘈杂，有不可名状者，此病在心主包络也。若胸腹膨膨，不知饥饱，食饮无味，多涎沫者，此病在脾也。若胁肋牵痛，或躁扰喘急不宁，往来寒热者，此病在肝也。若气短似喘，声哑不出，骨蒸盗汗，咽干喉痛，动气忡忡者，此病在肾也。若大呕大吐，烦渴，头痛，大热，不得卧者，此病在胃也。于此而察其兼证，则病有不止一脏者，皆可参合以辨之也。其于治法，凡肺病者，宜清降，不宜升浮；心主病者，宜养营，不宜耗散；脾病者，宜温中，不宜酸寒；肝病者，或宜疏利，或宜甘缓，不宜秘滞；肾病者，宜壮水，宜滋阴，不宜香燥克伐；胃病者，或宜大泻，或宜大补，当察兼证虚实，勿渭阳明证尽可攻也。

治血之药，凡为君为臣，或宜专用，或宜相兼，病有浅深，方有轻重，其间参合之妙，固由乎人，而性用之殊，当知其类，故兹条列于左（下）：

血虚之治有主者，宜熟地、当归、枸杞、鹿胶、炙甘草之属。

血虚之治有佐者，宜山药、山茱萸、杜仲、枣仁、菟丝子、五味子之属。

血有虚而微热者，宜凉补之，以生地、麦冬、芍药、沙参、牛膝、鸡子清、阿胶之属。

血有因于气虚者，宜补其气，以人参、黄芪、白术之属。

血有因于气实者，宜行之降之，以青皮、陈皮、枳壳、乌药、沉香、木香、香附、瓜蒌、杏仁、前胡、白芥子、海石之属。

血有虚而滞者，宜补之活之，以当归、牛膝、川芎、熟地、醇酒之属。

血有寒滞不化及火不归原者，宜温之，以肉桂、附子、干姜、姜汁之属。

血有乱动不宁者，宜清之和之，以茜根、山查、丹皮、丹参、童便、贝母、竹沥、

---

① 宁谧（mì 密）：安宁；平静。

竹茹、百合、茅根、侧柏、藕汁、荷叶蒂、柿霜、桑寄生、韭汁、萝卜汁、飞罗面、黑墨之属。

血有大热者，宜寒之泻之，以黄连、黄芩、黄柏、知母、玄参、天花粉、栀子、石膏、龙胆草、苦参、桑白皮、香薷、犀角、青黛、童便、槐花之属。

血有蓄而结者，宜破之逐之，以桃仁、红花、苏木、玄胡、三棱、蓬术、五灵脂、大黄、芒硝之属。

血有陷者，宜举之，以升麻、柴胡、川芎、白芷之属。

血有燥者，宜润之，以乳酪、酥油、蜂蜜、天门冬、柏子仁、苁蓉、当归、百合、胡桃肉之属。

血有滑者，宜涩之止之，以棕灰、发灰、白芨、人中白、蒲黄、松花、百草霜、百药煎、诃子、五味子、乌梅、地榆、文蛤、川续断、椿白皮之属。

血有涩者，宜利之，以牛膝、车前、茯苓、泽泻、木通、瞿麦、益母草、滑石之属。

血有病于风湿者，宜散之燥之，以防风、荆芥、葛根、秦艽、苍术、白术、半夏之属。

治血之剂，古人多以四物汤为主，然亦有宜与不宜者。盖补血行血无如当归，但当归之性动而滑，凡因火动血者忌之；因火而嗽，因湿而滑者，皆忌之。行血散血无如川芎，然川芎之性升而散，凡火载血上者忌之；气虚多汗，火不归原者，皆忌之。生血凉血无如生地，敛血清血无如芍药，然二物皆凉，凡阳虚者非宜也，脾弱者非宜也；脉弱身凉，多呕便溏者，皆非宜也。故凡用四物以治血者，不可不察其宜否之性。（《景岳全书》）

〔按语〕

本文论述血液的内容较为广泛，包括血的生理、病因病机以及辨证施治等，其中主要论述了血病的辨证施治。而对血病辨证施治的关键，又在于火与气二字。故文中强调"血本阴精，不宜动也，而动则为病；血主营气，不宜损也，而损则为病。盖动者多由于火，火盛则逼血妄行；损者多由于气，气伤则血无以存。""凡治血证，须知其要，而血动之由，惟火惟气耳！故察火者，但察其有火无火；察气者，但察其气虚气实。知此四者，而得其所以，则治血之法，无余义矣。"文中对各种血证的治法、用药等，叙述得很为具体，可作为临床参考。

出血病证

或问：人身阳气，为阴血之引导；阴血，为阳气之依归。何为清浊相干，乱于中外，而致血不归经，则有上溢、下脱之患？其血或从吐出，或从呕出，或从咯出，或从鼻出，或从眼、耳、齿、舌出，或从津唾而出，或从肌肤而出，或从二便而出，复有蓄积不行者，为患各有不同。愿一一显示至理，条分脏腑经络之源，以启学人蒙昧。

石顽答曰：经言："血之与气，异名同类。"① 虽有阴阳清浊之分，总由水谷精微所化。其始也混然一区，未分清浊，得脾气之鼓运，如雾上蒸于肺而为气，气不耗，归精于肾而为精，精不泄，归精于肝而化清血；血不泻，归精于心，得离火之化而为真血。以养脾脏，以司运动，以奉生身，莫贵乎此。虽经有上注于肺，乃化为血之说，而实不离五行之气化，转注为环也。如上所云，不过统论营卫血气之大端，乃节文耳！

夫营卫者，精气也；血者，神气也。气主煦之，血主濡之。虽气禀阳和，血禀阴质，而阴中有阳，阳中有阴，不能截然两分。其至清至纯者，得君主之令，以和调五脏，藏而不失，乃养脏之血也；其清中之浊者，秉输运之权，以洒陈六腑，实而不满，则灌注之血也；其清中之清者，会营周之度，流行百脉，满而不泄，此营经之血也。其源则一，析而为三，各有司属，若各守其乡，则阴平阳秘，安有上溢、下脱之患乎？盖缘人之禀赋不无偏胜，劳役不无偏伤，其血则从偏衰、偏伤之处而渗漏焉。

夫人禀赋既偏，则水谷多从偏胜之气化，而胜者愈胜，弱者愈弱。阳盛则阴衰，阴衰则火旺，火旺则血随之而上溢；阴胜则阳微，阳微则火衰，火衰则血失其统而下脱。其上溢之血，非一于火盛也；下脱之血，非一于阳衰也。但以色之鲜紫浓厚，则为火盛；色之晦淡无光，即为阳衰。究其所脱之源，或缘脏气之逆，或缘腑气之乖，皆能致病。从上溢者，势必假道肺胃；从下脱者，势必由于二肠，及从膀胱下达耳。盖出于肺者，或缘龙雷亢逆，或缘咳逆上奔，血必从之上溢，多带痰沫，及粉红色者；其出于心包，亦必上溢，色必正赤，如朱漆光泽，若吐出便凝，摸之不粘指者，为守脏之血，见之必死；出于脾者，或从胃脘上溢，或从小肠下脱，亦必鲜紫浓厚，但不若心包血之光泽也；出于肝者，或从上呕，或从下脱，血必青紫稠浓，或带血缕，或有结块；出于肾者，或从咳逆，或从咯吐，或稀痰中杂出如珠，血虽无几，色虽不鲜，其患最剧；间有从精窍而出者，若气化受伤，则从膀胱溺孔而出，总皆关乎脏气也；其出于胃者，多兼水液痰涎，吐则成盘成盏，汪洋满地，以其多气多血，虽药力易到，不若脏血之笃，然为五脏之本，亦不可忽。

其衄血种种，各有所从，不独出鼻者为衄也。鼻衄皆血乘肺金，亦有阴盛迫其虚阳而脱者。虽经有脏腑诸衄不同，然不离于太阴之经。所以治有从阴从阳，顺治逆治之辨别；证有久衄暴衄，宜补宜泻之悬殊。其齿衄，有阳明、少阴及风热之辨，但从板齿出者为牙宣，属阳明；齿动摇者为骨病，属少阴；龈肿上壅者，少阳风热也。耳衄则有肝、肾二经之殊，但以常有不多、不肿不疼者，为少阴之虚；暴出，疼肿者，则厥阴经火也。眼衄亦属厥阴，但以卒视无所见者，为实火；常流血泪者，素患之风热也。其有诸窍一齐涌出，多缘颠扑骤伤，或药毒所致。若因肝、肾疲极，五脏内崩，多不可活。舌衄皆手厥阴心包之火旺，但以舌尖破碎者为虚火，脉大满口者，挟龙雷之势，而上侮君主也。涎中见血为唾衄，足太阴经气不约也。汗有血为肌衄，足阳明

_____

① 见《灵枢·营卫生会》。

经气不固也。如上诸衄，皆缘营气之逆满①，卫气之疏豁②，不能固护而行清道，总无关乎脏气也。

其下行之血，见于魄门者，则以便前、便后分远近，近则大肠，远则小肠也；以溅洒、点滴分风湿，溅则风淫，滴则湿著也；以鲜紫、清晦分阴阳，鲜则阳盛，晦则阳衰也。与肠澼之血、痔漏之血、妇人经癸胎产之血无异，虽由二肠，颇关经络，是以随经下趋，各有不同。至于崩淋下脱，倒经上溢，虽下上之歧路攸分，然皆冲脉为病。而崩淋皆脾气下陷，倒经则肝血上逆，以脾为身之津梁③，冲为肝之血海，是皆关乎脏气。更有肝、脾受伤，血虽不下，而气色痿黄，大便稠黑，乃蓄血之征验，为患种种，难以悉陈。如内伤发黄，鼓胀喘满，腹大青筋，及产后败血流于经络，皆蓄血致病。

但证有虚中挟实，治有补中寓泻，从少从多之活法，贵乎临病处裁。大抵血气喜温而恶寒，"寒则泣不能流，温则消而去之。"④ 此轩岐密旨。但世之名于医者，一见血证，每以寒凉济阴为务。其始非不应手，而取效于一时，屡发屡折，而既病之虚阳愈衰，必致呕逆、喘乏、夺食、泄泻，尚以为药力未逮，猛进苦寒，在阴不济阳而上溢者，尚为戈戟，况阳不统阴而亡脱者，尤为砒鸩⑤。盖因阳药性暴，稍有不顺，下咽立见其害，不若阴柔之性，至死不知其误，而免旁人讥谤也。噫！医之弊，仅为知己道，难为世俗言也。（《张氏医通》）

血证治法纲要

柯韵伯曰：失血之症，关系最重，先辈立论甚详，治法甚备。如血脱益气，见之东垣矣；滋阴清火，见之丹溪矣；安神补血，见之陆迎矣；引血归源，见之吴球⑥矣；攻补迭用，见之伯仁矣；逐瘀生新，见之宇泰矣；辛温从治，见之巢氏矣；先止后补，见之葛氏矣；胃药收功，见之石山矣；宜滋化源，见之立斋矣。无说不通，无治不善。乃创法者用之而痊，遵法者因循而败，岂古今人有不相及耶？抑亦未知其要耳？请言治血之要：其取效在调气而补血，其收功在安神而固精。夫人身中惟气血用事，"血随气行"，谁不能言？独于失血病，不言调气之理；"血脱须补"，谁不知之？反于失血症，不知补血之法，惟以降火为确论，寒凉为定方；至于气绝血凝，犹不悔悟，不深可悯耶！夫气亢于上焦之阳分，则阳络伤，血随气上溢于口鼻，当桃仁承气以下之；气并于下焦之阴分，则阴络伤，血随气而下陷于二便，用补中益气以举之；气有余必挟火，当用苦寒以凉其气；气不足便挟寒，宜用甘温以益其气。此调气之大要也。血

---

① 逆满：不正常的满溢。
② 疏豁：不周密。
③ 津梁：桥梁。
④ 见《素问·调经论》。
⑤ 鸩（zhèn 镇）：毒酒。
⑥ 吴球：字茭山，明代人，著有《活人心统》。

自心来者，补心丹主之；脾来者，归脾汤主之；肺来者，生脉散主之；肾来者，肾气丸主之。此补血之大要。然气血者后天，精神者先天，故精神不散，气血和调，形体不敝①，精神内守。故治血者，必用安神、固精，使病者积精全神，以善其后，何有夭枉之憾哉？（《名医汇粹》）

〔按语〕

本文首先用较精练的语言，引证了李东垣、朱丹溪等十家关于血证治法的独特经验。这些确是"无说不通，无治不善"，对临床很有启发作用。其次，作者强调治血之要："其取效在调气而补血，其收功在安神而固精。"并对调气、补血，以及安神、固精等治法，作了具体的论述。这是作者在吸其前人经验的基础上，结合自己的临床体会，而总结出来的对于血证的治法纲要。

血证治疗八法

夫血者，水火合德而生，其形象天一之水②，其色法地二之火③，取水之精以为体，合火之神以为用。人赖以有生，其出入、升降、濡润、宣通者，由气使然也。故气即无形之血，血即有形之气，经曰，"血之与气，'异名同类'，"是也。然人之一身，气血不能相离，气中有血，血中有气，气血相依，循环不息。凡血之越出上窍者，皆气为之也。先贤立论，治法不一，或主温补，或主寒凉，或以活血行气，或以滋阴降火，或以心肾为主，或以脾胃为急，或主润肺，或主疏肝。有是病用是法，非漫④然也。无如时师⑤不察，不明夫寒热虚实之旨，欲用温补，畏其助火添邪；欲用寒凉，畏其血凝不散；活血行气，又恐伤其真元；滋阴降火，又恐伤其脾胃；心阳、肾阴不分，脾胃勇怯罔顾；润肺难痊，疏肝恐误；药饵妄投，希图侥幸；未有能毅然独断于中者也。余历练数十年，见症甚多，务求其要，昼夜苦思，深知根底，立为八法，以气为主，贯通寒热虚实，经纬其间，条分缕析，开卷了然。以见气虚者宜补气，陷者宜升气，逆者宜降气，滞者宜行气，外寒者宜散，内寒者宜温，虚火者宜滋，实火者宜清。当用寒凉者，竟用寒凉，而无伤脾败胃之虞；当用温补者，竟用温补，而无添邪助火之弊；活血行气，非活血行气则血不痊；滋阴降火，非滋阴降火则血不止；以心阳为主者，必当行阳固阴；以脾胃为急者，必当调和中土；当润肺则润肺；当疏肝则疏肝。碓⑥然可据，不致临症茫然，妄执臆见，歧中又歧也。

血症八法扼要总纲：

气虚失血：中气虚则不能摄血，宜补气、温气；中气陷则自能脱血，宜补气、

---

① 不敝：没有破坏和困疲。

② 天一之水、地二之火：均为"河图"之数。

③ 天一之水、地二之火：均为"河图"之数。

④ 漫：随意。

⑤ 时师：指时医。

⑥ 碓（duì 对）：舂米谷的设备。又疑为"确"字之误。

升气。

气实失血：气逆则血随气升，宜降气活血；气滞则血随气积，宜利气行血。

气寒失血：内寒则阳虚而阴必走，宜引火归源；外寒则邪解而血归经，宜温表散寒。

气热失血：实火则热甚逼血而妄行，宜苦寒泻火；虚火则阳亢阴微而上泛，宜滋阴降火。

以上八法，各有所宜，随病所因；诸家之法，俱不可废。则寒热、温凉，升降、补泻之法，临症不惑，而诸法皆得为吾用矣。（《不居集》）

〔按语〕

本文作者强调气与血的关系十分密切，"气即无形之血，血即有形之气。""气中有血，血中有气，气血相依，循环不息。"因而对血证的治疗，突出"以气为主，贯通寒热虚实"，立为八法。并且指出："诸家之法，俱不可废。"这样才能"临证不惑，而诸法皆得为吾用矣"。

血证有四，治法有五

血证有四：曰虚、曰瘀、曰热、曰寒。治法有五：曰补、曰下、曰破、曰凉、曰温。虚者其证朝凉暮热，手足心热，皮肤甲错，唇白，女子则月事前后不调，脉细无力，法宜补之。血瘀者，其证在上则烦躁，漱水不欲咽，在下则如狂，谵语，发黄，舌黑，小腹满，小便长，大便黑，法宜下之；女子则经停腹痛，产后小腹胀痛不可按，法宜破之。血热者，其证吐、衄、咳、咯、溺血，午后发热，女子则月事先期而来，脉弦而数，法宜凉之。血寒者，其证麻木，疲软，皮肤不泽，手足清冷，心腹怕寒，腹有块痛，得热则止，女子则月事后期而至，脉细而缓，法宜温之。又有吐衄、便血，久而不止，因血不能附气，失于归经者，当温脾、肾二经：脾虚不统摄者，用姜、附以温中焦；肾虚不归经者，用桂、附以温命门：皆温之之法也。（《医述》引《医学六要》）

〔按语〕

《医学六要》为刘渊著。渊，字圣泉，清代归善县人。治病善用温补峻厉之剂。

治血贵静

甚者，阴阳之理微，而阴阳之治难也。阴阳之病，则变乱闪烁，而莫可捉摸者也。今以失血言之：血主阴，气主阳；阳之性动，阴之体静；阳之气热，阴之性寒。而阴阳则相维，为既济之水火也。故气行则血亦行，气止则血亦止；气盛则血亦盛，气衰则血亦衰；气热则血燥，气寒则血凝；气盛而逆则血因从上见，血虚而陷则气亦随下脱。其为治也，逆于上者降之，陷于下者升之，初病阴阳错乱者平之，寒热不调者和之；嗣究其原，应寒则寒，应热则热，应补则补，应泻则泻，法难定执，治随人施耳！夫血既外溢，则阳动之太过也，治专主寒，则阴制之有余也。益气固云救血，未免动而复动，了无归息之日；泻阴虽曰抑阳，乃至静而益静，殊绝生发之机。均非有得乎治血之窾，而亦未识其所以为静之体矣。虽然血固种种不一，总当循元气、脉气、形气、病气而精辨之也。独怪河间作俑，谬称"诸血无寒"，致今庸流混治，杀人遗灾不小，殊可悲恨！岂知寒剂治血，惟上古形病俱实者宜之。犀角地黄汤乃专治胃经积热实证，只可暂用，中病便止，而非疗血之纲剂也。四物汤虽为血药，用归、芎则通血之壅滞也，白芍则收血之耗散也，生地则制火动之阳光也，而非益阴之品；且芍性酸寒，尚伐生气，亦惟血凝滞及耗散者用之相应，设使阳焰正炽，而辛窜之芎、归，不益助其上炎之火性乎？失血甫定，尚留停瘀，最忌固敛，若生地、芩、连虽赋性沉寒，固可扑未灭之余焰，独不思脾虚而血不统，血脱而脾愈虚，敢用此而轻泻脾阳乎？脾本虚而复虚，则阴不受摄，而血愈脱矣。察唯诸气俱实，得有犀角、四物本症始可用耳！又有阳焰未熄，而遽投补气之剂，是反以动乎阴，尤非宜也。亦须察果元气顿虚，色脉两亏，而补中、归脾、四物、十全之属，是所必需；甚至虚寒与气俱脱，参附、八味，忍缓投乎？此则一偏于凉泻，一偏于温补，乃为通变之机权，而非正治之活法也。

惟必明乎为静之体，与夫失静之由，庶可语乎治静之方矣。血主乎阴，以静为体，阴中蕴阳，静处寓动。盖此静非沉寂之静，乃生化之静。今立一方，不专以寒者，恐愈痼真阴也；又不骤以温者，恐益助邪阳也。议以不濡不燥，中和恬静之品，非惟天一可复，且令水火两平，得葆其静之体，而益完其静之神者也。治本常法，药非奇草，推求仲景之肾气丸，为疗血之佳珍。设曰熟地膏润，不宜遽补，岂知血脱阴亏内伤，非补何以填阴？丹皮甘香，生新消瘀之良药也，且制燎原。然真阴既耗，元阳少附，脾失资生，土气馁矣，必用山药、茯苓平扶胃气，而非归、术温补之比也。泽泻引虚热下行以固藏之。本经加炙草则平五火，益黑栀以敛二络，术无逾此，试亦屡效。倘逢肺胃郁热，方增麦、芩，而减山萸；若疗肝肾实焰，不辞连、柏，而佐芍药，即君主凡火之动，苦寒必需；倘命宫真阳将谢，恐后久饵平剂不愈，必加益气之参、术；错投降火增剧，莫缓升阳之黄芪。第病情变幻，成方难守。当熟察元气之虚实，色脉之吉凶，与夫病气之重轻。阳中阴易扶，阴中阳难疗；阴属经易治，阳属脏亦危。及至用药温凉补泻，新久顺逆，随宜辄应，庶了然无疑于胸中，便可逃枉治之重愆[1]耳！此特鄙人蠡见，宜详立斋今案。（《轩岐救正论》）

〔按语〕

本文作者萧京，字万舆，明代闽中人。

---

① 愆：愆的异体字。过失。

血的病证与治疗用药

《内经》曰："荣者，水谷之精气也，和调于五脏，洒陈于六腑，乃能入于脉也。"源源而来，生化于脾，总统于心，藏于脾、肝，宣布于肺，施泄于肾；灌溉一身，目得之而能视，耳得之而能听，手得之而能摄，掌得之而能握，足得之而能步，脏得之而能液，腑得之而能气[1]，是以出入升降，濡润宣通者，由此使然也。注之于脉，少则涩，充则实。常以饮食日滋，故能阳生阴长，液汗[2]变化而赤为血也。生化旺，则诸经特此而长养；衰耗竭，则百脉由此而空虚：可不谨养哉！故曰：血者，神气也，持之则存，失之则亡。是知血盛则形盛，血弱则形衰，神静则阴生，形役则阳亢，阳盛则阴必衰，又何言阳旺而生阴血也？盖谓血气之常，阴从乎阳，随气运行于内，而无阴以羁束[3]，则气何以树立？故其致病也易，而调治也难，以其比阳常亏，而又损之，则阳易亢、阴易乏之论，可以见矣。

诸经有云：阳道实，阴道虚；阳道常饶[4]，阴道常乏；阳常有余，阴常不足。以人之生也，年至十四而经行，至四十九而经断，可见阴血之难成易亏。知此，阴气一亏伤，所亦之证：妄行于上则吐衄；衰涸于外则虚劳；妄返于下则便红溲血；热则膀胱癃闭、溺血；渗透肠间则为肠风；阴虚阳搏则为崩中；湿蒸热瘀则为滞下；热极腐化则为脓血；火极似水，血色紫黑；热盛于阴，发为疮疡；湿滞于血，则为痛痒；瘾疹皮肤，则为冷痹；蓄之在上，则人喜忘，蓄之在下，则为喜狂；堕恐跌仆，则瘀恶内凝。若分部位，身半以上，同天之阳；身半以下，同地之阴。此特举其所显之证者。

治血必血属之药；欲求血药，其四物之谓乎？河间谓随证辅佐，谓之六合汤者，详言之矣。余故陈其气味，专司之要，不可不察。夫川芎血中之气药也，通肝经，性味辛散，能行血滞于气也。地黄血中血药也，通肾经，性味甘寒，能生真阴之虚也。当归分三治，血中主药，通肾经，性味辛温，全用能活血，各归其经也。芍药阴分药也，通脾经，性味酸寒，能和血气腹痛也。若求阴药之属，必于此而取则焉。《脾胃论》有云：若善治者，随经损益，损其一二味之所宜，为主治可也。此特论血病而求血药之属者也。若气虚血弱，又当从长沙血虚以人参补之，阳旺则生阴血。若四物者，独能主血分受伤，为气不虚也。辅佐之属，若桃仁、红花、苏子、血竭、牡丹皮者，血滞所宜；蒲黄、阿胶、地榆、百草霜、棕炭者，血崩所宜；乳香、没药、五灵脂、凌霄花者，血痛所宜；苁蓉、锁阳、牛膝、枸杞子、益母草、夏枯草、败龟板者，血虚所宜；乳酪、血液之物，血燥所宜；干姜、桂者，血寒所宜；生地黄、苦参，血热所宜。此特取其正治之大略耳！以其触类而长。可谓无穷之应变矣。（《金匮钩玄》）

---

① 脏得之而能液，腑得之而能气：意指脏腑得到血液滋养以后，脏能发挥其藏精气的功能，腑能发挥其传化物的功能。

② 液汗（qiān 千）：水液。汗，水。

③ 羁束：牵制，约束的意思。

④ 饶：富足。

〔按语〕

本文原题名《血属阴难成易亏论》。文中主要叙述了血的病证与治疗用药，其中对组成四物汤之药物的性味、功能的分析，尤为简明扼要；对四物汤之辅佐药物的运用，切合临床实际。

治血证必须调气（一）

凡治血病，须明血出何经？不可概曰吐衄多是火载血上，错经妄行，过用寒凉。夫火者，无形之气也，非水可比，安能称载？盖血随气行，气和则血循经，气逆则血乱溢。气有余即是火，气逆而血妄行，兼于火化，因此为甚。经曰："怒则气逆，甚则呕血"[①]。东垣曰：血妄行上出于口鼻者，皆气逆也。况血得寒则凝，得热则行，见黑则止。即此观之，治血若不调气，而纯以寒凉是施，则血不归经，为寒所滞，虽暂止而复来也。且脾统血，寒凉伤脾，不能约束，其变可胜言哉？（《赤水玄珠》）

治血证必须调气（二）

气，无形也；血，有形也。人知治血，必须理气，使无形生有形；不知治气，必须理血，使有形生无形也。但无形生有形，每在于仓皇危急之日；而有形生无形，要在于平常安适之时。人见用气分之药，速于见功，用血分之药，难以奏效，遂信无形能生有形，而疑有形不能生无形。不知气血原迭相生长，但止有缓急之殊耳！故吐血之时，不能速生血也，当亟补其气，吐血之后，不可纯补气也，当缓补其血。气生血，而血无奔轶[②]之忧；血生气，而气无轻躁之害。此气血之两相须而相得也。（《石室秘箓》）

〔按语〕

以上两篇医论，都是论述的治血证必须调气，这是从气与血之间的密切关系而言的。可与以上《血证治疗八法》互参。

瘀血综述

吐衄便漏，其血无不离经。凡系离经之血，与荣养周身之血，已睽绝[③]而不合。其已入胃中者，听其吐下可也；其在经脉中，而未入于胃者，急宜用药消除，或化从小便出，或逐从大便出，务使不留，则无余邪为患。此血在身，不能加于好血，而反阻

---

① 见《素问·举痛论》。

② 奔轶：亦作奔逸、奔佚。疾驰的意思。

③ 睽（kuí葵）绝：违背；分离。

新血之化机。故凡血证，总以去瘀为要。世谓血块为瘀，清血非瘀；黑色为瘀，鲜血非瘀。此论不确。盖血初离经，清血也，鲜血也，然既是离经之血，虽清血、鲜血，亦是瘀血；离经既久，则其血变作紫血。譬如皮肤被杖，血初被伤，其色红肿，可知血初离经，仍是鲜血，被杖数日，色变青黑，可知离经既久，其血变作紫黑也。此血在经络之中，虽已紫黑，仍是清血，非血块也。是以能随气运行，走入肠胃，吐下而出；设在经络之中，即是血块，如何能走入肠胃耶？至于血块，乃血入肠胃，停留片时，立即凝结。观宰割猪羊，滴血盆中，即时凝结，便可知矣。故凡吐衄，无论清凝鲜黑，总以去瘀为先。且既有瘀血，便有瘀血之证，医者按证治之，无庸畏阻。

瘀血攻心，心痛、头晕、神气昏迷、不省人事，无论产妇及吐衄家，有此证者，乃为危候。急降其血，而保其心，用归芎失笑散加琥珀、朱砂、麝香治之；或归芎汤①调血竭、乳香末，亦佳。

瘀血乘肺，咳逆喘促、鼻起烟煤、口目黑色，用参苏饮，保肺去瘀。此皆危急之候。凡吐血即时毙命者，多是瘀血乘肺，壅塞气道。肺虚气促者，此方最稳；若肺实气塞者，不须再补其肺，但去其瘀，使气不阻塞，斯得生矣。葶苈大枣汤②加苏木、蒲黄、五灵脂、童便治之。

瘀血在经络脏腑之间，则周身作痛，以其堵塞气之往来，故滞碍而痛，所谓痛则不通也。佛手散加桃仁、红花、血竭、续断、秦艽、柴胡、竹茹、甘草，酒引，或用小柴胡加归、芍、丹皮、桃仁、荆芥，尤通治内外之方，义较稳。

瘀血在上焦，或发脱不生，或骨膊胸膈顽硬刺痛，目不了了，通窍活血汤③治之；小柴胡汤加归、芍、桃仁、红花、大蓟，亦治之。

瘀血在中焦，则腹痛、胁痛、腰脐间刺痛着滞，血府逐瘀汤治之；小柴胡汤加香附、姜黄、桃仁、大黄，亦治之。

瘀血在下焦，则季胁、少腹胀满刺痛，大便黑色，失笑散加醋军、桃仁治之，膈下逐瘀汤④，亦稳。

瘀血在里，则口渴。所以然者，血与气本不相离，内有瘀血，故气不得通，不能载水津上升，是以发渴，名曰血渴，瘀血去则不渴矣。四物汤加枣仁、丹皮、蒲黄、三七、花粉、云苓、枳壳、甘草；小柴胡汤加桃仁、丹皮、牛膝，皆治之；温经汤⑤以温药去瘀，乃能治积久之瘀。数方皆在酌宜而用。

瘀血在腠理，则荣卫不和，发热恶寒。腠理在半表半里之间，为气血往来之路。瘀血在此，伤荣气则恶寒，伤卫气则恶热，是以寒热如疟之状。小柴胡汤加桃仁、红花、当归、荆芥治之。

---

① 归芎汤：即佛手散。方由当归、川芎组成。
② 葶苈大枣汤：即葶苈大枣泻肺汤。方由葶苈、大枣组成。
③ 通窍活血汤：方由赤芍、川芎、桃仁、红花、老葱、鲜姜、红枣、麝香组成。
④ 膈下逐瘀汤：方由灵脂、当归、川芎、桃仁、丹皮、赤芍、乌药、元胡、甘草、香附、红花、枳壳组成。
⑤ 温经汤：方由吴萸、当归、川芎、白芍、人参、桂枝、阿胶、丹皮、甘草、生姜、半夏、麦冬组成。

瘀血在肌肉，则翕翕发热①、自汗、盗汗。肌肉为阳明所主，以阳明之燥气，而瘀血和蒸郁，故其证象白虎。犀角地黄汤加桃仁、红花治之；血府逐瘀汤加醋炒大黄，亦可治之也。

瘀血在经络脏腑之间，则结为癥瘕。瘕者，或聚或散，气为血滞，则聚而成形，血随气散，则没而不见。方其既聚，宜以散气为解血之法，九气丸治之。在胸膈上者，加桔梗、枳壳、瓜蒌、生姜、甘草；在右者，加苏子、桑皮、陈皮；在左者，加青皮、牡蛎、当归；在中焦大腹者，加厚朴、枳壳、防己、白芍、甘草；在小腹下者，加橘核、小茴、荔核、槟榔、川楝子、五灵脂。气散则血随而散，自不至于结聚矣。至其既散之后，则又恐其复聚，宜以调血为和气之法。此时瘕气既散，处于血分之中，但一调血则气自和，而不复聚矣。逍遥散加丹皮、香附治之；归脾汤加柴胡、郁金子亦治之。症者，常聚不散。血多气少，气不胜血故不散。或纯是血质，或血中裹水，或血积既久，亦能化为痰水。水即气也。症之为病，总是气与血胶结而成，须破血行气，以推除之，元恶大憝②，万无姑容，即虚人久积，不便攻治者，亦宜攻补兼施，以求克敌。攻血质宜抵当汤、下瘀血汤、代抵当丸；攻痰水宜十枣汤；若水血兼攻，则宜大黄甘遂汤③，或秘方化气丸。外治法，贴观音救苦膏。

瘀血在经络脏腑之间，与气相战斗，则郁蒸腐化，而变为脓。另详吐脓、便脓、疮脓门，兹不再赘。

瘀血在经络脏腑之间，被气火煎熬，则为干血。气者，肾中之阳。阴虚阳亢，则其气上合心火，是以气盛即是火盛，瘀血凝滞，为火气所薰，则为干血。其证必见骨蒸痨热，肌肤甲错，皮起面屑，名为干血痨。病至此者，十治二三。仲景大黄䗪虫丸④治之。盖既系干血，便与气化隔绝，非寻常行血之品所能治也，故用诸虫啮血之物，以消蚀干血，瘀血不去，新血且无生机，况是干血不去，则新血断无生理，故此时虽诸虚毕见，总以去干血为主也。如胆识不及，可以滋补之药送下此丸，亦调停之一术。

瘀血在经络脏腑之间，被风气变化，则生痨虫。气者，肾水之所化也，故气动即为湿。风者，肝阳之所生也，故风动即为热。湿蒸热煽，将瘀血变化为虫，是为痨虫。此犹之草腐为萤，谷飞为虫也。其辨法：面色乍赤乍白、乍青乍黄，唇口生疮，声嘎咽痒，烦梦不宁，遗精、白浊，发焦、舌燥，寒热，盗汗，口出秽气、不知香味，喜见人过，常怀忿怒，梦见亡先，惊悸，咳逆，或腹中有块，或脑后两边有小结核，或食豆而香，又用乳香薰其手背，帕覆手心，须臾，毛长至寸许。每日平旦精神尚好，日午向后，四肢微热，面无颜色，皆是痨虫之候也。月华丸⑤主之。多食鳗鱼肉，既有滋补，又善杀痨虫；或用鳗鱼骨烧黑，鳖甲炒为末，煎人参、当归、白芍、白薇汤送

① 翕（xī 吸）翕发热：形容发热轻微。见《伤寒论》。

② 大憝（duì 队）：大奸恶，犹元恶。

③ 大黄甘遂汤：方由大黄、甘遂、阿胶组成。

④ 大黄䗪虫丸：方由大黄、䗪虫、黄芩、甘草、桃仁、杏仁、芍药、干漆、虻虫、干地黄、水蛭、蛴螬组成。

⑤ 月华丸：方由天冬，麦冬、生地、山药、百部、川贝母、云茯苓、白菊花、沙参、阿胶、三七、桑叶、獭肝组成。

下，补虚杀虫，相辅而行。若专事杀虫，金蟾丸①亦可间服；金线蛙烧服亦妙；黑猫杀取肝，焙干为末，月初五更空心服，大能杀除痨虫，可代獭肝，獭爪为末酒下。痨虫居肺叶间，咯血声嘶者，皆能治之。

痨虫乃血化之虫，最为灵异。其人死后，虫为妖孽，传染家人，为传尸痨，杀三人者，其虫不治。传尸之证，与其所感之病人无异。《金鉴》谓宜服传尸将军丸，方载《丹溪心法》中，今查《丹溪心法》不载此方。然以将军名丸，其主用大黄可知。夫传尸虫孽，袭染人身，亟宜除去，故主攻下，亦如仲景攻干血法，以免留邪为患也。此虫一传人身，便能聚积人身之血以为窠囊，食息生育，变化无穷。吾谓可用移尸灭怪汤②，杀其虫而夺其血，斯无遗留之邪矣。（《血证论》）

〔按语〕

本文对瘀血的病机作了简要的论述，而较详细地叙述了瘀血证治。文中对瘀血所在的不同部位，表现的不同症状，以及采用不同的治法方药等，均一一作了介绍。这对临床治疗瘀血证以及对瘀血的病机和活血化瘀治法的研究，很有参考价值。

瘀血的病因病机与瘀血挟痰证治

凡瘀血之证，今人但知闪挫则有瘀血，不知有因火载血上行，或吐或衄，病者自忍，而蓄滞于中；或因医药寒凉，而冰凝于内；或因忧思过度，而致营血郁滞不行；或因怒伤血逆，上不得越，下不归经，而留积于胸膈之间者：此皆瘀血之因也。亦有跌扑闪挫，当时不觉，至于气衰之际，不时举发，医见吐血，妄为虚损，反用补药，气得其助，病虽暂缓，气日愈衰，病日愈深，致成窠囊，不治矣。

或问痰挟瘀血，何以验之？予曰：子知有痰挟瘀血，不知有瘀血挟痰。如先因伤血，血逆则气滞，气滞则生痰，与血相聚，名曰瘀血挟痰。患处按之则痛而不侈，其证或吐，或衄，或大便黑；其脉轻举则滑，重按则涩。治宜导痰破血，先用导痰汤③加苍术、香附、枳壳、白芥子，开郁导痰；次用芎、归、桃仁、红花、苏木、丹皮、莪术以破其血。若素有郁痰，后因血滞，与痰相聚，名曰痰挟瘀血。患处则痛而少移，其证或为胀闷，或为寒热；其脉轻举则芤，重按则滑。治宜先破其血，而后消痰；或消痰、破血二者兼治。医或误补，及寒凉之剂，致病邪郁久而成窠囊。其窠囊之验，患处则痛而不能转侧，或肺膜间偏热偏肿，咳喘痰臭。丹溪云："痰挟瘀血，遂成窠囊者，不治。"正此谓也。（《医述》引罗赤诚论）

---

① 金蟾丸：方由干虾蟆、胡黄连、鹤虱、雷丸、芦荟、肉豆蔻、苦楝根、芜荑、雄黄组成。
② 移尸灭怪汤：方由山萸肉、人参、当归、虻虫、水蛭、晚蚕砂、乳香组成。
③ 导痰汤：方由半夏、天南星、橘红、枳实、赤茯苓、炙甘草、生姜组成。

瘀血发热类伤寒论

凡跌扑损伤，或被人踢打，或物相撞，或致闪肭①，一时不觉，过至半日或一二三日而发者有之，十数日或半月一月而发者有之。一般寒热交作，其心胸胁下小腹满痛，按之手不可近者，此有瘀血也。或一时伤重，就发寒热，瘀血上冲，则昏迷不省，如死之状，良久复苏。轻则当归导滞汤②，重则桃仁承气汤，加苏木、红花、牛膝、桔梗、姜汁。量其元气，下其瘀血则愈。若医家不识，见其寒热胀满，罔③察其痛处，若有痛肿，手难近，按其脉，芤涩或数，以明之。盖肝为血海，凡有瘀血，必蓄积于心胸胁下，或小腹之分，乃肝部也。心主血，肝藏之，脾为统之。但小便如常者，蓄血证也。内伤瘀血证，必自汗。（《伤寒全生集》）

〔按语〕

本文选自《伤寒全生集》。作者陶华，字尚文，号节庵，明代余杭县人。其著作还有《伤寒六书》。

本文论述了瘀血证见有寒热症状者，不可误认为伤寒，必须询问病史，结合症状、体征，才能正确的辨证施治。这对临床很有启发。

瘀血内热

腹中常自觉有一段热如汤火者，此无与气化之事也，非实火内热，亦非阴虚内热，是瘀血之所为也。其证口不干，而内渴消水。盖人身最热之体，莫过于血。何则？气之性热，而血者气之窒也，热性之所附丽也。气之热散而不聚，其焰疏发；血之热积而独厚，其体燔灼。火犹焰也，血犹炭也，焰热于炭乎？抑炭热于焰也？故病人或常如一阵热汤浇状，是心虚而血下溜也；又常如火从胸腹上冲于喉，是肝脾郁逆而血上冲也，皆仍在血所当行之道，故不为泛溢外出之患。又有两肋内或当胸一道如火温温然；有心窝中常如椒桂辛辣状，或如破皮疼胀状，喉中作血腥气者：是皆瘀血积于其处也。其因或由寒热病后，或由渴极骤饮冷水，或由大怒，或出用力急遽，或由劳后骤息，或由伤食日久，或由嗜食煿炙太过，在妇人或由经水不尽。治之必兼行瘀之品，如桃仁、红花之属，或吐紫块，或下黑粪乃止。若误以为实火而用寒清，以为阴虚而用滋补，则瘀血益固，而将成干血证矣。凡瘀血初起，脉多见弦，兼洪者易治，渴饮者易治，其中犹有生气也；短涩者难治，不渴者难治，以其中无生气也。如汤火上冲下溜者，血虽瘀而犹行；如辛辣如破皮，常在其处者，血已结于膜络，不得行也。血行者凉化之，佐以补气；血结者温化之，佐以行气。本草称三棱能消刀柄，亦甚言其

① 闪肭（nà 纳）：指扭伤。
② 当归导滞汤：方由大黄、当归、麝香组成。
③ 罔：不；没有。

能化无气之血块也。(《读医随笔》)

瘀血治法

余不论三焦者，无其事也。在外分头面四肢，周身血管；在内分膈膜上下两段：膈膜以上，心肺咽喉，左右气门，其余之物，皆在膈膜以下。立通窍活血汤，治头面四肢周身血管血瘀之症；立血府逐瘀汤，治胸中血府血瘀之症；膈下逐瘀汤，治肚腹血瘀之症。病有千状万态，不可以余为全书。……余何敢云著书，不过因著《医林改错·脏腑图记》后，将平素所治气虚、血瘀之症，记数条示人以规矩，并非全书。不善读者，以余之书为全书，非余误人，是误余也。(《医林改错》)

〔按语〕

本文原题名《方叙》，是王清任为介绍自己的临床经验和重点方剂而写的一篇序言。从这篇序言中可以看出，王清任非常重视理论与实践相结合，并且具有实事求是的精神。

关于逐瘀与补气的治法，早在《内经》中就有记载，如《素问·阴阳应象大论》说："血实宜决之，气虚宜掣引之。"这就是逐瘀与补气两种治疗原则。以后在《伤寒论》和历代医家的著作中，都有一定的发展，而王清任在这些成就的基础上，总结自己的临床经验，更加丰富了这方面的内容。尤其对活血祛瘀法，王氏有突出的发挥，创立了十几个方剂，并主张应该分辨瘀血的不同部位，而给予针对性的治疗。如本文所述的三个方剂及其适应证，就是王氏运用活血祛瘀法的代表方。这些方剂，一直被许多医家所沿用，而且收到良好的效果，值得我们进一步研究和发扬。

论消瘀法

消瘀：血既止后，其经脉中已动之血，有不能复还故道者，上则着于背脊胸膈之间，下则着于胁肋少腹之际，着而不和，必见疼痛之证。或流注四肢，则为肿痛；或滞于肌腠，则生寒热。凡有所瘀，莫不壅塞气道，阻滞生机，久则变为骨蒸干血痨瘵，不可不急去之也。且经隧之中，既有瘀血踞住，则新血不能安行无恙，终必妄走而吐溢矣。故以去瘀为治血要法，用花蕊石散，令瘀血化水而下，且不动五脏真气，为去瘀妙药。如无花蕊石，用三七、郁金、桃仁、牛膝、醋炒大黄，亦有迅扫之功。顾旧血不去，则新血断然不生；而新血不生，则旧血亦不能自去也。譬诸君子之道不长，则小人之道亦不消。须知瘀血之去，乃新血日生，瘀血无处可留，迫之不得不去，故或化而走小便，或传而入大肠。花蕊石化血从小便去，醋黄散①下血从大便去。但能去瘀血，而不能生新血，不知克敌者存乎将，祛邪者赖乎正，不补血而去瘀，瘀又安能

---

① 醋黄散：方由大黄、郁金、降香、三七、当归、牛膝组成。

尽去哉？治法宜用圣愈汤①以补血，加桃仁、丹皮、红花、枳壳、香附、云苓、甘草，补泻兼行，瘀既去而正不伤。治疗之法大旨如是，然亦有宜用温药者。《内经》曰：血者，喜温而恶寒，寒则涩而不流，温则消而去之。且有热伏阴分，凉药不效，而宜用从治之法，以引阳出阴者。方用仲景柏叶汤②，为寒凝血滞之正治，亦瘀血伏于阴分之从治法也。然三药纯温，设遇火烈之证，非其所宜，或略加柔药调之，则合四物汤用，又有合泻心汤用者，则直以此反佐之也。

以上通论治瘀之法，而瘀血着留在身，上下内外，又各有部分不同，分别部居，直探巢穴，治法尤百不失一。审系血瘀上焦，则见胸背肩膊疼痛、麻木、逆满等证，宜用血府逐瘀汤，或人参泻肺汤③加三七、郁金、荆芥，使上焦之瘀，一并廓清。血瘀中焦，则腹中胀满，腰胁着痛。带脉绕脐一周，下连血室，女子以系胎，男子以束体，乃血之管领也。凡血证，未有带脉不病者。今瘀血滞于其分，则宜去之以安带脉，带脉在中焦脾之部分，即从脾治之。观仲景肾着汤④，可知治脾即是治带。带有瘀血，宜用甲己化土汤⑤加桃仁、当归、姜黄主之；腰痛甚者，加鹿角尖；胁腹痛甚者，加蒲黄，灵脂。血瘀下焦，腰以下痛，小腹季胁等处胀满，是血瘀肝之部分，或积胞中血海为痛，宜归芎失笑散主之。大便闭结者，均加大黄。仲景逐瘀大剂，则有抵当汤、桃仁承气汤数方，皆苦寒大破下，为治瘀能事。亦有当用温药下之者，生化汤及牛膝散⑥主之，本女科治产后恶露及胞衣不下之方，余谓男女虽异，其血则同，同是下焦瘀血，故借用其方，往往有验。且下焦原系阴分，上焦之瘀多属阳热，每以温药为忌，下焦之瘀多属阴凝，故产妇喜温而忌寒，以其血在下焦也。知此，则知以温药治下焦瘀血，尤为合宜。然亦须审系寒凝乃用温药，若血室热，则仍是桃仁承气之证。

又有瘀血流注，四肢疼痛、肿胀者，宜化去瘀血，消利肿胀，小调经汤⑦加知母、云苓、桑皮、牛膝治之。又有瘀血客于肌腠，阻滞荣卫，发寒发热，似疟非疟，骨蒸盗汗，咳逆交作，用小柴胡汤加当归、桃仁、丹皮、白芍主之。寒甚者，再加艾穗、细辛；热甚者，再加花粉、粉葛、青蒿、知母；咳有痰火，加瓜霜、杏仁、寸冬、五味、云苓、知母；水饮上冲，加葶苈子。盖小柴胡，原是从中上疏达肝气之药，使肝气不郁，则畅行肌腠，而荣卫调和；今加去瘀之品，则偏于去瘀，凡瘀血阻滞荣卫者，用之立验。总而论之，血瘀于脏腑之间者，久则变为干血，化为痨虫；血瘀于躯壳之间者，或病偏枯，或化痈脓；血瘀于肌腠之间者，则变骨蒸，毛发焦折，肢体瘦削。一切不治之证，总由不善去瘀之故。凡治血者，必先以去瘀为要。另详瘀血门。（《血证论》）

---

① 圣愈汤：即四物汤加黄芪、人参。
② 柏叶汤：方由侧柏叶、炮姜、艾叶、马通（即马粪泡水）组成。
③ 人参泻肺汤：方由人参、黄芩、栀子、枳壳、甘草、连翘、杏仁、桔梗、桑皮、大黄、薄荷组成。
④ 肾着汤：方由白术、红枣、甘草、附子组成。
⑤ 甲己化土汤：方由白芍、甘草、当归、川芎、桃仁、黑姜组成。
⑥ 牛膝散：方由牛膝、川芎、蒲黄、丹皮、桂心、当归组成。
⑦ 小调经汤：方由当归、赤芍、没药、琥珀、桂枝、细辛、麝香组成。

〔按语〕

消瘀法是《血证论》中吐血症四大治法的第二种治法。唐容川对吐血的四种治法，也即"通治血证之大纲"：一止血，二消瘀，三宁血，四补血。在这四大纲领之中，又各分条目，细致入微，对临床治疗血证，很有参考价值。

本文对消瘀法的运用，强调必须根据瘀血所在的部位不同，而采用不同的消瘀方药，这样才能"直探巢穴，治法尤百不失一"。因此，文中重点叙述了瘀血所在的不同部位、导致的病证，及其治疗的方药。文中还对去瘀血与生新血的关系，作了辩证地分析；对于去瘀药与温热药、寒凉药的配伍方法，也作了简要的说明，对于脾与带脉关系的论述，有一定的发挥。这些，对于瘀血证的治疗与活血祛瘀法的研究，很有启发作用。

论祛瘀生新与生血之源

女子胞中之血，每月一换，除旧生新，旧血即是瘀血，此血不去，便阻化机。凡为医者，皆知破血通经矣，独于男女吐衄之证，便不知去瘀生新之法，抑思瘀血不行，则新血断无生理。观月信之去旧生新，可以知之。即疮科治溃，亦必先化腐而后生肌，腐肉不化，则新血亦断无生理；且如有脓管者，必烂开腐肉，取出脓管而后止。治失血者，不去瘀而求补血，何异治疮者，不化腐而求生肌哉！然又非去瘀是事，生新另是一事也。盖瘀血去则新血已生，新血生而瘀血自去，其间初无间隔。即如月信下行，是瘀去也，此时新血，已萌动于血海之中，故受孕焉，非月信已下多时，然后另生新血也。知此，则知以去瘀为生新之法，并知以生新为去瘀之法。

生血之机有如此者，而生血之源，则又在于脾胃。经云："中焦受气取汁，变化而赤，是谓血。"今且举一可见者言之。妇人乳汁，即脾胃饮食所化，乃中焦受气所取之汁也。妇人乳汁，则月水不行，以此汁既从乳出，便不下行变血矣。至于断乳之后，则此汁变化而赤，仍下行而为经血。人皆知催乳须补脾胃，而不知滋血尤须补脾胃。盖血即乳也，知催乳法，便可知补血法。但调治脾胃，须分阴阳。李东垣后，重脾胃者，但知宜补脾阳，而不知滋养脾阴。脾阳不足，水谷固不化；脾阴不足，水谷仍不化也。譬如釜中煮饭，釜底无火固不熟，釜中无水亦不熟也。予亲见脾不思食者，用温药而反减，用凉药而反快。予亲见催乳者，用芪、术、鹿茸而乳多；又亲见催乳者，适①芪、术、鹿茸而乳转少：则以有宜、不宜耳！是故宜补脾阳者，虽干姜、附子转能生津；宜补脾阴者，虽知母、石膏，反能开胃。补脾阳法，前人已备言之，独于补脾阴，古少发明者，子特标出，俾知一阴一阳，未可偏废。（《血证论》）

〔按语〕

本文节选自《血证论》中的《男女异同论》。作者从女性月经的"每月一换，除

---

① 适：在此是用的意思。

旧生新"的现象，而联系到血证治法中"去瘀生新"的原理。强调"瘀血不去，则新血断无生理"。但是，并非"去瘀是一事，生新另是一事"。因为"瘀血去则新血已生，新血生而瘀血自去"，其间存在着对立统一的辩证关系，所以"知以去瘀为生新之法，并知以生新为去瘀之法。"

文中又从生新血，而联系到生血之源。生血之源在脾胃，"调治脾胃，须分阴阳"，故脾虚而生血之源不足者，有补脾阳法，有补脾阴法。对此，可参阅本书第一章第四节，并可与下文《脾胃病出血的治法》互参。

论补血法

补血：邪之所凑，其正必虚。不独补法是顾虚，即止血、消瘀，用攻治法，亦恐其久而致虚，故亟攻之，使邪速去，以免其致虚耳！但彼时虽恐其虚，而犹未大虚，故以去邪为急，若延日已久，未有不虚怯者。即血既循经，一如平人，而前次所吐之血，已属有去无回，其经脉脏腑又系血所走泄之路，非用封补滋养之法，乌能完全。

补法不一，先以补肺胃为要。肺为华盖，外主皮毛，内主制节；肺虚则津液枯竭，喘、嗽、痿、燥诸证作焉。因其制节不得下行，故气上而血亦上，未有吐血而不伤肺气者也。故初吐必治肺，已止，尤先要补肺。用辛字润肺膏[1]，滋补肺中阴液，肺既津润，则其叶下垂，气泽因之得以下降，利膀胱、传大肠，诸窍通调，五脏受益。如肺叶枯焦，不能覆下，则翘举而气亦上逆，不得卧息，外应皮毛不荣，下则二便不调，足痿，肠燥，百病俱生。惟此膏润津，为痿燥良剂。近人黄坤载，所立地魄汤[2]，补土生金，补金生水，于补肺之法颇得。平时代茶，可用生脉散、黄芪糯米汤，加阿胶、麦冬，尤能充补肺脏。凡此皆滋补肺阴，为失血必有之证治也。而陈修园谓血虽阴类，运以阳和，心、肺之阳一宣，如日月一出，爝火[3]无光，诸般邪热俱除，血自不扰，而循经矣。故又有温补肺阳之法，用保元汤[4]，甘温除大热，使肺阳布濩，阴翳自消。设有痰饮咳嗽者，加五味、杏仁，或用六君汤，加炮姜、五味。《内经》云：形寒饮冷则伤肺[5]。上二方，为形寒者立补肺之法，凡阳虚生外寒，及浊阴干上焦者，用以扶肺之阳，洵[6]属良剂。然失血之人，多是阴虚，若执甘温除大热之说，妄投此等药料，鲜不致误。故年来从修园法者，能医杂证，而不能医虚痨，以其偏于补阳故也。第以理论之，原有气不摄血之义，故什百之中，亦有一二宜补阳者，因并列其方，使人参观，以尽其变。

心为君火，主生血。血虚火旺，虚烦不眠、怔忡、健忘、淋遗、秘结、神气不安，

---

① 辛字润肺膏：即润肺膏。
② 地魄汤：方由甘草、半夏、麦冬、芍药、五味子、元参、牡蛎组成。
③ 爝（jué 爵）火：小火把。《庄子·逍遥游》："日月出矣，而爝火不息，其于光也，不亦难乎！"
④ 保元汤：方由人参、黄芪、黑枣、甘草、煨姜组成。
⑤ 《灵枢·邪气脏腑病形》说："形寒、寒饮则伤肺。"
⑥ 洵（xún 旬）：诚然；实在。

用天王补心丹，启肾之水，上交心火，火不上炎，则心得所养。心经水火不相济者，以此补水宁心；若不关水虚，但由本脏之血虚火旺者，则但用养血清心之药而已。朱砂安神丸，泻心火，补心血，并安心神，凡怔忡、昏烦、不寐之证，皆可治之。若心阳不收，汗出、惊悸，以及心火不下交于肾，而为梦遗、溺赤等证者，随用上二方，再加龙骨、牡蛎、枣仁、莲心、浮麦等，以敛戢之。此为心经血虚火旺之大法。其有心经火虚，不能生血，瘦削悸怯，六脉细弱，宜用人参养荣汤，补脾胃以补心。《内经》云："中焦受气取汁，变化而赤，是谓血。"① 是汤补心化血，以奉周身，名养荣者，专主以阳生阴，和畅荣血。凡气血两虚，变见诸证，皆可服也。然女人血崩及产后亡血过多，均以温补为主，因其血下泻，属于脱证故也。至于吐血，乃血脉奋兴，上干阳分，是为逆证，宜温补者最少；然亦有阳不统阴，暴脱大吐，阴亡而阳亦随亡者，温补又为要法。甚矣！医者辨证不可不详，而用药不可执一也。故近日从丹溪者，专用苦寒，从修园者，专用温药：皆是一弊。

　　脾主统血，运行上下，充周四体，且是后天，五脏皆受气于脾，故凡补剂，无不以脾为主。思虑伤脾，不能摄血，健忘、怔忡、惊悸、盗汗、嗜卧、少食、大便不调等证，归脾汤统治之。脾虚发热，加丹皮、炒栀；兼肺气燥者，加麦冬、五味；胀满而水谷不健运者，加陈皮、煨姜，或加阿胶以滋血，或加柴胡、贝母以解郁，或加鱼胶以固血，独于熟地不可加入，以碍其统摄运行之用。盖此乃以阳生阴，以气统血之总方，不似四物、六味，以阴益阴也。且脾与肝、肾，滋阴之法，亦各不同。若脾阴虚，脉数、身热、咽痛、声哑，《慎柔五书》用养真汤②，煎去头煎，止服二三煎，取无味之功以补脾，为得滋养脾阴之秘法。杨西山专主甲己化土汤，亦颇简当，而人参、花粉，尤滋生津液之要药。世但知砂、半、姜、蔻，为扶脾进食之要药，不知脾阳不足，不能熏化水谷者，砂、半、姜、蔻，自系要药；若脾阴不足，津液不能融化水谷者，则人参、花粉，又为要药。试观回食病③，水谷不下，由于胃津干枯，则知津液尤是融化水谷之本。近日西洋医法书传中国，与《内经》之旨，多有抵牾，实则《内经》多言其神化④，西洋多滞于形迹。以《内经》之旨通观之，神化可以该形迹，然西人逐迹细求，未尝无一二通于神化者也。《内经》之旨，谓脾主消磨水谷，肝、胆之气，寄在胃中，以疏泄水谷。西医则云。谷入于胃，有甜肉汁来注以化之，又苦胆汁注于小肠以化之，与胃津合并，化其谷食。《内经》所言，化谷以气。西医所言，化谷以汁。有此气自有此汁，今人读《内经》，不知经文举精以该粗，竟至得用而遗体，反不若西医逐迹以求，尚知谷食之化，在于汁液也。但西医有此论，而用药不经，不足

---

① 见《灵枢·决气》。
② 养真汤：方由人参、白术、云苓、甘草、山药、莲米、麦冬、五味、黄芪、白芍组成。
③ 回食病：指噎隔病。
④ 神化：即气化。

为训。吾于滋胃汁，每用甘露饮①、清燥养荣汤②、叶氏养胃汤③；滋脾汁，用人参固本汤，炙甘草汤去桂枝，加白芍；滋胆汁，用小柴胡汤去半夏，加花粉。生津化谷，以折衷中西之医法，而为补养脾阴要义。知此，庶可补李东垣《脾胃论》之所不足。若果脾阳不旺，不能磨化水谷者，则用六君子加香、砂以燥之；如欲专意填补，则仲景小建中汤尤胜，补阳致阴，为虚痨圣方。今即不能恪遵，但得其意，则于归脾、六君、补中益气诸方，可以变化神奇，用收广效。归脾汤，从建中汤重浊处用意。补中汤，从建中汤轻清处用意。第此方，桂枝阳燥，于血证有宜不宜，用者审之！如命门真火不能生土，吐利厥冷，阴火上冲，头面赤色，恶心逆满，用正元丹④温补少火，而又无壮火食气之虞，是能得小建中之遗意者也。葛可久白凤膏，化平胃散之燥，变为柔和，又用酒送，取五谷之精，合诸药以养脾胃，治饮食不进、发热、劳倦、和血顺气，功效最大。

肝为藏血之脏，血所以运行周身者，赖冲、任、带三脉以管领之，而血海胞中，又血所转输归宿之所，肝则司主血海、冲、任、带三脉，又肝所属，故补血者，总以补肝为要。李时珍谓肝无补法，盖恐木盛侮土，故为此论。不知木之所以克土者，肝血虚，则火扰胃中，肝气虚，则水泛脾经，其侮土也如是，非真肝经之气血有余也。且世上虚痨，多是肝虚，此理自东垣《脾胃论》后，少有知者。肝血虚，则虚烦、不眠、骨蒸、梦遗，宜四物汤加枣仁、知母、云苓、柴胡、阿胶、牡蛎、甘草，敛戢肝魂，滋养肝血，清热除烦，为肝经阴虚滋补之法；又有肝经气虚，脏寒魂怯，精神耗散，桂甘龙牡汤⑤，以敛助肝阳，阳虚遗精、惊悸等证宜之，独与失血未尽合宜，以其纯用气分药故也。仁熟散⑥用血分药较多，温润养肝血，功与炙甘草汤相近。若肝之血不畅和，亦可用滑氏补肝散⑦，以酸味补肝体，以辛味补肝用，妙独活一味，借风药以张其气，若去独活，加桑寄生，则又有宁息风气之妙。方意实从逍遥散套出，但此方气味厚，俱纯于补肝，逍遥散气味较薄，故纯于和肝，凡肝有郁火，胸胁刺痛、头眩、心悸、颊赤、口苦、寒热、盗汗、少食、嗜卧，无不治之。又有肝经血脉大损，虚悸脉代者，法宜大生其血，宜仲景炙甘草汤，大补中焦，受气取汁，并借桂枝入心，化赤为血，使归于肝，以充百脉，为补血第一方。世医补血，而不得血之化源，虽用归、地千石无益！果参透此旨，则归脾汤之用远志、枣仁，是入心理血之源也；逍遥散之用丹、栀，是入心清血之源也。从此一隅三反，自有许多妙用。

肾为水脏，上济君火，则水火既济，上交肺金，则水天一气，水升火降，不相射而相济，安有不戢自焚之患？设水阴之气虚，而火热之气亢，喘咳蒸灼、痰血痨瘵均作矣。凡人后天之病，久则及于先天，寇深矣！若之何？凡治虚者，不可以不早也，

---

① 甘露饮：方由天冬、麦冬、生地、熟地、黄芩、枳壳、石斛、茵陈、甘草、枇杷叶组成。
② 清燥养营汤：方由知母、花粉、当归、白芍、生地、陈皮、甘草、灯芯组成。
③ 叶氏养胃汤：方由麦冬、扁豆、玉竹、甘草、沙参、桑叶组成。
④ 正元丹：方由人参、黄芪、山药、白术、云苓、甘草组成。
⑤ 桂甘龙牡汤：方由桂枝、甘草、龙骨、牡蛎组成。
⑥ 仁熟散：方由柏子仁、熟地、枸杞、五味子、山萸、桂心、人参、茯神、菊花、枳壳组成。
⑦ 滑氏补肝散：方由山枣仁、熟地、白术、当归、山萸、山药、川芎、木瓜、独活、五味子组成。

地黄汤主之，补肾之阴，而兼退热利水，退热则阴益生，利水则阴益畅。盖膀胱化气，有形之水气下泄，则无形之水阴，如露上腾而四布矣。以济君火，则加枸杞、元参；以输肺金，则加生脉散，火甚者再加黄柏、知母。如小便清和，无痰气者，只须专意滋肾，左归饮多服为佳；回龙汤①滋阴降火，同气相求，视无情草木尤胜。如阴虚火旺，足痿、筋焦、骨蒸、头晕，用丹溪大补阴丸，滋阴潜阳，以苦寒培生气，较地黄汤更优。以上补肾阴法。又有宜补肾阳者。肾为水脏，而内含阳气，是为命火。此火上泛，则为雷龙之火，下敛则为元阳之气。引雷龙之火以归根，则无上热下寒。头晕、腰痛、肿、喘、癃闭之证，用肾气丸，从阴化阳，补火济水以治之；再加牛膝、车前，或黄柏、知母，更能利水折火。如不须化水，但须补阳者，则用黄氏天魂汤②，是从仲景附子汤③套出，虽不及附子汤力量之厚，较附子汤药尤纯和。血家忌刚燥，间有宜补元阳者，亦以此等为佳。夫肾中之阳，达于肝，则木温而血和；达于脾，则土敦而谷化。筋骨强健，手足不清冷，卫气固，不恶寒，皆肾阳足故也。然肾水赖阳以化，而肾阳又赖水封之，此理不可偏废，补肾者所宜细求。

以上所论补法，轻重进退，各有法度，非如张景岳辈多集补药而已也。总而论之，血证属虚痨门，固宜滋补，第恐瘀邪未清，骤用补法，则实以留邪为患，而正气反不受益。历见干血痨瘵等证，皆系医人横用滋补，以致旧血不去，新血不生。不知旧血客于经络脏腑之间，如木之有蛀，不急去之，非木死，其蛀不止也。故仲景治干血，用大黄䗪虫丸。夫既成虚痨之证，而内有干血，犹须峻药去之，则其虚未成者，更不可留邪为患。故实证断不可用补虚之方，而虚证则不废实证诸方，恐其留邪为患也。或虚中实证，则攻补兼用，或十补一攻，在医者之善治焉。（《血证论》）

〔按语〕

补血法是《血证论》中吐血症四大治法的第四种治法。实质上本文所论的补血法，非单单适用于吐血症，而是统论补血疗法。

血虚宜补血，这是治疗血虚证的基本原则，但其"补法不一"。本文从五脏着手，分别采用不同的补法，以治疗血虚证，颇有独到之处。文中对五脏的生理、病理、辨证施治，乃至方药的运用，均作了详细的论述。对临床很有启发和参考价值。

脾胃病出血的治法

赵羽皇曰：营者，水谷之精气也；卫者，水谷之悍气也。又云：肺朝百脉之气，脾统诸经之血。可知血藏于肝而属于脾胃明矣。但人身之失血，种种不同，故有郁热伤胃而吐血者，怒动肝火而见血者，肾虚火泛而咯血者。治法如清胃散、地黄汤、六味丸之类，用之得宜，无不获效。独见血之出于脾胃者，每略不讲，一遇此等症而莫

---

① 回龙汤：用自己的中段尿，热服。
② 天魂汤：方由甘草、桂枝、茯苓、干姜、人参、附子组成。
③ 附子汤：方由附子、茯苓、人参、白术、白芍组成。

可如何。盖人身之脾，为营卫之主、气血之根。今人思虑不遂，郁伤火动，脾不摄血，而从上窍出者，用归脾汤补以敛之；力役过度，中气劳伤，脾不统血而从下窍出者，用补中汤升以举之。一滋脾胃之阴，而从阴以引阳；一补脾胃之阳，而从阳以引阴。先哲有言曰：血脱益气，须以参、芪救之。又云：下血诸症，日久多以胃药收功。无非为阳生阴长，以滋化生之源耳！世人往往不识此症，多用地黄、童便以清火养阴，岂知脾胃既虚，多不利地黄之泥滞；中气既弱，断不宜童便之沉寒。予见蹈此病多，特为拈出。（《名医汇粹》）

吐血治疗三要法

宜行血，不宜止血：血不行经络者，气逆上壅也。行血则血循经络，不止自止。止之则血凝，血凝则发热、恶食，病日痼矣。

宜补肝，不宜伐肝：经曰，五脏者，藏精气而不泻者也；肝为将军之官，主藏血。吐血者，肝失其职也。养肝则肝气平而血有所归。伐之则肝虚不能藏血，血愈不止矣。

宜降气，不宜降火：气有余即是火，气降即火降，火降则气不上升，血随气行，无溢出上窍之患矣。降火必用寒凉剂，反伤胃气，胃气伤则脾不能统血，血愈不能归经矣。

今之疗吐血者，大患有二：一则专用寒凉之味，如芩、连、山栀、四物汤、黄柏、知母之类，往往伤脾作泄，以致不救。一则专用人参，肺热还伤肺，咳嗽愈甚，亦有用参而愈者，此是气虚喘嗽，气属阳，不由阴虚火炽所致，然亦百不一二也。仲淳立论，专以白芍药、炙甘草制肝；枇杷叶、麦门冬、薄荷叶、橘红、贝母清肺；薏苡仁、怀山药养脾；韭菜、番降香、真苏子下气；青蒿、鳖甲、银柴胡、牡丹皮、地骨皮补阴清热；酸枣仁、白茯苓养心；山茱萸肉、枸杞子补肾。予累试之辄验，然阴无骤补之法，非多服药不效。病家欲速其功，医者张皇无主，百药杂试，以致殒身，覆辙相寻，不悟，悲夫！（《先醒斋医学广笔记》）

〔按语〕

本文选自《先醒斋医学广笔记》。作者缪希雍，字仲淳，号慕台，明代常熟人。其著作还有《神农本草经疏》等。

见血无寒辩

世人患吐衄者多，而洁古则曰："见血无寒。"东垣亦云："诸见血皆责于热。"丹溪亦曰："血无火不升。"三家之论出，而世之治吐衄者，皆以滋阴降火为法矣。岂知《内经》论血溢、血泄，六淫皆有。故《纲目》序失血证，独载运气六淫之邪。王海藏云："六气能使人失血，不独一火。"此语大发千古聋聩。夫六气使人失血，此为外感之邪言也。然外邪之来，未有不由于内伤者。如忧愁思虑则伤心，饮食劳倦则伤脾，持重远行则伤肝，形寒饮冷则伤肺，入房过度则伤肾。五脏有伤，而后外邪乘虚袭人。

故治失血，必先审其为风、为寒、为暑、为湿、为燥、为火，先清外感，次理内伤，则邪易伏而易疗。若不先治标而即救本，凡一切失血，专主一火，日事芩、连、知、柏、山栀、生地、丹皮为治，未见其能愈人也。血得热则行，得寒则凝，寒凉之剂日进，而血之屡止屡发者，往往而剧。此吐血之病之死，不死于病而死于医也。悲哉！（《质疑录》）

吐血忌凉涩说

血液灌注于经脉之中，周流全身，使体内各部得以营养，同时且能排泄有碍生理之废物，故人身之血液充满者，体必壮健，若有意外之损失，则病征立显。然而吐血之因多歧，治疗之法各异，有宜于此而忌于彼者，有忌于此而宜于彼者。在温、补、凉、涩四者之中，其最易误施者，厥①惟凉涩。

夫血之营养各部者，以其循经脉之中，周转不息，未尝越其固有之轨道故耳！苟一旦血液不循常经，势必凝结成瘀，以阻其余血液之流动。吐血而日忌凉涩者，以血本温，遇凉则凝，诚恐投以凉涩，而益固不化，以致循环障碍也。夫一病之成，有痼、有猝、有寒、有热、有急、有缓，吐血亦何独不然？当吐血之起于猝而暴者，其势急，其本热，其阳盛。夫以本热阳盛之因，欲愈其病，宜治其源，故凉药为必用之剂。诸如呕吐纯血，一连数口，或连吐倾盆之胃肝吐血，宜犀角地黄辈，如此者，以暴吐之时，阳气骤升，血管骤涨，此时若非急与凉药以收缩暴涨之血管，而认为血出属虚之象，而投与温补，是如炎炉添炭，益使阳气蒸腾，血液澎湃。然而以得温则行，遇冷则凝之血液，寒凉之品，固能止暴吐于一时，而外溢血管之血，又有势将积聚而成瘀，是故医者处凉药之际，同时佐以降气行动之品，所以使其流动而免其瘀结，因是凉剂在于本热之吐血，不独无禁忌之可言，而且成为正当之治法也。若痼疾久吐之家，其本已虚，其气多寒，而其势亦较缓，故治疗上，以温补为主。若咳嗽吐痰伤肺之吐血，而施与补益，或引血归经之类是也。夫以气虚本寒，温之、补之，在势且虑其不及，安可投凉药而虚其虚耶？故曰：久吐本虚，忌用凉剂，即此意也。至于固涩本属收敛专剂，既无理气、调血之能，而有扇已越管道之血液凝瘀，本宜禁宜忌。然而暴吐倾盆不止，正气大虚，势危将脱之际，苟如固执治病必求本以施救，当涩不涩，我知沧海亦竭矣。总而言之，凉者忌于久吐本虚之家，禁于纯用寒凉之剂，而宜于卒病暴吐，本热气实之时；涩者忌于卒疾本旺之躯，禁于本热属实之体，而宜于危急将脱之际。今之医家，于血症率②用凉涩，而不复敢用温补，因作此文以针之。（《秦氏同门集》）

〔按语〕

本文选自《秦氏同门集》。该书为近人秦伯未等所著。本文作者许镜澄，认为吐血证对寒凉药与固涩药，都有禁忌证与适应证。那种一见出血证，概用寒凉药与固涩药，

---

① 厥：乃的意思。
② 率：通常。

固然不对，而见到出血证，不敢应用寒凉药与固涩药，也是不对的。本文可与以上两篇医论互参。

衄血证治

血行清道，从鼻而出，古名曰衄，与浊道之吐、咯者不同。清道即指至高之分，由山根①以上睛明之次而来也。其穴乃手足太阳、足阳明、阴阳蹻五脉之会，及冲脉交会其间。可见诸经皆能为衄，不独肺、胃而然。诸书虽已详明，惟景岳辨之尤切。但衄之为患，总由乎火，外为六淫之变化，内因五志之掀腾，气血日为错乱，阴阳为之相乘，天人交感之处，虚实攸分矣。若风寒壅盛于经，阳气郁而迫营者，宜参麻黄、桂枝症之意，若温风暑热怫郁，而动血外溢者，用辛凉清润等剂，认定经络之高下；若火邪极甚，而载血上泛者，有苦寒、咸寒之法，审其原委之浅深。此外因主治法也。至于烦冗曲运②，耗及木火之营，肝脏厥阳化火风上灼者，甘咸柔婉，理所必需；多劳过欲，病及天一之真③，阳浮引阴血以冒上窍者，滋潜厚味，法从峻补，血脱则挽回元气，格阳则导火归源；因酒用和阳消毒之剂；因努力用培中益下之方。此内因主治法也。学者惟审内外两因，庶乎施治无误矣。（《临证指南医案》）

〔按语〕

本文论衄血的证治，重在分别经络，审清内外各因，采取不同的治法。很有启发。

咳血证治

凡咳血、嗽血者，诸家皆言其出于肺，咯血、唾血者，皆言其出于肾，是岂足以尽之？而不知咳、嗽、咯、唾等血，无不有关于肾也。何也？盖肾脉从肾上贯肝膈，入肺中，循喉咙，挟舌本，其支者，从肺出络心，注胸中。此肺肾相联，而病则俱病矣。且血本精类，而肾主五液，故凡病血者，虽有五脏之辨，然无不由于水亏；水亏则火盛，火盛则刑金，金病则肺燥，肺燥则络伤而嗽血，液涸而成痰。此其病标固在肺，而病本则在肾也。苟欲舍肾而治血，终非治之善者。第肾中自有水火，水虚本不能滋养，火虚尤不能化生。有善窥水火之微者，则洞垣之目无过是矣。

咳血、嗽血，皆从肺窍中出，虽若同类，而实有不同也。盖咳血者少痰，其出较难；嗽血者多痰，其出较易。咳而少痰者，水竭于下，液涸于上也，亦名干嗽；嗽而多痰者，水泛于上，血化为痰也，亦谓之白血。此二者之治，虽皆宜壮水补阴，凡一

---

① 山根：指左、右侧目内眦的中间，又称"頞"。
② 烦冗曲运：意指烦劳过度，运思不当。
③ 天一之真：指肾之真阴、真阳。

阴煎①、四阴煎②、六味地黄汤、麦门冬汤、天门冬丸③、贝母丸④之类，皆必用之药也。然干咳者，宜加滋润为佐，如天冬、麦冬、百合、柏子仁、茜根之属，或当归亦可酌用；多痰者，宜加清降为佐，如贝母、海石、阿胶、竹沥之属，而当归则非所宜也。（《景岳全书》）

咯血证治

咯血、唾血，古皆云出于肾；痰涎之血，云出于脾。此亦未必然也。凡咯血者，于喉中微咯即出，非若咳血、嗽血之费力而甚也。大都咳嗽而出者出于脏，出于脏者其来远；一咯而出者出于喉，出于喉者其来近。其来远者，内伤已甚；其来近者，不过在经络之间。所以凡见咯血、唾血及痰涎中带血者，多无咳嗽、发热、气喘、骨蒸等证，此其轻重为可知矣。治此之法，凡因火者，亦不过微清脾、肺之火，或因劳倦而致者，但为养营补阴，则自无不愈。

劳损之渐者，必初因酒色劳伤过度，以致痰中或见血丝，此则本于肝、脾、肾经。当于未咳未嗽之先，速为调理，宜生地、熟地、天冬、麦冬、枣仁、茯神、茜根、贝母、甘草之属主之。或有火者，宜加黄柏、知母。仍须加意谨慎，庶无后患，否则必渐甚也。

清晨初起时，每于痰中有淡紫凝血，或块或片，常见数口者，此多以操心动火，或多思郁，或由过饮，但无咳嗽、发热等证，即不足虑。此不过致动络血而然，惟天王补心丹，或二阴煎⑤之类，最所宜也。（《景岳全书》）

〔按语〕

咳血与咯血，一般多并称。但古人每多分别言之，咯血一咯即出，咳血为血随咳嗽而出，可混有痰液。咯血与咳血，颜色一般较鲜，多见于呼吸系统疾病或心脏疾病，如肺结核、支气管扩张症、肺脓肿、肺癌以及某些心脏病心力衰竭的患者，咯血亦可见于后鼻道或喉部出血者。

便血证治

便血之与肠澼，本非同类。盖便血者，大便多实，而血自下也；肠澼者，因泻痢而见脓血，即痢疾也。观《内经》曰：食饮不节，起居不时者，阴受之。阴受之则入五脏，入五脏则䐜满闭塞，下为飧泄，久为肠澼。⑥ 此可见肠澼之因飧泄，自与便血不

---

① 一阴煎：方由生地、熟地、芍药、麦冬、甘草、牛膝、丹参组成。
② 四阴煎：方由生地、麦冬、白芍、百合、沙参、甘草、茯苓组成。
③ 天门冬丸：方由天门冬、贝母、杏仁、白茯苓、阿胶、甘草组成。
④ 贝母丸：方由贝母、砂糖（或蜜）组成。
⑤ 二阴煎：方由生地、麦冬、枣仁、甘草、玄参、黄连、茯苓、木通、灯草组成。
⑥ 见《素问·太阴阳明论》。

同，而治亦有异。且便血有夙疾，而肠澼惟新邪，尤为易辨。今诸书以此类言者，皆误也。兹列便血证治予此，而肠澼之义则在痢疾门。故凡临此证者，必须详察大便之燥泄何如，庶不致疑似误认之谬。然多酒之人必多溏泄，亦多便血，是又不可因泄而作肠澼也。

大便下血，多由肠胃之火，盖大肠小肠皆属①于胃也。但血在便前者，其来近，近者或在广肠，或在肛门；血在便后者，其来远，远者或在小肠，或在于胃。虽血之妄行，由火者多，然未必尽由于火也。故于火证之外，则有脾胃阳虚而不能统血者，有气陷而血亦陷者，有病久滑泄而血因以动者，有风邪结于阴分而为便血者。大都有火者多因血热，无火者多因虚滑，故治血者，但当知虚实之要。

下血因火者，宜清热为主，惟约营煎②最佳，次以地榆散③、槐花散④、黄连丸⑤、槐角丸⑥之类主之。若热在脾胃小肠之间，而火之甚者，宜抽薪饮⑦、黄连解毒汤⑧之类主之。若素以阳脏多火，而远年近日，脏毒下血，久不能愈者，宜脏连丸⑨、猪脏丸⑩主之。若大肠风热而血不止者，宜防风黄芩丸⑪主之。

酒毒湿热，结畜大肠下血者，宜约营煎、聚金丸⑫，或槐角丸之类主之。若但以寒湿而无火下血者，宜二术煎⑬、或四君子汤主之，或葛花解醒汤⑭亦佳。

脾胃气虚而大便下血者，其血不甚鲜红，或紫色，或黑色，此阳败而然，故多无热证，而或见恶心呕吐。盖脾统血，脾气虚则不能收摄；脾化血，脾气虚则不能运化。是皆血无所主，因而脱陷妄行，速宜温补脾胃，以寿脾煎⑮、理中汤、养中煎⑯、归脾汤，或十全大补汤之类主之。

气陷不举而血不止者，宜补中益气汤，或寿脾煎、归脾汤主之。若微陷而兼火者，宜东垣加减四物汤⑰主之。若气大虚而大陷者，宜举元煎⑱主之。

---

① 属（zhǔ主）：接连。

② 约营煎：方由生地、芍药、甘草、续断、地榆、黄芩、槐花、荆芥、乌梅组成。

③ 地榆散：方由地榆、黄芩、黄连、栀子、茜根、茯苓组成。

④ 槐花散：方由槐花、侧柏叶、荆芥、枳壳组成。

⑤ 黄连丸：方由黄连、贯众、鸡冠花、乌梅肉、大黄、甘草组成。

⑥ 槐角丸：方由槐角子、枳壳、当归、苍术、陈皮、厚朴、乌梅、甘草组成。

⑦ 抽薪饮：方由黄芩、石斛、木通、栀子、黄柏、枳壳、泽泻、甘草组成。

⑧ 黄连解毒汤：方由黄连、黄芩、黄柏、栀子组成。

⑨ 脏连丸：方由黄连、槐花米、枳壳、防风、甘草、槐角子、香附、猪牙皂角、木香组成。

⑩ 猪脏丸：方由猪大脏（肠）、槐花组成。

⑪ 防风黄芩丸：方由黄芩、防风组成。

⑫ 聚金丸：方由黄芩、防风、黄连组成。

⑬ 二术煎：方由白术、苍术、干姜、茯苓、陈皮、泽泻、芍药、甘草、厚朴、木香组成。

⑭ 葛花解醒汤：方由人参、白术、茯苓、砂仁、白豆蔻、葛花、青皮、陈皮、猪苓、泽泻、神曲、木香组成。

⑮ 寿脾煎：方由白术、当归、山药、枣仁、甘草、远志、干姜、莲肉、人参组成。

⑯ 养中煎：方由人参、山药、茯苓、扁豆、干姜、甘草组成。

⑰ 加减四物汤：方由当归、川芎、生地、侧柏叶、枳壳、荆芥、槐花、甘草、地榆、黄芩、防风、乌梅组成。

⑱ 举元煎：方由人参、黄芪、甘草、升麻、白术组成。

血滑不止者，或因病久而滑，或因年衰而滑，或因气虚而滑，或因误用攻击以致气陷而滑。凡动血之初多由于火，及火邪既衰，而仍有不能止者，非虚即滑也。凡此之类，皆当以固涩为主，宜胜金丸①、香梅丸②之类主之。然血滑不止者，多由气虚，宜以人参汤送之尤妙，或以补中益气汤、归脾汤、举元煎，理中汤，加乌梅、文蛤、五味子之类主之。若滑甚不能止者，惟玉关丸③最佳。

结阴便血者，以风寒之邪，结于阴分而然，此非伤寒之比。盖邪在五脏留而不去，是谓之结阴。邪内结不得外行，则病归血分，故为便血。经曰："结阴者便血一升，再结二升，三结三升。"④ 正此之谓。此宜外灸中脘、气海、三里，以散风邪，内以平胃地榆汤⑤温散之剂主之。怒气伤肝，血因气逆而下者，宜化肝煎⑥、枳壳汤⑦之类主之。若逆气散而微有火者，宜黄芩芍药汤⑧主之。若肝邪乘胃以致脾虚失血者，自无烦热气逆等证，宜从前脾胃气虚证治，不得平肝以再伤脾气也。

凡因劳倦、七情、内伤不足，而致大便动血者，非伤心、脾，即伤肝、肾。此其中气受伤，故有为呕恶、痞满者，有为疼痛、泄泻者，有为寒热往来，饮食不进者。时医不能察本，但见此证，非云气滞，即云痰火，而肆用寒凉，妄加攻击，伤而又伤，必致延绵日困，及其既甚，则多有大便下紫黑败血者。此胃气大损，脾元脱竭，血无所统，故注泄下行，阳败于阴，故色为灰黑，此危剧证也。即速用回阳等剂，犹恐不及，而若辈犹云今既见血，安可再用温药，必致其毙。吁！受害者殊为可悯，害人者殊为可憾！（《景岳全书》）

尿血证治

凡溺⑨血证，其所出之由有三：盖从溺孔出者二，从精孔出者一也。溺孔之血，其来近者，出自膀胱，其证溺时必孔道涩痛，小水红赤不利，此多以酒色欲念，致动下焦之火而然。常见相火妄动，逆而不通者，微则淋浊，甚则见血。经曰：胞移热于膀胱，则癃而溺血⑩，即此证也。治宜清利膀胱之火，以生地、芍药、牛膝、山栀、黄柏、知母、龙胆草、瞿麦、木通、泽泻等剂，或七正散⑪、大分清饮、五淋散⑫之属，

---

① 胜金丸：一名百药散。由百药煎制成。
② 香梅丸：方由乌梅、白芷、百药煎组成。
③ 玉关丸：方由诃子、白矾、文蛤、北五味组成。
④ 见《素问·阴阳别论》。
⑤ 平胃地榆汤：方由苍术、升麻、附子、白术、陈皮、茯苓、厚朴、干姜、葛根、甘草、当归、神曲、芍药、益智仁、人参、地榆组成。
⑥ 化肝煎：方由青皮、陈皮、芍药、丹皮、栀子、泽泻、土贝母组成。
⑦ 枳壳汤：方由枳壳、黄连（槐花炒）组成。
⑧ 黄芩芍药汤：方由黄芩、芍药、甘草组成。
⑨ 溺（niào 尿）：同"尿"。
⑩ 见《素问·气厥论》。
⑪ 七正散：方由车前子、赤茯苓、山栀、木通、龙胆草、萹蓄、生甘草梢组成。
⑫ 五淋散：方由茵陈、淡竹叶、木通、滑石、甘草、栀子、赤芍、赤茯苓组成。

皆所宜也。溺孔之血，其来远者，出自小肠，其证则溺孔不痛，而血随溺出，或痛隐于脐腹，或热见于脏腑，盖小肠与心为表里，此丙火①气化之源，清浊所由以分也。故无论焦心劳力，或厚味酒浆，而上、中二焦，五志口腹之火，凡从清道以降者，必皆由小肠以达膀胱也。治须随证察因，以清脏腑致火之源，宜于寒阵②中择方用之。若精道之血，必自精宫血海而出于命门。盖肾者主水，受五脏六腑之精而藏之。故凡劳伤五脏，或五志之火，致令冲、任动血者，多从精道而出。然何以辨之？但病在小肠者，必从溺出；病在命门者，必从精出。凡于小腹下精泄处，觉有酸痛而出者，即是命门之病。而治之之法，亦与水道者不同。盖水道之血宜利，精道之血不宜利；涩痛不通者，亦宜利，血滑不痛者，不宜利也。若果三焦火盛者，惟宜清火凉血为主，以生地、芍药、丹皮、地骨、茜根、栀子、槐花，及芩、连、知、柏之类主之，或约阴丸③、约营煎，俱可用。若肾阴不足而精血不固者，宜养阴养血为主，以左归饮，或人参固本丸④之类主之。若肾虚不禁，或病久精血滑泄者，宜固涩为主，以秘元煎⑤、苓术菟丝丸⑥、金樱膏⑦、玉锁丹⑧、金锁思仙丹⑨之类主之，或续断、乌梅之属，亦所宜用。

若心气不定，精神外驰，以致水火相残，精血失守者，宜养心安神为主，以人参丸⑩、天王补心丹、王荆公妙香散⑪之类主之。

若脾、肺气虚下陷，不能摄血而下者，宜归脾汤、人参养营汤、补中益气汤、举元煎⑫之类主之。

血出，精道痛者，是即血淋之属，多因房劳以致阴虚火动，营血妄行而然。凡血出命门而涩痛者，为血淋，不痛者，多为溺血。好色者，必属虚也。（《景岳全书》）

癥瘕证治

夫癥者，征也，血、食凝阻，有形可征，一定而不移；瘕者，假也，脏气结聚，无形成假，推之而可动。昔有七癥⑬八瘕⑭之说，终属强分名目，不若有形、无形之辨

---

① 丙火：十天干配五行，丙、丁属火。五行之火代表心。丙火即心火。

② 寒阵：张景岳根据方剂的作用分为补、和、攻、散、寒、热、固、因八类，叫做八阵。并将历代医家的方剂归在古方八阵中，自己创立的方剂归在新方八阵中。这里的寒阵，是统指古方八阵与新方八阵中的寒阵而言。

③ 约阴丸：方由当归、白术、芍药、生地、茯苓、地榆、黄芩、白石脂、北五味、丹参、川断组成。

④ 人参固本丸：方由人参、天冬、麦冬、生地、熟地组成。

⑤ 秘元煎：方由远志、山药、芡实、枣仁、白术、茯苓、甘草、人参、五味子、金樱子组成。

⑥ 苓术菟丝丸：方由白茯苓、白术、莲肉、五味子、山药、杜仲、甘草、菟丝子组成。

⑦ 金樱膏：方由金樱子、人参、桑螵蛸、山药、杜仲、益智仁、薏仁、山茱萸、芡实、枸杞、青盐组成。

⑧ 玉锁丹：方由文蛤、白茯苓、白龙骨组成。

⑨ 金锁思仙丹：方由莲蕊、芡实、石莲子、金樱膏组成。

⑩ 人参丸：方由人参、茯苓、茯神、枣仁、远志、益智、牡蛎、朱砂组成。

⑪ 王荆公妙香散：方由龙骨、益智仁、人参、茯苓、远志、茯神、朱砂、甘草组成。

⑫ 举元煎：方由人参、黄芪、甘草、升麻、白术组成。

⑬ 七癥：巢元方称为妇人三十六病之七种。

⑭ 八瘕：青、黄、燥、血、脂、狐、蛇、鳖八种瘕病。

为明的也。二症病在肝、脾，而胃与八脉亦与有责。治之之法，即从诸经，再究其气血之偏胜，气虚则补中以行气，气滞则开郁以宣通，血衰则养营以通络，血瘀则入络以攻痹，此治癥瘕之大略。古方甚多，而葱白丸①、乌鸡煎丸②，尤为神效。癥瘕之外，更有痃癖、肠覃、石瘕、内疝等症，古人论之已详，兹不必赘。今参先生方案，如营伤气阻者，于益营之中，佐通泄其气；如络虚则胀，气阻则痛者，以辛香苦温入络通降；又如肝、胃两病者，以泄肝救胃；肝、胃、脾同病者，则扶土制木；肝脏之气独郁不宣者，辛香专治于气；血痹络逆失和者，辛香专理其血；病由冲任扰及肝、胃之逆乱者，仍从肝、胃两经主治，以疏降温通。凡此悉灵机法眼，药不妄投。总之治癥瘕之要，用攻法，宜缓宜曲③；用补法，忌涩忌呆。上逆则想肝脏冲病之源头；下垂则究中气阴邪之衰旺。吞酸吐水，必兼刚药；液枯肠结，当祖滋营。再辨脉象之神力，形色之枯泽，致病之因由，则治法自然无误矣。（《临证指南医案》）

治积分初中末三法

积之成也，正气不足，而后邪气踞之。如小人在朝，由君子衰也。正气与邪气，势不两立，若低昂④然，一胜则一负。邪气日昌，正气日消，不攻去之，丧亡从及矣；然攻之太急，正气转伤。初、中、末之三法，不可不讲也。初者病邪初起，正气尚强，邪气尚浅，则任受攻；中者受病渐久，邪气较深，正气较弱，任受且攻且补；末者病魔经久，邪气侵凌，正气消残，则任受补。盖积之为义，日积月累，非伊朝夕，所以去之者，亦当有渐，太急则伤正气，正气伤则不能运化，而邪反固矣。余尝制阴阳两积之剂⑤，药品稍峻，用之有度，补中数日，然后攻伐，不问其积之多少，又与补中，待其神壮，则复攻之，屡攻屡补，以平为期。此余独得之诀，百发百中者也。经曰："大积大聚，其可犯也，衰其大半而止。"⑥故去积及半，纯与甘温调养，使脾土健运，则破残之余积，不攻而自走。必欲攻之无余，其不遗人夭殃者鲜矣。经曰：壮者气行即愈，怯者著而为病。⑦洁古云：壮盛人无积，虚人则有之，故当养正则邪自除。譬如满座皆君子，一二小人，自无容身之地。虽然此为轻浅者言耳，若大积大聚，不搜而逐之，日进补汤，无益也。审知何经受病，何为成积？见之既确，发直入之兵以讨之，何患其不愈！兵法云：善攻者，敌不知其所守。是亦医中之良将也夫！（《医宗必读》）

---

① 葱白丸：方由熟地、白芍、当归、川楝子、茯苓、川芎、枳壳、厚朴、青皮、神曲、麦芽、三棱、蓬术、干姜、大茴、木香、肉桂、葱白汁组成。

② 乌鸡煎丸：方由乌骨雄鸡、乌药、蛇床子、丹皮、白术、人参、黄芪、茅术、海桐皮、红花、白芍、肉桂、附子、川乌、莪术、陈皮、熟地、延胡、木香、肉果、草果、琥珀组成。

③ 曲：小小之事。在此指药量宜小。

④ 低昂：起伏；升降。

⑤ 阴阳两积之剂：指新制阴阳攻积丸，方由吴萸、干姜、官桂、川乌、黄连、半夏、橘红、茯苓、槟榔、厚朴、枳实、菖蒲、玄胡索、人参、沉香、琥珀、桔梗、巴霜、皂角组成。

⑥ 见《素问·六元正纪大论》。

⑦ 《素问·经脉别论》说："勇者气行则已，怯者则著而为病也。"

血臌证治

血臌之证，胁满小腹胀，满身上有血丝缕，烦躁漱水，小便赤，大便黑，腹上青筋是也。医书俱云是妇人之病，唯喻嘉言谓男子恒有之。面色痿黄，有蟹爪纹路，脉虽虚极，而步履如故，多怒善忘，口燥便秘，胁胀腹疼。迨胀之既成，腹大如箕，遂不可救。东南最多，所以然者，东海饶鱼盐，鱼者甘美之味，多食令人热中，盐者咸苦之味，其性偏于走血。血为阴象，初与热合，不觉其病，日久月增，中焦冲和之气，亦渐为热矣。气热则结，而血不流矣，于是气居血中，血裹气外，一似妇人受孕者然。至弥月时腹如抱瓮。推而言之，凡五方之膏粱厚味，椒姜桂糈①，成热中者，皆其类也。治之之法，以六君子汤加干姜、川芎、防己为末，陈米、荷叶煎汤泛丸，白汤下。执中央以运四旁法也。

谨按喻氏之论，其言血臌之原，最为详确，惟所主之方，与气热则结，而血不流之说，未能吻合。盖六君子与所加之药，于治痰臌为宜，且须寒饮，方为切合，如论所谓，宜用清和理气之品，攻剂代抵当丸主之，和剂丹栀逍遥散加姜黄、香附治之。诸书皆用桃奴散②，或琥珀散③治之。第两方用温药，亦血因寒凝之剂，与喻氏所论，又有不同。医者审证择用可也。

又有石瘕、肠覃④，状如怀子，腹日以大。月事以时下者为肠覃，以寒客于肠外，气病而血不病也，宜橘核丸主之；月事不以时下者为石瘕，乃寒气客于子门，子门闭塞，恶血当下不下，衃以留止，故成石瘕，是气病而血亦病也，宜琥珀散、桃奴散治之，后服温经汤。

单腹胀者为血臌，若四肢皆胀，或先从四肢肿起，其色红者，谓之血肿，亦有不红者，血从水化而为水，故不红也。或得于吐衄之后，瘀血化水而肿；或得于妇人经水不行，血化为水而肿。既化为水，则兼治水，五皮饮加当归、白芍、蒲黄、丹皮、桃仁治之，或用干漆、雄黄、醋丸，麦芽汤下亦可。

又凡鼓胀浮肿，俱要分阴证、阳证。阴证脉沉涩弦紧，必有寒痰诸证，宜中满分消汤⑤加桃仁；阳证脉数，口渴、便短、气逆等证，宜小柴胡汤加知母、石膏、防己、丹皮、桃仁、猪苓、茯苓、车前子治之。另详六卷肿胀门。(《血证论》)

---

① 糈（xǔ 许）：精米。
② 桃奴散：方由肉桂、五灵脂、香附子、砂仁、桃仁、延胡、桃奴、雄鼠屎组成。"桃奴"即桃枭，是桃实着树经冬不落者，干悬如枭首磔木之状，故名。
③ 琥珀散：方由琥珀、三棱、莪术、丹皮、肉桂、延胡、乌药、当归、赤芍、生地、刘寄奴组成。
④ 肠覃（xùn 训）：肠中息肉。覃通"蕈"。
⑤ 中满分消汤：方由半夏、木香、茯苓、黄连、川乌头、干姜、人参、泽泻、生姜、厚朴、黄柏、吴茱萸、草豆蔻组成。

第四节　津　液

津液与痰饮综述

人禀阴阳二气以生，有清有浊。阳之清者为元气，阳之浊者即为火；阴之清者为津液，阴之浊者即为痰。故痰者乃血气津液不清，薰蒸结聚而成。一有此生，便有此气血津液；有此气血津液，便有此痰火：乃清浊邪正之气变化必然之理，但不可使清浊混淆，邪害正气耳！

经曰："太阴在泉，湿淫所胜，民病饮积。"① 又曰："岁土太过，雨湿流行，甚则饮发。"②《内经》论痰，皆因湿土为害。《内经》有饮字而无痰字。至仲景始立五饮③之名，而痰饮居其一。然脾为生痰之源，夫"饮入于胃，游溢精气，上输于脾，脾气散精，上归于肺，通调水道，下输膀胱，水精四布，五经并行"，何痰之有？惟脾虚不能致精于肺，下输水道，则清者难升，浊者难降，留中滞鬲，淤而成痰。故治痰先补脾，脾复健运之常，而痰自化矣。虽然人但知痰之标在于脾，而不知痰之本更在于肾。盖痰者水也。有肾虚不能制水，水泛为痰，是无火之痰，痰清而稀；阴虚火动，火结为痰，是有火之痰，痰稠而浊。稠者为痰，稀者为饮。水湿，其本也，得火则结为痰，随气升降。在肺则咳，在胃则呕，在头则眩，在心则悸，在背则冷，在胁则胀，其变不可胜穷。

析而言之，痰有五，饮亦有五，而治法因之以变。在脾经者名曰湿痰，脉缓面黄，肢体沉重，嗜卧不收，腹胀食滞，其痰滑而易出；在肺经者名曰燥痰，脉涩面白，气上喘促，洒淅寒热，悲愁不乐，其痰涩而难出；在肝经者名曰风痰，脉弦面青，四肢满闷，便溺秘涩，时有躁怒，其痰青而多泡；在心经者名曰热痰，脉洪面赤，烦热心痛，口干唇燥，时多喜笑，其痰坚而成块；在肾经者名曰寒痰，脉沉面黑，小便急痛，足寒而逆，心多恐怖，其痰有黑点而多稀。若其人素盛今瘦，水走肠间，辘辘有声，心下冷极，名曰痰饮；饮后水流在胁下，咳唾引痛，名曰悬饮；饮水流于四肢，当汗不汗，身体疼重，名曰溢饮；咳逆倚息，短气，不得卧，其形如肿，名曰支饮；膈满呕吐，喘咳寒热，腰背痛，目泪出，其人振振恶寒，身瞤惕者，名曰伏饮。更有一种非痰非饮，时吐白沫，不甚稠粘，此气虚不能约束津液，故涎沫自出，不可用利药，宜六君子汤加益智仁以摄之。嗟乎！五痰、五饮，证各不同，稍或不详，妄投药剂，非徒无益，而反害之。至如脾、肺二家之痰，尤不可混。脾为湿土，喜温燥而恶寒润，故

---

① 见《素问·至真要大论》。
② 见《素问·气交变大论》。
③ 五饮：痰饮、悬饮、溢饮、支饮、伏饮。

二术、星、夏为要药，肺为燥金，喜凉润而恶温燥，故二母、二冬、地黄、桔梗为要药。二者易治①，鲜不危困。每见世俗恶半夏之燥，一见有痰，便以贝母代之，若是脾痰，则胃气益伤，饮食愈减矣。即使肺痰，亦毋过于凉润，以伤中州。稍用脾药，以生肺金，方为善治。盖即肺中之浊痰，亦以脾中之湿为母，故曰：治痰不理脾胃，非其治也。然天下无逆流之水，由乎风也；人身无倒上之痰，由乎气也。故善治痰者，不治痰而治气，气顺则一身之津液亦随气而顺；更不治痰而补脾，脾得健运，而痰自化矣。

痰在人身，非血非气，生于脾土，谓之津液，周流运行，血气由之，如道路然，而不可无者。但湿盛过多，加以外感，固滞于中，或煽以相火，上攻心臆②，斯为患耳！凡有怪症，莫不由兹。故丹溪有十病九痰之论，但治其痰之所因，使津液各归其经，而非痰矣。故曰痰者，津液之病名也。苟气血清顺，则津液流通，何痰之有？惟气血浊，则津液不清，熏蒸成聚，而变为痰。痰之本水也，原于肾；痰之动湿也，主于脾。古人用二陈汤为治痰通用者，所以实脾燥湿，治其标也。然以之而治湿痰、寒痰、痰饮、痰涎则是矣。若夫痰因火上，肺气不清，咳嗽时作，及老痰郁，痰结成粘块，凝滞喉间，吐咯难出，此等之痰，皆因火邪炎上，熏于上焦，肺气被郁，故其津液之随气而升者为火，熏蒸凝浊郁结而成。岁月积久，根深蒂固，故名老，名郁，而其原则火邪也。病在上焦心肺之分，咽喉之间，非中焦脾胃湿痰、冷痰、痰饮、痰涎之比也。故汤药难治，亦非半夏、茯苓、苍术、枳壳、南星等药所能治也。惟在开其郁、降其火、清润肺金而消化之，缓以图治，庶可取效。故曰热痰者，痰因火盛也。痰即有形之火，火即无形之痰。痰随火而升降，火引痰而横行，变生诸症，不可纪极。火借气于五脏，痰借液于五味。气有余则为火，液有余则为痰。气能发火，火能役痰。故治痰者，必降其火；治火者，必顺其气也。

痰之为物，随气升降，无处不到，或在脏腑，或在经络，所以为病之多也。若夫寒痰、湿痰、热痰则易治，至于风痰、燥痰、老痰则难治也。胶结多年，如树之有萝，屋之有尘，石之有苔，托附相安，驱导涌涤，徒伤他脏，此则闭拒不纳耳！分而治焉，寒则温之，湿则燥之，热则清之，风则散之，燥则润之，老则软之。总而治焉，用人参、甘草以补脾，半夏、白术以燥湿，陈皮、青皮以降气，茯苓、泽泻以渗水，是举其纲也。如寒痰加以附子、姜、桂；湿痰加以苍术、厚朴；食积痰加以曲、蘖、山查；热痰加以芩、连、栀子；风痰加以南星、皂角；燥痰加以瓜蒌、杏仁；郁痰加以枳壳、香附；老痰加以海石、芒硝，是张其目也。虽然痰症又有挟虚者，不可不加以补药而运之，则愈虚而滓液愈凝，即药力而无正气以助之，则独力难行矣。故挟气虚者，加以四君；血虚者，加以四物；脾虚，治以六君；肾虚，治以八味、六味。分其表里上下，审其寒热虚实，未有不中病情者。若徒以燥湿消痰为事，血液潜耗，胃脘干枯，药助病邪，展转深涸，以无伤性命之轻症，变成噎隔不可救之沉痼矣。

津液受病，化为痰饮，或吐咯上出，或凝滞胸膈，或留聚肠胃，或流注经络四肢，

---

① 易治：交换治疗。
② 心臆：心胸部。

遍身上下，无处不到。其为病也，为喘咳、恶心呕吐、痞隔壅塞、关格异病、泄泻、眩晕、嘈杂、怔忡、惊悸、癫狂、寒热、痛肿，或胸间辘辘有声，或背心一点冰冷，或四肢麻痹不仁，百病中多有兼痰者。然更有新久轻重之殊：新而轻者，形色清白稀薄，气味亦淡；久而重者，黄浊稠粘，咳之难出，渐成恶味，酸辣腥臊咸苦，甚至带血而出。然痰生于脾胃，故治宜实脾燥湿，但随气而升，故尤宜顺气；气升属火，故顺气在于降火。热痰清之，湿痰燥之，风痰散之，郁痰开之，硬痰软之，食积痰消之，在上者吐之，在中者下之。中气虚者更宜固中气以运之，若徒加攻削，则胃气愈虚，而痰愈多，况人之病痰火者十之八九，老人不宜速降其火，虚人不宜尽去其痰，攻之太甚，则病转剧而致危殆。

丹溪曰：凡人身上中下有块者，多是痰。然痰在皮里膜外，则遍体游行，肿而色白，滞而不痛，宜导达疏利。痰因火走，则体多小块，色红痛甚，流走无定，宜解毒清火为主。痰胶固稠浊，及脉浮者，俱用吐法。眼胞及眼下如烟煤者，痰也。气虚不能摄涎，其痰不甚稠粘者，不可用利药，宜六君子汤，加益智仁以摄之。中焦有痰，则饮食虽少，胃气亦赖所养，卒不可便攻，故病有痰者，必淹延久而不思食，胃亦不虚，若攻之尽则虚矣。

内伤中气虚者，必用参、术，佐以姜汁，以传送降下。痰在膈上，必用吐法，泻亦不能去。风痰多见奇症。湿痰多见倦怠软弱。热痰挟风，外症为多。痰在肠胃间可下而愈，在经络中非吐不可，吐中便有发散之义。黄芩治热痰，假其下火也；竹沥滑痰，非姜汁不能行经络。五倍子能治老痰。凡用吐药，宜升提其气便吐也。如防风、山栀、川芎、桔梗、芽茶①、生姜、齑汁②之类，或用瓜蒂散。苍术治痰成窠囊一边行者极妙。痰挟瘀血，则遂成窠囊。眩运嘈杂，乃火动其痰，用二陈汤加山栀、芩、连之类。噫气吞酸，此食郁有热，火气上动，以黄芩为君，南星、半夏为臣，橘红为使，热多加青黛。痰在胁下，非白芥子不能达。痰在皮里膜外，非姜汁、竹沥不能通。白芥子亦能散皮里膜外之痰气，惟善用者能收奇功也。痰在四肢，非竹沥不开。痰结核位咽喉中，不能出入，用化痰药，加咸润软坚之味，如瓜蒌，杏仁、海石、桔梗、连翘，少佐朴硝、姜汁，蜜和丸噙服之。

海粉（即海石）热痰能降，湿痰能燥，结痰能软，顽痰能消，可入丸散，不可入煎药。小胃丹③治膈上痰热，能损胃气，凡治痰用利药过多，致脾气虚，则痰易生而多。天花粉大能降膈上热痰。痰在膈间，使人癫狂，或健忘，或风痰，皆用竹沥，亦能养血，与荆沥④用，功治稍重，能食者，用此二味，效速稳当。韭⑤汁，治血滞不行，

---

① 芽茶：茶之产于湖南旧常德府境者。

② 齑（jī 跻）汁：齑同韲，切碎的腌菜。齑汁，即腌菜卤汁。《本草纲目》韲水注，李时珍说："此乃作黄韲菜水也。酸咸无毒，吐诸痰饮宿食，酸苦涌泄为阴也。"《本草图经》："芥之种亦多，有紫芥，茎叶纯紫，多作齑者，食之最美。"

③ 小胃丹：方由芫花、甘遂、大戟、大黄、黄柏组成。

④ 荆沥：即牡荆沥。牡荆，荆之一种。牡荆沥制法，采新牡荆茎，截尺半长，两端架砖，中以火炙，汁由两端滴下，以器承之。共性味甘平无毒，功用宣除风热，导痰涎，开经络，行血气，消瘀血。

⑤ 韮：韭的异体字。

中焦有饮，自然汁①饮二三盏，必胸中烦躁不宁而后愈。

节斋②论痰，而首揭痰之本于肾，可为发前人所未发。惜乎启其端而未竟其说，其所制之方，皆治标之药，而其中寒凉之品甚多，多致损胃。惟仲景先生云：气虚有痰用肾气丸补而逐之。吴茭山又云：八味丸治痰之本也。此二公者，真开后学之蒙聩，济无穷之夭枉。盖痰者，病名也，原非人身之所有，非水泛为痰则水沸为痰，但当分有火无火之异耳！肾虚不能制水，则水不归源，逆流泛滥而为痰，是无火者也，故用八味丸以补肾火；阴虚火动，则水沸腾动于肾者，犹龙火之于海，龙兴而水附，动于肝者，犹雷火之出于地，疾风暴雨，水随波涌而为痰，是有火者也，故用六味丸以补水配火：此不治痰之标，而治痰之本也。故善于治肾虚者，先以六味、八味，壮水之主、益火之源，复以四君子或六君子补脾以制水。于脾虚者即投以补中、理中实脾，复以六味、八味制水以益母，使子母互相济养，而治痰之道尽矣。庞安常③有言：有阴水不足，阴火上升，肺受火侮，不得清肃下行，由是津液凝浊而生痰不生血者，此当以润剂，如门冬、地黄之属滋其阴，使上逆之火得返其宅而息焉，则痰自清矣，投以二陈立见危殆。有肾虚不能纳气归原，原出而不纳则积，积而不散则痰生焉，八味丸主之。然《蒙筌》④谓地黄泥膈生痰，为痰门禁药，以姜汁炒之。嗟乎！若以姜汁炒之，则变为辛燥，地黄无用矣。盖地黄正取其濡润，能入肾经，若杂于脾胃药中，则土恶湿，安得不泥膈生痰？八味、六味丸中诸品，皆少阴经的药，群队相引，直入下焦，名曰水泛为痰之圣药，空腹服之，压以美膳，不留胃中，此仲景制方立法之妙。

张按：脏腑津液受病为痰，随气升降，理之常也。若在皮里膜外，及四肢关节曲折之地，而脏腑之痰何能流注其所？此即本处津液，遇冷遇热，即凝结成痰而为病，断非别部之津液受病成痰，舍其本位而移于他部者。况气本无形，故能无微不达，而液随气运，亦可藉气周流，若至津液受病成痰，则变为有形而凝滞，焉能随气流通于至微至密之所耶？（《锦囊秘录》）

〔按语〕

津液是人体各脏器、组织中正常液体的统称。津液的吸收、输布和排泄，赖于肺、脾、肾等脏的功能活动而完成。痰饮、水肿为其病，汗、尿从中化。因此，本节所选医论，除有关津液的生理外，还选了关于痰饮、水肿，汗病与消渴等病证的病因病理和辨证施治的内容。

痰饮的病因及病证（一）

人之有痰饮病者，由荣卫不清，气血败浊，凝结而成也。内则七情扰乱，脏气不

---

① 自然汁：捣鲜药取其自然汁，而不掺和他水者。此处即指韭汁。
② 节斋：王节斋，即王纶，字汝言，明代慈溪人。著《明医杂著》、《本草集要》等。
③ 庞安常：庞安时，字安常，宋代蕲水县人。著《伤寒总病论》等书。
④ 《蒙筌》：即《本草蒙筌》，十二卷，明·陈嘉谟撰。

行，郁而生涎，涎结为饮，为内所因；外则六淫浸冒，玄府①不通，当汗不泄，蓄而为饮，为外所因；或饮食过伤，嗜欲无度，叫呼疲极，运动失宜，津液不行，聚为痰饮，属不内外因。三因所成，证状非一，或为喘，或为咳、为呕、为泄、晕眩、嘈杂、忪悸②、惴愯③、寒热、疼痛、肿满、挛癖、癃闭、痞膈、如疯如癫，未有不由痰饮之所致也。(《三因极一病证方论》)

痰饮的病因及病证（二）

痰因风而生者，病在肝。其面青、四肢满闷、便溺秘涩、心多躁怒；变生病为瘫痪，为喎僻，为掉眩、呕吐，为暗风④、闷乱，为风痫、搐搦。

痰因热而生者，病在心。其面赤、烦热、心痛、唇口干燥、多喜笑；变生病为头风，为烦躁、烂眼、怔忡、懊恢、惊悸、癫厥、喉闭咽肿、口疮舌糜、重舌木舌、耳作鼓声、牙痛腐烂。

痰因湿而生者，病在脾。其面黄、肢体沉重、嗜卧、四肢不收、腹胀而食不消；变生病为胁下注痛、四肢不举、恶心呕吐。

痰因气而生者，病在肺。其面白、气上喘促、悲愁不乐，洒淅寒热；变生病为头痛、眩晕、身疼走注攻刺、咳嗽、哮喘。

痰因寒而生者，病在肾。其面黑、小便急痛、足冷、多恐怖；变生病为骨痹、四肢不举、气凝刺痛、心头冷痛、背冷一块痛。

痰因惊而生者，病在心胆。时惊骇、心包络痛；变生病为惊、痫、狂、癫、厥。

痰因酒食而生者，病在脾胃。饮酒即吐、腹满不食、口出臭气。

痰因脾虚而生者，食不美、反胃、呕吐。

饮留于上，喘、咳嗽、短气、不得卧、时吐清水，或酸、或苦，头目眩晕、面目浮肿、胸中结满。

饮留于中，喘不得卧，卧则喘，胸满、呕吐，肠鸣有声、渴、饮入即吐、胸中瘥、食易消。

饮留于下，脚浮肿，阴囊肿大如斗。

饮留于外，身肿注痛⑤、咳唾引胁痛、通身洪肿⑥，水壅皮肤，聂聂而动，行则濯濯有声，喘咳不定。

饮留于内，腹中满而肿大，四肢亦肿，按之凹。

痰，精液所生也；饮，水饮所化也。留之为病多端，凡病不可名目者，痰饮病也。

---

① 玄府：即汗孔。

② 忪（zhōng忠）悸：忪，怔忪，惶惧的样子。忪悸，即心悸。

③ 惴（yǔn允）愯（huò货）：惴，忧。愯，惊。

④ 暗风：头旋眼黑，不辨东西(《中国医学大辞典》)。

⑤ 注痛：痛而有沉重感。注，附着。

⑥ 洪肿：肿甚。洪，大。

（《医阶辩证》）

〔按语〕

本文选目《医阶辩证》，作者汪必昌，清代人。

本文原题名《痰生百病八证辩》、《饮生诸病五证辩》。文中对痰与饮的病因病证的论述较为具体，可与上一篇所述引起痰饮的三因互参。

痰饮的病机与辨证

痰饮一证，在《内经》止有积饮之说，本无痰证之名。此《内经》之不重痰证，概可知矣。及考痰之为名，虽起自仲景，后世相传，无论是痰非痰，开口便言痰火，有云怪病之为痰者，有云痰为百病母者，似乎痰之关系不为不重，而何《内经》之忽之也？不知痰之为病，必有所以致之者，如因风因火而生痰者，但治其风火，风火息而痰自清也；因虚因实而生痰者，但治其虚实，虚实愈而痰自平也。未闻治其痰而风火可自散、虚实可自调者。此所以痰必因病而生，非病之因痰而致也。故《内经》之不言痰者，正以痰非病之本，乃病之标耳！今举世医流，但知百计攻痰，便是治病，竟不知所以为痰，及因何而起，是何异引指以使臂，灌叶以救根者乎？标本误认，主见失真，欲求愈病难矣！

痰之与饮，虽曰同类，而实有不同也。盖饮为水液之属，凡呕吐清水及胸腹膨满、吞酸嗳腐、渥渥有声等证，此皆水谷之余，停积不行，是即所谓饮也。若痰有不同于饮者，饮清澈而痰稠浊，饮惟停积肠胃，而痰则无处不到。水谷不化而停为饮者，其病全由脾胃，无处不到而化为痰者，凡五脏之伤皆能致之。故治此者，当知所辨，而不可不察其本也。

痰即人之津液，无非水谷之所化，此痰亦既化之物，而非不化之属也。但化得其正，则形体强，荣卫充，而痰涎本皆血气，若化失其正，则脏腑病，津液败，而血气即成痰涎。此亦犹乱世之盗贼，何尝非治世之良民。但盗贼之兴，必由国运之病，而痰涎之作，必由元气之病。尝闻之立斋先生曰：使血气俱盛，何痰之有？余于初年颇疑此言，而谓岂无实痰乎？及今见定识多，始信其然也。何以见之？盖痰涎之化，本因水谷，使果脾强胃健如少壮者流，则随食随化，皆成血气，焉得留而为痰。惟其不能尽化，而十留一二，则一二为痰矣；十留三四，则三四为痰矣；甚至留其七八，则但见血气日消，而痰涎日多矣。此其故，正以元气不能运化，愈虚则痰愈盛也。然则立斋之言，岂非出常之见乎？今见治痰者，必曰：痰之为患，不攻如何得去？不知正气不行，而虚痰结聚，则虽竭力攻之，非惟痰不可去，而且益增其虚；故或有因攻而遽绝者，或偶尔暂苏而更甚于他日者，皆误攻也。孰知痰之可攻者少，而不可攻者多。治痰者不可不先察虚实。

痰有虚实，不可不辨。夫痰若有余，又何有虚实之异？盖虚实二字，全以元气为言。凡可攻者，便是实痰；不可攻者，便是虚痰。何为可攻？以其年力犹盛，血气未伤，或以肥甘过度，或以湿热盛行，或风寒外闭皮毛，或逆气内连肝膈，皆能骤致痰饮。但察其形气病气，但属有余者，则实痰也。实痰者何？谓其元气犹实也。此则宜行消伐，但去其痰无不可也。何为不可攻？则或以形羸气弱，年及中衰者，即虚痰也；或以多病，或以劳倦，或以忧思酒色，致成劳损、非风、卒厥者，亦虚痰也；或脉见细数，脏无阳邪，时为呕恶、泄泻、气短、声哑等证，但察其形气病气，本无有余者，皆虚痰也。虚痰者何？谓其元气已虚也。此则但宜调补，若或攻之，无不危矣。且凡实痰本不多，其来也骤，其去亦速，其病亦易治。何也？以病本不深也。虚痰反多，其来则渐，其去则迟，其病亦难治。何也？以病非一日也。是以实痰无足虑，而最可畏者虚痰耳！总之，治痰之法无他，但能使元气日强，则痰必日少，即有微痰，亦不能为害，而且以充助胃气。若元气日衰，则水谷津液，无非痰耳！随去随生，有能攻之使尽，而且保元气无恙者，吾不信也。故善治痰者，惟能使之不生，方是补天之手。然则治此者，可不辨其虚实，而欲一概攻之。如王隐君所论内外百病皆生于痰，悉用滚痰丸之类，其亦但知目前而不知日后之害也。五脏之病，虽俱能生痰，然无不由乎脾肾。盖肾主湿，湿动则为痰；肾主水，水泛亦为痰。故痰之化无不在脾，而痰之本无不在肾。所以凡是痰证，非此则彼，必与二脏有涉。但脾家之痰，则有虚有实，如湿滞太过者，脾之实也；土衰不能制水者，脾之虚也。若肾家之痰，则无非虚耳！盖火不能生土者，即火不制水；阳不胜阴者，必水反侵脾：是皆阴中之火虚也。若火盛烁金，则精不守舍；津枯液涸，则金水相残：是皆阴中之水虚也。此脾肾虚实之有不同者，所当辨也。又若古人所云湿痰、郁痰、寒痰、热痰之类，虽其在上在下，或寒或热，各有不同，然其化生之原，又安能外此二脏？如寒痰、湿痰本脾家之病，而寒湿之生，果无干于肾乎？木郁生风，本肝家之痰，而木强制土，能无涉于脾乎？火盛克金，其痰在肺，而火邪炎上，有不从中下二焦者乎？故凡欲治痰而不知所源者，总惟猜摸而已耳！（《景岳全书》）

〔按语〕

　　本文第一段对痰之为病理产物，论述较精，但否认痰又可作为继发致病因素，所谓"痰必因病而生，非病之因痰而致"，这种看法是有片面性的。

　　关于虚痰实痰之说，张景岳赞同薛立斋的学术观点，认为痰多由内脏元气虚而导致，所以"治痰之法无他，但能使元气日强，则痰必日少"，"善治痰者，惟能使之不生"。实痰证因元气犹实，可用攻法去痰，但"痰之可攻者少，而不可攻者多"。这是张氏对痰饮病辨证施治的基本观点。

痰饮的病证与治疗原则

　　痰者，病名也，生于脾胃。然脾胃气盛，饮食易克，何痰之有？或食后，因之气恼劳碌、惊恐、风邪，致饮食之精华不能传化，而成痰饮矣。有流乎经络皮肤者，有郁于脏腑肢节者，游溢遍身，无所不至。痰气既盛，客必胜主①。或夺于脾之大络，壅

────────────

　　① 客必胜主：邪气胜过正气的意思。客，指邪气。主，指正气。痰既属病理产物，又为继发致病因素，故属于邪气。

气则倏然仆地，此痰厥也；升于肺者，则喘急咳嗽；迷于心者，则怔忡恍惚；走于肝则眩晕不仁，胁肋胀满；关于肾则咯而多痰；痰流于中脘，则呕泻而作寒热；注于胸，则咽膈不利、眉棱骨痛；入于肠，辘辘有声；散于胸背，则揪①触一点疼痛；或塞于手足，或背痹一边，散则有声，聚则不利，一身上下，变化百病。治当各从所因，是以虚宜补之，火宜降之，气宜顺之，郁宜开之，食宜导之，风寒湿热，宜发散清燥以除之。故曰治病必求其本。(《寿世保元》)

痰饮的病机与治法

痰饮皆津液所化，痰浊饮清，痰因于火，饮因于湿也。痰生于脾，湿胜则精微不运，从而凝结，或壅肺窍，或流经隧。饮聚于胃，寒留则水液不行，从而泛滥，或停心下，或渍肠间，此由脾胃水湿阴凝，必阳气健运，则浊阴下降，如烈日当空，则烟云消散，宜以理脾逐湿为治者也。若夫肾阳虚，火不制水，水泛为痰，为饮逆上攻，故清而澈，治宜通阳泄湿，忌用腻品助阴（如四物、六味等汤）；肾阴虚，火必烁金，火结为痰，为痰火上升，故稠而浊，治宜滋阴清润，忌用温品助燥（如二陈、六君子等汤）：治法所必辨也。夫清澈为饮，稠浊为痰。饮惟停蓄肠胃，而痰则随气升降，遍身皆到：在肺则咳，在胃则呕，在心则悸，在头则眩，在背则冷，在胸则痞，在胁则胀，在肠则泻，在经络则肿，在四肢则痹，变幻百端，昔人所谓怪症多属痰，暴病多属火也。然又谓见痰休治痰者，以治必探本，恐专事消涤，重虚其胃气，反滋膨胀耳！(《类证治裁》)

痰饮证治

《内经》止有积饮之说，本无痰饮之名。两汉以前谓之淡饮，仲景始分痰饮，因有痰饮、悬饮、溢饮、支饮之义。而立大小青龙、半夏、苓桂术甘、肾气等汤，以及内饮、外饮诸法，可谓阐发前贤，独超千古，与后人所立风痰、湿痰、热痰、酒痰、食痰之法迥异。总之，痰饮之作，必由元气亏乏，及阴盛阳衰而起，以致津液凝滞，不能输布，留于胸中，水之清者悉变为浊，水积阴则为饮，饮凝阳则为痰。若果真元充足，胃强脾健，则饮食不失其度，运行不停其机，何痰饮之有？故仲景云："病痰饮者，当以温药和之。"乃后人不知痰饮之义，妄用滚痰丸、茯苓丸，消痰破气，或滋填腻补等法，大伤脾胃，堆砌助浊。其于仲景痰饮之法，岂不大相乖谬乎？

然痰与饮，虽为同类，而实有阴阳之别。阳盛阴虚，则水气凝而为痰；阴盛阳虚，则水气溢而为饮。故王晋三②先生取仲景之小半夏、茯苓及外台饮③三汤，从脾胃二经

---

① 揪（jiū 赳）：收聚。
② 王晋三：王子接，字晋三，清代长洲县人。著有《绛雪园古方选注》、《得宜本草》等书。
③ 外台饮：即外台茯苓饮，方由茯苓、人参、白术、枳实、橘皮、生姜组成。

分痰饮，立治法。而先生又取仲景之苓桂术甘、外台茯苓饮、肾气丸、真武汤，分内饮、外饮治法，而于痰饮之症，无遗蕴矣。

愚历考先生治痰饮之法，则又有不止于此者，然而病变有不同，治法亦有异。如脾肾阳虚，膀胱气化不通者，取仲景之苓桂术甘汤、茯苓饮、肾气、真武等法，以理阳、通阳、及固下益肾，转旋运脾为主。如外寒引动宿饮上逆，及膀胱气化不通，饮逆肺气不降者，以小青龙合越婢等法，开太阳膀胱为主。如饮邪伏于经络，及中虚湿热成痰者，则有川乌、蜀漆之温经通络，外台茯苓饮去甘草，少佐苦辛清渗理湿之法。其饮邪上冲膻中，及悬饮流入胃中而为病者，又有姜、附、南星、菖蒲、旋覆、川椒等，驱饮开浊，辛通阳气等法。丝丝入扣，一以贯之，病情治法，胸有成竹矣。非深于得道者，其孰能之？（《临证指南医案》）

痰饮分治说

饮者，水也，清而不粘，化汗、化小便而未成者也。痰者，稠而极粘，化液、化血而未成者也。饮之生也，由于三焦气化之失运；三焦之失运，由于命火之不足。经曰：三焦者决渎之官，水道出焉。膀胱者州都之官，津液藏焉，气化则能出矣。盖水入于胃，脾气散精，上输于肺，此即津也。其渣滓注于三焦，为热气蒸动，则不待传为小便，即外泄为汗，故汗多则小便少也。下行入于膀胱，而膀胱有上口无下口①，仍藉三焦之气化，始能下出，故曰气化则能出矣。其在三焦则曰水，在膀胱则曰津液者，水在三焦，质清味淡，外泄为汗则味咸，下泄为溺则气臊，皆受人气之变化，而非复清淡之本质矣。故汗与小便，皆可谓之津液，其实皆水也。火力不运，水停中焦，上射于肺。治之之法，补火理气是治本也；发汗利小便是治标也。痰则无论为燥痰、为湿痰，皆由于脾气之不足，不能健运而成者也。盖水谷精微由脾气传化，达于肌肉而为血，以润其枯燥；达于筋骨而为液，以利其屈伸。今脾气不足，土不生金，膻中怯弱，则力不能达于肌肉，而停于肠胃，蕴而成痰矣。已达于皮膜者，又或力不能运达于筋骨，故有皮里膜外之痰也。又多痰者，血必少，而骨属屈伸时或不利，此其故也。治之之法，健脾仍兼疏理三焦，以助其气之升降运化，是治本也；宣郁破瘀，是治标也。燥痰则兼清热生津，痰乃有所载而出矣。所以必用破瘀者，痰为血类，停痰与瘀血同治也。治痰不得补火，更不得利水，补火利水，即湿痰亦因火热郁蒸，愈见胶固滋长，而不可拔矣。此痰饮分治之大义也。

至于患饮之人，必兼有痰，患痰之人，亦或有饮，二证每每错出，此古人治法，所以不别也。不知病各有所本，证各有所重，患饮兼痰者，治其饮而痰自消，痰重者，即兼用治痰法可也；因痰生饮者，治其痰而饮自去，饮重者，即兼用治饮法可也。（《读医随笔》）

---

① 膀胱有上口无下口：由于古人解剖不精，此说欠妥。

痰的病因及病证

痰之为病，仲景论四领六证①，无择叙内外三因，俱为切当。盖四领则叙因痰而显诸证者，三因则论因有所伤而成痰者也。惟王隐君②论人之诸疾，悉出于痰。此发前人所未论，可谓深识痰之情状，而得其奥者矣。制滚痰丸一方，总治斯痰，固为简便，较之仲景、无择，有表里内外而分汗下温利之法，则疏阔③矣，况又有虚、实、寒、热之不同哉！

夫痰之为病，有因热而生痰者，热则熏蒸津液而成痰。亦有因痰而生热者，痰则阻碍气道而生热。有因风、寒、火、热而得者，有因惊而得者，有因气而得者，有因酒饮而得者，有因食积而得者，有脾虚不能运化而生者，有肾虚水泛为痰者。

风痰多成中风、瘫痪奇证；寒痰多成冷痹、骨痛；火痰多成烦热、喘嗽；湿痰多成倦怠、嗜卧；惊痰多成心痛、癫痫；气痰多成胸腹膨胀；酒痰多成呕吐、泄泻；痰饮多成胁满、胸臂痛；食积痰多成癖块、痞满；脾虚之痰，因劳倦伤脾，痰清食少；肾虚之痰，因房劳伤肾，痿冷昏晕。然亦有痰冷而属热者，其为病状，种种难名。王隐君论中颇为详尽。学者当察其病形脉证，则知所挟之邪，随其表里、上下、虚实治之可也。

大凡病久淹留，卒不致死者，多因食积痰饮所致。此何以故？盖胃气亦赖痰积④所养，饮食虽少，胃虚，猝不便虚故也。亦有治痰用峻利药过多，则脾气愈虚，津液不运，痰反生而愈甚，法当补胃清中气，则痰自然运下，此法之本也。（《玉机微义》）

痰的病证

痰之为物，随气升降，无处不到，为喘、为嗽、为呕、为泻、为眩晕心嘈、为怔忡惊悸、为寒热肿痛、为痞满隔塞，或胸胁漉漉如雷鸣，或浑身习习如虫行，或身中结核不红不肿，或颈项成块似疬非疬，或塞于咽喉状若梅核，或出于咯吐形若桃胶，或胸膈间如有二气交纽，或背心常作一点冰冷，或皮间赤肿如火，或心下寒痛如冰，或一肢肿硬麻仁，或胁梢癖积成形，或骨节刺痛无常，或腰腿酸刺无力，或吐冷涎绿水黑汁，或梦烟火剑戟丛生，或大小便脓，或关格不通，或走马喉痹，或齿痛耳鸣，以至劳瘵、癫痫、失音、瘫痪，妇人经闭、带下，小儿惊风搐搦，甚或无端见鬼，似祟非祟，悉属痰候。（《医述》引王隐君论）

---

① 四领六证：见《金匮要略·痰饮咳嗽病脉证并治第十二》。
② 王隐君：即王珪，字均章，号中阳老人。元代吴江人，曾隐居吴之虞山，人称隐君。其对于诸痰诸饮挟火为患，研究颇精，制滚痰丸，临床用之有效。著有《泰定养生主论》等书。
③ 疏阔：不周密。
④ 痰积：此指津液。因痰为津液所化，胃气赖津液所养。

痰证关系脾肺肾

虚损之人，未有无痰者也。然五痰、五饮，症各不同，治亦迥别。至于虚损之痰，有虚无实，有补无攻。论其脏不出脾、肺、肾三经，论其治不出理脾、保肺、滋阴三法。故各症虽多，而三法实统其要焉。盖痰之生也，多由于脾，而虚损之人，未有脾气不虚者也。脾气虚则不能致精微于肺，以化其津液也。故宜先健脾，脾健则复其运化之常，而痰自不生矣。痰之来也，多由于肺，而虚损之人，肺气未有不虚者也。肺气虚则不能水精四布，而浊瘀凝聚也。故宜先利肺，肺利则气化，浊行而复为津液矣。痰之本也，多在于肾，而虚损之人，肾水未有不亏者也。肾亏则真阳不足而泛滥，真阴不足而沸腾，一则痰色清稀，一则痰色稠浊，而皆本于先天之真阴、真阳不足也。故宜先补肾，肾足则水无泛溢之虞，而端本澄源①矣。

肺虚有痰宜保肺以滋其津液；

脾虚有痰宜培脾以化其痰涎；

肾虚有痰宜补肾以引其归藏。(《不居集》)

肾为生痰之源，胃为贮痰之器说

柯韵伯曰："脾为生痰之源，肺为贮痰之器。"此无稽之谈也。夫脾为胃行其津液，以灌四旁，而水精又上输于肺焉，得凝结而为痰？惟肾为胃关，关门不利，故水聚而泛为痰也。则当曰："肾为生痰之源。"经云：受谷者浊，受气者清。清阳走五脏，浊阴归六腑②。肺为手太阴，独受诸气之清，而不受有形之浊，则何可贮痰？惟胃为水谷之海，万物所归，稍失转味③之职，则湿热凝结为痰，依附胃中而不降，当曰："胃为贮痰之器。"斯义也，惟王隐君知之，故制老痰之方，不涉脾、肺，而责之胃、肾。……(《不居集》)

〔按语〕

作者提出"肾为生痰之源，胃为贮痰之器"的观点，而历代医家持此说者甚少，多认为"脾为生痰之源，肺为贮痰之器"。姑存此说，以供进一步研讨。

论经络痰邪

余尝闻之俗传云：痰在周身，为病莫测，凡瘫痪、痿痹、半身不遂等证，皆伏痰

---

① 端本澄源：即正本清源，从根本上加以整顿清理。端，正。澄，清澈。

② 《灵枢·阴阳清浊》说："受谷者浊，受气者清。清者注阴，浊者注阳。"《素问·阴阳应象大论》说："清阳出上窍，浊阴出下窍；清阳发腠理，浊阴走五脏；清阳实四肢，浊阴归六腑。"

③ 转味：转化五味，即脾胃等器官对饮食物进行消化吸收。《素问·六节脏象论》说："脾、胃、大肠、小肠、三焦、膀胱者，仓廪之本，营之居也，名曰器，能化糟粕，转味而入出者也。"

留滞而然。若此，痰饮岂非邪类？不去痰邪，病何由愈？余曰：汝知痰之所自乎？凡经络之痰，盖即津血之所化也。使果营卫调和，则津自津，血自血，何痰之有？惟是元阳亏损，神机耗散，则水中无气，而津凝血败，皆化痰耳！此果痰也，果精血也，岂以精血之外，而别有所谓痰者耶？若谓痰在经络，非攻不去，则必并精血而尽去之，庶乎可也。否则安有独攻其痰，而精血自可无动乎？津血复伤，元气愈竭，随去随化，痰必益甚，此所以治痰者不能尽，而所尽者惟元气也。矧复有本无痰气，而妄指为痰以误攻之者，又何其昧之甚也。故凡用治痰之药，如滚痰丸、搜风顺气丸①之类，必其元气无伤，偶有壅滞，而或见微痰之不清者，乃可暂用分清，岂云无效？若病及元气，而但知治标，则未有不日用而日败者矣。（《景岳全书》）

痰病的辨证施治

痰本吾身之津液，随气运行。气若和平，津流液布，百骸受其润泽，何致成痰为病？苟气失其清肃，而过于热，则津液受火煎熬，转为稠浊；或气失其温和，而过于寒，则津液因寒积滞，渐致凝结，斯痰成矣。故痰一也，而因寒因热，其源不同，可概治欤？辨别之法，古以黄稠者为热，稀白者为寒。此特言其大概，而不可泥也。试以外感言之：余尝自验伤风咳嗽，痰随嗽出，频数而多，色皆稀白，误作寒治，遂致困顿②，后悟其理，方知为热极所致。盖火甚壅逼，频咳频出，停留不久，故未至于黄稠耳。迨火衰气平，咳嗽渐息，痰之出者，半日一口，反黄而稠，则火不上壅，痰得久留，受其煎炼所致，而病亦遂愈。方知黄稠之痰，火气尚缓而微；稀白之痰，火势反急而盛也。此皆当用辛凉解散，而不宜于温热者也。又以内伤言之；肾火虚水泛为痰，其痰清稀，当用温热固也。即肾火盛，水沸为痰，其痰亦清稀。盖龙雷动而雨水随之，卒然上涌，虽略带浊沫，终非黄稠可比，亦宜用甘寒壮水，而不宜于温热者也。孰谓稀白之痰，必属于寒也哉？大抵稀白而吐疏者，必属寒，吐数而因伤风郁热者，及内伤龙雷火动者，必属热。因于脾气虚寒，不能摄涎，频吐遍地者，必属寒。此等须细为辨别，更当参之以脉可见也。

有气化之津液，有饮食之津液。胃者，津液之海也，故痰聚焉。积久聚多，随脾胃之气以四迄③，则流溢于肠胃之外，躯壳之中，经络为之壅塞，皮肉为之麻木，甚至结成窠囊，牢不可破，其患固不一矣。法在平调其气，热者，使复清肃之常，凉风生而湿土燥；寒者，使回阳和之令，旭日出而坚冰消。气得其平，痰源以绝，而后其停蓄于肠胃之内，肌肤之中者，乃可徐图，否则根株不拔，旋去旋生，无奏效之日矣。更有一妙义，痰随气行，既随气以出于肠胃之外，亦随气以入于肠胃之内，若潮之往

---

① 搜风顺气丸：方由车前子、白槟榔、火麻仁、郁李仁、菟丝子、牛膝、山药、枳壳、防风、独活、大黄组成。

② 困顿：疲惫。

③ 四迄：四处到达。迄，通"迄"，到。

返。然人身之气，日则行于外，夜则返于内者也。故遇夜安卧，晨兴盥漱则吐痰独多，岂非痰随夜气内返于胃之故乎？然则往者必令复返，外者必令复内乃有出路，否则迷留经络之中，难于消导矣。喻嘉言发明此理，谓人不宜夜食，恐脾胃之气因食运动，外达而不内收，痰难返胃，诚为笃论。然遇夜而劳扰不息，更属大戒，举一反三，喻氏之说所当推广也。

按痰标也，所以致病者本也。治病固当求本，然须看痰势缓急，缓则治本固也。若痰势盛急，度难行散，非攻无出去者，虚人可标本并治，补攻兼施；若势甚紧急，则虽虚人，亦当先攻后补。如中风之用三生饮①、控涎丹②是也。当此咽喉闭塞之时，不吐去其痰，立即堵塞而死矣。昧者乃畏其虚而不敢用，独不畏其死矣！夫人之虚，莫虚于中风者矣，犹必先攻后补，乃于寻常虚人反畏之耶？《准绳》谓治痰固宜补脾，以复健运之常，使痰自化。然停积既久，如沟渠壅遏，瘀浊臭秽，无所不有，若不疏通，而欲澄治已壅之水，而使之清，决无是理！又谓凡病痰饮而变生诸证，不当为诸证牵掣，且以治痰饮为先。如头风眉棱骨疼，累用风药不效，投痰药收功。眼赤羞明而痛，与凉药弗瘳，授痰剂获愈。云云，真格言也。(《医碥》)

〔按语〕

本文首先指出痰病有因热因寒之不同，而辨别寒痰、热痰，不可拘泥于"黄稠者为热，稀白者为寒"。其次提出痰病的治疗必须"平调其气"，注意"标本缓急"。

治痰先治气

痰属湿，为津液所化。盖行则为液，聚则为痰，流则为津，止则为涎。其所以流行聚止者，皆气为之也。庞安常有言："人身无倒上之痰，天下无逆流之水。故善治痰者，不治痰而治气，气顺则一身之津液，亦随气而顺矣。"余谓"不治痰而治气"一语，为治痰妙谛。盖痰之患，由于液不化，液之结由于气不化。气之为病不一，故痰之为病亦不一。必本其所因之气而后可治其所结之痰。《医旨绪余》曰："治痰当察其源。倘以二陈统治诸痰，因于湿者固宜，使无湿则何以当之？如因于火，则当治火，火降金清，秋令乃行，水无壅遏，痰安从生？"丹溪朱氏曰："黄芩治痰，假其下火。"正谓此也。余可类推。(《存存斋医话稿》)

论治痰之本

夫人之多痰，悉由中虚而然。盖痰即水也，其本在肾，其标在脾。在肾者，以水不归原，水泛为痰也；在脾者，以食饮不化，土不制水也。不观之强壮之人，任其多饮多食，则随食随化，未见其为痰也。惟是不能食者，反能生痰，此以脾虚不能化食，

---

① 三生饮：方由生天南星、生川乌、生附子、木香组成。
② 控涎丹：方由甘遂、大戟、白芥子组成。

而食即为痰也。故凡病虚劳者，其痰必多，而病至垂危，其痰益甚，正以脾气愈虚，则全不能化，而水液尽为痰也。然则痰之与病，病由痰乎？痰由病乎？岂非痰必由于虚乎？可见天下之实痰无几，而痰之宜伐者亦无几。故治痰者，必当温脾、强肾，以治痰之本，使根本渐充，则痰将不治而自去矣。(《景岳全书》)

痰病证治

痰症之情状，变幻不一。古人不究标本，每著消痰之方，立消痰之论者甚多。后人遵其法而用之，治之不验，遂有称痰为怪病者矣。不知痰乃病之标，非病之本也。善治者，治其所以生痰之源，则不消痰而痰自无矣。余详考之，夫痰乃饮食所化，有因外感六气之邪，则脾、肺、胃升降之机失度，致饮食输化不清而生者；有因多食甘腻肥腥茶酒而生者；有因本质脾胃阳虚，湿浊凝滞而生者；有因郁则气火不舒而蒸变者；又有肾虚水泛为痰者，此亦因土衰不能制水，则肾中阴浊上逆耳，非肾中真有痰水上泛也。更有阴虚劳症，龙相之火，上炎烁肺，以致痰嗽者，此痰乃津液所化，必不浓厚，若欲消之，不惟无益，而徒伤津液。其余一切诸痰，初起皆由湿而生，虽有风、火、燥痰之名，亦皆因气而化，非风、火、燥自能生痰也。

其主治之法，惟痰与气一时壅闭咽喉者，不得不暂用豁痰降气之剂以开之，余皆当治其本。故古人有"见痰休治痰"之论，此诚千古之明训。盖痰本饮食湿浊所化，人岂能禁绝饮食？若专欲消之，由于外邪者，邪散则痰或可清，如寒痰温之，热痰清之，湿痰燥之，燥痰润之，风痰散之是也；若涉本原者，必旋消旋生，有至死而痰仍未清者矣。此乃不知治本之故耳！今观案中治法，有因郁因火者，必用开郁清火为君，以消痰佐之；有因湿因热者，则用燥湿清热，略佐化痰之品，若因肝肾虚而生痰者，则纯乎镇摄固补。此真知治痰之本者矣。若因寒因湿者，更当于痰饮门兼参而治之。(《临证指南医案》)

痰病的治疗用药（一）

脉浮当吐。久得脉涩，卒难开也，必费调理。大凡治痰，用利药过多，致脾气虚，则痰易生而多。

湿痰用苍术、白术；热痰用青黛、黄连、黄芩；食积痰用神曲、麦芽、山查；风痰用南星；老痰用海石、半夏、瓜蒌、香附、五倍子，作丸服。痰在膈上，必用吐法，泻亦不能去。风痰多见奇证；湿痰多见倦怠软弱。气实痰热结在上者，吐难得出。痰清者属寒，二陈汤之类；胶固稠浊者，必用吐。热痰挟风，外证为多。热者，清之；食积者，必用攻之；兼气虚者，用补气药送下。痰因火盛逆上者，以治火为先，白术、黄芩、软石膏之类。

内伤挟痰，必用参、芪、白术之属，多用姜汁传送。或加半夏；虚甚加竹沥；中气不足加参、术。

痰之为物，随气升降，无处不到。脾虚者，宜补脾气，清中气，以运痰降下，二陈汤加白术之类，兼用升麻提起。

中焦有痰与食积而生病者，胃气亦赖所养，卒不可便攻，若攻之尽，则虚矣。

痰成块，或吐咯不出，兼气郁者，难治。气湿痰热者，难治。痰在肠胃间者，可下而愈。在经络中，非吐不可，吐法中就有发散之义焉。

假如痫病，因惊而得，惊则神出舍，舍空则痰生也。血气入在舍，而拒其神，不能归焉。

血伤必用姜汁传送。黄芩治热痰，假其下火也。竹沥滑痰，非姜汁不能行经络。五倍子能治老痰，佐他药大治顽痰。二陈汤一身之痰都治管。如要下行，加引下药；在上加引上药。

凡用吐药，宜升提其气，便吐也。如防风、山栀、川芎、桔梗、芽茶、生姜、齑汁之类，或用瓜蒂散。

凡风痰病，必用风痰药，如白附子、天麻、雄黄、牛黄、片芩、僵蚕、猪牙皂角之类。

凡人身上中下有块者，多是痰，问其平日好食何物？吐下后，方用药。

许学士用苍术治痰成窠囊一边行极妙。痰挟瘀血，遂成窠囊。

眩运、嘈杂，乃火动其痰，用二陈汤加山栀子、黄连、黄芩之类。噫气吞酸，此食郁有热，火气上动，以黄芩为君，南星、半夏为臣，橘红为使。热多加青黛。

痰在胁下，非白芥子不能达。痰在皮里膜外，非姜汁、竹沥不可导。痰在四肢，非竹沥不开。痰结核在咽喉中，燥不能出入，用化痰药加咸药软坚之味，瓜蒌仁、杏仁、海石、桔梗、连翘，少佐朴硝，以姜汁蜜和丸，噙服之。

海粉即海石，热痰能降，湿痰能燥，结痰能软，顽痰能消。可入丸子、末子，不可入煎药。积实泻痰，能冲墙倒壁。小胃丹治膈上痰热，风痰，湿痰肩膊诸痛，能损胃气，食积痰实者用之，不宜多。参萸丸①能消痰。

喉中有物，咯不出，咽不下，此是老痰。重者，吐之；轻者，用瓜蒌辈。气实必用荆沥。

天花粉大能降膈上热痰。痰在膈间，使人癫狂或健忘，或风痰，皆用竹沥，亦能养血，与荆沥同功。治稍重能食者，用此二味，效速稳当。二沥治痰结在皮里膜外及经络中痰，必佐以姜汁。韭汁治血滞不行，中焦有饮，自然汁冷吃两三银盏，必胸中烦躁不宁，后愈。

凡痰之为患，为喘，为咳，为呕，为利，为眩，为晕、心嘈杂、怔忡、惊悸，为寒热、痛肿、为痞隔，为壅塞，或胸胁间辘辘有声，或背心一片常为冰冷，或四肢麻痹不仁，皆痰饮所致。善治痰者，不治痰而治气，气顺则一身之津液，亦随气而顺矣。又严氏曰：人之气道贵乎顺，顺则津液流通，决无痰饮之患。古方治痰饮用汗、吐、下、温之法，愚见不若以顺气为先，分导次之。又隐君论云：痰清白者为寒，黄而浊

---

① 参萸丸：方由六一散、吴茱萸组成。

者为热。殊不知始则清白，久则黄浊；清白稀滑渍于上，黄浊稠粘凝于下；嗽而易出者，清而白也；咳而不能出，则黄浊结滞也。若咯唾日久，湿热所郁，上下凝结，皆无清白者也。甚至带血，血败则黑痰，为关格异病，人所不识。又清白者气味淡，日久者渐成恶味，酸辣腥臊焦苦不一。百病中多有兼痰者，世所不知也。凡人身中有结核，不痛不红，不作脓者，皆痰注也。治痰法，实脾土、燥脾湿，是治其本也。（《丹溪心法》）

〔按语〕

朱丹溪治疗杂病，非常重视痰证。这一学术思想，对其学生及后世医家有深远的影响。本文中开始所说"大凡治痰，用利药过多，致脾气虚，则痰易生而多。"其意即谓治痰证过用渗利之药，影响脾的运化功能，反而易于生痰。其学生戴思恭说："窃谓痰饮之先有生于脾胃，有生于六经，所起不同，若谓感邪与为病之形证则一也。至于治之，必先从其邪之所起，而后及于病之所止。"这把痰病的病因病机及辨证施治原则，作了精当的概括。

本文对痰病的各种症状及其治疗用药等，均作了具体的叙述，临床很有参考价值。

痰病的治疗用药（二）

痰不自生，生必有故：或因风，或因寒，或因热，或因湿，或因暑，或因燥，或因酒积，或因食积，或因脾虚，或因肾虚。今之治痰者，但知南星、半夏为治痰之药，而不知治痰之本，故痰愈生而病难除也。予也管见，敢以治本之药叙之：夫因风而生痰者，痰唾涎沫，其脉浮弦，治以前胡、旋覆花之类；因寒而生痰者，痰唾清冷，其脉沉迟，治以姜、桂、细辛之类；因热而生痰者，痰唾胶黄，其脉洪数，治以芩、连，栀，膏之类；因湿而生痰者，痰唾碧绿，其脉浮缓，治以苍术、茯苓之类；因暑而生痰者，痰唾腥臭，其脉虚微，治以香薷、扁豆之类；因燥而生痰者，痰唾如线，或如小珠，或如胶漆，咳嗽难出，其脉滑数，治以蒌仁、花粉、贝母之类；因酒积而生痰者，痰唾呕恶，清晨发嗽，治以猪苓、葛花之类；因食积而生痰者，痰唾桃胶、蚬肉之状，胸腹闷闷不安，治以香附、枳实、神曲、麦芽之类；因脾虚而生痰者，痰唾不时，倦怠少食，治以白术、陈皮之类；因肾虚而生痰者，痰唾之时，即如潮涌，发于五更之际，治以天门冬、麦门冬、五味子之类。然此皆为辅佐之药，而君主之剂——二陈汤，又不可少也。（《医学传心录》）

〔按语〕

本文选自《医学传心录》。作者刘一仁，清代人。

本文所述痰病的治疗用药，是以二陈汤为主剂，其辅佐之药，是针对引起痰病之因而选用，实为治痰之本。本文可与上文互参。

治饮大法

《金匮》论饮，重在阳衰，治法重在逐水。逐水之法，贵因势利导：或使之外出，而从汗解；或使之内泄，而从利解：无多歧也。其中浅深表里之别，大要以身之胸中为里之表，肌肉为表之表，脏腑为里之里。表之表者，皆可发汗；里之表者，皆可利小便；里之里者，皆可利大便。发汗以身重疼痛四字为关键；利小便以支满眩冒四字为关键；利大便以痞坚满痛四字为关键。见证虽错出不一，立方虽轻重有殊，然能握此意为治饮心法，已恢恢①乎游刃有余②矣。（《医源》）

水肿胀满论

按《内经》之论肿胀，五脏六腑靡③不有之。详考全经，如脉要论④曰："胃脉实则胀。"病形篇⑤曰："胃病者，腹䐜胀。"本神篇曰："脾气实则腹胀，泾溲不利。"应象论⑥曰："浊气在上则生䐜胀。"此四条皆实胀也。太阴阳明论曰："饮食起居失节，入五脏则䐜满闭塞⑦。"经脉篇曰："足太阴之别公孙，虚则鼓胀。"此二条皆虚胀也。师传篇曰："胃中寒则腹胀。"方宜论⑧曰："脏寒生满病。"风论曰："胃风膈塞不通，失衣，则䐜胀。"此三条皆寒胀也。六元正纪、至真要等论有云；太阴所至为胕肿，及土郁之发，太阴之初气，太阴之胜复。皆湿胜之肿胀也。或曰：水运太过。或曰：寒胜则浮。或曰：太阳司天，太阳胜复。皆寒胜之肿胀也。或曰：少阴司天，少阴胜复；少阳司天，少阳胜复。或曰：热胜则肿。皆火胜之肿胀也。或曰：厥阴司天在泉，厥阴之复。或曰：阳明之复。皆木邪侮土及金气反胜之肿胀也。由是则五运六气，亦各有肿胀矣。

然经有提其纲者，曰："诸湿肿满，皆属于脾。"又曰："其本在肾，其末在肺，皆聚水也。"又曰："肾者，胃之关也，关门不利，故聚水而从其类也。"可见诸经虽皆有肿胀，无不出于脾、肺、肾者。盖脾土主运行，肺金主气化，肾水主五液。凡五气所化之液，悉属于肾；五液所行之气，悉属于肺；转输二脏，以制水生金者，悉属于脾。故肿胀不外此三经也。

但阴阳虚实不可不辨。大抵阳证必热，热者多实；阴证必寒，寒者多虚。先胀于

① 恢恢：宽广的样子。
② 游刃有余：亦作游刃有余。形容做事熟练，解决困难轻松利落。
③ 靡（mǐ米）：无。
④ 脉要论：即《素问·脉要精微论》。
⑤ 病形篇：即《灵枢·邪气脏腑病形》。
⑥ 应象论：即《素问·阴阳应象大论》。
⑦ 《素问·太阴阳明论》说："食饮不节，起居不时者，阴受之……入五脏，则䐜满闭塞。"
⑧ 方宜论：即《素问·异法方宜论》。

内而后肿于外者为实；先肿于外而后胀于里者为虚。小便黄赤、大便秘结为实；小便清白、大便溏泄为虚。滑数有力为实；弦浮微细为虚。色红、气粗为实；色悴、声短为虚。凡诸实证，或六淫外客，或饮食内伤，阳邪急速，其至必暴，每成于数日之间；若是虚证，或情志多劳，或酒色过度，日积月累，其来有渐，每成于经月之后。然治实颇易，理虚恒难。虚人气胀者，脾虚不能运气也；虚人水肿者，土虚不能制水也。水虽制于脾，实则统于肾。肾本水脏而元阳寓焉，命门火衰，既不能自制阴寒，又不能温养脾土，则阴不从阳而精化为水，故水肿之证多属火衰也。丹溪以为湿热，宜养金以制木，使脾无贼邪之患；滋水以制火，使肺得清化之权。夫制火固可保金，独不虑其害土乎？惟属热者宜之，若阳虚者岂不益其病哉？更有不明虚实，专守"下则胀已"之一法，虽得少宽于一时，真气愈衰，未几而肿胀再作，遂致不救，殊可叹也！

余于此证，察其实者，直清阳明，反掌收功，苟涉虚者，温补脾、肾，渐次康复，其有不大实亦不大虚者，先以清利见功，继以补中调摄。又有标实而本虚者，泻之不可，补之无功，极为危险。在病名有鼓胀与蛊胀之殊：鼓胀者中空无物，腹皮绷急，多属于气也；蛊胀者，中实有物，腹形充大，非虫即血。在女科有气分与血分之殊。气分者，心胸坚大而病发于上，先病水胀而后经断；血分者，血结胞门而病发于下，先因经断而后水胀。在治法有理肺与理脾之殊：先喘而后胀者，治在肺；先胀而后喘者，治在脾。以上诸法，此其大略也。若夫虚实混淆，阴阳疑似，贵在临证之顷，神而明之，其免于实实虚虚之害乎！若四肢不肿，但腹胀者，名单腹胀，难愈。（《医宗必读》）

〔按语〕

本文主论水肿，兼论胀满。作者在引证多节《内经》原文以后，对肿胀的病位与病机，概括归属于脾、肺、肾三脏。并对肿胀的阴阳虚实证，作了仔细的辨别，并提出了治疗原则。作者对此证的治疗经验，主要为"察其实者，直清阳明，反掌收功；苟涉虚者，温补脾、肾，渐次康复"。文中还对鼓胀与蛊胀等病作了鉴别，均可作为临床参考。

肿胀的辨证

肿胀之病，原有内外之分。盖中满者谓之胀，而肌肤之胀者亦谓之胀；若以肿言，则单言肌表，此其所以当辨也。但胀于内者，本由脏病，而肿于外者，亦无不由乎脏病。但脏气之病各有不同，虽方书所载，有湿、热、寒、暑、血、气、水、食之辨，然余察之经旨，验之病情，则惟在水、气二字，足以尽之。故凡治此证者，不在气分，则在水分，能辨此二者，而知其虚实，无余蕴矣。病在气分，则当以治气为主；病在水分，则当以治水为主。然水气本为同类，故治水者当兼理气，盖气化水自化也；治气者亦当兼水，以水行气亦行也。此中玄妙，难以尽言。兹虽条列如左，然运用之法，贵在因机变通也。

病在气分者，因气之滞。如气血之逆，食饮之逆，寒热风湿之逆，气虚不能运化之逆，但治节有不行者，悉由气分，皆能作胀。凡气分之病，其色苍，其内坚，其胀或连胸胁，其痛或及脏腑。或倏而浮肿者，阳性急速也；或自上及下者，阳本乎上也，或通身尽肿者，气无不至也；有随按而起者，如按气囊也。然此虽皆气分，而气病有不同。故有气热而胀者，曰诸腹胀大，皆属于热也；有气寒而胀者，曰胃中寒则䐜胀，曰脏寒生满病也，有气湿而胀者，曰诸湿肿满，皆属于脾也；有气虚而胀者，元气虚也，曰足太阴虚则鼓胀也；有气实而胀者，邪气实也，曰肾气实则胀，曰脾气实则腹胀，曰胃气实则胀也。凡此虽皆胀病，而治之则全在察其虚实。大都阳证多热，热证多实；阴证多寒，寒证多虚。先滞于内而后及于外者多实；先肿于表而渐及于内，或外虽胀而内不胀者多虚。小便红赤，大便秘结者多实；小便清白，大便稀溏者多虚。脉滑有力者多实；弦浮微细者多虚。形色黄红，气息粗长者多实；形容憔悴，声音短促者多虚。年青少壮，气道壅滞者多实；中衰积劳，神疲气怯者多虚。虚实之治，反如冰炭，若误用之，必致害矣。

病在水分者，以阴胜于阳而肌肤皆肿，此与气证本有不同。凡水之为病，其色明润，其皮先薄，其肿不速，每自下而上，按肉如泥，肿有分界，盖阴本于下而浸渍有渐，皆水病之证也。观《水胀篇》言寒气之胀，按其腹窅而不起。水肿之病，以手按其腹随手而起，如囊裹水之状，此其候也。然以愚见及察之证验，则若与此论相反。盖凡是水证，必按之窅而不起，此其水在肉中，如糟如泥，按之而散，猝不能聚，未必如水囊之比。凡随按随起者，亦惟虚无之气，其速乃然，故辨当若此也。凡欲辨水气之异者，在欲辨其阴阳耳！若病在气分，则阳证阴证皆有之，若病在水分，则多为阴证。何也？盖水之与气，虽为同类，但阳旺则气化，而水即为精，阳衰则气不化，而精即为水，故凡病水者，本即身中之血气，但其为邪为正，总在化与不化耳！水不能化，因气之虚，岂非阴中无阳乎？此水肿之病，所以多属阳虚也。然水主于肾，气主于肺。水渍于下而气竭于上，所以下为肿满，上为喘急，标本俱病，危斯急矣。此当速救本原，庶保万一；倘以虚喘作实邪，而犹然泄肺，无不败矣。

少年纵酒无节，多成水鼓。盖酒为水谷之液，血亦水谷之液，酒入中焦，必求同类，故直走血分。经曰。饮酒者，卫气先行皮肤，先充络脉，此之谓也。然血者神气也，属阴而性和，酒者，淫气也，属阳而性悍，凡酒入血分，血欲静而酒动之，血欲藏而酒逐之，故饮酒者身面皆赤，此入血之征，亦散血之征也。扰乱一番，而血气能无耗损者，未之有也。但年当少壮，则随耗随生，固无所觉，及乎血气渐衰，则所生不偿所耗，而且积伤并至，病斯见矣。故或致血不养筋，则为中风；或致伤脾，则为痰饮、泻痢；或湿热上浮，则为喘汗、鼻渊；或流于筋骨，则为瘈疭、疼痛，或致动血、伤精，则为劳损、吐衄；或致伤肌腐肉，则为烂疮、痔漏；其有积渐日久而成水鼓者，则尤多也。盖酒性本湿，壮者气行则已，酒即血也，怯者著而成病，酒即水也。不惟酒为水，而血气既衰，亦皆随酒而悉为水矣。所以凡治水鼓者，必当以血气为主，而养阴利湿，是诚善矣。奈无知少年，初不知畏，而惟酒是耽，此其浸渍已非一日，致令血气天真败极至此，又岂能以旦夕挽回者哉？故于诸鼓之中，则尤以酒鼓为最危难治之证。尝有一杜康之徒，不信予说，云公为此言，其亦过矣。兹见有某人者，以酒为生，自朝继暮，今年已若干，未闻其病，岂酒果伤人者耶？是不知若人者，惟千百中之一二，而天禀之特出者也；不然，何善饮者如此其多，而寿于饮者仅见其人，则其他之困于此者，从可知矣。使不有斯人之禀，而有斯人之嗜，吾恐其不免于斯矣。（《景岳全书》）

肿胀证治（一）

肿胀之病，皆由中而形于外者，有气与水之分也。使见之不确，必治之有误。气胀者，其色苍，其内坚；或连胸腹而无界限，随按随起，气速易平，如鼓皮焉；或倏而浮肿者，阳性自速也；或自上而始者，阳本乎上也；或通身尽肿者，气无不至也。然有寒热虚实之辨，大都阳证多热、属实；阴证多寒、属虚。先胀于内，而后及于外者，多实；先胀于外而后及于内，或外胀而内不甚胀者，多虚。脉滑有力者，多实；浮弦微细者，多虚。兼察乎形色老少，与夫二便气力，自昭然矣。夫气何以为病也？其病在肺，其源在脾，其贼在肝。木若安位，不至克土，则脾司运化，能使心肺之阳下降，肝肾之阴上升，而成天地之泰交，是为平人。然又有七情内伤，六淫外感，饮食失节，房劳致虚，脾土之阴受伤，运化之官失职，胃虽受谷，不能运化，清浊相混，郁而为热，热留为湿，湿热相生，遂成胀满。本无形之气为病，难作有形之症以治，医者宜补其脾，又须制火养肺，金旺制木，使脾无贼邪之害，则运化行而水谷消矣。又看所挟而兼用药，挟气则散气，挟血则破血，挟寒则温寒，挟热则清热，挟水则利水，挟风则祛风，自无不愈。

水肿者，其色明润，其皮光薄，其肿不速，肿有分界，阴本乎下，其浸渍自下渐上，阴中无阳也。按之窅①而不起，以水在肉中，如糟如泥，按而散之，猝不能聚也。其病为脾、肺、肾三脏相干之症。盖水为至阴，其本在肾；水化于气，其标在肺；水惟畏土，其制在脾。今肺虚则气不化精而化水，脾虚则土不制水而反克肾，肾虚则水无所主而妄行，水不归经，则逆而上泛，故传于脾而肌肉浮肿，传于肺则气息喘急，虽三脏各有所干，而其本则在肾。《内经》曰："肾者，胃之关也。关门不利，故聚水而从其类也。"② 夫关门何以不利？以阴中无火，是无阳也，故气不化，水道不通，溢而为肿。治者惟补命门之火，使下焦之真气得行，始能传化；滋肾中之水，使下焦之真水得位，始能分清。故惟薛立斋加减金匮肾气汤③，无有出其右者矣。肾为先天生气之源，峻补命门，则元气复，而后天胃气生之有本，土旺能生金，且水安火息，肺气舒矣。是方实三经悉顾者也。后人用之必须重剂，始能注下，或汤药不顺，为丸服之，但桂、附须重，勿拘古方分量，相体而裁之，乃为善用。（《罗氏会约医镜》）

---

① 窅（yǎo 咬）：深凹的意思。
② 见《素问·水热穴论》。
③ 加减金匮肾气汤：方由茯苓、制附子、牛膝、官桂、泽泻、车前子、山萸、山药、丹皮、熟地组成。

肿胀证治（二）

肿胀证，大约肿本乎水，胀由乎气。肿分阳水、阴水。其有因风、因湿、因气、因热，外来者为有余，即为阳水。因于大病后，因脾、肺虚弱，不能通调水道；因心火克金，肺不能生肾水，以致小便不利；因肾经阴亏，虚火烁肺金而溺少，误用行气分利之剂，渐至喘急痰盛，小水短赤，酿成肿证，内发者为不足，即为阴水。

若胀病之因更多，所胀之位各异。或因湿、因郁、因寒、因热、因气、因血、因痰、因积、因虫，皆可为胀；或在脏、在腑、在脉络、在皮肤、在身之上下表里，皆能作胀；更或始因于寒，久郁为热，或始为热中，末传寒中。且也胀不必兼肿，而肿则必兼胀，亦有肿胀同时并至者，其病形变幻不一，其病机之参伍错综，更难叙述。故案中诸症，有湿在下者，用分利；有湿在上中下者，用分消；有湿而著里者，用五苓散，通达膀胱；有湿郁热兼者，用半夏泻心法，苦辛通降；有湿热气郁积者，用鸡金散①加减，消利并行；有气血郁积，夹湿热之邪，久留而不散者，用小温中丸，清理相火，健运中州；有湿热与水寒之气交横，气喘溺少，通身肿胀者，用禹余粮丸②，崇土制水，暖下泄浊，有寒湿在乎气分，则用姜、附；有寒湿入于血分，则用桂、附；有湿上甚为热，则用麻、杏、膏、苡等味，清肃上焦之气；有湿下著为痹，则用加味活络等剂，宣通下焦之郁，有藉乎薤白、瓜蒌者，滑润气机之痹结于腹胁也；有藉乎制黄、归尾者，搜逐血沫之凝涩于经隧也，有藉乎玉壶、控涎、神保③、神芎④者，视其或轻或重之痰饮水积而驱之也。此皆未损夫脏气，而第在腑之上下，膜之表里者也。若有胃阳虚者，参、苓必进；脾阳衰者，术、附必投；更有伤及乎肾者，则又需加减八味、济生等丸矣。其他如养阳明之大半夏汤，疏厥阴之逍遥散，盖由证之牵连而及，是又案中法外之法也已。（《临证指南医案》）

水肿论

病机之切于人身者，水火而已矣。水流湿，火就燥；水柔弱，火猛烈；水泛溢于表里，火游行于三焦。拯溺救焚，可无具以应之乎？经谓二阳结谓之消，三阴结谓之水，手足阳明热结而病消渴。火之为害，已论之矣。而三阴者，手足太阴脾、肺二脏也。胃为水谷之海，水病莫不本之于胃经，乃以之属脾、肺者，何耶？使足太阴脾足以转输水精于上，手太阴肺足以通调水道于下，海不扬波矣。惟脾、肺二脏之气结而不行，后乃胃中之水日蓄，浸灌表里，无所不到也。是则脾、肺之权可不伸耶？然其

---

　①　鸡金散：方由鸡内金、沉香、砂仁、陈香、橼皮组成。
　②　禹余粮丸：方由禹余粮、蛇含石、针砂、羌活、川芎、三棱、莪术、白蔻、白蒺藜、陈皮、青皮、木香、大茴、牛膝、当归、炮姜、附子、肉桂组成。
　③　神保：神保丸，方由木香、胡椒、干蝎、巴豆组成。
　④　神芎：神芎丸，方由生大黄、黄芩、生牵牛、滑石、黄连、薄荷叶、川芎组成。

权尤重于肾，肾者胃之关也。肾司开阖，肾气从阳则开，阳太盛则关门大开，水直下而为消；肾气从阴则阖，阴太盛则关门常阖，水不通而为肿。经又以肾本、肺标，相输俱受为言，然则水病以脾、肺、肾为三纲矣。于中节目，尤难辨晰。《金匮》分五水之名及五脏表里主病，彻底言之，后世漫不加察，其治水辄宗霸术，不能行所无事，可谓智乎？五水者，风水、皮水、正水、石水、黄汗也。风水，其脉自浮，外证骨节疼痛，恶风，浑是伤风本证，从表治之宜矣。皮水，其脉亦浮，外证胕肿，按之没指，不恶风，其腹如鼓，不渴，当发其汗。证不同而治同，其理安在？则以皮毛者，肺之合也，肺行荣卫，水渍皮间，荣卫之气膹郁不行，其腹如鼓，发汗以散皮毛之邪，外气通则内郁自解耳！正水，其脉沉迟，外证自喘，北方壬癸自病，阳不上通，关门闭而水日聚，上下溢于皮肤，胕肿腹大，上为喘呼，不得卧，肾本、肺标，子母俱病也。石水，其脉自沉，外证腹满不喘，所主在肾，不合肺而连肝，经谓肝肾并沉为石水，以其水积胞中，坚满如石，不上大腹，适在厥阴所部，即少腹疝瘕之类也。不知者每治他病，误动其气，上为呕逆，多主死也。《巢氏病源》谓石水自引两胁下胀痛，或上至胃脘则死，虽不及于误治，大抵肝多肾少之证耳！黄汗汗如柏汁，其脉沉迟，身发热，胸满，四肢头面肿，久不愈，必致痈脓，阴脉阳证，肾本、胃标，其病皆胃之经脉所过，后世名之瘅水者是也。夫水饮入胃不行，郁而为热，热则荣卫之气亦热，热之所过，末流之患不可胜言，皆从瘅水而浸淫不已耳！然水在心之部，则郁心火炳明之化；水在肝之部，则郁肝木发生之化；水在肺之部，则孤阳竭于外，其魄独居；水在脾之部，则阴竭于内而谷精不布；水在肾之部，不但诸阳退伏，即从阳之阴，亦且退伏，孤阴独居于下而隔绝也。故胃中之水，惟恐其有火，有火仍属消渴，末传中满之不救；肾中之水，惟恐其无火，无火则真阳灭没而生气内绝。其在心之水遏抑君火，若得脾土健运，子必救母，即在肝、在肺、在肾之水，脾土一旺，水有所制，犹不敢于横发，但当怀山襄陵①之日，求土不委颓②足矣，欲土宜稼穑，岂不难哉？夫水土平成，以神禹③为师；医门欲平水土，不师仲景而谁师乎？（《医门法律》）

水肿的治法

凡水肿等证，乃脾、肺、肾三脏相干之病。盖水为至阴，故其本在肾；水化于气，故其标在肺；水惟畏土，故其制在脾。今肺虚，则气不化精而化水；脾虚则土不制水而反克，肾虚则水无所主而妄行。水不归经，则逆而上泛，故传入于脾而肌肉浮肿；传入于肺则气息喘急；虽分而言之，而三脏各有所主，然合而言之，则总由阴胜之害，而病本皆归于肾。《内经》曰：肾为胃关，关门不利，故聚水而从其类也。然关门何以

---

① 怀山襄陵：指洪水包绕山陵。
② 委颓：衰败。
③ 神禹：指夏禹。传说中古代部落联盟领袖，奉命治理洪水。领导人民疏通江河，导流入海，并兴修沟渠，发展农业。

不利也？经曰："膀胱者，州都之官，津液藏焉，气化则能出矣。"夫所谓气化者，即肾中之气也，即阴中之火也。阴中无阳，则气不能化，所以水道不通，溢而为肿。故凡治肿者，必先治水；治水者，必先治气。若气不能化，则水必不利，惟下焦之真气得行，始能传化；惟下焦之真水得位，始能分消。求古治法，惟薛立斋先生加减金匮肾气汤，诚对证之方也。余屡用之无不见效，此虽壮水之剂，而实即脾、肺、肾三脏之正治也。何也？盖肾为先天生气之源，若先天元气亏于下，则后天胃气失其所本，而由脾及肺，治节所以不行，是以水积于下，则气壅于上，而喘胀由生，但宜峻补命门，使气复元，则三脏必皆安矣。今论其方，如所用桂、附以化阴中之阳也；熟地、山药、牛膝，以养阴中之水也；茯苓、泽泻、车前子，以利阴中之滞也。此能使气化于精，即所以治肺也；补火生土，即所以治脾也；壮水通窍，即所以治肾也。此方补而不滞，利而不伐，凡病水肿于中年之后，及气体本弱者，但能随证加减用之，其应如响，诚诸方之第一，更无出其右者。

证有全由脾、肺不足，而为肿胀者，治宜以四君、归脾之属为主，固是正治之法，然亦须兼补命门。盖脾土非命门之火不能生，肺气非命门之火不能化。人知土能制水，而不知阳实制阴；人知气化为精，而不知精化为气也。虚则补母，正此之谓。

凡素禀阳盛，三焦多火而病为水肿者，其证必烦渴、喜冷，或面赤、便结，或热而喘嗽，或头面皆肿，或脉见滑实，此湿热相因，阴虚之证也。凡辛香燥热等剂，必所不堪，宜用六味地黄汤，加牛膝、车前、麦冬之类，大剂与之。其有热甚者，宜加减一阴煎，加茯苓、泽泻、牛膝、车前之类主之。其有虚中挟实，胸膈不清，宜加陈皮、白芥子之类佐之。若生平不宜熟地者，则单用生地亦可。但此等壮水等剂，必十余服后，方可望效，若先克伐致虚者，其效尤迟，慎毋欲速自求伊戚①也。

凡年少纵酒，致为湿热所乘，元气尚强，脉实有力而不便于温补者，此当逐去湿热，亦能速效，宜禹功散②、导水丸③、浚川散④、三花神祐丸⑤之类，皆可择用。泻后宜薄滋味、戒饮酒，久之方可复元。

古法治肿，大都不用补剂而多用去水等药，微则分利，甚则推逐。如五苓散、五淋散、五皮散、导水茯苓汤⑥之类，皆所以利水也；如舟车神祐丸⑦、浚川散、禹功散、十枣汤之类，皆所以逐水也。再如巴豆、朴硝、针砂、滑石、三棱、蓬术、麝香、琥珀、土狗、地龙、田螺、水蛭、鲤鱼、鲫鱼、萝卜子、苏子、商陆、葶苈、杏仁、防己、秦艽、木瓜、瞿麦、通草、厚朴、赤小豆、猪苓、海金沙、五加皮、大腹皮、羌活、独活之类，无非逐水利水之剂，但察其果系实邪，则此等治法，诚不可废，但必

---

① 自求伊戚：亦作自诒（或作贻）伊戚。自己寻烦恼。
② 禹功散：方由黑牵牛、茴香组成。
③ 导水丸：方由大黄、黄芩、滑石、牵牛组成。
④ 浚川散：方由大黄、牵牛、郁李仁、芒硝、甘遂、木香组成。
⑤ 三花神祐丸：方由芫花、牵牛、大戟、甘遂、大黄、轻粉组成。
⑥ 导水茯苓汤：方由赤茯苓、麦冬、泽泻、白术、桑白皮、紫苏、槟榔、木瓜、大腹皮、陈皮、砂仁、木香组成。
⑦ 舟车神祐丸：方由黑牵牛、大黄、甘遂、大戟、芫花、青皮、橘红、木香、槟榔、轻粉组成。

须审证的确，用当详慎也。凡今方士所用，则悉皆此类，故能晚服而早通，朝用而暮泻，去水斗许，肿胀顿消，效诚速也；但彼不顾人之虚实，不虑人之死生，惟以见效索谢而去。不知随消随胀，不数日而腹胀必愈甚，苟以衰年积损之证，而复遭此劫，则百无一生矣！

水肿证以精血皆化为水，多属虚败，治宜温脾补肾，此正法也。然有一等不能受补者，则不得不从半补；有并半补亦不能受者，则不得不全用分消。然以消治肿，惟少年之暂病则可，若气血既衰，而复不能受补，则大危之候也。故凡遇此辈，必须千方百计，务救根本，庶可保全。尝见有专用消伐而退肿定喘者，于肿消之后，必尪羸骨立，略似人形，多则半年，少则旬日，终无免者。故余之治此，凡属中年积损者，必以温补而愈，皆终身绝无后患。盖气虚者不可复行气，肾虚者不可复利水。且温补即所以化气，气化而全愈者，愈出自然；消伐所以逐邪，邪逐而暂愈者，愈由勉强。此其一为真愈，一为假愈，亦岂有假愈而果愈者哉？

无论气鼓、水鼓，凡气实可下者，宜用赤金豆[①]，或百顺丸[②]以渐利之。（《景岳全书》）

胀病论

胀病与水病，非两病也。水气积而不行，必至于极胀；胀病亦不外水裹、气结、血凝。而以治水诸法施之，百中无一愈者，失于师承无人，轻施妄投耳！……仲景谓水病气分，心下坚大如盘，边如旋杯，水饮所作。然则胀病岂无血分腹中坚大如盘者乎？多血少气，岂无左胁坚大如盘者乎？多气少血，岂无右胁坚大如盘者乎？故不病之人，凡有癥瘕、积块、痞块，即是胀病之根，日积月累，腹大如箕，腹大如瓮，是名单腹胀，不似水气散于皮肤面目四肢也。仲景所谓石水者，正指此也。胸中空旷，气食尚可从旁辗转，腹中大小肠、膀胱逼处，瘀浊占据，水不下趋而泛溢，无不至矣。《内经》明胀病之旨而无其治，仲景微示其端而未立法，然而比类推之，其法不啻详也。仲景与气分心下坚大如盘者，两出其方：一方治阴气结于心下，用桂枝去芍药，加麻黄附子细辛汤；一方治阳气结于心下，用枳术汤。夫胸中阳位，尚分阴气、阳气而异其治，况腹中至阴之处，而可不从阴独治之乎？阴气包裹阴血，阴气不散，阴血且不露，可驱其血乎？舍雄入九军单刀取胜之附子，更有何药可散其阴气，破其坚垒乎？推之两胁皆然，但分气血阴结之微甚，而水亦必从其类矣。此等比类之法，最上一乘，非中材所几，和盘托出，为引伸启发之助。（《医门法律》）

---

① 赤金豆：方由巴豆霜、皂角、附子、朱砂、轻粉、丁香、木香、天竺黄组成。
② 百顺丸：方由大黄、牙皂角组成。

鼓胀证治（一）

单腹张者，名为鼓胀，以外虽坚满而中空无物，其象如鼓，故名鼓胀。又或以气血结聚，不可解散，其毒如蛊，亦名蛊胀。且肢体无恙，胀惟在腹，故又名为单腹胀。此实脾胃病也。夫脾胃为中土之脏，为仓廪之官，其藏受水谷，则有坤顺之德，其化生血气，则有乾健之功。使果脾胃强健，则随食随化，何胀之有？此惟不善调摄，而凡七情、劳倦、饮食、房闱，一有过伤，皆能戕贼脏气，以致脾土受亏，转输失职，正气不行，清浊相混，乃成此证。凡治此者，若察其病由中焦，则当以脾胃为主，宜参、芪、白术、干姜、甘草之属主之；若察其病由下焦，则当以命门母气为主，宜人参、熟地、当归、山药、附子、肉桂之属主之。如果气有痞塞，难于纯补，则宜少佐辛香，如陈皮、厚朴、砂仁、香附、丁香、白芥子之属。如或水道不利，湿气不行，则当助脾行湿，而佐以淡渗，如猪苓、泽泻、茯苓之属。若诸药未效，仍当灸治如后法。以上诸法，大略如此。然病成单鼓，终非吉兆，必其伤败有渐，然后至此，使非尽扫尘务，加意调理，则未有或免者矣。

治胀当辨虚实。若察其果由饮食所停者，当专去食积；因气而致者，当专理其气；因血逆不通而致者，当专清其血。其于热者寒之，结者散之，清浊混者分别之，或升降其气，或消导其邪，是皆治实之法也。但凡病肿胀者，最多虚证，若在中年之后，及素多劳伤，或大便溏泄，或脉息弦虚，或声色憔悴，或因病后，或因攻击太过，而反致胀满等证，则皆虚实之易见者也。诸如此类，使非培补元气，速救根本，则轻者必重，重者必危矣。若虚在脾、肺者，宜四君子汤、归脾汤之类主之；若脾虚兼寒者，宜理中汤、温胃饮、五君子煎①；若脾虚兼痰者，宜六君子汤；若肾虚兼痰者，宜金水六君煎②；若虚在肝肾者，宜六味地黄汤；若肾虚兼寒者，宜理阴煎或八味地黄丸；甚者加减金匮肾气汤主之。若以虚证而妄行消伐，则百不活一矣。其有果以少壮停滞，或肝强气逆，或时气亢害为邪者，方可直攻其病，但辨之宜详，不可忽也。

凡外感毒风，邪留肤腠，则亦能忽然浮肿，如东垣所谓八益之邪③自外入者是也。然其来必速，其证则必有脉紧及头痛、骨痛等证，方是外感之候，先宜解散其邪，如正柴胡饮、小柴胡汤、败毒散④、参苏饮、葛根葱白汤⑤之类，随宜用之。若风因火炽而表里俱热，宜芍药清肝散⑥，或龙胆泻肝汤之类主之。若邪传入里，太阳阳明并病而胃实热甚，必日晡潮热，大渴引饮者，白虎汤主之。若大实大满而热结不退者，大承

---

① 五君子煎：方由人参、白术、茯苓、甘草、干姜组成。
② 金水六君煎：方由当归、熟地、陈皮、半夏、茯苓、甘草组成。
③ 八益之邪：指外感病邪。《内外伤辨》说："按《阴阳应象大论》云：'天之邪气，感则害人五脏。'是八益之邪"。
④ 败毒散：即人参败毒散，方由人参、茯苓、枳壳、甘草、川芎、羌活、独活、前胡、柴胡、桔梗组成。
⑤ 葛根葱白汤：方由葛根、芍药、川芎、知母、生姜、葱白组成。
⑥ 芍药清肝散：方由白术、川芎、防风、羌活、桔梗、滑石、石膏、芒硝、黄芩、薄荷、荆芥、前胡、甘草、芍药、柴胡、山栀、知母、大黄组成。

气汤或百顺丸下之。若少阳阳明并病，寒热往来，满而实者，宜大柴胡汤下之，《五常政大论》曰："下之则胀已"，此之类也。（《景岳全书》）

鼓胀证治（二）

鼓胀数年而不死者，必非水鼓。水鼓之证，不能越于两年，未有皮毛不流水而死者。今二三年不死，非水鼓，乃气鼓、血鼓、食鼓、虫鼓也。但得小便利而胃口开者，俱可治。方用茯苓五两，人参、大黄、萝卜子各一两，雷丸三钱，白术五钱，附子一钱，水十碗，煎汤二碗，早服一碗，必然腹内雷鸣，少倾必下恶物满桶，急拿出倾去，再换桶即以第二碗继之，又大泻大下，至黄昏而止，淡淡米饮汤饮之不再泻。然人弱极矣，方用人参、白芥子各一钱，茯苓五钱，薏苡仁一两，山药四钱，陈皮五分，水煎服，一剂即愈。忌食盐者一月，犯则无生机矣。先须断明，然后用药治之。鼓胀之病，年久不死，原是可救，所以用下药以成功，非土郁之中有水积；若果水证，早早死矣，安能三年之未死也。然而虽非水证，而水必有壅阻之病，方中仍用茯苓为君，以雷丸、大黄为佐，不治水而仍治水，所以奏功如神也。

水鼓，满身皆水，按之如泥者是。若不急治，水流于四肢，而不得从膀胱出，则变为死证而不可治矣。方用决流汤：牵牛、甘遂各二钱，肉桂三分，车前子一两，水煎服。一剂而水流斗余，二剂即全愈；断不可与三剂也，与三剂，反杀之矣。盖牵牛、甘遂，最善利水，又加之车前，肉桂，引水以入膀胱，但利水而不走气，不使牵牛、甘遂之过猛，利水并走气也。但此二味毕竟性猛，多服伤人元气，故二剂逐水之后，断宜屏绝，须改用五苓散调理二剂，又用六君子汤以补脾可也。更须忌食盐，犯则不救。

气鼓乃气虚作肿，似水鼓而非水鼓也。其证一如水鼓之状，但按之皮肉不如泥耳。必先从脚面肿起，后渐渐肿至上身，于是头面皆肿者有之。此等气鼓必须健脾行气，加利水之药，则可救；倘亦以水鼓法治之，是速之死也。宜消气散：白术、薏仁、茯苓各一两，肉桂、甘草各一分，枳壳五分，山药五钱，人参、车前子、萝卜子、神曲各一钱，水煎服，日日一剂。初服觉有微碍，久则日觉有效，十剂便觉气渐舒，二十剂而全消，三十剂而全愈。此方健脾而仍是利水之品，故不伤气，奏功虽缓，而起死实妙也。然亦必禁食盐，三月后可渐渐少用矣，即秋石亦不可用，必须三月后用之。

虫鼓，惟小腹作痛，而四肢浮胀不十分之甚，面色红而带点，如虫蚀之象，眼下无卧蚕微肿之形，此是虫鼓也，必须杀虫可救。然过于峻逐，未免转伤元气，转利转虚，亦非生之道。方用消虫神奇丹。雷丸、神曲、茯苓、白矾各三钱，当归、鳖甲醋炙各一两，鲜地栗粉一两，取汁一茶瓯，车前子五钱，水煎服。一剂即下虫无数，二剂虫尽出矣。虫去而鼓自消，不必用三剂也。盖雷丸最善逐虫去秽，而鳖甲、地栗，更善化虫于乌有。然虫之生必有毒结于肠胃之间，故又用白矾以消之。诚虑过于峻逐，又佐之当归以生血，新血生而旧瘀去，更佐之茯苓、车前，分利其水气，是虫从大便而出，而毒从小便而行，自然病去如扫矣。但此药服二剂后，必须服四君、六君汤去甘草，而善为之调理也。

血鼓之证，其由来渐矣。或跌闪而血瘀不散，或忧郁而血结不行，或风邪而血畜不发，遂至因循时日，留在腹中，致成血鼓。饮食入胃，不变精血，反去助邪，久则胀，胀则成鼓矣。倘以治水法逐之，而证犯非水，徒伤元气；倘以治气法治之，而证犯非气，徒增饱满，是愈治而愈胀矣。宜消瘀荡秽汤：水蛭三钱（必须炒黑，大约一两炒黑，取末用三钱），当归二两，雷丸、红花、枳实、白芍、牛膝各三钱，桃仁四十粒（去皮尖捣碎），水煎服。一煎即下血斗余，再煎即血尽而愈。盖血鼓之证，惟腹胀如鼓，而四肢手足并无胀意，故血去而病即安也。服此方一剂之后，切勿再与二剂，当改用四物汤调理，于补血内加白术、茯苓、人参，补气而利水，自然全愈；否则血鼓虽痊，恐成干枯之证。（《石室秘箓》）

汗为人身津液所化

方书多言血与汗异名而同类。丹溪因之，遂有"在内为血，在外为汗"之论。似乎血即是汗，汗即是血矣。岂知血与汗之由来，有不可以同类并言者。经云：心主血，血生于心[1]。又云：肾主五液，入心为汗。又云：汗者，心之液[2]。此言汗为心之液，而非曰心之血。血生于心，统于脾，藏于肝，而其原则自水谷之精气，受于中焦，变化取汁，和调于五脏，洒陈于六腑，以奉生身者也。若夫汗则为人身之津液，因腠理疏，皮毛不能外卫，风、暑、湿、热之邪干之，则蒸然发出，津津[3]而为汗。是汗乃身之阳气所化，故曰："阳加于阴，谓之汗。"[4] 当云在内为气，在外为汗。此可以气言，而不可以血类也。庸有在外之汗，而可以在内之血混言之乎？人之一身，有涕、泪、涎、唾、便、溺，皆属一水之化，而发于九窍之中。故鼻之所出曰涕，目之所出曰泪，口之所出曰唾、曰涎，二阴之所出曰便、溺，而皮毛之所泄则曰汗。汗可以血类之，则涕、泪、唾、涎、便、溺，亦可以血言之矣？！（《质疑录》）

〔按语〕

本文作者认为汗为人身之津液通过阳气所化，而不能直接说汗即是血。但《景岳全书》又提出"汗由血液，本乎阴也"。《灵枢·营卫生会》有"夺血者无汗，夺汗者无血"之说，这是符合于临床实际的。

---

① 《素问·痿论》说："心主身之血脉。"《素问·阴阳应象大论》说："心生血。"
② 《素问·宣明五气篇》说："心为汗。"
③ 津津：满溢的样子。
④ 见《素问·阴阳别论》。

汗论 (一)

汗也者，合阳气、阴精蒸化而出者也。《内经》云："阳之汗，以天地之雨名之。"① 盖汗之为物；以阳气为运用，以阴精为材料。阴精有余，阳气不足，则汗不能自出，不出则死。阳气有余，阴精不足，多能自出，再发则痉，痉亦死；或熏灼而不出，不出亦死也。其有阴精有余，阳气不足，又为寒邪肃杀之气所搏，不能自出者，必用辛温味薄急走之药，以运用其阳气，仲景之治伤寒是也。《伤寒》一书，始终以救阳气为主。其有阳气有余，阴精不足，又为温热升发之气所铄，而汗自出，或不出者，必用辛凉以止其自出之汗，用甘凉甘润，培养其阴精为材料，以为正汗之地②。本论③之治温热是也。本论始终以救阴精为主，此伤寒所以不可不发汗，温热病断不可发汗之大较也。唐宋以来，多昧于此，是以人各著一伤寒书，而病温热者之祸亟矣。呜呼！天道欤？抑人事欤？(《温病条辨》)

〔按语〕

本文选自《温病条辨》。作者吴瑭，字鞠通，清代江苏淮阴人。其著作还有《医医病书》、《吴氏医案》。由于吴氏经历了多次温热病的流行，因而他很专心于温热病的研究。最初他看到吴又可的《温疫论》，认为虽是"议论宏阔"，而法度不免"支离驳杂"，感到不甚满意。继得读叶桂医案，认为叶氏"持论平和，立法精细"，觉得很可取法。以后不断地通过临证实践，写成《温病条辨》等书。吴氏的温热学说，主要是以分辨阴阳水火的理论作为主导思想的，他体验到热能伤肺，温热之邪先犯上焦，便采用了三焦辨证纲领，以区别于伤寒六经分证；体验到阳能伤阴，温热之邪最易耗液，便大力倡导了养阴保液治法，以区别于伤寒之着重扶阳保阳之法。这些，都是吴氏对温热学说的重要贡献。

《汗论》突出地论述了"汗之为物，以阳气为运用，以阴精为材料"。故对汗病的辨证与治疗时，均从阳气与阴精两方面进行考虑，也是伤寒病与温热病在治疗上的主要区别点之一。

汗论 (二)

不得汗：虽被覆、火灼亦无汗，初发定在半表半里，至于传变，有出表者，有入里者，有表里分传者。凡见有表复有里之病，必先攻里，里邪去而后得汗；若里气壅滞，阳气不舒，四肢且厥，安能气液蒸蒸以达长此，如水注闭其后窍，不能涓滴。凡见表里分传之证，务宜承气，里气一通，不待发散，多有自能汗解；不然者，虽大剂

---

① 见《素问·阴阳应象大论》。
② 正汗之地：意谓正常汗液的基础。地，基。
③ 本论：指《温病条辨》一书而言。

麻黄汤连进，非惟一毫无汗，且加烦躁矣。

战汗：邪先表后里，忽得战汗，经气舒泄，当即脉静身凉，烦渴顿除。若应下失下，气消血耗，欲作战汗，但战而不汗者危，以中气亏歉，但能陷降，不能升发也。次日当期复战，厥回、汗出者生；厥不回、汗不出者死，以正气脱，不胜邪也。战而厥回无汗者，真阳尚在，表气枯涸也可使渐愈；战而不复，忽痉者必死。凡战不可扰动，但可温覆，扰动则战而中止，次日当期复战。

自汗：不因发散，自然汗出，邪欲去也。若身热大渴，脉长洪而数，宜白虎汤，得战汗方解。若下后得自汗，数日不止，热甚汗甚，热微汗微，此表有留邪，实病也。邪尽汗止，如不止者，柴胡汤①佐之，表解汗当自止。设有三阳经证，当照前用本经药加减法。若误认为表虚自汗，用实表止汗之剂则误矣。有里证，当盛暑，宜白虎汤，若面无神，唇刮白，表里无阳证，喜饮热畏冷，脉微，忽自汗，为虚脱，夜发昼死，昼发夜死，急当峻补，补不及者死。大病愈后数日，每饮食及惊动即汗，此表里虚怯，宜人参养荣汤，人参、麦冬、五味子、地黄、归身、白芍、知母、陈皮、甘草、黄芪。

盗汗：里证下后，得盗汗者，内有微邪也。凡人目瞑卫气行于阴，今内有伏热，两阳相搏，则腠理开而盗汗出。若伏热一尽，盗汗自止；如不止者，柴胡汤佐之。紫胡三钱，黄芩一钱，陈皮一钱，甘草一钱，生姜一钱，大枣二个，煎服。

愈后脉静身凉，数日后反得盗汗及自汗，属表虚，宜黄耆汤②。黄耆三钱，五味三钱，当归、白术各一钱，甘草五分。仍不止，加麻黄根钱半。如有热者，属实，不宜用此。

狂汗：邪将去而欲汗解，因其人禀素壮，阳气盛，不能顿开，忽然坐卧不安，发狂躁，少顷大汗而躁止，脉静身凉，霍然而愈。

发斑邪留血分，里气壅闭，则伏邪不得外透为斑，若下之，内壅一通，则卫气疏畅透表为斑，而邪外解矣。若下后斑渐出，不可更大下，设有宜下证，少与承气汤，缓缓下之。若复大下，中气不振，斑毒内陷则危，宜托里举斑汤。白芍、当归各一钱，升麻五分，白芷、柴胡各七分，川山甲（炙黄）二钱，水煎服。如下后斑渐出，复大下，斑毒复隐，反加循衣摸床，撮空理线，脉渐微者危。本方加人参一钱。补不及者死。若未下而先发斑者，设有下证，少与承气汤，须从缓下。

热结旁流，久痢清水，夺液不得汗。疫证失下，或挟热下利，脉沉，久不下之，致津液枯竭，后虽下里证去矣。脉虽浮，宜汗而不得汗，此为夺液无汗，然里邪既去，但得饮食少进，十数日后，中气利下，当作战汗而解。（《医碥》）

〔按语〕

有关汗的病证，可涉及许多急性和慢性疾病。本文对出汗异常情况进行了多方面的分析，对其病机和施治原则一一作了论述。在理论上有所发挥，并对临床实践具有

---

① 柴胡汤：小柴胡汤之通称。

② 黄耆汤：方由黄耆、白茯苓、熟地黄、肉桂、天门冬、麻黄根、龙骨、五味子、小麦、防风、当归、甘草组成。

指导作用。

汗病证治（一）

眠熟而汗出者曰盗汗，又名寝汗；不分坐卧而汗出者曰自汗。伤风、伤暑、伤寒、伤湿、痰咳等自汗，各载本门。其无病而常自汗出，与病后多汗，皆属表虚，卫气不固，荣血漏泄，宜黄芪建中汤，加浮麦少许煎，黄芪六一汤①，或玉屏风散。或身温如常而汗出冷者，或身体冷而汗亦冷，别无他病，并属本证。

有痰证冷汗自出者，宜七气汤②；有气不顺而自汗不止，须理气使荣卫调和，小建中汤加木香。

有病后多汗，服正元饮③诸重补剂不愈，惟八珍散④宜之。

若阴汗，惟密陀僧和蛇床子研末扑之，立止。

若服药汗仍出者，小建中汤加熟附子一钱（不去皮），或正元饮，仍以温粉扑之。大汗不止，宜于诸药入煅牡蛎粉一分，并吞朱砂丹⑤或茸朱丹⑥。

常自汗出，经年累月者，多用黑锡丹。久病及大病新愈汗出者，亦可用。此病不宜热补，须交济其阴阳自愈，当以灵砂丹⑦主之。凡此皆非为他病，而止病于汗者设，非谓有兼病者也。

若服诸药，欲止汗固表里，并无效验，药愈热而汗愈不收，只理心血。盖汗乃心之液，心无所养，不能摄血，故溢而为汗，宜用大补黄芪汤⑧，加炒酸枣仁半钱。有微热者，更加炒石斛半钱，兼下灵砂丹。

汗出如胶之粘，如珠之凝，及淋漓如雨，揩拭不逮者，难治。

应汗多而发虚热者，不当泥于热，宜用收敛之剂。汗出而有邪热者，其人若不渴，小柴胡汤加桂枝半钱，最良。

治心虚多汗，不睡：獖猪⑨心一个，破开带血，用人参二两，当归二两，装入心中煮熟，去二味药，止吃猪心，不满三四日，其病即愈。（《证治要诀》）

---

① 黄芪六一汤：方由黄芪、甘草组成。

② 七气汤：方由半夏、人参、桂、甘草组成。

③ 正元饮：方由红直、干姜、陈皮、人参、白术、甘草、茯苓、肉桂、川乌、附子、山药、川芎、乌药、干葛、黄芪组成。

④ 八珍散：方由人参、白术、黄芪、山药、白茯苓、粟米、甘草、扁豆组成。

⑤ 朱砂丹：方由朱砂、续随子、腻粉组成。

⑥ 茸朱丹：方由朱砂、草乌头、瞿麦穗、黄柏子组成。

⑦ 灵砂丹：方由水银、硫黄组成。

⑧ 大补黄芪汤：方由黄芪、防风、山萸、当归、白术、肉桂、川芎、甘草、五味子、人参、白茯苓、熟地、肉苁蓉组成。

⑨ 獖（fén 坟）猪：阉割过的猪。

汗病证治（二）

经云：阳之汗，以天地之雨名之。又云：阳加于阴，谓之汗。由是推之，是阳热加于阴，津散于外而为汗也。夫心为主阳之脏，凡五脏六腑表里之阳，皆心主之，以行其变化，故随其阳气所在之处，而气化为津，亦随其火扰所在之处，而津泄为汗。然有自汗、盗汗之别焉。夫汗本乎阴，乃人身之津液所化也。经云：汗者，心之液。又云：肾主五液。故凡汗症，未有不由心、肾虚而得之者。心之阳虚，不能卫外而为固，则外伤而自汗，不分寤寐，不因劳动，不因发散，溱溱①然自出，由阴蒸于阳分也。肾之阴虚，不能内营而退藏，则内伤而盗汗。盗汗者，即《内经》所云寝汗②也。睡熟则出，醒则渐收，由阳蒸于阴分也。故阳虚自汗，治宜补气以卫外；阴虚盗汗，治当补阴以营内。如气虚表弱，自汗不止者，仲景有黄芪建中汤，先贤有玉屏风散；如阴虚有火盗汗发热者，先贤有当归六黄汤、柏子仁丸③；如劳伤心神，气热汗泄者，先生用生脉、四君子汤；如营卫虚而汗出者，宗仲景黄芪建中汤，及辛甘化风法；如卫阳虚而汗出者，用玉屏风散、芪附汤、真武汤，及甘麦大枣汤，镇阳理阴方法，按症施治，一丝不乱，谓之明医也，夫复奚愧！（《临证指南医案》）

伤寒自汗盗汗论

伤寒自汗，何以明之？自汗者，谓不因发散而自然汗出者是也。《内经》曰：阳气卫外而为固也。卫为阳，言卫护皮肤，肥实腠理，禁固津液不得妄泄。汗者，干之而出，邪气干于卫气，气不能卫固于外，则皮肤为之缓，腠理为之疏，由是而津液妄泄。濈濈④然润，漐漐⑤然出，谓之自汗也。如发热自汗出而不愈，此卫气不和，风邪干于卫也。太阳中暍，汗出恶寒，身热而渴者，暑邪干于卫也；多汗出而濡，此其风湿甚者，湿邪干于卫也。是知卫气固护津液，不令妄泄，必为邪气干之而始出也。风寒暑湿之毒，为四时之气，中人则为伤寒，风与暑湿为邪，皆令自汗，惟寒邪伤人，独不汗出，寒伤荣而不伤卫，卫无邪气所干，则皮腠得以密，津液得以固，是以汗不出也。及其气渐入里，传而为热，则亦使自汗出也。盖热则荣卫通，腠理开，而汗泄矣。然自汗之证，又有表里之别，虚实之异焉。若汗出恶风及微恶寒者，皆表未解也，必待发散而后愈。至于漏不止而恶风，及发汗后恶寒者，又皆表之虚也。必待温经而后愈。诸如此皆邪气在表也。若汗出不恶寒者，此为表解而里未和也。经曰：阳明发热汗出，此为热越。又曰：阳明病发热汗多者，急下之。又非若邪气在表，而汗出之可缓也。

---

① 溱（zhēn 真）溱：汗出貌。
② 寝汗：见《素问·六元正纪大论》。
③ 柏子仁丸：方由柏子仁、半夏曲、牡蛎、人参、麻黄根、白术、五味子、净麸组成。
④ 濈（jí 辑）濈：出汗和平的样子。濈，和。
⑤ 漐（zhí 执）漐：出汗量少而不停。漐，小雨不止。

伤寒自汗之证为常也。设或汗出发润，与其出之如油，或大如贯珠，著身出而不流，皆为不治之证也。必手足俱周，遍身悉润，絷絷然一时间许，烦热已而身凉和，乃为佳矣。此则阴阳气和，水升火降，荣卫通流，邪气出而解者也。《内经》曰："阳之汗，以天地之雨名之。"此之谓也。

伤寒盗汗，何以明之？盗汗者，谓睡而汗出者也。自汗则或睡与不睡，自然而出也；盗汗者，不睡则不能汗出，方其睡也，湊湊①然出焉，觉则止而不复出矣。杂病盗汗者，责其阳虚也。伤寒盗汗者，非若杂病之虚，是由邪气在半表半里使然也。何者？若邪气一切在表，干于卫则自然汗出也，此则邪气侵行于里，外连于表邪，及睡则卫气行于里，乘表中阳气不致，津液得泄，故但睡而汗出，觉则气散于表而汗止矣。经云：微盗汗出反恶寒者，表未解也。又阳明病当作里实，而脉浮者云必盗汗，是犹有表邪故也。又三阳合病，目合自汗，是知盗汗为邪气在半表半里之间明矣。且自汗有为之虚者，有为之实者。其于盗汗之证，非若自汗有实者，悉当和表而已，不可不知也。(《伤寒明理论》)

〔按语〕

本文选自《伤寒明理论》。作者成无己，宋金时期聊摄人。

自汗盗汗证治

汗出一证，有自汗者，有盗汗者。自汗者，濈濈然无时，而动作则益甚。盗汗者，寐中通身汗出，觉来渐收。诸古法云：自汗者属阳虚，腠理不固，卫气之所司也。人以卫气固其表，卫气不固，则表虚自汗，而津液为之发泄也。治宜实表补阳。盗汗者属阴虚，阴虚者阳必湊之，故阳蒸阴分则血热，血热则液泄而为盗汗也。治宜清火补阴。此其大法，固亦不可不知也。然以余观之，则自汗亦有阴虚，盗汗亦多阳虚也。如遇烦劳大热之类，最多自汗。故或以饮食之火起于胃，劳倦之火起于脾，酒色之火起于肾，皆能令人自汗。若此者，谓非阳盛阴衰者而何？又若人之寤寐，总由卫气之出入，卫气者，阳气也，人于寐时，则卫气入于阴分。此其时，非阳虚于表者而何？所以自汗、盗汗，亦各有阴阳之证，不得谓自汗必属阳虚，盗汗必属阴虚也。然则阴阳有异，何以辨之？曰：但察其有火无火，则或阴或阳，自可见矣。盖火胜而汗出者，以火烁阴，阴虚可知也；无火而汗出者，以表气不固，阳虚可知也。知斯二者，则汗出之要无余义，而治之之法，亦可得其纲领矣。

汗由血液，本乎阴也。经曰：阳之汗，以天地之雨名之。其义可知。然汗发于阴而出于阳，此其根本，则由阴中之营气，而其启闭，则由阳中之卫气，故凡欲疏汗而不知营卫之盛衰，欲禁汗而不知橐籥之牝牡②，亦犹荡舟于陆，而驾车于海耳！吾知其不败不已也。

---

① 湊(còu 腠)湊：出汗聚集于皮肤。湊，腠的异体字，聚集。

② 橐籥之牝牡：橐籥，古代冶炼鼓风用的器具。橐是鼓风器，籥是送风的管子。牝指门闩的孔，牡指门闩。

汗证有阴阳：阳汗者，热汗也；阴汗者，冷汗也。人但知热能致汗，而不知寒亦致汗。所谓寒者，非曰外寒，正以阳气内虚，则寒生于中，而阴中无阳，则阴无所主，而汗随气泄。故凡大惊恐惧，皆能令人汗出，是皆阳气顿消，真元失守之兆。至其甚者，则如病后、产后，或大吐泻、失血之后，必多有汗出者，是岂非气去而然乎？故经曰："阴胜则身寒汗出，身常清①，数栗而寒，寒则厥，厥则腹满死。"② 仲景曰：极寒反汗出，身必冷如冰。是皆阴汗之谓也。故凡治阴汗者，但当察气虚之微甚：微虚者，略扶正气，其汗自收；甚虚者，非速救元气不可，即姜、桂、附子之属，必所当用。余别有治按在伤寒门战汗条中。

阳证自汗或盗汗者，但察其脉证有火，或夜热烦渴，或便热喜冷之类，皆阳盛阴虚也，宜当归六黄汤为第一，保阴煎③亦妙。其或阴分虽有微火而不甚者，宜一阴煎，或加减一阴煎之类主之。其有心火不宁，烦躁出汗者，宜朱砂安神丸、天王补心丹、生脉散之类主之。又有本非阴虚，只因内火熏蒸，血热而多汗者，宜正气汤④，或黄芩芍药汤、清化饮⑤之类主之。

阴证自汗或盗汗者，但察其内无火邪，又无火脉，便是气虚。阴证皆不可妄用凉药以败阳气，若止因气虚而火未衰者，宜三阴煎⑥、参归汤⑦、人参建中汤之类主之。若睡中盗汗而无火者，宜参苓散⑧、独参汤主之。若阳气俱虚者，宜参附汤、大建中汤之类主之。若气虚火衰之甚者，宜大补元煎、六味回阳饮⑨之类主之。卫气不固，腠理不密而易汗者，是亦阴证之属，宜黄芪六一汤、玉屏风散、芪附汤之类主之。

诸病误治，有不当汗而妄汗，或虽当汗而汗之太过者，皆汗多亡阳之证，是亦阴证之属。当察其虚之微甚：微虚者，宜三阴煎、五阴煎⑩、独参汤之类主之；大虚者，非大补元煎、六味回阳饮之类不可。

湿气乘脾者，亦能作汗。凡证有身重困倦，而脉见缓大，声音如从瓮中出者，多属湿证。若热湿胜者，但去其火而湿自清，宜用前阳证之法；寒湿胜者，但助其火而湿自退，宜用前阴证之法。或用玉屏风散、四君子汤、五君子煎之类，以健脾土之气，则湿去而汗自收。

收汗止汗之剂，如麻黄根、浮小麦、乌梅、北五味、小黑豆、龙骨、牡蛎之属，皆可随宜择用。

一曰：黄芪得防风而力愈大。一曰：官桂最能实表。

---

① 清：应为凊（jìng 敬），凉。
② 见《素问·阴阳应象大论》。
③ 保阴煎：方由生地、熟地、芍药、山药、川断、黄芩、黄柏、甘草组成。
④ 正气汤：方由黄柏、知母、甘草组成。
⑤ 清化饮：方由芍药、麦冬、丹皮、茯苓、黄芩、生地、石斛组成。
⑥ 三阴煎：方由当归、熟地、甘草、芍药、枣仁、人参组成。
⑦ 参归汤：方由人参、当归组成。
⑧ 参苓散：方由人参、枣仁、茯苓组成。
⑨ 六味回阳饮：方由人参、附子、炮姜、甘草、熟地、当归身组成。
⑩ 五阴煎：方由熟地、山药、扁豆、甘草、茯苓、芍药、五味子、人参、白术组成。

凡汗出太多不能收者，速宜用五倍子为末，以唾津调填脐中，外用帕帛缚定，过宿即止。或用何首乌为末，填脐缚之亦止。

小儿盗汗，虽是常事，在东垣诸公，皆曰不必治之。盖由血气未足也。然汗之太多者，终属气分之虚。余于儿辈见汗之甚者，每以人参一钱许，煎汤与服，当夜即止。正恐他日之强弱，未必不由乎此，所以培补之功，原不可少。

病后多汗，若伤寒，若疟疾，凡系外感寒邪，汗出热退，而有汗不即止者，此以表邪初解，必由腠理、卫气开泄，其汗宜然。即数日旬日，亦自无妨。俟卫气渐实，汗必自止，无足虑也。若其他杂证，本非外感之解，而有自汗、盗汗者，乃非所宜，不容不治。（《景岳全书》）

〔按语〕

本文对自汗、盗汗的证治，作了比较完整的论述。并且对古人所说"自汗属阳虚"，"盗汗属阴虚"的论点，提出了异议，认为"自汗亦有阴虚，盗汗亦多阳虚"，对此进行了较详的论证。

大汗证治

大汗之病，阳气尽随汗而外越，若不急为止抑，则阳气立散，即时身死。法当以大补之剂煎饮，一线之气可留，而大汗可止。方用人参一两，或黄芪二两代之，当归一两，北五味一钱，桑叶七片，急为煎服。此方即补血汤之变，妙在补气药多于补血，使气旺则血自生，血生则汗可止。况方中加五味子以收汗，加桑叶以止汗，有不相得益彰者乎？倘以大汗之人，气必大喘，不可以参、芪重增其气，纯用补血之品，未为无见，然而血不可骤生，气所当急固，不顾气，徒补血，未见功成。此似是而非，又不可不急辨之也。

凡人无论有病无病，一旦汗如雨出不肯止者，名曰亡阳。汗尽止有气未绝，最危之证也。若因汗出而用止汗之药，则汗不能止，若因汗尽而甩补血之药，则血难骤生，所当急补其气，尚可挽回。然而补气之药，舍人参实无他物可代。方用收汗生阳汤：人参、黄芪、麦冬、熟地各一两，北五味三钱，当归、炒枣仁各五钱，甘草一钱，水煎服。一剂而汗收，再剂而气复，三剂而气旺，四剂而身健矣。此方之妙，妙在气血均补，而尤补于气，使气足以生阳，阳旺而阴亦生矣。夫亡阳之证，虽是阳亡，其实阴虚不能摄阳，以致阳气之亡也。倘阴足以摄阳，则汗虽出，何至亡阳？然治亡阳之证，乌可徒救阳乎？救阳兼救阴也。

大汗势必用补气之药，以救亡阳之证，然而过用补气之药，仍恐阳旺而阴消，服数剂补气药后，即宜改用补阴之品。况亡阳之后，阴血正枯，进以补水之药，正投其所好也。阴定则阳生，阴阳无偏胜之弊矣。（《石室秘篆》）

〔按语〕

本文虽论述大汗证治，而其中对气血阴阳之间的关系，论述尤精。这对临床治疗上具有重要的指导意义。

消渴论

上消者，经所谓之膈消。膈消者，渴而多饮是也。中消者，经谓之消中。消中者，渴而饮食俱多，或不渴而独饮是也。下消者，经谓之肾消。肾消者，饮一溲二，其溲如膏油，即膈消、消中之传变。王注谓：肺脏消铄，气无所持是也。盖肺藏气，肺无病则气能管摄津液，而津液之精微者，收养筋骨血脉，余者为溲；肺病则津液无气管摄。而精微者亦随溲下，故饮一溲二，而溲如膏油也。筋骨血脉，无津液以养之，故其病渐成形瘦焦干也。然肺病本于肾虚，肾虚则心寡于畏，妄行凌肺，而移寒与之，然后肺病消。故仲景治渴而小便反多，用肾气丸补肾救肺，后人因名之肾消及下消也。

或曰：经既云肺消死不治，仲景复用肾气丸治之，何也？曰：饮一溲二者，死不治。若饮一未至溲二者，病尚浅，犹或可治。故仲景肾气丸，治饮水一斗，小便亦一斗之证。若小便过于所饮者，亦无及矣。

饮食不节，劳倦所伤，以致脾胃虚弱，乃血所生病，主口中津液不行，故口干、咽干。病人自以为渴，医以五苓散治之，反加渴燥，乃重竭津液以致危亡。经云：虚则补其母。当于心与小肠中补之，乃脾胃之根蒂也。以甘温之药为之主，以苦寒为之使，以酸为之臣佐。以心苦缓，急食酸以收之，心火旺则肺金受邪，金虚则以酸补之，次以甘温及甘寒之剂，于脾胃中泻心火之亢盛，是治其本也。（《医学纲目》）

〔按语〕

本文选自《医学纲目》。作者楼英，字全善，明代萧山县人。其著作还有《仙岩文集》、《气运类注》等。

消渴证治（一）

三消之病，三焦受病也。上消者，渴证也，大渴引饮，随饮随渴，以上焦之津液枯涸。古云其病在肺，而不知心脾阳明之火，皆能熏炙而然，故又谓之膈消也。中消者，中焦病也。多食善饥，不为肌肉而日加削瘦，其病在脾胃，又谓之消中也。下消者，下焦病也。小便黄赤，为淋为浊，如膏如脂，面黑耳焦，日渐消瘦，其病在肾，故又名肾消也。此三消者，古人悉认为火证，然有实火者，以邪热有余也；有虚火者，以真阴不足也。使治消证而不辨虚实，则未有不误者矣。

消证有阴阳，尤不可不察。如多渴者曰消渴，善饥者曰消谷，小便淋浊如膏者曰肾消。凡此者，多由于火盛则阴虚，是皆阳消之证也。至于阴消之义，则未有知之者。盖消者，消烁也，亦消耗也。凡阴阳血气之属，日见消败者，皆谓之消，故不可尽以火证为言。何以见之？如《气厥论》曰：心移寒于肺为肺消，饮一溲二，死不治。此正以元气之衰，而金寒水冷，故水不化气，而气悉化水，岂非阳虚之阴证乎？又如《邪气脏腑病形篇》言：五脏之脉细小者，皆为消瘅。岂以微小之脉而为有余之阳证乎？此《内经》阴消之义，固已显然言之，而但人所未审耳！故凡治三消证者，必当察其脉气、病气、形气，但见本元亏损，及假火等证，必当速救根本以资化源，若但知为火而专务清理，未有不阴阳俱败者矣。

凡治消之法，最当先辨虚实。若察其脉证，果为实火，致耗津液者，但去其火，则津液自生而消渴自止。若由真水不足，则悉属阴虚，无论上、中、下，急宜治肾，必使阴气渐充，精血渐复，则病必自愈。若但知清火，则阴无以生，而日见消败，益以困矣。

上消善渴，中消善饥。虽曰上消属肺，中消属胃，然总之火在上、中二焦者，亦无非胃火上炎而然，但当微为分别以治之。若二焦果由实火，则皆宜白虎汤主之。若渴多饥少，病多在肺者，宜人参白虎汤主之；若水亏于下，火炎于上，有不得不清者，宜玉女煎或加减一阴煎之类主之。一云：上焦渴，是心火刑金所致，宜降火清金，以兰香叶、白葵花、黄柏、知母，少加升麻，以引清气上升而渴自止。此说亦可酌用。

中消火证，以善饥而瘦，古法直以调胃承气汤，及三黄丸①之类主之。然既已善饥，其无停积可知；既无停积，则止宜清火，岂堪攻击，非有干结不通等证，而用此二剂，恐非所宜。若其果属胃火，别无虚证，宜三补丸、玉泉散、白虎汤及抽薪饮之类，皆可择而用也。

下消证，小便淋浊如膏如油，或加烦躁耳焦，此肾水亏竭之证。古法用六味地黄丸之类主之，固其宜矣。然以余观之，则亦当辨其寒热滑涩，分而治之，庶乎尽善。若淋浊如膏，兼热病而有火者，宜补而兼清，以加减一阴煎，或补阴丸、大补阴丸，或六味地黄丸加黄柏、知母之类主之。若下消而兼涩者，宜补宜利，以六味地黄丸之类主之。若下焦淋浊而全无火者，乃气不摄精而然，但宜壮水养气，以左归饮、大补元煎之类主之。若火衰不能化气，气虚不能化液者，犹当以右归饮、右归丸、八味地黄丸之类主之。若下焦无火而兼滑者，当以固肾补阴为主，宜秘元煎、固阴煎②及苓术菟丝丸之类主之。

三消证，古人以上焦属肺，中焦属胃，下焦属肾，而多从火治，是固然矣。然以余论之，则三焦之火，多有病本于肾，而无不由乎命门者。夫命门为水火之腑，凡水亏证，固能为消为渴，而火亏证，亦能为消为渴者。何也？盖水不济火，则火不归原，故有火游于肺而为上消者，有火烁阴精而为下消者，是皆真阴不足，水亏于下之消证也。

又有阳不化气，则水精不布，水不得火，则有降无升，所以直入膀胱，而饮一溲二，以致泉源不滋，天壤枯涸者，是皆真阳不足，火亏于下之消证也。阴虚之消，治宜壮水，固有言之者矣；阳虚之消，谓宜补火，则人必不信。不知釜底加薪，氤氲彻顶；槁禾得雨，生意归巅。此无他，皆阳气之使然也，亦生杀之微权也。余因消证多虚，难堪剥削，若不求其斫丧之因，而再伐生气，则消者愈消，无从复矣。故再笔于

---

① 三黄丸：方由黄芩、黄连、大黄组成。
② 固阴煎：方由人参、熟地、山药、山萸、远志、甘草、五味、菟丝子组成。

此，用以告夫明者。(《景岳全书》)

消渴证治 (二)

　　三消一症，虽有上、中、下之分，其实不越阴亏阳亢，津涸热淫而已。考古治法，唯仲景之肾气丸，助真火蒸化，上升津液，《本事方》① 之神效散②，取水中咸寒之物，遂其性而治之，二者可谓是通天手眼，万世准绳矣。他如《易简》③ 之地黄饮子，朱丹溪之消渴方，以及茯苓丸④、黄芪汤⑤、生津甘露饮⑥，皆错杂不一，毫无成法可遵。至先生则范于法，而不囿于法。如病在中上者，膈膜之地，而成燎原之场，即用景岳之玉女煎、六味之加二冬、龟甲、旱莲，一以清阳明之热，以滋少阴，一以救心肺之阴，而下顾真液。如元阳变动而为消烁者，即用河间之甘露饮⑦，生津清热，润燥养阴，甘缓和阳是也。至于壮水以制阳光，则有六味之补三阴，而加车前、牛膝，导引肝肾，斟酌变通，斯诚善矣。(《临证指南医案》)

〔按语〕

　　消渴是以口渴多饮、多食善饥、小便量多、消瘦乏力或尿有甜味为特征的一种疾病。其主要是指现代医学中的糖尿病，也可概括尿崩症，精神性多饮多尿症在内。

　　以上三篇医论，对消渴病的病因病机和辨证施治等方面的内容，作了较全面的论述。张景岳对理论上有所阐发，叶天士在治疗上能掌握要领，均可作为临床和研究的参考。

---

① 《本事方》:《类证普济本事方》之简称，宋·许叔微撰。
② 神效散:方由海浮石、蛤粉、蝉蜕，鲫鱼胆组成。
③ 《易简 (方)》:宋·王硕撰。
④ 茯苓丸:方由茯苓、黄连、花粉、熟地黄、覆盆子、萆薢、人参、玄参、石斛、蛇床子、鸡肫皮组成。
⑤ 黄芪汤:方由黄芪、五味子、人参、麦冬、桑白皮、枸杞子、熟地黄组成。
⑥ 生津甘露饮:方由石膏、桔梗、人参、甘草、升麻、姜黄、山栀、知母、白豆蔻、白芷、连翘、生甘草、荜澄茄、黄连、木香、柴胡、藿香、白葵花、麦冬、当归身、兰香、黄柏、杏仁、全蝎组成。
⑦ 甘露饮:方由生地、熟地、天冬、麦冬、石斛、茵陈、黄芩、枳壳、枇杷叶、甘草组成。

第四章　病因学说

第一节　综　述

正气虚为发病之源

　　人身本无病也，凡有所病，皆自取之。或耗其精，或劳其神，或夺其气，种种皆致病之由。惟五脏充足，六腑调和，经脉强盛，虽有所伤，亦不为病。若脏腑经脉原有不足，又不知持重调摄，而放纵无常，焉得无病？脏气不足，病在脏；腑气不足，病在腑；经脉不足，病在经脉。阴血虚而不为阳气之守，则阳病；阳气虚而不为阴血之使，则阴病。且正气内虚，而淫邪猖獗，则六淫为病。是病皆从内生，岂由外至？其有外至者，惟暴寒、暴热、骤风、骤雨，伤人皮腠，乍而为病，则脏腑经脉，运转如常，发之散之，一剂可痊。若先脏腑经脉不足，而复外邪乘之，则治之又有法，必先调其脏腑，和其经脉，正气足而邪气自退，即所以散之发之也。所谓治病必求于本，求其本，必知其原；知其原，治之不远矣。(《医学真传》)

〔按语〕

　　疾病的产生，虽然都有致病因素的侵犯，但正气不足，则是发病的主要原因。本文论述了中医发病学的这一基本论点，并由此而提出了祛邪与扶正的治疗原则。但文中"若先脏腑经脉不足……正气足而邪气自退"一段，论说较为绝对，治法不甚确切，似应以扶正与祛邪同用为当。

病邪乘正气虚而侵入

　　欧阳子曰：病之中人，乘乎气虚而入。果能毋摇汝精，毋劳汝形，炼精归气，炼气归神，"虽有大风苛毒①，弗之能害"。② 若风寒感人，由皮毛而入；瘟疫感人，由口鼻而入：总由正气适逢亏欠，邪气方能干犯。不过真气素足，而外感甚重，必先驱逐外邪，不留余孽。《书》云"若药不瞑眩，厥疾弗瘳"是也。仲景伤寒诸方，尽为气壮者而设，而虚人外感未之言及。东垣补中益气，暨麻黄人参芍药二汤，乃救世婆心，

---

　　① 苛毒：指剧烈的致病因素。
　　② 见《素问·生气通天论》。

活人不少。愚按症有轻重之分，体有虚实之别，大而寒疫，小而感冒，莫不皆然。故惟体实者，遇外感之症，可以专事攻击；若阴虚必兼滋阴，阳虚必兼补阳。余尝于消散药中，有重加熟地而愈者，有重加人参而愈者。盖参酌仲景、东垣而师其意，法古而不敢泥古。推之夏之痢、秋之疟、冬之嗽，亦然；推之小儿之痘疹、外科之疔痈，亦然。且不独虚人为然也，即素非虚怯，而陡值外感，亦须踌躇四顾①，辅元气而逐外侮，必不得已而纯用攻伐之剂，俟病势略减，即当照顾本原，必待病退而始议调养，其暗伤隐微，已不可言矣。(《医论三十篇》)

〔按语〕

本文的基本精神和上文相一致，强调病邪是乘人体正气虚而侵入的，不过也有"真气素足，而外感甚重"的情况，所以在治疗上，"惟体实者，遇外感之症，可以专事攻击；若阴虚必兼滋阴，阳虚必兼补阳"。这对临床是具有重要指导意义的。

论疫病之由

病疫之由，昔叔和云："凡时行者，春时应暖而复大寒，夏时应大热而反大凉，秋时应凉而反大热，冬时应寒而反大温，非其时而有其气，是以一岁之中，长幼之病，多相似者。"此时行之气，指以为疫，余论则不然。夫寒热温凉，为四时之常，因风雨阴晴，稍为损益，假令秋热必多晴，春寒因多雨，亦天地之常事，未必致疫也。伤寒与中暑，感天地之常气。疫者，感天地之厉气。在岁运有多少，在方隅有轻重，在四时有盛衰，此气之来，无老少强弱，触之者即病。

邪自口鼻而入，则其所客，内不在脏腑，外不在经络，舍于伏膂②之内，去表不远，附近于胃，乃表里之分界，是为半表半里，即《内经·疟论》所谓"横连募原③"者也。胃为十二经之海，十二经皆都会于胃，故胃气能敷布于十二经之中，而营养百骸，毫发之间，弥所不贯。凡邪在经为表，在胃为里。今邪在募原者，正当经胃交关之所，故为半表半里。其热淫之气浮越于某经，即能显某经之证，如浮越于太阳，即有头项痛、腰脊强，如浮越于阳明，即有目痛、鼻干、不眠；如浮越于少阳，即有胁痛、耳聋、寒热、呕而口苦。大概邪越太阳居多，阳明次之，少阳又其次也。邪之着人，有自天受之，有传染受之，所感虽殊，其病则一。凡人口鼻之气，通乎天气，本气充实，邪不能入。经云："邪之所凑，其气必虚。"因本气亏虚，呼吸之间，外邪因而乘之。昔有三人冒雾早行，空腹者死，饮酒者病，饱食者不病。疫邪所着，又何异耶？若其年疫气充斥，不论强弱，正气稍衰者，触之即病，则又不拘于此矣。其感之深者，中而即发，感之浅者，邪不胜正，未能顿发。或因饥饱劳伤，忧思气怒，正气

---

　　① 踌（chóu 筹）躇（chú 除）四顾：反复的、多方面的考虑。
　　② 伏膂（lǚ 旅）：即伏膂之脉，督脉之循膂伏行者。膂，脊骨。《素问·疟论》："邪气客于风府，循膂而下。"
　　③ 募原：即膜原，古称膈间之膜，膈肓之原。

受伤，邪气始张。

营卫运行之机，乃为邪之所阻，吾身之阳气，为邪所遏，故为病热矣。其始也格阳于内，不及于表，故先凛凛恶寒，甚则四肢厥逆；阳气渐积，郁极而通则厥回，而中外皆热。至是但热而不恶寒者，因其阳气之通，此际应有汗，或反无汗者，存乎邪结之轻重也。即便有汗，乃肌表之汗。若外感在表之邪，一汗而解。今邪在半表半里，表虽有汗，徒损真气，邪气深伏，何能即解？必俟其伏邪渐溃，表气潜行于内，乃作大战，精气自内由募中以达表，振战止而复热，此时表里相通，故大汗淋漓，衣被湿透，邪从汗解，此名战汗。当即脉静身凉，神清气爽，霍然而愈。亦有自汗而解者，但出表为顺，即不药亦自愈也。伏邪未溃，所有之汗，止得卫气暂通，热亦暂减，逾时复热。午后潮热者，至是郁甚，阳气与时消息①也。自后加热而不恶寒者，阳气之积也。其恶寒或微或甚者，因其人阳气之盛衰也。其发热或久或不久，或昼夜纯热，或黎明稍减者，因其感邪之重轻也。疫邪与疟仿佛，但疟不内传，惟疫乃传胃，始则皆凛凛恶寒，既而发热，又非若伤寒发热而兼恶寒也。

至于伏邪发作，方有变证。其变或从外解，或从内陷，从外解者顺，从内陷者逆。更有表里先后不同，有先表而后里者，有先里而后表者，有但表而不里者，有但里而不表者，有表里偏胜者，有表里分传者，有表而再表者，有里而再里者。从外解者，或发斑，或战汗、狂汗、自汗、盗汗；从内陷者，胸膈痞闷，心下胀满，或腹中痛，或燥结便秘，或热结旁流，或协热下利，或呕吐恶心，谵语唇焦，舌黑苔刺等证。因证而知变，因变而知治。此言其大略，详见脉证治法诸条。（《温疫论》）

〔按语〕

本文选自《温疫论》。作者吴有性，字又可，江苏吴县人，是明末清初的著名医学家。所著《温疫论》，是我国第一部传染病学专著。它发展了温病学派，奠定了自明清以来传染病的理论和实践基础。吴氏具有创造革新精神，主张变革，坚持实践，反对墨守古法和理论脱离实际，因而他对中医学作出了重要的贡献。

本文作者不同意王叔和关于病疫之由的见解，而认为"疫者，感天地之厉气"，"邪自口鼻而入"。此种"邪之着人，有自天受之，有传染受之，所感虽殊，其病则一"。由于厉气的致病作用很强，故"此气之来，无老少强弱，触之者即病"。但是，厉气致病，和人的正气强弱还是有关的。"本气充实，邪不能入"，"本气亏虚，呼吸之间，外邪因而乘之"。文中还对疫病的症状一一作了分析，有所发挥。对于疫邪所在部位，所谓"伏脊"、"募原"以及半表半里等，值得作进一步研讨。

六淫致病随人之体质而变化

六气之邪，感人虽同，人受之而生病各异者，何也？盖以人之形有厚薄，气有盛

---

① 消息：消减增长。

衰，脏有寒热，所受之邪每从其人之脏气而化，故生病各异也。是以或从虚化，或从实化，或从寒化，或从热化。譬诸水火，水盛则火灭，火盛则水耗。物盛从化，理固然也。诚知乎此，又何疑乎？（《医宗金鉴》）

三因论

夫人禀天地阴阳而生者，盖天有六气，人以三阴三阳而上奉之；地有五行，人以五脏六腑而下应之。于是资生皮肉、筋骨、精髓、血脉、四肢、九窍、毛发、齿牙、唇舌，总而成体。外则气血循环，流注经络，喜伤六淫；内则精神魂魄，志意忧思，喜伤七情。

六淫者，寒、暑、燥、湿、风、热是也。七情者，喜、怒、忧、思、悲、恐、惊是也。若将护①得宜，怡然安泰；役冒②非理，百病生焉。病症既成，须寻所自。故前哲示教，谓之病源。经不云乎，治之极于一者，因得之。"闭户塞牖，系之病者，数问其情，以从其意。"③ 是欲知致病之本也。然六淫天之常④气，冒之则先自经络流入，内合于脏腑，为外所因；七情人之常④性，动之则先自脏腑郁发，外形于肢体，为内所因；其如饮食饥饱，叫呼伤气，尽神度量，疲极筋力，阴阳违逆，乃至虎狼毒虫，金疮踒折⑤，疰忤附着⑥，畏压溺⑦等，有悖常理，为不内外因。《金匮》有言，千般疢难⑧，不越三条。以此详之，病由都尽。如欲救疗，就中寻其类例⑨，别其三因，或内、外兼并，淫、情交错，推其浅深，断以所因为病源，然后配合诸症，随因施治，药石针灸，无施不可。（《三因极一病证方论》）

〔按语〕

本文明确的提出"三因"，把致病因素分为三类，六淫为外因，七情为内因，饮食不节、劳倦及外伤等为不内外因。

陈氏的三因论，虽本于《金匮要略》，但其基本内容是有区别的。《金匮要略》说："客气邪风，中人多死，千般疢难，不越三条：一者，经络受邪入脏腑，为内所因也；二者，四肢九窍血脉相传，壅塞不通，为外皮肤所中也；三者，房室金刃虫兽所伤。以此详之，病由都尽。"中医病因学说，历来都以陈氏的三因论为依据。其中"不内外因"的提法似属欠妥，但其基本精神是正确的，它是指既不属外感六淫，又不属

---

① 将护：调养护理。

② 役冒：使用与冒犯。

③ 见《素问·移精变气论》。

④ 常：经常，时常。

⑤ 踒（wō 倭）折：肢体猛折而筋骨受伤。

⑥ 疰忤附着：指刑伤。疰，转注给人。忤，违逆意志。附，施刑。

⑦ 畏压溺：《礼记·檀弓上》："死而不吊者三：畏，厌，溺。"畏，因畏惧而自杀。厌（yā 压），通压，因物倾覆压伤。溺（nì 逆），被水淹没。

⑧ 疢（chèn 趁）：病。

⑨ 类例：指疾病的门类（类别）。

内伤七情的另一类致病因素。

内伤外感辨

曰甚哉！阴阳之证，不可不详也。遍观《内经》中所说，变化百病，其源皆由喜怒过度、饮食失节、寒温不适、劳役所伤而然。夫元气、谷气、荣气、清气、卫气、生发诸阳上升之气，此六者，皆饮食入胃，谷气上行，胃气之异名，其实一也。既脾胃有伤，则中气不足；中气不足，则六腑阳气皆绝于外。故经言五脏之气已绝于外者，是六腑之元气病也。气伤脏乃病，脏病则形乃应，是五脏六腑真气皆不足也。惟阴火独旺，上乘阳分，故荣卫失守，诸病生焉。其中变化，皆由中气不足，乃能生发耳！后有脾胃以受劳役之疾，饮食又复失节，耽①病日久，事息心安，饱食太甚，病乃大作。概其外伤风寒六淫客邪，皆有余之病，当泻不当补；饮食失节，中气不足之病，当补不当泻。举世医者，皆以饮食失节，劳役所伤，中气不足，当补之证；认作外感风寒有余客邪之病，重泻其表，使荣卫之气外绝，其死只在旬日之间。所谓差之毫厘，谬以千里，可不详辨乎？按《阴阳应象大论》云："天之邪气，感则害人五脏。"是八益②之邪，乃邪风伤人筋骨，风从上受之，风伤筋，寒伤骨，盖有形质之物受病也，系在下焦肝、肾是也。肝、肾者，地之气。《难经》解云：肝、肾之气已绝于内，以其肝主筋，肾主骨，故风邪感则筋骨疼痛，筋骨之绝，则肾、肝之本亦绝矣，乃有余之证也。又云："水谷之寒热，感则害于六腑。"是七损③之病，乃内伤饮食也。《黄帝针经》解云：适饮食不节，劳役所伤，湿从下受之。谓脾胃之气不足，而反下行，极则冲脉之火逆而上，是无形质之元气受病也，系在上焦心、肺是也。心、肺者，天之气。故《难经》解云：心、肺之气已绝于外，以其心主荣，肺主卫。荣者血也，脉者血之府，神之所居也；卫者，元气七神④之别名，卫护周身，在于皮毛之间也。肺绝则皮毛先绝，神无所依，故内伤饮食，则亦恶风寒，是荣卫失守，皮肤间无阳以滋养，不能任风寒也。皮毛之绝，则心、肺之本亦绝矣。盖胃气不升，元气不生，无滋养心、肺，乃不足之证也。计受病之人，饮食失节，劳他所伤，因而饱食内伤者极多，外伤者间而有之。世俗不知，往往将元气不足之证，便作外伤风寒表实之证，而反泻心、肺，是重绝其表也，安得不死乎？古人所谓实实虚虚，医杀之耳！若曰不然，请以众人之耳闻目见者证之。向者壬辰改元，京师戒严，迨三月下旬，受敌者凡半月，解围之后，

---

① 耽（dān 丹）：延搁。

② 八益、七损：《素问·阴阳应象大论》说："能知七损八益，则二者可调；不知用此，则早衰之节也。"历来注者对八益、七损的解释不一。王冰认为女子七七天癸绝，男子八八天癸尽，故七可损、八可益。李东垣在本文中，解释"八益"为外感之邪，"七损"为内伤之邪。

③ 八益、七损：《素问·阴阳应象大论》说："能知七损八益，则二者可调；不知用此，则早衰之节也。"历来注者对八益、七损的解释不一。王冰认为女子七七天癸绝，男子八八天癸尽，故七可损、八可益。李东垣在本文中，解释"八益"为外感之邪，"七损"为内伤之邪。

④ 七神：《难经·三十四难》说："五脏有七神，各何所藏耶？然：脏者，人之神气所舍藏也。故肝藏魂，肺藏魄，心藏神，脾藏意与智，肾藏精与志也。"

都人之不受病者，万无一二；既病而死者，继踵而不绝。都门十有二所，每日各门所送，多者二千，少者不下一千，似此者几三月，此百万人岂俱感风寒外伤者耶？大抵人在围城中，饮食不节，乃劳役所伤，不待言而知。由其朝饥暮饱，起居不时，寒温失所，动经三两月，胃气亏乏久矣，一旦饱食太过，感而伤人，而又调治失宜，其死也无疑矣。非惟大梁为然，远在真祐兴定间，如东平，如太原，如凤翔解围之后，病伤而死，无不然者。余在大梁，凡所亲见，有表发者，有以巴豆推之者，有以承气汤下之者，俄而变结胸、发黄，又以陷胸汤丸及茵陈汤下之，无不死者。盖初非伤寒，以调治差误，变而似真伤寒之证，皆药之罪也。往者不可追，来者犹可及，辄以平生已试之效，著《内外伤辨论》一篇，推明前哲之余论，历举近世之变故，庶几同志者，审其或中，触类而长之，免后人之横夭耳！僭①易之罪，将何所逃乎？（《内外伤辨惑论》）

〔按语〕

本文主要阐明内伤病有类外感者，必须详加辨别。中医学将疾病分为内伤与外感两大类，其理论依据本于《内经》。《素问·调经论》说："夫邪之生也，或生于阴，或生于阳。其生于阳者，得之风雨寒暑；其生于阴者，得之饮食居处，阴阳喜怒。"

本文对内伤病的病因、病机及其与外感病的鉴别等问题，进行了详细的论述；并且对外感病与内伤病的治疗作了原则的区别："概其外伤风寒六淫客邪，皆有余之病，当泻不当补；饮食失节，中气不足之病，当补不当泻。"

治病必须辨别病因

凡人之所苦，谓之病。所以致此病者，谓之因。如同一身热也，有风、有寒、有痰、有食、有阴虚火升、有郁怒、忧思、劳怯、虫疰，此谓之因。知其因则不得专以寒凉治热病矣。盖热同，而所以致热者不同，则药亦迥异。凡病之因不同，而治各别者，尽然，则一病而治法多端矣。而病又非止一症，必有兼症焉。如身热而腹痛，则腹痛又为一症。而腹痛之因，又复不同，有与身热相合者，有与身热各别者。如感寒而身热，其腹亦因寒而痛，此相合者也；如身热为寒，其腹痛又为伤食，则各别者也。又必审其食为何食，则以何药消之。其立方之法，必切中二者之病源，而后定方，则一药而两病俱安矣。若不问其本病之何因，及兼病之何因，而徒曰某病以某方治之，其偶中者，则投之或愈，再以治他人，则不但不愈，而反增病。必自疑曰：何以治彼效，而治此不效？并前此之何以愈，亦不知之。则幸中者甚少，而误治者甚多。终身治病，而终身不悟，历症愈多而愈惑矣。（《医学源流论》）

〔按语〕

本文对病、症、因三者之间的关系，论述得较为透彻。其中主要强调，无论是病

---

① 僭（jiàn 荐）：超越本分。

或兼症，都要辨别其病因，针对病因而立法处方，才能愈其病并知其何以愈的道理。

治病从证不拘因

后世以病因为治本也。曰：不治之，焉得治？予尝学其道，恍惚不可分，虽圣人难知之已。然非谓无之也，言知之，皆想象也，以想象为治本，吾斯之未能信矣。故先生以见证为治本，不拘因也，即仲景之法也。今举一二而征焉。中风头痛，发热汗出者，下利后，头痛发热汗出者，皆桂枝汤主之。伤寒寒热往来，胸胁苦满，中风寒热往来，胸胁苦满，或疟，或腹痛，或热入血室，有前证，则皆小柴胡汤主之。伤寒大烦渴，中热大烦渴，皆白虎汤主之。是虽异其因而方则同矣，可见仲景从证不拘因也。若不得止论之，则有二矣，饮食、外邪是也。虽然入口者，不出饮食，盖留滞则为毒，百病系焉，诸证出焉。在心下为痞，在腹为胀，在胸为冒，在头为痛，在目为翳，在耳为聋，在背为拘急，在腰为痿躄，在胫为强直，在足为脚气，千变万怪，不可名状矣。邪虽自外来，其无毒者不入，假如天行疫气，间有不病者，天非私，人非不居气中，是无毒也，然则一也，故仲景随毒所在而处方。由是观之，虽曰无因，亦可。是以吾党不言因，恐眩①因失治矣。后世论因，其言多端，不胜烦杂，徒以惑人，不可从焉。(《医断》)

〔按语〕

本文选自《医断》。作者为日本人鹤冲元逸。

本文作者提出治病"以见证为治本，不拘因"。文中引用了张仲景《伤寒论》中辨证施治例数则，以说明张仲景是从证不拘因的。但又认为饮食、外邪是因，"仲景随毒（外邪）所在而处方"，可见病因是不能完全否定的。不过后世论因，不胜烦杂，是不可从的。

病位传变论

凡致病必有因，而受病之处，则各有部位。今之医者曰：病必分经络而后治之。似矣，然亦知病固非经络之所能尽者乎？夫人有皮肉筋骨以成形，所谓躯壳也，而虚其中，则有脏腑以实之，其连续贯通者，则有经有络，贯乎脏腑之内，运乎躯壳之中，为之道路，以传变周流者也。故邪之伤人，或在皮肉，或在筋骨，或在脏腑，或在经络，有相传者，有不相传者，有久而相传者，有久而终不传。其大端则中于经络者易传，其初不在经络，或病甚而流于经络者，亦易传；经络之病，深入脏腑，则以生克相传；惟皮肉筋骨之病，不归经络者，则不传，所谓躯壳之病也。故识病之人，当直指其病在何脏何腑，何筋何骨，何经何络，或传或不传，其传以何经始，以何经终，

①　眩：眩耀，同炫耀，惑乱的意思。

其言历历可验，则医之明者矣。令人不问何病，谬举一经以藉口，以见其颇识《内经》，实与《内经》全然不解也。至治之难易，则在经络者易治；在脏腑者难治，且多死；在皮肉筋骨者难治，亦不易死：其大端如此。至于躯壳脏腑之属于某经络，以审其针灸用药之法，则《内经》明言之，深水自得也。（《医学源流论》）

病证传变论

病有一定之传变，有无定之传变。一定之传变，如《伤寒》太阳传阳明，及《金匮》见肝之病，知肝传脾之类。又如痞病变臌、血虚变浮肿之类，医者可预知而防之也。无定之传变，或其人本体先有受伤之处，或天时不和，又感时行之气，或调理失宜，更生他病，则无病不可变，医者不能预知而为防者也。总之，人有一病，皆当加意谨慎，否则病后增病，则正虚而感益重，轻病亦变危矣。至于既传之后，则标本缓急，先后分合，用药必两顾，而义不杂不乱，则诸病亦可渐次平复，否则新病日增，无所底止矣，至于药误之传变，又复多端，或过于寒凉，而成寒中之病；或过服温燥，而成热中之病；或过于攻伐，而元气大虚；或过于滋润，而脾气不实：不可胜举。近日害人最深者，大病之后，邪未全退，又不察病气所伤何处，即用附子、肉桂、熟地、麦冬、人参、白术、五味、萸肉之类，将邪火尽行补涩，始若相安，久之气逆痰升，胀满昏沉如中风之状，邪气与元气相并，诸药无效而死。医家病家犹以为病后大虚所致，而不知乃邪气固结而然也。余见甚多，不可不深戒！（《医学源流论》）

伤寒传经论

子谓伤寒有五，其辨证先从太阳病辨起，而病正有不必尽从太阳起者；且即从太阳起，而亦有传有不传。仲景以病静者为不传，若传胃者不复更传；即传经之中，亦不能泥定太阳之后，必传阳明。有由太阳而径传少阳者，有由太阳而径传三阴者，有由太阳不传阳明而传太阳之府者。且传府之中有传气分者，有传血分者。又有病不起于太阳，由阳明而太阳者，由少阴而太阳者，更有直中阴经者，有由阴而还返于阳者，有阴阳分传者，有阳证似阴者，有阴证似阳者，种种变化，更仆难数①。总不能以日数为拘，只宜在表里腑脏上探消息。如一二日即见里证，断无发表之理；五、六日仍见表证，断无攻里之理。里证急于表证者，先治其里后治其表；表证急于里证者，先治其表后治其里。仲景论中，朗若列眉②，能解此活变之法，则"先汗后下"之邪说，更不烦言而知其谬矣。（《伤寒寻源》）

---

① 更仆难数：形容事物繁多，数不胜数。《礼记·儒行》："速数之不能终其物，悉数之乃留，更仆未可终也。"

② 朗若列眉：明白的意思。

五方水土不同与发病的关系

五方水土、饮食，各能移人肠胃。凡故土生长，则习与性成；若久客他方，水土不同，肠胃岂无少改？特改而致病者：在东南方，常是湿、热、痰、燥；在西北方，常是寒泻、疼麻。亦有水土性烈者，偏生异病。如湖北天门地方，人生饮膜，久客于此，亦生饮膜。姑苏阊门水垢①甚，居人白润，久客此者亦然。大梁水斥卤②，客此数日即作泄，惟其土人不患疟疥。又凡一州一县之地，山居水村，常亦有异。按淮水左右，五谷俱全，南向而食米，北向兼食麦，秫、豆。又南有潮湿恶烟毒瘴，北有寒风严冻，家用煤炕。致病之端，各宜分辨。(《王氏医存》)

〔按语〕

本文作者王燕昌，字汉皋，清代河南固始人。

本文举例说明各地水土不同，饮食习惯有差异，因而对人体的生理有影响，尤其在发病特点上也有差异。这对研究地方病，具有一定的参考价值。

昼夜阴阳变化与疾病的关系

夫百病昼则增剧，遇夜安静，是阳病有余，乃气病而血不病也；百病夜则增剧，昼则安静，是阴病有余，乃血病而气不病也。昼则发热，夜则安静，是阳气自旺于阳分也；昼则安然，夜则发热烦躁，是阳气下陷入阴中也，名曰热入血室。昼则发热烦躁，夜亦发热烦躁，是重阳无阴也，当亟泻其阳，峻补其阴。夜则恶寒，昼则安静，是阴血自旺于阴分也。夜则恶寒，昼亦恶寒，是重阴无阳也，当亟泻其阴，峻补其阳。夜则安静，昼则恶寒，是阴气上溢于阳中也。(《医学发明》)

〔按语〕

中医学认为，人体与自然气候变化有着密切的关系。如一年四季的气候各有不同，对人体的气血运行、水液代谢以及脉象等，均有一定的影响。本文就昼夜阴阳的变动引起疾病的变化进行了分析，值得探讨。

邪 解

杨注《太素》，概释邪字为虚邪，最合经旨。经谓风雨寒暑，不能独伤人，必因于天之虚邪，与其人虚，两虚相得，乃客其形③。于此知外来之病，无不挟有虚邪。故两

---

① 水垢：水浑不清。
② 水斥卤：指水中含有过多的盐碱成分。
③ 见《灵枢·百病始生》。

经①动辄言邪，此"邪"字对太一之正风②言也。《难经》始目一切病人之气为邪，如心邪、肝邪等脏腑之邪，及饮食之邪云云，不必皆是虚邪，殆以邪字对人身之正气言也。仲景因之有大邪、小邪、清邪、浊邪、谷饪③之邪诸称，皆由《难经》而引申。其云邪哭者，又将虚邪之气，名虚邪之病，是以邪字对他病之正状④言也。《巢源》因之而有五邪之名，《外台》又皆衍为惊邪之名，皆由《金匮》而引申。《千金》又有邪思泄痢症，则又以邪字对心术之正而言也。大抵名称随时而改，读者通其意勿泥其文，否则必执今疑古，而谓古方不可治今病矣。（《研经言》）

第二节　外感病因

外因论

夫六淫者，寒、暑、燥、湿、风、热是也。以暑、热一气，燥、湿同源，故《上经》⑤收而为四。即冬伤寒，春温病；春伤风，夏飧泄；夏伤暑，秋痎疟；秋伤湿，冬咳嗽⑥。此乃因四时而序者。若其触冒，则四气皆能交结⑦以病人，且时温病，憎寒发热，不得拘伤寒也，冒风、暑、湿，皆有是症。但风散气，故有汗；暑伤气，故倦怠；湿溢血⑧，故重着。虽折伤⑨诸症不同，经络传变咸尔⑩，不可不知，飧泄亦然。经曰：寒甚为肠澼。又热湿久客肠胃，滑而下利亦不止，伤风、痎疟诸证，亦以寒、暑、风、湿互络而为病因，初不偏胜于暑也。《咳论》以微寒为咳，热在上焦，咳为肺痿，厉风所吹，声嘶发咳，岂独拘于湿也？以是观之，则知四气本乎六化⑪，六化本乎一气，以运变而分阴阳，反则为六淫。故经曰：阴为之主，阳为之正，逆之则为病，乃乱生化之常矣，乱常则天地四塞⑫矣。治之必求其本，当随交络互识而推之。所谓风寒、风湿、风温、寒湿、湿温，五者为并，风湿寒，风湿温，二者为合，乘⑬前四气，共十一变。倘有所伤，当如是而推之，又兼三阳经络，亦有并合，能所简辨，甄别脉证，毫

---

① 两经：指《素问》与《灵枢》。
② 太一之正风：自然界的正常气候。
③ 谷饪（rèn 任）：指饮食。饪，煮熟。
④ 正状：一般病状。
⑤ 上经：指《内经》。
⑥ 见《素问·生气通天论》。
⑦ 交结：交互结合。
⑧ 湿溢血：湿增加了血中的水分。
⑨ 折伤：受致病因素的损伤。
⑩ 咸尔：都是这样。
⑪ 六化：六气变化。《素问·至真要大论》："故治病者，必明六化分治。"
⑫ 《素问·阴阳离合论》："阳予之正，阴为之主，故生因春，长因夏，收因秋，藏因冬。失常则天地四塞。"天地四塞：自然界遍布邪气。四塞，遍布。
⑬ 乘：计算。

厘不滥①，乃可论治。非通明淫化②之精微，其孰能与于此？（《三因极一病证方论》）

〔按语〕

本文对六淫致病，尤其对六淫交互结合而致病，论述甚精。关于六淫的内容，陈氏明确提出是寒、暑、燥、湿、风、热。其中不言"火"而言"热"，改变了《素问·天元纪大论》"寒暑燥湿风火"的提法。更符合临床实际。这种创新精神是值得赞扬的。其对后世的影响很大，如施桂堂的《察病指南》、黄元御的《伤寒说意》中所述六淫的内容，均有"热"而无"火"。

关于六淫中的"火"邪，历来有所争论，如陆晋笙《景景室医稿杂存》说："六淫之气，实只有五，风、寒、暑、湿、燥而已。而五者无不从火化，是以名为六淫。"林佩琴《类证治裁》说："风、寒、暑、湿、燥皆外因，惟火多属内因。"惟外科中的火毒之邪，是指外因，即外科急性感染性疾病的致病因素。

关于热邪，也即温热病邪，是引起温热病的致病因素。如顾靖远《顾氏医镜》说："温热病者，乃感冒时令之温邪热邪为病。"

六淫的特性（一）

六淫者，即天之六气，风、寒、暑、湿、燥、火也。六气各异，变化无穷。外感各病，悉从六气阴阳之偏驳③而致。如寒气者，为阴邪，伤人之阳。火气者，为阳邪，伤人之阴液。风为阴中之阳，风邪伤人，在冬令成伤寒病，如在春末夏初，天气温热，即成风温病矣。盖风属木，其母水，水性寒；其子火，火性热。因冬时感发者，寒风也，带水寒之母气；春时即为解冻之温风；夏初又为解愠④之薰风⑤，故兼火热之子气。又能兼燥、湿、暑三气。故风者五气悉能兼之，为百病之长也。此邪随时令阴阳而变也。暑为阳中之阴，盖湿为阴邪，而与火合，则名暑。大凡六气因人而变，如感暑邪者，遇阴虚火旺之体，其暑即随火而化燥，邪归营分为多，故暑邪从阳上薰，伤阴化燥，以致神昏、耳聋、舌绛、龈血，若在阳虚湿胜之体，则暑随寒而化湿，邪伤气分者为多，故湿邪从阴下潜，而伤阳变浊，以致脘痞、呕恶、肢冷、洞泄。此邪之阴阳，随人身之阴阳而变。盖曝于烈日之中，此因暑热而病矣。偏于手太阴肺，多属热邪，有贪凉，有饮冷，此因暑热而病反是寒。夫贪凉则表寒，饮冷则里寒，若贪凉而更兼饮冷，则表里皆寒。其病在足太阳者，身必无汗；在足太阴者，腹必隐痛；表里同病者，乃症之寒者也。此因暑而致病。湿本阴邪，亦有寒湿、湿热之辨。寒湿者，盖湿本阴邪，或值阴雨之日，或在阳虚之体，湿热者，以其母属火，盖火生土，土主湿，或值暑湿交蒸之际，或在阴虚偏热之人。或受于表，或受于里，须分辨其寒湿、湿热。

---

① 不滥：不差。滥，失实。
② 淫化：六淫之变化。
③ 偏驳：偏胜与混杂。
④ 愠（yùn 运）：蕴蓄。
⑤ 薰风：东南风；和风。

风与火合则化热燥，属阳；风与寒合则化清燥，属阴。盖物之焦干者为热燥，水之冻冷者为寒燥。或燥于表，或燥于里，或燥于上，或燥于下，必辨寒燥、热燥。火本阳邪，有天火、人火之分，君火、相火之别，真火、假火之辨。天火者，外感天时之火；人火者，炙煿燥热之火；君火者，心中炎灼之火；相火者，肝、胆、包、焦龙雷之火；真火即为实火；假火乃为虚火。此阴火、阳火之所由以分也。是以阴阳变化而成六气之异也。（《景景室医稿杂存》）

〔按语〕

　　本文较详细地论述了六淫的各别特性，包括其阴阳属性以及相互兼夹致病情况。这对分析六淫的致病特点很有帮助。文中还谈到"邪之阴阳，随人身之阴阳而变"，这是很有道理的。因外邪伤人，既可因人体正气何虚，乘虚而入；又可因人之体质何偏，随偏而变。可与前《六淫致病随人之体质而变化》一文互参。

六淫的特性（二）

　　所谓六气①，风、寒、暑、湿、燥、火也。分其阴阳，则《素问》云：寒暑六气②，暑统风、火，阳也，寒统燥、湿，阴也。言其变化，则阳中惟风无定体，有寒风，有热风。阴中则燥、温二气，有寒有热。至暑乃天之热气，流金烁石，纯阳无阴。或云：阳邪为热，阴邪为暑者，甚属不经③。经云："热气大来，火之胜也。"④ 阳之动，始于温，盛于暑。盖在天为热，在地为火，其性为暑⑤。是暑即热也，并非二气。或云：暑必兼湿者，亦误也。暑与湿原是二气，虽易兼感，实非暑中必定有湿也。譬如暑与风，亦多兼感，岂可谓暑中必有风耶？若谓热与温合，始名为暑，然则寒与风合，又将何称？更有妄立阴暑、阳暑之名者，亦属可笑。如果暑必兼湿，则不可冠以阳字；若知暑为热气，则不可冠以阴字。其实彼所谓阴者，即夏月之伤于寒湿者耳！设云暑有阴阳，则寒亦有阴阳矣。不知寒者，水之气也，热者，火之气也。水火定位，寒热有一定之阴阳。寒邪传变，虽能化热，而感于人也，从无阳寒之说。人身虽有阴火，而六气中不闻有寒火之名。暑字从日，日为天上之火；寒字从仌⑥，仌为地下之水。暑邪易入心经，寒邪先犯膀胱，霄壤不同，各从其类，故寒、暑二气，不比风、燥、湿，有可阴可阳之不同也。况夏秋酷热，始名为暑，冬春之热，仅名为温，而风、寒、燥、湿皆能化火。今曰六气之邪，有阴阳之不同，又随人身之阴阳变化，毋乃太无分别乎？（《温热经纬》）

---

① 六气：在此指六淫。中医习惯上把正常气候叫六气。异常气候（致病因素）叫六淫。
② 《素问·天元纪大论》："寒暑燥湿风火，天之阴阳也。"
③ 不经：没有根据，没有道理的意思。
④ 见《素问·至真要大论》。
⑤ 见《素问·五运行大论》。
⑥ 仌：即冰字。

〔按语〕

本文选自《温热经纬》。作者王士雄，字孟英，清代钱塘人。其著述较多，但多半毁于兵燹（xiǎn 显），现存有《王氏医案》正续编计十卷、《温热经纬》五卷、《随息居霍乱论》一卷、《随息居饮食谱》一卷等。王氏在世，几经温热、疫疠等病流行，故其对此类病证的临证体会很为深刻。其学宗叶桂、薛雪，为温热派著名医家之一。

六气（淫）分阴阳，则寒、湿、燥属阴，风、暑、火属阳。这是六气的基本属性。及其变化，则风有寒风、热风的区分，燥也有温燥、凉燥，湿也有寒湿、湿热的不同。惟寒总属于阴，暑、火总属于阳，不可能有或阴或阳的变化。作者的这些论点，基本上是正确的。这对于临床上分析病因病理，具有一定的指导意义。

文中对"暑必兼湿"、"阴暑"的说法进行了批判，但作者承认暑、湿二气"易兼感"，"夏月之伤于寒湿"等等。

此外，对于燥邪，亦有认为属于阳的。

六淫与四时的关系

六气，风、热、暑、湿、燥、寒也。风属木；暑、热皆属火，而分热为君火，暑为相火；湿属土；燥属金；寒属水。此《内经》之说也。夫四时之气，春则温，夏则热，秋则凉，冬则寒。然温、热蒸而为湿，凉、寒肃而为燥，此四气之外，又添燥、湿二气也。湿极于夏，燥始于秋，故系湿于长夏，系燥于秋，一以终言，一以始言，乃互文以见意，非谓春无湿而冬无燥也。又四时皆有风而属巽木①，故系之春，岂夏、秋、冬无风乎？不言温、凉者，以寒、热为举隅②，非谓春必当以风易温，秋必当以燥易凉也。此等最宜活看，倘若执运气之说，则于理难通矣。（《医碥》）

外感六淫与人身六气变化的关系

有在天之六气，有在人之六气。上篇所言，天之六气也；此篇所言，人身之六气也。经曰：人身之气，以天地之疾风名之③。是人身之气，可名之为风也。各脏腑皆有气，皆可名风，而属之肝者，以风为动物，肝主动也。经曰：在天为风，在地为木，在人则为肝④。故古人于肝，或名之为木，或名之为风。凡医书中所言风证，作外感风寒看不合者，作肝气看则合。初学之士，不可不知也。若误作外邪治，妄行发散则非矣。然内风亦有当发散者，以肝气郁抑于中，则与之升发，或服药后温覆以取微汗，

---

① 巽（xùn 逊）木：巽，八卦之一。《易·说卦》："巽为木，为风。"
② 举隅（yú 于）：即举一反三之意。《论语·述而》："举一隅不以三隅反，则不复也。"后以"举一反三"指善于推理，能由此知彼。
③ 《素问·阴阳应象大论》："阳之气，以天地之疾风名之。"
④ 《素问·阴阳应象大论》："在天为风，在地为木，在体为筋，在脏为肝。"

令之外发，或但服药令之内升，不用温覆取汗，酌之可也。外感之风多属寒，虽夏月，得风亦凉，可见也。内生之风，则多属热，何者？人身之气，有寒有热，气寒则微，气热则盛，盛则鼓荡，飘忽而风生焉。所谓热极生风，又谓风从火断，汗之宜也。风既为热气所生，则其气必热，而亦有寒者，以火气暴盛者，元气被其冲激，煽而为风，风动而生凉也。验之焚燎，火起则风发，习习①生凉可见。故丹溪谓寒气自下上冲为火，即此义也。

火在天为热气、暑气，在地为五行之火，在人身为君、相之火。已详水火论。

湿在天为湿气，在地为土，在人为脾胃。故古人言脾胃，往往以土名之，或以湿名之。然脾胃居中，兼该六气，六气皆能为之病，不独生湿、恶湿也。

燥在天为清气，在地为金，在人为肺。故古人言肺，往往以金名之，以燥名之。而或主寒燥言，或主热燥言，则当细与辨别，庶不致错误。

寒在天为寒气，在地为水，在人为肾。故古人言肾，往往以水名之，以寒名之。经曰："冬伤于寒。"寒字即肾字之替身，非言时令之寒也。

人身六气为病，有自生者，有与天之六气相感应而生者。故外感、内伤大端，最宜分析也。（《医碥》）

〔按语〕

外感六气（淫），指致病因素；人身六气变化，指六种病理变化。习惯上叫前者为"外六淫"，叫后者为"内六淫"。实质上致病因素与病理变化是两种不同的概念，不可混为一谈。

本文把外感六淫与人身六气变化之间的区别与联系，一一作了论述，并对六气变化所属的内脏也作了扼要说明。这对分析病因病理具有一定的意义。

风无定体论

古谓风属阳邪，善变而数动，此是不定中之定论。物物各具一太极，静属阴，动属阳。前以燥、湿二气为纲，余皆从风气化出。盖燥、湿为先天之体，变水、火者，乃后天之用。此四者，未动处皆属阴，既动即是风，而属阳。故曰风属阳邪，燥动则曰燥风，湿动则曰湿风，热动则曰热风，寒动则曰寒风，湿热动则曰暑风，故又曰善变，变即动也。予谓风无定体，且无专体也。今人见外感，辄曰风寒，或曰伤风，皆未究风之源也。或曰四时之风，吹面皆凉，虽在夏月，扇动生风，亦觉凉快，岂非是风皆寒乎？殊不知风之气虽凉，而体实阳，无体之体皆阳也。此又阳气含阴象耳！亦善变之谓也。夏令之热风，人一感冒，立时热证叠见甚重，热极似寒，如今时之霍乱，麻脚、吐泻交作、肢冷、脉厥，误以寒治，往往立刻告变，皆不明热极似寒。人之营卫太和，元气充足，何病之有？设有所伤，里气一亏，邪乘虚入，一分虚，则感一分

---

① 习习：微风和煦的样子。

邪以凑之，十分虚，则感十分邪。故曰："邪之所凑，其气必虚。"诚哉至论也！既有所感，必得汗解者，邪从表来，须从表出。汗者，人之气、液、津、血所化，则是正复邪退之理。其不能得汗者，治法去其阻遏阴阳气血之邪，燥者润之，湿者燥之，寒者温之，热者清之，皆能得汗解也。不足者，必兼补托，切不可一见客邪，率用发散。寒湿之邪，虽然不悖，今时伤阴之质极多，尤虑劫液亡阴，难以作汗。况其燥热之邪，一经温散，无不须臾告毙，难免喻氏医杀之律矣。业医者，亟宜猛省，必察风之来源也。（《医原记略》）

〔按语〕

本文选自《医原记略》。作者沙玉书，字石庵，清代毘陵人。沙氏擅治温病，得香岩先生真传。善用石膏与西瓜，又善用下法。

风为百病之长论

经云：风为百病之长①。盖六气之中，惟风能全兼五气。如兼寒则风寒，兼暑则曰暑风，兼湿曰风湿，兼燥曰风燥，兼火曰风火。盖因风能鼓荡此五气而伤人，故曰百病之长也。其余五气，则不能互相全兼，如寒不能兼暑与火，暑亦不兼寒，湿不兼燥，燥不兼湿，火不兼寒。由此观之，病之因乎风而起者自多也。然风能兼寒，寒不兼风，何以辨之？如隆冬严寒之时，即密室重帏之中，人若裸体而卧，必犯伤寒之病，此本无风气侵入，乃但伤于寒，而不兼风者也。风能兼寒者，因风中本有寒气，盖巽为风，风之性本寒，即巽卦之初爻②属阴是也。因风能流动鼓荡，其用属阳，是合乎巽之二爻三爻，皆阳爻也。为炎歊③溽暑④之时，若使数人扇一人，其人必致汗孔闭，头痛、恶寒、骨节疼等，伤寒之病作矣。斯时天地间，固毫无一些寒气，实因所扇之风，风中却有寒气，故令人受之，寒疾顿作，此乃因伤风而兼伤寒者也。故有但伤寒而不伤风之症，亦有因伤风而致兼伤寒之症，又有但伤风而不伤寒之症，有因伤风而或兼风温、风湿、风燥、风火等症，更有暑、湿、燥、火四气各自致伤，而绝不兼风之症。故柯韵伯所注伤寒云：伤风之重者，即属伤寒，亦有无汗、脉紧、骨节疼诸症。此柯氏之书，所以能独开仲景生面也。至仲景所著《伤寒》书，本以寒为主，因风能兼寒，故以风陪说，互相发明耳。学者看书，不可不知此理。若夫脏腑一切内外诸风，各有现症，具载《内经》，尤当详考。（《临证指南医案》）

---

① 见《素问·风论》。
② 爻（yáo 摇）：构成《易》卦的基本符号。"—"是阳爻，"——"是阴爻，每三爻合成一卦，可得八卦。两卦（六爻）相重可得六十四卦。
③ 炎歊（xiāo 嚣）：火热之气上冲。
④ 溽（rù 褥）暑：又湿又热。指盛夏的气候。

伤风证治

伤风虽小病，然谚云不愈即成劳，盖由乎金水二脏不足，阳气不能卫外也。经曰："伤于风者，上先受之。"故必头痛。仲景云："阳浮者，热自发；阴弱者，汗自出。"故必发热、自汗。盖风者，天之阳；卫者，人之阳。风伤于卫，以类相从也。治法当审内因、外因为的。外因有余，秋冬辛温，春夏辛凉，解肌表而从汗散；内因不足，固其卫气，兼解风邪。要知邪之所凑，其正必虚，倘徒事驱逐，则已受之邪，从此而去，未来之邪，何时而已耶？若既表散之后，病仍如故，此血气不充，营卫失和，当调和营卫为主。勿谓小病轻忽，药饵误投，由浅入深，侵淫脏腑，变成劳瘵，莫可治疗。(《锦囊秘录》)

寒邪致病的病理与病证

凡初诊伤寒者，以其寒从外入，伤于表也。寒邪自外而入，必由浅渐深，故先自皮毛，次入经络，又次入筋骨，而后及于脏腑，则病日甚矣。故凡病伤寒者，初必发热、憎寒、无汗，以邪闭皮毛，病在卫也；渐至筋脉拘急、头背骨节疼痛，以邪入经络，病在营也。夫人之卫行脉外，营行脉中，今以寒邪居之，则血气混淆，经络壅滞，故外证若此。此即所谓伤寒证也。自此而渐至呕吐、不食、胀满等证，则由外入内，由经入腑，皆可因证而察其表里矣。若或肌表无热，亦不憎寒，身无疼痛，脉不紧数者，此其邪不在表，病必属里。凡察伤寒，此其法也。(《景岳全书》)

伤寒证治纲领

伤寒症，有表寒，有里寒，有表热，有里热，有表里皆热，有表里皆寒，有表寒里热，有表热里寒。何谓表寒？伤寒初客太阳，头痛、发热而恶寒者，名曰外感，经所谓体若燔炭，汗出而散是也。阳明解肌，少阳和解，其理一也。何谓里寒？凡伤寒不由阳经传入，而直入阴经者，手足厥冷、脉微细、下利清谷，名曰中寒，仲景所谓急温之，宜四逆汤是也。何谓表热？凡伤于寒，则为病热，表邪壅遏，不得外泄，或荣弱卫强，自汗不解，宜桂、芍和荣，柴、葛解肌是也。何谓里热？凡伤寒渐次传里，与春温、夏热症，热邪内发，皆为里热，其在太阴则津液少，少阴则咽干口燥，厥阴则消渴，仲景所谓急下之，而用大柴胡、三承气者是也。何谓表里皆热？如伤寒阳明症，传于本腑，外而肌肉，内而胃腑，热气熏蒸、口渴、谵语，此散漫之热邪未结聚，治用白虎汤，外透肌肤，内清腑脏，俾表里两解，不比邪热结实，专在肠胃，可下而愈也。正伤寒有此，温热症更多有此。何谓表里皆寒？凡伤寒表受寒邪，更兼直中于里，此为两感寒症，仲景用麻黄附子细辛汤是也。何谓表寒里热？如两感热症，一日太阳与少阴同病，二日阳明与太阴同病，三日少阳与厥阴同病，三阳为寒，三阴已成热症，岂非表寒而里热乎？亦有火郁在内，更加外感于寒，亦为表寒里热之候，又有火亢已极，反兼水化，内热闭结而外有恶寒之状者，表似寒而里实热，误投热剂，下咽即败矣。何谓表热里寒？如人本体虚寒，而外感温热之邪，此为标热本寒，清剂不宜太过，更有阴寒在下，逼其无根失守之火，发扬于上，肌肤大热，欲坐卧泥水中，表似热而里实寒，误投寒剂，入胃即危矣。伤寒变症不一，总不外表、里、寒、热，其表、里、寒、热之变，总不外此八言，以为纲领。(《类证治裁》)

燥湿为百病提纲

人禀天地之气以生，即感天地之气以病，亦必法天地之气以治。夫天地之气，阴阳之气也；阴阳之气，燥湿之气也……故燥湿为先天之体，水火为后天之用；水火即燥湿所变，而燥湿又因寒热而化也。水气寒，火气热，寒搏则燥生，热烁则燥成，热蒸则湿动，寒郁则湿凝，是寒热皆能化为燥湿也。……盖动则变，变则化。寒燥化为燥热，返其本也；寒湿化为湿热，因乎变也。人能体察燥、湿二气之因寒、因热所由生，而以之为纲，再察其化热、未化热之变，与夫燥郁则不能行水，而又夹湿，湿郁则不能布精，而又化燥之理，而以之为目。纲举目张，一任病情万状，而权衡在握矣。且夫燥、湿二气，为时行之气，又有非时之偏气。如久旱则燥气胜，干热、干冷则燥气亦胜。在春为风燥，在夏为暑燥，在秋为凉燥，在冬为寒燥。久雨则湿气胜，地气不收，溽暑阴冷则湿气亦胜。在春为风湿，在夏与初秋为暑湿，在深秋与冬为寒湿。经曰："必先岁气，无伐天和。"[①] 俗谓外感为时气，时之为义大矣哉！若以一定之成方，治无定之时邪，其不知时之甚者哉！然不独当因时也，尤当因地：西北地高燥气胜，东南地卑湿气胜。不独当因地也，尤当因人：六气伤人，因人而化，阴虚体质，最易化燥，燥固为燥，即湿亦化为燥；阳虚体质最易化湿，湿固为湿，即燥亦必夹湿。燥也，湿也，固外感百病所莫能外者也。

或曰：外感有风、寒、暑、湿、燥、火六气，子以燥、湿二气赅之，可推其故而析言之欤？曰：在地成形，在天为气。六气风居乎始，寒、暑、湿、燥居乎中，火居乎终。风居乎始者，风固燥、湿二气所由动也；寒、暑居乎中者，寒、暑固燥、湿二气所由变也；火居乎终者，火又燥、湿二气所由化也。……审是燥、湿二气，非风、寒、暑、火所生而化，化而成之者哉！吾故举之以为提纲。

曰：敢问治法如何？曰：治外感燥、湿之邪无他，使邪有出路而已，使邪早有出路而已。出路者何？肺、胃、肠、膀胱是也。盖邪从外来，必从外去。毛窍是肺之合；口、鼻是肺、胃之窍；大肠、膀胱为在里之表，又肺、胃之门户。故邪从汗解为外解，邪从二便解亦为外解。燥属天气，天气为清邪，以气搏气，故首伤肺经气分。气无形质，其有形质者，乃胃、肠中渣滓。燥邪由肺传里，得之以为依附，故又病胃、肠。肺与大肠，同为燥金，肺、胃为子母，故经谓阳明亦主燥金，以燥邪伤燥金，同气相

---

① 见《素问·五常政大论》

求，理固然也。湿属地气，地气氤氲黏腻，为浊邪，然浊邪亦属是气，气从口鼻传入，故亦伤肺经气分。肺主一身气化，气为邪阻，不能行水，故湿无由化，浊邪归浊道，故必传胃、肠，浊之清者，必传膀胱。

曰：药之何如？曰：汗者人之津，汗之出者气所化。今气不化津而无汗者，乃气为邪所阻耳；邪阻则毛窍经络不开，即胃、肠、膀胱，亦因之不开。法当轻开所阻肺气之邪，佐以流利胃、肠气机，兼通膀胱气化。燥邪辛润以开之；湿邪辛淡以开之。燥兼寒者，辛温润以开之；燥兼热者，辛凉轻剂以开之。湿兼寒者，辛温淡以开之；湿兼热者，辛凉淡以开之。燥化热者，辛凉重剂以开之；湿化热者，辛苦通降以开之。燥为湿郁者，辛润之中，参苦辛淡以化湿；湿为燥郁者，辛淡之中，参辛润以解燥。燥扰神明者，辛凉轻虚以开之；湿昏神智者，苦辛清淡以开之。总之，肺经气分邪一开通，则汗自解矣。其有纳谷后即病者，气为邪搏，不及腐化，须兼宣松和化，不使之结，后虽传里，小通之即行矣。其有感邪之重且浊者，必然传里，传里即须攻下。若肺气未开，而里证又急，又必于宣通肺气之中，加以通润胃肠之品。肺主天气，天气通地气乃行耳！燥邪大肠多有结粪，必咸以软之，润以通之；湿邪大便多似败酱，必缓其药力以推荡之，或用丸药以磨化之。燥伤津液者，滑润之品，增液以通之；湿阻气机者，辛苦之味，开化以行之。要之，邪伤天气^①，治以开豁，天气开，而毛窍经络之清邪自开，即胃、肠、膀胱之浊邪，无所搏束，亦与之俱开，汗得解而二便解，如上窍开而下窍自通也。若上窍未开而强通下窍，则气为上焦之邪所阻，不能传送下行，譬如搏足之鸟，而欲飞腾，其可得乎？邪传地道，治以通利，地气通而胃、肠、膀胱之浊邪自通，即毛窍经络之清邪孤悬无依，亦与之俱通，二便解而汗亦解，如下窍通而上窍自开也。若下窍不通，而强开上窍，则气为胃、肠之邪所阻，不得化汗外出，譬如海门淤塞，而欲众流顺轨，其又可得乎？审若是天道与地道，一以贯之之道也，岂有二哉？

曰：其有人虚证实者，当何如？曰：人虚证实，不过加以托邪之法，护正之方，究^②当以祛邪为主，邪早退一日，正即早安一日。经故曰："有故无殒。"^③否则养痈成患，后虽欲治，不可得而治。吾故曰：治外邪之法无他，使邪有出路而已，使邪早有出路而已矣。

或又曰：邪无形质，依渣滓以为形质，然则病人不与之食可乎？曰：非也。"邪之所凑，其气必虚。"能食而不与之食，则胃气愈虚，譬如空城御敌，贼必直入而无所防，不独邪入于胃已也。胃无谷气，则生化之源绝，五脏皆为虚器，邪且无所不入矣。曰：然则强与之食可乎？而亦非也。不能食而强与之食，则邪气愈遏，是赍^④盗粮也。总之，食与不食，当视病者之能与不能，强食固不可，禁食尤不可；但当清淡养胃，

---

① 天气：此指肺经气分。

② 究：毕竟。

③ 见《素问·六元正纪大论》。

④ 赍（jī）：赍的异体字。以物送人。

不可浓浊护邪。谚有之曰：饿不死的伤寒，谓知饥为有胃气，乃是不死之伤寒也。吾淮鞠通先生尝谆言之，奈何病家犹强食，医家犹禁食，而竟昧乎大中至正之理也哉！

曰：外感百病，不外燥、湿二气，吾闻诸子矣，敢问内伤何如？曰：内伤千变万化，而推致病之由，亦只此燥、湿两端，大道原不外一阴一阳也。彼古今医籍，分门别类，名色愈多，治法愈歧，徒足炫一时之耳目，反令后学无所指归①，总由未能探本穷原，以察天地阴阳之理焉耳！请析言之。外感者，实也，虽虚而必先实；内伤者，虚也，虽实而必先虚。阳气虚则蒸运无力，而成风湿；阴血虚则荣养无资，而成内燥。思虑过度则气结，气结则枢转不灵，而成内湿；气结则血亦结，血结则营运不周，而成内燥。且也阴阳互根，气血同源。阳虚甚者，阴亦必虚，釜无薪火，安望蒸变乎精微？气虚甚者，血亦必虚，车无辖辂，安望汲引以灌溉？往往始也病湿，继则湿又化燥。阴虚甚者，阳必虚，灯残油涸，焉能大发其辉光？血虚甚者，气亦必虚，水浅舟停，焉能一往而奔放？往往始也病燥，继则燥又夹湿。盖化湿犹自外来，化燥则从内涸矣。故因燥化湿者，仍当以治燥为本，而治湿兼之；由湿化燥者，即当以治燥为本，而治湿兼之。此治法标本先后之大要也。

曰：脏腑轻重何如？曰：凡因天气致病者为外感，外感先病人之天气；凡因人致病者为内伤，内伤先病人之地气。故内燥起于肺、胃、肾，胃为重，肾为尤重。盖肺为敷布精液之源，胃为生化精液之本，肾又为敷布生化之根柢。内湿起于肺、脾、肾，脾为重，肾为尤重。盖肺为通调水津之源，脾为散输水津之本，肾又为通调散输之枢纽。若是者，脾也，胃也，肾也，固肺所藉以生、藉以化者也。天气不下降，由于地气不上腾，顾可不分轻重也哉？总之，病有燥、湿，药有燥、润；病有纯杂，方有变通。经曰："知其要者，一言而终，不知其要，流散无穷。"其斯之谓欤！（《医原》）

秋燥论（一）

燥之与湿，有霄壤之殊。燥者，天之气也。湿者，地之气也。水流湿，火就燥，各从其类。此胜彼负，两不相谋②。春月地气动而湿胜，斯草木畅茂；秋月天气肃而燥胜，斯草木黄落。故春分以后之湿，秋分以后之燥，各司其政。今指秋月之燥为湿，是必指夏月之热为寒然后可。奈何《内经》病机一十九条，独遗燥气。他凡秋伤于燥，皆谓秋伤于湿③。历代诸贤，随文作解，弗察其讹，昌特正之。

大意谓春伤于风，夏伤于暑，长夏伤于湿，秋伤于燥，冬伤于寒，觉六气配四时之旨，与五运不相背戾④，而千古之大疑始一决也。然则，秋燥可无论乎？夫秋不遽燥也，大热之后，继以凉生，凉生而热解，渐至大凉，而燥令乃行焉。经谓"阳明所至，

---

① 指归：宗旨或意向所在。
② 两不相谋：燥与湿两者是对立的，没有调和的余地。
③ 《素问·生气通天论》："秋伤于湿，上逆而咳，发为痿厥。"《素问·阴阳应象大论》："秋伤于湿，冬生咳嗽。"
④ 背戾（lì利）：违背。

始为燥，终为凉"① 者，殆误文也。岂有新秋月华露湛②，星润渊澄③，天香④遍野，万宝垂实⑤，归之燥政？迨至山空月小，水落石出，天降繁霜，地凝白卤⑥，一往坚急劲切之化，反谓凉生，不谓燥乎？或者疑燥从火化，故先燥而后凉，此非理也。深乎！深乎！上古《脉要》曰："春不沉，夏不弦，秋不数，冬不涩，是谓四塞。"⑦ 谓脉之从四时者，不循序渐进，则四塞而不退也。所以春、夏、秋、冬孟月⑧之脉，仍循春、夏、秋、冬季月之常，不改其度，俟二分二至⑨以后，始转而从本令之王气，乃为平人顺脉也。故天道春不分不温，夏不至不热，自然之运，悠久无疆。使在人之脉，方春即以弦应，方夏即以数应，躁促所加，不三时而岁度终矣，其能长世乎？即是推之，秋月之所以忌数脉者，以其新秋为燥所胜，故忌之也。若不病之人，新秋而脉带微数，乃天真之脉，何反忌之耶？且夫始为燥，终为凉，凉已即当寒矣，何至十月而反温耶？凉已反温，失时之序，天道不几顿⑩乎？不知十月之温，不从凉转，正从燥生。盖"金位之下，火气承之。"⑪ 以故初冬常温，其脉之应，仍从乎金之涩耳！由涩而沉，其涩也，为生水之金；其沉也，即为水中之金矣。珠辉玉映，伤燥云乎哉！然新秋之凉，方以却⑫暑也，而夏月所受暑邪，即从凉发。经云："夏暑汗不出者，秋成风疟。"⑬ 举一疟，而凡当风取凉，以水灌汗，乃至不复汗而伤其内者，病发皆当如疟之例治之矣。其内伤生冷成滞下者，并可从疟而比例矣。以其原来皆暑湿之邪，外内所主虽不同，同从秋风发之耳！若夫深秋燥金主病，则大异焉。

经曰："燥胜则干。"⑭ 夫干之为害，非遽赤地千里也。有干于外而皮肤皲揭⑮者；有干于内而精血枯涸者；有干于津液而荣卫气衰、肉烁而皮著于骨者。随其大经小络所属，上下中外前后，各为病所。燥之所胜，亦云熯⑯矣，至所伤则更厉。燥金所伤，本摧肝木，甚则自戕⑰肺金。盖肺金主气，而治节行焉。此惟土生之金，坚刚不挠，故

---

① 《素问·六元正纪大论》："阳明所至，为燥生，终为凉。"新校正云："详此六气，俱先言本化，次言所反之气，而独阳明之化言燥生，终为凉，未见所反之气，再寻上下文义，当云：阳明所至，为凉生，终为燥。方与诸气之义同贯。盖以金位之下，火气承之，故阳明为凉生，而终为燥也。"

② 月华露湛：意指月亮之光华显露而亮盛。

③ 星润渊澄：意指星星之光亮深远而清晰。

④ 天香：原指特异的香气，此处泛指花草之香。

⑤ 万宝垂实：意指许多植物将结果实。垂，将及。

⑥ 白卤：白色咸卤地。

⑦ 见《素问·至真要大论》引。

⑧ 孟月：春夏秋冬四季，每季三个月，凡第一个月为孟月，第二个月为仲月，第三个月为季月。

⑨ 二分二至：春分、秋分叫二分，夏至、冬至叫二至。

⑩ 顿：停顿。

⑪ 见《素问·六微旨大论》。

⑫ 却：退。

⑬ 见《素问·金匮真言论》。

⑭ 见《素问·阴阳应象大论》。

⑮ 皲（cūn 村）揭：皮肤开裂。

⑯ 熯（hàn 汉）：干燥。

⑰ 戕（qiāng 枪）：杀害；残害。

能生杀自由，纪纲不紊。若病起于秋而伤其燥，金受火刑，化刚为柔，方圆且随型埴①，欲仍清肃之旧，其可得耶？经谓："咳不止，而出白血者死。"② 白血，谓色浅红，而似肉似肺者。非肺金自削，何以有此？试观草木菁英可掬③，一乘金气，忽焉改容，焦其上首，而燥气先伤上焦华盖，岂不明耶？详此，则病机之"诸气膹郁，皆属于肺""诸痿喘呕，皆属于上"④ 二条，明指燥病言矣。《生气通天论》谓："秋伤于燥，上逆而咳，发为痿厥。"燥病之要，一言而终，与病机二条适相吻合，只以误传伤燥为伤湿，解者竟指燥病为湿病，遂至经旨不明。今一论之，而燥病之机，了无余义矣。其"左胠胁痛，不能转侧，嗌干面尘，身无膏泽，足外反热，腰痛惊骇筋挛，丈夫㿉疝，妇人少腹痛，目眜眦疮"。⑤ 则燥病之本于肝，而散见不一者也。

《内经》燥淫所胜，其主治必以苦温⑥者，用火之气味而制其胜也。其佐以或酸或辛者，临病制宜，宜补则佐酸，宜泻则佐辛也。其下之亦以苦温者，如清甚生寒，留而不去，则不当用寒下，宜以苦温下之，即气有余，亦但以辛泻之，不以寒也。要知金性畏热，燥复畏寒，有宜用辛寒而佐以苦甘⑦者，必以冷热和平为方，制乃尽善也。又六气凡见下承之气，方制即宜少变。如金位之下，火气承之，则苦温之属宜减，恐其以火济火也。即用下，亦当变苦温而从寒下也。此《内经》治燥淫之旨，可赞一辞者也。至于肺气膹郁，痿喘呕咳，皆伤燥之剧病，又非制胜一法所能理也。兹并入燥门，细商良治，学者精心求之，罔⑧不获矣，若但以润治燥，不求病情，不适病所，犹未免涉于粗疏耳！（《医门法律》）

〔按语〕

本文对燥邪的性质、致病特点和治疗方法等，作了比较系统的论述。使医者对六淫中的燥邪有了更完整的认识。这是喻氏对中医学的主要贡献之一。

喻氏对《内经》病机十九条"独遗燥气"，并认为"秋伤于湿，上逆而咳"，和"秋伤于湿，冬生咳嗽"两条，是"秋伤于燥"之错简，大胆地提出了修正意见，论述的内容也有理有据。他又根据《内经》"燥胜则干"的论点，指出干的病变，不仅指皮肤皱揭而言，大凡津液耗伤的病证，也都属于干的范畴。因此，他认为燥邪能耗伤肺津，产生咳喘等病证，于是制定了清燥救肺汤，临床运用亦多效验。

对于燥邪所致病证的治疗方法，喻氏认为苦温、辛寒诸法，要各从其宜。这是因为他所论的秋燥，包括凉燥和温燥在内，但他又指出"燥气终属于热"，所以重点还是叙述的温燥。喻氏的这些论点，给后世的温热学派以很大的影响。如叶天士说："燥自

---

① 型埴：用土做成的模型。

② 《素问·至真要大论》："咳不止，而白血出者死。"

③ 菁英可掬：菁英，精华。掬，两手承取。

④ 见《素问·至真要大论》。

⑤ 见《素问·至真要大论》"燥淫所胜"两条，文字略有出入。

⑥ 《素问·至真要大论》："燥淫于内，治以苦温，佐以甘辛，以苦下之。"又说："燥淫所胜，平以苦温，佐以酸辛，以苦下之。"

⑦ 《素问·至真要大论》："燥化于天，热反胜之，治以辛寒，佐以苦甘。"

⑧ 罔：无。

上受，均是肺先受病。"又说："秋令感伤，恰值夏月发泄之后。起初，治肺为急，当以辛凉甘润之方。"叶氏的这些论点，都是在喻氏这一思想影响下提出来的。

秋燥论（二）

燥为六淫之一。《内经》于此条，并未大畅其说，至西昌喻氏，著《秋燥论》一篇，谓世俗相沿，误以湿病为燥病，解者亦竟以燥病为湿病。而于《内经》所谓"秋伤于燥，上逆而咳，发为痿厥"数语，全然误会。可谓独具只眼①，大声喝破矣。惟篇中谓"秋不遽燥，大热之后，继以凉生，凉生而热解，渐至大凉，而燥令乃行焉"。此则燥字之义，乃作大凉解，而燥中全无热气矣。独不思"秋阳以暴"之一语，朱子注中谓"秋日燥烈，言暴之干也"。可见秋阳甚于夏日，燥非全主乎凉，乃篇中又申其说，以为"天道春不分不温，夏不至不热"，则秋不分不燥之意，隐然言下矣。信斯言也，则必秋分以后，方得谓之秋燥，是燥病亦只主得半季，而秋分以前之四十五日，全不关秋燥矣。由斯以推，则冬至以后，方是伤寒；春分以后，方是春温；夏至以后，方是三气②。而于冬至以前、春分以前、夏至以前、秋分以前之四十五日内所感者为何气？所得者谓之何病乎？

愚谓燥者干也，对湿言之也。立秋以后，湿气去而燥气来，初秋尚热则燥而热，深秋既凉则燥而凉。以燥为全体，而以热与凉为之用，兼此二义，方见燥字圆相③。若专主一边，遗漏一边，恐非确论。窃附管见，或亦愚者千虑之一云。（《医醇剩义》）

〔按语〕

本文对喻嘉言《秋燥论》中的某些论点加以评论。并指出燥邪与时令的关系是："初秋尚热则燥而热，深秋既凉则燥而凉。"这是对温燥与凉燥的一种区别方法。另外，从临床来看，凡燥症而兼见热象的为温燥；燥症而兼见寒象的为凉燥。这更切合于临床辨证施治的实际。

燥病证治（一）

燥病，由火而至又甚于火者也。治之当察端委④，不得就肺一经而言。盖肺与大肠相表里，大肠为庚金，肺为辛金，其体本燥，而义能生水者，赖脾阴上输，得以水精四布，虽燥而不至于燥也。迫至脾荣不足，不能生金，则金亏而肾水之化源竭矣，由是子母不能相生，濡润之机关绝灭，一有所伤，火乃踵起⑤，或因风火，或因炎热，或

---

① 独具只眼：具有独到的眼光和见解。
② 三气：指五运六气学说中的三之气——少阳相火。
③ 圆相：完整的实质。圆，完整。相，实质。
④ 端委：确实的缘由。
⑤ 踵起：接着而起。

因病后阴虚火动，皆能致燥。其为病也，在外则皮毛枯槁；在上则咽干、口燥；在中则烦渴、便焦。所谓"诸涩枯涸，干劲皴揭，皆属于燥"是也。治之者，当知补土以生金，而肺之母旺，滋肾水以涵金，而肺之子亦旺，生生不绝，津液充足，何燥之有？倘寸强尺弱，由乎釜下无火，而锅盖干燥者，用八味丸，为水中补火之法。古方有半硫丸之设，意深远矣。(《罗氏会约医镜》)

燥病证治（二）

燥为干涩不通之疾，内伤、外感宜分。外感者，由于天时风热过胜，或因深秋偏亢之邪，始必伤人上焦气分，其法以辛凉甘润肺胃为先。喻氏清燥救肺汤，及先生用玉竹、门冬、桑叶、薄荷、梨皮、甘草之类是也。内伤者，乃人之本病，精血下夺而成，或因偏饵燥剂所致，病从下焦阴分先起，其法以纯阴静药，柔养肝肾为宜，大补地黄丸①、六味丸之类是也。要知是症，大忌者苦涩，最喜者甘柔。若气分失治，则延及于血；下病失治，则槁及乎上：喘、咳、痿、厥、三消、噎膈之萌，总由此致。大凡津液竭而为患者，必佐辛通之气味，精血竭而为患者，必藉血肉之滋填，在表佐风药而成功，在腑以缓通为要务。古之滋燥养营汤②、润肠丸、五仁汤、琼玉膏、一气丹、牛羊乳汁等法，各有崇司也。(《临证指南医案》)

湿　论

湿者，天地间阴阳蒸润之气也。所感之由，或因雾露之侵；或因阴雨所客；或因汗出沾衣，为风所阏③；或因涉水行泥，为寒所郁；或因引饮过多；或以卑湿之地。有伤于皮肉筋骨，或感头面四肢，尤多患于腰脚者，盖伤湿则下先受之也；更喜侵于脾胃者，以其同气相感也。

大抵湿之为病，感于寒，则为寒湿；兼于风，则为风湿；动于火，则为湿热；逆于气，则为湿气；郁聚于中，则为痰；流注于下，则为水；入皮肤，则为顽痹；入气血，则为倦怠；入肺，则为喘满；入脾，则为湿痰、肿胀、面目萎黄；入肝，则胁满而四节不利；入肾，则腰痛胯痛、身如板夹、胁如沙坠；入腑，则麻木不仁；入脏，则肢体强直；注于关节，或肿或疼；流于经络，难伸难屈；滞于经脉，则为脚气等疾。若内素有寒湿，或初患浮肿等证，又重感外湿，以致内外交攻，正气衰竭，卒倒无知，似乎中风，其脉沉涩细迟者，即中湿也。

凡治者，宜分其属寒、属热以施之。湿热者，脉必洪数沉实，证必尿赤、口渴，如水之潴蓄而无从得出之故，宜利小便为主，即开沟渠以泄水之义也。寒湿者，脉必

---

① 大补地黄丸：方由生地、熟地、黄柏、当归、山药、杞子、知母、山茱萸肉、白芍、肉苁蓉、玄参组成。
② 滋燥养营汤：方由当归、生地、熟地、白芍、甘草、黄芩、秦艽、防风组成。
③ 阏（è扼）：阻塞。

沉细缓弱，证必倦怠、濡泄，如地雨泥而不能生物之象，故用燥脾土为主，犹用干灰以收泥湿之义也。外如中湿者，乃寒湿之甚，阳气衰微，非参、术、桂、附等甘温辛热之剂，不能治之。又如积冻凝阴，雨雪相继，而求开霁[①]回春于和气杲日[②]之义也。是以湿之为病，所在皆有，而人不知治者众矣。医者宜审之!（《叶选医衡》引杜铜峰论）

湿邪的种类与致病特点

湿之为病，有出于天气者，雨雾之属是也，多伤人脏气；有出于地气者，泥水之属是也，多伤人皮肉筋脉；有由于饮食者，酒酪之属是也，多伤人六腑；有由于汗液者，以大汗沾衣，不皇解换之属是也，多伤人肤腠；有湿从内生者，以水不化气，阴不从阳而然也，悉由乎脾、肾之亏败。

其为证也，在肌表则为发热，为恶寒，为自汗；在经络则为痹，为重，为筋骨疼痛，为腰痛不能转侧，为四肢痿弱酸痛；在肌肉则为麻木，为胕肿，为黄疸，为按肉如泥不起；在脏腑则为呕恶，为胀满，为小水秘涩，为黄赤，为大便泄泻，为腹痛，为后重、脱肛、癫疝等证。凡肌表经络之病，湿由外而入者也；饮食血气之病，湿由内而生者也。此其在外者为轻，在内者为甚，是固然矣。然及其甚也，则未有表湿而不连脏者，里湿而不连经者，此其湿病之变，不为不多。

故凡治此者，必当辨表里，察虚实，而必求其本也。然湿证虽多，而辨治之法，其要惟二，则一曰湿热，一曰寒湿，而尽之矣。盖湿从上化，而分旺四季，故土近东南，则火土合气，而湿以化热；土在西北，则水土合德，而湿以化寒。此土性之可以热、可以寒，故病热者谓之湿热，病寒者谓之寒湿。湿热之病宜清、宜利，热去湿亦去也；寒湿之病宜燥、宜温，非温不能燥也。知斯二者，而湿无余义矣。何今之医家，动辄便言火多成热，而未闻知有寒多生湿者。其果[③]何也？岂寒热之偏胜，原当如是耶？抑阴阳之显晦，察有易难也？且夫阴阳之理，本无轩轾[④]，犹权衡也。此而不知，乌云明慧？刱[⑤]一偏之说，以遗息[⑥]后人，则金元诸公，有不得辞其责者矣。（《景岳全书》）

湿病证治（一）

湿之为病最多，人多不觉湿来，但知避寒、避风，而不知避湿者，因其为害最缓、

---

① 霁（jì剂）：本指雨止，引申为风雪停，云雾散，天气放晴。
② 和气杲（gǎo搞）日：气候温和，太阳明亮。杲，光明。
③ 果：事实。
④ 轩轾：车子前高后低叫轩，前低后高叫轾。引申为高低、轻重。
⑤ 刱：创的异体字。
⑥ 息：疑"患"字形近之误。

最隐，而难觉察也。其初但见地转潮、墙转湿，再升腾化雾、化云、化露、化雨，方见其象，微则万物滋润，太过被其腐烂矣。人受其气亦然，自下得热而升，故曰"伤于湿者，下先受之。"① 其渐升高，则口鼻亦能吸入，传三焦为害。在经多见足肿而冷，或腰背强、头重如裹，或肢节作困、为疮为疡，湿烂缠绵，或寒热身疼、浮肿、痹证、痿躄，种种为病；入里则气机壅塞，为胀为痞，或湿温寒热、湿痰泄泻，为病不一。

凡病之有形者，非痰则血，亦由湿瘀也。湿病脉必遏而软，模糊不清，或沉细似伏，或数滞断续不匀，最是虚寒之脉。误治害人甚速，医家切宜细究。舌必生苔，病深必板贴不松，白者湿在气分未化，初时可用苦辛温，佐淡渗，或苦辛平、苦辛寒，临时制宜。色黄已化热矣，沉香色热又甚矣，焦枯热极伤阴也。实证可下，虚者必用养阴最稳。今时多此证，不可轻下，必见苔浮、脉松，日内必得汗解，亦有苔渐去者，亦有数日后，得胃气渐苏方去者，必得旧苔去，两旁渐生淡薄新白苔，方无他虞。将作汗脉必浮数，汗后脉转沉细无妨，此因邪去正虚之象，得谷数日，脉渐浮圆也。凡时邪为病皆如此，不可误进温补，余焰复炽，热病重来。病解莫妙淡食静养最好；虚甚者，甘平之剂调之亦可。湿病必用苦辛之品者，以其能通、能降，开泄湿壅；佐淡渗者，淡味得天气之全，淡即甘之微者，淡薄无味，得天清肃之燥气，故能胜湿也。

夫天地之间，其机用如橐籥之开合，时时不息，故能变化万物；其机一停则病，一偏亦病，一息则死。六气中，寒、湿偏于合，燥、火偏于开，风与暑有开有合，风兼寒、湿则合，兼燥、火则开。暑气宜分别热多、湿多，偏于热者多开，偏于湿者多合。治病之用，但能体认六气之偏、开合之病，再能分别气味，温凉升降补泻之剂，投之得当，其应如响。苦、辛之味多开，咸、酸之味多合，甘味属土居中，用开则开，用合则合。气之温者多开，气之凉者多合。性之升者多开，性之降者多合。厚味多合，补多合，泄多开。味淡者，得天之全多开，而又能升能降，以此改变五味，无所不可，如白色染五色，同一理也。涩味，即酸之微者，多合。用药之法，但能分别五味、温凉、升降、补泻，以偏救偏，投之立应。然物物各具一太极，阴阳匀两齐，开中有合，合中有开，不过分别开合之多少耳！紫阳真人曰："草术阴阳亦两齐，若还缺一不芳菲"，即此谓也。治病之理，用开必少佐合，用升必参以降，用降必少升，用温佐凉，用补佐泄，其机方灵，即阴阳相须之道也。然湿邪为病最多，不能尽述也。（《医原记略》）

湿病证治（二）

湿为重浊有质之邪，若从外而受者，皆由地中之气升腾；从内而生者，皆由脾阳之不运。虽云雾露雨湿，上先受之，地中潮湿，下先受之。然雾露雨湿，亦必由地气上升而致，若地气不升，则天气不降，皆成燥症矣，何湿之有？其伤人也，或从上，或从下，或遍体皆受。此论外感之湿邪，著于肌躯者也。此虽未必即入于脏腑，治法

---

① 见《素问·太阴阳明论》。

原宜于表散，但不可大汗耳！更当察其兼症，若兼风者，微微散之；兼寒者，佐以温药；兼热者，佐以清药。此言外受之湿也。然水流湿，火就燥，有同气相感之理。如其人饮食不节，脾家有湿，脾主肌肉四肢，则外感肌躯之湿，亦渐次入于脏腑矣。亦有外不受湿，而但湿从内生者，必其人膏粱酒醴过度，或嗜饮茶汤太多，或食生冷瓜果及甜腻之物。治法总宜辨其体质阴阳，斯可以知寒热虚实之治。若其人色苍赤而瘦，肌肉坚结者，其体属阳，此外感湿邪，必易于化热；若内生湿邪，多因膏粱酒醴，必患湿热、湿火之证。若其人色白而肥，肌肉柔软者，其体属阴，若外感湿邪，不易化热；若内生之湿，多因茶汤生冷太过，必患寒湿之症。人身若一小天地，今观先生治法，若湿阻上焦者，用开肺气，佐淡渗通膀胱，是即启上闸，开支河，导水势下行之理也。若脾阳不运，湿滞中焦者，用术、朴、姜、半之属，以温运之；以苓、泽、腹皮、滑石等渗泄之。亦犹低洼湿处，必得烈日晒之，或以刚燥之土培之，或开沟渠以泄之耳！其用药总以苦辛寒治湿热，以苦辛温治寒湿，概以淡渗佐之，或再加风药，甘酸腻浊在所不用。总之，肾阳充旺，脾土健运，自无寒湿诸症；肺金清肃之气下降，膀胱之气化通调，自无湿火、湿热、暑湿诸症。若夫失治变幻，则有肿胀、黄疸、泄泻、淋闭、痰饮等类，俱于各门兼参之可也。（《临证指南医案》）

燥湿同形同病

　　燥湿同形者，燥极似湿，湿极似燥也。《内经》以痿躄为肺热叶焦，以诸痉强直皆属于湿。其义最可思。故治法有发汗、利水以通津液者，有养阴、滋水以祛痰涎者。张石顽曰：常有一种燥证反似湿痹，遍身疼烦，手足痿弱无力，脉来细涩而微（重按则芤，以阴虚也），此阴血为火热所伤，不能荣养百骸，慎勿误认湿痹而用风药，则火益炽而燥热转甚矣，宜甘寒滋润之剂补养阴血，兼连、柏以坚之。又曰：凡脉浮取软大，而按之滑者，湿并在胃之痰也；按之涩者，湿伤营经之血也。夫《内经》云：湿流关节。又云：地之湿气，感则害人皮肉筋脉。如此，则血液不得流通而燥结之证见矣。故湿之证有筋急（《内经》因于湿大筋缂短也）、口渴（有欲饮有不欲饮者）、大便秘结（肺中浊气不降）、小便赤涩（太阳经腑气皆郁滞）；燥之证有肢痿、胸满溏泻（微溏而泻不多）、痰坚（粘结胸中力咯不出）、咳嗽（湿咳夜甚卧甚，燥咳昼甚劳甚）。更有病湿脉涩，以气滞也，必兼弦紧；病燥脉滑，以阴虚也，必兼芤弱，按之即无。此皆同形而异实也。宜求其本而委曲以治之。

　　按风、寒、暑、湿、燥、火六淫之邪，亢甚皆见火化，郁甚皆见湿化，郁极则由湿而转见燥化。何者？亢甚则浊气干犯，清道有升无降，故见火化也；郁则津液不得流通而有所聚，聚则见湿矣；积久不能生新，则燥化见矣。故吾尝说六气之中皆有正化，惟燥是从转化而生。前人谓燥不为病，非无燥病也，谓无正感于燥之病也。凡转筋、疔疮、阴疽、心腹绞痛，皆燥化之极致也，皆从湿、寒、风、热转来。

　　燥湿同病者，燥中有湿，湿中有燥，二气同为实病，不似同形者之互见虚象也。张石顽曰：每有脾湿肺燥之人，阴中之火易于上升，上升则咽喉作痛而干咳，须用贝母之润，以代半夏之燥，煨姜之柔，以易干姜之刚，更加姜汁、竹沥以行其滞。又有素禀湿热而挟阴虚者，在膏粱辈少壮时，每多患此，较之中年已后触发者更剧，又与寻常湿热治法迥异，当推东垣、河间类中风例，庶或近之。

按右所论，乃脾湿热而肾虚燥之事也。尝考《金匮》黑疸，亦即脾胃湿热流积于肾之所致也。《折肱漫录》云：脾胃湿热盛，则克伤肾水。《内经》云：肾者胃之关也。水之入胃，其精微洒陈于脏腑经脉，而为津液，其渣滓下出于膀胱而为小便，皆赖肾中真阳有以运化之。肾阳不足，则水之清浊不分，积而为饮，泛而为肿，此脾肾湿寒之证也。若脾胃湿热，肾阴又虚，则湿热下陷于肾而为黑疸。何者？肾恶燥者也。肾燥而适脾湿有余，遂吸引之不暇矣，遂不觉并其热而亦吸之矣。湿热胶固郁结，浊气不得宣泄，薰蒸渐渍，久郁下焦，致血液之中久不得引受清气，而色为浊暗矣，故为黑疸也。若早治得法，肾阴早复，则阳气有所助，而力足以运浊下出矣。若其始肾阴不亏，则本无藉于脾之湿，而不致吸受其毒矣，故黑疸发源于肾燥也，故治法往往有滋阴与利水并用者，此之谓也（按肾气丸即滋阴利水之剂，内泽泻、茯苓、桂枝即五苓之法也；地黄、薯蓣、山萸滋阴之药也；丹皮、附子所以行经通络也）。（《读医随笔》）

痹证的病因病机与辨证

风痹一证，即今人所谓痛风也。盖痹者闭也，以血气为邪所闭，不得通行而病也。如《痹论》曰："风气胜者为行痹。"盖风者善行数变，故其为痹，则走注历节，无有定所，是为行痹，此阳邪也。曰："寒气胜者为痛痹。"以血气受寒则凝而留聚，聚则为痛，是为痛痹，此阴邪也。曰："湿气胜者为著痹。"以血气受湿则濡滞，濡滞则肢体沉重而疼痛顽木，留著不移，是为著痹，亦阴邪也。凡此三者，即痹之大则也。此外如五脏六腑之痹，则虽以饮食、居处皆能致之，然必重感于邪而内连脏气，则合而为痹矣。特欲辨其轻重，则在皮肤者轻，在筋骨者甚，在脏腑者更甚。若欲辨其寒热，则多热者方是阳证，无热者便是阴证。然痹本阴邪，故为寒者多而热者少，此则不可不察！

观《痹论》曰："风寒湿三气杂至，合而为痹。"而《寿夭刚柔篇》又曰："在阳者命曰风，在阴者命曰痹。"何也？盖三气之合，乃专言痹证之所因也，曰在阳为风，在阴为痹，又分言表里之有殊也。如风之与痹，本皆由感邪所致。但外有表证之见，而见发热、头疼等证，或得汗即解者，是皆有形之谓，此以阳邪在阳分，是即伤寒、中风之属也，故病在阳者，命曰风。若既受寒邪而初无发热、头疼，又无变证，或有汗或无汗，而筋骨之痛如故，及延绵久不能愈，而外无表证之见者，是皆无形之谓。此以阴邪直走阴分，即诸痹之属也，故病在阴者命曰痹。其或既有表证而疼痛又不能愈，此即半表半里，阴阳俱病之证。故阴阳俱病者，命曰风痹。此所以风病在阳而痹病在阴也。然则诸痹者皆在阴分，亦总由真阴衰弱，精血亏损，故三气得以乘之而为此诸证。经曰：邪入于阴则痹，正谓此也。是以治痹之法，最宜峻补真阴，使血气流

行，则寒邪随去，若过用风、湿、痰、滞等药，而再伤阴气，必反增其病矣。(《景岳全书》)

痹证的治法与用药

痛风者，四肢百节走痛，方书谓之白虎历节风证是也。大率有痰风、热风、湿、血虚。因于风者，小续命汤；因于湿者，苍术、白术之类，佐以竹沥；因于痰者，二陈汤加酒炒黄芩、羌活、苍术；因于血虚者，用芎、归之类，佐以红花、桃仁。大法之方，苍术、川芎、白芷、南星、当归、酒黄芩。在上者加羌活、威灵仙、桂枝；在下者加牛膝、防己、木通、黄柏；若血虚宜多用川芎、当归，佐以桃仁、红花、薄桂、威灵仙。凡治痛风，取薄桂味淡者，独此能横行手臂，领南星、苍术等药至痛处。

遍身骨节疼痛，昼静夜剧，如虎啮之状，名曰白虎历节风。并宜加减地仙丹，或青龙丸、乳香丸①等服之。又有痛风而痛有常处，其痛处赤肿灼热，或浑身壮热，此欲成风毒，宜败毒散。

凡治臂痛，以二陈汤加酒炒黄芩、苍术、羌活，如肢节痛，须用羌活，去风湿亦宜用之。如肥人肢节痛，多是风湿与痰饮流注经络而痛，宜南星、半夏。如瘦人肢节痛，是血虚，宜四物加防风、羌活，如瘦人性急躁而肢节痛发热，宜四物汤加黄芩(酒炒)、黄柏。如肢节肿痛脉滑者，当燥湿，宜苍术、南星，兼行气药木香、枳壳、槟榔，在下者加防己。若肢节肿痛脉涩数者，此是瘀血，宜桃仁、红花、当归、川芎及大黄微利之。如倦怠无力而肢节痛，此是气虚，有痰饮流注，宜参、术、星、半。

有湿郁而周身走痛，或关节间痛，遇阴寒即发，当作湿郁治。或用白术一味酒煎服之，其痛立愈。

手足麻者属气虚，手足木者有湿痰死血，十指麻木是胃中有湿痰死血。(《丹溪心法》)

痹症有瘀血说

凡肩痛、臂痛、腰疼、腿疼，或周身疼痛，总名曰痹症。明知受风寒，用温热发散药不愈；明知有湿热，用利湿降火药无功。久而肌肉消瘦，议论阴亏，遂用滋阴药，又不效。至此便云病在皮脉，易于为功；病在筋骨，实难见效。因不思风寒湿热入皮肤，何处作痛？入于气管，痛必流走；入于血管，痛不移处。如论虚弱，是因病而致虚，非因虚而致病。总滋阴，外受之邪，归于何处？总逐风寒、去湿热，已凝之血，更不能活。如水遇风寒，凝结成冰，冰成风寒已散。明此义，治痹症何难？古方颇多，

___
① 乳香丸：方由白附子、南星、白芷、没药、赤小豆、荆芥、藿香、骨碎补、乳香、五灵脂、川乌、草乌、糯米、京墨、松脂组成。

如古方治之不效，用身痛逐瘀汤①。若微热，加苍术、黄柏。若虚弱，量加黄芪一二两。（《医林改错》）

〔按语〕

本文作者认为痹症用温热发散药不愈，用利湿降火药无功，用滋阴药又不效者，是因风寒湿热之邪入于血管，使血凝不畅之故，所以采用逐瘀活血、通经祛邪之法，把活血药与祛风湿药同用。这是王氏善用活血祛瘀药的又一例证，临床很有参考价值。

痿证的病机与治法

经云："肺热叶焦，则生痿躄。"又云："治痿独取阳明。"以及脉痿、筋痿、肉痿、骨痿之论。《内经》于痿症一门，可谓详审精密矣。奈后贤不解病情，以诸痿一症，或附录于虚劳，或散见于风湿，大失经旨。赖丹溪先生，特表而出之，惜乎其言之未备也。夫痿症之旨，不外乎肝、肾、肺、胃四经之病。盖肝主筋，肝伤则四肢不为人用，而筋骨拘挛；肾藏精，精血相生，精虚则不能灌溉诸末，血虚则不能营养筋骨；肺主气，为高清之脏，肺虚则高源化绝，化绝则水涸，水涸则不能濡润筋骨；阳明为宗筋之长，阳明虚则宗筋纵，宗筋纵则不能束筋骨以流利机关。此不能步履，痿弱筋缩之症作矣。故先生治痿，无一定之法，用方无独执之见。如冲任虚寒而成痿者，通阳摄阴，兼实奇脉为主；湿热沉著下焦而成痿者，用苦辛寒燥为主；肾阳奇脉兼虚者，用通纳八脉，收拾散越之阴阳为主；如下焦阴虚，及肝肾虚而成痿者，用河间饮子、虎潜诸法，填纳下焦，和肝熄风为主；阳明脉空，厥阴风动而成痿者，用通摄为主；肝肾虚而兼湿热，及湿热蒸灼筋骨而成痿者，益下佐以温通脉络，兼清热利湿为主；胃虚窒塞，筋骨不利而成痿者，用流通胃气及通利小肠火腑为主；胃阳肾督皆虚者，两固中下为主；阳明虚，营络热及内风动而成痿者，以清营热熄内风为主；肺热叶焦而成痿者，用甘寒清上热为主；邪风入络而成痿者，以解毒宣行为主；精血内夺，奇脉少气而成痿者，以填补精髓为主。先生立法精详，真可垂诸不朽矣。（《临证指南医案》）

暑邪致病特点

暑为阳邪，感之者从口鼻吸入，先阻上焦气分，则为头胀、脘闷，渐至面垢、舌苔、烦渴、自汗（热则气泄），或呕恶、腹痛、泄泻、肢冷、倦怠、少神，经所谓"热伤气"，仲景言"伤暑脉虚"。夫肺主气，夏火铄金，则肺伤而气虚；心主血，暑先入心，则烦、汗而脉虚。此《千金》生脉散，所以重保肺而清心也。经云："因于暑，汗，烦则喘喝，静则多言。"② 盖暑内扰于营则汗，上迫于肺则喘，内干于心则言多，

---

① 身痛逐瘀汤：方由秦艽、川芎、桃仁、红花、甘草、羌活、没药、当归、灵脂、香附、牛膝、地龙组成。
② 见《素问·生气通天论》。

知暑邪始伤肺，继传心包也。(《类证治裁》)

暑病辨证

暑本夏月之热病。然有中暑而病者，有因暑而致病者，此其病有不同，而总由于暑。故其为病，则有阴阳二证，曰阴暑，曰阳暑，治犹冰炭，不可不辨也。阴暑者，因暑而受寒者也。凡人之畏暑贪凉，不避寒气，则或于深堂大厦，或于风地树阴，或以乍热乍寒之时，不谨衣被，以致寒邪袭于肌表，而病为发热头痛，无汗恶寒，身形拘急，肢体酸疼等证。此以暑月受寒，故名阴暑，即伤寒也。惟宜温散为主，当以伤寒法治之。又有不慎口腹，过食生冷，以致寒凉伤脏，而为呕吐、泻利、腹痛等证。此亦因暑受寒，但以寒邪在内，治宜温中为主，是亦阴暑之属也。阳暑者，乃因暑而受热者也。在仲景即谓之中暍。凡以盛暑烈日之时，或于长途，或于田野，不辞劳苦，以致热毒伤阴，而病为头痛烦躁，肌体大热，大渴大汗，脉浮气喘，或无气以动等证。此以暑月受热，故名阳暑。治宜察气之虚实，火之微甚，或补或清，以固其气，此与阴暑之治大有不同。若或因暑之名，而不分表里，不察阴阳，则误人不浅矣。

阴暑证，或在表，或在里，惟富贵安逸之人多有之，总由恣情任性，不慎风寒所致。阳暑证惟辛苦劳役之人多有之，由乎触冒暑热，有势所不容已者。然暑热逼人者，畏而可避，可避则犯之者少。阴寒袭人者，快而莫知，莫知则犯之者多。故凡有病暑者，阳暑不多见，而阴暑居其八九。今之人治暑，但见发热头痛等证，则必曰此中暑也，而所用无非寒凉，其不达也亦甚矣。

伤寒之病，虽同为寒邪，而名有不同也。伤暑之名，虽同为暑邪，而病有不同也。伤寒之名有不同者：在冬之寒，即谓之正伤寒；在春之温，即谓之温病；在夏之暑，即谓之暑病。是温病、暑病，亦皆伤寒之别名耳。经曰："冬伤于寒，春必病温。"[1] 又曰："凡病伤寒而成温者，先夏至日者为病温，后夏至日者为病暑。"[2] 即此谓也。伤暑之病有不同者：其因暑而感寒者，寒则伤形，即伤寒也；因暑而受热者，热则伤气，即伤暑也。是内伤、外感，但有暑病之不同耳。经曰："气盛身寒，得之伤寒；气虚身热，得之伤暑。"[3] 即此谓也。盖气盛身寒者，谓身受寒邪而气无恙也，故曰伤寒。气虚身热者，谓冒暑热而热伤气也，故曰伤暑。此义人多不解，而谓伤寒者必身寒，则于理不通，而大昧经旨矣。

夏月盛暑之时，必令身有微汗，此养身之道，最得时宜者也。若必使快然无汗，则未免阴盛于阳，多致疾矣。观之经曰："暑当与汗皆出，勿止。"[2] 是言暑汗之勿宜止也。又曰："夏暑汗不出者，秋成风疟。"[4] 是言暑汗不出之为病也。此夏月之汗宜

---

① 见《素问·生气通天论》。
② 见《素问·热论》。
③ 见《素问·刺志论》。
④ 见《素问·金匮真言论》。

否，盖可知矣。

暑有八证：脉虚、自汗、身热、背寒、面垢、烦渴、手足微冷、体重是也。凡治此者，宜调理元气为主，清利次之。

中暑死者，不可使得冷，得冷便死。只宜以温暖之物，护其脐中，徐徐治之。（《景岳全书》）

暑病证治（一）

暑为阳邪，故蒸热；暑必兼湿，故自汗。暑邪干心，则烦；干肺，则渴；干脾，则吐利；上蒸于头，则重而痛。暑伤气，故倦怠。夏至日后，病热为暑。暑者，相火行令也，人感之自口鼻而入，伤心包络之经，暑喜伤心故也。其脉虚，或浮大而散，或弦细芤迟，盖热伤气，则气消而脉虚弱。治法宜清心、利小便、补真气为要。热渴者，并宜滋水，盖渴则阳气内伐，热舍于肾，令人骨乏无力，总由火盛则金病水衰，肾与膀胱俱竭，当急救之，补肺气以滋水之上源，生脉散既扶元气，复保肺生津耳！（《锦囊秘录》）

暑病证治（二）

古称静而得之为中暑，动而得之为中热，暑阴而热阳也。不思暑字以日为首，正言热气之袭人耳！夏日烈烈，为太阳之亢气，人触之则生暑病。至于静而得之者，乃纳凉于深堂水阁，大扇风车，嗜食瓜果，致生寒疾。或头痛、身痛、发热、恶寒者，外感于寒也；或呕吐、腹痛、四肢厥冷者，直中于寒也；与暑证有何干涉？大抵辨暑证法，以自汗、口渴、心烦、溺赤、身热、脉虚为的。然有伤暑、中暑、闭暑之不同。伤暑者，感之轻者也，其证烦热、口渴，益元散主之；中暑者，感之重者也，其证汗大出、昏闷不醒，或心烦、喘喝、妄言、昏闷之际，先以消暑丸①灌之，醒后验其暑气之轻重，轻者益元散，重者白虎汤；闭暑者，内伏暑气，而外为风寒所闭，其证头痛、身痛、发热、恶寒者，风寒也；口渴、心烦者，暑也。四味香薷饮加荆芥、秦艽主之。（《医学心悟》）

火邪论

外因之病，风为最多；内因之病，火为最烈。风者天之气，火者人之气也。火之为物，本无形质，不能孤立，必与一物相为附丽，而始得常存。故方其静②也，金中有火，而金不销也；木中有火，而木不焚也；水中有火，而水不沸也；土中有火，而土

---

① 消暑丸：方由半夏（醋煮）、生甘草、茯苓组成。

② 静：平静而不偏亢。

不焦也。但见有金、有木、有水、有土，而不见火也。五行各有其用，五行惟火无体，火之体，即以金、木、水、土之体为之体也。及其发而莫可遏也，销金燃石，焚岗燎原，而炎威乃不可响迩①矣。人身之火，何独不然？方其静也，肺气肃而大肠润，金不销也；肝气平而胆气清，木不焚也；肾气充而膀胱通，水不沸也；脾气健而胃气和，土不焦也。一经激发②，则金销、水涸、木毁、土焦，而百病丛生矣。其因于风者，为风火；因于湿者，为湿火；因于痰者，为痰火；阳亢者，为实火；劳伤者，为虚火；血虚者，为燥火；遏抑者，为郁火；酒色受伤者，为邪火；疮疡蕴结者，为毒火。又有一种无名之火，不归经络，不主病症，暴猝举发，莫能自制，则气血偏胜所致也。种种火症，或由本经自发，或由他经侵克，或有数经合病，必察其所以致病之由，方能对病施治。业医者尚慎旃③哉！（《医醇剩义》）

火分内外虚实

外因邪郁经络，积热脏腑，此为有余之火；内因饮食情欲，气盛似火，此为有余中不足；阴虚火动，乃不足之火。大要以脉弦数无力为虚火，实大有力为实火。火病死人甚暴，变化无常，一动便伤元气，偏胜移害他经。《内经》病机十九条，而属火者五。刘河间推广五运为病，属肝者，诸风之火；属脾胃者，诸湿痰火；属心肺者，诸热实火；属肾者，诸虚之火；散于各经，浮游之火；入气分，无根之火；入血分，消阴伏火。故曰：诸病寻痰火，痰火生异证。实火，内外皆热，口渴，日夜潮热，大小便闭；虚火，潮热有间，口燥不渴。（《医学入门》）

风火有外内之异

风、火，一也。有因风而生火者，有因火而生风者。风寒感于外，气郁而火生，譬如溽暑欱蒸，为烈风所逼，院宇清凉，而房室蕴热，风息而热散。此为因风生火，必须用追风之药，先散其风而次清其热。火郁炽于内，热极而风生，譬如春夏之交，天气骤热，热气所凝，必生烈风，热散而风定。此为因火生风，必须用清火之药，先彻其火而即解其风。《救偏琐言》④ 云："风寒可用辛散，风热惟宜清彻。"语尚未晰。风热在内，自当清彻而不当辛散；若外感之风热，不用辛以散之，风不散而热何由清？读者以意逆志，斯为得之。更有蕴蓄已久，热结中宫，须用通络之药，开腠理而散蕴结，追风、清热之剂，两不可用。譬如满炉烈火，以扇扬之而火炽，以水扑之而火更炽，莫若减炭彻焰而火势衰矣。（《医论三十篇》）

---

① 响迩（ěr 尔）：接近。
② 激发：激之使奋起。有偏亢的意思。
③ 旃（zhān 毡）：此作"之"字解。
④ 《救偏琐言》：明·费启泰撰。

虚火论

凡虚火证，即假热证也，余于首卷寒热真假篇已言之详矣。然犹有未尽者，如虚火之病源有二，虚火之外证有四。何也？盖一曰阴虚者能发热，此以真阴亏损，水不制火也；二曰阳虚者亦能发热，此以元阳败竭，火不归源也。此病源之二也。至若外证之四，则一曰阳戴于上，而见于头面咽喉之间者，此其上虽热而下则寒，所谓无根之火也；二曰阳浮于外，而发于皮肤肌肉之间者，此其外虽热而内则寒，所谓格阳之火也；三曰阳陷于下，而见于便溺二阴之间者，此其下虽热而中则寒，所谓失位之火也；四曰阳亢乘阴，而见于精血髓液之间者，此其金水败而铅汞干，所谓阴虚之火也。此外证之四也。然证虽有四，而本则惟二，或在阴虚，或在阳虚，而尽之矣。第阴虚之火惟一，曰金水败者是也；阳虚之火有三，曰上、中、下者是也。

凡治此者，若以阴虚火盛，则治当壮水，壮水之法，只宜甘凉，不宜辛热；若以阳虚发热，则治宜益火，益火之法，只宜温热，大忌清凉。第温热之效速，每于一二剂间便可奏功；甘凉之力缓，非多服不能见效也。然清凉之药，终不宜多，多则必损脾胃；如不得已，则易以甘平，其庶几耳！倘甘平未效，则惟有甘温一法，斯堪实济，尚可望其成功，否则生气之机，终非清凉所能致也。此义最微，不可不察。

气本属阳，阳气不足，则寒从中生；寒从中生，则阳无所存而浮散于外，是即虚火，假热之谓也。而假寒之证，其义亦然。是以虚火实火，亦总由中气之有虚实耳！凡气实于内而为寒者，有如严冬阳伏于下，而阴凝于上，故冰雪满地，而井泉温暖也；气虚于内，而为热者，有如盛夏阴盛于中，而阳浮于外，故炎暑逼人，而渊源清冷也。天地间理原如此，故不可见热即云热，见寒即云寒，而务察其寒热之本。

火有虚实，故热有假真，而察之之法，总当以中气为之主，而外证无足凭也。故凡假热之证，本中寒也；假寒之证，本内热也。中寒者原是阴证，内热者原是阳证。第以惑者不明，故妄以寒证为假热，热证为假寒，而不知内热者当远热，内寒者当远寒。内有可据，本皆真病，又何假之有？（《景岳全书》）

〔按语〕

本文虽题为论虚火，实质上是强调在临床辨证中，必须分清病证的寒热虚实性质。其辨别之法，"总当以中气为之主，而外证无足凭也"，意即要识别假象，抓住本质。

文中对虚火证——假热证的两种病源、四种见证，论述得比较具体；并对治疗方法作了原则性的提示。

杂气论

日月星辰，天之有象可睹；水火土石，地之有形可目；昆虫草木，动植之物可见；

寒热温凉，四时之气往来可觉。至于山岚瘴气①，岭南毒雾②，咸得地之浊气，犹可以察。惟天地之杂气③，种种不一。亦犹天之星辰有罗、计、荧惑④，地之土石有雄、硫、碯、信⑤，草木有野葛⑥、巴豆，昆虫有毒蛇、猛兽。气交⑦之中，万物各有善恶，是杂气亦有优劣也。然此气无象可见，况无声无臭⑧，何能得睹得闻，人恶⑨得而知是气也？其来无时，其着无方，众人触之者，各随其气而为诸病焉。

其为病也，或时众人发颐⑩；或时众人头面浮肿，俗名为大头瘟⑪是也；或时众人咽痛；或时音哑，俗名为虾蟆瘟⑫是也；或时众人疟痢；或为痹气；或为痘疮；或为斑疹；或为疮疥疔肿；或时众人目赤肿痛；或时众人呕血暴下，俗名为瓜瓤瘟⑬、探头瘟⑭是也；或时众人瘿核⑮，俗名为疙瘩瘟是也。为病种种，难以枚举。大约病遍于一方，延门阖户⑯，众人相同。此时行疫气⑰，即杂气所钟⑱，为病各种，是知气之不一也。盖当其特适⑲，有某气专入某脏腑经络，专发为某病，故众人之病相同，非关脏腑经络，或为之证也，不可以年岁四时为拘，盖非五运六气所能定者，是知气之所至无时也。或发于城市，或发于村落，他处安然无有，是知气之所着无方也。

疫气⑳者，亦杂气中之一，但有甚于他气，故为病颇重，因名之厉气。虽有多寡不同，然无岁不有。至于瓜瓤瘟、疙瘩瘟，缓者朝发夕死，急者顷刻而亡，此又诸疫之最重者。幸而百十年来间有之，不可以常疫并论也。至于发颐、咽痛、目赤、斑疹之类，其时村落中偶有一二人所患者，虽不与众人等，考其证，甚合某年某处众人所患

---

① 山岚（lán 蓝）瘴气：山岚，山林中的雾气。瘴气，指南方山林间湿热蒸郁而致人疾病的邪气。

② 岭南毒雾：岭南，五岭以南地区。五岭指江西、湖南、广东、广西等省边境的大庾岭、骑田岭、萌诸岭、都庞岭和越城岭。毒雾，含有毒邪成分的雾气。

③ 天地之杂气：指宇宙间凭借直觉看不到的一类物质。杂气，大体可分两类：即非致病性的杂气和致病性的杂气。后者相当现今所说的传染病病原体，能导致机体疾病。

④ 罗、计、荧惑：罗、计，指罗睺（hou 喉）、计都两星。这两星同日、月和金、木、水、火、土星合称九曜（yào 耀）。古人认为罗睺是天首之星，计都是天尾之星，两星相对运行，拦截诸星，最为险恶。荧（yíng 营）惑，星名，指火星。由于火星呈红色，荧荧似火，亮度常有变化，运行也较复杂，所以古人叫它"荧惑"。

⑤ 雄、硫、碯（lǔ 鲁）、信：指雄黄、硫黄、碯砂和信石四种有毒的旷物药。碯砂，即硇（náo 挠）砂。

⑥ 野葛：药名，即钩吻，有大毒。

⑦ 气交：原指天气下降，地气上升，两气交会。这里泛指天地间。

⑧ 臭（xiù 秀）：气味。

⑨ 恶（wù 乌）：何，怎么。

⑩ 发颐（yí 夷）：指发生在面颊、腮部的一种感染性疾病。

⑪ 大头瘟：又称"大头伤寒"。由疫毒感染而发病，以头面红肿为特征。

⑫ 虾蟆瘟：人体感受疫毒后，以颈项肿大为主证，连及头面，状如虾蟆，故名。

⑬ 瓜瓤（ráng）瘟：人体感受疫毒后，胸高胁突，呕血如瓜汁，故名。

⑭ 探头瘟：人体感受疫毒后，颈项强硬，不能屈伸，故名。

⑮ 瘿核：脖子肿大，出现单个或多个块状物，包括甲状腺和颈淋巴结肿大。

⑯ 阖（hé 盒）户：全家。阖，全。

⑰ 时行疫气：又称"时行疠（lì 利）气"，指流行性疫毒。

⑱ 钟：凝聚。

⑲ 盖当其特适：由于疫气的特适性。特适，指某些疫气只侵犯某些脏器组织的现象。

⑳ 疫气：即下文所说的"厉气"，又称"疠气"、"疫疠之气"，指具有强烈传染性的致病邪气，属于杂气中的一类。

之病，纤悉相同①，治法无异，此即常年之杂气②。但目今所钟不厚③，所患者希④少耳！此又不可以众人无有，断为非杂气也。

杂气为病最多，然举世皆误认为六气。假如误认为风者，如大麻风、鹤膝风、痛风、历节风、老人中风、肠风，属风之类，概用风药，未尝一效，实非风也，皆杂气为病耳！又误认为火者，如疔疮、发背、痈疽、流注、流火、丹毒，与夫发斑痘疹之类，以为痛痒疮疡，皆属心火，投芩、连、知、柏，未尝一效，实非火也，亦杂气之所为耳！至于误认为暑者，如霍乱、吐泻、疟痢、暴注、腹痛、绞肠痧之类，皆误认为暑，作暑证治之，未尝一效，与暑何与焉？

至于一切杂证，无因而生者，并皆杂气所成。盖因诸气来而不知，感而不觉，惟向风、寒、暑、湿所见之气求之；既已错认病原，未免误投他药。刘河间作《原病式》，盖祖⑤五运六气，百病皆原于风、寒、暑、湿、燥、火，无出此六气为病者。实不知杂气为病，更多于六气。六气有限⑥，现在⑦可测；杂气无穷，茫然不可测⑧。专务风、寒、暑、湿、燥、火，不言杂气，岂能包括天下之病欤？（《温疫论》）

〔按语〕

杂气学说，是吴氏在厉气（或称戾气、疫气）研究的基础上，发展而成的一种新的病因学说。"杂气"是概括了许多致病因子的总称；它突破了前人关于传染病病因局限于"六气"的旧概念。这对更有效地防治传染病是有重大意义的。

温瘟不同论

温者，温热也。瘟者，瘟疫也。其音同，而其病实属不同。又可《瘟疫论》中，谓后人省氵加广为瘟，瘟即温也。鞠通《温病条辨》中，统风温、温热、温疫、温毒、冬温为一例。两家皆以温、瘟为一病。殊不知温热本四时之常气，瘟疫乃天地之厉气，岂可同日而语哉？

夫四时有温热，非瘟疫之可比。如春令之春温、风温，夏令之温病、热病，长夏之暑温，夏末秋初之湿温，冬令之冬温。以上诸温，是书皆已备述，可弗重赘。而鞠通先生之书，其实为治诸温病而设也。至于瘟疫之病，自唐宋以来，皆未详细辨论，迨至明末年间，正值凶荒交迫，处处瘟疫，惨不堪言，吴又可先生所以著《瘟疫论》一书。所谓邪从口鼻而入，则其所客，内不在脏腑，外不在经络，舍于伏膂之内，去

---

① 纤（xiān 先）悉相同：完全一样。纤悉，细微详尽。
② 常年之杂气：四时流行的传染性致病邪气。
③ 所钟不厚：受到杂气侵袭而致病的人病情不重。
④ 希：通"稀"。
⑤ 祖：效法；沿袭。
⑥ 限：范围。
⑦ 现在：现，显露。在，存在。
⑧ 茫然不可测：吴氏限于当时的科学水平，对"杂气"的生物性的实质，凭借感觉是不能察见触知的。

表不远，附近于胃，乃表里之分界，是为半表半里，即《针经》所谓"横连膜原"是也。其初起先憎寒而后发热，日后但热而无憎寒。初得之二三日，其脉不浮不沉而数，头痛身疼，昼夜发热，日晡益甚者，宜达原饮治之。咸丰八载，至同治纪元，吾衢①大兵之后，继以凶年，沿门合境，尽患瘟疫。其时丰父子诊治用方，皆宗又可之法也。更有头面、颈项、颊腮并肿者，为大头瘟；发块如瘤，遍身流走者，为疙瘩瘟；胸高胁起，呕汁如血者，为瓜瓤瘟；喉痛颈大，寒热便秘者，为虾蟆瘟（一名捻颈瘟）；两腮肿胀，憎寒恶热者，为鸬鹚瘟；遍身紫块，发出霉疮者，为杨梅瘟；小儿邪郁皮肤，结成大小青紫斑点者，为葡萄瘟。此皆瘟疫之证，与温病因时之证之药，相去径庭②，决不能温、瘟混同而论也。因忆又可著书，正崇祯离乱之凶年；鞠通立论，际乾嘉升平之盛世。一为瘟疫，一为温热，时不同而病亦异。由是观之，温病之书，不能治瘟疫；瘟疫之书，不能治温病。故凡春温、风温、温病、暑温、湿温、冬温，字必从氵；瘟疫、大头、疙瘩、瓜瓤、虾蟆、鸬鹚、杨梅、葡萄等瘟，字又从疒。温、瘟两字，判然不同，而况病乎？知我者，幸弗以丰言为河汉③也。（《时病论》）

〔按语〕

　　本文选自《时病论》。作者雷丰，字少逸，清代衢州府人。所著《时病论》，较《温病条辨》、《温热经纬》等书分析详尽，便于初学者阅读。

伤寒时疫辨

　　伤寒必有感冒之因，然后头疼身痛，发热恶寒；时疫原无感冒之因，忽觉凛凛④，以后但恶热，不恶寒。伤寒不传染，时疫多传染。伤寒邪从毛窍入；时疫邪从口鼻入。伤寒感而即发；时疫感久乃发。伤寒投剂，一汗而解；时疫发散，有汗不解。伤寒汗解在前；时疫汗解在后。伤寒投剂，可使立汗；时疫俟其内溃，乃得自汗、战汗。伤寒发斑则病笃；时疫发斑则病衰。伤寒感邪在经，以经传经，时疫感邪在内，内溢于经，经不自传。伤寒感发甚暴，时疫却淹缠⑤加重。伤寒必先发表；时疫必先疏利。种种不同。所同者，伤寒、时疫皆能传胃，故同用承气汤导邪以出也。然疫证下后，多有未能顿解者，由于表里分传，一半向外传，邪留肌肉，一半向里传，邪留胃腑，留胃故里气结，表气因而不通，于是肌肉之邪，不能即达肌表，下后里气通，表气亦顺，向郁肌肉，乃或斑或汗，脱然而愈，伤寒下后无是矣。（《温疫论》）

---

① 衢（qú 渠）：本指四通八达的道路。在此指"乡里"、"家乡"。
② 径庭：悬殊；相距极远。
③ 河汉：比喻言论夸诞，不着边际。
④ 凛凛：寒冷的样子。
⑤ 淹缠：滞留缠绵。

时行疫疠与风寒有异

风寒从表入里，自皮毛而肌肉、而筋脉、而胸膈、而肠胃，一层渐深一层，不能越此而入彼，故汗不厌早，下不厌迟，为和、为解，浅深毫不可紊。以其气皆属冷，一层收敛入一层，必待寒化为热，邪敛入内，方可攻下凉解，否则邪未入里，预用攻利凉解，虚其里气，反引表邪内陷，而成结胸、痞、利诸险证也。时证从口鼻而入，先中中焦，后变九传①。其传自里出表，虽出表而里未必全无邪留，经过之半表，未必全无邪干，故下不厌早，汗不厌迟，为和、为解，浅深必不可拘。以其气皆属热，热能作蒸，不必郁变，而此蒸即带彼热。当其未出表时，强欲温表，在始则引毒热成燎原之势，为斑、衄、狂、喘诸凶，在末则伤真阴，为枯槁、沉昏、厥逆诸危也。(《广瘟疫论》)

〔按语〕

本文选自《广瘟疫论》。作者戴天章，字麟郊，晚号北山，清代江苏上元县人。他认为对瘟疫病，历代医家虽然创立了许多治疗原则和成方，可是没有瘟疫专书。至吴又可虽有《温疫论》的专著，理论比较完善，但当时很多医生"见其书而不能信"，或知而不用，这是由于未得其辨证之法所致。因而他就着意在"辨瘟疫之体异于伤寒，而尤慎辨于见证之始"上狠下工夫，对气、色、舌、神、脉五者的辨证要点，总结经验，大加发挥。

疫与伤寒似同而异

疫证初起，有似伤寒太阳阳明证者。然太阳阳明头痛不至如破，而疫则头痛如劈，沉而不能举；伤寒无汗，而疫则下身无汗，上身有汗，唯头汗更盛。头为诸阳之首，火性炎上，毒火盘踞于内，五液受其煎熬，热气上腾，如笼上熏蒸之露，故头汗独多。此又痛虽同而汗独异也。有似少阳而呕者，有似太阴自利者。少阳之呕，胁必痛，疫证之呕，胁不痛。因内有伏毒，邪火干胃，毒气上冲，频频而作。太阴自利，腹必满；疫证自利，腹不满。大肠为传送之官，热注大肠，有下恶垢者，有旁流清水者，有日及数十度者，此又证异而病同也。(《疫疹一得》)

〔按语〕

本文选自《疫疹一得》。作者余霖，字师愚，清代安徽桐城人。余氏在吴又可《温疫论》的基础上，进一步认识到暑热之疫为病，立清瘟败毒饮一方，以重用石膏为主，确是为瘟疫病的辨证施治开拓了一新的境地。

---

① 九传：吴又可曰："疫邪有先表后里者，有先里后表者，有但表不里者，有但里不表者，有表胜于里者，有里胜于表者，有表而再表者，有里而再里者，有表里分传者。此为九传。"

疫疠证治（一）

疫疠一症，都从口鼻而入，直行中道，流布三焦，非比伤寒六经，可表可下。夫疫为秽浊之气，古人所以饮芳香、采兰草，以袭芬芳之气者，重涤秽也。及其传变，上行极而下，下行极而上，是以邪在上焦者，为喉哑、为口糜，若逆传膻中①者，为神昏、舌绛，为喉痛、丹疹。今观先生立方，清解之中必佐芳香宣窍逐秽，如犀角、菖蒲、银花、郁金等类，兼进至宝丹，从表透里，以有灵之物，内通心窍，搜剔幽隐，通者通，镇者镇。若邪入营中，三焦相浑，热愈结，邪愈深者，理宜咸苦大制之法，仍恐性速直走在下，故用玄参、金银花露、金汁、瓜蒌皮，轻扬理上，所谓仿古法而不泥其法者也。考是证，惟张景岳、喻嘉言、吴又可论之最详，然宗张、喻二氏，恐有遗邪留患，若宗吴氏，又恐邪去正伤，惟在临症权衡，无盛盛，无虚虚，而遗人夭殃，方不愧为良医矣！（《临证指南医案》）

疫疠证治（二）

疫论已见首卷，分来路两条，去路三条，治法五条，详且尽矣。大法，天行之气，从经络入，其证头痛、发热，宜微散，香苏散散之。病气传染，从口鼻入，其证呕恶、胸满，宜解秽，神术散②和之。若两路之邪，归并于里，腹胀满闷、谵语、发狂、唇焦口渴者，治疫清凉散③清之。便闭不通者，加大黄下之。其清凉散内，人中黄一味，乃退热之要药，解秽之灵丹，医家缺而不备，安能取效？复有虚人患疫，或病人变虚，或妄治变虚者，须用人参、白术、当归等药，加入清凉药内，以扶助正气。如或病气渐退，正气大虚，更宜补益正气为主。夫发散、解秽，清中、攻下四法外，而以补法驾驭其间，此收效万全之策也。予尝用麦冬、生地各一两，加人参二三钱，以救津液。又尝用人参汤，送下加味枳术丸，以治虚人郁热便闭之症，病气退而元气安，遂恃为囊中活法，谨告同志，各自存神。又有头面肿大，名曰大头瘟者；颈项粗肿，名曰虾蟆瘟者：古方普济消毒饮并主之。但头肿之极，须用针砭，若医者不究其理，患者畏而不行，多致溃裂腐烂而难救。若颈肿之极，须用橘红淡盐汤吐去其痰，再用前方倍甘、桔主之，须宜早治，不可忽也。（《医学心悟》）

疫邪为热毒

春温、夏热、秋燥、冬寒，固病之常。若夫疫者，秽恶之气，互相传染，吴又可

---

① 膻中：指心包络。
② 神术散：方由苍术、陈皮、厚朴、石菖蒲、藿香、甘草组成。
③ 治疫清凉散：方由秦艽、赤芍、知母、贝母、连翘、荷叶、丹参、柴胡，人中黄组成。

论之详矣。惟吴氏谓从口鼻而入，即踞膜原。愚谓即由口鼻吸受，肺为出入之门户，无有不先犯肺者。疫，皆热毒，肺金所畏，每见此症之身热，先有憎寒，肺先病也，继而充斥三焦，或有径入心胞者。所云厉气，无非郁热，是以喻西昌所讲，瘟、温二字，未尝区别，盖亦有见乎此耳！况所云上焦如雾，升逐解毒；中焦如沤，疏逐解毒；下焦如渎，决逐解毒。总不脱一"毒"字者，其为郁热，意在言表矣。更有患此病者，纵饮冷水，亦能大汗而解，此非热毒之明验乎？至于疫邪虽解，而肺蓄余热，每多咳呛、肌热、自汗等证，亦所谓肺先受病而未愈之明征也。

又有大旱之年，水涸日烈，河水每多热毒，饮其水者，多发疫痢，以痢门常法治之无效。余于治痢方中，加以贯众之苦寒解毒，无不应手取效，此亦热毒之一验也。合并志之。（《吴医汇讲》）

〔按语〕

本文原题名《瘟疫赘言》，作者周思哲，认为疫邪就是热毒，故三焦疫病的治疗，皆以解毒为主。疫痢于治痢方中加贯众，亦取其苦寒解毒之作用。

另外，作者同意吴又可关于疫邪从口鼻而入的论点，但对邪"踞膜原"有不同见解，这较切合于临床实际。

寒疫证治（一）

世多言寒疫者，究其病状，则憎寒、壮热、头痛、骨节烦疼，虽发热而不甚渴；时行则里巷之中，病俱相类，若役使者然。非若温病之不甚头痛、骨痛，而渴甚，故名曰寒疫耳！盖六气寒水司天在泉，或五运寒水太过之岁，或六气中加临之客气为寒水，不论四时，或有是证。其未化热而恶寒之时，则用辛温解肌；既化热之后，如风温证者，则用辛凉清热：无二理也。（《温病条辨》）

寒疫证治（二）

寒疫者，非时感冒之暴寒，亦时行之气也。《伤寒例》曰：从春分以后，至秋分节前，天有暴寒，皆时行寒疫也。其证憎寒、恶风、头痛、身热。或用消风百解散，或用六神通解散①加减。大抵此病，与温病及暑病相似，但治理有殊耳！然温、暑之热，自内而出；寒疫之邪，寒抑阴气，乃外感者也，故治宜解表。若温、暑，又兼表里者也。（《医效秘传》）

---

① 六神通解散：方由麻黄、石膏、滑石、黄芩、苍术、甘草组成。

第三节　内伤病因

劳伤论

劳者，五脏积劳也；伤者，七情受伤也。百忧感其心，万事劳其形，有限之气血，消磨殆尽矣。思虑太过则心劳，言语太多则肺劳，怒郁日久则肝劳，饥饱行役则脾劳，酒色无度则肾劳。方其初起，气血尚盛，虽日日劳之，而殊不自知，迨至愈劳愈虚，胃中水谷之气，一日所生之精血，不足以供一日之用，于是营血渐耗，真气日亏，头眩耳鸣，心烦神倦，口燥咽干，食少气短，腰脚作痛，种种俱见，甚者咳嗽咽痛，吐血衄血，而疾不可为矣。秦越人谓虚劳则必有所损，精确不磨。其日虚而感寒，则损其阳，阳虚则阴盛，损则自上而下：一损损于肺，皮聚而毛落；二损损于心，血脉不能营养脏腑；三损损于胃，饮食不为肌肉。虚而感热，则损其阴，阴虚则阳盛，损则自下而上：一损损于肾，骨痿不能起于床；二损损于肝，筋缓不能自收持；三损损于脾，饮食不能消化。自上而下者，过于胃则不可治，自下而上者，过于脾则不可治。盖深知人身之气血，全赖水谷之气以生之，其急急于脾胃之旨可见。即因劳致虚，因虚致损之故，亦昭然若发蒙矣。至其论治法，谓损其肺者益其气；损其心者调其营卫；损其脾者调其饮食，适其寒温；损其肝者缓其中；损其肾者益其精[①]。语语精当，度尽金针[②]。后人恪遵成法，可以不惑于一歧途矣。

七伤者，《金匮》谓食伤、忧伤、饮食伤、房室伤、饥伤、劳伤、经络营卫气伤。是言此七者，皆是内伤，所以成虚劳之故。后人妄谓阴寒、阴痿、里急、精速、精少等为七伤，则专主肾脏而言。岂有五脏之劳，专归一脏之理？盖七伤者，七情偏胜之伤也。夫喜、怒、忧、思、悲、恐、惊，人人共有之境。若当喜而喜，当怒而怒，当忧而忧，是即喜怒哀乐发而皆中节[③]也。此天下之至和，尚何伤之有？惟未事而先意将迎，既去而尚多留恋，则无时不在喜怒忧思之境中，而此心无复有坦荡之日，虽欲不伤，庸可得乎？然七情之伤，虽分五脏，而必归本于心。喜则伤心，此为本脏之病，过喜则阳气太浮，而百脉开解，故心脏受伤也。至于怒伤肝，肝初不知怒也，心知其当怒，而怒之太过，肝伤则心亦伤也。忧伤肺，肺初不知忧也，心知其可忧，而忧之太过，肺伤则心亦伤也。思伤脾，脾初不知思也，心与为思维，而思之太过，脾伤则心亦伤也。推之悲也、恐也、惊也，统之于心，何独不然？故治七伤者，虽为肝、脾、肺、肾之病，必兼心脏施治，始为得之。（《医醇剩义》）

---

① 见《难经·十四难》。
② 度尽金针：金针，比喻秘法、诀窍。《论诗》："鸳鸯绣出从教看；莫把金针度与人。"
③ 中节：适度。

〔按语〕

本文作者认为"劳"是指劳损或虚劳，五脏均有劳损之病，而其病因则各不相同。"伤"是指七情偏胜所伤，而七情之伤虽分五脏，"必归本于心"，所以治疗上"必兼心脏施治，始为得之"。

五志惟心所使

《本神篇》曰："心怵惕思虑则伤神，神伤则恐惧自失。"《邪气脏腑病形篇》曰："忧愁恐惧则伤心。"《口问篇》曰："悲哀忧愁则心动，心动则五脏六腑皆摇。"可见心为五脏六腑之大主，而总统魂魄。兼该志意，故忧动于心则肺应，思动于心则脾应，怒动于心则肝应，恐动于心则肾应，此所以五志惟心所使也。设能善养此心，而居处安静，无为惧惧，无为欣欣，婉然从物而不争，与时变化而无我，则志意和，精神定，悔怒不起，魂魄不散，五脏俱宁，邪亦安从奈我何哉？（《医门法律》）

五郁六郁解

夫郁者，闭结、凝滞、瘀蓄、抑遏之总名。《内经》五郁，以运气言也。丹溪六郁，以病因言也。

以五郁言之，有诸家之释，然张氏之说为得其正。其说曰：天地有五运之郁，人身有五脏之应，郁则结聚不行，乃致当升不升，当降不降，当化不化，而郁作矣。故或郁于气，或郁于血；或郁于表，或郁于里；或因郁而生病，或因病而生郁。郁而太过者，宜裁之、抑之；郁而不及者，宜培之、助之。大抵诸病皆兼郁，为治有不同。所谓"木郁达之"者，达，畅达也。凡木郁之病，风之属也。其脏应肝胆，其经在胁肋，其主在筋爪，其伤在脾胃、在血分，其性喜调畅，故在表者当疏其经，在里者当疏其脏，但使气得通行，皆谓之达。诸家以吐为达，又安足以尽之？"火郁发之"者，发，发越也。凡火郁之病，为阳为热之属也。其脏应心，主小肠三焦，其主在经络，其伤在阴分，火之所居，有结聚敛伏者，不宜蔽遏，当因其势而解之、散之、升之、扬之，如开其窗、揭其被，皆谓之发，非止于汗也。"土郁夺之"者，夺，直取之也。凡土郁之病，温湿之属也。其脏在脾胃，其主在肌肉四肢，其伤在胸腹，土畏壅滞。凡病在上者，夺其上，吐之可也；病在中者，夺其中，伐之可也；病在下者，夺其下，泻之可也。凡此皆谓之夺，非止于下也。"金郁泄之"者，泄，疏利也。凡金郁之病，为敛、为闭、为燥、为塞之属也。其脏应肺与大肠，其主在皮毛声息，其伤在气分，或解其表，或破其气，或通其便，故在表、在里、在上、在下，皆可谓之泄也。"水郁折之"者，折，调制也。凡水郁之病，为寒为水之属也。水之本在肾，水之标在肺，其伤在阳分，其反克在脾胃，水性喜流，宜防泛滥。折之之法，如养气可以化水，治在肺也；实土可以制水，治在脾也；壮火可以胜水，治在命门也；自强可以帅水，治在肾也；分利可以泄水，治在膀胱也。凡此皆谓之折，岂独抑之而已哉？郁有五，法亦有五，郁去则气调矣。

又以六郁言之，如气郁者，必胸腹满痛，其脉沉涩。湿郁者，身体重著，或关节疼痛，遇阴寒即发，其脉沉缓。痰郁者，动则喘息，起卧怠惰，其脉沉滑。血郁者，四肢无力，能食便红，其脉沉芤。食郁者，嗳酸恶食，痞块腹胀，其脉气口沉紧。热郁者，瞀闷口干，小便淋赤，其脉沉数。六郁不言风寒者，盖风寒郁则为热故也。然丹溪又云：气郁而湿滞，湿滞而成热，热郁而生痰，痰滞而血不行，血滞而食不消化。是郁虽有六，又皆相因为病者也。夫治六郁者，以越鞠丸为主方，固为尽善。但郁者至久，元气未有不伤，克伐屡投，随散而随郁者，比比然也。于此当顾虑根本，权其轻重：或攻补兼施，使邪衰而正胜；或专行于补益，俾养正以除邪。然郁在气血者，当以有形之药，分气血以疗之，医者之责也。若郁在情志者，即当以情志解散，此无形之药，病者所自具也。

知乎此而立五、六之治，思过半矣。（《鲆溪医论选》引沈明生论）

〔按语〕

本文选自《鲆溪医论选》。编者为近人陆平一培治。本书选用该书所引医论，凡未查得原书者，皆注该书引某医家论。

郁主要为"滞而不通"之意，为内伤疾病的一种病理变化。引起郁证的原因很多，凡六淫、七情等皆可导致。其中以情志抑郁，气郁不畅所引起的病证为多。《内经》五郁，虽以五行立名（即所谓"以运气言也"），实指六淫之邪导致五脏郁证而言，故其治法的确定，是以五脏的特性及其病理特点为主要依据。朱丹溪提出的六郁，虽有气、血、痰、火、湿、食六种病因病机的区别，而主要是以气郁为先，并创制越鞠丸，通治诸郁，为后人所广泛应用。

五脏内伤外应见证

凡表邪之伤于外者，只以邪气所伤之部位论之，不必内动脏气也；即令病久，脏气亦为扰累，要总以邪气所伤之部为主，病在何部，即证见何部，无难察识也。惟脏气内伤，病隐于内，证见于外，各有定象，察之不真，每易混淆。何者？五脏外应之候，每多相似，难于拘泥，况又有兼脏之互相出入，故辨之不可不预也。兹撮其要，约有数端。一在经络所行之部，如太阳、少阴行身之后，阳明、太阴行身之前，少阳、厥阴行身之侧是也。一在气化所充之部，如脾主四肢与唇，肺主鼻与肩背，肝主宗筋乳头与目，肾主二阴腰脊与耳，心主面与舌是也。一见于脏气之功用，如肝主疏泄，心主神明，肺主出气，肾主纳气，脾主中焦升降诸气是也。一见于脏气所主之体，如肝主筋，心主脉，脾主肉，肺主皮毛，肾主骨是也。一见于色与色之部，色即肝青、心赤、脾黄、肺白、肾黑之五色，部即心额、肾颐、脾鼻准、肺右颊、肝左颊，及《灵枢》所叙面之色部是也。以此数者，互合考之，病之所在，当无遁矣。但其中尤以脏气之功用为主，经所谓省察病机，无失气宜也。察其前后数日证象之递变者，其机属于何脏，即可瞭然病之所属矣。凡五脏真气自病，未有不相乘克者，如肝病克脾，或脾虚为肝所乘，莫不先病之脏其证先见，后病之脏其证后见。《内经》曰：肾乘心，心先病，肾为应，色皆如是，此之谓也。故察外感者，必明五行之性情，与其功用之常变也。察内伤者，必明五脏之性情，与其功用之常变也。(《读医随笔》)

郁证的病因病机与治法

郁者，滞而不通之义。百病皆生于郁。人若气血流通，病安从作？一有拂郁，当升不升，当降不降，当化不化，或郁于气，或郁于血，病斯作矣。凡脉见沉伏结促弦涩，气色青滞，意思不舒，胸胁胀痛，呕吐酸苦者是也。治法：经言木郁达之，火郁发之，土郁夺之，金郁泄之，水郁折之。解者以吐训达，以汗训发，以下训夺，以解表、利小便训泄，以制其冲逆训折。大概如此，不必泥定。何则？木郁者，肝气不舒也，达取通畅之义，但可以致其通畅，不特升提以上达之，发汗以外达之，甚而泻夺以下达之，无非达也，安在其泥于吐哉？余仿之。

丹溪分六郁，气、血、湿、火、食、痰也。故制越鞠丸，以香附理气，抚芎行血，苍术开湿，栀子治火，神曲消食，痰郁加贝母，而大要以理气为主。盖气滞则血亦滞，而饮食不行，痰湿停积，郁而成火。气行则数者皆行，故所重在气，不易之理也。赵献可则以加味逍遥为主，谓肝胆少阳木气，象草穿地而出，此时被寒风一郁，即萎软遏抑而不能上伸，惟温风一吹，即畅达。盖木喜风，风摇即舒畅，寒风则畏，温风则喜。柴胡、薄荷辛而温者，辛故能发散，温故入少阳。其郁甚而热者，加左金丸。热非寒品不除，故用黄连治火，实则泻其子也。郁非辛热不开，吴萸辛热且气臊，肝之气亦臊，同气相求，故用为反佐，引以入肝，服后木郁已舒，继用六味地黄汤，加柴胡、芍药以滋肾水，逍遥风以散之地，六味雨以润之也。木有不得其天者乎？按赵氏此论甚精，但为此方可以通治诸郁，则主张太过，举一废百，乌乎可也？

六淫、七情，皆足以致郁。如外伤于风、寒、湿三气，皆足以闭遏阳气，郁而成热固也。暑、热，燥三气，亦足令气郁。《准绳》谓燥金收涩，收涩则伤其分布之政，不惟生气不得升，即收气亦不得降。经曰："逆秋气则太阴不收，肺气焦满。"又谓："诸气膹郁，皆属于肺。"是燥气之致郁也。又燥为化火，《易》曰："燥万物者，莫熯于火。"是燥之致郁，无非火热之气所为也。至于七情，除喜则气舒畅外，其忧、思、悲、怒，皆能令气郁结。而痰食之遏闭，水湿之停阻，又可知也。

《准绳》谓郁多在中焦，盖不论何脏腑，郁结皆关中土也。又谓用药兼升降，盖欲升之，必先降之，而后得升也；欲降之，必先升之，而后得降也。越鞠之苍术，足阳明药也，气味雄壮辛烈，开发水谷气上升之力多；香附阴血中快气药也，下气之功多。一升一降，互用也。按上升下降，则中焦之郁开矣。

气郁胸胁痛，脉沉而涩，宜香附、苍术、抚芎。湿郁周身走痛，或关节痛遇阴寒则发，其脉沉细，宜苍术、川芎、白芷、茯苓。热郁目瞀，小便赤，其脉沉数，宜山栀、青黛、香附、苍术、抚芎。痰郁动则喘，寸口脉沉滑，宜海石、香附、南星、瓜蒌仁。血郁四肢无力，能食便红，其脉芤涩，宜桃仁、红花、青黛、川芎、香附。食郁嗳酸，腹满不能食，右寸脉紧盛，宜香附、苍术、山查、神曲、针砂。右（上）诸郁药，春加防风，夏加苦参，秋、冬加吴茱萸。苍术、抚芎总治诸郁。

按百病皆生于郁，与凡病皆属火，及风为百病之长，三句总只一理。盖郁未有不为火者也，火未有不由郁者也，而郁而不舒，则皆肝木之病矣。故曰："知其要者，一言而终。"（《医碥》）

郁病证治

《素问·六元正纪大论》言五郁之发，乃因五运之气，有太过不及，遂有胜复之变。由此观之，天地且有郁，而况于人乎？故六气著人，皆能郁而致病。如伤寒之邪，郁于卫、郁于营，或在经、在腑、在脏，如暑湿之蕴结在三焦，瘟疫之邪客于募原，风寒湿三气杂感而成痹症。总之，邪不解散，即谓之郁。此外感六气而成者也，前人论之详矣。

今所辑者，七情之郁居多，如思伤脾、怒伤肝之类是也。其原总由于心，因情志不遂，则郁而成病矣。其症心、脾、肝、胆为多。案中治法，有清泄上焦郁火，或宣畅少阳，或开降肺气、通补肝胃、泄胆补脾、宣通脉络，若热郁至阴，则用咸补苦泄。种种治法，未能按症分析详论，今举其大纲，皆因郁则气滞，气滞久则必化热，热郁则津液耗而不流，升降之机失度，初伤气分，久延血分，延及郁劳沉疴。故先生用药大旨，每以苦辛凉润宣通，不投燥热敛涩呆补，此其治疗之大法也。此外更有当发明者，郁则气滞，其滞或在形躯，或在脏腑，必有不舒之现症。盖气本无形，郁则气聚，聚则似有形而实无质，如胸膈似阻，心下虚痞，胁胀背胀，脘闷不食，气瘕攻冲，筋脉不舒，医家不察，误认有形之滞，放胆用破气攻削，迨至愈治愈剧，转方又属呆补，此不死于病，而死于药矣。不知情志之郁，由于隐情曲意不伸，故气之升降开合枢机不利，虽《内经》有泄、折、达、发，夺五郁之治，犹虑难获全功，故《疏五过论》有始富后贫，故贵脱势，总属难治之例。盖郁症全在病者能移情易性，医者构思灵巧，不重在攻补，而在乎用苦泄热而不损胃，用辛理气而不破气，用滑润濡燥涩而不滋腻气机，用宣通而不揠苗助长，庶几或有幸成耳！（《临证指南医案》）

情志之郁证治

凡五气之郁，则诸病皆有，此因病而郁也。至若情志之郁，则总由乎心，此因郁而病也。第自古言郁者，但知解郁、顺气，通作实邪论治，不无失矣。兹予辨其三证，庶可无误。盖一曰怒郁；二曰思郁；三曰忧郁。如怒郁者，方其大怒气逆之时，则实邪在肝，多见气满、腹胀，所当平也；及其怒后，而逆气已去，惟中气受伤矣。既无胀满、疼痛等证，而或为倦怠，或为少食，此以木邪克土，损在脾矣。是何不知培养，而仍加消伐，则所伐者其谁乎？此怒郁之有先后，亦有虚实，所当辨治者如此。又若思郁者，则惟旷女、嫠妇①，及灯窗困厄、积疑在怨者皆有之。思则气结，结于心而伤于脾也，及其既甚，则上连肺胃，而为咳喘、为失血、为膈噎、为呕吐，下连肝肾，则为带浊、为崩淋、为不月、为劳损。若初病而气结为滞者，宜顺、宜开；久病而损及中气者，宜修、宜补。然以情病者，非情不解。其在女子，必得愿遂而后可释，或以怒胜思，亦可暂解；其在男子，使非有能屈能伸，达观上智者，终不易邪也。若病已既成，损伤必甚，而再行消伐，其不明也亦甚矣。又若忧郁病者，则全属大虚，本无邪实。此多以衣食之累、利害之牵，及悲忧惊恐而致郁者，总皆受郁之类。盖悲则气消，忧则气沉，必伤脾肺；惊则气乱，恐则气下，必伤肝肾。此其戚戚悠悠，精气但有消索，神志不振，心脾日以耗伤。凡此之辈，皆阳消证也，尚何实邪？使不知培养真元，而再加解散，其与鹭鸶脚上割股者何异？是不可不详加审察，以济人之危也。

怒郁之治，若暴怒伤肝，逆气未解，而为胀满，或疼痛者，宜解肝煎②、神香散③，或六郁汤④，或越鞠丸。若怒气伤肝，因而动火，以致烦热、胁痛、胀满，或动血者，宜化肝煎。若怒郁不解，或生痰者，宜温胆汤。若怒后逆气既散，肝脾受伤，而致倦怠、食少者，宜五味异功散，或五君子煎，或大营煎、归脾汤之类调养之。

思郁之治，若初有郁结，滞逆不开者，宜和胃饮⑤加减主之，或二陈汤，或沉香降气散⑥，或启脾丸⑦，皆可择用。凡妇人思郁不解，致伤冲任之源，而血气日亏，渐至经脉不调，或短少渐闭者，宜逍遥饮，或大营煎。若思忆不遂，以致遗精、带浊，病在心肺不摄者，宜秘元煎。若思虑过度，以致遗精、滑泄，及经脉错乱，病在肝肾不固者，宜固阴煎。若思郁动火，以致崩淋失血、赤带内热、经脉错乱者，宜保阴煎。若思郁动火，阴虚，肺热烦渴、咳嗽见血，或骨蒸夜热者，宜四阴煎，或一阴煎，酌宜用之。若生儒蹇厄，思结枯肠，及任劳任怨，心脾受伤，以致怔忡、健忘、倦怠、食少，渐至消瘦，或为膈噎、呕吐者，宜寿脾煎，或七福饮，若心膈气有不顺，或微见疼痛者，宜归脾汤，或加砂仁、白豆蔻、丁香之类，以微顺之。

忧郁内伤之治，若初郁不开，未至内伤，而胸膈痞闷者，宜二陈汤、平胃散，或和胃煎，或调气平胃散⑧，或神香散，或六君子汤之类以调之。若忧郁伤脾，而吞酸呕恶者，宜温胃饮，或神香散。若忧郁伤脾肺，而困倦、怔忡、倦怠、食少者，宜归脾汤，或寿脾煎。若忧思伤心脾，以致气血日消，饮食日减，凡食日削者，宜五福饮⑨、七福饮，甚者大补元煎。（《景岳全书》）

---

① 嫠（lí 离）妇：寡妇。
② 解肝煎：方由陈皮、半夏、厚朴、茯苓、苏叶、芍药、砂仁组成。
③ 神香散：方由丁香、白豆蔻组成。
④ 六郁汤：方由香附、橘红、苍术、抚芎、半夏、赤茯苓、栀子、炙甘草、砂仁组成。
⑤ 和胃饮：方由陈皮、厚朴、干姜、炙甘草组成。
⑥ 沉香降气散：方由沉香、砂仁、香附、炙甘草组成。
⑦ 启脾丸：方由人参、白术、陈皮、青皮、神曲、麦芽、砂仁、厚朴、干姜、甘草组成。
⑧ 调气平胃散：方由厚朴、陈皮、木香、乌药、白豆蔻、砂仁、白檀香、甘草、苍术、藿香组成。
⑨ 五福饮：方由人参、熟地、当归、白术、炙甘草组成。

厥证的病机与辨证施治

　　厥逆之证，危证也。盖厥者，尽也；逆者，乱也，即气血败乱之谓也。故《内经》特重而详言之。即云卒厥、暴厥者，皆厥逆之总名也；如云寒厥、热厥者，分厥逆之阴阳也；如云连经、连脏者，论厥逆之死生也。再若诸经脏腑之辨，亦既详矣。又近世犹有气厥、血厥、痰厥、酒厥、蛔厥等证，亦无非本之经义。观《内经》诸论，已极显明，奈何后人犹不能察，凡遇此证，则悉认之为中风，竟不知厥逆为何证，而通作风治，害孰甚焉！余深悲之，故于前《非风门》悉力辨正。至于治此之法，即当以前非风证治，互相参用，正所以治厥逆也。其有未尽等证，仍列于后条。

　　寒厥、热厥之治。凡寒厥者，必四肢清凉，脉沉微不数，或虽数而无力，或畏寒喜热，引衣自复，或下利清谷，形证多惺惺①。虽此类皆属寒证，然似热非热之证犹多，故凡以手足见厥而脉证俱无实热者，悉寒厥之无疑也。热厥者，必先多热证，脉沉滑而数，畏热喜冷，扬手掉足，或烦躁不宁，大便秘赤，形证多昏冒。凡治此二者，即当以《非风门》治寒、治热之法主之。至若伤寒厥证，其阴其阳，亦当以此法为辨。但伤寒之厥，辨在邪气，故寒厥宜温，热厥宜攻也。《内经》之厥重在元气，故热厥当补阴，寒厥当补阳也。二者之治，不可不察！

　　气厥之证有二，以气虚、气实皆能厥也。气虚卒倒者，必其形气索然，色清白，身微冷，脉微弱，此气脱证也。宜参、芪、归、术、地黄、枸杞，大补元煎之属，甚者以回阳饮②、独参汤之类主之。气实而厥者，其形气愤然、勃然，脉沉弦而滑，胸膈喘满，此气逆证也。大怒则形气绝而血菀于上，即此类也。治宜以排气饮③，或四磨饮④，或八味顺气散⑤、苏合香丸之类先顺其气，然后随其虚实而调理之。若因怒伤气逆，气旋去而真气受损者，气本不实也，若素多忧郁恐畏而气怯气陷者，其虚尤可知，若以此类而用行气开滞等剂则误矣。

　　血厥之证有二，以血脱、血逆皆能厥也。血脱者如大崩、大吐，或产，血尽脱则气亦随之而脱，故致卒仆暴死。宜先掐人中，或烧酢⑥炭以收其气，急用人参一二两煎汤灌之，但使气不尽脱，必渐苏矣，然后因其寒热，徐为调理，此所谓血脱益气也。若不知此而但用血分等药，则几微之气，忽而散气，阴无所主，无生机矣。其或有用寒凉以止血者，必致败绝阳气，适足以速其死耳！血逆者，即经所云"血之与气，并走于上"之谓，又曰"大怒则形气绝而血菀于上"之类也。夫血因气逆，必须先理其

---

　　① 惺惺：此指清醒，与下"昏冒"相对而言。
　　② 回阳饮：方由人参、制附子、炙甘草、炮姜组成，名四味回阳饮；再加熟地、当归身，名六味回阳饮。
　　③ 排气饮：方由陈皮、木香、藿香、香附、枳壳、泽泻、乌药、厚朴组成。
　　④ 四磨饮：方由沉香、乌药、枳实、槟榔组成。
　　⑤ 八味顺气散：方由白术、白茯苓、青皮、白芷、橘红、台乌、人参、甘草组成。
　　⑥ 酢：醋的本字。

气，气行则血无不行也。宜通瘀煎①或化肝煎之类主之，俟血行气舒，然后随证调理。

痰厥之证，凡一时痰涎壅塞，气闭昏愦，药食俱不能通。必先宜或吐或开，以治其标，此不得不先救其急也。但觉痰气稍开，便当治其病本，如因火生痰者，宜清之、降之；因风寒生痰者，宜散之、湿之；因湿生痰者，宜燥之、利之，因脾虚生痰者，自宜补脾；因肾虚生痰者，自宜补肾。此痰之不必治也，但治其所以生痰而痰自清矣。然犹有不可治痰者，恐愈攻愈虚而痰必愈甚也。诸治痰法，见前《非风门》治痰条中。

酒厥之证，即经所云热厥之属也。又经云酒风者，亦此类也。凡纵饮无节之人，多有此病。方其血气正盛，力能胜之，不知酒害之何有；及其将衰，则酒之侮人，斯可畏耳！酒病极多，莫知所出，其为酒厥，则全似中风，轻者犹自知人，重者卒而晕倒，忽然昏愦，或躁烦，或不语，或痰涎如涌，或气喘、发热，或咳嗽，或吐血。但察其大便干燥，脉实喜冷者，此湿热上壅之证，宜以抽薪饮之类，疾降其火。火之甚者，仍以梨浆饮、绿豆饮之属更迭进之，以解其毒。此证大忌辛燥等物，务使湿热渐退，神气稍复，然后用补阴等剂以善其后。其有大便不实，或无火证而脉见缓弱者，则不宜清火，但以二陈汤、六君子汤，或金水六君煎之类主之。若因酒伤阴，以致脾肾两虚而为厥脱者，非速救本源，终无济也。凡患此者，宜终身忌酒，勿使沾唇可也；若不知戒，再犯必难为矣。(《景岳全书》)

厥证的辨证施治

暴死卒倒，其因甚多，如暴仆、口噤、吐涎、体暖、脉虚者，中风也，分辨真伪施治。如腹痛、额黑、手足收引、脉来沉迟、无气以息者，中寒也，宜理中、四逆汤，更灸关元。有本质阴虚，暑途劳役，暴仆昏绝者，名曰中暑，宜生脉散加香薷。如卒倒有痰声者，名曰痰厥，宜六君子汤加竹沥、姜汁。有行立之间，暴眩仆绝，喉无痰声，身无邪热者，此阴虚而阳暴绝也，宜独参汤。有暴怒卒倒，身冷，无涎者，名曰气厥，宜四磨饮。有食后着寒、着气而暴死者，名曰食厥，宜二陈汤探吐之。有大怒载血瘀于心胸而暴死者，名曰血厥，宜逐瘀行血。有感臭秽瘴毒暴死者，名曰中恶，宜醋炭熏鼻，醒后以藿香正气散调之。或探丧、入庙暴绝，面赤不语者，名曰尸厥，亦宜醋炭熏鼻法，更服苏合丸。(《证治汇补》)

〔按语〕

本文节选自《证治汇补》。作者李用粹，字修之，号惺庵，清代上海人。

厥指晕厥，其特征主要见短时间神识欠清，如病情严重，也可一厥不复，而导致死亡者。厥证的病因不同，症状各异，可出现于多种疾病之中。就内伤疾病而言，常见有气厥、血厥，痰厥三类。气厥的实证，多见于癔病性晕厥；血厥的实证，多见于高血压脑血管痉挛的发作时；气厥与血厥的虚证，多见于低血糖、出血性以及某些心源性晕厥等；痰厥可见于老年慢性支气管炎，肺气肿，肺源性心脏病等疾患的病程中。

---

① 通瘀煎：方由归尾、山楂、香附、红花、台乌、泽泻、青皮、木香组成。

饮食失节导致的病证

《难经》云："脾气通于口，口和则知谷味矣；心气通于舌，舌和则知五味矣。"是知谷味、五味，莫不经由口舌而入于胃也。善摄生者，谨于和调，使一饮一食，入于胃中，随消随化，则无滞留之患。若禀受怯弱，饥饱失时，或过餐五味、鱼腥、乳酪，强食生冷、果菜，停蓄胃脘，遂成宿滞，轻则吞酸、呕恶、胸满、噫噎，或泄，或痢，久则积结为癥瘕，面黄羸瘦，此皆宿滞不消而生病焉。大率才有停滞，当量人虚实，速宜克化之，不可后时养成沉疴也。（《济生方》）

饮食失节须分虚实调治

夫饥饿不饮食，与饮食太过，虽皆失节，然必明其二者之分。饥饿胃虚，此为不足；饮食停滞，此为有余。惟其不足，故宜补益；惟其有余，故宜消导：人之盛衰不同也。又有物滞气伤，必须补益、消导兼行者；亦有物暂滞而气不甚伤，宜消导独行，不须补益者；亦有既停滞，而复自化，不须消导，但当补益者。易老枳术丸，虽曰消导，固有补益之意存乎其间；若有形之物，非枳术丸所能去，则备急丸之属，推逐而去之。观此，则知消导、补益之理矣。（《丹溪心法》）

饮食所伤的辨证

凡饮食伤脾之证，有寒伤，有热伤；有暂病，有久病；有虚证，有实证。但热者、暂者、实者，人皆易知；而寒者、久者、虚者，人多不识。如今人以生冷瓜果致伤胃气，而为泻、为痢、为痛之类者，人犹以为火证，而治以寒凉者，是不识寒证也。有偶因停滞而为胀、为痛者，人皆知其实也，然脾胃强壮者，即滞亦易化，惟其不能化者，则最有中虚之证。故或以不食亦知饥，少食即作胀；或以无饥无饱，全然不思饮食；或以胃虚兼呕，而腹满膨膨；或以火不生土，而时食时吐；或中气不化，则胸喉若有所哽，而本非饮食之滞者；或因病致伤胃气，则久不思食，而本非中满之病者。且胃病于暂者多实，脾病于久者多虚。时医于此，无论邪正久暂，鲜有不用开胃消导等剂，是不知虚证也。盖脾胃之职，原以化食为能。今既不能化食，乃其所能者病，而尚可专意克伐以害其能乎？且凡欲治病，必须先借胃气以为行药之主，若胃气实者攻之则去，而疾常易愈，此以胃气强而药力易行也；胃气虚者攻亦不去，此非药不去病也，以胃虚本弱，攻之则益弱，而药力愈不能行也。若久攻之，非惟药不能行，必致元气愈伤，病必愈甚，尽去其能，必濒于死矣。矧体质贵贱尤有不同，凡藜藿壮夫，及新暴之病，自宜消伐，惟速去为善；若以弱质弱病而不顾虚实，概施欲速攻治之法，则无不危矣。

伤食者，必恶食。

素喜冷食者，内必多热；素喜热食者，内必多寒。故内寒者不喜寒，内热者不喜热。然热者嗜寒，多生中寒；寒者嗜热，多生内热。此《内经》所谓"久而增气，物化之常也；气增而久，夭之由也"。故凡治病养生者，又当于素禀中察其嗜好偏胜之弊。

饮食致病，凡伤于热者多为火证，而停滞者少；伤于寒者多为停滞，而全非火证。大都饮食之伤，必因寒物者居多，而温平者次之，热者又次之，故治此者，不可不察其所因。

偶病之人，多有非食而疑食者，曰某日曾食某物，或某肉、某面，其日即病。医者不论虚实，但闻此言，且见胃口不开，必先治食。夫未病之人，谁有不食？岂必预为停食而待病至者，斯可信其无食乎？及其病也，则或因劳倦，或因风寒，或因七情，病发不测，而且无胀无滞，与食何干？药不对病而妄行剥削，必反增病也。由此推之，则凡无据无证而妄指胡猜者，皆其类也，良可慨矣！（《景岳全书》）

饮酒之利弊

酒者，五谷之津液，米曲之华英，虽能益人，亦能损人。何者？酒有大热、大毒。大寒凝海，惟酒不冰，是其热也；饮之易昏，易人本性，是其毒也。若避风寒、宣血脉、消邪气、引药势，无过于酒也。若醉饮过度，盆倾斗量，毒气攻心，穿肠腐胁，神昏志谬，目不见人，此则丧生之本也。（《医述》引《医方类聚》）

饮滚酒过多成膈

过饮滚酒，多成膈证，人皆知之，而所以然之理不达也。盖膈有二：一者上脘之艰于纳；一者下脘之艰于出耳。然人胃中全是一团冲和之气，所以上脘清阳居多，不觉其热；下脘浊阴居多，不觉其寒。即时令大热而胃中之气不变为热，时令大寒而胃中之气不变为寒。气惟冲和，故但能容食，不能化食，必借脾中之阳气入胃，而运化之机始显，此身中自然之造化也。曲糵之性极能升腾，日饮沸酒不辍，势必将下脘之气转升于中上二脘，而幽门之口闭而不通者有之；且滚酒从喉而入，日将上脘焪灼，渐有腐熟之象，而生气不存，窄隘有加，止能纳水不能纳谷者有之，此所以多成膈证也。若夫热药之性，其伤人也必僭，以火曰炎上也；寒药之性，其伤人也必滥，以水曰润下也。不僭、不滥，而独伤中焦冲和之气者，必无之理。（《医门法律》）

虫病的病因与症状

虫之为病，人多有之。由于化生诚为莫测，在古方书，虽曰由湿、由热、由口腹不节、由食饮停积而生，是固皆有之矣。然以常见验之，则凡脏强气盛者，未闻其有虫，正以随食随化，虫自难存；而虫能为患者，终是脏气之弱，行化之迟，所以停聚而渐致生虫耳。然则，或由湿热，或由生冷，或由肥甘，或由滞腻，皆可生虫，非独湿热已也。然以数者之中，又惟生冷生虫为最，即如收藏诸物，但着生水，或近阴湿，则最易蛀腐，非其义乎！故凡欲爱养小儿，极当节其水果，以防败脾，此实紧要之一端也。至若治虫之法，虽当去虫，而欲治生虫之本，以杜其源，犹当以温养脾肾元气为主，但使脏气阳强，非惟虫不能留，亦自不能生也。余制有温脏丸①方，最所宜也。

虫之为病，其类不一，或由渐而甚，或由少而多，及其久而为害，则为腹痛、食减，渐至羸瘵而危者有之。凡虫痛证，必时作时止，来去无定，或呕吐青黄绿水，或吐出虫，或痛而坐卧不安，或大痛不可忍，面色或青或黄或白，而唇则红，然痛定则能饮食者，便是虫积之证，速宜逐之。（《景岳全书》）

虫病证治

虫类虽多，其源皆由饮食停滞，湿热郁蒸，变化而成者也。凡面色萎黄，饮食不为肌肤，起伏作痛，聚散不定，痛止即能饮食者，皆有虫积。或从呕，或从小便，或从大便而出。治法当观其微甚，若虫势骤急者，当用攻逐之剂，如黑丑、槟榔、大黄、胡粉、三棱、莪术之类，虫去则调其脾胃；缓者用酸苦泄热燥湿，兼以相制相畏之品，如川连、胡连、芦荟、苦楝、乌梅、川椒、雷丸、芜黄、使君、榧肉之类，脾弱者，兼运其脾胃，滞者兼消其滞。虫症治法，大略如此。（《临证指南医案》）

蚘厥证治

蚘，即蛔也。谓之厥者，病属厥阴，又手足厥逆义也。其人素有食蛔，或因病过饥，虫逆上咽膈而出，妄发其汗，以致胃冷，长虫上攻咽膈；胃气困乏，虽饥不能食，食即吐蛔者，虫闻食臭气而出也；外证乍静乍烦者，虫或上或止也；又或下利脏寒，则蛔亦上入于膈。然上焦热而中下焦寒，故虽烦热、消渴、便硬，不可遽投凉药，当先以乌梅丸、理中汤安蛔，然后随证治之。或烦热不退，小柴胡汤；或热甚昏愦，腹胀便闭，或蛔不得安，从大便而出者，大柴胡汤。（《医学入门》）

劳伤阳虚发热

前人多言阴虚发热，罕言阳虚发热者，惟东垣曾力辨之。夫劳伤阳虚者，大劳大汗及强力入房，汗出如浴，阳气内竭，即亡阳之例也。发为表热，粗看与外感无别，若兼外感，更难别矣；头面胸腹燔灼如火，自觉心中如焚，又与温病相似。治法却与外感与温病毫不相涉，若或差误，死在顷刻，轻者亦不出五日七日也。其辨别处，外感脉必弦紧，温病脉必洪大，上涌有力；劳伤脉必迟弱无力，或浮虚而促，或沉细而

---

① 温脏丸：方由人参、白术、当归、芍药、茯苓、川椒、细榧肉、使君子、槟榔、干姜、吴茱萸组成。

疾，或断而漉漉如珠，或涩而参伍不调，或应指即回而无势，或奭长圆净而无晕。外感四肢俱热，劳伤两足必冷，不能甚热，温病以手按皮肤上，必久而愈热，劳伤久按反觉冷气侵入；外感热盛必烦躁气粗，劳伤气平身静，不能转侧；温病内热，必全腹上下皆热，劳伤只热在心中，是阳气离根，而上结于此也；温病内热，必渴而索饮无厌，劳伤口干，索水不欲饮，饮亦不多。外感舌苔先白而转黄，温病舌苔先或白或黄而转黑，干燥生刺，劳伤或舌白苔薄，或淡红无苔，或舌黑而润，或舌尖有红紫黑点，而舌心自净。外感、温病热盛，面色必赤，劳伤面色不赤，或两颧浮红，而额上晦暗；外感、温病热盛，必昏惑谵妄，手足躁扰，劳伤神识清明，但卧而身重难动，睡中呢喃一二句，而声息甚微。如上诸象，即不全见，总有二三处可辨，若舌微强短，及言谈委婉详尽，异于平日者，此真气已离，神丹莫救矣。治之先宜微酸入温补剂中，敛阳归根。有外感者，俟中气有权，发见躁扰之象，再以补中加散可也。其中又有夹食、夹血、夹痰、夹湿、夹郁之辨，更有兼阴虚者，并宜兼顾。若素有痞块，尤难措手。误用白虎、三黄及犀角地黄，但一入口，即心气衰息，口不能言，万无挽回之策。若外感重而劳伤轻者，即陶节庵所谓劳力伤寒也，与虚人病感，皆散中加补可已。（《读医随笔》）

劳 伤

劳者，劳于神气也；伤者，伤于形容也。饥饱无度则伤脾，思虑过度则伤心，色欲过度则伤肾，起居过常则伤肝，喜怒悲愁过度则伤肺。又风寒暑湿则伤于外，饥饱劳役则败于内；昼感之则病荣，夜感之则病卫，荣卫经行，内外交运，而各从其昼夜也。（《中藏经》）

逸病论

自逸病之不讲，而世但知有劳病，不知有逸病。然而逸之为病，正不小也。刘河间《伤寒直格》列有八邪，稽其目曰：外有风、寒、暑、湿，内有饥、饱、劳、逸。逸乃逸豫①、安逸所生病，与劳相反。经云：劳者温之，逸者行之。行谓使气运行也。则《内经》本有逸病，且有治法。乃后人引河间语，每作风、寒、暑、湿、饥、饱、劳役。夫河间以内外八邪标题，既有八邪，当有八病，故以饱与饥对、逸与劳对，若作劳役，则只有七邪矣。此《内经》所以谓劳则宜从温养，逸则利于运行，早将劳与逸截分两病也。张子和云："饥饱劳逸，人之四气。"陈无择云："疟备三因，饥饱劳逸。"二子并能言之。审其病之为逸，便须用行湿、健脾、导滞、理气之法。凡人闲暇则病，小劳转健，有事则病反却，即病亦若可忘者。又有食后反倦，卧起反疲者，皆逸病也。"流水不腐，户枢不蠹"，其故安生？华元化曰："人体欲得劳动，但不当使极

---

① 逸豫：安适。

耳!"动则谷气易消,血脉流利,病不能生,否则五禽之戏,熊经鸱颐①,何以可求难老也?许鹤巢中翰闻余言而韪之,且云:枚乘七发②,所以能愈楚太子者,其即此病也。夫语足解颐③,而余亦因此益悟仲景理中之旨。夫逸之病,脾病也。脾为太阴,为阴中之至阴,中者阴也,故仲景之理中汤,即仲景之理阴法,以白术为君,干姜为臣,参、草为佐,此则真理阴也。自张介宾不识阴字,以阴为血,必用熟地理阴,一若重用熟地,多至八两,而血即可补足者。致灵胎有"熟地入肚,立化为血"之讥,其于仲景温药理阴之法,相去几何耶?王公大人,以久逸之体,待漏入朝,亦若同于风霜劳顿,而多享上寿者,正赖有此小劳,以治其逸,况每日五更,独得乾坤清气为多哉!作逸病解。(《世补斋医书》)

---

①　熊经鸱颐:熊经,如熊之攀枝自悬。鸱颐,身不动而回顾。
②　枚乘七发:西汉枚乘著文,设吴客说七事以启发楚太子,题作《七发》。
③　解颐:大笑;欢笑。

第五章　四诊八纲学说

第一节　综　述

先议病后用药论

从上古以至今时，一代有一代之医，虽神圣贤明，分量不同，然必不能舍规矩准绳，以为方圆平直也。故治病必先识病，识病然后议药，药者所以胜病者也。识病，则千百药中，任举一二种用之且通神；不识病，则歧多而用眩①。凡药皆可伤人，况于性最偏驳②者乎！迩来习医者众，医学愈荒，遂成一议药不议病之世界，其夭枉不可胜悼，或以为杀运使然，不知天道岂好杀恶生耶？每见仕宦家，诊毕即令定方，以示慎重，初不论病从何起，药以何应？致庸师以模棱迎合之术，妄为拟议，迨药之不效，诿于无药。非无药也，可以胜病之药，以不识病情而未敢议用也。危哉！《灵枢》、《素问》、《难经》无方之书，全不考究，而后来一切有方之书，奉为灵宝。如朱丹溪一家之言，其《脉因症治》一书，先论脉，次因，次症，后乃论治，其书即不行；而《心法》一书，群方错杂，则共宗之。又本草止述药性之功能，人不加嗜，及缪氏《经疏》，兼述药性之过劣，则莫不悬之肘后。不思草木之性，亦取其偏以适人之用，其过劣不必言也，言之而弃置者众矣。曷不将本草诸药，尽行删抹，独留无过之药五七十种而用之乎？其于《周礼》令医人采毒药，以供医事之旨，及历代帝王，恐本草为未备，而博采增益之意，不大刺谬乎？欲破此惑，无如议病精详，病经议明，则有是病即有是药，病千变药亦千变，且勿论造化生心之妙，即某病之以某药为良，某药为刔③者，至是始有定名。若不论病，则药之良毒善恶，何以定之哉？可见药性所谓良毒善恶，与病体所谓良毒善恶不同也。而不知者，必欲执药性为去取，何其陋耶！故昌之议病，非得已也。昔人登坛指顾④，后效不爽⑤前言；聚米如山，先事已饶⑥硕画⑦。医

---

① 眩：迷乱；迷惑。
② 驳：成分不纯；混杂。
③ 刔：劫的异体字。
④ 指顾：一指手、一回头的时间，极言时间的短暂。
⑤ 不爽：不失。
⑥ 饶：备的意思。
⑦ 硕画：远大的计划。

虽小道，何独不然？昌即不能变俗，实欲借此榜样，阐发病机，其能用不能用何计焉！（《寓意草》）

议病式

某年某月，某地某人，年纪若干？形之肥瘦、长短若何？色之黑白、枯润若何？声之清浊、长短若何？人之形志苦乐若何？病始何日？初服何药？次后再服何药？某药稍效？某药不效？时下昼夜孰重？寒热孰多？饮食喜恶、多寡？二便滑涩、无有？脉之三部九候，何候独异？二十四脉中，何脉独见？何脉兼见？其症或内伤，或外感，或兼内外，或不内外，依经断为何病？其标本先后何在？汗、吐、下、和、寒、温、补、泻何施？其药宜用七方中何方？十剂中何剂？五气中何气？五味中何味？以何汤名为加减和合？其效验定于何时？——详明，务令纤毫不爽，起众信从，允为医门矜式①，不必演文可也。

某年者，年上之干支，治病先明运气也。某月者，治病必本四时也。某地者，辨高卑燥湿五方异宜也。某龄、某形、某声、某气者，用之合脉，图万全也。形志苦乐者，验七情劳逸也。始于何日者，察久近传变也。历问病症药物验否者，以之斟酌己见也。昼夜寒热者，辨气分、血分也。饮食、二便者，察肠胃乖和也。三部九候，何候独异，推十二经脉受病之所也。二十四脉见何脉者，审阴阳表里无差忒也。依经断为何病者，名正则言顺，事成如律度也。标本先后何在者，识轻重次第也。汗、吐、下、和、寒、温、补、泻何施者，求一定不差之法也。七方大、小、缓、急、奇、偶、复，乃药之制，不敢滥也。十剂宣、通、补、泄、轻、重、滑、涩、燥、湿，乃药之宜，不敢泛也。五气中何气、五味中何味者，用药最上之法，寒、热、温、凉、平，合之酸、辛、甘、苦、咸也。引汤名为加减者，循古不自用也。刻效于何时者，逐款辨之不差，以病之新久，五行定痊期也。若是则医案之在人者，工拙自定，积之数十年，治千万人而不爽也。（《寓意草》）

〔按语〕

喻昌将以上两篇医论，冠于《寓意草》之首，主张"先议病，后用药"，强调诊断以及辨证的重要性，意即辨证是施治的前提。在病证明确以后，才能决定治疗用药，所以说"病经议明，则有是病即有是药，病千变药亦千变"。并且创立了"议病式"，这是一种比较详明的病历格式，其中包括四诊、八纲的具体运用，以及在辨证明确的基础上，指导治法、方药的选用等。这些对临床都很有启发作用。

病症不同论

凡病之总者，谓之病；而一病必有数症。如太阳伤风，是病也；其恶风、身热、

---

① 矜（jīn 今）式：敬重和取法。

自汗、头痛是症也，合之而成其为太阳病。此乃太阳病之本症也。若太阳病而又兼泄泻、不寐、心烦、痞闷，则又为太阳病之兼症矣。如疟，病也；往来寒热、呕吐、畏风、口苦，是症也，合之而成为疟。此乃疟之本症也。若疟而兼头痛、胀满、嗽逆、便闭，则又为疟疾之兼症矣。若疟而又下痢数十行，则又不得谓之兼症，谓之兼病。盖疟为一病，痢又为一病，而二病又各有本症、各有兼症，不可胜举。以此类推，则病之与症，其分并何啻千万，不可不求其端而分其绪也。而治之法，或当合治，或当分治，或当先治，或当后治，或当专治，或当不治，尤在视其轻重缓急，而次第奏功。一或倒行逆施，杂乱无纪，则病变百出，虽良工不能挽回矣。(《医学源流论》)

脉症与病相反论

症者，病之发现者也。病热则症热，病寒则症寒，此一定之理。然症竟有与病相反者，最易误治，此不可不知者也。如冒寒之病，反身热而恶热；伤暑之病，反身寒而恶寒；本伤食也，而反易饥能食；本伤饮也，而反大渴口干。此等之病，尤当细考，一或有误，而从症用药，即死生判矣。此其中盖有故焉，或一时病势未定，如伤寒本当发热，其时尚未发热，将来必至于发热，此先后之不同也；或内外异情，如外虽寒而内仍热是也；或有名无实，如欲食好饮，及至少进即止，饮食之后，又不易化是也；或有别症相杂，误认此症为彼症是也；或此人旧有他病，新病方发，旧病亦现是也。至于脉之相反，亦各不同，或其人本体之脉，与常人不同；或轻病未现于脉；或痰气阻塞，营气不利，脉象乖其所之；或一时为邪所闭，脉似危险，气通即复，或其人本有他症，仍其旧症之脉。凡此之类，非一端所能尽，总宜潜心体认，审其真实，然后不为脉症所惑，否则徒执一己之见，用药愈真而愈误矣。然苟非辨症极精，脉理素明，鲜有不惑者也。(《医学源流论》)

审症论

病有相似，症有不同。有寒症，有损症，有顺症，有逆症，有危症，有险症，有杂症，有坏症，症之名状，不一其等。如劳风咳嗽，有似损症，其病可治；如阴虚竭症咳嗽，其病不可治。如顺症不必治，逆症不必治，危症可治，险症亦可治，杂症不难治，坏症不易治也。惟伤寒有极难治者，亦有极易治者，有阴症似阳者，有阳症似阴者。如斯，诸症务要审辨清白；若审辨不清，生死立决！医者岂可藉三指以定法，恃眼界以明高？凡遇疑难之症，辨而又辨，审而再审，尚有疑似难明，何况粗浮见解，其能尽症之理者几希？如伤寒头痛，不审经络，发表无济。夫太阳头痛，巅顶及项也；阳明头痛，惟额颅痛也；少阳头痛，惟两发际痛也。三阴亦有头痛之说，厥阴头痛，有桂枝汤之论；少阴头痛，有麻黄附子细辛之方；而太阴头痛，未之前闻也。如三阳有发热症，三阴亦有发热症。如三阳有桂枝麻黄脉，三阴亦有桂枝麻黄脉也。如劳风假损症也，俟痰尽而病自愈。故岐伯论痰不出则伤肺，伤肺则死也。若真阴损症，痰尽则死，嗽宁则亡也。如顺症，无论内伤外感，不必治也，逆症亦然。如危症亦有起死回生者，如险症亦有手到病除者，如杂症亦有知犯何逆者，如坏症亦有救逆者。总之，察病要的，审症要真，两者切当，何愁症之不明，病之不愈也乎！（《医学阶梯》）

〔按语〕

本文作者张睿，字仲岩，清代紫琅人。

症中症论

论病不易，论症甚难，而症中论症，难之又难也。凡有病必有症，有症必有论，论清则症明，症明则病易疗，非可以模棱两端，取效于疑似之间也。古人审病论症，着定七情、六淫十三字，千病万症，不能越此。然辨病定症，义颇深奥。有正面看法，有反面看法，有仄面看法，又有不在本论而在他论看法，有不在词语而在意事看法，种种论症，俱各有本。即如论六淫，则风有中风、伤风；寒有中寒、伤寒；暑有中暑，伤暑；湿有中湿、伤湿；燥有内燥、外燥；火有实火、虚火也。如论七情，则喜有适然称心之喜，有意外奇遭之喜；怒有忿激难忍之怒，有天性使然之怒，忧有父母妻子之忧，有贫穷患难之忧；思有功名富贵之思，有贫寒家计之思；恐有因疑而恐，有因虚而恐；惊有虎豹崖墙之惊，有水火盗窃之惊也。如论杂病心痛、腰空、脊强、寒热、逆气、内结诸症，认病不的，愈治愈深。夫心痛之病，始自胃气，继归心包血少，养血不应，理气不效，久则方知阴维为病苦心痛也。其腰空之病，尽归肾虚，及至补肾，亦不应手，方知带脉为病腰溶溶如坐水中也。脊强之病，均认太阳非寒即湿，及至散寒驱湿，漠不相关，方知督脉为病脊强反折也。寒热之病，外感认作少阳，内伤认作少阴，清寒热而不瘥，滋阴降火而不痊，方知阳维为病苦寒热也。逆气之病，有平肝而泄肺者，有理气而降气者，用之不应，方知冲脉为病逆气而里急也。内结之病，有不知名状者，又有不知治疗者，不知任脉为病，男子内结七疝，女子带下瘕聚也。又如仲景论病，有始终则在一经者，有两经、三经并合者。如薛立斋治母病仲忧患痢，腹痛，热渴，饮汤不食，急用参、术等药，脉症顿退，再剂而安，乃取症不取脉之说。又云石阁老太夫人年岁脉症相同，彼乃患痢，遂致不起。所以认症要清，病关生死，只知是病是症，不知病里有病，症中有症，安可不细心体会耶？（《医学阶梯》）

四诊合参（一）

凡诊病之法，固莫妙于脉。然有病脉相符者，有脉病相左者，此中大有玄理。故凡值疑似难明处，必须用四诊之法，详问其病由，兼辨其声色，但于本末先后，中正之以理，斯得其真。若不察此，而但谓一诊可凭，信手乱治，亦岂知脉证最多真假，见有不确，安能无误？且常诊者知之犹易，初诊者决之甚难。此四诊之所以不可忽也。故《难经》以切居四诊之末，其意深矣。陶节庵亦曰：问病以知其外，察脉以知其内，全在活法二字。乃临证切脉之要诀也。（《景岳全书》）

四诊合参 (二)

至云诊脉，即可以知何病；又云人之死生，无不能先知：则又非也。盖脉之变迁无定，或有卒中之邪，未即通于经络，而脉一时未变者；或病轻而不能现于脉者；或有沉痼之疾，久而与气血相并，一时难辨其轻重者；或有依经传变，流动无常，不可执一时之脉而定其是非者。况病之名有万，而脉之象不过数十种，且一病而数十种之脉，无不可见，何能诊脉而即知其何病？此皆推测偶中，以此欺人也。若夫真脏之脉，临死而终不现者，则何以决之？是必以望、闻、问三者合而参观之，亦百不失一矣。故以脉为可凭，而脉亦有时不足凭；以脉为不可凭，而又凿凿乎其可凭。总在医者熟通经学，更深思自得，则无所不验矣。若世俗无稽之说，皆不足听也。(《医学源流论》)

四诊合参与脉症从舍论

望、闻、问、切，名曰四诊，医家之规矩准绳也。四诊互证，方能知其病源，犹匠之不能舍规矩而成器皿也。盖望者，望面色之明晦、舌苔之有无，以辨病邪之轻重进退也。闻者，闻声音之怯壮、语言之伦次，以辨神气之爽昧强弱也。问者，问得病之由、痛苦之处，以辨内伤外感、脏腑经络，尤为紧要也。切者，切脉之浮、沉、迟、数、有力、无力，以辨虚实阴阳，而与外证参合逆顺吉凶也。是故圣贤垂法，首重四端，明哲相传，从无二致。奈何习俗相沿，往往不肯尽言病情，若妇女藏于帏幕，不能望其神色，便伸手就诊，欲试医者之术。殊不知一脉所主非一病，一病所现非一脉，若不察外证，而凭脉用药，未有不误人性命者。假如脉浮弦数动，证现恶寒、身热、头痛，则为外感之邪；倘无畏寒、身热等证，则为阴虚内伤。此一脉所主，非此一病矣。又如病热者，其脉则数，若热甚伤气，其脉反迟。此一病所现，非止一脉矣。有实证而脉反微弱似虚者，以其邪气壅遏也；有虚证而脉反强旺似实者，以其元气发露也。由此类推，难以枚举。故有舍脉从证者，审其脉假而证真也，有舍证从脉者，审其证假而脉真也。设不互相参合，焉能辨其为假为真？真假不辨，虚虚实实，害即随之。昧者不觉，委之天命，良可慨也！人之就医者，欲求愈疾也。若反使益疾，岂仁人之心哉？患病之人不知医理，每蹈此弊，无怪其然。业医者，任司命之重，若不遵古圣法度，反随俗尚，自诩技高，而误人性命，宁无冥报之可畏耶？虽轻小之病，原有可以切脉而知者，不过谈言微中，何足自炫。且自轩岐作《灵》、《素》，反复辨论，备详证状。继而扁鹊述《难经》，有曰：假令得某脉，其外证作某状者为某病；无某状者，非某病也。汉张仲景，为医门之圣，著《伤寒论》，乃方书之鼻祖，详分六经治例，微妙入神，全在辨证。其论脉则曰：大、浮、数、动、滑为阳；沉、涩、弱、弦、微为阴。又曰：阳证见阴脉者死；阴证见阳脉者生。可见自古医圣，莫不以脉证互印，是四诊之不可偏废，岂不彰彰乎哉？！然则自谓切脉即能知病，而无藉于四诊者，其技

果能超出轩岐、扁鹊、仲景乎？抑亦自欺，而又欲欺人乎？明者察诸，慎勿自误，而追悔莫及也。（《医门棒喝》）

脉症从舍（一）

脉浮为表，治宜汗之，此其常也，而亦有宜下者焉。仲景云：若脉浮大，心下硬，有热，属脏者，攻之，不令发汗是也。脉沉为里，治宜下之，此其常也，而亦有宜汗者焉。少阴病始得之，反发热而脉沉者，麻黄附子细辛汤微汗之是也。脉促为阳，常用葛根芩连清之矣；若脉促厥冷为虚脱，非灸非温不可，此又非促为阳盛之脉也。脉迟为寒，常用干姜、附子温之矣；若阳明脉迟，不恶寒，身体濈濈汗出，则用大承气，此又非迟为阴寒之脉矣。四者皆从证不从脉也。世有切脉而不问症，其失可胜言哉！

表证汗之，此其常也。仲景曰：病发热头痛，脉反沉，身体疼痛，当救其里，用四逆汤。此从脉之沉也。里证下之，此其常也。日晡发热者属阳明，脉浮虚者宜发汗，用桂枝汤。此从脉之浮也。结胸证具，常以大、小陷胸下之矣；脉浮大者不可下，下之则死，是宜从脉而治其表也。身疼痛者，常以桂枝、麻黄解之矣；然尺中迟者不可汗，以营血不足故也，是宜从脉而调其营矣。此皆从脉不从证也。世有问证而忽脉者，得非仲景之罪人乎？！（《医宗必读》）

脉症从舍（二）

凡脉证不相合，必有一真一假，须细辨之。如外虽烦热，而脉见微弱者，必虚火也；腹虽胀满，而脉见微弱者，必胃虚也。虚火、虚胀，若堪攻乎？此宜从脉之真虚，不从证之假据也。其有本无烦热，而脉见洪数者，非火邪也；本无胀滞，而脉见弦强者，非内实也。无热、无胀，其堪泻乎？此宜从证之真虚，不从脉之假实也。如寒邪内伤，或食停气滞，而心腹急痛，以致脉道沉伏，或促或结，此以邪闭经络而然，既有痛胀等实证可据，则脉之虚乃假虚，当从证不从脉。又若伤寒四肢厥逆、寒战，而脉见数滑，此由内热格阴。何以知之？以病由传经渐致，并非直中阴经，从无热证转寒之理。既有数滑之脉可据，则外症之虚为假虚，亦从脉不从证也。（《医碥》）

脉症轻重论

人之患病，不外七情、六淫。其轻重死生之别，医者何由知之？皆必问其症、切其脉，而后知之。然症、脉各有不同，有现症极明，而脉中不见者；有脉中甚明，而症中不见者。其中有宜从症者，有宜从脉者，必有一定之故，审之既真，则病情不能逃，否则不为症所误，必为脉所误矣。故宜从症者，虽脉极顺，而症危，亦断其必死；宜从脉者，虽症极险，而脉和，亦决其必生。如脱血之人，形如死状，危在顷刻，而六脉有根则不死，此宜从脉不从症也。如痰厥之人，六脉或促、或绝，痰降则愈，此宜从症不从脉也。阴虚咳嗽，饮食起居如常，而六脉细数，久则必死，此宜从脉不从症也。噎膈反胃，脉如常人，久则胃绝而脉骤变，百无一生，此又宜从症不从脉也。如此之类甚多，不可枚举。总之，脉与症分观之，则吉凶两不可凭；合观之，则某症忌某脉，某脉忌某症，其吉凶乃可定矣。……今人不按其症，而徒讲乎脉，则讲之愈密，失之愈远。若脉之全体，则《内经》诸书详言之矣。(《医学源流论》)

四诊以望问为最要

望者，看形色也。闻者，听声音也。问者，访病情也。切者，诊六脉也。四事本不可缺一，而唯望与问为最要，何也？盖闻声一道，不过审其音之低响以定虚实，嗽之闷爽以定升降，其他则无可闻也。切脉一道，不过辨其浮沉以定表里，迟数以定寒热，强弱以定虚实。其他则胸中了了，指下难明，且时大时小，忽浮忽沉，六脉亦难定准，故医家谓据脉定症，是欺人之论也。惟细问情由则先知病之来历，细问近状则又知病之浅深。而望其部位之色，望其唇舌之色，望其大小便之色，病情已得八九矣，而再切其脉，合诸所问、所望果相符否？稍有疑义，则默思其故，两两相形①，虚与实相形，寒与热相形，表与里相形，其中自有把握之处，即可定断。慎斯术也以往，其无所失矣。(《医医偶录》)

八纲论略

病有总要，寒、热、虚、实、表、里、阴、阳八字而已。病情既不外此，则辨证之法，亦不出此。

一病之寒热，全在口渴与不渴，渴而消水与不消水，饮食喜热与喜冷，烦躁与厥逆，溺之长短赤白，便之溏结，脉之迟数以分之。假如口渴而能消水，喜冷饮食，烦躁，溺短赤，便结，脉数，此热也；假如口不渴，或假渴而不能消水，喜饮热汤，手足厥冷，溺清长，便溏，脉迟，此寒也。

一病之虚实，全在有汗与无汗，胸腹胀痛与否，胀之减与不减，痛之拒按与喜按，病之新久，禀之厚薄，脉之虚实以分之。假如病中无汗，腹胀不减，痛而拒按，病新得，人禀厚，脉实有力，此实也；假如病中多汗，腹胀时减，复如故，痛而喜按，按之则痛止，病久，禀弱，脉虚无力，此虚也。

一病之表里，全在发热与潮热，恶寒与恶热，头痛与腹痛，鼻塞与口燥，舌苔之有无，脉之浮沉以分之。假如发热，恶寒，头痛，鼻塞，舌上无苔，脉息浮，此表也；假如潮热，恶热，腹痛，口燥，舌苔黄黑，脉息沉，此里也。

至于病之阴阳，统上六字而言，所包者广。热者为阳，实者为阳，在表者为阳；寒者为阴，虚者为阴，在里者为阴。寒邪客表，阳中之阴；热邪入里，阴中之阳。寒

---

① 相形：相互比较。

邪入里，阴中之阴；热邪达表，阳中之阳。而真阴、真阳之别，则又不同。假如脉数无力，虚火时炎，口燥唇焦，内热，便结，气逆上冲，此真阴不足也；假如脉大无力，四肢倦怠，唇淡口和，肌冷，便溏，饮食不化，此真阳不足也。

　　寒、热、虚、实、表、里、阴、阳之别，总不外此。然病中有热证而喜热饮者，同气相求也；有寒证而喜冷饮，却不能饮者，假渴之象也；有热证而大便溏泻者，挟热下利也；有寒证而大便反硬者，名曰阴结也；有热证而手足厥冷者，所谓热深厥亦深、热微厥亦微是也；有寒证而反烦躁，欲坐卧泥水之中者，名曰阴躁也；有有汗而为实证者，热邪传里也；有无汗而为虚证者，津液不足也；有恶寒而为里证者，直中于寒也；有恶热、口渴而为表证者，温热之病自里达表也。此乃阴阳变化之理，为治病之权衡，尤辨之不可不早也。（《医学心悟》）

第二节　四　诊

望色须察神气论

　　经曰："望而知之谓之神，"[①] 既称之曰神，必能以我之神，会彼之神。夫人之神气，栖于两目，而历乎百体，尤必统百体察之。察其清浊以辨燥湿，察其动静以辨阴阳，察其有无以决死生。如是而望始备，而望始神。春山先生曰："人之神气，在有意无意间流露最真。医者清心凝神，一会即觉，不宜过泥，泥则私意一起，医者与病者神气相混，反觉疑似，难于捉摸。"此又以神会神之妙理也。

　　试以色论。经谓五色内应五脏，青属肝木，红属心火，黄属脾土，白属肺金，黑属肾水，此道其常也。而病则有变，甚有五色不应五脏者，此又变中之变。总之，不论何色，均要有神气。神气云者，有光有体是也。光者外面明朗；体者里面润泽。光无形，主阳主气；体有象，主阴主血。气血无乖，阴阳不争，自然光体俱备。经云："生于心，如以缟裹朱；生于肺，如以缟裹红；生于肝，如以缟裹绀；生于脾，如以缟裹栝蒌实；生于肾，如以缟裹紫。"[②] 盖以平人五脏既和，其色禀胃气而出于皮毛之间，胃气色黄，皮毛色白，精气内含，宝光外发，既不浮露，又不混蒙，故曰"如缟裹"。又云："精明五色者，气之华也。赤欲如白裹朱，不欲如赭；白欲如鹅羽，不欲如盐；青欲如苍璧之泽，不欲如蓝；黄欲如罗裹雄黄，不欲如黄土；黑欲如重漆色，不欲如地苍。"[③] 重言以申明之，即重有神气之义。盖有神气者，有胃气者也。又云："青如草兹者死，黄如枳实者死，黑如炲者死，赤如衃血者死，白如枯骨者死。"[④] 此气血俱亡，

---

① 见《难经·六十一难》。
② 见《素问·五脏生成篇》。
③ 见《素问·脉要精微论》。
④ 见《素问·五脏生成篇》。

无光无体，神气已去者也。又云："青如翠羽者生，赤如鸡冠者生，黄如蟹腹者生，白如豕膏者生，黑如乌羽者生。"① 此气血虽病，神气未伤，有光有体，能内含而不外露者也。观《内经》论色，分平、病、死三等，虽未明言神气，而神气已寓于其中矣。

或曰：病有万变，色于何别？曰：天地不外燥湿，病亦不外燥湿，色亦不外燥湿。燥属天气，色多有光而浮；湿属地气，色多有体而晦。风燥寒燥，由外搏束，主收敛，收敛则急，面色多绷急而光洁；燥搏津液痰饮，外溢于面，色多红润而浮，夹湿多红润而晦；燥邪化热，色多干红；苗窍干涩，多烦渴，甚则变枯而青黑，枯而青黑，则真阴亏极，而色无光体矣。寒湿内生，色必滞暗，变黄变黑，皆沉晦不明；湿兼风，色润而浮，多自汗；湿与暑合，或与热合，或湿土郁蒸之温邪，三者皆由口鼻吸入，三焦主蒸散，蒸散则缓，面色多松而垢晦，甚者浊邪由内蒸而外溢，如油腻烟熏者然，若由湿化燥，则又晦而且干，晦而干，则湿邪未去，真阴又亏，色由无光而无体矣。

或曰：部位何如？曰：经谓心热病，额先赤；若青黑色，主有暴疾。肺热病，鼻先赤，凡鼻色青者主腹痛，微黑者有水气，鼻准黄者小便难，白者为气虚，鲜红有留饮。又曰：肺热病右颊先赤，肝热病左颊先赤，肾热病颜先赤，又主膀胱热结，小便不通。肝病者目眦青，赤主热，白睛黄主黄疸；目眦黄为病欲愈。又曰：心病者颧赤，肾病者颧与颜（天庭）黑，赤色出两颧，大如拇指，主卒死。又曰：色多青则痛，色黑则痹（如霍乱闭遏，色与络脉皆见黑色之类）。黄赤则热，多白则寒，五色皆见，则为寒热。经言部位之应脏腑，以及五色辨病之说，不可枚举，学者不可不知，又不可尽拘（表里阴阳传变甚速，故不可拘）。所当权于其大，以燥湿二字为提纲，以兼风、兼寒、兼暑、化火、未化火为权变，以色中之光体为神气，大道原不外一阴一阳也。（《医原》）

〔按语〕

本文节选自《医原·望病须察神气论》。文中的"以神会神"，是对医者在望诊时的基本要求。人的神气，"栖于两目"，"历乎百体"。所以望病察神气，"必统百体察之"，这是本篇医论的大纲。

石氏的《望病须察神气论》，对望诊作了全面的论述，其中有不少发挥和独特见解。兹节选"望色须察神气论"及下文"望形窍论"两部分，其对临床诊断均有重要参考价值。另外尚有"望胸腹脏腑部位"及"望外形"，本书未选，读者可参阅原著。

舌诊论（一）

古来辨舌苔，绘图立说，分别至百余种之多，不独穿凿，未能尽协至理，而使后学眩惑，莫识端倪。凡事必以明理为要，岂以多为贵乎？兹以管见所及，举其大纲，不出阴阳、虚实、外感、内伤之理耳！能知纲要，则其变化自可类推隅反也。盖舌为

---

① 见《素问·五脏生成篇》。

心之苗，心属火，故其本色红也。心脾同气，火土相生，故胃气由心脾发生。所以经云："二阳之病发心脾。"[①] 二阳者，阳明胃也。脾为己土，胃为戊土，位居中宫，统一身之阴阳，而主肌肉。经曰："唇舌者，肌肉之本也。"[②] 又曰："脾者……使之迎粮。视唇舌好恶，以知吉凶。"[③] 又曰："心气通于舌，心和则舌能知五味矣。"[④] 而心主血脉，由是可知，舌本即心脾之气血所成，盖人先生五脏，而后有肢体也。更可知，舌苔由胃中生气所现，而胃气由心脾发生。故无病之人，常有薄苔，是胃中之生气，如地上之微草也；若不毛之地，则土无生气矣。故观舌本，可验其阴阳虚实；审苔垢，即知其邪之寒热浅深也。今条列于后，须将各条互相参合，方能明其至理也。

凡辨舌，有苔、垢之分。苔如地上之草，根从下生，垢如地上浮垢，刷之即去。无根者，表分浊气所聚，其病浅；有根者，邪气内结，其病深也。有根之苔，又当分其厚、薄、松、实。厚者，邪重；薄者，邪轻；松者，胃气疏通；实者，胃气闭结也。

凡苔垢，色白者为寒。白甚者，寒甚也；白滑者，痰湿也；干燥者，阳气虚，不能化津上润也。夫卫气出于肺胃，营血根于心脾。故卫分之病，现于苔垢；营分之病，现于舌本。初感外邪在卫分，舌现白苔，以胃中水谷之气被郁不化，而为寒为痰也。卫闭，则营气被遏，故苔白而舌尖、舌本或反红甚。此专论外邪，须解表疏卫，卫气开，则营气通，白苔退，而舌本亦不红矣。若非外邪，但胃中病，其舌本亦如常色不变也。若外邪苔白，而见舌本红甚，误认为火，而投凉泻，则外邪内陷，中阳不伸，反加烦躁，更认为火，其误不可胜言矣。故有烦渴发热之病，而苔白者，是寒闭其火也。经曰："火郁则发之。"又曰："发表不远热。"故用辛温升发阳气，阳升则火散，而津液化，烦渴即解也。若其白而干者，津液已枯，虽有表邪，不能作汗，则于升散药中须助津液，如仲景用桂枝汤啜稀粥之例也。其白滑而厚者，痰湿壅遏，若解表而不开降其痰，汗出津泄，而中宫仍闭，反加燥渴，即变干白之苔，治不如法，邪入于里而化热，舌苔即黄。

凡苔垢，色黄者为热。黄甚者，热甚也；黄滑者，湿热也；干燥者，邪热伤津也。凡现黄苔浮薄色淡者，其热在肺，尚未入胃；胃热，则苔厚而色深；或苔薄而舌本赤者，营热也；其淡而不红者，心脾气血素虚，苔黄亦必不甚。此当辨本元之虚实，邪气之重轻，而施治法也。其有舌本红紫杂现，而色不匀者，营血瘀滞也。苔垢杂色并现，或中有边无、中无边有者，胃气不化也。其黄苔虽甚，而胸腹无胀满，或虽满闷，按之软而不痛者，邪尚在经，可用凉解之药，不可大攻大泻。若邪浅而攻深，则正伤而邪反内陷成危证也。故其本元虚实，须视舌本；邪之重轻，当辨苔垢；病之浅深，更当按其胸腹，问其饮食、二便也。

凡黑色苔垢，大有虚、实、寒，热之异。其有黄、白苔垢，而食酸味，其色即黑。

① 见《素问·阴阳别论》。
② 见《灵枢·经脉》。
③ 见《灵枢·师传》。
④ 见《灵枢·脉度》。

滑者，仍是痰热，而无大热大渴者，须用辛温苦降，以通阳祛浊，不可因黑而误认为火，用凉泻也。若非食酸，而黑苔薄滑，或如败酱，如灰色，其舌本淡白，或晦不鲜明，此阳虚之极，寒痰浊秽，凝聚中宫，须用姜、附通阳，苦辛开降之法也。若其舌本红赤，是邪热已甚，苔黑必燥，或起芒刺，断无滑苔。胸腹胀满按之痛者，实邪在腑，急须攻泻，迟则不救。若按胸腹并不胀痛，则内无实结，而黑苔干燥，此水涸也，当大剂凉润滋阴，亦须急救也。其苔垢有青蓝杂色，如斑如点者，此疫疠秽邪。舌本不红而苔滑者，为虚寒；舌本赤而干燥者，为实热。实热者，用三承气法；虚寒者，诸泻心汤加附子。例皆危证也。其舌本或短或萎，而赤色苔厚者，为邪闭；色淡白，或如熟猪肝者，不论有苔无苔，皆为正败。邪闭者，急通之，或可生；正败者，死不可治。

凡舌光如镜，毫无苔垢，或有浮垢，刷之即光者，其色红活，是胃气虚热；色赤者，营中邪热。皆胃津干涸，必多烦渴，当用凉血滋阴，兼助胃气。其薄苔可以渐生。若舌本淡白，或如熟猪肝者，此元阳败，胃无生气，如不毛之地，故光而无苔，必不能进食也。纵服大剂参、附后，不能生苔，而略现白垢，或如浮皮，此残灯余焰，必死不可治。倘有薄苔渐生，则渐思食，方为生机，然百中无一二者。其有舌本全白如纸，毫无红色，不论有苔无苔，元阳已绝而死。

凡舌本淡白，为心脾虚寒；红赤，为营中邪热。此论其常理也。至其变化，必当与脉证参合。其舌本虽淡白，而脉神尚好，有邪热病证者，仍当清其邪热，不可过用苦寒削伐，以伤气血耳！若舌本红赤者，有真寒假热之病，其脉弦大急强，或浮数散大，按之空虚，或大便不固，小便短少，或口虽干燥，必喜热饮，或竟不渴，此为真脏之脉，肾阳不固，虚阳上泛，或面色亦现微红，须用桂、附引火归元，稍加黄连、白芍，和阴以降心火。俟其脉渐渐柔弱沉静，则舌亦不赤矣。此辨在几微之间，若误作火治，而投苦寒，则更烦躁，或即昏沉而死。倘大便燥结，加通润之药，始虽干燥，后必溏薄，正因肾亏，下焦气化失度，仲景名为"阴结"也。

余故举其大纲，而叶天士温病论辨舌验病，精细详明，已汇集后卷《温病篇》中，学者更当究心也。（《医门棒喝》）

〔按语〕

本文对辨舌苔诊法作了提纲挈领地论述。作者认为"古来辨舌苔，绘图立说，分别至百余种之多，不独穿凿，未能尽协至理，而使后学眩惑，莫识端倪。"因此，"举其大纲，不外阴阳、虚实、外感、内伤之理。"并根据舌与苔的生理、病理变化，总结出"观舌本，可验其阴阳虚实；审苔垢，即知其邪之寒热浅深"的规律。文中还对各种病理性舌苔的主病及其治法等，一一作了叙述。这些，对临床诊断上都很有参考价值。

舌诊论（二）

舌者，心之窍。心，火也。舌红，火之正色也。上舍微苔，火之蕴蓄也。此为平人之舌色。若病则君火内虚，胃无谷神，舌色变而苔垢生。今人妄谓胸中有食，则舌上有苔，非理也。若谓苔因食生，则平人一日数餐，何无苔？若谓平人食而即消，病则停滞苔生，何初病一二日，舌上无苔，至三四日谷食不入，舌反有苔？则有食有苔之说，可知其讹谬矣。方书辨三十六舌，张大繁言，毫无征验。世医不知此属伪言，临病施治，执以为信，非所以救之，适所以害之矣。夫平人之舌本无苔，微有苔者，不过隐隐微微，淡白、淡黄之间耳！惟三焦火热之气，为寒所侵，则舌上白苔而滑，身发热而谷不入，中上二焦虚热相蒸，则舌上黏苔而垢。苔色淡黄，或微黄者，中土虚也；苔色灰褐，或酱板色者，中土寒也。舌上紫色者，虚寒也；深紫色者，大虚大寒也；紫色光亮者，久病火衰，土无生原也。淡白光亮者，久病阴虚，荣血内脱也。苔色黑色者，君火虚衰，水色上乘也。须知舌者，火也，火得其色，乃为平人之舌。平人五火①齐明，如天日光明，阴翳消除，何苔之有？惟伤寒大病，君火不明，致三焦相火乘于君火之位，则舌色反常。夫相火之乘于君火也，非相火之有余，乃君火之不足；医者不知救助君火之不明，反汩没②相火之上乘，进以寒凉，则君火愈亏，相火并竭，神志散乱，未有不毙。平人胃气有余，三焦和畅，君火光明，凡五味入口，无论酸、咸、甘、苦，皆过而无苔，病则胃气空虚，三焦失职，君火衰微，若五味入口，遇酸、咸、甘、苦，则舌上凝滞而苔生矣。人不之信，但观小儿服药，舌上药色凝而不退；大人食酸，舌苔即黑：此其征矣。夫黑者，水色也。伤寒苔黑，世有火极似水之说，品方用药，仍议清凉。夫火极似水，所谓物极必反也。既极而反，理应从治，不应对治，对治固宜清凉，从治则宜温热矣。奈何认舌，皆以虚为实，以寒为热，不能探本澄源，尽是以讹传讹。虽谓舌色反常，亦有实热之证，然舌色反常而实热者，十有二三，此三阳病也；舌色反常而虚寒者，十有七八，此三阴病也。舌色反常上有红点，大如芥子，此虚热舌也；舌色如常，上有红点，大如芥子，此实热舌也。舌上苔黑而热极者，其苔高浮于上，不伤舌之本体，或黑或灰，此犀角、芩、连、石膏之证，乃百中之一耳！至大、小承气之证，舌上亦有燥黑者，然必出言壮厉，神气虽昏，而原本之神凝聚于内，承气下之而愈，亦百中之一耳！其有散黑而润，四边灰紫者，虚寒舌也；又有凝黑而枯，上如鳞甲者，大虚大寒舌也；并宜参、术、桂、附，大忌寒凉。若胃气已绝，满舌如茧，板硬而黄，或板硬而黑，如是之舌，百无一生。余之辨舌，不合方书，观者未必能信，如能不弃余言，则杀人亦差少耳！（《医学真传》）

〔按语〕

　　本文作者总结了自己临床望舌诊的经验，对饮食与舌苔的关系等，提出了不同的见解，故自称"余之辨舌，不合方书"。这种善于总结经验与创新精神，是值得赞扬的。对于文中所述舌诊的一些具体内容，可作进一步研究和临床的参考。

---

① 五火：五脏之火（功能活动）。
② 汩（gǔ 骨）没：沉沦；埋没。

舌诊论 (三)

凡看伤寒传变,首辨舌色,则寒、热、虚、实之理,昭然可见。如口之渴与不渴,津之有无枯润,色之红赤淡白,苔之黄白焦黑、刺之多少,或易刮,或刮不去,或刮去易生,肿之大小厚薄,伸缩之难易,饮之喜热喜冷,皆不可不细审也。

仲景云:邪在表不渴,传里则渴,直中三阴则口不渴,蓄血者口亦不渴。此渴与不渴之宜辨也。

汗多则液亡舌干,燥热妄投舌亦干,湿家气不化舌亦干,热甚则津枯,阴竭津亦枯。此津之有无、润枯宜辨也。

心火旺,则舌色赤;脾气虚,则舌淡白。此色之红赤、淡白宜辨也。

胸中有寒则苔白而滑,有食则苔黄,热甚则苔黑,肾水竭则苔亦焦黑。此苔之黄、白、焦、黑宜辨也。

邪热浅则刺少,深则刺多,真阴衰亦刺多。又刺易刮者可治,刮不去、易生者难治。此刺之多少、难易宜辨也。

湿热甚则舌肿大,肾液亡则舌亦肿大。若干且厚,语不清者,难治。此肿之大小、厚薄宜辨也。

舌虽干,易伸如常者可治;舌缩不能伸、不能言者不治。此伸缩之难易宜辨也。

实渴则喜冷饮,恣而无厌;虚渴则喜热饮,少与即止。此饮之寒热、多少宜辨也。

以上分别,最宜详细,而其尤要者,在兼脉与症,而察其虚实,施其补泻。他不具论,只如舌黑焦枯,或肿或刺,群工视之不辨,而知其热症,非黄连解毒,则大、小承气下之也。殊不知脉虚数,或微细,胸腹无胀满,舌虽黑,虽焦枯、虽肿,虽生刺,乃真水衰竭,不能制火,惟以六味地黄大剂饮之,虚寒加桂、附、五味子,则焦黑、肿刺,涣若冰释;若芩、连、花粉,愈投愈甚。此予所屡见,而亲信其必然者也。又尝治二人,入水发热,湿气大胜,舌干无津,与平胃散加葛根饮之,舌遂生津。乃知脾胃受湿,则气不化,津无以生,用苍术以燥其湿,则气化而津生耳!(《医彻》)

〔按语〕

本文选自《医彻》。作者怀抱奇,清代人。

本文是把望舌色、苔色,与口渴与否、津之枯润等结合起来进行辨证,并且强调指出:"其尤要者,在兼脉与症,而察其虚实,施其补泻。"最后所附病案,很有启发。

舌诊论 (四)

舌者,心之窍。凡病俱现于舌,能辨其色,症自显然。舌尖主心,舌中主脾胃,舌边主肝胆,舌根主肾。假如津液如常,口不燥渴,虽发热尚属表症。若舌苔粗白渐厚而腻,是寒邪入胃,挟浊饮而欲化火也,此时已不辨滋味矣。迨厚腻而转黄色,邪已化火也。若热甚失治,则变黑,胃火甚也。至厚苔渐退,而舌底红色者,火灼水亏也，此表邪之传里者也。甚有脾胃虚寒者，则舌白无苔而润，甚者连唇口、面色俱痿白，此因受湿，脾无火力也。脾热者，舌中苔黄而薄；心热者，舌尖必赤，甚者起芒刺；肝热者，舌边赤或有芒刺。其舌中苔厚而黄者，胃微热也；舌中苔厚而黑燥者，胃大热也；甚至唇口俱黑者，则胃将蒸烂矣。再有舌黑而润泽者，属肾虚也；若满舌红紫色而无苔者，此名绛色，亦属肾虚。更有病后绛舌如镜发亮而光，或舌底嗌干而不饮冷，此肾水亏极也。以上验舌色之大略如此，视其色即知其病之所在矣。（《古欢室医学篇》）

〔按语〕

本文选自《古欢室医学篇》。作者曾伯渊，清代人。

本文叙述了舌之各部与内脏的关系，即舌尖属心，舌中属脾胃，舌边属肝胆，舌根属肾。不同的内脏疾病，可于舌的不同部位上出现异常颜色，因此从舌上的某一部位的异常变化，即可诊断其所属内脏的病变。对于这一舌诊法的临床价值，历来有所争论，目前中医界的看法也不一致，有待于进一步研讨。

舌质舌苔辨

前人之论舌诊详矣，而只论舌苔，不论舌质。非不论舌质也，混苔与质而不分也。夫舌为心窍，其伸缩展转，则筋之所为，肝之用也。其尖上红粒，细于粟者，心气挟命门真火而鼓起者也。其正而白色软刺如毫毛者，肺气挟命门真火而生出者也。至于苔，乃胃气之所熏蒸，五脏皆禀气于胃，故可藉以诊五脏之寒热虚实也。若推其专义，必当以舌苔主六腑，以舌质主五脏。舌苔可刮而去者，气分之事，属于六腑；不可刮，即渐侵血分，内连于脏矣。舌质有变，全属血分与五脏之事。前人书中，有所谓舌苔当分有地无地者，地即苔之里层，不可刮去者也，亦无与于舌之质也。尝见人无它苦，但苦常滑遗，视其舌，中心如钱大，光滑无苔，其色淡紫。又见患胃气痛者，其舌质常见通体隐隐蓝色。此皆痰血阻于胃与包络之脉中，使真气不能上潮，故光滑不起软刺，是血因寒而瘀也。通体隐蓝，是浊血满布于细络也。故舌苔无论何色，皆属易治。舌质既变，即当察其色之死活。活者，细察枨里，隐隐犹见红活，此不过血气之有阻滞，非脏气之败坏也；死者，枨里全变干晦枯痿，毫无生气，是脏气不至矣，所谓真脏之色也。故治病必察舌苔，而察病之吉凶，则关乎舌质也。（《形色外诊简摩》）

〔按语〕

本文作者周学海，字澄之，清代建德人。曾刻医学丛书，分所著医书、评注医书、校刻医书三类。其中所著医书二十六卷，包括《脉学四种》、《形色外诊简摩》，《重订诊家直诀》、《伤寒补例》、《读医随笔》等。评注医书与校刻医书各十二种。

舌苔有根无根辨

脉有有根无根之辨，舌苔亦何独不然？前人只论有地无地，此只可以辨热之浮沉虚实，而非所以辨中气之存亡也。地者，苔之里一层也。根者，舌苔与舌质之交际也。夫苔者，胃气湿热之所熏蒸也。湿热者，生气也。无苔者，胃阳不能上蒸也，肾阴不能上濡也。前人言之晰矣。至于苔之有根者，其薄苔必匀匀铺开，紧贴舌面之上，其厚苔必四削有薄苔辅之，亦紧贴舌上，似从舌里生出，方为有根。若厚苔一片，四周洁净如截，颇似别以一物涂在舌上，不是舌上所自生者，是无根也。此必久病，先有胃气而生苔，继乃胃气告匮，不能接生新苔，而旧苔仅浮于舌面，不能与舌中之气相通，即胃肾之气不能上潮以通于舌也。骤因误服凉药伤阳，热药伤阴，乍见此象者，急救之犹或可复。若病势缠绵日久，渐见此象，真气已索，无能为矣。常见寒湿内盛之病，舌根一块白厚苔，如久经水浸之形，急用温里，此苔顿退，复生新薄苔，即为生机。又常见病困将死之人，舌心一块厚苔，灰黄滞黯，四面无辅，此阴阳两竭，舌质已枯，本应无苔，而犹有此者，或病中胃强能食，五脏先败，而胃气后竭也；或多服人参，无根虚阳结于胸中，不得遽散，其余焰上蒸，故生此恶苔。甚或气绝之后，半日胸中犹热，气口脉犹动也。（《形色外诊简摩》）

辨舌色真伪

临症视舌，最为可凭，然亦未可执一。《正义》云：凡见黑苔，问其曾食酸甜咸物，则能染成黑色，非因病而生也。然染成之黑，必润而不燥，刮之即退为异。又惟虚寒，舌润能染，若实热舌苔干燥，何能染及耶？凡临症欲视病人舌苔燥润，禁饮汤水，饮后则难辨矣。《重庆堂随笔》[①] 云：淡舌白苔，亦有热症；黄厚满苔，亦有寒症；舌绛无津，亦有痰症。当以脉、症、便、溺参勘。又白苔，食橄榄即黑，食枇杷即黄。又如灯下看黄苔，每成白色。然则舌虽可凭，而亦未尽可凭，非细心审察，亦难免于误治矣。（《冷庐医话》）

望形体肤色

经曰："诊病之道，观人勇怯，骨肉皮肤，能知其情，以为诊法也。"[②] 凡人之形，长不及短，大不及小，肥不及瘦；人之色，白不及黑，嫩不及苍，薄不及厚。而况肥人湿多，瘦人火多；白者肺气虚，黑者肾气足。形色既殊，脏腑亦异。外证虽同，治法迥别。（《格致余论》）

望形窍论

望色之后，即须审形窍。

---

① 《重庆堂随笔》：清·王学权撰。
② 见《素问·经脉别论》。

头为诸阳之会。因于湿，首如裹，目如蒙；痰饮上干于头则眩晕、呕吐痰水；血燥风动亦眩晕、头痒、头偏疼。又有肾水虚燥，阴不潜阳，气逆上行，经所谓"头痛巅疾，下虚上实"① 是也。又有肝胆燥热，木旺风生，耳目无血以养，经所谓"徇蒙招尤，目瞑耳聋，下实上虚"② 是也（两实字，皆指虚火言，非真实也）。又有头重视身，名天柱骨倒，元气已败，此头无神气者也。

肝开窍于目（肝脉上连目系）。燥病则目光炯炯，湿病则目多昏蒙；燥甚则目无泪而干涩，湿甚则目珠黄而眦烂，或眼胞肿如卧蚕。阳明腑实，则谵语妄有所见，热入血室，血耗阴伤，昼日明了，夜则低声自语，如见鬼状。开目见人病属阳，闭目不欲见人病属阴。脱阳者见鬼，脱阴者目盲，脱阴脱阳者病危。目有眵有泪，精采内含者为有神气；无眵无泪，白珠色蓝，乌珠色滞，精采内夺及浮光外露者，皆为无神气。凡病目能识人者轻，睛昏不识人，及目直视、歪视、目小、目瞪、目睛正圆、戴眼反折、眼胞陷下，为神气已去，多不治。其直视、歪视、上视，目睛微定，移时稍动者，有因痰闭使然，又不可竟作不治论。

肺开窍于鼻。燥病鼻多干涩，湿病鼻多润泽。鼻流清涕多风寒，鼻流浊涕多热。鼻孔燥如烟煤，为阳毒热极；鼻孔冷滑而黑，为阴毒冷极。痰饮壅遏肺气，则呼吸有声。肺肾虚脱，则出入气微，或喘急抬肩，鼻孔掀张，气微与掀张，则神气由此散矣。

肾开窍于耳，心寄窍于耳，胆上络于耳。暴病耳聋、耳肿、耳痛、耳旁红，属少阳风热燥邪，或肝胆热挟湿浊上壅。久病耳聋属气虚，属精夺。若耳焦枯受尘垢，属肾水亏竭，此亦内无精液，而外无神气者也。

脾开窍于口。口苦属燥热，口甜属湿热，唇口赤肿而干者热极，青黑而润者寒极。焦而红者可治，焦而黑者难治。淡白为气虚，淡白不泽为液少。唇青而反，环口黧黑，唇舌颤振不止，口如鱼口，气出不返者死，为其神气已去故也。

心开窍于舌，脾之大络系于舌本，肝肾脉亦通舌本。凡木舌、重舌、舌衄，属心经燥热；舌菌、舌垫、舌肿大塞口，属脾经湿热挟心火上壅。舌本强硬为热兼痰；若舌卷短、痿软、枯小，为肝肾阴涸，而舌因无神气矣。

舌之有苔，犹地之有苔。地之苔，湿气上泛而生；舌之苔，脾胃津液上潮而生。故平人舌中常有浮白苔一层，或浮黄苔一层，夏月湿土司令，苔每较厚而微黄，但不满不板滞，其脾胃湿热素重者，往往终年有白厚苔，或舌中灰黄。至有病时，脾胃津液为邪所郁，或因泻痢，脾胃气陷，舌反无苔，或比平昔较薄。其胃肾津液不足者，舌多赤而无苔，或舌中有红路一条，或舌尖舌边多红点，此平人舌苔之大较也。若夫有病，则舌必见苔，病藏于中，苔显于外，确凿可凭，毫厘不爽，医家把握首赖乎此，是不可以不辨。

看舌之后，又须验齿。齿为骨之余，龈为胃之络。燥热最灼胃津，并烁肾液。初起齿光燥如石者，热烁肾阴也。若无汗恶寒，乃寒燥之气搏束卫分所致，宜辛凉透汗，

---

① 见《素问·五脏生成篇》。
② 见《素问·五脏生成篇》。

勿用滋腻。初病齿流清血，痛者为胃火冲激，不痛者为龙火内烁，分虚实治之。齿焦而有垢者，胃热烁肾阴也，当微下之；无下证者，宜玉女煎清胃救肾。齿上半润，下半燥者，乃水不上承，心火无济，宜清心滋水，枯处转润乃安。胃肾二经之血，上走齿龈，病深动血，结瓣于上，阳血色紫如干漆，阴血色黄如豆瓣酱。阳血滋胃为主，阴血救肾为要。然见豆瓣色者多险，盖阴下竭，阳上厥也。齿垢如灰糕样者，乃胃气无权，湿浊用事，多死，齿兀垢者死，齿如枯骨者死，肾液涸而色不荣，而齿因无神气矣。

咬牙有实有虚。咬牙龈者，为湿热化风；但咬牙者，或痰热阻络，或胃腑热极，气走其络，皆欲作痉之象。或咬牙而脉症皆衰，或在下后，此胃虚无谷气以自荣，虚则喜实故也，速宜滋益胃阴。若下后牙关紧闭，为胃气绝，不治。其有初病舌本不缩而硬，牙关咬定不开者，此痰热阻窍，先用乌梅擦之使开（酸能生津，又酸属木，木来泄土，故擦之即开），再进清热化痰潜肝之剂。

肾开窍于二阴，前阴利水，后阴利谷。燥病尿多清黄，湿病尿多浑浊，湿热温邪尿多浑黄浑赤。其有病湿而尿不浑浊者，在外感为邪郁气分，气不行水，以致湿热留而不行；在内伤为气虚不能传化。若论大便，燥邪多硬，湿邪多溏，燥搏气机不能化水，又多窘迫下利。伤寒化燥伤阴，下之宜猛；湿邪胶黏重浊，粪如败酱，下之宜轻。若春温、温疫内有燥粪者，又当急下阳明以存津液。伤寒大便溏，为邪已尽；若协热下利及下利稀水色纯青者，又当速下存津，不可误认为邪已尽。湿邪大便溏，为邪未尽，必燥屎乃为无湿。若大便尘腐散薄，完谷不化，而无气味，或如屋漏水者，此属败象，不可误认为邪未尽。总之，经权常变，不可执一，互证旁参，乃有心得。(《医原》)

瘢痧疹瘰辨

瘢者，有触目之色，而无碍手之质，即稠如锦纹，稀如蚊迹之象也。或布于胸腹，或见于四肢，总以鲜红起发者为吉，色紫成片者为重，色黑者为凶，色青者为不治。盖有诸内而形诸外，可决其脏腑之安危，邪正之胜负也。殆伤寒瘟疫诸症，失于宣解，邪蕴于胃腑，而走入营中，每有是患耳！

考方书之治，其法不一。大抵由失表而致者，当求之汗；失下而致者，必取乎攻。火甚清之，毒甚化之；营气不足者，助其虚而和之、托之。

至于阴瘢一说，见象甚微。若必指定些些之瘢点为阴，犹恐不能无误。想前人此例，无非觉后人勿执见瘢为实热之义也。吾故曰：必参之脉象及兼症方妥。

痧者，疹之通称，有头粒而如粟象。瘰者，即疹之属，肿而易痒。须知出要周匀，没宜徐缓，不外乎太阴、阳明之患。故缪氏专以肺胃论治为精也。若先生之法，本乎四气，随其时令之胜复，酌以辛凉辛寒，及甘寒、苦寒、咸寒、淡渗等法而治之。凡吾幼科诸友，于此尤当究心焉。(《临证指南医案》)

论白痦

白痦一症，考古方书，无专条论及，间有在瘟疹门中发明一二，究未能尽其底蕴。今温热证中，每多发出，如粞如粟，色白形尖者，谓之白痦。有初病即见者，有见而即愈者，有见而危殆者，有病经日久，瘟疹已见，补泻已施之后，仍然发此而愈者。泛称时气所致，殊不知致病之由既异，治疗之法不同，不可不与瘟疹详辨而审处之也。盖伤寒传经热病，汗出不彻，邪热转属阳明多气多血之经；或由经入腑，受热蒸灼，营伤血热不散，而里实表虚，热气乘虚出于肤腠，故稀如蚊迹，稠如锦纹者，为瘟，紫黑为胃烂而不治也。时行风热之气，侵入肺虚血热之体，失于清透，伤及手太阴血分，乘虚出于皮肤，如沙如粟，而色红琐碎者，为麻；或岁当火运，复感时厉之毒，即咽痛而成丹痧及烂喉痧之类，为最剧者也。至于白痦一症，则温热暑邪病中必兼湿为多。盖伏气之发，本从内出，然必因外感，及人身素蕴之湿，与外触之邪，互相蒸发，上甚为热。初病治法，设不用清透渗解则肺为热伤，气从中馁，不能振邪外解，热渐陷于营分，转投清营滋化，热势稍缓，而肺气亦得藉以自复，所留之湿，仍从上焦气分寻隙而出，于是发为白痦。以肺主气，故多发于颐、项、肩、背、胸、臆之间，白为肺之色，光润为湿之余气，至此而邪始尽泄也。甚有几经补泻之后，病仍不解，忽然发此而愈者，以其人之气液内复，邪自外透，故不治亦愈也。若其根本已虚，无气蒸达，多有延为衰脱者。故此症以元气未漓，色润晶莹有神者为吉；枯白乏泽，空壳稀散者，为气竭而凶。总以形色之枯润，卜其气液之竭与否也。大抵此症，在春末夏初暑湿之令为甚，秋冬则间有之。要不出乎手经受病，仍从手经发泄，不比足经之邪，可从下解也。夫肺为主气之脏，气旺则邪从外解、上泄而病愈；气衰则邪正并竭，虽发必朽白无神而难治。观《内经》暑与湿同，推仲圣痉、湿、喝合论，益知暑、热、温邪症中多夹湿邪，更无疑矣。一隙微明，以俟高贤正之。（《吴医汇讲》）

察指纹

凡小儿形体既具，经脉已全，所以初脱胞胎，便有脉息可辨。……自《水镜诀》及《全幼心鉴》等书，乃有三岁以下当察虎口寅卯辰风气命三关之说。其中之可取者，惟曰脉从寅关起，不至卯关者易治，若连卯关者难治，若寅侵卯、卯侵过辰者，十不救一。只此数语，乃于危急之际，亦可用辨吉凶。至若紫为风，红为伤寒，青为惊，白为疳，及青是四足惊，赤是水惊，黑是人惊，黄是雷惊之类，岂此一线之色，果能辨悉如此？最属无稽，乌足凭也。（《景岳全书》）

指纹析义

幼科指纹，总无正论。且游移不定，莫可稽驳。有谓不必用者，有用而至于怪诞不经，诬民惑世者。是皆未明纹中之理，所以有用、不用之殊议也。请以一得之愚，聊发其要。

盖此指纹，与寸关尺同一脉也。按《内经》十二经络，始于手太阴，其支者从腕后出次指之端，而交于手阳明，即此指纹是也。明如景岳，犹谓此纹为手阳明浮络，不知手太阴经起于中府，而终于大拇之少商，手阳明经起于食指之商阳，两不相值，若无此旁支交通营卫，不几令太阴、阳明表里断绝乎？况此脉可诊，人所不知，其迟数代促，与太渊一毫无异，但脉体差小，由旁支也。

指纹之法，起于宋人钱仲阳，以食指分为三关，寅曰风关，卯曰气关，辰曰命关。其诀谓：风轻、气重、命危。虽未必其言悉验，而其义可取。盖位则自下而上，邪则自浅而深，证则自轻而重，人皆可信。只恨复出诡异之说，谬撰惊风门类，致后贤多歧亡羊，反成疑案。予意仲阳宋之明人，以孝见称，岂肯为此误世。大抵后之俗子，假托其名而为之者。惟有识者知其语言鄙俚，论证荒唐，便能弃置不用。如张景岳、夏禹铸①辈，皆谓可不必用。盖非不用，实恶其妄诞不经，而无可用耳！近世医家不知真伪，不辨是非，习而行之，乃致惑世诬民，祸害婴幼。夫医事动关生命，乃听无稽之言，流传贻殃，是岂其可？予虽不敏，粗知经脉，每见幼科指纹之说，不胜发竖，欲为规正，恨非其人，知而不言，此心未慊，今幸余闲，请言其要。

盖此指纹，既太渊脉之旁支也，则纹之变易，亦即太渊之变易，不必另立异说，眩人心目。但当以浮沉分表里，红紫辨寒热，淡滞定虚实，则用之不尽矣。倘舍此不图，妄执伪说以为是，临证不察病源，谬指为人惊、畜惊，诳惑愚昧，予恐盲人瞎马，终堕重渊，莫之能出矣。(《幼幼集成》)

〔按语〕

本文选自《幼幼集成》。作者陈复正，字飞霞，清代惠州府人。精于幼科。

以上两文，对小儿察指纹诊法的临床意义，作了适当的肯定，并对水惊、人惊等可从指纹上辨别的诡异之说，作了很好的批判。

闻声论

声者，气之从喉舌而宣于口者也。新病之人声不变，小病之人声不变，惟久病、苛病②，其声乃变。迨声变，其病机显呈而莫逃，所可闻而知之者矣。经云：闻而知之者谓之神。果何修而若是？古人闻隔垣之呻吟叫哀，未见其形，先得其情，若精心体验，积久诚通。如瞽者之耳偏聪，岂非不分其心于目耶？然人之所以主持一身者，尤在于气与神焉。经谓："中盛脏满，气胜伤恐者，声如从室中言，是中气之湿也。"谓："言而微，终日乃复言者，此夺气也。"谓："言语善恶不避亲疏者，此神明之乱也。"③

---

① 夏禹铸：夏鼎，字禹铸，清代贵池人。精幼科，著《幼科铁镜》。
② 苛（kē科）病：苛通"疴"，病的意思。苛病，此指重病。
③ 见《素问·脉要精微论》。

是听中并可得其神气之变动，义更精矣。《金匮》复以病声内合病情，谓："病人语声寂寂然喜惊呼者，骨节间病；语声喑喑然不彻者，心膈间病；语声啾啾然细而长者，头中病。"① 只此三语，而下中上三焦受病，莫不有变动可征，妙义天开，真可隔垣洞晰。

语声寂寂然者，不欲语而欲默也。静默统属三阴，此则专系厥阴所主。何以知之？厥阴在志为惊，在声为呼，病本缄默，而有时惊呼，故知之耳！惟在厥阴，病必深入下焦骨属筋节间也。喑喑然声出不彻者，声出不扬也。胸中大气不转，出入升降之机艰而且迟，是可知其病在中焦胸膈间也。啾啾然细而长者，谓其声自下焦阴分而上。缘足太阳主气，与足少阴为表里，所以肾邪不剂颈而还，得从太阳部分达于巅顶。肾之声本为呻，今肾气从太阳经脉直攻于上，则肾之呻并从太阳变动，而啾唧细长，为头中病也。得仲景此段，更张其说，而听声察病，愈推愈广，所以书不尽言，学者当自求无尽之藏矣。(《医门法律》)

闻声须察虚实论

阴阳不外燥湿，燥邪干涩，声多厉仄②，或干哕，或咳声不扬，或咳则牵痛，或干咳连声，或太息气短；化火则多言，甚则谵狂，其声似破似哑，听之有干涩不利之象。湿邪重浊，声必低平，壅塞不宣，如从瓮中作声者然，或默默懒言，或昏昏倦怠，或多嗽多痰，或痰在喉中，辘辘有声，或水停心下，汨汨有声，或多噫气，周声酸痛，沉重难展；化火则上蒸心肺，神志模糊，呢喃自语，或昏沉迷睡，一派皆重浊不清之象，流露于呼吸之间。他如出言壮厉，先轻后重者，外感也，先重后轻者，内伤也。妄见妄言为谵语，无稽狂叫为妄言，实也。又有神虚谵语、虚烦似狂二症，当以脉、证、舌苔参之，断不可认以为实。若语不接续为郑声，无人始言为独语，此属虚居多。又有言而微，终日乃复言者，此夺气也；衣被不敛，言语善恶不避亲疏者，此神明之乱也：二者皆属危候。又有痰壅肺络，咳声不扬，金实无声也；劳瘵音哑，金破无声也。腹形充大，鼓之板实者，实也；腹皮绷急，鼓之鼕鼕者，虚也。然则燥湿、表里、虚实，不皆可闻而知之乎？而犹不止此，声出于肺而根于肾，其有无还声如鸦声者，乃肺、肾将绝，金水不交，声音不能发自丹田，亦不能还至丹田，故声直而无回音耳。然亦有痰闭肺窍使然者，又当以辛凉清润，开痰利窍，不可竟作不治论。至喘促一证，尤当辨认。肺为气之统，肾为气之根；肺主出气，肾主纳气。阴阳相交，呼吸乃和。若出纳升降失常，斯喘作焉。实喘责在肺，虚喘责在肾。实喘者，胸满声粗，气长而有余；虚喘者，呼长吸短，息促而不足。实喘者，出气不爽；虚喘者，入气有音。实喘有水邪射肺，有痰饮遏肺，有六气之邪干肺，上焦气壅，治宜疏利；虚喘为肾不纳气，孤阳无根，治宜固摄。虚实两途，阴阳异治。然则闻声之道，顾不重哉！经故曰：

---

① 见《金匮要略·脏腑经络先后病脉证第一》。
② 厉仄：指声音高。与下文"低平"相对而言。

"闻而知之之谓圣。"(《医原》)

辨息论

息出于鼻，其气布于膻中。膻中宗气主上焦息道，恒与肺胃关通，或清而徐，或短而促，咸足以占宗气之盛衰。所以经云："乳之下其动应衣，宗气泄也。"[①] 人顾可奔迫无度，令宗气盛喘数急，有余反成不足耶！此指呼出为息之一端也。其谓："起居如故而息有音，此肺之络脉逆也。""不得卧而息有音者，是阳明之逆也。"[②] 益见布息之气关通肺胃，又指呼出为息之一端也。呼出心肺主之，吸入肾肝主之，呼吸之中，脾胃主之。[③] 故惟脾胃所主中焦，为呼吸之总持；设气积贲门不散，两阻其出入，则危急存亡非常之候。善养生者，俾贲门之气，传入幽门；幽门之气，传二阴之窍而出，乃不为害。其上焦下焦，各分呼出吸入，未可以息之一字统言其病矣。此义惟仲景知之，谓："息摇肩者，心中坚；息引胸中上气者，咳；息张口短气者，肺痿唾沫。"[④] 分其息专主乎呼而不与吸并言，似乎创说。不知仲景以述为作，无不本之《内经》。昌前所拟呼出为息二端，不足尽之。盖心火乘肺，呼气奔促，势有必至。呼出为心肺之阳，自不得以肝肾之阴混之耳！息摇肩者，肩随息动，惟火故动也。息引胸中上气咳者，肺金收降之令不行，上逆而咳，惟火故咳也。张口短气，肺痿唾沫，又金受火刑，不治之证，均以出气之粗，名为息耳！然则，曷不径以呼名之耶？曰：呼中有吸，吸中有呼，剖而中分，圣神所不出也。但以息之出者主呼之病，而息之入者主吸之病，不待言矣。经谓："乳子中风热，喘鸣肩息。"[⑤] 以及息有音者，不一而足。惟其不与吸并言，而吸之病转易辨识。然尚恐后人未悉，复补其义云："吸而微数，其病在中焦实也，当下之即愈，虚者不治。在上焦者其吸促，在下焦者其吸远，此皆难治。呼吸动摇振振者，不治。"[⑥] 见吸微且数，吸气之往返于中焦者速，此必实者下之，通其中焦之壅而即愈。若虚则肝肾之本不固，其气轻浮，脱之于阳，不可治矣。昌前所指贲门、幽门不下通，为危急存亡非常之候者，此也。在上焦者其吸促，以心肺之道近，其真阴之虚，则从阳火而升，不入于下，故吸促，是上焦未尝不可候其吸也。下焦者其吸迟，肝肾之道远，其元阳之衰者，则困于阴邪所伏，卒难升上，故吸迟，此真阴元阳受病，故皆难治。若呼吸往来，振振动摇，则营卫往返之气已索，所存呼吸一线耳，尚可为哉！学者先分息之出入，以求病情，既得其情，合之愈益不爽。若但统论呼吸，其何以分上中下三焦所主乎？噫！微矣。(《医门法律》)

---

① 见《素问·平人气象论》。
② 见《素问·逆调论》。
③ 参《难经·四难》。
④ 见《金匮要略·脏腑经络先后病脉证第一》。
⑤ 见《素问·通评虚实论》。
⑥ 见《金匮要略·脏腑经络先后病脉证第一》。

验二便

医者欲知病人脏腑寒、热、虚、实，必要问其从内走出者，故凡病当验二便。以小便不利、小便赤验其里热；以小便利、小便白验里无热。以大便不通、大便硬验其里热；以自下利、下利清谷验其里寒。治病以二便定人寒热、燥湿、虚实，再无差误。例如大便干结知其热矣，然有大便下利清水而为热者，人多忽之矣。小便黄赤知其热矣，然有小便色白浑浊而为热者，人多忽之矣。又如大便干结知其热矣，亦有血枯津竭，用不得苦寒者。小便黄赤知其热矣，亦有食滞中焦，溲黄浑浊，用寒凉反不清，用辛温而清利者。（《医述》引柯韵伯论）

问诊论（一）

医，仁术也。仁人君子必笃于情，笃于情则视人犹己，问其所苦，自无不到之处。古人"闭户塞牖，系之病者，数问其情，以从其意"。① 诚以得其欢心，则问者不觉烦，病者不觉厌，庶可详求本末，而治无误也。如尝贵后贱，病名脱营；尝富后贫，病名失精。② 以及形志苦乐③，病同治异④；饮食起居，失时过节；忧愁恐惧，荡志离魂；所喜所恶，气味偏殊，所宜所忌，禀性迥异。不问，何以相体裁衣耶？所以以"入国问俗，入家问讳，上堂问礼，临病人问所便。"⑤ 便者，问其居处动静，阴阳寒热，性情之宜，如问其为病热，则便于用寒；问其为病寒，则便于用热之类，所谓顺而施之也。

人多偏执己见，逆之则拂其意，顺之则加其病，莫如之何？然苟设诚致问，明告以如此则善，如彼则败，谁甘死亡，而不降心以从耶！至于受病情形，百端难尽。如初病口大渴，久病口中和，若不问而概以常法治之，宁不伤人乎？如未病素脾约，才病忽便利，若不问而计日以施治，宁不伤人乎？如未病先有痼疾，已病重添新患，若不问而概守成法治之，宁不伤人乎？如疑难证，着意对问，不得其情，他事闲言，反成真面，若不细问而急遽妄投，宁不伤人乎？《病形篇》谓："问其病，知其处，命曰工。"⑥ 今之称为工者，问非所问，谀佞其间，病者欣然乐从，及病增更医，亦复如是，乃至彷徨医药，偶遇明者，仍复不投。此宜委曲开导，如对君父，未可飘然自外也。更可怪者，无知戚友探问，忘其愚陋，强呈明能，言虚道实，指火称痰，抑孰知其无责而易言耶？坐令依傍迎合，酿成末流，无所底止，良足悼矣！吾徒其明以律己，诚

---

① 见《素问·移精变气论》。
② 参《素问·疏五过论》。
③ 参《灵枢·九针论》。
④ 参《素问·病能论》。
⑤ 见《灵枢·师传》。
⑥ 见《灵枢·邪气脏腑病形》。

以动人，共砥狂澜乎！（《医门法律》）

问诊论（二）

望、闻、问、切，察病之四法也。望色、闻声、切脉，古人反复言之。至"问而知之之谓工"，先哲尚未发明，不无有疑焉。何以故？如至病家，问其泻痢，以知其泻痢；问其寒热，以知其寒热：则浅矣！必非古人之意也。即至病家，问其病起于何日？曾食何物？曾有怒劳、房欲等事？及问初起何症？后变何病？今口渴思饮否？喜热喜冷否？口中淡苦否？思食否？胸中宽否？腹中有无痛处否？大小便如常否？足冷暖否？及平日劳逸喜怒忧思，并喜食何物？种种问法，实为活人之捷径。然以此而尽古人问而知之之义，犹未也。予于静定之中，若有所悟。盖今人之病，如咳嗽、发热、泻痢诸病，俱病之总名也。一症之中，各有火、有寒、有痰、有气、有虚、有实，致症之原不同。如治咳嗽，见得有火症，即作火治；有痰、有气症，即作痰、气治。因此一问，舍病名而治病原，庶合古人之心也。昔丹溪翁名擅千古，亦不过每症分出寒、热、虚、实、痰、火、血、气等件，随症调治。此岂有异人之目，洞见脏腑者乎？亦惟问其症，以知之也。予何人，斯敢参末识，但愿学岐黄者，见痰即攻痰，见火即治火，见食即消食，莫为病之总名所拘也。（《医宗说约》）

〔按语〕

本文选自《医宗说约》。作者蒋仲芳，字示吉，清代人。

脉诊论

夫脉者，本乎营与卫也。而营行于脉之中，卫行于脉之外。苟脏腑和平，营卫调畅，则脉无形状之可议矣。或者六淫外袭、七情内伤，则脏腑不和，营卫乖谬，而二十四脉之名状，层出而叠见矣。是故风、寒、暑、湿、燥、火，此六淫也。外伤六淫之脉，则浮为风，紧为寒，虚为暑，细为湿，数为燥，洪为火，此皆可以脉而别其外感之邪也。喜、怒、忧、思、悲、恐、惊者，此七情也。内伤七情之脉，喜则伤心而脉缓，怒则伤肝而脉急，忧则伤肺而脉涩，思则伤脾而脉结，恐则伤肾而脉沉，以至悲则气消而脉短，惊则气乱而脉动，此皆可以脉而辨其内伤之病也。然此特举其常，而以脉病相应者为言也。

若论其变，则有脉不应病，病不应脉，变出百端，而难一一尽凭于脉矣。试举一二言之。如张仲景曰：脉浮大，邪在表，为可汗。若脉浮大，心下硬，有热，属脏者攻之，不令发汗。此又非浮为表邪可汗之脉也。又云：促脉为阳盛，宜用葛根黄芩黄连汤。若脉促厥冷，为虚脱，非灸非温不可。此又非促为阳盛之脉也。又云：迟脉为寒，沉脉为里。若阳明脉迟，不恶寒，身体濈濈汗出，则用大承气。此又非诸迟为寒之脉矣。少阴病始得之，反发热，而脉沉，宜麻黄细辛汤微汗之。此又非沉为在里之脉矣。凡此皆脉难尽凭之明验也。若只凭脉而不问证，未免以寒为热，以表为里，以阴为阳，颠倒错乱，而夭人寿者多矣。是以古人治病，不专以脉，而必兼于察证，良有以也。

奈何世人不明乎此，往往有病讳而不言，惟以诊脉而试医之能否。脉之而所言偶中，便视为良医，而倾心付托，笃意委任，而于病之根源，一无所告，药之宜否，亦无所审，惟束手听命于医，因循遂至于死，尚亦不悟，深可悲矣！彼庸俗之人，素不嗜学，不识义理，固无足怪；奈近世士大夫家，亦未免狃①于此习，是又大可笑也。夫定静安虑，格物致知②，乃《大学》首章第一义。而虑者，谓处事精详，格物者，谓穷致事物之理；致知者，谓推及吾之所知。凡此数事，学者必尝究心于此矣。先正又曰：为人子者，不可以不知医，病卧于床，委之庸医，比之不慈不孝。夫望、闻、问、切，医家大节目也。苟于临病之际，惟以切而知之为能，其余三事，一切置而不讲，岂得为知医乎？岂得为处事精详乎？岂得为穷致事物之理，而推极吾之所知乎？且医之良，亦不专于善诊一节。凡动静有常，举止不妄，存心忠厚，发言纯笃，察病详审，处方精专，兼此数者，庶可谓之良矣！

虽据脉言证，或有少差，然一脉所主非一病，故所言未必尽中也。若以此而遂弃之，所谓以二卵而弃干城③之将，乌可与智者道哉！姑以浮脉言之，《脉经》云：浮为风、为虚、为气、为呕、为厥、为痞、为胀、为满不食、为热、为内结等类所主，不下数十余病。假使诊得浮脉，彼将断其为何病耶？苟不兼之以望、闻、问，而欲得知其为何病，吾谓戛戛④乎其难矣。古人以切居望、闻、问之后，则于望、闻、问之间，已得其病情矣，不过再诊其脉，看病应与不应也。若脉与病应则吉，而易医，脉与病反则凶，而难治。以脉参病，意盖如此，曷尝以诊脉知病为贵哉？夫《脉经》一书，拳拳示人以诊法，而开卷入首，便言观形察色，彼此参伍，以决死生。可见望、闻、问、切，医之不可缺一也，岂得而偏废乎？噫！世称善脉，莫过叔和，尚有待于彼此参伍，况下于叔和者乎？故专以切脉言病，必不能不致于误也，安得为医之良？

抑不特此，世人又以太素脉⑤而言人贵贱穷通者，此又妄之甚也。予尝考其义矣。夫太者，始也，初也，如太极、太乙之太，素者，质也，本也，如绘事后素之素。此盖言始初本质之脉也。此果何脉耶？则必指元气而言也。东垣曰：元气者，胃气之别名。胃气之脉，蔡西山所谓不长不短，不疏不数，不大不小，应手中和，意思欣欣，难以名状者是也。无病之人，皆得此脉。以此脉而察人之有病无病则可，以此脉而察人之富贵贫贱则不可。何也？胃气之脉，难以形容，莫能名状，将何以为贵贱穷通之诊乎？窃观其书，名虽太素，而其中论述，略无一言及于太素之义。所作歌括，率多

---

① 狃（niǔ 纽）：习以为常，不复措意。

② 格物致知：穷究事物的原理而获得知识。《礼记·大学》："致知在格物，物格而后知至。"

③ 干城：干，盾牌。干和城都比喻捍卫者。

④ 戛（jiá 夹）戛：困难的样子。

⑤ 太素脉：古脉学之一。此脉法不知创自何人，有谓晋医和，有谓隋杨上善，创立此太素脉法。《太素脉法》一卷，序名山翁，山翁不知何人。张太素《订正太素脉秘诀》说："太素脉者，以轻清重浊为命论，轻清为阳，为富贵；重浊为阴，为贫贱。男子以肝木部为主，以决功名之高下，女子以肺金兑位为主，以决福德。"汪石山、李中梓等医家，对此脉法均作了批判。

俚语，全无理趣。原其初意，不过托此以为徼利之媒，后世不察，遂相传习，莫有能辨其非者。又或为之语曰：太素云者，指贵贱穷通，禀于有生之初而言也，然脉可以察而知之，非谓脉名太素也。予曰：固也。然则太素之所诊者，必不出于二十四脉之外矣。夫二十四脉皆主病，言一脉见则主一病，贫贱富贵何从而察之哉？假如浮脉，其诊为风，使太素家诊之，将言其为风耶？抑言其为贵贱穷通耶？二者不可得兼。若言其为风，则其所知亦不过病也；若遗其病，而言其为贵贱穷通，则是近而病诸身者尚不能知，安得谓之太素则远而违诸身者？必不能知之也。盖贵贱穷通，身外之事，与身之血气了不相干，安得以脉而知之乎？况脉之变见无常，而天之寒暑不一，故四时各异其脉，必不能久而不变。是以今日诊得是脉，明日诊之而或非；春间诊得是脉，至夏按之而或否。彼太素者，以片时之寻按，而断人一生之休咎，殆必无是理！然纵使臆测偶中，亦是捕风捉影，仿佛形容，安有一定之见哉？噫！以脉察病，尚不知病之的，而犹待乎望、闻、问，况能知其他乎？且脉肇于岐黄，演于秦越，而详于叔和。遍考《素》、《难》、《脉经》，并无一字言及此者，非隐之也，殆必有不可诬者耳！巢氏曰：太素脉者，善于相法，特假太素以神其术耳。诚哉言也！足以破天下后世之惑矣。又有善伺察者，以言餂①人，阴得其实，故于诊按之际，肆言而为欺罔，是又下此一等，无足论也。（《脉诀刊误集解》）

〔按语〕

本文首先论述了脉搏能反映营卫的情况，其次重点强调临证时要"不专以脉，而必兼于察证"，最后对太素脉法进行了很好的批判。

切脉大旨

《灵枢·邪气脏腑病形篇》以缓、急、大、小、滑、涩立纲，而以微甚纬之，实开千古诊法之奥。后世有以浮、沉、迟、数分纲者，则其义浅而不备矣。令拟合二者共十字，而仍以微甚纬之，则但于十字中纵横离合，而于二十八脉，不待拟议，而形状了然矣。然此特其形状耳，不足以尽脉理之妙也。滑氏曰："凡察脉，须识得上、下、来、去、至、止六字。"② 则脉之妙蕴几于无遗，而讲脉学者，可得所宗主矣。盖求明脉理者，须将位、数、形、势四字讲得真切，便于百脉无所不赅，不必立二十八脉之名可也。位者，浮、沉、长、短也。数者，迟、数也。形者，虚、实、滑、涩也。势者，即滑氏所谓上、下、来、去、至、止也。四者为经，更纬之以微、甚、兼、独四字，百病之虚实寒热，全从此八字上分合剖析。每诊一人，即于各部中按此八字次第求之，反复寻之，则真假无遁情，而气分血分之病，亦到指便见矣。此真泄天地之秘

---

① 餂（tiǎn 舔）：诱取。

② 见滑寿著《诊家枢要》。文中说："上者，自尺部上于寸口，阳生于阴也。下者，自寸口下于尺部，阴生于阳也。来者，自骨肉之分而出于皮肤之际，气之升也。去者，自皮肤之际而还于骨肉之分，气之降也。应曰至，息曰止也。"

旨也。指到脉上，即心先拟其脉浮耶沉耶？在寸在尺耶？继调其息，迟耶数耶？继察其体，长耶短耶？虚耶实耶？滑耶涩耶？审此三者，指下必已有定象，即就定象上揣其微耶甚耶？独见一脉耶？兼见何脉耶？至此而气更定矣。于是玩其上下起伏之盛衰，动止之躁静，而本原无不进露矣。大抵诊脉以察来去之势为最要，此阴阳嘘噏[1]之机也。(《脉简补义》)

脉象总论

右二十七脉，加喘、躁、駃三脉，凡三十脉，总以浮、沉、迟、数、虚、实、长、短八者为之提纲。得其纲则中有主宰，乃可应于无穷。故芤、革，浮也；牢、伏，沉也；代，迟也；促，数也；濡、弱、细、微，虚也；洪（促牢滑动），实也；弦、缓，长也；动、结、滑、涩、紧、散，短也。沉而长者，实也；浮而短者，虚也。一脉有一脉之根原，一脉有一脉之主证，然形多相似，则原与证亦多相近。故芤、虚相似也，浮、洪相似也，微、散相似也，滑、促、动、短相似也。芤、革本一脉，而以微甚分也；濡、弱本一脉，而以浮沉分也。此以其形言之也。

推其根原，无非阴、阳、血、气、寒、热、虚、实而已。濡、弱、微、虚，气血俱虚也；芤，血虚也；迟，气虚也；伏，气闭也；代、散，气脱也；细、结，气血俱寒也；革，阴盛于上也；牢，阴盛于下也；长、短，同有气郁，气横于气分则长，气结于血分则短。滑、涩，同主血分，血寒则涩，血热则滑，血虚则滑而芤，血实则涩而结也。促、洪，气热于气分也；动、滑，气热于血分也；浮、数，气热于气分也；沉、迟，气寒于血分也。弦、革，气寒于气分也；结、紧，气寒于血分也。细，血中气寒也；缓，血中气热也。濡、弱、微，气血俱虚，而有微甚之殊也；伏、代、散，俱属于气，而有脱闭之别也。散与结同主癥瘕，正气未衰则结，正气既衰则散也。亦有乍病停滞而脉散者，则以气血新乱而未复也。此推其根而言之也。

是故脉之称名有可以互通者，濡、弱本可互称，细、微亦可借用。缓而兼迟、兼涩，则缓亦可以言濡；弦而无力无神，则弦亦可以言紧。浮与芤、濡与缓，本二脉也，而芤而缓，亦可曰浮而濡；沉与实，滑与动，本二脉也，而沉而动，亦可曰滑而实。此皆名称之可以出入者也。

亦有必不可不细辨者。本濡弱也，而或以为微；本微细也，而或以为伏。弦而无力也，竟以为缓而有胃气；结而气郁也，竟以为涩而少血液。虚实既昧，攻补必差，故王叔和曰："谓沉为伏，则方治永乖；以缓为迟，则危殆立至。"[2] 此又称名之不可移易者也。

凡求脉必先能辨其近似，而知其确然各有所主也，然后能得其会通而知其浑然皆出于一也。无他，明其义理而已。义理何在？曰：阴、阳、血、气、寒、热、虚、实

---

①　嘘噏：亦作"嘘吸"，吐纳的意思。

②　见《脉经·序》。

而已。其于病也，外六淫也，内七情也，何脏何腑何经也？其来路从何来，其去路从何去也？凡此，皆于脉测之，脉法顾不重乎！以脉测病，更以病证脉，读书临诊，刻刻用心，何患不及古人耶？（《脉简补义》）

〔按语〕

本文重点论述了脉象虽有三十种之多，但总以浮、沉、迟、数、虚、实、长、短八者为提纲；而脉象变化的根源，无非由于阴、阳、血、气、寒、热、虚、实的病机变化而来。其次对于脉象的名称可以互通者、不可不细辨者、必先辨其近似者等，均一一作了分析。

切脉以虚实为纲要

脉者，血气之神，邪正之鉴也。有诸中必形诸外，故血气盛者脉必盛，血气衰者脉必衰；无病者脉必正，有病者脉必乖。矧人之疾病，无过表、里、寒、热、虚、实，只此六字，业已尽之。然六者之中，又惟虚、实二字为最要。盖凡以表证、里证、寒证、热证，无不皆有虚、实，既能知表、里、寒、热，而复能以虚、实二字决之，则千病万病，可以一贯矣。且治病之法，无逾攻、补；用攻用补，无逾虚、实；欲察虚、实，无逾脉息。虽脉有二十四名，主病各异，然一脉能兼诸病，一病亦能兼诸脉，其中隐微，大有玄秘，正以诸脉中亦皆有虚、实之变耳！言脉至此，有神存矣。倘不知要，而泛焉求迹，则毫厘千里，必多迷误。故予特表此义，有如洪涛巨浪中，则在乎牢执柁干，而病值危难处，则在乎专辨虚、实，虚、实得真，则标本、阴阳万无一失。其或脉有疑似，又必兼证兼理，以察其孰客孰主，孰缓孰急？能知本末先后，是即神之至也矣。（《景岳全书》）

六纲脉论

经曰："调其脉之缓、急、大、小、滑、涩，而病变定矣。"[①] 盖谓六者，足以定诸脉之纲领也。又曰：小、大、滑、涩、浮、沉。《难经》则曰：浮、沉、长、短、滑、涩。仲景曰：弦、紧、浮、沉、滑、涩。此六者名为残贼，能为诸脉作病。滑伯仁曰：提纲之要，不出浮、沉、迟、数、滑、涩之六脉。夫所谓不出于六者，亦其足统表里、阴阳、虚实、寒热、风冷、湿燥、脏腑、血气之病也。浮为阳、为表，诊为风、为虚；沉为阴、为里，诊为湿、为实；迟为在脏，为寒、为冷；数为在腑，为热、为燥。滑为血有余，涩为气独滞。此诸说者，词虽稍异，义实相通。若以愚意论之，不出表、里、寒、热、虚、实六者之辨而已。如浮为在表，则散、大而芤可类也；沉为在里，则细、小而伏可类也；迟者为寒，则徐、缓、促、结之属可类也；数者为热，则洪、

———————————
① 见《灵枢·邪气脏腑病形》。

滑、疾、促之属可类也；虚者为不足，则短、濡、微、弱之属可类也；实者为有余，则紧、弦、动、革之属可类也。此皆大概，人所易知。

然即六者之中，复有相悬之要，则人或不能识，似是而非，误非浅矣。夫浮为表矣，而凡阴虚者，脉必浮而无力，因真阴脱于下，而孤阳浮于上。是浮不可以概言表，而可升散乎？沉为里矣，而凡表邪初感之盛者，阴寒束于皮毛，阳气不能外达，则脉必先沉紧。是沉不可以概言里，而可攻下乎？迟为寒矣，而伤寒初退，余热未清，脉多迟滑。是迟不可以概言寒，而可温中乎？数为热矣，而凡虚损之候，阴阳俱亏，气血败乱者，脉必急数，愈数者愈虚，愈虚者愈数。是数不可以概言热，而可寒凉乎？微、细类虚矣，而痛极壅闭者，脉多伏匿。是伏不可以概言虚，而可骤补乎？洪、弦类实矣，而真阴失守者，必关格非常。是弦不可以概言实，而可消之乎？乃知诊法于纲领之中，而复有大纲领者存焉，设不能以四诊相参，而欲孟浪任意，未有不覆人于反掌间者矣。（《洄溪脉学》）

〔按语〕

六纲脉的内容，历代医家的认识很不一致。本文作者以浮、沉、迟、数、虚、实为纲，来概括其余诸脉，用以辨别表、里、寒、热、虚、实证候。文中还对六纲脉所主的病证，从"常"与"变"两方面，用对比的方法，作了很好的阐述。

八纲脉论

脉之为道，最为微渺而难知也。方书论脉愈详，而指下愈乱，何苦张大其言，以人命为戏乎?! 张心在先生余未识面而神交久之。其著《持脉大法》，取八脉为纲，与旧说八脉稍异，皆以显然可见者为据，非若李濒湖、张石顽等以二十八字为凭空掠影之谈。一曰浮，浮者轻手着于皮肤之上而即见，为表病也；一曰沉，沉者重手按于肌肉之下而始见，为里病也。浮、沉二脉，以手之轻重得之，此其显而易见也。一曰迟，迟者一息脉来二三至，或一息一至，为寒病也；一曰数，数者一息脉来五六至，或一息七八至，为热病也。迟、数二脉，以息之至数辨之，又显而易见也。一曰细，细者脉状细小如线，主诸虚之病也；一曰大，大者脉状粗大如指，主诸实之病也。细、大二脉，以形象之阔窄分之，又为显而易见也。一曰短，短者脉来短缩，上不及于寸，下不及于尺，为素禀之衰也；一曰长，长者脉来迢长，上至鱼际，下至尺泽，为素禀之盛也。长、短二脉，以部位之过与不及验之，又为显而易见也。

又有互见之辨：浮而数为表热，浮而迟为表寒，沉而数为里热，沉而迟为里寒。又于表、里、寒、热四者之中，审其为细则属于虚，审其为大则属于实。又须于表、里、寒、热、虚、实六者之中，审其为短，知为素禀之衰，疗病须兼培其基址；审其为长，知为素禀之盛，攻邪必务绝其根株。此凭脉治病之秘法也。

客曰：信如前法，则古人所传许多脉象，可以尽弃而不言欤？余曰：以此八脉为纲，余脉即于八脉中，认其兼见之象，亦易易耳! 弃之可也，不弃之亦可也。（《医学实在易》）

〔按语〕

本文作者认为脉象以浮、沉、迟、数、细、大、短、长八脉为纲；并且审察其互见之兼脉，进行辨证。

脉象主病

病者何也？外六淫也，内七情也。六淫，火、暑、风、燥、湿、寒；七情，喜、怒、忧、思、悲、恐、惊也。此十三者，病之情也。有情必有证，证者，寒、热、虚、实也。有证必有机，机者，升、降、敛、散也。然而情之伤也，伤于何脏？机之动也，动于何经？此必有地焉以载之者矣。载之者何也？曰：气而已矣，血而已矣。是故芤，血虚也。迟，气寒也。伏，气闭也。代、散，气脱也。濡、弱、虚、微，气血俱虚也。细、紧，气血俱寒也。革，阴盛于上也。牢，阴盛于下也。洪、促，气热于气分也。动、滑，气热于血分也。浮、数，气热于气分也。沉、迟，气寒于血分也。弦、革，气寒于气分也。紧、结，气寒于血分也。细，血中气寒。缓，血中气热也。长、短同有气郁，气横于气分则长，气结于血分则短也。滑、涩同有血虚血实，寒凝于血分则实而涩，热亢于气分则虚而滑也。而且寒极似热，热极似寒，实极似虚，虚极似实。如滑主痰也，而痰亦见涩；弦主肝也，而肝亦见濡。上气喘促，脉虚大也，而亦有紧细伏匿；孕脉必滑也，而亦有虚涩不调。又弦缓相反也，而风弦与热缓相似；滑涩相反也，而热涩与虚滑相似；抟与散相反也，而抟而累累不续，即与散同论；洪与伏相反也，而尸厥霍乱，伏与洪同断；长与短相反也，而长而劲、短而搏同主气逆气郁；散与结相反也，而同主癥瘕，正气未衰则结，正气既衰则散。亦有乍食滞而脉散者，胃气新知而未复也。或其人素有湿热，加之新伤，而中气益溃也。有以无脉为病所者，芤脉中空，即内主精血之伤也；有以有脉为病所者，紧脉浮数，即外主风寒之患也。抑尤有要焉，滑伯仁曰：察脉须识上下去来至止六字真诀。故审脉者，凝神于指下起、伏、去、来、头、末之势，而脉之真象无遁，即病之升、降、敛、散之真机，亦进露而无遁矣。明乎此者，必知脉证断无相反。何则？有所以相反者在也。脉病断无不应，何则？有所以不应者在也。仲景曰："邪不空见，中必有奸。"[1] 景岳曰："脉之假者，人见之不真耳！脉亦何从假哉？"[2] 斯言尽之矣。（《诊家直诀》）

脉象主病不可拘泥

表有风、寒、热、燥者脉浮，而虚弱之病至阳脱时、久病临危时，脉皆浮。病在脏者脉沉，而暴怒者、腹痛极者、水肿者、瘟疫汗不能出者，脉皆沉。寒病脉迟，而伤暑、滞食、困水及冷风迫汗，凝滞其气血者，脉皆迟。热证脉数，而内痛甚者、汗

---

① 见《伤寒论·平脉篇》。
② 见《景岳全书·脉神章》。

将出者、虚阳将越者及泻痢、疮疡、初产、喘咳，脉皆数。故须参之望、闻、问以辨之。(《王氏医存》)

〔按语〕

本文以浮、沉、迟、数四脉为例，说明脉象主病不可拘泥。

切脉要以常衡变

持脉之道，须明常变。凡众人之脉，有素大、素小、素阴、素阳者，此其赋自先天，各成一局也。邪脉之变，有倏缓、倏疾、乍进、乍退者，此其病之骤至，脉随气见也。故凡诊脉者，必须先识脏脉，而后可以察病脉；先识常脉，而后可以察变脉。于常脉中，可察人之器局①寿夭；于变脉中，可察人之疾病吉凶。诊家大要，当先识此。(《景岳全书》)

切脉须审脉象变态之因

有是病必有是脉，乃病证之常也。乃有昨日脉浮，今日变沉；晨间脉缓，夕间脉数；午前脉细，午后脉洪；先时脉紧，后时脉伏；或小病而见危脉，或大病而见平脉，或全无病而今脉异于昔脉。变态不常，难以拘执。然既有变态，定有变故，惟在善用心者，详问其故，核对于先后所诊之脉之证，则其脉变之由，及新夹之证，皆洞明矣。或应原方加减，或应另方施治，自无误也。苟不详问脉变之故，而但据脉立方，鲜不误者! (《王氏医存》)

治病以脉为凭

治病之法，有舍证从脉者，有舍脉从证者。舍证从脉，谓如阳证见阴脉，实证见虚脉，乃虚火、虚胀，断不可直攻其证而忘其脉。舍脉从证，谓如食停、气滞，经脉不行，或寒闭气塞，脉伏不见，惟据证以为治。至若本无烦热，而脉见洪数；本无胀滞，而脉见弦强。其洪数、弦强，必无力无神，仍是虚弱之象，不得谓之症虚脉实，从证之虚而不从脉之实。张景岳《脉神章》之言，未为确据。总之，治病以脉为凭，脉果神完力旺，病虽剧尚易疗治；脉果微细软弱，病虽轻恐生他变。舍脉，乃脉伏从证，不得不舍，非脉有象而舍旃②。舍旃，不以辞害意可也。(《医论三十篇》)

---

① 器局：本指才干和度量，在此指体质。
② 旃(zhān 毡)：作"之"字解。

临证不可专凭脉

仲景《伤寒论》结胸热实，脉沉而紧，心下痛，按之石硬者，大陷胸汤主之。《金匮》论寒疝绕脐痛，若发则白津①出，手足厥冷，其脉沉紧者，大乌头煎主之。同一沉紧之脉，一则属热，一则属寒，然则临证者，岂可专凭脉乎……脉数时一止为促，促主热，然亦有因于寒者，如伤寒脉促，手足厥逆，可灸之。注家谓真阳之气本动，为寒所迫则数而促也。脉缓时一止为结，主寒，然亦有因于热者，如太阳病，身黄，脉沉结，少腹硬，小便利，其人如狂者，血证谛也，抵当汤主之。注家谓湿热相搏，脉缓为湿，所以里湿之脉，当见沉结也。观此益知临证者，不可专凭脉矣。(《冷庐医话》)

〔按语〕

以上两篇医论，前者认为"治病以脉为凭"，后者则认为"临证不可专凭脉"，论者各有侧重，并非矛盾，可以互参。

第三节　八　纲

辨证六纲

六变者，表、里、寒、热、虚、实也，是即医中之关键。明此六者，万病皆指诸掌矣。以表言之，则风、寒、暑、湿、火、燥感于外者是也。以里言之，则七情、劳欲、饮食伤于内者是也。寒者，阴之类也，或为内寒，或为外寒，寒者多虚；热者，阳之类也，或为内热，或为外热，热者多实。虚者，正气不足也，内出之病多不足；实者，邪气有余也，外入之病多有余。六者之详，条列如左（下）。(《景岳全书》)

〔按语〕

八纲辨证，其中阴阳是为总纲，而表、里、寒、热、虚、实六纲，则是八纲中的主要内容。张景岳称其为"六变"，徐灵胎称之为"六要"，都强调此六者为"医中之关键"。

辨表里证

表证者，邪气之自外而入者也。凡风、寒、暑、湿、火、燥，气有不正，皆是也。……但邪有阴阳之辨，而所伤亦自不同。盖邪虽有六，化止阴阳。阳邪化热，热

---

① 白津：注家看法不一，多作"自汗"之误解。

则伤气；阴邪化寒，寒则伤形。伤气者，气通于鼻，鼻通于脏，故凡外受暑热而病，有发于中者，以热邪伤气也。伤形者，浅则皮毛，深则经络，故凡外受风寒，而病为身热、体痛者，以寒邪伤形也。经曰："寒则腠理闭，气不行，故气收矣。炅①则腠理开，营卫通，汗大泄，故气泄矣。"② 此六气阴阳之辨也。然而六邪之感于外者。又惟风、寒为最，盖风为百病之长，寒为杀厉之气。人身内有脏腑，外有经络，凡邪气之客于形也，必先舍于皮毛；留而不去，乃入于孙络；留而不去，乃入于络脉；留而不去，乃入于经脉；然后内连五脏，散于肠胃，阴阳俱感，五脏乃伤。此邪气自外而内之次也。然邪气在表，必有表证。既见表证，则不可攻里。若误攻之，非惟无涉，且恐衷③虚，则邪气乘虚愈陷也。表证既明，则里证可因而解矣。故表证之辨，不可不为之先察。

里证者，病之在内、在脏也。凡病自内生，则或因七情，或因劳倦，或因饮食所伤，或为酒色所困，皆为里证。以此言之，似属易见，第于内伤、外感之间，疑似之际，若有不明，未免以表作里，以里作表，乃至大害，故当详辨也。

身虽微热，而濈濈汗出不止，及无身体酸疼、拘急，而脉不紧数者，此热非在表也。

证似外感，不恶寒反恶热，而绝无表证者，此热盛于内也。

凡病表证，而小便清利者，知邪未入里也。

表证已具，而饮食如故，胸腹无碍者，病不及里也。若见呕恶、口苦，或心胸满闷、不食，乃表邪传至胸中，渐入于里也；若烦躁、不眠、干渴、谵语、腹痛、自利等证，皆邪入于里也；若腹胀、喘满、大便结硬、潮热、斑黄④，脉滑而实者，此正阳明胃腑里实之证，可下之也。

七情内伤：过于喜者，伤心而气散；心气散者，收之、养之。过于怒者，伤肝而气逆；肝气逆者，平之、抑之。过于思者，伤脾而气结；脾气结者，温之、豁之。过于忧者，伤肺而气沉；肺气沉者，舒之、举之。过于恐者，伤肾而气怯；肾气怯者，安之、壮之。

饮食内伤，气滞而积者，脾之实也，宜消之、逐之；不能运化者，脾之虚也，宜暖之、助之。

酒湿伤阴，热而烦满者，湿热为病也，清之、泄之；酒湿伤阳，腹痛、泻利、呕恶者，寒湿之病也，温之、补之。

劳倦伤脾者，脾主四肢也，须补其中气。（《景岳全书》）

---

① 炅（jiǒng 炯）：热。
② 见《素问·举痛论》。
③ 衷：正。
④ 斑黄：指出斑、黄疸之类的病证。

辨寒热证

寒热者，阴阳之化也。阴不足，则阳乘之，其变为热；阳不足，则阴乘之，其变为寒。故阴胜则阳病，阴胜为寒也；阳胜则阴病，阳胜为热也。热极则生寒，因热之甚也；寒极则生热，因寒之甚也。阳虚则外寒，寒必伤阳也；阴虚则内热，热必伤阴也。阳盛则外热，阳归阳分也；阴盛则内寒，阴归阴分也。寒则伤形，形言表也；热则伤气，气言里也。故火旺之时，阳有余而热病生；水旺之令，阳不足而寒病起。人事之病，由于内；气交之病，由于外。寒热之表里当知，寒热之虚实，亦不可不辨。

热在表者，为发热、头痛，为丹肿①、斑黄，为揭去衣被，为诸痛、疮疡。

热在里者，为瞀闷、胀满，为烦渴、喘结，或气急叫吼，或躁扰狂越。

热在上者，为头痛、目赤，为喉疮、牙痛，为诸逆冲上，为喜冷、舌黑。

热在下者，为腰足肿痛，为二便秘涩，或热痛、遗精，或溲浑便赤。

寒在表者，为憎寒，为身冷，为浮肿，为容颜青惨，为四肢寒厥。

寒在里者，为冷咽、肠鸣，为恶心呕吐，为心腹疼痛，为恶寒喜热。

寒在上者，为吞酸，为膈噎，为饮食不化，为嗳腐、胀、哕。

寒在下者，为清浊不分，为鹜溏、痛泄，为阳痿，为遗尿，为膝寒、足冷。

病人身大热，反欲得近衣者，热在皮肤，寒在骨髓也；身大寒，反不欲近衣者，寒在皮肤，热在骨髓也。此表证之辨。若内热之甚者，亦每多畏寒，此当以脉证参合察之。

真寒之脉，必迟弱无神；真热之脉，必滑实有力。

阳脏之人多热，阴脏之人多寒。阳脏者，必平生喜冷畏热，即朝夕食冷，一无所病，此其阳之有余也。阴脏者，一犯寒凉，则脾、肾必伤，此其阳之不足也。第阳强者少，十惟二三；阳弱者多，十常五六。然恃强者多反病，畏弱者多安宁。若或见彼之强，而忌我之弱，则与侏儒观场、丑妇效颦者，无异矣。（《景岳全书》）

寒热同形同病说

寒热同形者，寒极似热，阴寒逼其微阳外越也；热极似寒，所谓热深厥深也。更有久服温补，清浊混处，畏寒异常，攻以寒下之剂，而阳达寒退者，前人之名论治案伙矣。同病者，真寒真热二气并见也。如伤寒大青龙证，是寒束于外，卫陷于内，而化热也。其人必胃热素盛者。太阳中喝，是先伤于暑，后伤冷水，乃寒热两感之病也。《内经》论疟，义亦如此。此表寒里热也，须辨其浅深轻重、气分血分而分治之。表热里寒，则有内伤生冷，外伤烈日，发为霍乱者；瓜果酒肉杂然并食，发为痢疾者。至于上热下寒，是肺热肾寒，内虚之病也。亦有下受寒湿，逼阳上升者，前人皆有名论，

---

① 丹肿：指丹毒、疖肿之类的病证。

独有上寒下热，真阳怫郁之证，近日极多。其脉沉之见滑或见大，浮之见弦或兼细；其病因或由久受湿寒，阳气不得流通，或因微热，过服清肃之剂。每怪前贤，绝无论及，及读许叔微破阴丹①一案，乃深叹其独具只眼也。又有气寒血热、血寒气郁之辨，即仲景荣寒卫热、卫寒荣热之事也。血热则脉形缓大，气寒则起伏不大而无力，血寒则脉形紧小，气热则来势盛大而有力矣。此亦前人之所未及也。惟叶天士通络之说，于此等病治法甚合，吾每窃取而用之，其效殊捷。又有其人本寒而伤于热，及本热而伤于寒，日久往往与之俱化，若初起未化，与邪盛而不化者，其治法须仿《内经》治胜安伏之义，恐得药后复化也。（《读医随笔》）

发热论

发热者，热之发现于肌表者也。凡病多发热，热生于火，火本于气。其理不外气乖与气郁二端。

气乖有三：一曰阳亢发热。阴阳水火，原自和平，不热不寒，是谓正气。一有乖违，不无偏胜。经曰："阳胜则热。"此为亢热之火证。见烦渴、燥结、小便赤涩，六脉洪数。治宜寒凉。

一曰阴虚发热。阴虚，谓肾水虚也。火性本上炎而外现，得水以制之，则离交于坎，龙潜于渊，内蕴而为神明，下济而成交泰。若阴亏水虚，则柴干火烈，而焚灼为灾矣。此之火炎，乃由水虚所致，与上条阳亢而阴未亏者不同。证见口干、体瘦、食少、懒倦、头痛时作时止、遗精、盗汗、骨蒸、肉烁、唇红颧赤、咳嗽痰血，久成痨瘵。治宜甘润之剂，滋水以制火，若误用苦寒，则火被寒郁，其怒发愈烈矣。……血虚发热，或由吐衄、便血，或由产后、崩漏，一切失血所致。证见烦躁、面目黑、渴饮不止，证类白虎，惟脉不长不实，浮大而重按全无为异耳！误服白虎必危。治宜滋阴补血，若阳并虚，兼用气药，血脱补气，阳生阴自长也。

一曰阳虚发热。阳虚谓肾火虚也。阳虚应寒，何以反发热？则以虚而有寒，寒在内而格阳于外，故外热；寒在下而戴阳于上，故上热也。此为无根之火，乃虚焰耳。证见烦躁欲坐卧泥水中，面赤如微酣，或两颧浅红，游移不定，渴欲饮水，或咽喉痛而索水，置前却不能饮，肌表虽大热，而重按之则不热，或反觉冷，且两足必冷，小便清白，下利清谷，脉沉细，或浮数无力，按之欲散。治宜温热之剂，温其中而阳内返，温其下而火归元，误投寒凉立死。

气郁有七：一风寒郁热。阳气自内达外，喜畅达而恶遏闭。若风寒外袭，则阴凝之气足以闭固腠理，而表阳不宣，则郁而为热也。证见头项强痛、恶风、汗出，脉浮缓者，为伤风；兼体痛而恶寒、无汗，脉浮紧者，为伤寒。治宜解肌发表，得汗则热泄而愈。

一饮食郁热。饮食停滞中脘，则脾胃之阳气被其遏抑，不能宣通，亦郁而成热。

① 破阴丹：方由硫黄、水银、陈皮、青皮组成。

证见头痛、发热如伤寒，而身不痛，恶食欲吐、嗳腐吞酸、胸口饱闷或胀痛，气口脉滑大甚，或沉伏。治宜消导。

一为痰饮郁热。痰饮所在之处，气被阻滞，郁而成热，理同食滞。证见恶风、自汗，似伤寒，但头不痛、项不强，或头痛而作止无常、胸膈不快、恶心、气上冲，目下如灰色，或烟黑，脉弦滑。治宜除痰。

一为瘀血郁热（痛疽同）。理同痰饮。证见小便利、大便黑，小腹、脐或胸胁急结，按之痛，或两足厥冷，或吐红、鼻衄，不渴，即渴亦漱水不咽，脉必涩。治宜行血，柴胡、黄芩、川芎、白芷、桃仁、五灵脂、甘草，便结加大黄、浓蜜。利出黑物愈。疮毒则脉弦数，恶寒，饮食如常，而有痛处。

一为水湿郁热。水湿由外感者，理同风寒；由内伤者，理同痰饮。证见身重，或肿痛，不可转侧，骨节掣痛，屈伸不利，汗出恶风，不欲去衣，头如裹，声如从瓮中出，脉迟缓。治宜利湿。

一为肝气郁热。恚怒不发，止自摧抑，则肝气不宣，郁而成热。妇人最多此证，症见胸胁胀痛，或飧泄、面青、手足冷、太息、不乐，脉沉弦。木郁则达之，宜逍遥散。

一为脾气郁热。或劳倦气散，或思虑气结，或饥饿气馁，中气因而衰微，不能运行，或滞于中，或陷于下，而郁滞成热。症见怠惰嗜卧、行动喘乏、四肢困倦；或时自言自语，不知首尾；夜分即热，天明暂缓，或昼夜不解，或日出气喧则热，天阴夜凉则缓，五心烦热，甚则肌肉筋骨如烧。此李东垣所谓阳虚发热也。与上条阳虚发热，戴阳、格阳证不同。盖此为中焦之阳，彼为下焦之阳；彼格阳是内寒而外热，此则内外皆热而无寒；戴阳是上热而下寒，此则热反下陷而无寒：故不同也。治宜培补中气，气旺则滞者运，气升则陷者举矣。劳倦者加酸味以敛其浮越。（《医碥》）

恶寒论

恶寒分外感、内伤。

外感恶寒有四：一为伤寒初感。伤风恶风，伤寒恶寒，犹伤酒恶酒，伤食恶食也。盖表阳被邪所郁，方欲就温暖以宣通，故恶寒之遏闭，未发热时固恶，即发热时亦恶，不欲去衣被，甚而近火犹凛，当暑亦恶，不论有风无风，皆生畏怯，必待表解方罢。症必发热、无汗、头项强痛，脉浮紧。若不发热而恶风寒、踡卧，则为直中阴证矣。

一为伤寒阳邪深入。传经阳邪，深入阴分，热郁于内，表气不通，手足厥冷，恶寒状若阴证。所谓恶寒非寒，明是热证者，此也。

一为伤寒将解。按《伤寒论·辨脉篇》曰："脉浮而紧，按之反芤，此为本虚，故当战而汗出也。"其人本虚，是以发战；以脉浮，故当汗出而解也。若脉浮而数，按之不芤，此人本不虚。若欲自解，但汗出耳，不发战也。盖伤寒欲解，正气实者，邪不能争，则汗出而解，不发战；若正气本虚，邪与正争，则先战而后汗；若但内栗而汗不出，则正气虚极，无以托邪，为危候。

一为疟疾发作。疟邪与卫气相争，正为邪滞，内郁不通，不达于表则表寒，不行于里则里亦寒，故外战而内栗也。

内伤恶寒有五：一为阳衰表虚。此经所谓阳虚则恶寒也。治宜姜、附、参、芪之类，助阳固表。又有痹气一症，"帝曰：人身非衣寒也，中非有寒气也，寒从中生者何？岐伯曰：是人多痹气也。阳气少，阴气多，故身寒如从水中出。"① 此则阳衰而兼寒实者也。

一为阴乘阳位。上焦阳虚，下焦素有阴寒之气发动，乘虚上干，故恶寒也。

一为阳气郁陷。或酒、食、痰、血、水湿、疮毒，郁抑阳气于里，不达于表；或劳倦郁抑，中气下陷，不能升发，则表虚而怯寒也。或发之，或吐之，观邪塞上焦不通，抑遏阳气。东垣用升阳益胃汤，丹溪用吐法，吐出湿痰，使阳气随吐升发可见矣。

一为热盛气散。热盛于里，火能生风，冲突元气，气从火散，故凛凛而寒，甚则振颤、鼓颔、咬牙、战栗，如丧神守。有以大承气汤下之而愈者，此外假寒而内真热之证也。

一为肺被火刑。肺主皮毛，热则气张汗越，失其敛肃之权，腠理虚疏，不任风寒，故恶之。（《医碥》）

寒热真假辨

寒热有真假者，阴证似阳，阳证似阴也。盖阴极反能躁热，乃内寒而外热，即真寒假热也；阳极反能寒厥，乃内热而外寒，即真热假寒也。假热者，最忌寒凉；假寒者，最忌温热。察此之法，当专以脉之虚实强弱为主。

假热者，水极似火也。凡病伤寒，或患杂证，有其素禀虚寒，偶感邪气而然者；有过于劳倦而致者；有过于酒色而致者；有过于七情而致者；有原非火证，以误服寒凉而致者。凡真热本发热，而假热亦发热，其症则亦为面赤、躁烦，亦为大便不通、小便赤涩，或为气促、咽喉肿痛，或为发热、脉见紧数等症。昧者见之，便认为热，妄投寒凉，下咽必毙。不知身虽有热，而里寒格阳，或虚阳不敛者，多有此证。但其内证则口虽干渴，必不喜冷，即喜冷者，饮亦不多；或大便不实，或先硬后溏，或小水清频，或阴枯黄赤；或气短懒言；或色暗神倦；或起倒如狂，而禁之则止，自与登高骂詈者不同，此虚狂也；或斑如蚊迹，而浅红细碎，自与紫赤热极者不同，此假斑也。凡假热之脉，必沉细迟弱，或虽浮大紧数，而无力无神。此乃热在皮肤，寒在脏腑，所谓恶热非热，实阴证也。凡见此内颓、内困等证，而但知攻邪，则无有不死。急当以四逆、八味、理阴煎、回阳饮之类，倍加附子，填补真阳，以引火归源，但使元气渐复，则热必退藏，而病自愈。所谓火就燥者，即此义也。故凡见身热、脉数按之不鼓击者，此皆阴盛格阳，即非热也。仲景治少阴证面赤者，以四逆汤加葱白主之。东垣曰：面赤、目赤、烦躁、引饮，脉七八至，按之则散者，此无根之火也，以姜附

① 见《素问·逆调论》。

汤加人参主之。《外台秘要》曰：阴盛发躁，名曰阴躁，欲坐井中，宜以热药治之。

假寒者，火极似水也。凡伤寒热甚，失于汗、下，以致阳邪亢极，郁伏于内，则邪自阳经传入阴分，故为身热、发厥、神气昏沉，或时畏寒，状若阴证。凡真寒本畏寒，而假寒亦畏寒，此热深厥亦深，热极反兼寒化也。大抵此证，必声壮气粗，形强有力，或唇焦舌黑，口渴饮冷，小便赤涩，大便秘结，或因多饮药水，以致下利纯清水，而其中仍有燥粪，及矢气极臭者，察其六脉必皆沉滑有力，此阳证也。凡内实者，宜三承气汤，择而用之；潮热者，以大柴胡汤，解而下之；内不实者，以白虎汤之类清之。若杂证之假寒者，亦或为畏寒，或为战栗，此以热极于内，而寒侵于外，则寒热之气两不相投，因而寒栗。此皆寒在皮肤，热在骨髓，所谓恶寒非寒，明是热证。但察其内证，则或为喜冷，或为便结，或小水之热涩，或口臭而躁烦，察其脉必滑实有力。凡见此证，即当以凉膈、芩连之属，助其阴而清其火，使内热既除，则外寒自伏。所谓水流湿者，亦此义也。故凡身寒、厥冷，其脉滑数，按之鼓出于指下者，此阳极似阴，即非寒也。

假寒误服热药，假热误服寒药等证，但以冷水少试之。假热者，必不喜水，即有喜者，或服后见呕，便当以温热药解之；假寒者，必多喜水，或服后反快，而无所逆者，便当以寒凉药解之。（《景岳全书》）

辨虚实证

虚实者，有余、不足也。有表里之虚实，有气血之虚实，有脏腑之虚实，有阴阳之虚实。凡外入之病多有余；内出之病多不足。实言邪气实，则当泻；虚言正气虚，则当补。凡欲察虚实者，为欲知根本之何如，攻补之宜否耳！夫疾病之实，固为可虑，而元气之虚，应尤甚焉。故凡诊病者，必当先察元气为主，而后求疾病。若实而误补，随可解救；虚而误攻，不可生矣。然总之，虚实之要，莫逃乎脉。如脉之真有力、真有神者，方是真实证；脉之似有力、似有神者，便是假实证。矧脉之无力、无神，以至全无力、全无神者哉！临证者万毋忽此。

表实者，或为发热，或为身痛，或为恶热、掀衣，或为恶寒、鼓栗。寒束于表者，无汗；火盛于表者，有疡。走注而红痛者，知营卫之有热；拘急而酸疼者，知经络之有寒。

里实者，或为胀，为痛，或为痞，为坚，或为闭，为结，或为喘，为满，或懊憹不宁，或躁烦不眠，或气血积聚结滞腹中不散，或寒邪热毒深留脏腑之间。

阳实者，为多热恶热。阴实者，为痛结而寒。气实者，气必喘粗，而声色壮厉。血实者，血必凝聚，而且痛且坚。

心实者，多火而多笑。肝实者，两胁、少腹多有疼痛，且复多怒。脾实者，为胀满、气闭，或为身重。肺实者，多上焦气逆，或为咳喘。肾实者，多下焦壅闭，或痛，或胀，或热，见于二便。

表虚者，或为汗多，或为肉战，或为怯寒，或为目暗羞明，或为耳聋、眩运，或肢体多见麻木，或举动不胜劳烦，或为毛槁而肌肉削，或为颜色憔悴而神气索然。

里虚者，为心怯、心跳，为惊惶，为神魂之不宁，为津液之不足，或为饥不能食，或为渴不喜冷，或畏张目而视，或闻人声而惊。上虚则饮食不能运化，或多呕恶，而气虚中满；下虚则二阴不能流利，或便尿失禁，肛门脱出，而泄泻、遗精。在妇人则为血枯经闭，及堕胎、崩淋、带浊等证。

阳虚者，火虚也。为神气不足，为眼黑、头眩，或多寒而畏寒。阴虚者，水亏也。为亡血失血，为戴阳，为骨蒸劳热。气虚者，声音微，而气短似喘。血虚者，肌肤干涩，而筋脉拘挛。

心虚者，阳虚而多悲。肝虚者，目𥉕𥉕无所见，或阴缩，筋挛而善恐。脾虚者，为四肢不用，或饮食不化，腹多痞满，而善忧。肺虚者，少气息微，而皮毛燥涩。肾虚者，或为二阴不通，或为二便失禁，或多遗泄，或腰脊不可俯仰，而骨酸痿厥。

诸痛之可按者为虚，拒按者为实。

胀满之虚实。仲景曰：腹满不减，减不足言，当下之；腹满时减，复如故，此为寒，当与温药。夫减不足言者，以中满之甚，无时或减，此实胀也，故当下之；腹满时减者，以腹中本无实邪，所以有时或减，既减而复满如故者，以脾气虚寒而然，所以当与温药。温即兼言补也。(《景岳全书》)

虚实略论

虚实者，病之体类也；补泻者，治之律令也。前人论之详矣。兹撮其要者，与平日读书之所记，汇辑于此，以为温故之一助云。

夫《内》、《难》、仲景之论虚实也，其义甚繁。有以正气盛衰分虚实者：所谓脉来疾去迟，外实内虚；来迟去疾，外虚内实也。有以邪盛正衰分虚实者：所谓邪气盛则实，精气夺则虚也。有以病者为实，不病为虚者：所谓内痛外快，内实外虚；外痛内快，外实内虚也。有以病者为虚，不病为实者：所谓阳盛阴虚，下之则愈，汗之则死；阴盛阳虚，汗之则愈，下之则死也。有以病在气分无形为虚，血分有形为实者，白虎与承气之分也。有以病之微者为虚，甚者为实者，大小陷胸与泻心之辨也。有以病之动者为虚，静者为实者，在脏曰积，在腑曰聚是也。有以病之痼者为实，新者为虚者，久病邪深，新病邪浅也。有以寒为虚，以热为实者，阳道常实，阴道常虚之义也。有以寒为阴实阳虚，热为阳实阴虚者，阴阳对待，各从其类之义也。有以气上壅为实，下陷为虚，气内结为实，外散为虚者，是以病形之积散空坚言之也。至如从前来者为实邪，从后来者为虚邪，此又五行子母顺逆衰旺之大道也。《内经》首篇，即以虚邪与贼风同警，所谓去而不去，命曰气淫，乘其所胜，而侮所不胜也。后世以虚邪为不治自愈，不亦谬乎？此虚实之大略也。虚实既辨，则补泻可施。(《读医随笔》)

虚证有六因

虚证六因者，有先天之因，有后天之因，有痘疹及病后之因，有外感之因，有境遇之因，有医药之因。试详言之。

因先天者，受气之初，父母或已衰老，或色欲过度，或妊娠失调，此皆精血不旺，致令生子夭弱。惟其根柢有亏，故至二十左右，易成劳怯。而其机必先现，或幼多惊风，行迟语慢，长而读书不能出声，或作字动辄手颤，或喉中痰多，或胸中气滞，或头摇目瞬，或腰酸脚软。此皆先天不足，宜调和于未病之先，未可以其无寒无热，能饮能食，并可应接世务，而恃为无惧也。即其病初起，无过神倦、气短、五心烦热而已，而孰知其危困，不在目前，即在日后耶！

因后天者，不外酒色、劳倦、七情、饮食所伤。或色欲伤肾，而肾不强固；或劳神伤心，而心神耗惫；或郁怒伤肝，而肝失调和；或忧愁伤肺，而肺失清肃；或思虑伤脾，而脾失健运。先伤其气者，必及于精；先伤其精者，必及于气。或发于十五六岁，或二十左右，或三十上下。病虽不一，而理则同归耳！

因痘疹及病后者，痘乃先天阳毒，疹乃先天阴毒。故痘宜益气补中，则阳毒之发也净，而终生少脾病；疹宜清散养荣，则阴毒之发也彻，而终生少肺病。苟一失宜，多贻后患。故凡后此脾泄、胃弱、腹痛、气短、神瘁、精亏、色白、足痿、不耐劳动、不禁风寒，种种气弱阳衰之证，皆由痘失于补也。凡肺风哮喘，音哑声嘶，易至伤风、咳嗽等证，种种阴亏血枯之证，皆由疹失于清也。至于病后，元气尚亏，或不自重，而复劳动以伤其气，纵欲以竭其精，五脏交病，恒致不救，皆因病后之失于调理也。知命者尤宜慎之！

因外感者，俗语云："伤风不醒便成痨。"在元气有余者，自能达邪使出，或素无郁火，肺金不得猝伤，或肾精素厚，水尚足以救母。若此者，不过小病而已，不至于成劳也。如或酒色无度，或心血过伤，或肝火易动，阴血素亏，肺有伏火，一伤于风，火因风动，而劳嗽之证作矣。当其初起，似乎伤风咳嗽，不足介意，岂知咳久不已，提起伏火，上乘肺金，则水精不布，肾源以绝，且嗽久失气，不能下接沉渊，子不救母，母病而子亦病矣。

因境遇者，凡人七情不损，则五劳不成，惟真正解脱，方能达观，外此鲜有不致病者。从来孤臣泣血，孽子椎心，远客有异乡之悲，闺妇有陌头之怨，或富贵而骄侈滋甚，或贫贱而窘迫难堪，此皆能乱人情志，伤其气血。医者未详五脏，先审七情，未究五劳，先调五志。大宜罕譬曲喻，解缚开胶。荡侠者，惕之以生死；偏僻者，正之以道义；执着者，引之以洒脱；贫困者，加之以施济：是则仁人君子之所为也。

因医药者，本非劳证，反以药误而成。或病者本非感冒，而重用发散；或稍有停滞，而妄用削伐；或并无里热，而概用苦寒；或体弱邪侵，未经宣发，因其倦怠，骤患其虚，而漫用固表滋里，遂致邪日胶固，永不得解。凡此能使轻者变重，假者成真，可不慎哉！可不戒哉！（《理虚元鉴》）

辨阴阳证

即以十六字法言之：内伤者多阴，正气虚也；外感者多阳，邪气实也。在里为阴，在表为阳——而里寒者，为阴中之阴；里热者，阴中之阳也；表寒者，为阳中之阴；表热者，阳中之阳也。寒者属阴，热者属阳——寒而正虚者，阴中之阴；寒而邪实者，阴中之阳也；热而实者，阳中之阳；热而虚者，阳中之阴也。湿者为阴，燥者为阳——燥而热者，阳中之阳；燥而寒者，阳中之阴；湿而寒者，阴中之阴；湿而热者，阴中之阳也。升者为阳，降者为阴——升而热者，阳中之阳；升而寒者，阳中之阴；降而寒者，阴中之阴；降而热者，阴中之阳也。通者为阳，塞者为阴——通而热者，阳中之阳；通而寒者，阳中之阴；塞而寒者，阴中之阴；塞而热者，阴中之阳也。（《医纲提要》）

疑似之症须辨论

天下皆轻谈医，医者辄以长自许，一旦临疑似之症，若处云雾，不辨东西，几微之间，瞬眼生杀矣。夫虚者补之，实者泻之，寒者温之，热者清之，虽在庸浅，当不大谬。至如至实有羸状，误补益疾，至虚有盛候，反泻含冤；阴证似乎阳，清之必毙，阳证似乎阴，温之转伤。当斯时也，非察于天地阴阳之故，气运经脉之微，鲜不误者。盖积聚在中，实也；甚则嘿嘿不欲语，肢体不欲动，或眩运昏花，或泄泻不实，皆大实有羸状也。正如食而过饱，反倦怠嗜卧也。脾胃损伤，虚也；甚则胀满而食不得入，气不得舒，便不得利，皆至虚者有盛候也。正如饥而过时，反不思食也。脾肾虚寒，真阴证也，阴盛之极，往往格阳，面目红赤，口舌裂破，手扬足掷，语言错妄，有似乎阳也。正如严冬惨肃，而水泽腹坚[①]，坚为阳刚之象也。邪热未解，真阳证也，阳盛之极，往往发厥，厥则口鼻无气，手足逆冷，有似乎阴也。正如盛夏炎灼，而林木流津，津为阴柔之象也。诸凡疑似之症，不可更仆数，一隅三反，是有望乎智者。大抵症之不足凭，当参之脉理；脉又不足凭，当取之沉候。彼假症之发现，皆在表也，故浮取脉而脉亦假焉；真病之隐伏皆在里也，故沉候脉而脉可辨耳！脉辨已真，犹未敢恃，更察禀之厚薄，症之久新，医之误否，夫然后济以汤丸，可以十全，使诸疑似之症，濒于死而复生之，何莫非仁人君子之遗泽耶！（《医宗必读》）

---

① 腹坚：《礼记·月令》：“（季冬之水）冰方盛，水泽腹坚，命取冰。”郑玄注：“腹，厚也。”

第六章 治疗学说

第一节 综 述

辨治大法论

病不辨则无以治，治不辨则无以痊。辨之之法，阴阳、寒热、脏腑、气血、表里、标本先后、虚实缓急七者而已。

阴阳者，病在于阴，毋犯其阳；病在于阳，毋犯其阴。谓阴血为病，不犯阳气之药，阳旺则阴转亏也；阳气为病，不犯阴血之药，阴盛则阳转败也。

寒热者，热病当察其源，实则泻以苦寒、咸寒；虚则治以甘寒、酸寒；大虚则用甘温，盖甘温能除大热也。寒病当察其源，外寒则辛热、辛温以散之，中寒则甘温以益之；大寒则辛热以佐之也。

脏腑者，经曰：五脏者，藏精而不泻者也。故有补无泻者，其常也。受邪则泻其邪，非泻脏也。六腑者，传导化物糟粕者也。邪客者可攻，中病即已，毋过用也。

气血者，气实则宜降、宜清，气虚则宜温、宜补。血虚则热，补心、肝、脾、肾，兼以清凉；血实则瘀，轻者消之，重者行之。更有因气病而及血者，先治其气；因血病而及气者，先治其血。

表里者，病在于表，毋攻其里，恐表邪乘虚陷入于里也；病在于里，毋虚其表，恐汗多亡阳也。

标本先后者，受病为本，见证为标；五虚为本，五邪为标。如腹胀因于湿者，其来必速，当利水除湿，则胀自止，是标急于本，先治其标；若因脾虚渐成胀满，夜剧昼静，当补脾阴，夜静昼剧，当补胃阳，是本急于标，先治其本。

虚实者，虚证如家贫室内空虚，铢铢累积。非旦夕间事，故无速法；实证如寇盗在家，开门急逐，贼去即止，故无缓法。

以上诸法，举一为例，余可类推，皆道其常也；或症有变端，法无二致，是在圆机者神而明之。书家有言曰：学书先定规矩，然后纵横跌宕①，惟变所适。此亦医家之规矩也。若不能纵横跌宕，是守株待兔耳！司命云乎哉？（《医宗必读》）

---

① 跌宕（dàng 荡）：亦作跌荡、跌踢。放纵不拘。

〔按语〕

本文所论辨治大法，包括七个方面的内容。其中有八纲辨证及其治法，有脏腑、气血病变与治法，有标本先后的治法等。这些都是临床辨证施治中的一些重要内容。文中所述脏腑病的治疗特点，以及虚证治疗无速法，实证治疗无缓法等，均对后学很有启发作用。

用药须使邪有出路

吴又可谓黄连性寒不泄，只能制热，不能泄实，若内有实邪，必资大黄以泄之，否则畏大黄之峻，而徒以黄连清之，反将热邪遏住，内伏益深，攻治益难。此义甚精。凡治病，总宜使邪有出路。宜下出者，不泄之不得下也；宜外出者，不散之不得外也。近时于温热证，喜寒清而畏寒泄；于寒湿证，喜温补而畏温通。曾闻有患痰饮者，久服附子，化为胕肿，是不用茯苓、猪苓之苦降淡渗以导邪，而专益其阳，阳气充旺，遂鼓激痰水四溢矣，即补而不泄之过也。

张子和变化于汗、吐、下之三法，以治百病。盖治病非三法不可也，病去调理，乃可专补，补非所以治病也，且出路又不可差也。近时治病，好用利水，不拘何病，皆兼利小便，此误会前人治病以小便通利为捷径之说也。尝有患痰饮而胕肿者，医以真武、五苓合与之，不效。余曰：此因三焦阳气不得宣通于表，表气郁而里气始急也，虽有痰饮，并不胀满，宜以温补合辛散，不得合淡渗也。治之果汗出而愈，渗之是益伤其里矣。当时有谓须泄虚其里，使表水退返于里以泄之，而后可愈者，是真杀之也。前人有用此法者，是邪伏里膜，非在肤表也。虚其肠胃，俟里膜之邪复聚于肠胃，然后从而竭之，如吴又可所谓俟膜原热邪复淤到胃再用下法是也。盖肿，表证也，为风、为寒湿，其证动而后喘，法宜散之；胀，里证也，为湿热内盛，脾实肝滞，木郁土中，其证不待动而自喘，法宜泄之；肿胀兼有，散之、泄之，未有肤肿而反泄之，使陷入于里者也。（《读医随笔》）

施治贵乎精一

凡看病施治，贵乎精一。盖天下之病，变态虽多，其本则一。天下之方，活法虽多，对证则一。故凡治病之道，必确知为寒，则竟散其寒；确知为热，则竟清其热。一拔其本，诸证尽除矣。故《内经》曰："治病必求其本。"是以凡诊病者，必须先探病本，然后用药；若见有未的，宁为少待，再加详察。既得其要，但用一味二味，便可拔之；即或深固，则五六味、七八味，亦已多矣。然虽用至七八味，亦不过帮助之、导引之，而其意则一也，方为高手。今之医者，凡遇一证，便若观海望洋，茫无定见，则势有不得不为，杂乱而用，广络原野之术。盖其意谓虚而补之，则恐补之为害，而复制之以消，意谓实而消之，又恐消之为害，而复制之以补。其有最可哂①者，则每以不寒不热、兼补兼泻之剂，确然投之，极称"稳当"，此何以补其偏而救其弊乎？又有以治风、治火、治痰、治食之剂，兼而用之，甚称"周备"，此何以从其本而从其标乎？若此者，所谓以药治，药尚未遑，又安望其及于病耶？即使偶愈，亦不知其补之之力、攻之之功也，使其不愈，亦不知其补之为害、消之为害也。是以白头圭匕而庸庸没齿者，其咎在于无定见，而用治之不精也。使其病浅，犹无大害，若安危在举动之间，即用药虽善，若无胆量勇敢，而药不及病，亦犹杯水车薪，尚恐弗济，矧可以执两端，而药有妄投者，其害又将何如？耽误民生，皆此辈也。任医者，不可不深察焉！

故凡施治之要，必须精一不杂，斯为至善。与其制补以消，孰若少用纯补，以渐而进之为愈也；与其制攻以补，孰若微用纯攻，自一而再之为愈也。故用补之法，贵乎先轻后重，务在成功；用攻之法，必须先缓后峻，及病则已。若用治不精，则补不可以治虚，攻不可以去实，鲜有不误人者矣。

余为是言，知必有以为迂阔而讥之者，曰：古人用药，每多至一二十味，何为精一？岂古人之不尔若耶？是不知相制相使之妙者也！是执一不通，而不知东垣之法者也！余曰：夫相制者，制其毒也。譬欲用人奇异之才，而又虑其太过之害，故必预有以防其微，总欲得其中而已。然此特遇不得已之势，间一有之，初未有以显见寻常之法，用得其贤，而复又自掣其肘者也。至若相佐相使，则恐其独力难成，而用以助之者，亦非为欲进退牵制，而自相矛盾者也。观仲景之方，精简不杂，至多不过数味。圣贤之心，自可概见。若必不得已，而用行中之补、补中之行，是亦势所当然。如《伤寒论》之小柴胡汤，以人参、柴胡并用；陶氏之黄龙汤，以大黄、人参并用。此正精专妙处，非若今医之混用也。能悟此理，方是真见中活泼工夫。至若东垣之方，有十余味及二十余味者，此其用多之道，诚自有意。学者欲效其法，必须总会其一方之味，总计其一方之性，如某者多，某者少，某者为专主，某者为佐使，合其气用，自到一局之性，使能会其一局之意，斯得东垣之心矣。若欲见头治头，见脚治脚，甚有执其三四端而一概混用，以冀夫侥幸者，尚敢曰我学东垣者哉！虽然东垣之法非不善也，然余则宁师仲景，不敢宗东垣者，正恐未得其清，先得其隘。其失也，岂止一方剂也哉！明者宜辨之。(《景岳全书》)

〔按语〕

本文强调治病处方，要求精一不杂，针对病本而施治。进而提出"用补之法，贵乎先轻后重，务在成功；用攻之法，必须先缓后峻，及病则已"。这对临床具有重要指导意义。文中还对当时医生"每以不寒不热，兼补兼泻之剂"，进行了批评，这是由于辨证无定见，因而施治不精，就达不到补偏救弊的目的。

---

① 哂（shěn 审）：讥笑。

治病必分经络脏腑论

病之从内出者，必由于脏腑；病之从外入者，必由于经络。其病之情状，必有凿凿可征者。如怔忡、惊悸为心病，泄泻、鼓胀为肠胃之病，此易知者。又有同一寒热，而六经各殊；同一疼痛，而筋骨皮肉各别。又有脏腑有病，而反现于肢节；肢节有病，而反现于脏腑。若不究其病根所在，而漫然治之，则此之寒热，非彼之寒热，此之痛痒，非彼之痛痒。病之所在，全不关著，无病之处，反以药攻之，《内经》所谓"诛伐无过"，则故病未已，新病复起。医者以其反增他病，又复治其所增之病，复不知病之所从来，杂药乱投，愈治而病愈深矣。故治病者，必先分经络、脏腑之所在，而又知其七情、六淫所受何因，然后择何经何脏对病之药，本于古圣何方之法，分毫不爽，而后治之，自然一剂而即见效矣。今之治病不效者，不咎己药之不当，而反咎病之不应药，此理终身不悟也。(《医学源流论》)

治病不必分经络脏腑论

病之分经络、脏腑，夫人知之，于是天下遂有因经络、脏腑之说，而拘泥附会，又或误认穿凿，并有借此神其说以欺人者。盖治病之法多端，有必求经络、脏腑者，有不必求经络、脏腑者。盖人之气血，无所不通。而药性之寒、热、温、凉，有毒、无毒，其性亦一定不移；入于人身，其功能亦无所不到。岂有其药止入某经之理？即如参、芪之类，无所不补；砒鸩之类，无所不毒，并不专于一处也。所以古人有现成通治之方，如紫金锭、至宝丹之类，所治之病甚多，皆有奇效。盖通气者，无气不通；解毒者，无毒不解；消痰者，无痰不消。其中不过略有专宜耳！至张洁古辈，则每药注定云独入某经，皆属附会之谈，不足征也。曰：然则用药竟不必分经络、脏腑耶？曰：此不然也。盖人之病，各有所现之处，而药之治病，必有专长之功。如柴胡治寒热往来，能愈少阳之病；桂枝治畏寒发热，能愈太阳之病；葛根治肢体大热，能愈阳明之病。盖其止寒热、已畏寒、除大热，此乃柴胡、桂枝、葛根专长之事。因其能治何经之病，后人即指为何经之药，孰知其功能实不仅入少阳、太阳、阳明也。显然者尚如此，余则更无影响矣。故以某药为能治某经之病则可，以某药为独治某经之病则不可；谓某经之病，当用某药则可，谓某药不复入他经则不可。故不知经络而用药，其失也泛，必无捷效；执经络而用药，其失也泥，反能致害。总之，变化不一，神而明之，存乎其人也。(《医学源流论》)

〔按语〕

病之所在，不外乎经络、脏腑，临床辨证时需要分清其病位，故治病必分经络脏腑。但人身之气血，无所不通，药物之功能亦无所不到，如"参、芪之类，无所不补；砒鸩之类，无所不毒"，所以治病不必分经络脏腑。本文辩证地分析了临床治病，是否必须分别经络脏腑问题。论述有理有据，很有启发。

治病缓急分合论

治病之难有二：一曰辨缓急；二曰知分合。

以缓急论之，其中有常变之义。如轻病宜缓治，病重宜急治；虚证宜缓治，实证宜急治：常也。然病轻而病机渐增，有由浅入深之患，则治之不容缓矣；病重而蟠结已久，有欲速不达之虞，则治之不容急矣。虚证阴阳大伤，不急扶之则气血难复；实证弥漫不解，不缓图之则邪正并亡。是权变，不可不知矣。

至于治病宜分宜合，较缓急为尤难。一病而在一经者，宜知缓急。若一病而见二经，一经而见两病，或虚实并著，或新旧相杂，表里兼困，上下俱伤，其中寒、热、虚、实错综其间，当分当合，权衡不易操也。分治之法，审其轻重；合治之法，辨其宾主。如有表证而兼有里证，表证重先解表，里证重先清里，此分治之法也。如本证属虚，外邪复甚，补正则助邪，祛邪则伤正，两全之法，在于合治。虚证甚则以治虚为主，佐以祛邪；邪方甚则以祛邪为主，佐以扶正。举此以例之，而分合之法尽之矣。仍有见症虽杂，其源则起于一，治其致病之由，则诸证自已。有二证并起，治此即所以治彼，此愈而彼自解者，治彼而反与此相乖者。其辨证用药，必有真识，方可无误也。

总之，治病本《内经》之理，得南阳之用，参后贤之法，运变化之机，则缓急、分合之中，自得其宜，为上士上工也。（《医经余论》）

治病缓急论

病有当急治者，有不当急治者。外感之邪，猛悍剽疾，内犯脏腑，则元气受伤，无以托疾于外，必乘其方起之时，邪入尚浅，与气血不相乱，急驱而出之于外，则易而且速；若俟邪气已深，与气血相乱，然后施治，则元气大伤。此当急治者也。若夫病机未定，无所归著，急用峻攻，则邪气益横。如人之伤食，方在胃中，则必先用化食之药，使其食渐消，由中焦而达下焦，变成渣秽而出，自然渐愈，若即以硝、黄峻药下之，则食尚在上焦，即使随药而下，乃皆未化之物，肠胃中脂膜，与之全下，而人已大疲，病必生变。此不当急治者也。以此类推，余病可知。至于虚人与老少之疾，尤宜分别调护，使其元气渐转，则正复而邪退。医者不明此理，而求速效，则补其所不当补，攻其所不当攻，所服之药不验，又转求他法，无非诛伐无过，至当愈之时，其人已为药所伤，而不能与天地之生气相应矣。故虽有良药，用之非时，反能致害。缓急之理，可不讲哉！（《医学源流论》）

治病分合论

一病而当分治者，如痢疾腹痛、胀满，则或先治胀满，或先治腹痛。即胀满之中亦不同，或因食，或因气，或先治食，或先治气；腹痛之中亦不同，或因积，或因寒，或先去积，或先散寒。种种不同，皆当视其轻重而审察之。以此类推，则分治之法可知矣。有当合治者，如寒热、腹痛、头疼、泄泻、厥冒、胸满，内外上下，无一不病，则当求其因何而起，先于诸症中择最甚者为主，而其余症，每症加专治之药一二味以成方，则一剂而诸症皆备。以此类推，则合治之法可知矣。药亦有分合焉，有一病而合数药以治之者，阅古圣人制方之法自知；有数病而一药治之者，阅本草之主治自知。为医者，无一病不穷究其因，无一方不洞悉其理，无一药不精通其性，庶几可以自信，而不枉杀人矣。（《医学源流论》）

〔按语〕

　　治病缓急与治病分合，是临床辨证施治中必须注意的两个问题。否则"虽有良药，用之非时，反能致害"。何证应缓治，何证应急治，何证应分治，何证应合治？在《医经余论》中作了原则性提示，《医学源流论》中已有具体的叙述，两文可互参。

治病不必顾忌论

　　凡病人或体虚而患实邪；或旧有他病，与新病相反；或一人兼患二病，其因又相反；或内外上下，各有所病。医者踌躇束手，不敢下药，此乃不知古人制方之道者也。古人用药，惟病是求，药所以制病，有一病则有一药以制之。其人有是病，则其药专至于病所，而驱其邪，决不反至无病之处，以为祸也。若留其病不使去，虽强壮之人，迁延日久，亦必精神耗竭而死，此理甚易明也。如怯弱之人，本无攻伐之理，若或伤寒而邪入阳明，则仍用硝、黄下药，邪去而精气自复；如或怀妊之妇，忽患癥瘕，必用桃仁、大黄以下其癥瘕，瘀去而胎自安；或老年及久病之人，或宜发散，或宜攻伐，皆不可因其血气之衰，而兼用补益。如伤寒之后，食复、女劳复，仲景皆治其食，清其火，并不因病后而用温补，惟视病之所在而攻之，中病即止，不复有所顾虑。故天下无棘手之病，惟不能中病，或偏，或误，或太过，则不病之处亦伤，而人危矣，俗所谓有病病当之，此历古相传之法也。故医者当疑难之际，多所顾忌，不敢对症用药者，皆视病不明，辨证不的，审方不真，不知古圣之精义者也。（《医学源流论》）

病深非浅药能治论

　　天下有治法不误，而始终无效者，此乃病气深痼，非泛然之方药所能愈也。凡病在皮毛、荣卫之间，即使病势极重，而所感之位甚浅，邪气易出。至于脏腑筋骨之痼疾，如劳怯、痞隔、风痹，痿厥之类，其感非一日，其邪在脏腑筋骨，如油之入面，与正气相并，病家不知，屡易医家，医者见其不效，杂药乱投，病日深而元气日败，遂至不救，不知此病，非一二寻常之方所能愈也。今之集方书者，如风痹大症之类，前录古方数首，后附以通治之方数首，如此而已。此等治法，岂有愈期？必当遍考此病之种类，与夫致病之根源，及变迁之情状，并询其历来服药之误否，然后广求古今以来治此证之方，选择其内外种种治法，次第施之，又时时消息其效否，而神明变通之，则痼疾或有可愈之理。若徒执数首通治之方，屡试不效，其计遂穷，未有不误者也。故治大症，必学问深博，心思精敏，又专心久治，乃能奏效。世又有极重极久之病，诸药罔效，忽服极轻淡之方而愈。此乃其病本有专治之方，从前皆系误治，忽遇对症之药，自然应手而痊也。（《医学源流论》）

稳当之方论

古语云：对病发药。然则药之当中乎病也明矣。夫病有寒热虚实，即药有温、凉、攻、补、汗、吐、和、下，苟中乎病，病自去矣。从未有不究病因，不问病状，而概以不着痛痒，无甚寒温之笼统十数药，一例投之，可望去病者。乃病家习闻其说，以为此稳当之方也。医者乐藏其拙，以售其欺，亦以为此稳当之方也。于是乎桑、丹、栀、豉等味，不待摇笔，而已毕集于腕下矣。不知此数味者，病轻者可服，而亦可不服，即不病者服之，亦无害也。倘病必以药愈者，而仅以此投之，迁延日久，使病益深，愈治愈坏，至不可起，谁执其咎？无如积习既深，牢不可破，即有对病之药，怯者惊焉，愚者惑焉，妄者议焉，忌者谤焉，此病之所以不可治也。

于是乎有当用不用以致误者；有不当用而用以致误者；有当用而轻用以致误者；有不当用反重用以致误者。误之浅深不同，其为不识病情则一也。今夫病名不同，则治病之方与药自不得而同。倘谓病寒者不可温，病热者不可凉，病虚者不可补，病实者不可攻，通乎不通？倘谓病寒者反宜凉，病热者反宜温，病虚者反宜攻，病实者反宜补，通乎不通？倘谓病无论寒、热、虚、实，我将以不温、不凉、不攻、不补之药，约略治之，而可尽去其攻补温凉之味，通乎不通？乃不通之论。在不通者闻而信之，原不足为奇，最奇者号为通人，而亦信不通之语，则无怪乎不通之论，充塞乎宇宙，而日杀不辜，无人顾问也。（《市隐庐医学杂著》）

〔按语〕

本文选自《市隐庐医学杂著》。作者王德森，清代人。

治病不可为古人所愚所囿

学医不可为古人所愚，亦不可为古人所囿。盖古书流传日远，虽圣经，不免后人参附错简者，非明眼人不能分辨。此不可为古人所愚也。若夫古今有变迁，病情亦有变迁，有古人多此病，今人少此病，古人无此病，今人多此病。又汉以后之方书所云不治者，今非必皆不治也。必须神明变化，殚虑竭思，以尽其法。如汤液不治者，或针灸可治；针灸不治者，或又汤液可治。此不可为古人所囿也。古人立言，或一时不尽其词，或散佚不尽其传，此正古人留余地，以待后之学者。况《内经》治病之法，针灸为本，而佐之以砭石、熨浴、按摩、导引、酒醴等法。病各有宜，缺一不可。今世只一汤剂了事。汤者，荡也，其行速，其质轻，其力易过而不留，唯病在经络、营卫、肠胃者，其效最速，其余诸病，有宜丸者，宜散者，宜膏者，非各适宜，则难奏效。若邪在筋骨肌肉之中，则病属有形，药之气味不能奏功也，必用针灸等法，以适其宜，而委曲施治，病始无遁形。(《医医医》)

〔按语〕

《医医医》一书，见丛书《三三医书》中，作者孟今氏，清代人。

治轻证宜细心，重病宜大胆论

胆欲大而心欲小，此孙真人祝医最确之语也。窃谓治初起之轻证，必须细心，当辨其孰为风而用疏，孰为寒而用温，孰为暑而用清，孰为湿而用利，孰为燥而用润，孰为火而用泻。尤当审其体之虚实，病之新久，在女子兼询经期，妇人兼详胎产。如是者，则用药庶无差忒矣。倘粗心而不细者，大意茫茫，不分六气所感何气，动手便用荆、防，病家告之有痰，遂投陈、夏，有食遂用神、查。问其何病，指鹿为马；问其轻重，总说无妨。往往使轻浅之病，日渐延深，是谁之过欤？圣人云：不忽于细，必谨于微。其可略乎?! 至若垂危之重证，必须大胆，见心包邪窜者，当宣则宣；肝风内动者，当平则平；脾虚气陷者，当培则培；肺气欲绝者，当补则补；肾液欲涸者，当滋则滋。更有危险之虚证，速宜用参、耆之属；实证用硝、黄之属；寒证用姜、桂之属；热证用犀、羚之属。勿宜迟缓，亟亟煎尝。如是者，则沉疴庶有挽救矣。倘胆小而不大者，当用而不敢用，或用而不敢重，重用恐其增变，变证恐其归怨，往往姑息养奸，坐观其败，是谁之过欤？古人云：不入虎穴，焉得虎子？其可惧乎！若果轻浅之证，过于胆大立方，不啻小题大做；沉重之证，过于小心慎药，无异杯水车薪。其实胆大而不细心，所谓暴虎冯河者，误事也；细心而不大胆，所谓狐疑鼠首者，亦误事也。诚哉！孙氏之言，足为千古之医训矣。(《时病论》)

轻药愈病论

古谚有"不服药为中医"之说，自宋以前已有之。盖因医道失传，治人多误，病者又不能辨医之高下，故不服药，虽不能愈病，亦不至为药所杀。况病苟非死证，外感渐退，内伤渐复，亦能自愈，故云"中医"。此过于小心之法也。而我以为病之在人，有不治自愈者，有不治难愈者，有不治竟不愈而死者。其自愈之疾，诚不必服药，若难愈及不愈之疾，固当服药。乃不能知医之高下，药之当否，不敢以身尝试，则莫若择平易轻浅，有益无损之方，以备酌用，小误亦无害，对病有奇功，此则不止于"中医"矣。如偶感风寒，则用葱白、苏叶汤取微汗；偶伤饮食，则用山楂、麦芽等汤消食；偶感暑气，则用六一散、广藿香汤清暑；偶伤风热，则用灯芯、竹叶汤清火；偶患腹泻，则用陈茶、佛手汤和肠胃。如此之类，不一而足，即使少误，必无大害。又有其药似平常，而竟有大误者，不可不知。如腹痛呕逆之症，寒亦有之，热亦有之，暑气触秽亦有之，或见此症而饮以生姜汤，如果属寒不散，寒而用生姜热性之药，与寒气相斗，已非正治，然犹有得效之理，其余三症，饮之必危。曾见有人中暑，而服浓姜汤一碗，覆杯即死。若服紫苏汤，寒即立散，暑热亦无害。盖紫苏性发散，不拘何症，皆能散也。故虽极浅之药，而亦有深义存焉，此又所宜慎也。凡人偶有小疾，能择药性之最轻淡者，随症饮之，则服药而无服药之误，不服药而有服药之功，亦养生者所当深考也。（《医学源流论》）

新病兼补，久病专攻说

凡病皆宜攻也，而有时兼补者，以其内虚也。内虚之义有二：一为内之正气自虚也；一为邪气在表，其表为实，邪未入里，其内尚虚也。新病邪浅，加补气血药于攻病剂中，故病去而无余患；若久病正气受伤，邪已内陷，一加补药，便与邪值，而攻药不能尽其所长矣。故华元化、张仲景、孙真人书中，治久病诸方，反重用攻击，不佐以补者，为邪气在里故也。此法率以丸而不以汤者，急药缓服也，待至攻去其邪，里邪势杀，而后以补药尽其余焰，故效捷，而亦无余患也。后人识力不及，每谓风寒初起，正气未亏，无庸兼补，更有谓邪气在表，兼补即引邪入里者，往往攻药不得补药之力，邪气纠缠不尽，或攻伤正气，邪转内陷者，其弊由于不识古人急补之义也。及治久病，邪气胶固，反夹杂补药，更有专补不攻，谓正气充足，病自渐瘳者。殊不知邪气盘踞于里，补药性力皆走里而守中，其气正与邪气相值，不能与正气相接也。往往使邪气根株愈牢，坚不可拔，迁延不救者，其弊由于不识古人急攻之义也。大凡攻补兼施者，须详虚处有邪无邪为第一要义。虚处有邪，则补虚之药不免固邪矣。此施治之最棘手者，古人补母泻子之法，殆起于此。如肺气既虚，而又有风热或痰饮之实邪，此宜补脾而攻肺，不得补肺与攻肺并用也。（《读医随笔》）

治病要随机应变

凡病可以意料也，而不可以意逆。料则任彼之情形，逆则执己之臆见。有如素实者，而有一时之虚，则暂理其虚；素虚者，而有一时之实，则微解其实：此机之从缓者也。实证而攻之过甚，宜峻补以挽之；虚证而补之太骤，宜平剂以调之；此机之从急者也。热者清之，及半即止，继以益阴；寒者热之，大半即安，继以调和：此机之从权者也。实证久而似虚，其中有实，不任受补；虚证发而似实，其原本虚，不任受克：此机之从经者也。病在上，下取之，阳根于阴；病在下，上取之，阴从于阳：此机之从本者也。表证见，本质虽虚，犹解其表；里证见，元气纵弱，犹攻其里：此机之从标者也。况乎病之来也无方，而我之应之也亦无方，千变而出之以万虑，有能遁其情者无之。（《医彻》）

〔按语〕

本文原题名《应机》。提出在临床辨证施治过程中，必须随机应变的六种情况，即从缓、从急、从权、从经、从本、从标。这些，对临床具有参考价值。

出奇制病论

病有经有纬，有常有变，有纯有杂，有正有反，有整有乱，并有从古医书所无之病，历来无治法者，而其病又实可愈。既无陈法可守，是必熟寻《内经》、《难经》等书，审其经络、脏腑受病之处，及七情、六气相感之因，与夫内外分合，气血聚散之形，必有凿凿可征者，而后立为治法，或先或后，或并或分，或上或下，或前或后，取药极当，立方极正，而寓以巧思奇法，深入病机，不使扞格，如庖丁之解牛，虽筋骨关节之间，亦游刃有余。然后天下之病，千绪万端，而我之设法，亦千变万化，全在平时于极难极险之处，参悟通彻，而后能临事不眩，否则一遇疑难，即束手无措，冒昧施治，动辄得咎，误人不少矣。（《医学源流论》）

五脏六腑体用治法论

今人概言补虚，不知五脏六腑，各有补法。即一脏一腑之中，又有体用相反之殊。脏属阴，其数五者，阴反用奇也；腑属阳，其数六者，阳反用偶也。亦如乾有四德[①]，坤有五行[②]，阳用偶而阴用奇，互也。故五脏六腑，体阴者用必阳，体阳者用必阴。

心为手少阴，心之体主静，本阴也；其用主动，则阳也。补阴者，补其体也，如龟板、柏子仁、丹参、丹砂之类；补阳者，补其用也，如桂枝、人参、茯神之类。

肝为足厥阴，肝之体主入，本阴也；其用主出，则阳也。补阴者，补其体也，如阿胶、萸肉、鳖甲、牡蛎之类；补阳者，补其用也，如当归、郁金、降香之类。

肺为手太阴，主降，本阴也；其用主气，则阳也。补阴者，补其体也，如麦冬、沙参、五味子、百合之类；补阳者，补其用也，如茯苓、人参、白术、白蔻之类。

脾为足太阴，主安贞，体本阴也；其用主运行，则阳也。补阴者，补其体也，如桂圆、大枣、甘草、白术之类；补阳者，补其用也，如广皮、益智仁、白蔻仁、神曲之类。

肾为足少阴，主润下、主封藏，体本阴也；其用主布液、主卫气，则阳也。补阴者，补其体也，如鲍鱼、海参、地黄、元参之类；补阳者，补其用也，如肉桂、附子、硫黄、菟丝子之类。

六腑为阳，其用皆阴。胆为足少阳，主开阳气之先，输转一身之阳气，体本阳也；其用主决断，主义十一脏皆取决于胆，则阴也。补阳者，补其体也，如川椒、吴萸、当归之类；补阴者，补其用也，如青黛、龙胆草、胡连、芦荟之类。

胃为足阳明，主诸阳之会，经谓"阳明如市"，体本阳也；其用主纳，主下降，则阴也。补阳者，补其体也，如人参、茯苓、半夏、薏仁之类；补阴者，补其用也，如

---

① 乾有四德：四德，元、亨、利、贞。《易·乾·文言》："君子行此四德者，故曰乾，元亨利贞。"

② 坤有五行：即指木火土金水。

生地、玉竹、梨汁、藕汁之类。

大肠为手阳明，主传化、主变化，体本阳也；其用主纳小肠之糟粕而降浊，则阴也。补阳者，补其体也，如薤白、杏仁、木香、诃子之类；补阴者，补其用也，如芒硝、旋覆花、知母、猪膏之类。

小肠为手太阳，主受盛化物，体本阳也；其用主纳胃之水谷，分其水而传糟粕于大肠，则阴也。补阳者，补其体也，如附子、灶中黄土、丁香、荜茇之类；补阴者，补其用也，如芦荟、黄连、黄芩、龙胆草之类。

三焦为手少阳，体本阳也；其用主引导阴阳，开通障塞，则阴也。补阳者，补其体也，如川椒、吴萸、丁香、肉桂之类；补阴者，补其用也，如滑石、木通、灯芯、寒水石之类。

膀胱为足太阳，体本阳也；其用则承气化溲，注泻小便，则阴也。补阳者，补其体也，如肉桂、附子、猪苓、茯苓之类；补阴者，补其用也，如黄柏、川楝子、晚蚕沙、滑石之类。

凡补五脏之体者皆守药，补六腑之体者皆通药。盖脏者，藏也；腑则过而不留者也。(《医医病书》)

〔按语〕

吴氏本文对五脏六腑体用关系的论述，具有独特的见解。他认为五脏体阴而用阳，六腑体阳而用阴，因而在治疗上，不仅五脏与六腑的体用相反而用药不同，而且各脏腑补体补用之药也有区别。吴氏的这一学术见解，可作研究脏腑学说的参考，亦可作为临床用药的新依据。

治法的运用必须辨证

凡治人病，若无表邪，妄行发散，轻则心阴受伤，重则肾阳飞越；若无实热，误为攻下，先则胃阳耗伤，继则脾阴消亡。无火而用清凉，则血凝气滞；无寒而投温热，则血燥火生。若阴虚补阳，阴被阳销，非枯则槁；阳亏滋阴，阳为阴逼，不走即飞；阴阳两亏，偏补一边，亦非善治。虽治病之法，不外表、里、寒、热、虚、实之辨。然在表宜散，须审其不宜散；在里宜攻，须审其不宜攻处。寒者当温，须审其不当温；热者当清，须审其不当清处。虚者当补，须审其不可补；实者可泻，须审其不可泻处。所谓独处藏奸，最宜仔细者也。或寒热并用，或攻补兼施，随症处方，变化无定。胶柱鼓瑟，固执不通。妇人、小儿，总归一理。伤寒、杂病，讵有殊途。死里求生，不外此法。神而明之，存乎其人。(《医法心传》)

治法要语 (一)

治外感如将 (兵贵神速，机圆法活，去邪务尽，善后务细。盖早乎一日，则人少受一日之害)，治内伤如相 (坐镇从容，神机默运，无功可言，无德可见，而人登寿域）。治上焦如羽（非轻不举），治中焦如衡（非平不安），治下焦如权（非重不沉）。
(《温病条辨》)

治法要语（二）

凡新病而少壮者，乃可攻之、泻之，此但可用于暂；若久病而虚弱者，理宜温之、补之，此乃可用于常。然犹有要：凡临症治病，但无实症可据而为病者，便当兼补，以调荣卫、精血之气；亦无热症可据而为病者，便当兼温，以培命门、脾胃之气。此治法要领，有不可稍忽以贻害者。(《罗氏会约医镜》)

治疗方法各有所宜

方药治病，始于伊尹。六淫之邪在表、在肌、在营卫、在六腑者，宜用汤剂。邪在表者，宜汗；在肌者，宜解；在营卫者，宜和。入于六腑，在膈上者宜吐；在肠胃者宜下。在脏则非汤剂所能尽主之知矣。如肺病多有用散者，以肺居最高，用药宜轻；心、肝、脾有或宜丹，或宜丸者，以其地位深幽，治之宜缓；肾则多虚少实，故或宜于丸，或宜于膏。《内经》云："肾藏精"，"精不足者，补之以味。"故肾虚者，宜气浊味厚之品，或血肉有情之物，为膏为丸，同类相感，乃克有济。在经络，或疼痛流注，或拘挛弛纵，必用微针以调其外，更佐药酒以和其内，则经络和而隧道通，而疾愈矣。徒事药饵，病必不愈。如小儿惊风二十四种，惊病必用按摩，更用灸法以治之。小儿丹毒及大人恶血留阻，须用砭法，砭去恶血。一切沉寒痼冷之久病痞积，以及溃疡虚寒，年久不敛，肌肉黑陷者，非用灸法，不能回春。肿疡疼痛癥瘕等病，俱宜薄贴，但症有阴阳，而药分寒热耳。如历节痛风筋骨疼痛，须用薰蒸以提其毒。是以病分肌表、营卫、经络、筋骨、气血、脏腑、上中下之部署，而治法则各有所主。先圣立法，一定不易。后世医者，不能通晓，每以方剂通治百病，治之不愈，延为终身之疾者多矣。故为医者，必当深考古法，博览群书，然后能操纵在手，运用如神也。(《一得集》)

〔按语〕

本文选自《一得集》。作者心禅，清代普陀山僧，久居于杭，以医知名。《一得集》三卷，上卷为医论，中、下卷为治案。

本文以多种治疗方法和方药剂型，来探讨其临床的不同适应证。

外治法论

外治之理，即内治之理；外治之药，亦即内治之药。所异者，法耳！医理、药性无二，而法则神奇变幻。上可以发泄造化五行之奥蕴，下亦扶危救急，层见迭出而不穷。且治在外则无禁制，无窒碍，无牵掣，无沾滞。世有博通之医，当于此见其才。

外治必如内治者，先求其本。本者何？明阴阳、识脏腑也。《灵》、《素》而下，如《伤寒论》、《金匮》以及诸大家所著，均不可不读，即喻嘉言、柯韵伯、王晋三诸君所阐发，俱有精思，亦不可不细绎。今无名师，是即师也。通彻之后，诸书皆无形而有用，操纵变化自我。虽治在外，无殊治在内也。外治之学，所以颠扑不破者，此也；所以与内治并行，而能补内治之不及者，此也。若不考其源流，徒恃一二相传有效之方，自矜捷径秘诀，而中无所见，设遇疑难之证，古无传方，其不坐窘者几何？或知其一，未知其二，此虽无失，而彼已阴受其损者有矣。谚云："医得头疼眼又瞎。"良工要不如是也。

膏与药分为二，临证活变在此。有但用膏而不必药者；有竟用药而不必膏者；有膏与药兼用者；有膏自膏，药自药，以相反相济为用者；有膏即药，药即膏，以相佐相益为用者。古人于熬者曰膏，撮者为药，兹合之而两全；今人混言膏药，兹离之而各妙。

膏，纲也。药，目也。膏判上中下三焦、五脏六腑、表里寒热虚实，以提其纲。药随膏而条分缕析，以为之目。膏有上焦心肺之膏，有中焦脾胃之膏，有下焦肝肾之膏。有专主一脏之膏，脏有清、有温。有专主一腑之膏，腑有通、有涩。又有通治三焦、通治五脏、通治六腑之膏。又有表里寒热虚实分用之膏、互用之膏、兼用之膏。药则或掺膏内，或敷膏外，或先膏而用洗擦，或后膏而用熏熨。膏以帅药，药以助膏。景嵩崖谓："观大易阴阳消长，可知内治之理。"愚谓观一部《周礼》，六官分职，陈殷置辅，敷布精密，水泄不漏，可为用膏用药之法。读书人当识此意。

膏方取法不外于汤丸，凡汤丸之有效者皆可熬膏，不仅香苏、神术、黄连解毒、木香导滞、竹沥化痰，以及理中、建中、调胃、平胃、六君、六味、养心、归脾、补中益气等，为常用之方也。或谓用汤丸熬膏，何不内服？不知吾惟不敢为内服，故用膏耳。自来相戒，误人非必毒药也。所见不真，桂枝下咽，承气入胃，并可以毙。即一味麻黄，一味黄连，一味白术，一味熟地，用不得当，贻害无穷。愚者自是而不知其非，旁观皆窃笑之，明者心知之而不肯自言，未尝不愧且悔也，然焉能吐而出之乎？或又云：良工可不患此。亦思良工古今有几，且良工亦不废外治。昔叶天士用平胃散炒熨治痢，用常山饮炒嗅治疟，变汤剂为外治，实开后人无限法门。吾之用膏，即本于此。使必内服而后可，无论妄为下药，药适加病，倘遇不肯服药之人，不能服药之证，而其情其理，万万不忍坐视者，又将何法以处之？

膏可以统治百病，人皆讥之，且举名贤论紫金锭统治百病之非为证。不知此亦偏见耳！药不止走一经治一证，汇而集之，其统治也固宜。如冲和汤①为太阳解表之方，而春可治温，夏可治热，秋可治湿，以治杂证亦有神也。通圣散为双解表里之方，而兼治风、热、燥三证。五积散为内伤外感之方，然内而脏腑，外而皮毛经络，上而头项，下而腰脚，妇人调经，无不可用。又，丹溪治痛风，有上中下寒湿食血痰统治方。

---

① 冲和汤：方由苍术、荆芥、甘草组成。

东垣中满分消丸，合二陈、平胃、泻心、四苓、六君而为一方。麻黄白术散①治风火湿热郁而为病，而表里寒热补泻之药咸备。越鞠治气合痰血食湿热，变之而为薛己八味逍遥，加之而为养生六郁解毒。高鼓峰治血，以一方统七情、饥饱、劳役等因，胡念庵②深服之，陈修园复赏之。他如三和汤③、三一承气④、三一肾气、六一顺气之类，古方如此者不胜枚举。膏药本其意而更推之扩之，虽治百病何难？要之，人病不外气滞、血凝，及阴有寒湿、阳有燥热而已。观病机十九条，文曰"皆属"，皆即统也。病可统而药不可统乎？知其要者，一言而终。制膏药者，亦在乎能握其要而已。满屋散钱，以一线贯串百钱可，即千钱万钱亦无不可，是所谓握其要也。一副牙牌，不过单双配合，而千变万化，用无穷尽，是亦所谓握其要也。握要之道，一"通"字该之，理通则治自通矣。然"通"须虚心读书。

外治药中多奇方，学识未到，断不能悟，或少见多怪，反訾古人为非，则大不可。吾谓医之所患在无法耳，既有其法，可不执一。如一证中古有洗法、熏法，我即可以药洗之、熏之；有盦法、擦法、熨法，我即可以药盦之、擦之、熨之。原方可用则用，不可用则选他方，或制新方用之。张元素云：古方今病不相能。许学士云：用其法不用其方。非独时异势殊，证多变迁，方未可拘泥，亦恐后人不识前人，妄加訾议，而教人以圆而用之之法也。所谓善于师古者，此也。（《理瀹骈文》）

〔按语〕

本文节选自《理瀹骈文》。作者吴师机，原名安业，字尚先，清代钱塘人。他善用膏药等外治法以治疗内外诸疾，并取得了一定的成就。《理瀹骈文》一书，对运用外治法的理论根据和具体措施，均作了详细论述。它是在祖国医药文献中独具一格的著作。

本文首先指出内治与外治的异同，即"医理、药性无二"，而"所异者，法耳"。其次叙述了外治法的思想渊源和理论根据。至于吴氏外治法的具体方法与适应证等，可参阅原书。对于吴氏的外治法，尤其是膏药疗法，应当进一步研究提高，以补汤药、针灸等法的不足。

法中法论

医学之要，始而论病，继则论方，再次论法。而法有条理，病有原委，方有成局。盖张仲景方则一百一十三，法则三百九十七，可见方不及法，法胜于方也。但古人之方，俨然可见，古人之法，散漫无涯，若不细心体会，终难察微知渺。请述数则，以与海内参之。今如仲景所论，凡服桂枝汤，歠稀粥取汗，是一法也。又云如不汗，重服依前法；又不汗，后服小促役；又不汗，令三服尽；再不汗，一昼一夜服：是法中

---

① 麻黄白术散：方由麻黄、白术、白豆蔻、神曲、吴萸、白茯苓、泽泻、桂枝、厚朴、柴胡、苍术、青皮、黄连、黄柏、黄芪、人参、猪苓、升麻、橘红、杏仁、甘草组成。
② 胡念庵：胡珏，字念庵，清·钱塘县人。对古今方论，能剖析疑似，指出讹谬。
③ 三和汤：由四物、凉膈、调胃承气三方合成，故名。
④ 三一承气：合三承气汤为一，故名。

有法也。且以青龙、葛根两汤，取汗先煮麻黄，解肌先煮葛根，以至误服大青龙，则以真武救之之类，皆是仲景心法，世人尽多忽略也。又如薛立斋论香连丸汤剂，无常服黄连之理，一则恐寒胃口，次之又恐后人泥定厚肠胃之句，故作香连丸以疗下痢。奈何世人不察，或用而应手，或用而绝不相关。不知薛氏心法，如石之投水也。薛氏又云，下痢气虚所致，煎四君汤送香连丸调补之；下痢血虚所致，煎四物汤送香连丸调补之；下痢脾虚所致，煎六君汤送香连丸调补之；下痢中气弱虚所致，煎补中汤送香连丸调补之；下痢气血两虚所致，煎十全大补汤送香连丸调补之。后王宇泰中风门，用四物汤吞活络丹，皆是此法。夫以王宇泰用法如此之巧，薛立斋设法如此之微，张仲景创法如此之奥。此所谓方有成局，法胜于方也。余亦以不揣固陋，用如此之方，亦用如此之法，如四、六君送香连丸治下痢，何妨四、六君送资生丸，健脾开胃；又何妨四、六君送二神、四神丸，治泄泻也。补中汤送香连丸治下痢，何妨补中汤送金匮肾气丸，治气虚中满也；四物汤吞活络丹治中风，何妨地黄饮子吞牛黄丸，治口噤不语也。又如地黄汤送天王补心丹，使心肾相交，则坎离既济也；归脾汤送养神丹①，使心血内充，则神明安定也。古方甚多，今法莫尽；欲察病者，务求善方；欲善方者，务求良法。（《医学阶梯》）

三法五治论

若五治不分，邪僻内作，工不能禁。夫治病之道，有三法焉，初、中、末也。初治之道，法当猛峻者，谓所用药势疾利猛峻也。缘病得之新暴，感之轻得之重，皆当以疾利猛峻之药急去之。中治之道，法当宽猛相济，为病得之非新非久，当以缓疾得中之养正祛邪，相兼济而治之。养正祛邪者，假令如见邪气多正气少，宜以祛邪药多，正气药少。凡加减药法，如此之类，更以临时对证消息，增减用药，仍依时令行之无忌也。更加针灸，其效甚速。末治之道，法当宽缓。宽者谓药性平善，广服无毒，惟能养血气安中。盖为病证已久，邪气潜伏至深，而正气微，治故以善药广服，养正多而邪气自去。更加以针灸，其效必速。

夫疗病之道，有五治法焉，和、取、从、折、属也。一治曰和。假令小热之病，当以凉药和之；和之不已，次用取。二治曰取。为热势稍大，当以寒药取之；取之不已，次用从。三治曰从。为势既甚，当以温药从之，为药气温也，味随所为，或以寒因热用，味通所用，或寒以温用，或以发汗之；不已，又再折。四治曰折。为病势极甚，当以逆制之；逆制之不已，当以下夺之；下夺之不已，又用属。五治曰属。为求其属以衰。缘热深陷在骨髓间，无法可出，针药所不能及，故求其属以衰之。缘属之法，是同声相应，同气相求。（《此事难知》）

---

① 养神丹：方由黄芪、橘皮、人参、白术、川芎、甘草、半夏、苍术、当归身、麦芽、黄连、柴胡、升麻、木香、黄柏、黄芩组成。

〔按语〕

本文作者王好古，字进之，号海藏，元代赵州人。师李杲及张元素。其著作还有《汤液大法》、《医垒元戎》、《汤液本草》等书。

用药如用兵论

圣人之所以全民生也，"五谷为养，五果为助，五畜为益，五菜为充"。① 而毒药则以之攻邪，故虽甘草、人参，误用致害，皆毒药之类也。古人好服食者，必生奇疾，犹之好战胜者，必有奇殃。是故兵之设也，以除暴，不得已而后兴；药之设也，以攻疾，亦不得已而后用。其道同也。故病之为患也，小则耗精，大则伤命，隐然一敌国也；以草木偏性，攻脏腑之偏胜，必能知彼知己，多方以制之，而后无丧身殒命之忧。是故传经之邪，而先夺其未至，则所以断敌之要道也；横暴之疾，而急保其未病，则所以守我之岩疆②也。挟宿食而病者，先除其食，则敌之资粮已焚；合旧疾而发者，必防其并，则敌之内应既绝。辨经络而无泛用之药，此之谓向导之师；因寒热而有反用之方，此之谓行间之术。一病而分治之，则用寡可以胜众，使前后不相救，而势自衰；数病而合治之，则并力捣其中坚，使离散无所统，而众悉溃。病方进，则不治其太甚，固守元气，所以老其师；病方衰，则必穷其所之，更益精锐，所以捣其穴。若夫虚邪之体，攻不可过，本和平之药，而以峻药补之，衰敝之日，不可穷民力也；实邪之伤，攻不可缓，用峻厉之药，而以常药和之，富强之国，可以振威武也。然而选材必当，器械必良，克期不愆，布阵有方，此又不可更仆数也。孙武子十三篇，治病之法尽之矣。（《医学源流论》）

探病法论

探病之法，不可不知。如当局临证，或虚实有难明，寒热有难辨，病在疑似之间，补泻之意未定者，即当先用此法。若疑其为虚，意欲用补而未决，则以轻浅消导之剂，纯用数味，先以探之，消而不投，即知为真虚矣。疑其为实，意欲用攻而未决，则以甘温纯补之剂，轻用数味，先以探之，补而觉滞，即知有实邪也。假寒者，略温之必见躁烦；假热者，略寒之必加呕恶。探得其情，意自定矣。经曰："有者求之，无者求之。"又曰："假者反之。"此之谓也。但用探之法，极宜精简，不可杂乱，精简则真伪立辨，杂乱则是非难凭。此疑似中之治法，必不得已而用之可也。（《景岳全书》）

---

① 见《素问·脏气法时论》。
② 岩疆：险要的边疆。

药验论

凡中病之药，服后半日许，可验其当否者，大法有三：一则药到病除。如《灵枢》不得卧，用半夏秫米，覆杯即卧；及他方所云，一剂知二剂已者是也。一则服药后别生他病，非药之祟，正是病被药攻，拒之使然。如《伤寒论》太阴病服桂枝汤反烦；风湿相搏服术附汤，其人如冒状者是也。一则服药后所病反剧，非药之误，正是以药攻病托之使然。如《证类本草》成讷进豨莶丸方表云：臣弟诉患中风五年，服此丸至二千丸，所患愈加，不得忧虑，服至四千丸必得复，至五千丸当复丁壮是也。第一验人所易知。其第二验恒易令人疑惑，自非识病辨脉确有把握，必将改易方法，以致转辗贻误者有之。若第三验则必訾之议之，因而弃之矣。然数十年目见耳闻，第三验最多。如伤寒初起，及疟、痢方盛之时，投以中病之药，往往增剧。第二验次之，第一验最少。世人狃于第一验之快，而欲以概其余。噫！此事真难言哉。（《研经言》）

药对证而增剧论

《千金方》曰：凡服止痢药，初服皆剧，愚人不解，即止其药不服，此特不可。但使药与病源的相主对，虽剧但服，不过再三服，渐渐自知，惟非其主对者，本勿服也。《慎柔五书》谓久服寒凉，阳气郁陷者，改用四君、保元，温脾理肺，阳气升举，邪气渐渐退出于表：退至阳明则有呕吐、便溏、水泄之事矣，退至少阳则有头痛、寒热往来之事矣；退至太阳则有发热、恶风寒、项脊强痛之事矣。此时正宜加力辅正，随证施治，以收全功，不得疑为新受外感，更不得疑为药误，改用他法，再误即难治矣。窃谓今人最虑肝阳，每于伤风头痛，即曰肝阳上升，即以清凉浇灌，及至真火下陷，阴霾弥漫，头重颅胀，仍曰肝阳太亢。明者用宣阳逐阴之剂以挽之，稍见阳气上达，口干微渴，即斥为药误，助动肝阳，必求灭阳而死。可慨也！

如治外感，外证虽减，而内证转剧，此即邪气之内陷也。外邪内陷，治之能使渐透于表，表证日增，而内证日减，此即正气之充而渐复也。先见恶寒发热，治之但使寒热稍轻，而增见胸满、呕吐不食，是风寒内陷矣。先见胸腹膨胀，治之但使膨胀不见，而转见大便滑泄不禁，是正气下脱矣。故有外证见增，而实为医之功；外证见减，而转为医之过者。医家病家于此，皆须有定识定力，不为摇惑，方能临变不改，亦能临变知改矣。

周慎斋曰：脾气虚而脉弦者，服补中益气汤后必发疟；脾气虚而湿胜者，服补中益气汤后必患痢。此邪寻出路也，仍服前汤，自愈。（此与《慎柔五书》意同）

朱丹溪治一虚人患痢，先用六君，多服久服，病证日增，略不为动，正气既充，以治痢药一剂迅扫之，而病除矣。此绝顶识力也。又凡寒湿内伏，必先用温药，使化湿热，其化热时痞满、昏倦，反不如初时之神气清爽也。

更有猝然变症可骇者，尤须有定识以镇之。如许叔微治李信道伏阳肢冷，与破阴丹，不半时烦躁狂扰。曰：此换阳也。逾时，果汗出而定。此即仲景所谓其人大烦、口噤、躁扰，为欲解也。又赵晴初谓治某伤寒日久失下，与四物承气加减，片晌腹中刺痛欲死，口噤目瞪，不省人事，至天明下黑粪累累而解。（《读医随笔》）

病后调补须兼散气破血

东垣谓参、术补脾，非以防风、白芷行之，则补药之力不能到。慎斋谓调理脾胃，须加羌活，以散肝结。此皆发表散气之品也，是能运补药之力于周身，又能开通三焦与经络之滞气也。此外尚有川芎、乌药、香附、降香、白檀香、郁金，皆可选用，以皆芳香，有通气之功也。防风、秦艽，尤为散中之润。若味辛者，不可混用；味辛则燥，能耗津液矣。

滑伯仁谓每加行血药于补剂中，其效倍捷。行血之药，如红花、桃仁、茜草、归须、茺蔚子、三棱、莪术之属皆是也。叶天士亦谓热病用凉药，须佐以活血之品，始不致有冰伏之虞。盖凡大寒大热病后，脉络之中必有推荡不尽之瘀血，若不驱除，新生之血不能流通，元气终不能复，甚有传为劳损者。又有久病气虚，痰涎结于肠胃，此宜加涤痰之品，如蒌皮、焦查、蒲黄、刺蒺藜、煅牡蛎、海蛤粉、海浮石、青黛、煅石膏，皆可随寒热而施之。行血之药，以水蛭为上，虻虫、䗪虫、蛴螬次之。坏痰之药，以硼砂为上，礞石、皂荚次之，今人已不敢用矣。痰本血液，非津水之类也，世以茯苓、泽泻利之。血属有形，瘀积膜络曲折之处，非潜搜默剔不济也，世以大黄、芒硝下之，大谬。著有《痰饮分治说》、《仲景抵当汤丸解》，具在集中，可以互览。（《读医随笔》）

第二节　治疗原则

治未病论（一）

与其救疗于有疾之后，不若摄养于无疾之先。盖疾成而后药者，徒劳而已。是故已病而后治，所以为医家之法；未病而先治，所以明摄生之理。夫如是则思患而预防之者，何患之有哉？此圣人不治已病治未病之意也。尝谓备土以防水也，苟不以闭塞其涓涓之流，则滔天之势不能遏；备水以防火也，若不以扑灭其荧荧之光，则燎原之焰不能止。其水火既盛，尚不能止遏，况病之已成，岂能治软？故宜夜卧早起于发陈之春，早起夜卧于蕃秀之夏，以之缓形无怒而遂其志，以之食凉食寒而养其阳，圣人春夏治未病者为此；与鸡俱兴于容平之秋，必待日光于闭藏之冬，以之敛神匿志而私其意，以之食温食热而养其阴，圣人秋冬治未病者如此①。

---

① 此段四时养生方法，出自《素问·四气调神大论》。

或曰：见肝之病，先实其脾脏之虚，则木邪不能传；见有颊之赤，先泻其肺经之热，则金邪不能盛：此乃治未病之法。今以顺四时，调养神志，而为治未病者，是何意耶？盖保身长全者，所以为圣人之道，治病十全者，所以为上工术。不治已病治未病之说，著于《四气调神大论》，厥有旨哉！昔黄帝与天师难疑答问之书，未尝不以摄养为先，始论乎天真，次论乎调神①。既以法于阴阳，而继之以调于四气；既曰食饮有节，而又继之以起居有常。谆谆然以养生为急务者，意欲治未然之病，无使至于已病难图也。厥后秦缓②达乎此，见晋侯病在膏肓，语之曰："不可为也。"扁鹊明乎此，视齐侯病在骨髓，断之曰："不可救也。"噫！惜齐、晋之侯，不知治未病之理。(《丹溪心法》)

治未病论（二）

病之始生浅，则易治；久而深入，则难治。《内经》云：圣人不治已病治未病，夫病已成而药之，譬犹渴而穿井，斗而铸兵，不亦晚乎！《伤寒论》序云：时气不和，便当早言，寻其邪由，及在腠理，以时治之，罕有不愈；患人忍之，数日乃说，邪气入脏，则难可制。昔扁鹊见齐桓公云：病在腠理。三见之后，则已入脏，不可治疗而逃矣。历圣相传，如同一辙。盖病之始入，风寒既浅，气血脏腑未伤，自然治之甚易，至于邪气深入，则邪气与正气相乱，欲攻邪则碍正，欲扶正则助邪，即使邪渐去，而正气已不支矣。若夫得病之后，更或劳动、感风、伤气、伤食，谓之病后加病，尤极危殆。所以人之患病，在客馆道途得者，往往难治，非所得之病独重也，乃既病之后，不能如在家之安适，而及早治之；又复劳动感冒，致病深入而难治也。故凡人少有不适，必当即时调治，断不可忽为小病，以致渐深；更不可勉强支持，使病更增，以贻无穷之害。此则凡人所当深省，而医者亦必询明其得病之故，更加意体察也。(《医学源流论》)

〔按语〕

"治未病"是中医学防治疾病的重要原则。它包括养生防病和已病防变两方面的内容。以上两篇医论，对这两者都作了很好的论述。

扶正祛邪论

治病之则，当知邪正，当权重轻。凡治实者，譬如耘禾。禾中生稗，禾之贼也。有一去一，有二去二，耘之善者也。若有一去二，伤一禾矣；有二去四，伤二禾矣；若识禾不的，俱认为稗，而计图尽之，则无禾矣。此用攻之法，贵乎察得其真，不可

---

① 始论乎天真，次论乎调神：《素问》第一篇名《上古天真论》，第二篇名《四气调神大论》。前者强调保养先天真气的重要性，后者强调适应四时气候变化的重要性，两者都是养生防病的关键。

② 秦缓：指春秋时秦国的医家医缓。

过也。凡治虚者，譬之给饷，一人一升，十人一斗，日饷足矣。若百人一斗，千人一斛，而三军之众，又岂担石之粮所能活哉？一饷不继，将并前饷而弃之，而况于从中克减乎？此用补之法，贵乎轻重有度，难从简也。

虚实之治，大抵实能受寒，虚能受热。所以补必兼温，泻必兼凉者，盖凉为秋气，阴主杀也，万物逢之，便无生长，欲补元气，故非所宜。凉且不利于补，寒者益可知矣。即有火盛气虚，宜补以凉者，亦不过因火暂用，火去即止，终非治虚之法也。又或有以苦寒之物，谓其能补阴者，则《内经》有曰："形不足者，温之以气；精不足者，补之以味。"① 夫气味之相宜于人者，谓之曰补可也，未闻以味若气劣，而不相宜予人者，亦可谓之补也。虽《内经》有曰"水位之主，其泻以咸，其补以苦"② 等论。然此特以五行岁气之味，据理而言耳！矧其又云：麦、羊肉、杏、薤皆苦之类，是则苦而补者也。岂若大黄、黄柏之类，气味苦劣，若此而谓之能补，无是理也。尝闻之王应震曰："一点真阳寄坎宫，固根须用味甘温，甘温有益寒无补，堪笑庸医错用功。"此一言蔽之也，不可不察。

补泻之法，补亦治病，泻亦治病，但当知其要也。如以新暴之病，而少壮者乃可攻之、泻之，攻但可用于暂，未有衰久之病，而屡攻可以无害者，故攻不可以收缓功，延久之病而虚弱者，理宜温之、补之，补乃可用于常，未有根本既伤，而舍补可以复元者，故补不可以求速效。然犹有其要则，凡临证治病，不必论其有虚证无虚证，但无实证可据，而为病者，便当兼补，以调营卫精血之气；亦不必论其有火证无火证，但无热证可据，而为病者，便当兼温，以培命门脾胃之气。此补泻之要领，苟不知此，未有不至决裂败事者。（《景岳全书》）

〔按语〕

扶正与祛邪，是中医治病的重要原则。本文一开始就强调"治病之则，当知邪正，当权重轻"。继之分而言之，用攻法祛邪，"贵乎察得其真，不可过也"；用补法扶正，"贵乎轻重有度，难从简也。从虚实证与药性之寒热关系而言，"大抵实能受寒，虚能受热"，所以治疗上"补必兼温，泻必兼寒"。从补泻法的运用与获效来看，"攻但可用于暂"，"不可以收缓功"，而"补乃可用于常"，"不可以求速效"。这些，对临床治疗，均具有重要指导意义。

补泻须分虚实缓急与邪之有无

经言："邪气盛则实，精气夺则虚。"二句为治病之大纲，辞甚显而义甚微。盖以邪正相搏而为病，则邪实、正虚亦可并言。故主泻者，则曰邪气实；主补者，则曰精气虚。各执己见，藉口文饰，是以至精之训，反酿莫大之害。

余请以缓急、有无析之。缓急者，察其虚实之缓急也。无虚者，急去其邪，恐久

---

① 见《素问·阴阳应象大论》。
② 见《素问·至真要大论》。

留而生变；多虚者，急培其正，恐临期之无济；微实微虚者，亦急去其邪，一扫而除；大实大虚者，宜急顾其正，兼去其邪，寓战于守斯可矣；二实一虚者，兼其虚，防生不测也；二虚一实者，兼其实，开其一面也。总之，实而误补，固必增邪，犹可解救；虚而误攻，正气忽去，莫可挽回。此虚实及缓急不可不察也。所谓有无者，察邪气之有无也。凡风、寒、暑、湿、燥、火，皆能为邪；邪之在表在里，在腑在脏，必有所居。求得其本，则直取之。此所谓有，有则邪之实也。若无六气之邪，而病出三阴，则惟情欲以伤内，劳倦以伤外，非邪似邪，非实似实。此所谓无，无则病在元气也。不明虚实、有无之义，绝人长命，损德多矣。（《顾氏医镜》）

疫症须辨虚实施治

又可先师著《温疫论》一书，洵可谓独辟鸿蒙①，堪为宝筏。第其书专于攻邪，略于补正，虽有四损不可正治之条，惜未将四损之义，逐细详明，列于各条之下，似乎虚症，原属罕有。然今之世，虚损之人，十尝八九，寒热之辈，十无二三。故凡病疫者，气血多虚。经云："邪之所凑，其气必虚。"间有体实之人而感者，邪受不深，不药亦可自愈。以正气素实，邪毒易于传化，精血素盛，津液不至燥干，故不药自可得汗而解。每见实症之始，被庸医误投麻、桂，亦不至于死者有之。若体虚者感之，邪受必深，断不可误听"勿药自愈"之说，不过较之误服温散为缓耳！盖疫毒伏于膜原，薰蒸肠腑，些微之气血，逢蒸而败，败极则阴阳脱于外，邪毒伏于中，未有不终于内闭外脱者也。余见此等损症，有被俗医误服硝、黄，其有不至于危者鲜矣。噫！实症误服麻、桂，得经妙手，尚可挽回；损症误服硝、黄，虽有明医，不可救药。治虚损之症，可不慎欤？故孔以立②云：人参虽能固邪，然气虚不能传化者，非人参何能砥柱中流？地黄虽腻膈，然阴虚不能作汗者，非地黄何以泽枯润燥？倘执驱邪存正之说，擅用攻泻，不知正气衰微，必不能敷布津液，坐令虚人多致暴脱，即不暴脱，亦必毒邪沉匿，终至不救。余治实热之症，议用逐邪存正之法；虚损之症，议用补正祛邪之治。其气虚者，于祛邪解毒中，倍加人参以补气托邪，贫者以党参、沙参代之。其血虚者，于祛邪解毒中，倍用地黄，以养血作汗。但临症之中，惟阴血虚者诸多，因疫证多属热病，热邪最伤阴血。故余治阴虚热甚者，惟玉女煎、诸养营汤之辈；阳盛而热甚者，惟三黄解毒、犀角地黄之类；间有阳虚者，亦惟参麦、四君辈。桂、附究不轻投，即有过服寒凉者，暂与一剂，阴气潜消即止，后服仍以养阴为主。固不可以实症而投虚损之方，更不可以虚证而用实热之法。虚实一差，毫厘千里，未有不夭枉民命者也。故临症时，务宜于虚实上细心求之，设辨之未明，识之不广，胶滞一说，必致一误再误，或始误而终误也。虚实二字，可辨之不早辨哉！（《医法心传》）

---

① 鸿蒙：指宇宙形成以前的混沌状态。
② 孔以立：孔毓礼，字以立，清代黎水人，著有《痢疾论》等。

〔按语〕

本文原题名《疫症关系全在虚实二字论》。文中强调对疫疠病的治疗，同样必须分清虚实证。言有"实热之症，议用逐邪存正之法；虚损之症，议用补正祛邪之治"。结合临床，主要是在祛邪解毒药中，加用扶正之品，有利于邪毒外解，但这也不能一概而论。

虚为百病之由，治虚为去病之要

经曰："精神内守，病安从来。"又曰：邪之所凑，其正必虚。不治其虚，安问其余。可见虚为百病之由，治虚为去病之要。与故风寒外感，表气必虚；饮食内伤，中气必弱；易感寒者，真阳必亏；易伤热者，真阴必耗。正气旺者，虽有强邪，亦不能感，感亦必轻，故多无病，病亦易愈。正气弱者，虽即微邪，亦得易袭，袭则必重，故最多病，病亦难瘥。

治之者，明此标本轻重之道，以投顾主逐客之方，则重者轻，而轻者愈。要知精神内长于中，邪气自解于外；精神耗散于内，即我身之津液气血无所主宰，皆可内起为火为痰而成邪，岂必待外因所致哉？倘不知此，徒知或从表以发散，或从里以克削，现在已有之虚，不为补救，未来无影之邪，妄肆祛除。有是病者，病受何妨，无是病者，正气益困，以致精神疲惫，性命昏沉，若不急为猛省，峻加挽救之功，何以续一息于垂绝？奈俗以虚极不可大补，些小调益，何异深沉海底，轻扶一臂之力，以望援溺之功哉？况有复加峻削寒凉者，更似入井而反下石耳！（《锦囊秘录》）

虚实夹杂证治法

设有人焉，正已夺而邪方盛者，将顾其正而补之乎？抑先其邪而攻之乎？见有不的，则死生系之，此其所以宜慎也。夫正者本也，邪者标也。若正气既虚，则邪气虽盛，亦不可攻。盖恐邪未去而正先脱，呼吸变生，则措手无及。故治虚邪者，当先顾正气，正气存则不致于害，且补中自有攻意。盖补阴即所以攻热，补阳即所以攻寒，世未有正气复而邪不退者，亦未有正气竭而命不倾者。如必不得已，亦当酌量缓急，暂从权宜，从少从多，寓战于守斯可矣！此治虚之道也。若正气无损者，邪气虽微，自不宜补，盖补之则正无与，而邪反盛，适足以借寇兵而资盗粮。故治实证者，当直去其邪，邪去则身安，但法贵精专，便臻速效，此治实之道也。

要之，能胜攻者，方是实证，实者可攻，何虑之有？不能胜攻者，便是虚证，气去不返，可不寒心！此邪正之本末，有不可不知也。惟是假虚之证不多见，而假实之证最多也；假寒之证不难治，而假热之治多误也。然实者多热，虚者多寒。如丹溪曰："气有余便是火。"故实能受寒。而余续之曰：气不足便是寒，故虚能受热。世有不明真假本末，而曰知医者，则未敢许也。（《医门法律》）

虚实互见，补泻兼施

张景岳曰，《通评虚实论》曰"邪气盛则实，精气夺则虚"，此虚实之大法也。设有人焉，正已夺而邪方盛者，将顾其虚而补之乎？抑先其邪而攻之乎？见有不的，则生死系之，此其所以宜慎也。夫正者本也，邪者标也。若正气既虚，则邪气虽盛，亦不可攻，盖恐邪未去而正先脱，呼吸变生，则措手无及。故治虚邪者，当先顾正气，正气存则不致于害。且补中自有攻意，盖补阴即所以攻热，补阳即所以攻寒；世未有正气复而邪不退者，亦未有正气竭而命不倾者。如必不得已，亦当酌量缓急，暂从权宜，从多从少，寓战于守斯可矣！此治虚之道也。若正气无损者，邪气虽微，自不宜补，盖补之则正气无与，而邪反盛，适足以借寇兵而资盗粮。故治实证者，当直攻其邪，邪去则身安。但法贵精专，便臻速效，此治实之道也。要之，能胜攻者，方是实证，实者可攻，何虑之有？不能胜攻者，便是虚证，气去不返，可不寒心！此邪正之本末，不可不知也。

日本元坚字廉夫者，尝论列虚实夹杂之证治，甚为备。其文曰：为医之要，不过辨病之虚实也已。虚实之不明，妄下汤药，则冰炭相反，坐误性命。是以临处之际，不容毫有率略矣。盖尝考之，厥冷下利，人皆知大虚宜补，潮热谵语，人皆知大实宜泻。此则其病虽重，而诊疗之法，莫甚难者矣。如夫至虚有盛候，大实有羸状者，诚医之所难也。虽然，此犹难乎辨证，而不难乎处治。何者？假症发露，抑遏真情，自非至心体察，则不能辨其疑似而认其真。然，既认其真也，纯补纯泻，一意直到，而病可愈矣，岂有他策耶？唯医之所最难者，在真实真虚混淆糅杂者而已。何者？其病视为虚乎，夹有实症；视为实乎，兼有虚候。必也精虑熟思，能析毫厘，而其情其机，始可辨认。及其施治，欲以补之，则恐妨其实；欲以泻之，则恐妨其虚。补泻掣肘，不易下手，必也审之又审，奇正攻守，著著中法，而后病可起矣。此岂非辨认难而处治亦难者乎！岐伯有五有余五不足[①]之说，而仲景之经亦云难治者，概此之谓也。盖虚实之相错，其症不能一定，其治不能各无其别也。区而论之：

有虚实相兼者焉。病本邪实，当汗、吐、下，而医失其法，或用药过剂，以伤真气，病实未除，又见虚候者，此实中兼虚也。治之之法，宜泻中兼补。倘虚甚者，或不得已，姑从于补，虚复而后宜议泻矣。其人素虚，阴衰阳盛，一旦感邪，两阳相搏，遂变为实者，此虚中兼实也。治之之法，不清凉无由解热，不转刷无由逐结。然，从前之虚不得不顾，故或从缓下，或一吐止服。前哲于此证，以为须先治其虚，后治其实，此殆未是也。大抵邪不解则不受补，有邪而补，徒增壅住，且积日之虚，岂暂补所能挽回乎！考之经文，如附子泻心、调胃承气，即泻中兼补之治也。阳明病至循衣摸床，微喘直视，则既属虚惫，而犹用承气者，以实去而阴可回，纵下后顿见虚候，其实既去，则调养易施也。扩充触长，无适而不可矣。此虚实之相兼，大较如此。

---

① 见《素问·调经论》。

如夫虚实之相因而生，是亦不可不辨也。有人于此焉，脾气亏损，或久吐，或久利，中气不行，驯至腹满尿闭，此自虚而生实也。至其满极，则姑治其标，主以疏导，然不以扶阳为念，则土崩可待也。又有人焉，肾阴不足，下亏上盈，或潮热心烦，或血溢痰涌，亦是虚生实者也。至其火亢，则姑治其标，专主清凉，然不以润养为念，则真元竭绝矣。有人于此焉，肠澼赤滞，腹痛后重，如其失下，则病积依然，而津汁日泄，羸劣日加，此自实而生虚也。治法或姑从扶阳，然不以磨积为先，则邪胜其正，立至危殆。又有人焉，肝气壅实，妄言妄怒，既而脾气受制，饮食减损，日就委顿，亦是实生虚者也。治法或姑从补中，然不兼以清膈，则必格拒不纳矣。在仲景法则汗后胀满，是自虚而实，故用且疏且补之剂。五劳虚极，因内有干血，是自实而虚，宿食脉涩，亦自实而虚，故一用大黄䗪虫丸，一用大承气汤，盖干血下而虚自复，宿食去而胃必和也。此虚实相因而生之大略也。

要之，相兼者与相因者，病之新久，胃之强弱，尤宜参伍加思，亦是诊处之大关钥也。

更论虚实之相夹，则表里上下之分，又不可不知也。实在表而里虚者，补其中而病自愈。以病之在外，胃气充盛，则宜托出，且里弱可以受补，如发背、痘疮之类是也。实在里而兼虚者，除其实而病自愈。以病之属于热，倘拦补之，必助其壅，如彼虚人得胃实与瘀血、宿食之类是也。病上实素下寒者，必揣其脐腹，而后吐下可用；病下虚素上热者，必察其心胸，而后滋补可施。此表里上下之例也。虽然，今此所论，大概就病之属热者而立言已。如病寒之证，亦不可不辨焉。经云气实者热也，气虚者寒也。盖胃强则热，胃弱则寒，此必然之理也。故寒病多属虚者，然有如厥阴病之上热下寒，此其上热虽未必为实，而未得不言之犹有阳存，故凉温并用，方为合辙矣。寒病又有阳虽虚而病则实者，固是胃气本弱，然关门犹有权，而痼寒宿冷，僻在一处，或与邪相并，或触时气而动，以为内实也。倘其初起满闭未甚者，须温利之；满闭殊剧者，攻下反在所禁，唯当温散之。盖以寒固胃之所畏，其实之极，必伤胃气，遂变纯虚耳！观仲景太阴病及腹满寒疝之治，而其理可见也。然则病寒之实，必要温补，固不可与病热之虚，犹宜清涤者，一例而论矣。《玉函经》曰：寒则散之，热则去之。可谓一言蔽之已。是寒热之分，诚虚实证治之最吃紧也。病之虚实，药之补泻，各有条例，其略如此。而微甚多少之际，犹有不可不计较者，实则如张景岳氏之言焉。夫虚实之不明，补泻之不当，而栩栩①然欲疗极重极险之病者，岂足与语医哉！

要之，病之实，实有百也；病之虚，虚有百也；实之泻，泻有百也；虚之补，补有百也。而大旨总视胃气之盛衰有无，以为吉凶之主。《内经》曰：五实死，五虚死。脉盛、皮热、腹胀、前后不通、闷瞀，此谓五实。脉细、皮寒、气少、泄利前后、饮食不入，此谓五虚。其时有生者何也？曰：浆粥入胃泄注止，则虚者活。身汗得后利，则实者活。②全注云：此皆胃气之得调和也。趑哉者乎！缪仲醇曰：谷气者，譬国家之

---

① 栩（xǔ许）栩：欣然自得貌。
② 见《素问·玉机真脏论》。

饷道也。饷道一绝，则万众立散；胃气一败，则百药难施。若阴虚，若阳虚，或中风，或中暑，乃至泻利滞下，胎前产后，疗肿痛疽，痘疮痧疹，惊疳，靡不以保护胃气、补养脾气为先务，本所当急也。故溢阴宜远苦寒，益阳宜防增气，祛风勿过燥散，消暑毋轻下通，泻利勿加消导。滞下之忌芒硝、巴豆、牵牛，胎前泄泻之忌当归，产后寒热之忌黄连、栀子，疗肿痛疽之未溃忌当归，痘疹之不可妄下，其他内外诸病，应投药物之中，凡与胃气相违者，概勿施用。夫治实者急去其邪，治虚者治专于补，其顾胃气，人所易知也，独此邪盛正虚，攻补两难之际，只有力保胃气，加以攻邪，战守俱备，敌乃可克。昔人谓孕妇患病，统以四物加对治之药，此固不足为训，然其意可师。推而行之，保胃气以攻邪，其理正如是也。(《读医随笔》)

攻补同用论

虚症宜补，实症宜泻，尽人而知之者。然或人虚而症实，如弱体之人，冒风、伤食之类；或人实而症虚，如强壮之人，劳倦、亡阳之类；或有人本不虚，而邪深难出；又有人已极虚，而外邪尚伏：种种不同。若纯用补，则邪气益固；纯用攻，则正气随脱。此病未愈，彼病益深。古方所以有攻补同用之法。疑之者曰：两药异性，一水同煎，使其相制，则攻者不攻，补者不补，不如勿服；若或两药不相制，分途而往，则或反补其所当攻，攻其所当补，则不惟无益，而反有害，是不可不虑也。此正不然。盖药之性，各尽其能，攻者必攻强，补者必补弱。犹掘坎于地，水从高处流下，必先盈坎而后进，必不反向高处流也。如大黄与人参同用，大黄自能逐去坚积，决不反伤正气，人参自能充益正气，决不反补邪气。盖古人制方之法，分经别脏，有神明之道焉。如疟疾之小柴胡汤，疟之寒热往来，乃邪在少阳，木邪侮土，中宫无主，故寒热无定。于是用柴胡以驱少阳之邪，柴胡必不犯脾胃；用人参以健中宫之气，人参必不入肝胆。则少阳之邪自去，而中土之气自旺，二药各归本经也。如桂枝汤，桂枝走卫以祛风，白芍走荣以止汗，亦各归本经也。以是而推，无不尽然。试以《神农本草》诸药主治之说细求之，自无不得矣。凡寒热兼用之法，亦同此义，故天下无难治之症。后世医者不明此理，药惟一途，若遇病情稍异，非顾此失彼，即游移浮泛无往，而非棘手之病矣。但此必本于古人制方成法，而神明之；若竟私心自用，攻补寒热杂乱不伦，是又杀人之术也。(《医学源流论》)

〔按语〕

本文在叙述了虚实夹杂的数种病证之后，强调攻补同用，决不会造成"攻者不攻，补者不补"和"补其所当攻，攻其所当补"的后果，因为"药之性，各尽其能，攻者必攻强，补者必补弱"。这对攻补同用法作了很好的说明。

补泻参用

汗、吐、下，皆泻也。温、清、和，皆补也。有正补正泻法，如四君补气、四物补血是也。有隔补隔泻法，如虚则补母、实则泻子是也。有兼补兼泻法，如调胃承气、人参白虎是也。有以泻为补、以补为泻法，如攻其食而脾自健、助其土而水自消是也。有迭用攻补法，是补泻两方，早晚分服，或分日轮服也。此即复方，谓既用补方，复用泻方也。有并用补泻法，与兼补兼泻不同，是一方之中补泻之力轻重相等。此法最难，须知避邪，乃无隐患。钱仲阳曰：肺有邪而虚不可攻者，补其脾而攻其肺也。尤有要者，病在气分，而虚不任攻者，补其血而攻其气；病在血分，而虚不任攻者，补其气而攻其血。如是则补药之力不与邪相值，不致连邪补著矣。又叶天士谓久病必治络。其说谓病久气血推行不利，血络之中必有瘀凝，故致病气缠延不去，必疏其络而病气可尽。徐灵胎、陈修园从而讥之，然刘河间力发玄府之功用，朱丹溪治久病必参用郁法，滑伯仁每谓用补剂，参入活血通经之品，其效更捷。史载之之方之多用三棱、莪术，王清任之方之复用桃仁、红花，不皆治络之谓耶？且《内经》之所谓升降出入，所谓守经隧，所谓疏气令调，所谓去菀陈莝，非此义耶？《内经》又曰：寒之而热者求之水，热之而寒者求之火，所谓求其属也。又曰：治病必求其本。受病为本，见症为标，先病为本，后病为标。有客气，有同气。间者并行，甚者独行。此皆补泻参用之大义也。（《读医随笔》）

发明欲补先泻、夹泻于补之义

孙真人曰：凡欲服五石诸大汤丸补益者，先服利汤，以荡涤肠胃痰涩蓄水也。初亦赞此法之善，乃今益有味乎其言也。凡人服人参、白术、黄芪、地黄而中满者，皆为中有邪气也。盖服此药之人，总因虚弱，虚弱之人，中气不运，肠胃必积有湿热痰水，格拒正气，使不流通。补药性缓守中，入腹适与邪气相值，不能辟易邪气，以与正气相接也，故反助邪为患矣。故凡服补益者，必先重服利汤，以攘辟其邪，以开补药资养之路也。或间攻于补，必须攻力胜于补力，此非坏补药之性也。如人参、白术合槟榔、厚朴用，即补力大损，合黄柏、茯苓、桃仁、木香用，乃分道扬镳，清湿热以资正气者也。抑又有要焉，胃中痰水，不先涤去，遽行健脾补气，气力充壮，将鼓激痰水四溢，窜入经络，为患更大。每见有服补药，反见遍身骨节疼痛，或有块大如桃李，行走作痛，或肢节忽然不便，或皮肤一块附肿麻木，冷痛如冰，如刺如割，或脉伏结不调，人以为补药将痰补住，非也，是补药将痰鼓出也。张石顽谓有一种肥盛多痰之人，终日劳动，不知困倦，及静息反困倦身痛者，是劳动之时气鼓痰行，静息即痰凝阻其气血也。夫痰饮既已窜入经络，断不能复化精微，从此败痰流注，久郁腐坏，而痹痿摊缓痛偏枯不遂之根基此矣。不知者，以为补药之祸，非也，不肯攻泄之祸也。喻嘉言亦谓痰盛之人，常须静息，使经络之痰退返于胃，乃有出路，不宜贪服辛热之剂，反致激痰四溃，莫由通泄也。然但禁辛热，不如用苦涩沉降之剂，轻轻频服，以吸摄膜络之浊恶，挟之而俱下，斯胃中常时空净，而可受温补，亦不妨辛热矣。凡药味辛麻者，最能维筋而行，亦能引痰入络也。（《读医随笔》）

标本论（一）

夫用药者，当知标本。以身论之，外为标，内为本；气为标，血为本；阳为标，阴为本；六腑属阳为标，五脏属阴为本。以病论之，先受病为本，后传变为标。凡治病者，先治其本，后治其标，虽有数病，靡弗去矣。若先治其标，后治其本，邪气滋甚，其病益坚。若有中满，无问标本，先治其满，谓其急也。若中满后有大小便不利，亦无问标本，先治大小便，次治中满，谓尤急也。又如先病发热，后病吐泻，饮食不下，则先定呕吐，后进饮食，方兼治泻，待元气稍复，乃攻热耳。此所谓"缓则治其本，急则治其标"也。除大小便不利及中满、吐泻之外，皆先治其本，不可不知也。假令肝受心火之邪，是从前来者为实邪，实则泻其子，然非直泻其火，入肝经药为之引，用泻火为君，是治实邪之病也。假令肝受肾邪，是从后来者为虚邪，虚则补其母，入肾经药为引，用补肝药为君是也。标本已得，邪气乃服。医之神良，莫越乎此。（《珍珠囊补遗药性赋》）

〔按语〕

本文选自《珍珠囊补遗药性赋》。该书四卷，旧本题金李杲撰，亦属托名。

又明李梴《医学入门》中有《标本论》一文，内容与本文一致，惟文字上有小异。

标本论（二）

病有标本者，本为病之源，标为病之变。病本惟一，隐而难明；病变甚多，显而易见。故今之治病者，多有不知本末而惟据目前，则最为斯道之大病。且近闻时医有云：急则治其标，缓则治其本。互相传诵，奉为格言，以为得其要矣。予闻此说，而详察之，则本属不经，而亦有可取。所谓不经者，谓其以治标治本对待为言，则或此、或彼，乃可相参为用矣。若然，则《内经》曰"治病必求其本"亦何谓耶？又经曰：夫阴阳逆从，标本之为道也，小而大，浅而博，可以言一而知百病之害也。以浅而知深，察近而知远。言标与本，易而勿及。又曰：先病而后逆者，治其本；先逆而后病者，治其本；先寒而后生病者，治其本；先病而后生寒者，治其本；先热而后生病者，治其本……先病而后生热者，治其本；先病而后泄者，治其本；先泄而后生他病者，治其本；先热而后生中满者，治其标；先病而后生中满者，治其标；先中满而后生烦心者，治其本；小大不利治其标；小大利治其本；先小大不利而后生病者，治其本。①由此观之，则诸病皆当治本，而惟中满与小大不利两证，当治标耳！盖中满则上焦不通，小大不利则下焦不通，此不得不为治标，以开通道路，而为升降之所由。是则虽曰治标，而实亦所以治本也。自此之外，若以标本对待为言，则治标治本当相半矣。

---

① 见《素问·标本病传论》，文字上略有出入。

故予谓其为不经者，此也。然亦谓其可取者，则在缓、急二字，诚所当辨。然即中满及小大不利二证，亦各有缓急，盖急者不可从缓，缓者不可从急，此中亦自有标本之辨，万不可以误认而一概论也。今见时情，非但不知标本，而且不知缓急。不知标本，则但见其形，不见其情；不知缓急，则所急在病，而不知所急在命。故每致认标作本，认缓作急，而颠倒错乱，全失四者之大义。重命君子，不可不慎察于此!(《景岳全书》)

〔按语〕

标本理论的临床运用，有的医者概括为"急则治其标，缓则治其本"二语。而张景岳于本文中，对此提出了不同的看法。认为病证分缓急，是有标本之辨，为可取之处，但不可一概而论，更不当以标本对待，治标与治本视为各半。总的原则仍应是《内经》所言"治病必求其本"。许多中医文献中将标本理论的临床运用，归纳为"治病求本"、"急则治标"、"标本兼治"三个方面，则更臻完善。

标本中复有标本

治病当知标本矣。然犹不可不知标中之标，本中之本。如脾胃虚而生湿热，是虚为本，湿热为标也。至湿热下流，膀胱之气化不利，是湿热为标，气化不利为标中之标。至气化不利，逆而上行，嗌塞喘逆，又标中标之标也。推此逆求之，则本中之本亦可得矣。(《医经秘旨》)

〔按语〕

本文作者盛寅，字启东，明代吴江县人。

治病求本，本于致病之因

物必先腐也，而后虫生之。病之起也，有所以起者，治之必求其本。如胀满，脾胃症也。有因本经健运失职者；有丹田火亏，火不生土者；有厥阴木旺，木来克土者。咳嗽，肺症也。有因本经风寒拂逆者；有心火炽盛，金为所制者；有肾水亏竭，金无所藏者。不知致病之本，而捕风系影，妄为揣测，庸医或侥幸以偶中，遂自鸣得意于一时，而世亦震虚声而忘实害矣。(《医论三十篇》)

治病求本，本于阴阳之邪

将以施其疗疾之法，当以穷其受病之源。盖疾疢之原，不离于阴阳之二邪也。穷此而疗之，厥疾弗瘳者，鲜矣。良工知其然，谓夫风、热、火之病，所以属乎阳邪之所客，病即本于阳，苟不求其本而治之，则阳邪滋蔓而难制；湿、燥、寒之病，所以属乎阴邪之所客，病既本于阴，苟不求其本而治之，则阴邪滋蔓而难图。诚能穷原疗疾，各得其法，万举万全之功，可坐而致也。治病必求于本，见于《素问·阴阳应象大论》者如此。夫邪气之基，久而传化，其变证不胜其众也。譬如水之有本，故能游至汪洋浩瀚，而趋下以渐大；草之有本，故能荐生茎叶实秀，而在上以渐蕃。若病之有本，变化无穷，苟非必求其本而治之，欲去深感之患，不可得也。（《丹溪心法》）

治病求本，本于病因病机

见病医病，医家大忌。盖病有标本，多有本病不见而标病见者，有标本相反不相符者。若见一证，即医一证，必然有失。惟见一证，而能求其证之所以然，则本可识矣。如头痛、发热、恶寒、筋骨疼痛，此外感实证也。然阳虚则恶寒，阴虚则发热，血虚则筋骨枯而多疼痛，胃虚、肝虚、肾虚，皆有头痛之证。如默默不语，四肢无力，气短身寒，此内伤虚证也。然胃实脾不运，而默默不语者有之；阴气升腾，阳不得令，而身寒者有之。种种变幻，实似虚，虚似实，外似内，内似外，难以枚举，皆宜细心求其本也。本必有因，或因寒热，或因食气，或因虚实，或兼时令之旺衰。故治寒者温之，热者清之，食者消之，气者通之，实者平之，虚者补之，再兼时令之味，而病已矣。（《慎斋遗书》）

治病求本，本于表里寒热虚实证

万事皆有本，而治病之法，尤惟求本为首务。所谓本者惟一而无两也。盖或因外感者，本于表也；或因内伤者，本于里也；或病热者，本于火也；或病冷者，本于寒也；邪有余者，本于实也；正不足者，本于虚也。但察其因何而起，起病之因便是病本。万病之本，只此表、里、寒、热、虚、实六者而已。知此六者，则表有表证，里有里证，寒、热、虚、实无不皆然。六者相为对待，则冰炭不同，辨之亦异。凡初病不即治，及有误治不愈者，必致病变日多，无不皆从病本生出，最不可逐件猜摸，短觑①目前。经曰："众脉不见，众凶弗闻，外内相得，无以形先。"②是诚求本之至要也。苟不知此，必庸流耳！故明者独知所因，而直取其本，则所生诸病，无不随本皆退矣。至若六者之中，多有兼见而病者，则其中亦自有源、有流，无弗可察。然惟于虚实二字，总贯乎前之四者，尤为紧要当辨也。盖虚者本乎元气，实者由乎邪气。元气若虚，则虽有邪气不可攻，而邪不能解，则又有不得不攻者，此处最难下手。但当察其能胜攻与不能胜攻，或宜以攻为补，或宜以补为攻，而得其补泻于微甚可否之间，斯尽善矣。且常见有偶感微疾者，病原不甚，斯时也，但知拔本，则一药可愈。而庸者值之，非痰曰痰，非火曰火，四路兜拏③，茫无真见，而反遗其本，多致轻者日重，

---

① 觑（qù 去）：细看。

② 见《素问·宝命全形论》。

③ 拏（rú 如，又读 nú 奴）：纷乱。

重者日危，而殃人祸人，总在不知本末耳。甚矣！医之贵神，神奚远哉？予故曰：医有慧眼，眼在局外；医有慧心，心在兆前。使果能洞能烛，知几知微，此而曰医，医云乎哉！他无所谓大医王矣。（《景岳全书》）

治病求本，本于脾肾

经曰："治病必求于本。"本之为言，根也。世未有无源之流、无根之木。澄其源而流自清，灌其根而枝乃茂，自然之经也。故善为医者，必责根本，而本有先天、后天之辨。先天之本在肾，肾应北方之水，水为天一之源；后天之本在脾，脾为中宫之土，土为万物之母。

肾何以为先天之本？盖婴儿未成，先结胞胎，其象中空，一茎透起，形如莲蕊，一茎即脐带，莲蕊即两肾也，而命寓焉。……未有此身，先有两肾，故肾为脏腑之本，十二经之根，呼吸之本，三焦之源，而人资之以为始者也。故曰：先天之本在肾。脾何以为后天之本？盖婴儿既生，一日不再食则饥，七日不食则肠胃涸绝而死①。经曰：安谷则昌，绝谷则亡②。犹兵家之饷道也，饷道一绝，万众立散。胃气一败，百药难施。一有此身，必资谷气。谷入于胃，洒陈于六腑而气至，和词于五脏而血生③，而人资之以为生者也。故曰：后天之本在脾。

上古圣人，见肾为先天之本，故著之脉曰："人之有尺，犹树之有根，枝叶虽枯槁，根本将自生。"④ 见脾胃为后天之本，故著之脉曰：有胃气则生，无胃气则死⑤。所以伤寒，必诊太溪⑥，以察肾气之盛衰；必诊冲阳⑦，以察胃气之有无：两脉既在，他脉可弗问也。

治先天根本，则有水火之分。水不足者，用六味丸，壮水之源以制阳光；火不足者，用八味丸，益火之主以消阴翳。治后天根本，则有饮食、劳倦之分。饮食伤者，枳壳丸⑧主之，劳倦伤者，补中益气丸主之。每见立斋治症，多用前方。不知者妄议其偏，惟明于求本之说，而后可以窥立斋之微耳。王应震曰："见痰休治痰，见血休治血，无汗不发汗，有热莫攻热，喘生毋耗气，精遗勿涩泄，明得个中趣，方是医中杰。"此真知本之言矣。（《医宗必读》）

---

① 《灵枢·肠胃》云："故平人不食饮，七日而死者，水谷精气津液皆尽故也。"

② 《难经集注》引丁德用云："人受气于谷，以养其神。水谷尽即神去，故安谷者生，绝谷者死也。"

③ 《素问·痹论》云："营者，水谷之精气也。和调于五脏，洒陈于六腑，乃能入于脉也。"洒陈，散布的意思。

④ 《难经·十四难》云："譬如人之有尺，树之有根，枝叶虽枯槁，根本将自生。脉有根本，人有元气，故知不死。"

⑤ 《素问·平人气象论》云："人以水谷为本，故人绝水谷则死，脉无胃气亦死。"

⑥ 太溪：《素问·气交变大论》云："太溪绝者，死不治。"《灵枢·本输》云："肾脉注于太溪。"太溪穴属足少阴肾经，在足内踝后五分，跟骨上动脉陷中。

⑦ 冲阳：《素问·气交变大论》云："冲阳绝者，死不治。"《灵枢·本输》云："胃脉过于冲阳。"冲阳穴属足阳明胃经，在足背上五寸，去陷骨二寸，骨间动脉处。

⑧ 枳壳丸：方由枳壳、陈皮、槟榔、木香、黑牵牛子组成。

治病求本，本于肾阴肾阳

人之有生，初生两肾，渐及脏腑，五脏内备，各得其职，五象外布，而成五官，为筋，为骨，为肌肉、皮毛，为耳目口鼻、躯壳形骸，然究其源，皆此一点精气，神递变而凝成之也。犹之混沌未分，纯一水也，水之凝成处，为土，为石，为金，皆此一气化源，故水为万物之源，土为万物之母。然无阳则阴无以生，故生人之本，火在水之先也，无阴则阳无以化，故生人之本，水济火之次也。经所谓"阳生阴长"，而火更为万物之父者此耳！是以维持一身，长养百骸者，脏腑之精气主之；充足脏腑，固注元气者，两肾主之。其为两肾之用，生生不尽，上奉无穷者，惟此真阴、真阳二气而已。二气充足，其人多寿；二气衰弱，其人多夭；二气和平，其人无病；二气偏胜，其人多病；二气绝灭，其人则死。可见真阴、真阳者，所以为先天之本、后天之命、两肾之根，疾病安危，皆在乎此。学者仅知本气，而不知乘乎内虚；仅知治邪，而不知调其本气；仅知外袭，而不知究其脏腑；仅知脏腑，而不知根乎两肾；即知两肾，而不知由乎二气：是尚未知求本者也。何况仅以躯壳为事，头疼救头，脚疼救脚，而不知头、脚之根在脏腑者，何以掌司命之任，而体好生之道欤？真由缘木求鱼者也。故先哲曰："见痰休治痰，见血休治血，无汗不发汗，有热莫攻热，喘生毋耗气，精遗勿涩泄，明得个中趣，方是医中杰。"真求本之谓也。(《锦囊秘录》)

末病尤当治本

凡病偏着于一处，必有致病之本，在于脏腑之中，宜求其本而治之，非可泛治也。即如鼻生息肉、手指麻木胀痛，症虽见于极杪，根乃发于至深。何则？以其气行于专经而不旁及也。若外邪所伤，岂能如是之专乎？亦有外邪伤于专部而为病者，此必滞入血脉，发为肿痛，则有之；若气分之病，而偏着不移，久而不愈，或时愈时发者，未有不根于内者也。或邪气由脏腑而溢于本经，或脏腑不足，以致经气不充，而邪气乘虚中之也，各视兼证，以辨虚实而治之。凡由内脏外溢者，大致于神明之间必有变动，或饮食、二便有异也。(《读医随笔》)

急则治其标论

病有标、有本，不可偏废，而危急之际，则必先治其标。譬如草窃骤发，必缮甲兵，具卒乘，灭此朝食，聚族而歼；若拘拘于招携以礼，怀远以德，则姑息养奸，迂阔而远于事情。然此指中寒、中暑、中风、中恶，以及痘毒、痘疮，外侮倏乘，迫不及待者而言。若大吐大泻，或产后去血过多，以致口眼㖞斜，角弓反张，乃元气虚脱，似风非风，须重用人参补气生血，辅以群药，方能奏效。倘误认风症，而以追风开窍之药投之，祸不旋踵，危乎微乎！凛之慎之！(《医论三十篇》)

正治反治论

治法有逆从，以寒热有假真也。此《内经》之旨也。经曰："逆者正治，从者反治。"夫以寒治热，以热治寒，此正治也，正即逆也；以热治热，以寒治寒，此反治也，反即从也。如以热药治寒病而寒不去者，是无火也，当治命门，以参、熟、桂、附之类。此王太仆所谓"益火之源，以消阴翳"，是亦正治之法也。又如热药治寒病而寒不退，反用寒凉而愈者，此正假寒之病，以寒从治之法也。又如以寒药治热病而热不除者，是无水也，治当在肾，以六味丸之类。此王太仆所谓"壮水之主，以镇阳光"，是亦正治之法也。又有寒药治热病而热不愈，反用参、姜、桂附八味丸之属而愈者，此即假热之病，以热从治之法也，亦所谓甘温除大热也。第今人之虚者多，实者少，故真寒假热之病为极多，而真热假寒之病则仅见耳！（《景岳全书》）

反治论（一）

夫病有宜补，以泻之之道补之；病有宜泻，以补之之道泻之。病有宜寒剂者，以热剂为响导之兵；病有宜热剂者，以寒剂为类从之引。病在上者，治下；病在下者，治上。病同也而药异；病异也而药同。其义至微，学者最宜深究。（《医述》引《雷公炮制》）

反治论（二）

以热治寒，以寒治热，谓之正治，又谓之逆治。以热治热，以寒治寒，谓之反治，又谓之从治。而有真反、假反之分。假反者，如热邪内陷，阳气不达于外，故身冷、肢厥、战栗、恶寒，以大承气汤下之而愈。不识者，见其外证似寒用寒，讶其相反；识者谓其内证真热用寒，实为正治，乃假反而非真反也。真反者，如风火暴盛，痰涎上涌，闭塞咽喉，非辛热之品不能开散，不得已暂用星、半、乌、附、巴豆等热药，是则真反也。

又有寒热并用者，因其人寒热之邪夹杂于内，不得不用寒热夹杂之剂，古人每多如此，昧者訾为杂乱，乃无识也。然亦有纯寒，而于热剂中少加寒品，纯热而于寒剂中少加热药者，此则名为反佐。以纯热证虽宜用纯寒，然虑火因寒郁，则不得不于寒剂中少佐辛热之品以行散之，庶免凝闭郁遏之患；纯寒证虽宜用纯热，然虑热性上升，不肯下降，则不得不于热剂中少佐辛寒之品，以引热药下行。此反佐之义也。

知此诸义，则上病取下，下病取上，左病取右，右病取左，欲升先降，欲降先升，欲行先止，欲止先行等法，皆触类贯通矣。（《医碥》）

反佐服药法

热因寒用者，沉寒内结，当以热药治之，第寒甚格热，热不能前，则以热药冷服，下咽之后，冷性既消，热性便发，情且不违，而致大益；寒因热用者，如大热在中，以寒攻治则不入，以热攻治则病增，乃以寒药热服，入腹之后，热性既消，寒性遂行，情且协和，而病日以减也。（《杂病源》）

〔按语〕

正治与反治，中医历来作为重要治疗原则。大凡寒者热之、热者寒之、虚则补之、实则泻之等，均属于正治法。因其治法的药性与病证的性质相反，故又称逆治。寒因寒用（假寒真热证用寒药治疗）、热因热用（假热真寒证用热药治疗）、塞因塞用（脾虚腹胀证用补气健脾药治疗）、通因通用（邪实泻痢证用泻下导滞药治疗）等，则称之为反治法。因其治法的药性与病证假象性质相同，故又称从治。如果透过假象而求得病证的本质，针对其本质而进行治疗，则仍属正治法。

此外，反治法还包括反佐法，反佐法又有反佐用药与反佐服药两种方法。如在某些特殊情况下，有的寒证、热证，单纯用热药或寒药，会发生呕吐或药力不能直达病所的现象，这叫做"阴阳格拒"，此时可在温热剂中加入少量寒药或用冷服法，寒凉剂中加入少量热药或用热服法，以避免阴阳格拒现象的产生，这就是在病证特殊情况下的一种变法。

以上四篇医论，对正治与反治法，作了简明扼要的论述，可作为临证与研究的参考。

异病同治与同病异治论

同治者，同是一方，而同治数病也。如四物汤可治吐血，又可治下血。逍遥散可治木郁，又可治数郁。六君子汤可治饮食之伤，又可治痰气之结。然而方虽同，而用之轻重有别，加减有殊味，可治之以执一病，又即以治彼病。倘如吐血宜加麦冬、甘草，凉血宜加地骨、黄芩之类于四物汤中也。丹皮、栀子宜加于木郁之中，黄连宜加于火郁之中；黄芩、苏叶宜加于金郁之中，石膏、知母宜加于土郁之中；泽泻、猪苓宜加于水郁之中也。伤肉食宜加山查，伤米食宜加麦芽、枳壳，伤面食宜加萝卜之类于六君子汤内也。同治之法，可不审乎？

异治者，一病而异治之也。如入病中湿也，或用开鬼门①之法，或用泄净府①之法是也。虽同是水症，何以各施治法而皆效？盖开鬼门者，开入毫毛之孔窍也；泄净府者，泄大小之二便也。治法虽殊，而理归一致。其一致何也？盖肿水之症，原是土气之郁，

---

① 《素问·汤液醪醴论》说："开鬼门，洁净府。"

土郁则水自壅滞而不流。开鬼门者，如开支流也；泄净府者，如开海口也：故异治之而皆效也。方已备载前文，兹不再谈。愿人即此以悟其余之异治耳！（《石室秘箓》）

〔按语〕

异病同治与同病异治，具体体现了中医辨证施治的特点。因为中医治病主要的不是着眼于"病"的异同，而是着眼于"证"的区别。异病而证相同，则用基本相同的治法，同病而证不同，则用基本不同的治法。此即所谓"证同治亦同，证异治亦异"。

本文原题名《同治法》、《异治法》，主要论述异病用同治法，但具体药味可以有轻重加减之殊；同病用异治法，但其原理是一致的。

同病异治论

天下有同此一病，而治此则效，治彼则不效，且不惟无效，而反有大害者，何也？则以病同而人异也。夫七情、六淫之感不殊，而受感之人各殊，或气体①有强弱，质性②有阴阳，生长有南北，性情有刚柔，筋骨有坚脆，肢体有劳逸，年力有老少，奉养有膏粱藜藿之殊，心境有忧劳和乐之别，更加天时有寒暖之不同，受病有深浅之各异，一概施治，则病情虽中，而于人之气体，迥乎相反，则利害亦相反矣。故医者必细审其人之种种不同，而后轻重、缓急、大小、先后之法，因之而定。《内经》言之极详③。即针灸及外科之治法尽然。故凡治病者，皆当如是审察也。（《医学源流论》）

〔按语〕

本文对临床辨证施治时，必须注意的几个问题作了很好的论述。文中所提到的人的体质、年龄，以及居住地区、生活条件、思想情绪等，均是同病所以异治的一些重要原因。

审时用药论

夫四时之气，行乎天地之间，人处气交之中，亦必因之而感者，其常也。春气生而升，夏气长而散，长夏之气化而软，秋气收而敛，冬气藏而沉。人身之气，自然相通，是故生者顺之，长者敷之，化者坚之，收者肃之，藏者固之。此药之顺乎天者也。春温夏热，元气外泄，阴精不足，药宜养阴；秋凉冬寒，阳气潜藏，勿轻开通，药宜养阳。此药之因时制用，补不足以和其气者也。

然而一气之中，初中末异，一日之内，寒燠或殊。假令大热之候，人多感暑，忽发冰雹，亦复感寒。由先而感则为暑病，由后而感则为寒病。病暑者投以暑药，病寒

---

① 气体：体质。
② 质性：体质的属性。
③ 《素问·异法方宜论》、《素问·疏五过论》、《素问·征四失论》、《素问·方盛衰论》等篇，都有关于这方面内容的论述。

者投以寒药。此药之因时制宜，以合乎权，乃变中之常也。此时令不齐之所宜审也。假令阴虚之人，虽当隆冬，阴精亏竭，水既不足，不能制火，则阳无所依，外泄为热，或反汗出，药宜益阴，地黄、五味、鳖甲、枸杞之属是已；设从时令，误用辛温，势必立毙。假令阳虚之人，虽当盛夏，阳气不足，不能外卫其表，表虚不任风寒，洒淅战栗，思得热食及御重裘，是虽天令之热，亦不足以敌其真阳之虚，病属虚寒，药宜温补，参、芪、桂、附之属是已；设从时令，误用苦寒，亦必立毙。此药之舍时从证者也。假令素病血虚之人，不利苦寒，恐其损胃伤血，一旦中暑，暴注霍乱，须用黄连、滑石以泄之；本不利升，须用葛根以散之。此药之舍证从时者也。从违之际，权其轻重耳！

至于四气所伤，因而致病，则各从所由。是故经曰："春伤于风，夏生飧泄。"药宜升之、燥之，升麻、柴胡、羌活、防风之属是已。"夏伤于暑，秋必痎疟。"药宜清暑益气，以除寒热，石膏、知母、干姜、麦门冬、橘皮、参、苓、术之属是已。邪若内陷，必便脓血，药宜祛暑消滞，专保胃气，黄连、滑石、芍药、升麻、莲实、人参、扁豆、甘草之属是已。"秋伤于湿，冬生咳嗽。"药宜燥湿清热，和表降气保肺，桑白皮、石膏、薄荷、杏仁、甘草、桔梗、苏子、枇杷叶之属是已。"冬伤于寒，春必病温。"邪初在表，药宜辛寒、苦温、甘寒、苦寒，以解表邪，兼除内热，羌活、石膏、葛根、前胡、知母、竹叶、柴胡、麦门冬、荆芥、甘草之属是已。至夏变为热病，六经传变，药亦同前，散之贵早，治若后时，热结于里，上则陷胸，中下承气，中病乃已，慎毋尽剂，勿愦勿忒，能事毕矣。

以上皆四时六气所伤致病，并证重舍时，时重舍证，用药主治之大法，万世遵守之常经，圣哲复起，不可改矣。所云六气者，即风、寒、暑、湿、燥、火是也。过则为淫，故曰六淫。淫则为邪，以其为天之气，从外而入，故曰外邪。邪之所中，各有其地，在表治表，在里治里，表里之间，则从和解；病有是证，证有是药，各有司存，不相越也。此古人之定法，今人之轨则也。（《神农本草经疏》）

〔按语〕

本文首先强调了临床治病，必须因时制宜；其次辩证地分析了舍时从证与舍证从时的关系。这是审时用药之大法，为临床必循的轨则。

五方异治论

人禀天地之气以生，故其气体随地不同。西北之人，气深而厚，凡受风寒，难于透出，宜用疏通重剂；东南之人，气浮而薄，凡遇风寒，易于疏泄，宜用疏通轻剂。又西北地寒，当用温热之药，然或有邪蕴于中，而内反甚热，则用辛寒为宜；东南地温，当用清凉之品，然或有气随邪散，则易于亡阳，又当用辛温为宜。至交广之地，则汗出无度，亡阳尤易，附、桂为常用之品。若中州之卑湿，山陕之高燥，皆当随地制宜。故入其境，必问水土风俗，而细调之，不但各府各别，即一县之中，风气亦有迥殊者。并有所产之物，所出之泉，皆能致病，土人皆有极效之方，皆宜详审访察。

若恃己之能，执己之见，治竟无功，反为土人所笑矣。(《医学源流论》)

〔按语〕

　　本文主要论述治病要因地、因人制宜，同时也强调必须随证施治。

方土不同论

　　善疗疾病者，必先别方土。方土分别，远迩高卑，而疾之盛衰、人之强弱因之矣。盖方有方隅，地有地道，一方有一方气候，南北有南北风土，是方分远近，地别高下，则知东南之卑湿，西北之高燥，所谓"天不足西北，地不满东南"。固以东南方有东南方之弱，西北方有西北方之强也。观此而人生禀赋之强弱、疾病之盛衰，不瞭然可见乎？凡疗疾病必须体认南北，细察长幼禀赋，毋得拘方土而抑禀赋，亦不得泥禀赋而浑方土。方土、禀赋，务要别其孰轻孰重、宜补宜泻、可寒可温，而岂得概言南补北泻、南热北寒而已哉？昔人有言：有服胡椒、姜、桂不见生病者，有畏服椒、姜辛热之物者，有服圣散子而有成验者，有服圣散子死而有据者。苟方土不明，乌知东南气热可服热药，西北气寒可服寒药，故圣散子东南疫疠用之其功更效，西北疫疠用之死者接踵。古人究心方土，其验如此。今人见病用药，不问南方卑湿更有卑湿者，北方高燥更有高燥者，又不问先天有余更有有余者，后天不足更有不足者。徒窃道听之说，卑湿一概呼为卑湿，高燥一概呼为高燥，先天有余定然呼为有余，后天不足断然呼为不足。殊不知东南卑湿亦分高下，人之禀赋亦分强弱，二者较之，但不若西北尤胜也。昔坡仙有细嚼槟榔当早茶之句。夫槟榔克削太过，苏子岂肯空心而服之，但以地道论，固自有理也，若论肠胃，似不可耳！川广之有槟榔，如江浙之有莱菔，莱菔不过消闲克食，槟榔大有解瘴下气之能，乃不察地土禀赋而尽以槟榔为克削之物，摈而弗用。抑知南人有南人之强，肠胃有肠胃之壮，槟榔有鲜而力大者，有枯而力小者，地土不同，生熟各别，乌得尽谓槟榔之不良也哉！即此推之，南北不可不分，方土不可不别，善疗病者，讵可忽诸？(《医学阶梯》)

〔按语〕

　　本文首先强调治疗疾病，必须先别方土；其次对方土与禀赋的关系，作了辩证地分析，指出："凡疗疾病必须体认南北，细察长幼禀赋，毋得拘方土而抑禀赋，亦不得泥禀赋而浑方土。方土、禀赋，务要别其孰轻孰重、宜补宜泻、可寒可温，而岂得概言南补北泻、南热北寒而已哉？"这一观点，在临床上很有指导意义。

富贵贫贱治病有别论

　　尝读张子和《儒门事亲》，其所用药，惟大攻大伐，其于病也，所在神奇。又读薛立斋《十六种》，其所用药，惟大温大补，其于病也，亦所在神奇。何两公之用药相反，而收效若一耶？此其说在《内经》。《徵四失论》曰："不适贫富贵贱之居，坐之薄厚，形之寒温，不适饮食之宜，不别人之勇怯，不知比类，足以自乱，不足以自明。"大抵富贵之人多劳心，贫贱之人多劳力；富贵者膏粱自奉，贫贱者藜藿苟充；富贵者曲房广厦，贫贱者陋巷茅茨。劳心则中虚而筋柔骨脆，劳力则中实而骨劲筋强；膏粱自奉者脏腑恒娇，藜藿苟充者脏腑恒固；曲房广厦者，玄府疏而六淫易客，茅茨陋巷者，腠理密而外邪难干。故富贵之疾，宜于补正；贫贱之疾，利于攻邪。易而为治，比之操刃。子和所疗多贫贱，故任受攻，立斋所疗多富贵，故任受补。子和一生岂无补剂成功，立斋一生宁无攻剂获效？但著书立言则不之及耳！有谓子和北方宜然，立斋南方宜尔，尚属偏见。虽然，贫贱之家亦有宜补，但攻多而补少；富贵之家亦有宜攻，但攻少而补多。是又当以方宜为辨、禀受为别、老壮为衡、虚实为度，不得胶于居养一途，而概为施治也。（《医宗必读》）

膏粱藜藿病体治法不同论

膏粱之体，表虚里实；藜藿之体，表实里虚。其表虚者，乃自幼谨慎风霜，皮毛柔嫩，偶受风寒，即易致疾；其里实者，非谓本体壮实也，平居饮食供奉，油腻腥膻，积于肠胃，甚或药饵常投，参、茸并进，又有以为中虚者，时服胶、地等滋腻之品，积久生痰，中宫痞满，此其所以为实也。藜藿之体，惯蒙霜露，皮毛厚密，故偶感风寒，卒不易病，而病则必重，所谓表实也；其里虚者，亦非谓本体虚弱，乃平居饮食粗粝，肠胃枯涩，观于食力之夫，食倍于人，卒又易馁，其明征也。故膏粱之体，遇外感经病，宜用轻清解表，不得过用猛烈；若治内伤，宜寓扫除之法，脏腑柔脆，峻攻固所不宜，而浪投滋补，尤易误事。藜藿之体，遇外感经病，发表宜重宜猛，若用轻清，因循贻误；内伤病，消导攻伐之品，极宜慎用，遇宜补者，投以补剂，其效尤速。至于膏粱体亦有外实，藜藿体亦有里实，则又最易治疗之证也。（《医学求是》）

〔按语〕

本文作者吴达，字东旸，清代江阴人。

膏粱迥别论

人之贵贱迥别，而禀赋亦各不等。贵有贵之脏腑，贫有贫之肠胃。富贵之人养尊处优，宜静而恶动，经风则寒，遇日则热，又好啖炙煿，爱贪酒色，以致脏腑日伤，精神日耗，病往往乘虚而入，虽属外因，仍由内损。至处贫贱，虽口无肥甘之奉，而身鲜竭欲之资，又自少至老，暴日栖霜，餐风沐雨，磨炼既久，筋骨倍坚，不惟常年无恙，而体貌形势迥然不同。是以贵家多病内伤，参、苓之品有所不免，久成劳瘵，知、柏滋阴又何尝弗用。殊不知服参补阳，有阳旺阴消肺热伤肺之论；服知、柏降火，有实泻虚补百无一生之说。至误服香燥消克，亦有妨脾、妨肺之患也。治之之法，中正无舛，阳虚补阳，阴虚滋阴，先天滋益，后天培补，体认药品，评审症脉，虽处疑难，自有成见。至于贫穷劳役，多病外感，外多用麻、桂以治表，内或用硝、黄以治里，纵有劳伤饥饱，亦不过十全、补中而已，补阳滋阴多不深求，参、苓之品或未见面也。所以贫贱之病，治疗最易，膏粱之疾，调摄维艰，良有说也。然亦有富贵病外感，贫贱病内伤者，随病立方，亦未可执，第如是者亦鲜矣。（《医学阶梯》）

富贵贫贱攻补异宜辩

前人皆谓富贵之病利用补，贫贱之人利用攻。初未临诊之时，亦深以此语为然，乃至今而觉其非也。富贵之人，安居厚奉，脏腑经络莫不痰涎胶固，气机凝滞不能流通，故邪气据之而不得去者，非正气之不足，乃正气之不运也。治之宜重用攻散，且气血充裕，能任攻散者，正此辈也。若重之以补，是益之滞矣。贫贱之人，藜藿不充，败絮不暖，四时力作，汗液常泄，荣虚卫散，经脉枯槁，及至有病，初起隐忍，劳役不辍，势至重困，乃始求医，故其邪气之不去者，非正气之不运，实正气之不足也。治之须助正气，正气一充，其气机之流利，自能鼓舞驱邪，非似富贵安逸者之气滞，必待重施攻散也。吾每诊贫贱力食之人，病脉或粗大挺硬，或短弱细微，起伏总是无力，应指总是少神，求似富贵之脉之洪滑搏结者，殊不多觏也。盖富病属气血之郁滞，贫病属气血之匮乏，若谓筋骨柔脆与坚强之不同也，此在无病时则然耳！每治贫病，佐以参、术、归、地，其效甚捷。此无他故也，地瘠者易为溉，气滑者易为滋也。《内经》曰："形苦志乐，病生于筋，治之以熨引。"是温助其气而运之。形已苦者，不得复开泄之。"形乐志乐，病生于肉，治之以针石；形乐志苦，病生于脉，治之以灸刺。"是形乐者，皆有血实决之之义也。若攻苦之士，家徒四壁，谋道谋食，百计经营，此又不得与膏粱醇豢者同论矣。故"形苦志苦，病生于困竭，治之以甘药"。谓表里营卫俱不足也。形苦宜补，形乐宜泻，不校然可睹耶！（《读医随笔》）

老年小儿病治法论

书言老人多气少血，小儿纯阳无阴。盖缘天癸之水，男子二八始至，八八乃绝；女人二七始至，七七乃绝也。窃谓老人阴既绝，阳亦衰，安得多气？当言老人少气少血为是。故老人多脾虚之症，实由命门阳衰，如八味、右归等丸，老人服之，每多效验，因脾虚釜底添薪之法也，亦为阴中补阳，所以老人宜阴阳并补明矣。至小儿为嫩阳，本是无阴，赖此一点稚阳，以生阴血。寒凉之品，最伐真阳，阳若一虚，即成阳绝、慢脾之症，每多无救；或因外邪入里则变为热，或疫邪内郁，火燥熏蒸，凉解可愈。然因病致热，非谓小儿纯阳，素应寒凉也。至于过汗伤阴，血燥生风，四肢搐搦，再用寒凉，下咽即殆；或作慢惊，投以温补，服之亦毙。要知过汗伤阴，血燥生风，须用滋补；误凉亡阳，胃寒脾败，宜投温补。经言误汗亡阳，必先亡离家之阴，再亡坎中之阳，阴虚阳无所附也；误下亡阴，必先亡胃家之阳，再亡脾中之阴，阳亡阴不独存也。二语从来误解，因并及之。所以小儿宜补阴不宜伐阳，至惊风之妄，喻嘉言以辟之，无庸多赘。老人、小儿诸病，原可统治，所异者如是，宜加意焉！（《医法心

传》）

治虚人及幼儿实证宜早宜重说

世为虚弱人及幼孩治实证，往往当用克伐之药而不敢用，即用，亦必踌躇再四，不敢重其分量。药不胜病，同于未用，自以为谨慎，此大误也。不知虚弱人当初病时，其正气尚可支持，不于此时用重药以直攻其病之所在，而一二剂荡平之，以急挽其垂尽之元气，而徐养其将耗之精神，乃优柔不断，养痈成患，甚至借寇兵而资盗粮，坐令正气大亏，攻之不可，补之不能，束手无策，岂非谨慎之误，更甚于卤莽乎？至于幼孩，或寒，或热，或风，或痰，或积滞，有不能不用大寒、大温、大散、大消之品者，愈宜早，愈宜重。盖小儿脏腑不充，气体柔嫩，病易实，亦易虚，初病多实，久病多虚。实病不攻，待其虚而攻之，已无及矣。况小儿不肯服药十有八九，即服亦不得多，非大剂浓煎，必不胜病。姑息养奸，需为事贼。眼明手快，是在医者，尤在病家。若狐疑不决，首鼠两端[1]，以昏愦为老成，以观望为持重，庸臣误国，亦正类是，岂独时医也哉！（《市隐庐医学杂著》）

古今治法无异同论

余初习医，所读者惟宋、元、明诸家之书。其所论俱为今人体气薄弱，谓仲景之方，宜于古而不宜于今，只取平和之剂，略峻险者，俱不收用；各承家技，自制新方，将仲景之方书，置之高阁久矣。其偏于温补者，每遵阳能生阴之说，不独芩、连、知、柏，畏其寒凝，即丹、芍、地、冬，亦所忌用；其偏于滋补者，又守阴常不足之论，不但桂、附、姜、萸，视若砒鸩，即香、砂、丁、蔻，亦不轻投。至攻散之剂，更无论矣。以为实而误补，不过增病，病增者可解；虚而误攻，必先脱元，元脱者无救。读之似属近理，故每以"补"字横于胸中，作为枕中之秘，不曰阴虚、阳虚，即曰先天、后天。然效者半，不效者亦半，又以为王道无近功，日复一日，所之气数，束手待毙。今之良医，大抵如斯也。

窃思仲景为医中之圣，其著书立说，当为久远计，非为一时计也，岂有宜古不宜今之理？如三代[2]之礼，至今不易，所损所益，百世可知。况药以攻病，有是病则病受之，若无是病，不独峻剂能伤正气，即和平之品，亦堪杀人。有是病而不用是药，则姑息养奸，轻症转重，重病转危矣。夫攻病如攻敌，用药如用兵，兵在精而不在多，药贵当而不忌峻。如仲景之方，只用数味，寒、热、攻、补，各尽其妙。且攻贼即是安民，驱邪即以养正。六淫之邪，犹贼乱也；七情之伤，犹民变也。贼乱可攻，民变宜安。固不可认贼为民，又不可将民作贼。如大寇已去，只须安民，而余党自散，即

---

① 首鼠两端：瞻前顾后，迟疑不决的意思。
② 三代：指夏、商、周三个朝代。

养正可以逐邪之义；若首恶未除，贼还复聚，又当安内以攘外矣。能于仲景诸方，细加揣摩，则临证有握要之机，用药无畏缩之弊，古今岂有异同哉？倘认证不确，又不若和平之剂为稳，所谓"临事而惧，好谋而成"，治病亦当作如是观。(《医法心传》)

论古法通变

凡用药处方，最宜通变，不可执滞。观仲景以麻黄汤，治太阳经发热、头痛、脉浮、无汗之伤寒。而阳明病脉浮、无汗而喘者，亦用之；太阳与阳明合病，喘而胸满者，亦用之。此麻黄汤之通变也。又如桂枝汤，本治太阳经发热、汗出之中风。而阳明病如疟状，日晡发热，脉浮虚，宜发汗者，亦用之；太阳病外证未解，脉浮弱，当以汗解者，亦用之；太阴病脉浮，可发汗者，亦用之；厥阴病下利、腹胀满、身疼痛，宜攻表者，亦用之。此桂枝汤之通变也。又如小柴胡汤，本治少阳经胁痛、干呕、往来寒热之伤寒。而阳明病潮热胸胁满者，亦用之；阳明中风，脉弦浮大，腹满、胁痛、不得汗、身面悉黄、潮热等证，亦用之；妇人中风，续得寒热，经水适断，热入血室，如疟状者，亦用之。此小柴胡之通变也。由此观之，可见仲景之意，初未尝逐经执方，而立方之意，多有言不能悉者，正神不可以言传也。所以有此法未必有此证，有此证未必有此方；即仲景再生，而欲尽踵其成法，吾知其未必皆相合；即仲景复言，而欲尽吐其新方，吾知其未必无短。长于戏方，乌足以尽变，变胡可以定方？但使学者能会仲景之意，则亦今之仲景也，又何必以仲景之方为拘泥哉？余故曰：用药处方，最宜通变，不当执滞也。虽然此"通变"二字，盖为不能通变者设，而不知斯道之理，又自有一定不易之要焉。苟不知要，而强借通变为谭柄[①]，则胡猜乱道，何匪经权，反大失通变之旨矣。(《景岳全书》)

古法活用论

古今论病、临证、选药、立方，大同小异。其大同者，人身脏腑躯肢同、外感内伤为病同，医人读其书，仿以治病，毫不敢背也。其小异者，人之身家异、老幼强弱异、八方水土异、专病兼病异。今临之证，非古临之证也，况今药非古药乎！古无此病，今有此病；古无治法，今有治法。若病与古毫无差别，须遵用古方，立愈。苟病稍有与古异者，须酌用加减，或自立方，不得硬录古方，妄思愈病。且古方无多，医病无穷。观黄坤载《长沙药解》，方药皆活用自明。尝见山农村媪，杂草野木，秘法家传，愈人奇病。不得谓四圣百家外，无活人之方药也。

坊刻佳书，常对证录方，而不效，因未辨明同异，而按图索骏也。(《王氏医存》)

---

① 谭柄：即谈柄，谈论的口实。谭通"谈"。

治时病常变须会通论

拙著已告竣矣！首先论证，其次立法，其次成方，又其次治案。医者能于此熟玩，自然融会贯通。弗执定某证之常，必施某法，某证之变，必施某法，临证时随机活法可也。姑先论其常而通其用。如初起因于风者，宜以解肌散表法；因于寒者，宜以辛温解表法；因于暑者，宜以清凉涤暑法；因于湿者，宜以增损胃苓法；因于燥者，宜以苦温平燥法；因于火者，宜以消凉透邪法。此皆言初患六气之常证，通用之定法也。至于反常之变证，不定之治法，则又不可不知。如春温条中，有舌绛齿燥，谵语神昏，手足瘈疭，昏聩不语之变；湿温条中，有或笑或痉，撮空理线，舌苔黄刺，或转焦黑之变。然而亦非一定之变也，须知春温亦有湿温之变证，湿温亦有春温之变证。论中不能印定，须活法而通治之。此又不特春温、湿温可以会通，而暑温、冬温，以及诸病，皆有等证之变，悉可以通治之。又如诸病，见有舌绛，齿燥，热伤于阴者，清热保津法可通用之。谵语、神昏，热乱神明者，祛热宣窍法可通用之。手足瘈疭，热极生风者，清离定巽法①可通用之。昏聩不语，痰袭心包者，宣窍导痰法可通用之。及至发笑之证，皆由邪袭于心；发痉之证，皆系风乘虚入；或至撮空理线，循衣摸床等证：皆当审其虚实，通其活法，则不但治时病可以融会，即治杂病亦有贯通之妙耳！（《时病论》）

〔按语〕

治法有常法，也有变法。医者运用治法，必须在掌握常法的基础上，随着病证的变化而治法亦变化。所谓"知常达变"，灵活运用。以上数篇医论，较好地论述了"常"与"变"的关系，对临床很有指导意义。

第三节 治疗方法

八法论略

论病之原，以内伤、外感四字括之；论病之情，则以寒、热、虚、实、表、里、阴、阳八字统之；而论治病之方，则又以汗、和、下、消、吐、清、温、补八法尽之。盖一法之中，八法备焉，八法之中，百法备焉。病变虽多，而法归于一。此予数十年来，心领神会，历试而不谬者，尽见于八篇中矣。学者诚熟读而精思之，于以救济苍生②，亦未必无小补云！（《医学心悟》）

---

① 清离定巽法：即清火定风法。方由连翘、竹叶、细生地、元参、甘菊花、冬桑叶、钩藤、宣木瓜组成。
② 苍生：本指生草木之处。旧借指百姓。

〔按语〕

  程氏《医学心悟》中所论的《医门八法》，是针对辨证八纲以及方药的主要作用而总结归纳起来的八种基本治法。内容包括八法的适应证、禁忌证、运用时的注意点等。《医门八法》为中医界历来所推崇，故将其全文分别列于后。目前临床实际运用的治法虽已超出八法的范围，但也可以说是程氏治疗学说的延续和发展。

汗下吐三法该尽治病诠

  人身不过表里，气血不过虚实。表实者里必虚，里实者表必虚；经实者络必虚，络实者经必虚：病之常也。良工之治病者，先治其实，后治其虚，亦有不治其虚时；粗工之治病，或治其虚，或治其实，有时而幸中，有时而不中；谬工之治病，实实虚虚，其误人之迹常著，故可得而罪也；惟庸工之治病，纯补其虚，不敢治其实，举世皆曰平稳，误人而不见其迹。渠①亦自不省其过，虽终老而不悔，且曰：吾用补药也，何罪焉？病人亦曰：彼以补药补我，彼何罪焉？虽死而亦不知觉。

  夫粗工之与谬工，非不误人，惟庸工误人最深。如鲧湮洪水，不知五行之道。夫补者人所喜，攻者人所恶。医者与其逆病人之心而不见用，不若顺病人之心而获利也。岂复计病者之死生乎？呜呼！世无真实，谁能别之？今余著此吐、汗、下三法之诠②，所以该治病之法也。庶几来者有所凭藉耳！

  夫病之一物，非人身素有之也；或自外而入，或由内而生，皆邪气也。邪气加诸身，速攻之可也，速去之可也。揽而留之，何也？虽愚夫愚妇，皆知其不可也。及其闻攻则不悦，闻补则乐之。今之医者曰："当先固其元气，元气实，邪自去。"世间如此妄人，何其多也！

  夫邪之中人，轻则传久而自尽，颇甚则传久而难已，更甚则暴死。若先论固其元气，以补剂补之，真气未胜，而邪已交弛横骛而不可制矣。惟脉脱、下虚、无邪、无积之人，始可议补；其余有邪积之人而议补者，皆鲧湮洪水之徒也。

  今予论吐、汗、下三法，先论攻其邪，邪去而元气自复也。况予所论三法，识练日久，至精至熟，有得无失，所以敢为来者言也。天之六气，风、暑、火、湿、燥、寒；地之六气，雾、露、雨、雹、冰、泥；人之六味，酸、苦、甘、辛、咸、淡。故天邪发病，多在乎上；地邪发病，多在乎下；人邪发病，多在乎中。此为发病之三也。处之者三，出之者亦三也。诸风寒之邪，结搏皮肤之间，藏于经络之内，留而不去，或发疼痛走注、麻痹不仁，及四肢肿痒拘挛，可汗而出之；风痰宿食，在膈或上脘，可涌而出之；寒湿固③冷，热客下焦，在下之病，可泄而出之。《内经》散论诸病，非

---

  ① 渠：他。指代上文所说的"庸工"。

  ② 诠（quán 全）：解释。

  ③ 固：通痼。

一状也；流言治法①，非一阶②也。《至真要大论》等数篇，言运气所生诸病，各断以酸、苦、甘、辛、咸、淡，以总括之。其言补，时见一二；然其补，非今之所谓补也。文具于《补论》条下。如辛补肝、咸补心、甘补肾、酸补脾、苦补肺。若此之补，乃所以发腠理、致津液、通血气。至其统论诸药，则曰辛、甘、淡三味为阳，酸、苦、咸三味为阴。辛甘发散、淡渗泄、酸苦咸涌泄。发散者归于汗，涌者归于吐，泄者归于下，渗为解表归于汗，泄为利小溲归于下，殊不言补。乃知圣人止有三法，无第四法也。

然则，圣人不言补乎？曰：盖汗、下、吐，以若草木治病者也；补者，以谷、肉、果、菜养口体也。夫谷、肉、果、菜之属，犹君之德教也；汗、下、吐之属，犹君之刑罚也。故曰德教兴平之粱肉，刑罚治乱之药石。若人无病，粱肉而已，及其有病，当先诛伐有过，病之去也，粱肉补之。如世已治矣，刑措而不用，岂可以药石为补哉？必欲去大病大瘵，非吐、汗、下未由也已。

然今之医者，不得尽汗、下、吐法，各立门墙③，谁肯屈己之高而一问哉？且予之三法，能兼众法，用药之时，有按、有跷④、有揃⑤、有导⑥、有减、有增、有续、有止。今之医者，不得予之法，皆仰面傲笑曰：吐者瓜蒂而已矣；汗者麻黄、升麻而已矣；下者巴豆、牵牛、朴硝、大黄、甘遂、芫花而已矣。既不得其术，从而诬之。予固难与之苦辨，故作此诠。所谓三法可以兼众法者，如引涎、漉涎⑦、嚏气⑧、追泪⑨，凡上行者，皆吐法也；灸、蒸、熏、渫⑩、洗、熨、烙、针刺、砭射、导引、按摩，凡解表者，皆汗法也；催生、下乳、磨积、逐水、破经、泄气，凡下行者，皆下法也。以余之法，所以该众法也。然予亦未尝以此三法，遂弃众法，各相其病之所宜而用之，以十分率之，此三法居其八九，而众所当才一二也。或言《内经》多论针而少论药者，盖圣人欲明经络，岂知针之理，即所谓药之理。即今著吐、汗、下三篇，各条⑪药之轻重寒温于左，仍于三法之外，别著《原补》一篇，使不预三法⑫，恐后之医者泥于补，故置之三篇之末，使用药者知吐中有汗，下中有补，止有三法。《内经》曰："知其要者，一言而终。"⑬ 是之谓也。(《儒门事亲》)

---

① 流言治法：指分散在《内经》各篇中有关治法的言论。
② 一阶：一途。
③ 门墙：门户，这里指学术上的派别。
④ 跷：用单足或双足踩踏病员一定部位的方法进行治疗。
⑤ 揃（jiǎn 剪）：用静休的方法养生治病，如气功中的坐功、卧功等。
⑥ 导：导引，用运动的方法锻炼身体，防治疾病。如华佗的五禽之戏以及后来的太极拳等。
⑦ 引涎、漉涎：使涎液流出，便于涌吐。
⑧ 嚏（tì 替）气：用药吹入鼻孔，通气开窍。
⑨ 追泪：用药嗜入鼻孔，使泪出为止。
⑩ 渫（xiè 屑）：用药液洗涤，除去秽浊。
⑪ 条：列出，说明。
⑫ 使不预三法：使（它）跟三法无关。预，参与。
⑬ 见《素问·至真要大论》。

〔按语〕

汗、吐、下三法的论述，早见于《内经》，至张仲景《伤寒论》有关三法的运用已较为具体。如汗法有麻黄汤、大青龙汤，下法有三承气汤，吐法有瓜蒂散等方。而张从正则根据《内经》、《伤寒论》汗、吐、下三法的治病原理，广泛地加以运用，丰富了三法的内容，扩大了三法的治疗范围。

张氏从治病以祛邪为先，"邪去而元气自复"的认识出发，针对当时医生为讨好病家，沿用温补的风气，严加批驳，而提出"三法可以兼众法"的观点，同时也介绍了他自己累积的经验。这些，对中医学是有一定贡献的。但必须指出，他在实践中使用三法常占十之八九，其他方法仅占十之一二，也是带有一定片面性的。

对于汗、吐、下三法的各自适应证、运用范围、代表方剂与药物，以及作者的治疗经验等，见后汗、吐、下三法的专论。

病在表者皆可用汗法

风、寒、暑、湿之气，入于皮肤之间而未深，欲速去之，莫如发汗。圣人之刺热，五十九刺①，为无药而设也，皆所以开玄府而逐邪气，与汗同。然不若以药发之，使一毛一窍，无不启发之为速也。然发汗亦有数种，世俗止知惟温热者为汗药，岂知寒凉亦能汗也，亦有薰渍而为汗者，亦有导引而为汗者。如桂枝汤、桂枝麻黄各半汤、五积散、败毒散，皆发汗甚热之药也；如升麻汤②、葛根汤③、解肌汤④、逼毒散⑤，皆辛温之药也；如大柴胡汤、小柴胡汤、柴胡饮子⑥，皆苦寒之药也；如通圣散、双解散⑦、当归散子⑧，皆辛凉之药也。故外热内寒宜辛温、外寒内热宜辛凉平准。所谓导引而汗者，华元化之虎、鹿、熊、猴、鸟五禽之戏，使汗出如傅粉，百疾皆愈。所谓薰渍而汗者，如张苗治陈廪丘，烧地，布桃叶蒸之，大汗，立愈。又如许胤宗治许太后感风不能言，作防风汤⑨数斛，置于床下，气如烟雾，如其言，遂愈能言。此皆前人用之有验者。

以本草校之，荆芥、香白芷、陈皮、半夏、细辛、苍术，其辛而温者乎；蜀椒、胡椒、茱萸、大蒜，其辛而大热者乎；生姜，其辛而微温者乎；天麻、葱白，其辛而平者乎；青皮、薄荷，其辛苦而温者乎；防己、秦艽，其辛而且苦者乎；麻黄、人参、

---

① 五十九刺：指治疗热病所针刺的五十九个穴位。见《素问·水热穴论》。
② 升麻汤：方由升麻、葛根、芍药、甘草组成。
③ 葛根汤：方由葛根、麻黄、桂枝、芍药、甘草、生姜、大枣组成。
④ 解肌汤：方由葛根、麻黄、黄芩、大枣、芍药、甘草组成。
⑤ 逼毒散：方由黄药子、白药子、赤小豆、雄黄组成。
⑥ 柴胡饮子：即柴胡饮，方由柴胡、人参、黄芩、白芍、甘草、大黄、当归组成。
⑦ 双解散：即防风通圣散与益元散合方。
⑧ 当归散子：即当归散，方由当归、黄芩、芍药、川芎、白术组成。
⑨ 防风汤：方由防风、当归、赤茯苓、杏仁、黄芩、秦艽、葛根、羌活、桂枝、甘草组成。

大枣，其甘而温者乎；葛根、赤茯苓，其甘而平者乎；桑白皮，其甘而寒者乎；防风、当归，其甘辛而温者乎；附子，其甘辛而大热者乎；官桂、桂枝，其甘辛而大热者乎；厚朴，其苦而温者乎；桔梗，其苦而微温者乎；黄芩、知母、枳实、地骨皮，其苦而寒者乎；前胡、柴胡，其苦而微寒者乎；羌活，其苦辛而微温者乎；升麻，其苦甘且平者乎；芍药，其酸而微寒者乎；浮萍，其辛酸而寒者乎。凡此四十味，皆发散之属也。惟不善择者，当寒而反热，当热而反寒，此病之所以变也。

仲景曰：大法春夏宜汗。春夏阳气在外，人气亦在外，邪气亦在外，故宜发汗。然仲景举其略耳！设若秋冬得春夏之病，当不发汗乎？但春夏易汗而秋冬难耳！凡发汗欲周身漐漐然，不欲如水淋漓，欲令手足俱周，遍汗出一二时为佳。若汗暴出，邪气多不出，则当重发汗，则使人亡阳。凡发汗中病则止，不必尽剂；要在剂当，不欲过也。此虽仲景调理伤寒之法，至于杂病，复何异哉？且如伤寒麻黄之类，为表实而设也；桂枝汤之类，为表虚而设也；承气汤，为阴虚而设也；四逆汤，为阳虚而设也。表里俱实者，所谓阳盛阴虚，下之则愈；表里俱虚者，所谓阴盛阳虚，汗之则愈也。所谓阳为表而阴为里也。如表虚亡阳，发汗则死。

发汗之法，辨阴阳、别表里、定虚实，然后汗之，随治随应。设若飧泄不止，日夜无度，完谷下出，发汗可也。《内经》曰："春伤于风，夏生飧泄。"此以风为根，风非汗不出。昔有人病此者，腹中雷鸣，泄注水谷不分，小便涩滞，皆曰脾胃虚寒故耳。豆蔻、乌梅、罂粟壳、干姜、附子，曾无一效；中脘、脐下，灸已数十，燥热转甚，小溲涸竭，瘦削无力，饮食减少。命予视之，余以谓《应象论》曰：热气在下，水谷不分，化生飧泄；寒气在上，则生䐜胀①。而气不散何也？阴静而阳动故也。诊其两手脉息，俱浮大而长，身表微热，而桂枝麻黄汤，以姜枣煎大剂，连进三服，汗出终日，至旦而愈，次以胃风汤②，和平脏腑，调养阴阳，食进病愈。又贫家一男子，年二十余，病破伤风搐，牙关紧急，角弓反张，弃之空室，无人问者，时时呻呼。余怜其苦，以风药投之，口噤不能下，乃从两鼻窍中灌入咽喉约一中碗，死中求生。其药皆大黄、甘遂、牵牛、硝石之类。良久，上涌下泄，吐且三四升，下一二十行，风搐立止，肢体柔和，旦已自能起，口虽开，尚未能言。予又以桂枝麻黄汤三两，作一服，使啜之，汗出周匝③如洗，不三日而痊。又如小儿之病，惊风搐搦，涎潮热郁。举世皆用大惊丸④、抱龙丸⑤、镇心丸⑥等药，间有不愈者。余潜用瓜蒂、赤小豆等分，共为细末，以猪胆汁浸，蒸饼为丸，衣以螺青或丹砂，以浆水乳汁送之，良久，风涎涌出一两杓，三五日一涌，涌三五次，渐以通圣散稍热服之，汗漐漐然，病日已矣。顷又

---

① 《素问·阴阳应象大论》说："清气在下，则生飧泄；浊气在上，则生䐜胀。"
② 胃风汤：方由人参、白茯苓、川芎、肉桂、当归、白芍药、白术组成。
③ 周匝（zā 扎）：环绕一周。此指周身。
④ 大惊丸：即镇惊丸，方由人参、甘草、茯神、白僵蚕、枳壳、白附子、白茯苓、天南星、硼砂、牙硝、朱砂、全蝎、麝香组成。
⑤ 抱龙丸：方由陈胆星、天竺黄、雄黄、辰砂、麝香组成。
⑥ 镇心丸：方由甜硝、人参、甘草、寒水石、干山药、白茯苓、朱砂、龙脑、麝香组成。

治一狂人，阴不胜其阳，则脉流薄厥，阳并乃狂。《难经》曰："重阳者狂，重阴者癫。"阳为腑，阴为脏，非阳热而阴寒也。热并于阳则狂，狂则生寒；并于阴则癫，癫则死。《内经》曰：足阳明胃实则狂，故登高而歌，弃衣而走，无所不为，是热之极也。以调胃承气，大作汤，下数十行，三五日，复上涌一二升，三五日，又复下之，凡五六十日，下百余行，吐亦七八度，如吐时，暖室置火，以助其热而汗少解，数汗方平。又治一酒病人，头痛、身热、恶寒，状类伤寒，诊其脉，两手俱洪大，三两日不圊。余以防风通圣散约一两，用水一中碗，生姜二十余片，葱须根二十茎，豆豉一大撮，同煎三五沸，去滓，稍热，分作二服，先服一服多半，须臾以钗股探引咽中，吐出宿酒，酒之香味尚然，约一两杓，头上汗出如洗，次服少半立愈。《内经》曰："火郁发之。"发为汗之，令其疏散也。又尝治一税官，病风寒湿痹，腰脚沉重，浮肿，夜则痛甚，两足恶寒，经五六月间，犹绵胫靴足，腰膝皮肤少有跣①露，则冷风袭之，流入经络，其痛转剧，走注上下，往来无定，其痛极处，便挛急而肿起，肉色不变，腠理间如虫行，每遇风冷，病必转增，饮食转减，肢体瘦乏，须人扶掖，犹能行立。所服者，乌、附、姜、桂种种燥热，燔针着灸莫知其数，前后三年，不获一愈。一日，命予脉之，其两手皆沉滑有力，先以导水丸、通经散②各一服，是夜泻三十余行，痛减半，遂渐服赤茯苓汤、川芎汤、防风汤。此三方在《宣明论》中，治痹方是也。日三服，煎七八钱，絷絷然汗出。余又作玲珑灶法薰蒸，血热病必增剧。诸汗法古方亦多有之，惟以此发汗者，世罕知之。故予尝曰：吐法兼汗，良以此夫！（《儒门事亲》）

散　略

用散者，散表证也。观仲景太阳证用麻黄汤；阳明证用升麻葛根汤；少阳证用小柴胡汤。此散表之准绳也。后世宗之，而复不能用之，在不得其意耳！盖麻黄之气峻利而勇，凡太阳经阴邪在表者，寒毒既深，非此不达，故制用此方，非谓太阳经药必须麻黄也。设以麻黄治阳明、少阳之证，亦寒无不散，第恐性力太过，必反伤其气。岂谓某经某药必不可移易，亦不过分其轻重耳！故如阳明之升麻、葛根，未有不走太阳、少阳者；少阳之柴胡，亦未有不入太阳、阳明者。但用散之法，当知性力缓急及气味寒温之辨，用得其宜，诸经无不妙也。如麻黄、桂枝，峻散者也；防风、荆芥、紫苏，平散者也；细辛、白芷、生姜，温散者也；柴胡、干葛、薄荷，凉散者也；羌活，苍术能走经去湿而散者也；升麻、川芎能举陷上行而散者也。第邪浅者，忌峻利之属；气弱者，忌雄悍之属；热多者，忌温燥之属；寒多者，忌清凉之属。凡热渴、烦躁者，喜干葛，而呕恶者忌之；寒热往来者宜柴胡，而泄泻者忌之；寒邪在上者宜升麻、川芎，而内热火升者忌之。此性用之宜忌所当辨也。至于相配之法，则尤当知

---

① 跣（xiǎn 显）：赤脚。

② 通经散：方由大黄、黄芩、红花、苏木、黄连、羌活、薄荷、黑栀子、香附、生地黄、当归、赤芍药、木贼、甘草、川芎组成。

要：凡以平兼清，自成凉散；以平兼暖，亦可温经；宜大温者，以热济热；宜大凉者，以寒济寒。此其运用之权，则毫厘进退，自有伸缩之妙，又何必胶柱刻舟，以限无穷之病变哉！此无他，在不知仲景之意耳！（《景岳全书》）

〔按语〕

张景岳在方剂学方面的主要贡献，首先是选择、整理古方，将其归纳为八类，称为补、和、攻、散、寒、热、固、因八阵，以便于运用。他说："按古方之散列于诸家者，既多且杂，或互见于各门，或彼此之重复。欲通其用，涉猎固难；欲尽收之，徒资荡乱。今余采其要者，类为八阵……或舍短可以就长，或因此可以校彼，慧眼所及，朗若日星，引而伸之，触类而长之，因古人之绳墨，得资我之变通……"其次是根据自己的临床经验和心得，创制了一些新方，以补古方之不足。其仍分为八类，为了区别于古方八阵，而称之为新方八阵。他又说："余因选古方之得宜者，共若干首，列为八阵，已不为不多矣。第以余观之，若夫犹有未尽，因复制新方八阵，此其中有心得焉，有经验焉，有补古之未备焉。"

张氏在新方八阵前，列有《八略》，分别论述了此八类方剂的适应证、运用方法和注意事项等。实质上，《八略》是对这八种基本治法的论述，因为方剂以及药物的运用，是以治法为指导的，治法、方剂、药物之间，是紧密结合而环环相扣的。所以本书将《八略》论列入本节治疗方法之中，这有利于将治法与方药结合起来学习和研究，也便于临床运用。

论汗法

汗者，散也。经云"邪在皮毛者，汗而发之"是也。又云"体若燔炭，汗出而散"是也。然有当汗不汗误人者；有不当汗而汗误人者；有当汗不可汗，而妄汗之误人者；有当汗不可汗，而又不可以不汗，汗之不得其道以误人者；有当汗而汗之不中其经，不辨其药，知发而不知敛以误人者：是不可以不审也。

何则？风寒初客于人也，头痛发热而恶寒，鼻塞声重而体痛。此皮毛受病，法当汗之。若失时不汗，或汗不如法，以致腠理闭塞，荣卫不通，病邪深入，流传经络者有之。此当汗不汗之过也。

亦有头痛、发热与伤寒同，而其人倦怠无力，鼻不塞，声不重，脉来虚弱，此内伤元气不足之证，又有劳心好色，真阴亏损，内热、晡热，脉细数而无力者；又有伤食病，胸膈满闷，吞酸嗳腐，日晡潮热，气口脉紧者；又有寒痰厥逆、湿淫脚气、内痈、外痈、瘀血凝积，以及风温、湿温、中暑自汗诸症，皆有寒热，与外感风寒似同而实异，若误汗之，变症百出矣。所谓不当汗而汗者，此也。

若夫症在外感应汗之例，而其人脐之左右上下，或有动气，则不可以汗。经云：动气在右，不可发汗，汗则衄而渴、心烦、饮水即吐。动气在左，不可发汗，汗则头眩、汗不止、筋惕肉瞤。动气在上，不可发汗，汗则气上冲，正在心中。动气在下，不可发汗，汗则无汗心大烦、骨节疼、目运、食入则吐、舌不得前。又脉沉咽燥，病已入里，汗之则津液越出，大便难而谵语。又少阴证，但厥无汗，而强发之，则动血，未知从何道出，或从耳目，或从口鼻出者，此为下厥上竭，为难治。又少阴中寒，不可发汗，汗则厥逆蜷卧，不能自温也。又寸脉弱者，不可发汗，汗则亡阳；尺脉弱者，不可发汗，汗则亡阴也。又诸亡血家不可汗，汗则直视额上陷。淋家不可汗，汗则便血。疮家不可汗，汗则痉。又伤寒病在少阳，不可汗，汗则谵妄。又坏病、虚人，及女人经水适来者，皆不可汗，若妄汗之，变症百出矣。所谓当汗不可汗，而妄汗误人者，此也。

夫病不可汗，而又不可以不汗，则将听之乎？是有道焉。《伤寒赋》云：动气理中去白术。是即于理中汤去术而加汗药，保元气而除病气也。又热邪入里而表未解者，仲景有麻黄石膏之例，有葛根黄连黄芩之例，是清凉解表法也。又太阳证脉沉细，少阴证反发热者，有麻黄附子细辛之例，是温中解表法也。又少阳中风，用柴胡汤加桂枝，是和解中兼表法也。又阳虚者，东垣用补中汤①加表药；阴虚者，丹溪用芎归汤加表药。其法精且密矣。总而言之，凡一切阳虚者，皆宜补中发汗；一切阴虚者，皆宜养阴发汗；挟热者，皆宜清凉发汗；挟寒者，皆宜温经发汗；伤食者，则宜消导发汗。感重而体实者，汗之宜重，麻黄汤；感轻而体虚者，汗之宜轻，香苏散。又东南之地，不比西北，隆冬开花，少霜雪，人禀常弱，腠理空疏，凡用汗药，只须对症，不必过重。予尝治伤寒初起，专用香苏散加荆、防、川芎、秦艽、蔓荆等药，一剂愈，甚则两服，无有不安。而麻黄峻剂，数十年来，不上两余。可见地土不同，用药迥别。其有阴虚、阳虚、挟寒、挟热、兼食而为病者，即按前法治之。但师古人用药之意，而未尝尽泥其方，随时随证酌量处治，往往有验。此皆已试之成法，而与斯世共白之。所以拯灾救患者，莫切乎此。此汗之之道也。且三阳之病，浅深不同，治有次第。假如病在太阳，而发散阳明，已隔一层；病在太阳阳明，而和解少阳，则引贼入门矣。假如病在二经，而专治一经，已遗一经，病在三经，而偏治一经，即遗二经矣；假如病在一经，而兼治二经，或兼治三经，则邪过经矣。况太阳无汗，麻黄为最；太阳有汗，桂枝可先；葛根专主阳明；柴胡专主少阳：皆的当不易之药。至于九味羌活②，乃两感热证三阳三阴并治之法，初非为太阳一经设也。又柴葛解肌汤③，乃治春温夏热之证，自里达表，其症不恶寒而口渴。若新感风寒，恶寒而口不渴者，非所宜也。又伤风自汗，用桂枝汤，伤暑自汗，则不可用，若误用之，热邪愈盛而病必增剧。若于暑证而妄行发散，复伤津液，名曰重暍，多致不救。古人设为白术、防风例以治风；设益元散、香薷饮以治暑：俾不犯三阳禁忌者，良有以也。

又人知发汗退热之法，而不知敛汗退热之法。汗不出则散之，汗出多则敛之。敛也者，非五味、酸枣之谓。其谓致病有因，出汗有由，治得其宜，汗自敛耳。譬如风伤卫汗自出者，以桂枝汤和荣卫，祛风邪而汗自止；若热邪传里，令人汗出者，乃热

---

① 补中汤：方由升麻、柴胡、当归身、苍术、大麦蘖、泽泻、五味子、甘草、黄芪、神曲、红花组成。
② 九味羌活汤：方由羌活、防风、苍术、细辛、川芎、白芷、生地、黄芩、甘草组成。
③ 柴葛解肌汤：方由柴胡、葛根、石膏、羌活、白芷、黄芩、芍药、桔梗、甘草组成。

气熏蒸，如釜中炊煮，水气旁流，非虚也，急用白虎汤清之；若邪已结聚，不大便者，则用承气汤下之，热气退而汗自收矣。此与伤暑自汗略同。但暑伤气，为虚邪，只有清、补并行之一法；寒伤形，为实邪，则清热之外，更有攻下、止汗之法也。复有发散太过，遂至汗多亡阳，身瞤动欲擗地者，宜用真武汤。此救逆之良药，与中寒冷汗自出者，同类并称；又与热证汗出者，大相径庭矣。其他少阳证，头微汗，或盗汗者，小柴胡汤。水气症，头汗出者，小半夏加茯苓汤。至于虚人自汗、盗汗等症，则归脾、补中、八珍、十全，按法而用，委曲寻绎，各尽其妙，而后即安。所谓汗之必中其经，必得其药，知发而知敛者，此也。嗟嗟！百病起于风寒，风寒必先客表，汗得其法，何病不除？汗法一差，夭枉随之矣。吁！汗岂易言哉？（《医学心悟》）

和 略

和方之制，和其不和者也。凡病兼虚者，补而和之；兼滞者，行而和之；兼寒者，温而和之；兼热者，凉而和之。和之为义广矣。亦犹土兼四气，其于补、泻、温、凉之用，无所不及。务在调平元气，不失中和之为贵也。故凡阴虚于下，而精血亏损者，忌利小水，如四苓、通草汤①之属是也；阴虚于上，而肺热干咳者，忌用辛燥，如半夏、苍术、细辛、香附、芎、归、白术之属是也；阳虚于上者，忌消耗，如陈皮、砂仁、木香、槟榔之属是也；阳虚于下者，忌沉寒，如黄柏、知母、栀子、木通之属是也；大便溏泄者，忌滑利，如二冬、牛膝、苁蓉、当归、柴胡、童便之属是也；表邪未解者，忌收敛，如五味、枣仁、地榆、文蛤之属是也；气滞者，忌开塞，如黄芪、白术、薯蓣、甘草之属是也；经滞者，忌寒凝，如门冬、生地、石斛、芩、连之属是也。凡邪火在上者，不宜升，火得升而愈炽矣；沉寒在下者，不宜降，阴被降而愈亡矣。诸动者不宜再动，如火动者，忌温暖；血动者，忌辛香；汗动者，忌疏散；神动者，忌耗伤。凡性味之不静者，皆所当慎；其于刚暴更甚者，则又在不言可知也。诸静者不宜再静，如沉微细弱者，脉之静也；神昏气怯者，阳之静也；肌体清寒者，表之静也；口腹畏寒者，里之静也。凡性味之阴柔者，皆所当慎；其于沉寒更甚者，又在不言可知也。夫阳主动，以动济动，火上添油也，不焦烂乎？阴主静，以静益静，雪上加霜也，不寂灭乎？凡前所论，论其略耳！而书不尽言，言不尽意，能因类而广之，则存乎其人矣。不知此义，又何和剂之足云！（《景岳全书》）

论和法

伤寒在表者可汗，在里者可下，其在半表半里者，惟有和之一法焉。仲景用小柴胡汤加减，是已。然有当和不和误人者；有不当和而和以误人者；有当和而和，而不知寒热之多寡、禀质之虚实、脏腑之燥湿、邪气之兼并以误人者：是不可不辨也。

---

① 通草汤：方由通草、葵子、茅根、王不留行、蒲黄、桃胶、瞿麦、滑石、甘草组成。

夫病当耳聋、胁痛、寒热往来之际，应用柴胡汤和解之。而或以麻黄、桂枝发表，误矣；或以大黄、芒硝攻里，则尤误矣；又或因其胸满胁痛而吐之，则亦误矣。盖病在少阳，有三禁焉，汗、吐、下是也。且非惟汗、吐、下有所当禁，即舍此三法而妄用他药，均为无益而反有害。古人有言，少阳胆为清净之府，无出入之路，只有和解一法，柴胡一方，最为切当。何其所见明确，而立法精微，亦至此乎？此所谓当和而和者也。

然亦有不当和而和者，如病邪在表，未入少阳，误用柴胡，谓之引贼入门。轻则为疟，重则传入心胞，渐变神昏不语之候。亦有邪已入里，燥渴、谵语诸症丛集，而医者仅以柴胡汤治之，则病不解。至于内伤劳倦、内伤饮食、气虚、血虚、痈肿、瘀血诸证，皆令寒热往来，似疟非疟，均非柴胡汤所能去者，若不辨明证候，切实用药，而借此平稳之法，巧为藏拙，误人非浅。所谓不当和而和者，此也。

然亦有当和而和，而不知寒热之多寡者，何也？夫伤寒之邪，在表为寒，在里为热，在半表半里，则为寒热交界之所。然有偏于表者则寒多，偏于里者则热多，而用药须与之相称，庶阴阳和平而邪气顿解。否则寒多而益其寒，热多而助其热，药既不平，病益增剧。此非不和也，和之而不得寒热多寡之宜者也。

然又有当和而和，而不知禀质之虚实者，何也？夫客邪在表，譬如贼甫入门，岂敢遽登吾堂而入吾室，必窥其堂奥空虚，乃乘隙而进。是以小柴胡用人参者，所以补正气，使正气旺则邪无所容，自然得汗而解。盖由是门入，复由是门出也。亦有表邪失汗，腠理致密，贼无出路，由此而传入少阳，热气渐盛，此不关本气之虚，故有不用人参而和解自愈者。是知病有虚实，法在变通，不可误也。

然又有当和而和，而不知脏腑之燥湿者，何也？如病在少阳，而口不渴，大便如常，是津液未伤，清润之药不宜太过，而半夏、生姜皆可用也。若口大渴，大便渐结，是邪气将入于阴，津液渐少，则辛燥之药可除，而花粉、瓜蒌有必用矣。所谓脏腑有燥湿之不同者，此也。

然又有当和而和，而不知邪之兼并者，何也？假如邪在少阳，而太阳阳明证未罢，是少阳兼表邪也，小柴胡中须加表药，仲景有柴胡加桂枝之例矣。又如邪在少阳，而兼里热，则便闭、谵语、燥渴之症生，小柴胡中须兼里药，仲景有柴胡加芒硝之例矣。又三阳合病，合目则汗，面垢、谵语、遗尿者，用白虎汤和解之。盖三阳同病必连胃腑，故以辛凉之药，内清本腑，外彻肌肤，令三经之邪一同解散，是又专以清剂为和矣。所谓邪有兼并者，此也。

由是推之，有清而和者，有温而和者，有消而和者，有补而和者，有燥而和者，有润而和者，有兼表而和者，有兼攻而和者。和之义则一，而和之法变化无穷焉。知斯意者，则温热之治，瘟疫之方，时行痎疟，皆从此推广之，不难应手而愈矣。世人漫曰和解，而不能尽其和之法，将有增气助邪，而益其争，坚其病者，和云乎哉！

（《医学心悟》）

和解法说

和解者，合汗、下之法，而缓用之者也。伤寒以小柴胡为和解之方，后人不求和解之义，囫囵读过，随口称道，昧者更以果子药当之。窃思凡用和解之法者，必其邪气之极杂者也。寒者、热者、燥者、湿者，结于一处而不得通，则宜开其结而解之；升者、降者、敛者、散者，积于一偏而不相洽，则宜平其积而和之。故方中往往寒热并用，燥湿并用，升降敛散并用，非杂乱而无法也，正法之至妙也。揆其大旨，总是缓撑微降之法居多，缓撑则结者解，微降则偏者和矣；且撑正以活其降之机，降正以助其撑之力。何者？杂合之邪之交纽而不已也，其气必郁而多逆，故开郁降逆，即是和解，无汗下之用，而隐寓汗下之旨矣。若但清降之，则清降而已耳，非和解也；但疏散之，则疏散而已耳，非和解也。和解之方，多是偶方复方，即或间有奇方，亦方之大者也。何者？以其有相反而相用者也。相反者，寒与热也，燥与湿也，升与降也，敛与散也。（《读医随笔》）

病在下者皆可用下法

下之攻病，人亦所恶闻也。然积聚陈莝于中，留结寒热于内，留之则是耶？逐之则是耶？《内经》一书，惟以气血通流为贵。世俗庸工，惟以闭塞为贵；又止知下之为泻，又岂知《内经》之所谓下者，乃所谓补也。陈莝去而肠胃洁，癥瘕尽而荣卫昌，不补之中，有真补者存焉。然俗不信下之为补者，盖庸工妄投下药，当寒反热，当热反寒，未见微功，转成大害，使聪明之士，亦复不信者此也。所以谓寒药下者，调胃承气汤泄热之上药也；大、小、桃仁承气，次也；陷胸汤，又其次也；大柴胡又其次也。以凉药下者，八正散泄热兼利小溲；洗心散①泄热兼治头目；黄连解毒散②治内外上下畜热而不泄者；四物汤凉血而行经者也；神芎丸解上下畜热而泄者也。以温药而下者，无忧散③下诸积之上药也；十枣汤下诸水之上药也。以热药下者，煮黄丸④、缠金丸之类也。急则用汤，缓则用丸，或以汤送丸，量病之微甚，中病即止，不必尽剂，过而生愆。仲景曰：大法秋宜泻。谓秋则阳气在下，人气与邪气亦在下，故宜下。此仲景言其大概耳！设若春夏有可下之疾，当不下乎？此世上之庸工踟蹰迁延，误人大病者也，皆曰夏月岂敢用过药泻脱胃气。呜呼！何不达造化之甚也。《内经》土、火之郁发四之气，以五月先取化源，泻土补水。又曰：土郁则夺之。王太仆注曰：夺谓下之令无壅碍也。然则于五月先防土壅之发，令人下夺。《素问》之言非欤？然随证不必

---

① 洗心散：方由当归、大黄、生麻黄、赤芍、荆芥穗、甘草、白术组成。
② 黄连解毒散：即黄连解毒汤，方由黄连、黄柏、栀子、黄芩组成。
③ 无忧散：方由黄芪、木通、桑白皮、陈皮、胡椒、白术、木香、牵牛组成。
④ 煮黄丸：方由雄黄、巴豆组成。

下夺，在良工消息之也。矫世俗期不误大病暴病者耳！故土郁之为夺，虽大承气汤亦无害也。试举大承气之药论：大黄苦寒，通九窍、利大小便、除五脏六腑积热；芒硝咸寒，破痰、散热、润肠胃；枳实苦寒，为佐使，散滞气、消痞满、除腹胀；厚朴辛温，和脾胃、宽中通气。此四味虽为下药，有泄有补，卓然有奇功。刘河间又加甘草，以为三一承气，以甘和其中，最得仲景之秘也。余尝以大承气改作调中汤，加以姜、枣煎之。俗见姜、枣以为补脾胃而喜服，不知其中有大黄、芒硝也。恶寒喜暖取补，故自古及今，天下皆然，此《内经》之法抑屈而不伸也。此药治中满痞气不大便者，下五七行殊不困乏，次日必神清气快，膈空食进。《内经》曰："脾为之使，胃为之市。"① 人之食饮酸、咸、甘、苦百种之味，杂凑于此，壅而不行，荡其旧而新之，亦脾胃之所望也。况中州之人，食杂而不劳者乎！中州，土也，兼载四象，木、金、水、火皆聚此中。故脾胃之病，奈何中州之医，不善扫除仓廪，使陈莝积而不去也，犹曰我善补，大罪也。此药有奇功，皆谓服之便成伤败，乃好丹而非素者也。

或言男子不可久泻，妇人不可久吐，何妄论之甚也。可吐则吐，可下则下，岂问男女乎？大人小儿一切所伤之物在胃脘，如两手脉迟而滑者，内实也，宜下之。何以别乎？盖伤宿食者恶食，伤风者恶风，伤寒者恶寒，伤酒者恶酒，至易辨也。故凡宿食在胃脘，皆可下之，则三部脉平，若心下按之而硬满者，犹宜再下之。如伤寒大汗之后，重复劳发而为病者，盖下之后热气不尽故也，当再下之。若杂病腹中满痛不止者，此为内实也。《金匮要略》曰："病者腹满，按之不痛者为虚，痛者为实。"② 《难经》曰："痛者为实。"③ 腹中满痛，里壅为实，故可下之，不计杂病、伤寒，皆宜急下之，宜大承气汤，或导水丸④，或泄水丸⑤等药，过十余行，如痛不已，亦可再服，痛已则止。至如伤寒大汗之后发热，脉沉实，及寒热往来，时时有涎嗽者，宜大柴胡汤，加当归煎服之，下三五行，立愈。产后慎不可作诸虚不足治之，必变作骨蒸寒热、饮食不入、肌肤瘦削、经水不行。经曰："其寒也，则衰饮食；其热也，则消肌肉。"⑥ 人病瘦削，皆粗工以药消烁之故也。呜呼！人之死者，岂为命乎？《难经》曰："实实虚虚，损不足益有余，如此死者，医杀之耳。"⑦ 至如目黄、九疸、食劳，皆属脾土，可下之，宜茵陈蒿汤，或用导水丸、禹功散⑧，泻十余行，次以五苓散、桂苓甘露散⑨、白术丸⑩等药，服之则愈矣。或腰脚胯痛，可用甘遂粉二三钱，以猪猪腰子薄批七八

---

① 见《素问·刺禁论》。

② 见《金匮要略·腹满寒疝宿食病脉症治第十》。

③ 见《难经·四十八难》。

④ 导水丸：方由大黄、黄芩、滑石、牵牛组成。

⑤ 泄水丸：方由大戟、芫花、甘遂、海带、海藻、郁李仁、续随子、樟柳根组成。

⑥ 见《素问·风论》。

⑦ 见《难经·十二难》。

⑧ 禹功散：方由黑牵牛、茴香（或加木香）组成。

⑨ 桂苓甘露散：方由肉桂、茯苓、白术、甘草、泽泻、葛根、石膏、寒水石、滑石、藿香、人参、木香组成。

⑩ 白术丸：方由白术、人参、黄芪、茯苓、山药、百合、甘草、前胡、柴胡组成。

片，掺药在内，以湿纸包数重，文武火烧熟，至临卧细嚼，以温酒或米饮汤调下，至平明见一二十行，勿讶；意欲止泻，则饮水或新水顿服之，泻立止；次服通经和气定痛乌金丸[①]、蹁马丹之类，则愈矣。《内经》有不因气动而病生于外者，太仆以为瘴气贼魅、虫毒、蜚尸鬼击、冲薄坠堕、风寒暑湿、斫射、剥割、撞扑之类，至如诸落马、堕井、打扑闪肭损折、汤沃火烧、车碾大伤，肿发焮痛，日夜号泣不止者，予寻常谈笑之间，立获大效，可峻泻三四十行，痛止肿消，乃以通经散、下导水丸等药；如泻水少，则可再加汤剂泻之，后服和血、消肿、散毒之药，病去如扫。此法得之睢阳高大明、侯德和，使外伤者，不致癃残跛躄之患。余非敢掩人之善，意在救人耳！曾有邻人，杖疮发作肿痛，焮及上下，语言错乱，时时呕吐，数日不食，皆曰不救。余以通经散三四钱，下神佑丸百余丸，相并而下，间有呕出者，太半已下膈矣，良久，大泻数行，秽不可近，脓血涎沫瘀毒约一二斗，其病人困睡不省，一日一夜。邻问予，予曰：喘息匀停，肿消痛减，故得睡也。来旦语清食进，不数日痊。救杖疮欲死者，四十年间二三百，余追思举世杖疮死者，皆枉死也。自后凡见冤人被责者，急以导水丸、禹功散，大作剂料，泻惊涎一两盆，更无肿发痛焮之难。如导水丸、禹功散泄泻不动，更加之通经散、神佑丸泻之。泻讫，须忌热物，止可吃新汲水一二顿，泻止立愈。至如沉积多年羸劳者，不可便服陡攻之药，可服缠积丹、三棱丸[②]之类。《内经》曰：重者因而减之。若人年老衰弱，有虚中积聚者，止可五日一服万病无忧散，故凡积年之患，岂可一药而愈？即可减而去之。

以本草考之，下之寒者，有戎盐之咸，犀角之酸咸，沧盐、泽泻之甘咸，枳实之苦酸，腻粉[③]之辛，泽漆之苦辛，杏仁之苦甘；下之微寒者，有猪胆之苦；下之大寒者，有牙硝之甘，大黄、瓜蒂、牵牛、苦瓠子、蓝汁、牛胆、羊蹄根苗之苦，大戟、甘遂之苦甘，朴硝、芒硝之苦辛；下之温者，有槟榔之辛，芫花之苦辛，石蜜之甘，皂角之辛咸；下之热者，有巴豆之辛；下之辛凉者，有猪、羊血之咸；下之平者，有郁李仁之酸，桃花萼之苦。右三十味，惟牵牛、大戟、芫花、皂角、羊蹄根、苦瓠子、瓜蒂有小毒，巴豆、甘遂、腻粉、杏仁之有大毒，余皆无毒。设若疫气、冒风中酒、小儿疮疹，及产后潮热、中满败血，勿用银粉、杏仁大毒之药，下之必死，不死即危。且如槟榔、犀角、皂角皆温平，可以杀虫、透关节、除肠中风火燥结；大黄、芒硝、朴硝等咸寒，可以治伤寒热病、时气瘟毒、发斑泻血、燥热发狂，大作汤剂，以荡涤积热；泽泻、羊蹄苗根、牛胆、蓝叶汁、苦瓠子亦苦寒，可以治水肿遍身、腹大如鼓、大小便不利，及目黄湿疸九疸、食痨疳虫，食土生米等物，分利水湿，通利大小便，荡涤肠胃间宿谷相搏。又若备急丸，以巴豆、干姜、大黄三味，蜜和丸之，亦是下药。然止可施于辛苦劳力，贫食粗辣之辈，或心腹胀满、胁肋刺痛、暴痛不住，服五七丸，

---

① 乌金丸：方由香附、大黄、木香、乳香、没药、官桂、五灵脂、桃仁泥、玄胡索、乌药、莪术、当归、益母草、蚕茧组成。

② 三棱丸：方由三棱、川芎、牛膝、玄胡索、莪术、蒲黄、庵蒽、丹皮、芫花、白芷、当归、地龙、干姜、大黄组成。

③ 腻粉：铅粉、汞粉之别名。

或十丸，泻五七行以救急；若施之富贵城郭之人则非矣。此药用砒石治疟相类，止可施之于贫食之人。若备急丸，治伤寒、风温、中酒冒风，及小儿疮疹、产后满闷，用之下膈，不死则危；及夫城郭之人，富贵之家，用此下药，亦不死则危矣。奈何庸人畏大黄而不畏巴豆，粗工喜巴豆而不喜大黄，盖庸人以巴豆性热而不畏，以大黄性寒而畏。粗工以巴豆剂小而喜，以大黄剂大而不喜，皆不知理而至是也。岂知诸毒中，惟巴豆为甚，去油匮之蜡犹能下，后使人津液涸竭，留毒不去，胸热口燥，他病转生，故下药以巴豆为禁。余尝用前十余药，如身之使臂，臂之使手。

然诸洞泄、寒中者，不可下，俗谓休息痢也；伤寒脉浮者，不可下；表里俱虚者，不宜下；《内经》中五痞心证，不宜下。厥而唇青、手足冷，内热深者，宜下；寒者，不宜下：以脉别之。小儿内泻转生慢惊，及两目直视，鱼口出气者，亦不宜下；若十二经败甚，亦不宜下，止宜调养，温以和之：如下则必误人病耳！若其余大积大聚，大病大秘，大涸大坚，下药乃补药也。余尝曰：泻法兼补法，良以此夫！（《儒门事亲》）

攻　略

攻方之制，攻其实也。凡攻气者，攻其聚，聚可散也；攻血者，攻其瘀，瘀可通也；攻积者，攻其坚，在脏者可破可培，在经者可针可灸也；攻痰者，攻其急，真实者暂宜解标，多虚者只宜求本也。但诸病之实有微甚，用攻之法分重轻。大实者攻之未及，可以再加；微实者攻之太过，每因致害，所当慎也。凡病在阳者，不可攻阴；病在胸者，不可攻脏；若此者，邪必乘虚内陷，所谓引贼入室也。病在阴者，勿攻其阳；病在里者，勿攻其表：若此者，病必因误而甚，所谓自撤藩蔽也。大都治宜用攻，必其邪之甚者也。其若实邪果甚，自与攻药相宜，不必杂之补剂。盖实不嫌攻，若但略加甘滞，便相牵制；虚不嫌补，若但略加消耗，便觉相妨。所以寒实者，最不喜清；热实者，最不喜暖。然实而误补，不过增病，病增者可解；虚而误攻，必先脱元，元脱者无治矣。是皆攻法之要也。其或虚中有实，实中有虚，此又当酌其权宜，不在急宜攻、急宜补者之例。虽然凡用攻之法，所以除凶剪暴也，亦犹乱世之兵，必不可无。然惟必不得已乃可用之，若或有疑，宁加详慎。盖攻虽去邪，无弗伤气，受益者四，受损者六。故攻之一法，实自古仁人所深忌者，正恐其成之难、败之易耳！倘任意不思此，其人可知矣。（《景岳全书》）

论下法

下者，攻也，攻其邪也。病在表，则汗之；在半表半里，则和之；病在里，则下之而已。然有当下不下误人者；有不当下而下误人者；有当下不可下，而妄下之误人者；有当下不可下，而又不可以不下，下之不得其法以误人者；有当下而下之不知浅深、不分便溺与蓄血、不论汤丸以误人者；又杂病中，不别寒热、积滞、痰、水、虫、血、痛、脓以误人者：是不可不察也。

何谓当下不下？仲景云：少阴病，得之二三日，口燥咽干者，急下之。少阴病，六七日，腹满不大便者，急下之。下利，脉滑数，不欲食，按之心下硬者，有宿食也，急下之。阳明病，谵语，不能食，胃中有燥屎也，可下之。阳明病，发热汗多者，急下之。少阴病，下利清水，色纯青，心下必痛，口干燥者，急下之。伤寒六七日，目中不了了，睛不和，无表证，大便难者，急下之。此皆在当下之例，若失时不下，则津液枯竭，身如槁木，势难挽回矣。

然又有不当下而下者，何也？如伤寒表证未罢，病在阳也，下之则成结胸；病邪虽已入里，而散漫于三阴经络之间，尚未结实，若遽下之，亦成痞气。况有阴结之症，大便反硬，得温则行，如开冰解冻之象。又杂症中，有高年血燥不行者，有新产血枯不行者，有病后亡津液者，有亡血者，有日久不更衣，腹无所苦，别无他症者。若误下之，变症蜂起矣。所谓不当下而下者，此也。

然又有当下不可下者，何也？病有热邪传里，已成可下之证，而其人脐之上、下、左、右，或有动气，则不可以下。经云：动气在右，不可下，下之则津液内竭、咽燥、鼻干、头眩、心悸也；动气在左，不可下，下之则腹内拘急、食不下，动气更剧，虽有身热，卧则欲踡；动气在上，不可下，下之则掌握烦热、身浮汗泄，欲得水自灌；动气在下，不可下，下之则腹满、头眩，食则清谷，心下痞也；又咽中闭塞者不可下，下之则下轻上重、水浆不入、踡卧、身疼、下利日数十行；又脉微弱者不可下；脉浮大，按之无力者，不可下；脉迟者，不可下；喘而胸满者，不可下；欲吐、欲呕者，不可下；病人阳气素微者，不可下，下之则呃；病人平素胃弱，不能食者，不可下；病中能食，胃无燥屎也，不可下；小便清者，不可下；病人腹满时减，复如故者，不可下。若误下之，变症百出矣。所谓当下不可下，而妄下误人者，此也。

然有当下不可下，而又不得不下者，何也？夫以羸弱之人，虚细之脉，一旦而热邪乘之，是为正虚邪盛，最难措手。古人有清法焉，有润法焉，有导法焉，有少少微和之法焉，有先补后攻、先攻后补之法焉，有攻补并行之法焉，不可不讲也。如三黄解毒，清之也。麻仁、梨汁，润之也。蜜煎、猪胆汁、土瓜根，导之也。凉膈散、大柴胡，少少和之也。更有脉虚体弱不能胜任者，则先补之而后攻之，或暂攻之而随补之，或以人参汤送下三黄枳术丸①。又或以人参、瓜蒌、枳实，攻补并行而不相悖。盖峻剂一投，即以参、术、归、芍维持调护于其中，俾邪气潜消而正气安固，不愧为王者之师矣。又有杂症中，大便不通，其用药之法可相参者。如老人、久病人、新产妇人，每多大便闭结之症，丹溪用四物汤，东垣用通幽汤，予尝合而酌之，而加以苁蓉、枸杞、柏子仁、芝麻、松子仁、人乳、梨汁、蜂蜜之类，随手取效。又尝于四物加升麻，及前滋润药，治老人血枯，数至圊而不能便者，往往有验。此皆委曲疏通之法。若果人虚，虽传经热邪，不妨借用，宁得猛然一往，败坏真元，至成洞泻，虽曰天命，岂非人事哉！所谓下之贵得其法者，此也。

---

① 三黄枳术丸：方由黄芩、黄连、大黄、神曲、白术、陈皮、枳实、荷叶组成。

　　然又有当下而下，而不知浅深、不分便溺与蓄血、不论汤丸以误人者，何也？如仲景大承气汤，必痞、满、燥、实兼全者，乃可用之。若仅痞、满而未燥、实者，仲景只用泻心汤。痞、满兼燥而未实者，仲景只用小承气汤。除去芒硝，恐伤下焦阴血也。燥、实在下而痞，满轻者，仲景只用调胃承气汤。除去枳、朴，恐伤上焦阳气也。又有太阳伤风证，误下而传太阴，以致腹痛者，则用桂枝汤加芍药；大实痛者，桂枝汤加大黄；是解表之中兼攻里也。又有邪从少阳来，寒热未除，则用大柴胡汤，是和解之中兼攻里也。又结胸证，项背强，从胸至腹硬满而痛，手不可近者，仲景用大陷胸汤、丸；若不按不痛者，只用小陷胸汤；若寒食结胸，用三白散①热药攻之；又水结胸，头出汗者，用小半夏加茯苓汤；水停胁下，痛不可忍者，则用十枣汤。凡结胸阴阳二症，服药罔效，《活人》俱用枳实理中丸②，应手而愈。又《河间三书》云：郁热蓄甚，神昏厥逆，脉反滞涩，有微细欲绝之象，世俗未明造化之理，投以温药，则不可救；或者妄行攻下，致残阴暴绝，势大可危，不下亦危，宜用凉膈散合解毒汤；养阴退阳，积热借以宣散，则心胸和畅，而脉渐以生。此皆用药浅深之次第也。又如太阳症未罢，口渴，小便短涩，大便如常，此为溺涩不通之证，治用五苓散。又太阳传本，热结膀胱，其人如狂，少腹硬满而痛，小便自利者，此为蓄血下焦，宜抵当汤、丸。若蓄血轻微，但少腹急结，未至硬满者，则用桃核承气汤，或用生地四物汤，加酒洗大黄各半下之，尤为稳当。盖溺涩证，大便如常；燥粪证，小便不利；蓄血证，小便自利、大便色黑也。此便溺、蓄血之所由分也。血结膀胱，病势最急，则用抵当汤，稍轻者，抵当丸。结胸恶证悉具，则用大陷胸汤；稍轻者，大陷胸丸。其他荡涤肠胃，推陈致新之法，则皆用汤。古人有言，凡用下药攻邪气，汤剂胜丸散。诚以热淫于内，用汤液涤除之，为清净耳！此汤、丸之别也。

　　然又有杂症中，不别寒热、积滞、痰、水、虫、血、痈脓以误人者，何也？东垣治伤食证，腹痛、便闭、拒按者，因于冷食，用见睨丸③；因于热食，用三黄枳术丸；若冷热互伤，则以二丸酌其所食之多寡而互用之：应手取效。又实热老痰，滚痰丸；水肿实证，神佑丸；虫积，蒑红丸④；血积，花蕊丹、失笑丸⑤；肠痈，牡丹皮散。随症立方，各有攸宜。此杂症攻下之良法也。

　　近世庸家，不讲于法，每视下药为畏途，病者亦视下药为砒鸩，致令热症垂危，袖手旁观，委之天数，大可悲耳！昔张子和《儒门事亲》三法，即以下法为补，谓下去其邪而正气自复，谷、肉、果、菜，无往而非补养之物。虽其说未合时宜，而于治病攻邪之法正未可缺。吾愿学者仰而思之，平心而察之，得其要领，以施救济之方，

---

　　①　三白散：指三物白散（又名桔梗白散、白散），方由桔梗、川贝母、巴豆组成。
　　②　枳实理中丸：方由枳实、茯苓、人参、白术、炮姜、甘草组成。
　　③　见睨（xiǎn 显）丸：方由附子、鬼箭羽、紫石英、泽泻、肉桂、延胡索、木香、槟榔、血竭、水蛭、桃仁、三棱、大黄组成。
　　④　蒑红丸：方由干漆、紫菀花、巴豆组成。
　　⑤　失笑丸：方由枳实、黄连、白术、人参、半夏曲、厚朴、干姜、甘草、白茯苓、麦芽组成。

将以跻①斯民于寿域不难矣。(《医学心悟》)

论消法

消者，去其壅也。脏腑、经络、肌肉之间，本无此物而忽有之，必为消散，乃得其平。经云"坚者削之"是已。然有当消不消误人者；有不当消而消误人者；有当消而消之不得其法以误人者；有消之而不明部分以误人者；有消之而不辨夫积聚之原，有气、血、积食、停痰、蓄水、痈脓、虫蛊、劳瘵，与夫疝癖、癥瘕、七疝、胞痹、肠覃、石瘕，以及前后二阴诸疾以误人者：是不可不审也。

凡人起居有常，饮食有节，和平恬恢，气血周流，谷神充畅，病安从来？惟夫一有不慎，则六淫外侵，七情内动，饮食停滞，邪日留止，则诸症生焉。法当及时消导，俾其速散，气行则愈耳。倘迁延日久，积气盘踞坚牢，日渐强大，有欲拔不能之势，虽有智者，亦难为力。此当消不消之过也。

然亦有不当消而消者，何也？假如气虚中满，名之曰鼓，腹皮膨急，中空无物，取其形如鼓之状，而因以名之。此为败症，必须填实，庶乎可消，与蛊症之为虫为血，内实而有物者，大相径庭。又如脾虚水肿，土衰不能制水也，非补土不可；真阳大亏，火衰不能生土者，非温暖命门不可。又有脾虚食不消者，气虚不能运化而生痰者，肾虚水泛为痰者，血枯而经水断绝者，皆非消导所可行，而或妄用之，误人多矣。所谓不当消而消者，此也。

然又有当消而消之不得其法者，何也？夫积聚、癥瘕之症，有初、中，末之三法焉。当其邪气初客，所积未坚，则先消之而后和之。及其所积日久，气郁渐深，湿热相生，块因渐大，法从中治，当祛湿热之邪，削之、耎之以底于平。但邪气久客，正气必虚，须以补泻迭相为用，如薛立斋用归脾汤，送下芦荟丸。予亦尝用五味异功散，佐以和中丸，皆攻补并行，中治之道也。若夫块消及半，便从末治，不使攻击，但补其气、调其血、导达其经脉，俾荣卫流通而块自消矣。凡攻病之药，皆损气血，不可过也。此消之之法也。

然又有消之而不明部分者，何也？心、肝、脾、肺、肾，分布五方，胃、大肠、小肠、膀胱、三焦、胆与膻中，皆附丽有常所，而皮毛、肌肉、筋骨，各有浅深，凡用汤、丸、膏、散，必须按其部分，而君、臣、佐、使，驾驭有方，使不得移，则病处当之，不至诛伐无过矣。此医门第一义也，而于消法为尤要。不明乎此，而妄行克削，则病未消而元气已消，其害可胜言哉！况乎积聚之原，有气、血、食积、停痰、蓄水、痈脓、虫蛊、劳瘵，与夫疝癖、癥瘕、七疝、胞痹、肠覃、石瘕，以及前后二阴诸疾，各各不同，若不明辨，为害非轻。予因约略而指数之。

夫积者，成于五脏，推之不移者也；聚者，成于六腑，推之则移者也。其忽聚忽散者，气也；痛有定处而不散者，血也。得食则痛，嗳腐吞酸者，食积也；腹有块，

---

① 跻（jī 机）：登；升。

按之而实者，痰也；先足肿，后及腹者，水也；先腹满，后及四肢者，胀也；痛引两胁，咳而吐涎者，停饮也；咳而胸痛，吐脓腥臭者，肺痈也；当胃而痛，呕而吐脓者，胃脘痈也；当脐而痛，小便如淋，转侧作水声者，肠痈也；憎寒壮热，饮食如常，身有痛，偏着一处者，外痈也；病人嗜食甘甜或异物，饥时则痛，唇之上下有白斑点者，虫也。虫有九，湿热所生，而为蛇、为鳖，则血之所成也。胡以知为蛇鳖？腹中如有物，动而痛不可忍，吃血故也。又岭南之地，以蛊害人，施于饮食，他方之蛊，多因近池饮冷，阴受蛇、虫之毒也。病人咳嗽痰红，抑抑不乐，畏见人，喉痒而咳剧者，劳瘵生虫也。疝如弓弦，筋病也；癖则隐癖，附骨之病也。症则有块可征，积之类也；瘕者或有或无，痞气之类也。少腹如汤沃，小便涩者，胞痹也。痛引睾丸，疝也。女人经水自行，而腹块渐大，如怀子者，肠覃也；经水不行，而腹块渐大，并非妊者，石瘕也。有妊、无妊，可于脉之滑、涩辨之也。至于湿热下坠，则为阴菌、阴蚀、阴挺下脱、阴茎肿烂之类，而虚火内烁庚金，则为痔漏、为悬痈、为脏毒。种种见症，不一而足，务在明辨证候，按法而消之也。医者以一消字，视为泛常，而不知其变化曲折，较他法为尤难，则奈何不详稽博考，以尽济时之仁术也耶！（《医学心悟》）

病在上者皆可用吐法

夫吐者，人之所畏。且顺而下之，尚犹不乐，况逆而上之，不说者多矣。然自胸已上，大满大实，痰如胶粥，微丸微散，皆儿戏也，非吐病安能出？仲景之言曰：大法春宜吐。盖春时阳气在上，人气与邪气亦在上，故宜吐。涌吐之药，或丸或散，中病则止，不必尽剂，过则伤人。然则四时有急吐者，不必直待春时也，但仲景言其大法耳！今人不得此法，遂废而不行。试以名方所记者略数之：如仲景《伤寒论》中，以葱根白豆豉汤，以吐头痛；栀子厚朴汤，以吐懊侬；瓜蒂散，以吐伤寒六七日，因下后腹满无汗而喘者。如此三方，岂有杀人者乎？何今议予好涌者多也。又如孙氏《千金方》，风论中散方，往往皆效。近代《本事方》中稀涎散①，吐膈实中满、痰厥失音、牙关紧闭、如丧神守。《万全方》以郁金散②，吐头痛、眩运、头风、恶心、沐浴风。近代《普济方》，以吐风散、追风散，吐口噤不开、不省人事；以皂角散吐涎潮。《总录》方中，以常山散吐疟。《孙尚方》以三圣散③吐发狂，神验方吐舌不正。补亡篇以远志去心，春分前服之，预吐瘟疫。此皆前人所用之药也，皆有效者。何今之议予好涌者多也？惟《养生必用方》言：如吐其涎，令人跛躄。《校正方》已引风门中碧霞丹④为证，予不须辩也。但《内经》明言：高者越之。然《名医录》中，惟见太仓公、华元化、徐文伯，能明律用之，自余无闻，乃知此法废之久矣。今予骤用

---

① 稀涎散：方由藜芦、皂角、绿矾组成。
② 郁金散：方由郁金、天竺黄、马牙硝、甘草、朱砂、龙脑组成。
③ 三圣散：方由瓜蒂、防风、藜芦组成。
④ 碧霞丹：方由石绿、附子、乌头、蝎梢组成。

于千载寂寥之后，宜其惊且骇也。惜乎黄帝、岐伯之书，伊挚仲景之论，弃为闲物，纵有用者，指为山野无韵之人，岂不谬哉！

予之用此吐法，非偶然也。曾见病之在上者，诸医尽其技而不效，余反思之，投以涌剂，少少用之，颇获征应；既久，乃广访多求，渐臻精妙，过则能止，少则能加，一吐之中，变态无穷，屡用屡验，以至不疑。故凡可吐令条达者，非徒木郁然，凡在上者，皆宜吐之。且仲景之论，胸上诸实郁，而痛不能愈，使人按之，及有涎唾，下痢十余行，其脉沉迟，寸口脉微滑者，此可吐之，吐之则止。仲景所谓胸上诸实，按之及有涎唾者，皆邪气在上也。《内经》曰：下痢脉迟而滑者，内实也；寸口脉微滑者，上实也。皆可吐之。王冰曰：上盛不已，吐而夺之。仲景曰：宿食在上脘，当吐之；又如宿饮酒积在上脘者，亦当吐之；在中脘者，当下而去之。仲景曰：病人手足厥冷，两手脉乍结，以客气在胸中，心下满而烦，欲食不能食者，知病在胸中，当吐之。余尝用吐方，皆是仲景方：用瓜蒂散，吐伤寒头痛；用葱根白豆豉汤，以吐杂病头痛；或单瓜蒂，名独圣，加茶末少许，以吐痰、饮、食；加全蝎梢，以吐两胁肋刺痛，濯濯水声者。《内经》所谓湿在上，以苦吐之者，其是谓欤！

今人亦有窃予之法者，然终非口授，或中或否，或涌而不能出，或出而不能止。岂知上涌之法，名曰撩痰，撩之一字，自有擒纵卷舒。顷有一工，吐陈下一妇人，半月不止，涎至数斗，命悬须臾，仓皇失计，求予解之。予使煎麝香汤，下咽立止。或问：麝香何能止吐？予谓之曰：瓜苗闻麝香即死，吐者瓜蒂也，所以立解。如藜芦吐者不止，以葱白汤解之；以石药吐者不止，以甘草、贯众解之；诸草木吐者，可以麝香解之。

以本草考之，吐药之苦寒者，有豆豉、瓜蒂、茶末、栀子、黄连、苦参、大黄、黄芩；辛苦而寒者，有郁金、常山、藜芦；甘苦而寒者，有地黄汁；苦而温者，有木香、远志、厚朴；辛苦而温者，有薄荷、芫花；辛而温者，有谷精草、葱根须；辛而寒者，有轻粉；辛甘而温者，有乌头、附子尖；酸而寒者，有晋矾、绿矾、齑汁；酸而平者，有铜绿；甘酸而平者，有赤小豆；酸而温者，有饭浆；酸辛而寒者，有胆矾；酸而寒者，有青盐、白米饮；辛咸而温者，有皂角；甚咸而寒者，有沧盐；甘而寒者，有牙硝；甘而微温且寒者，有参芦头；甘辛而热者，有蝎梢。凡此三十六味，惟常山、胆矾、瓜蒂有小毒；藜芦、芫花、轻粉、乌附尖有大毒；外二十六味，皆吐药之无毒者。各对证摚而用之。此法宜先小服，不涌积渐加之。余之撩痰者，以钗股、鸡羽探引不出，以齑投之，投之不吐，再投之，且投且探，无不出者。吐至昏眩，慎勿惊疑。《书》曰："若药不瞑眩，厥疾弗瘳。"如发头眩，可饮冰水立解。如无冰时，新汲水亦可。强者可一吐而安，弱者可作三次吐之，庶无损也。吐之次日，有顿快者，有转甚者，盖引之而吐未平也，俟数日，当再涌。如觉渴者，冰水、新水、瓜、梨、柿及凉物，皆不药，惟禁贪食过饱硬物干脯难化之物。心火即降，中脘冲和，阴道必强，大禁房劳，大忧悲思。病人既不自责，众议因而噪之，归罪于吐法，起谤其由此也。故性行刚暴、好怒、喜淫之人，不可吐；左右多嘈杂之言，不可吐；病人颇读医书，实非深解者，不可吐；主病者不能辨邪正之说，不可吐；病人无正性，妄言妄从，反复不定者，不可吐；病势峨^①危，老弱气衰者，不可吐；自吐不止，亡阳血虚者，不可吐；诸吐血、呕血、咯血、衄血、嗽血、崩血失血者，皆不可吐，吐则转生他病，寝成不救，反起谤端，虽恳切求，慎勿强从，恐有一失，愈令后世不信此法，以小不善，累大善也。必标本相得，彼此相信，真知此理，不听浮言，审明某经某络，某脏某腑，某气某血，某邪某病，决可吐者，然后吐之。是予之所望于后之君子也，庶几不使此道湮微，以新传新耳！（《儒门事亲》）

论吐法

吐者，治上焦也。胸次之间，咽喉之地，或有痰、食、痈脓，法当吐之。经曰"其高者因而越之"是已。然有当吐不吐误人者；有不当吐而吐以误人者；有当吐不可吐而妄吐之以误人者；亦有当吐不可吐而又不可以不吐，吐之不得其法以误人者：是不可不辨也。

即如缠喉、锁喉诸症，皆风痰郁火壅塞其间，不急吐之，则胀闭难忍矣。又或食停胸膈，消化弗及，无由转输，胀满疼痛者，必须吐之，否则胸高满闷，变症莫测矣。又有停痰蓄饮，阻塞清道，日久生变，或妨碍饮食，或头眩心悸，或吞酸嗳腐，手足麻痹，种种不齐，宜用吐法导祛其痰，诸症如失。又有胃脘痈，呕吐脓血者，经云：呕家有脓不须治呕，脓尽自愈。凡此皆当吐而吐者也。

然亦有不当吐而吐者，何也？如少阳中风，胸满而烦，此邪气而非有物，不可吐，吐则惊悸也。又少阴病，始得之，手足厥冷，饮食入口则吐，此膈上有寒饮，不可吐也。病在太阳，不可吐，吐之则不能食，反生内烦。虽曰吐中有散，然邪气不除，已为小逆也。此不当吐而吐者也。

然又有当吐不可吐者，何也？盖凡病用吐，必察其病之虚实，因人取吐，先察其人之性情，不可误也。夫病在上焦可吐之症，而其人病势危笃，或老弱气衰者，或体质素虚、脉息微弱者，妇人新产者，自吐不止者，诸亡血者，有动气者，四肢厥冷、冷汗自出者，皆不可吐，吐之则为逆候。此因其虚而禁吐也。若夫病久之人，宿积已深，一行吐法，心火自降，相火必强，设犯房劳，转生虚症，反难救药。更须戒怒凝神，调息静养，越三旬而出户，方为合法。若其人性气刚暴，好怒喜淫，不守禁忌，将何恃以无恐，此又因性情而禁吐也。所谓当吐不可吐者，此也。

然有不可吐，而又不得不吐者，何也？病人脉滑大，胸膈停痰，胃脘积食，非吐不除；食用瓜蒂散与橘红淡盐汤，痰以二陈汤，用指探喉中而出之。体质极虚者，或以桔梗煎汤代之，斯为稳当。而予更有法焉：予尝治寒痰闭塞，厥逆昏沉者，用半夏、橘红各八钱，浓煎半杯，和姜汁成一杯，频频灌之，痰随药出，则拭之，随灌随吐，随吐随灌，少顷痰开药下，其人即苏。如此者甚众。又尝治风邪中脏将脱之证，其人张口痰鸣，声如曳锯，溲便自遗者，更难任吐；而稀涎、皂角等药，既不可用，亦不

---

① 峨（xǐ希）：危险。

暇用。因以大剂参、附、姜、夏，浓煎灌之，药随痰出，则拭之，随灌随吐，随吐随灌，久之药力下咽，胸膈流通，参、附大进，立至数两，其人渐苏，一月之间参药数觔，遂至平复。如此者又众。又尝治风痰热闭之症，以牛黄丸，灌如前法。颈疽内攻，药不得入者，以苏合香丸，灌如前法。风热不语者，以解语丹①，灌如前法。中暑不醒者，以消暑丸，灌如前法。中恶不醒者，以前项橘、半、姜汁，灌如前法。魇梦不醒者，以莲须、葱白煎酒，灌如前法。自缢不醒者，以肉桂三钱煎水，灌如前法。喉闭喉风，以杜牛膝捣汁、雄黄丸②等，灌如前法。俱获全安，如此者又众。更有牙关紧急、闭塞不通者，以搐鼻散③，吹鼻取嚏，嚏出牙开，或痰或食，随吐而出，其人遂苏。如此者尤众。盖因证用药，随药取吐，不吐之吐，其意更深。此皆古人之成法，而予稍为变通者也。昔仲景治胸痛不能食，按之反有涎吐，下利日数十行，吐之利则止，是以吐痰止利也。丹溪治妊妇转脬，小便不通，用补中益气汤，随服而探吐之，往往有验，是以吐法通小便也。华陀以醋蒜吐蛇；河间以狗油、雄黄同瓜蒂以吐虫而通膈；丹溪又以韭汁去瘀血以治前症。由此观之，症在危疑之际，古人恒以涌剂，尽其神化莫测之用，况于显然易见者乎？则甚矣！吐法之宜讲也。

近世医者，每将此法置之高阁，亦似汗、下之外，并无吐法，以致病中常有自呕、自吐而为顺症者，见者惊，闻者骇，医家亦不论虚实而亟亟止之，反成坏病，害人多矣。吁！可不畏哉？（《医学心悟》）

寒　略

寒方之制，为清火也，为除热也。夫火有阴阳，热分上下。据古方书，咸谓黄连清心，黄芩清肺，石斛、芍药清脾，龙胆清肝，黄柏清肾。今之用者，多守此法，是亦胶柱法也。大凡寒凉之物，皆能泻火，岂有凉此而不凉彼者？但当分其轻清重浊，性力微甚，用得其宜则善矣。夫轻清者，宜以清上，如黄芩、石斛、连翘、天花之属是也；重浊者，宜于清下，如栀子、黄柏、龙胆、滑石之属也；性力之厚者，能清大热，如石膏、黄连、芦荟、苦参、山豆根之属也；性力之缓者，能清微热，如地骨皮、玄参、贝母、石斛、童便之属也。以攻而用者，去实郁之热，如大黄、芒硝之属也；以利而用者，去癃闭之热，如木通、茵陈、猪苓、泽泻之属也；以补而用者，去阴虚枯燥之热，如生地、二冬、芍药、梨浆、细甘草之属也。方书之分经用药者，意正在此，但不能明言其意耳！然火之甚者，在上亦宜重浊；火之微者，在下亦可轻清。夫宜凉之热，皆实热也。实热在下，自宜清利；实热在上，不可升提。盖火本属阳，宜从阴治，从阴者宜降，升则反从其阳矣。经曰"高者抑之"，义可知也。外如东垣有升阳散火之法，此以表邪生热者设，不得与伏火内炎者并论。（《景岳全书》）

---

① 解语丹：又名神仙解语丹。方由白附子、石菖蒲、远志、天麻、全蝎、羌活、白僵蚕、南星、木香组成。
② 雄黄丸：方由雄黄、真珠、麝香、牛黄、巴豆组成。
③ 搐鼻散：又名搐鼻通天散。方由川芎、细辛、藜芦、白芷、防风、皂角、薄荷组成。

论清法

清者，清其热也。脏腑有热，则清之。经云"热者寒之"是已。然有当清不清误人者；有不当清而清误人者；有当清而清之不分内伤、外感以误人者；有当清而清之不量其人、不量其证以误人者。是不可不察也。

夫六淫之邪，除中寒、寒湿外，皆不免于病热。热气熏蒸，或见于口舌、唇齿之间，或见于口渴、便溺之际，灼知其热而不清，则斑黄、狂乱、厥逆、吐衄诸症丛生，不一而足。此当清不清之误也。

然又有不当清而清者，何也？有如劳力辛苦之人，中气大虚、发热、倦怠、心烦、溺赤，名曰虚火。盖春生之令不行，无阳以护其荣卫，与外感热证，相隔霄壤。又有阴虚劳瘵之证，日晡潮热，与夫产后血虚，发热、烦躁，证象白虎，误服白虎者难救。更有命门火衰，浮阳上泛，有似于火者。又有阴盛隔阳、假热之证，其人面赤狂躁，欲坐卧泥水中，或数日不大便，或舌黑而润，或脉反洪大，峥峥然鼓击于指下，按之豁然而空者，或口渴欲得冷饮而不能下，或因下元虚冷，频饮热汤以自救，世俗不识，误投凉药，下咽即危矣。此不当清而清之误也。

然又有清之而不分内伤、外感者，何也？盖风寒闭火，则散而清之，经云"火郁发之"是也。暑热伤气，则补而清之，东垣清暑益气汤是也。湿热之火，则或散、或渗、或下而清之，开鬼门、洁净府、除陈莝是也。燥热之火，则润而清之，通大便也。伤食积热，则消而清之，食去火自平也。惟夫伤寒传入胃腑，热势如蒸，自汗口渴，饮冷而能消水者，若非白虎汤之类，鲜克有济也。更有阳盛拒阴之证，清药不入，到口随吐，则以姜汁些少为引，或姜制黄连反佐以取之，所谓寒因热用是也。此外感实火之清法也。若夫七情气结，喜、怒、忧、思、悲、恐、惊，互相感触，火从内发。丹溪治以越鞠丸，开六郁也；立斋主以逍遥散，调肝气也：意以一方治木郁而诸郁皆解也。然经云：怒则气上，喜则气缓，悲则气消，恐则气下，惊则气乱，思则气结。逍遥一方，以之治气上、气结者，固为相宜，而于气缓、气消、气乱、气下之证，恐犹未合。盖气虚者，必补其气；血虚者，必滋其血。气旺血充，而七情之火悠焉以平。至若真阴不足，而火上炎者，壮水之主以镇阳光；真阳不足，而火上炎者，引火归原以导龙入海。此内伤虚火之治法也。或者曰：病因于火，而以热药治之何也？不知外感之火，邪火也，人火也，有形之火，后天之火也，得水则灭，故可以水折；内伤之火，虚火也，龙雷之火也，无形之火，先天之火也，得水则炎，故不可以水折，譬如龙得水而愈奋飞，雷因雨而益震动，阴蒙沉晦之气，光焰烛天，必俟云收日出而龙雷各归其宅耳！是以虚火可补而不可泻也。其有专用参、芪，而不用八味者，因其穴宅无寒也。其有专用六味，而不用桂、附者，因其穴宅无水也。补则同，而引之者稍不同耳！盖外感之火，以凉为清；内伤之火，以补为清也。

然又有清之而不量其人者，何也？夫以壮实之人，而患实热之病，清之稍重，尚为无碍。若本体素虚，脏腑本寒，饮食素少，肠胃虚滑，或产后、病后、房室之后，即有热证，亦宜少少用之，宁可不足，不使有余；或余热未清，即以轻药代之，庶几病去人安。倘清剂过多，则疗热未已而寒生矣。此清之贵量其人也。

然又有清之不量其证者，何也？夫以大热之证，而清剂太微，则病不除；微热之证，而清剂太过，则寒证即至。但不及犹可再清，太过则将医药矣。且凡病清之而不去者，犹有法焉，壮水是也。王太仆云：大热而甚，寒之不寒，是无水也，当滋其肾。肾水者，天真之水也，取我天真之水以制外邪，何邪不服？何热不除？而又何必沾沾于寒凉，以滋罪戾乎！由是观之，外感之火，尚当滋水以制之，而内伤者更可知矣。大抵清火之药，不可久恃，必归本于滋阴。滋阴之法，又不能开胃扶脾，以恢复元气，则参、苓、芪、术，亦当酌量而用。非曰清后必补，但元气无亏者，可以不补，元气有亏，必须补之。俟其饮食渐进，精神爽慧，然后止药可也。此清之贵量其证也。总而言之，有外感之火，有内伤之火，外感为实，内伤为虚，来路不同，治法迥别。宁①曰热者寒之，遂足以毕医家之能事也乎？（《医学心悟》）

热　略

热方之制，为除寒也。夫寒之为病，有寒邪犯于肌表者，有生冷伤于脾胃者，有阴寒中于脏腑者。此皆外来之寒，去所从来，则其治也，是皆人所易知者。至于本来之寒，生于无形无响之间，初无所感，莫测其因，人之病此者最多，人之知此者最少。果何谓哉？观丹溪曰："气有余便是火。"余续之曰：气不足便是寒。夫今人之气有余者，能十中之几？其有或因禀受，或因丧败，以致阳气不足者，多见寒从中生，而阳衰之病，无所不致。第其由来者渐，形见者微；当其未觉也，孰为之意，及其既甚也，始知治难。矧庸医多有不识，每以假热为真火，因复毙于无形无响者，又不知其几许也！故惟高明见道之士，常以阳衰根本为忧，此热方之不可不预也。凡用热之法，如干姜能温中，亦能散表，呕恶、无汗者宜之；肉桂能行血，善达四肢，血滞、多痛者宜之；吴茱萸善暖下焦，腹痛、泄泻者极妙；肉豆蔻可温脾肾，飧泄、滑利者最奇；胡椒温胃、和中，其频近于荜芨；丁香止呕、行气，其暖过于豆仁；补骨脂性降而善闭，故能纳气定喘，止带浊、泄泻；制附子性行如酒，故无处不到，能救急回阳；至若半夏、南星、细辛、乌药、良姜、香附、木香、茴香、仙茅、巴戟之属，皆性温之当辨者。然用热之法，尚有其要：以散兼温者，散寒邪也；以行兼温者，行寒滞也；以补兼温者，补虚寒也。第多汗者忌姜，姜能散也；失血者忌桂，桂动血也；气短气怯者忌故纸，故纸降气也。大凡气香者，皆不利于气虚证；味辛者，多不利于见血证：所当慎也。是用热之概也。至于附子之辨：凡今之用者，必待势不可为，不得已然后用之，不知回阳之功，当用于阳气将去之际，便当渐用，以望挽回，若用于既去之后，死灰不可复燃矣，尚何益于事哉？但附子性悍，独任为难，必得大甘之品，如人参、熟地、炙甘草之类，皆足以制其刚而济其勇，以补倍之，无往不利矣。此壶天中大将

---

① 宁（nìng）：岂，难道。

军也，可置之无用之地乎？但知之真而用之善，斯足称将将之手矣！（《景岳全书》）

论温法

温者，温其中也。脏受寒侵，必须温剂。经云"寒者热之"是已。然有当温不温误人者；有不当温而温以误人者；有当温而温之不得其法以误人者；有当温而温之不量其人、不量其证与其时以误人者：是不可不审也。

天地杀厉之气，莫甚于伤寒。其自表而入者，初时即行温散，则病自除。若不由表入，而直中阴经者，名曰中寒。其症恶寒、厥逆、口鼻气冷；或冷汗自出、呕吐、泻利；或腹中急痛、厥逆无脉、下利清谷：种种寒证并见，法当温之。又或寒湿侵淫，四肢拘急，发为痛痹，亦宜温散。此当温而温者也。

然又有不当温而温者，何也？如伤寒热邪传里，口燥、咽干、便闭、谵语，以及斑、黄、狂乱、衄、吐、便血诸症，其不可温，固无论矣。若乃病热已深，厥逆渐进，舌则干枯，反不知渴，又或挟热下利，神昏气弱，或脉来涩滞，反不应指，色似烟熏，形如槁木，近之无声，望之似脱，甚至血液衰耗，筋脉拘挛，但唇、口、齿、舌干燥而不可解者，此为真热假寒之候，世俗未明亢害承制之理，误投热剂，下咽即败矣。更有郁热内蓄，身反恶寒；湿热胀满，皮肤反冷；中暑烦心，脉虚自汗；燥气焚金，痿软无力者，皆不可温。又有阴虚脉细数，阳乘阴而吐血者，亦不可温，温之则为逆候。此所谓不当温而温者也。

然又有当温而温之不得其法者，何也？假如冬令伤寒，则温而散之；冬令伤风，则温而解之；寒痰壅闭，则温而开之；冷食所伤，则温而消之。至若中寒暴痛，大便反硬，温药不止者，则以热剂下之。时当暑月，而纳凉饮冷，暴受寒侵者亦当温之。体虚挟寒者，温而补之。寒客中焦，理中汤温之。寒客下焦，四逆汤温之。又有阴盛格阳于外，温药不效者，则以白通汤加人尿、猪胆汁反佐以取之，经云"热因寒用"是已。复有真虚挟寒、命门火衰者，必须补其真阳。太仆有言：大寒而盛，热之不热，是无火也，当补其心。此心字，指命门而言，《内经》所谓"七节之旁，中有小心"是也。书曰"益心之阳，寒亦通行；滋肾之阴，热之犹可"是也。然而医家有温热之温，有温存之温。参、芪、归、术，和平之性，温存之温也，春日煦煦是也；附子、姜、桂，辛辣之性，温热之温也，夏日烈烈是也。和煦之日，人人可近；燥烈之日，非积雪凝寒，开冰解冻不可近也。更有表里皆寒之证，始用温药，里寒顿除，表邪未散，复传经络，以致始为寒中，而其后转变为热中者，容或有之。借非斟酌时宜，对证投剂，是先以温药救之者，继以温药贼之矣。亦有三阴直中，初无表邪，而温剂太过，遂令寒退热生，初终异辙，是不可以不谨。所谓温之贵得其法者，此也。

然又有温之不量其人者，何也？夫以气虚无火之人，阳气素微，一旦客寒乘之，则温剂宜重，且多服亦可无伤；若其人平素火旺，不喜辛温，或曾有阴虚失血之症，不能用温者，即中新寒，温药不宜太过，病退则止，不必尽剂，斯为克当其人矣。若论其证，寒之重者，微热不除；寒之轻者，过热则亢。且温之与补，有相兼者，有不必相兼者。虚而且寒，则兼用之；若寒而不虚，即专以温药主之。丹溪云：客寒暴痛，兼有积食者，可用桂、附，不可遽用人参，盖温即是补。予遵其法，先用姜、桂温之，审其果虚，然后以参、术辅之，是以屡用屡验，无有差忒。此温之贵量其证也。

若论其时，盛夏之月，温剂宜轻；时值隆冬，温剂宜重。然亦有时当盛暑，而得虚寒极重之证，曾用参、附煎膏而治愈者，此舍时从证法也。譬如霜降以后，禁用白虎，然亦有阳明证，蒸热、自汗、谵语、烦躁、口渴饮冷者，虽当雨雪飘摇之际，亦曾用白虎治之而痊安，但不宜太过耳！此温之贵量其时，而清剂可类推已。

迩时医者，群尚温补，痛戒寒凉。且曰：阳为君子，阴为小人。又曰：阳明君子，苟有过，人必知之。诚以知之而即为补救，犹可言也。不思药以疗病，及转而疗药，则病必增剧而成危险之候。又况桂枝下咽，阳盛则殆；承气入胃，阴盛以败。安危之机，祸如反掌，每多救援弗及之处。仁者鉴此，顾不痛欤！吾愿医者，精思审处，晰理不差于毫厘，用药悉归于中正，俾偏阴偏阳之药，无往不底于中和，斯为善治。噫！可不勉哉？（《医学心悟》）

表里俱病，治各不同

表里俱病者，俱伤于邪也，非表邪实、里正虚之谓也。邪气者，六淫是也。试以寒热明其例。

表里俱寒者，治宜温中以散寒，里气壮而外邪可退矣。仲景于身体疼痛，下利清谷，先温其里，后攻其表者，是指示大法如此。其实表里两感于寒，温里发表，一时并用，正不必分先后也。

表里俱热者，治宜甘寒，佐以辛凉解散。如叶香岩温热治法，若阳明腑实者，更先以苦寒咸寒攻下之。如服承气，大便得通，而汗自出，是也。二者表里同气，故重在里，治其里而表亦即应手而愈矣。即或表有未尽余邪，再略清其表可也。若先攻其表，不但里虚，而表不能净，即令表净，而正气受伤，里邪又将从何路以驱除之？

表热里寒者，如其人素属中寒，而新感风热，治宜解表而已；如其入内伤生冷、外伤风热，表里俱属新邪，则治宜辛凉疏表之中，佐以芳香理气，以化内寒。

表寒里热者，如其热是因表邪、腠理闭遏所致，但解表而已。如其热是温邪蕴结，而表又新感风寒，轻者辛凉疏其里热，而外寒自祛；重者寒力足蔽其热，治宜辛香轻悍，急通其表，免致表邪久束，里热愈深，溃入经络，淹滞血分，便难措手，但剂中宜佐凉滋，不可过燥，表解，急清里热。二者表里异气，故重在表，所谓先攻其易也。若先攻里，不但表邪内陷，恐里邪未易去，而表邪已坚矣。此法之大体也。又当随时消息病势之缓急，以为施治之先后，神明于法中，而非死守板法也。其庶几乎！

大抵病由外陷内者，须开其表而撑其里，使邪仍从原路出也。昔人尝谓少阴之邪，仍以太阳为出路；太阴之邪，仍以阳明为出路。故凡外邪内陷日久者，服药后能转见表证，即是邪气退出也。又如内伤饮食，以致恶寒，则攻滞之中必兼理气，内伤精血，以致发热，则养阴之中必寓潜阳。此又表里互虚互实之治法也。（《读医随笔》）

补　略

补方之制，补其虚也。凡气虚者，宜补其上，人参、黄芪之属是也；精虚者，宜补其下，熟地、枸杞之属是也；阳虚者，宜补而兼暖，桂、附、干姜之属是也；阴虚者，宜补而兼清，门冬、芍药、生地之属是也。此固阴阳之治辨也。其有气因精而虚者，自当补精以化气；精因气而虚者，自当补气以生精。又有阳失阴而离者，不补阴何以收散亡之气；水失火而败者，不补火何以苏垂寂之阴。此又阴阳相济之妙用也。故善补阳者，必于阴中求阳，则阳得阴助而生化无穷；善补阴者，必于阳中求阴，则阴得阳升而泉源不竭。余故曰：以精气分阴阳，则阴阳不可离；以寒热分阴阳，则阴阳不可混。此又阴阳邪正之离合也。故凡阳虚多寒者，宜补以甘温，而清润之品非所宜；阴虚多热者，宜补以甘凉，而辛燥之类不可用。知宜知避，则不惟用补，而八方之制，皆可得而贯通矣。(《景岳全书》)

论补法

补者，补其虚也。经曰："不能治其虚，安问其余？"又曰："邪之所凑，其气必虚。"又曰："精气夺则虚。"又曰："虚者补之。"补之为义，大矣哉！然有当补不补误人者；有不当补而补误人者；亦有当补而不分气血、不辨寒热、不识开合、不知缓急、不分五脏、不明根本、不深求调摄之方以误人者：是不可不讲也。

何谓当补不补？夫虚者，损之渐；损者，虚之积也。初时不觉，久即病成。假如阳虚不补，则气日消；阴虚不补，则血日耗。消且耗焉，则天真荣卫之气渐绝，而亏损成矣，虽欲补之，将何及焉？又有大虚之证，内实不足，外似有余，脉浮大而涩，面赤火炎，身浮头眩，烦躁不宁，此为出汗晕脱之机；更有精神浮散，彻夜不寐者，其祸尤速。法当养荣、归脾辈，加敛药以收摄元神，俾浮散之气，退藏于密，庶几可救。复有阴虚火亢，气逆上冲，不得眠者，法当滋水以制之，切忌苦寒泻火之药，反伤真气。若误清之，去生远矣。古人有言"至虚有盛候，反泻含冤"者此也。此当补不补之误也。

然亦有不当补而补者，何也？病有脉实证实，不能任补者，固无论矣，即其人本体素虚，而客邪初至，病势方张，若骤补之，未免闭门留寇。更有大实之症，积热在中，脉反细涩，神昏、体倦，甚至憎寒、振栗，欲着复衣，酷肖虚寒之象，而其人必有唇焦、口燥、便闭、溺赤诸症，与真虚者相隔天渊，倘不明辨精切，误投补剂，陋矣。古人有言"大实有羸状，误补益疾"者此也。此不当补而补之之误也。

然亦有当补而补之不分气血、不辨寒热者，何也？经曰："气主煦之，血主濡之。"气用四君子汤，凡一切补气药，皆从此出也。血用四物汤，凡一切补血药，皆从此出也。然而少火者，生气之原。丹田者，出气之海。补气而不补火者非也。不思少火生气，而壮火即食气。譬如伤暑之人，四肢无力；湿热成痿，不能举动者，火伤气也。

人知补火可以益气，而不知清火亦所以益气，补则同而寒、热不同也。又如血热之症，宜补血、行血以清之；血寒之症，宜温经、养血以和之。立斋治法：血热而吐者，谓之阳乘阴，热迫血而妄行也，治用四生丸①，六味汤；血寒而吐者，谓之阴乘阳，如天寒地冻水凝成冰也，治用理中汤加当归。医家常须识此，勿令误也。更有去血过多，成升斗者，无分寒热，皆当补益，所谓血脱者益其气，乃阳生阴长之至理。盖有形之血，不能速生；无形之气，所当急固。以无形生有形，先天造化，本如是耳！此气血、寒热之分也。

然又有补之而不识开合、不知缓急者，何也？天地之理，有合必有开；用药之机，有补必有泻。如补中汤用参、芪，必用陈皮以开之；六味汤用熟地，即用泽泻以导之。古人用药，补正必兼泻邪，邪去则补自得力。又况虚中挟邪，正当开其一面，戢我人民，攻彼贼寇，或纵或擒，有收有放，庶几贼退民安，而国本坚固。更须酌其邪正之强弱，而用药多寡得宜，方为合法。是以古方中，有补、散并行者，参苏饮、益气汤是也；有消、补并行者，枳术丸、理中丸是也；有攻、补并行者，泻心汤、硝石丸②是也；有温、补并行者，治中汤、参附汤是也；有清、补并行者，参连饮、人参白虎汤是也。更有当峻补者，有当缓补者，有当平补者。如极虚之人，垂危之病，非大剂汤液，不能挽回。予尝用参、附煎膏，日服数两，而救阳微将脱之证。又尝用参、麦煎膏，服至数两，而救津液将枯之证。亦有无力服参，而以芪、术代之者。随时处治，往往有功。至于病邪未尽，元气虽虚，不任重补，则从容和缓以补之，相其机宜，循序渐进，脉症相安。渐为减药，谷肉果菜，食养尽之，以底于平康。其有体质素虚，别无大寒、大热之证，欲服丸散以葆真元者，则用平和之药，调理气血，不敢妄使偏僻之方，久而争胜，反有伤。此开合、缓急之意也。

然又有补之而不分五脏者，何也？夫五脏有正补之法，有相生而补之法。《难经》曰："损其肺者，益其气；损其心者，调其荣卫；损其脾者，调其饮食、适其寒温；损其肝者，缓其中；损其肾者，益其精。"③ 此正补也。又如肺虚者补脾，土生金也；脾虚者补命门，火生土也；心虚者补肝，木生火也；肝虚者补肾，水生木也；肾虚者补肺，金生水也。此相生而补之也。而予更有根本之说焉，胚胎始兆，形骸未成，先生两肾，肾者，先天之根本也。囝④地一声，一事未知，先求乳食，是脾者，后天之根本也。然而先天之中，有水有火，水曰真阴，火曰真阳。名之曰真，则非气、非血，而为气血之母，生身生命全赖乎此。周子曰：无极之真，二五之精，妙合而凝，凝然不动，感而遂通，随吾神以为往来者此也。古人深知此理，用六味滋水，八味补火，十补、斑龙⑤水火兼济，法非不善矣。然而以假补真，必其真者，未曾尽丧，庶几有效。若先天祖气荡然无存，虽有灵芝，亦难续命，而况庶草乎！至于后天根本，尤当

---

① 四生丸：方由生地、生荷叶、生侧柏叶、生艾叶组成。
② 硝石丸：方由硝石、大黄、人参、甘草组成。
③ 见《难经·十四难》。
④ 囝（hé 和）：本指牵船声。此指婴儿哭声。
⑤ 斑龙丸：方由鹿角霜、鹿角胶、菟丝子、柏子仁、熟地黄、白茯苓、补骨脂组成。

培养，不可忽视。经曰：安谷则昌，绝谷则危。又云：粥浆入胃，则虚者活。古人诊脉，必曰胃气。制方则曰补中，又曰归脾、健脾者，良有以也。夫饮食入胃，分布五脏，灌溉周身，如兵家之粮饷，民间之烟火，一有不继，兵民离散矣。然而因饿致病者固多，而因伤致病者，亦复不少。过嗜肥甘则痰生，过嗜醇酿则饮积，瓜果乳酥，湿从内受，发为肿满泻利。五味偏啖，久而增气，皆令夭殃，可不慎哉！是知脾、肾两脏，皆为根本，不可偏废。古人或谓补脾不如补肾者，以命门之火，可生脾土也；或谓补肾不如补脾者，以饮食之精，自能下注于肾也。须知脾弱而肾不虚者，则补脾为亟；肾弱而脾不虚者，则补肾为先；若脾肾两虚，则并补之。药既补矣，更加摄养有方，斯为善道。谚有之曰：药补不如食补。我则曰：食补不如精补，精补不如神补。节饮食，惜精神，用药得宜，病有不痊焉者寡矣！（《医学心悟》）

通补守补论

时人悉以黄芪、地黄等呆笨之药为补，少涉流动之品，便谓之消导。不知补五脏，补以守；补六腑，补以通；补经络、经筋，亦补以通也；补九窍，亦补以通，《周礼》谓"滑以养窍"是也；补肌肉，则有守有通。守补处所用者少，五脏为地气，其形小也；通补处所用者多，六腑与外廓为天气，其形大也。（《医医病书》）

清养峻补论

凡用药调理病人，如浇灌花木然，有宜清水者，有宜肥壮者。既得其宜，而又浇灌适中，无太过、不及之弊，自然发旺异常。调理病人亦然，有宜清养者，有宜峻补者，有宜补气者，有宜补阴者，必求其当而后有效，不可蒙混施治也。即如有求速效者，以为人参补气，既服人参，何气尚不足？熟地补阴，既服熟地，何阴尚不足？不知用药培养，亦如浇灌花木之道，浇灌得宜，则花木藉以易长，非所浇灌者，既是花木也。即如芍药最宜稠粪，多以稠粪加之，岂即变为芍药乎？是故气虚者宜参，则人之气易生，而人参非即气也；阴虚者宜地，服地则人之阴易生，而熟地非即阴也。善调理者，不过用药得宜，能助人生生之气。若以草根树皮，竟作血气用，极力填补，如花木之浇肥太过，反遏其生机矣。可知用药，总要轻重得宜，不可呆泥；况善用补者，补中有开。譬如作文，尽填实字，无一虚字，可能成文乎？（《知医必辨》）

气血阴阳虚证之治法

夫阳常有余，阴常不足者，在天地则该乎万物而言，在人身则该乎一体而言，非直指气为阳而血为阴也。经曰：阳中有阴，阴中有阳。正所谓独阳不生，独阴不长是也。姑以治法兼证论之：曰气虚者，气中之阴虚也，治法用四君子汤，以补气中之阴；曰血虚者，血中之阴虚也，治法用四物汤，以补血中之阴；曰阳虚者，心经之元阳虚也，其病多恶寒，责其无火，治法以补气药中，加乌、附等药，甚者三建汤、正阳散①之类；曰阴虚者，肾经之真阴虚也，其病多发热，责其无水，治法以补血药中，加知母、黄柏等药，或大补阴丸、滋阴大补丸之类。

夫真水衰极之候，切不可服乌、附等补阳之药，恐反助火邪而烁真阴；元阳虚甚之躯，亦不可投苄、苓等辛散淡渗之剂，恐反开腠理而泄真气。昧者谓气虚即阳虚，止可用四君子，断不可用苄、辛之属；血虚即阴虚，止可用四物，决不可用参、芪之类。殊不知血脱益气，古圣人之法也。血虚者，须以参、芪补之，阳生阴长之理也。惟真阴虚者将为劳极，参、芪固不可用，恐其不能抵当，而反益其病耳！非血虚者之所忌也。如《明医杂著》谓"血病治气，则血愈虚耗"。又曰："血虚误服参、芪等甘温之药，则病日增，服之过多，则死不治。"何其不达理耶？（《医门法律》）

阴虚发热证治法

世间发热类伤寒者数种，治各不同。伤寒、伤风及寒疫也，则用仲景法；温病及瘟疫也，则用河间法。此皆论外感者也。今人一见发热，皆认作伤寒，率用汗药以发其表，汗后不解，又用表药以凉其肌，柴胡、凉膈、白虎、双解等汤，杂然并进，若是虚证，岂不殆哉！自东垣出，而发内伤补中益气之论，此用气药以补气之不足者也。至于劳心好色，内伤真阴，真阴既伤，则阳无所附，故亦发热，其人必面赤、烦躁、口渴引饮、骨痛、脉数而大，或尺数而无力者是也。惟丹溪发明补阴之说，以四物汤加黄柏、知母，此用血药以补血之不足者也。世袭相因，屡用不效何耶？盖因阴字认不真，误以血为阴耳！当作肾中之真阴，即先天也。《内经》曰："诸寒之而热者，取之阴；诸热之而寒者，取之阳：所谓求其属也。"②王太仆先生注云：大寒而盛，热之不热，是无火也；大热而盛，寒之不寒，是无水也。又云：倏忽往来，时发时止，是无水也；昼见夜伏，夜见昼止，时节而动，是无火也：当求其属而主之。无火者，宜益火之源，以消阴翳；无水者，宜壮水之主，以镇阳光。必须六味、八味二丸，出入增减，以补真阴、真阳，屡用屡效。若泥黄柏、知母苦寒之说，必致损伤脾阴，而毙者不可胜举。大抵病热作渴、饮冷、便秘，此属实热，人皆知之；或恶寒发热、引衣踡卧、四肢逆冷、大便清利，此属真寒，人亦易知。至于烦扰、狂越、不欲近衣、欲坐卧泥水中，此属假热之证；其甚者，烦极发躁、渴饮不绝、舌如芒刺、两唇燥裂、面如涂朱、身如焚燎、足心如烙、吐痰如涌、喘急、大便秘结、小便淋沥、三部脉洪大而无伦。当是时也，却似承气证，承气入口即毙；却似白虎证，白虎下咽即亡。若用二丸，缓不济事，急以加减八味丸料一斤，内肉桂一两，以水顿煎五六碗，水冷与饮，诸证自退。翌日必畏寒、脉脱，是无火也，当补其阳，急以附子八味丸料，煎服自愈。此证与脉俱变其常，而不以常法治之者也。若在产后及大失血后，阴血暴伤，

---

① 正阳散：方由附子、皂角、干姜、甘草、麝香组成。

② 见《素问·至真要大论》。

必大发热，亦名阴虚发热。此阴字正谓气血之阴，若以凉药正治，立毙。正所谓象白虎汤证，误服白虎汤，必死。当此之时，偏不用四物汤，有形之血不能速化，几希之气，所宜急固，须用独参汤，或当归补血汤，使无形生出有形来。此阳生阴长之妙用，不可不知也。或问曰：子之论则详矣，气虚血虚，均是内伤，何以辨之？予曰：悉乎子之问也！盖阴虚者，面必赤，无根之火，载于上也；若是阳证，火入于内，面必不赤。其口渴者，肾水干枯，引水自救也。但口虽渴，而舌必滑，脉虽数而尺必无力，甚者尺虽洪数，而按之必不鼓，此为辨耳！虽然，若问其人曾服过凉药，脉亦有力而鼓指矣。戴复庵云：服凉药而脉反加数者，火郁也，宜升宜补，切忌寒凉，犯之必死。临证之工，更宜详辨，毫厘之差，枉人性命。慎哉！慎哉！（《医贯》）

滋阴降火论

节斋云：人之一身，阴常不足，阳常有余，况节欲者少，纵欲者多，精血既亏，相火必旺，火旺则阴愈消，而痨瘵、咳嗽、咯血、吐血等证作矣。故宜常补其阴，使阴与阳齐，则水能制火，而水升火降，斯无病矣。故丹溪先生发明补阴之说，谓专补（左尺）肾水也。古方滋补药，皆兼补（右尺）相火，不知左尺原虚，右尺原旺，若左右平补，依旧火胜于水，只补其左，制其右，庶得水火相平也。右尺相火，固不可衰，若果相火衰者，方宜补火。但世之人火旺致病者，十之八九，火衰成病者，百无一二。且少年肾水正旺，似不必补，然欲心正炽，妄用太过；至于中年，欲心虽减，然少年斫丧既多，焉得复实；及至老年，天真渐绝，只有孤阳。故补阴之药，自少至老，不可缺也。节斋先生发明先圣之旨，以正千载之讹，其功盛哉！但水衰者固多，火衰者亦不少。先天禀赋若薄者，虽童子尚有火衰之证，焉可独补水哉？况补阴丸中，以黄柏、知母为君，天、麦门冬为佐，盖黄柏苦寒泄水，天门冬寒冷损胃，服之者，不惟不能补水，而且有损于肾。故滋阴降火者，乃谓滋其阴，则火自降，当串讲，不必降火也。然二尺各有阴阳水火，互相生化，当于二脏中各分阴阳虚实，求其所属而平之。若左尺脉虚弱而细数者，左肾之真阴不足也，用六味丸；右尺脉迟软，或沉细而数欲绝者，是命门之相火不足也，用八味丸。至于两尺微弱，是阴阳俱虚，用十补丸[①]。此皆滋其先天之化源，买万世无穷之利。自世之补阴者，率用黄柏、知母，反戕脾胃，多致不起，不能无遗憾于世！予特表而出之，以广前人之未备，使医者、病者，加意于六味、八味二方云！（《医贯》）

滋阴之剂不可多用

引火归源，用八味丸，自薛立斋、张景岳之后，皆奉为枕中之秘，其实治标之法，不可常服。余每见久服滋阴之剂，发热日甚。后医翻前医之案，谓热药固不可用，而

---

① 十补丸：方由五味子、附子、山萸、山药、丹皮、桂心、茯苓、泽泻、鹿茸组成。

以地黄滋阴之品，倍用以制其毒，则能引火归源，其热自退，投以八味地黄汤等。初服一二剂如神，再服一二剂不甚见效，再服三四剂虚症大作，其热如焚。病家或疑桂、附之误，而更医；或信任不疑，而归咎于附子制法不佳，与肉桂之产非道地，视二药如鸩。遂以滋阴者枉其归阴，所以然之故，千古无一人悟及。余请一一明之：盖阴气居于阳位，邪火阴而窃动，忽得桂、附扶胸中之阳，则邪火自然退听①而不敢动，故初服而效，至三四服而不效者，习以为常也，至五六服而发热更甚者，桂、附汤药之少，不敌地黄一派阴药之多也。或曰数方中阴药数倍于阳药，阳药固掣肘而不尽其量，宜其不效，何以前效而后不效欤？余曰：此问正不可少，个中机关，必须识破，然后可以得病情。凡阴药性柔而行缓，缓则相续而不绝，阳药性刚而行急，急则迅发而无余也。胃如分金之炉，一柔缓而逡②巡不进，一刚急而捷足先登。入咽之后，但见桂、附之扶阳，若忘地黄之滋阴，故初服而效；至于再服，桂、附虽烈，无如前日之地黄等药，缓行未了，又得新人之地黄以助之，势可相敌，故三四服不甚见效。乃服至五六剂而大发者，奈何？盖以每日所服之桂、附，如火一发而无余，而同剂中之地黄等药，如水之渐注不骤，日积日多，些少之桂、附，安能与之为敌？宜其服之增热也。天地间两可之见，最为误事，不可不知！（《时方妙用》）

用补法须识其经、得其法

虚者补之，此理之显而易见者。然补有效有不效，何也？一在补之不识其经，一在补之不得其法。何谓不识其经？病在于此，而药补于彼，甚至金虚而误补其火，火铄金而金益破；水虚而误补其土，土塞水而水益涸。痿躄，肺热症也。肺经受热，其叶焦垂，不能统摄一身之气，故四肢软弱而成痿。法宜滋阴清热，实其子而泻其仇，则肺振而气复。譬如大旱之时，苗槁头垂，时雨骤沛，勃然而兴。乃误认为阳亏之症，恣用桂、附热药，火益炽而金破矣。噎膈，胃槁症也，血液衰耗，胃脘干槁。槁在上者，水饮可行，食物难入，名曰噎塞，槁在下者，食虽可入，良久复出，名曰反胃。法宜养荣散瘀，则胃液生而槁可通。譬如河浅泥淤，舟滞难行，引渠导源以济往来。乃误认为脾虚之症，恣用术、芪燥药，土益旺而水涸矣。何谓不得其法？病重而药轻，杯水难救车薪之火；病轻而药重，真气不能运行，而药尽化痰。谚云：胶多不粘是也。更有以温为补，以清为补，而补中兼散，补中兼消，必须斟酌病情，不失铢累，方为上工。至若虚不受补，则元阳已败，命如累卵，虽有扁鹊，亦未如之何也已矣！（《医论三十篇》）

---

① 退听：退却听任。
② 逡（qūn 群阴）巡：欲进不进、迟疑不决的样子。

推原补法利害非轻说

原补一篇不当作，由近论补者，与《内经》相违，不得不作耳！夫养生当论食补，治病当论药攻。然听者皆逆耳，以予言为怪。盖议者尝知补之为利，而不知补之为害也。论补者盖有六法：平补、峻补、温补、寒补、筋力之补、房室之补。以人参、黄芪之类为平补；以附子、硫黄之类为峻补；以豆蔻、官桂之类为温补；以天门冬、五加皮之类为寒补；以巴戟、苁蓉之类为筋力之补；以石燕、海马、起石、丹砂之类为房室之补。此六者，近代之所谓补者也。若施之治病，非徒功效疏阔，至其害不可胜言者。《难经》言："东方实，西方虚，泻南方，补北方。"此言肝木实而肺金虚，泻心火、补肾水也。以此论之，前所谓六补者，了不相涉。

试举补之所以为害者，如疟本夏伤于暑，议者以为脾寒而补之，温补之则危，峻补之则死。伤寒热病下之后，若以温辛之药补之，热当复作，甚则不救。泻血，血止之后，若温补之，血复热，小溲不利，或变水肿。霍乱吐泻，本风湿暍合而为之，温补之则危，峻补之则死。小儿疮疱之后，有温补之，必发痈肿燉痛。妇人大产之后，心火未降，肾水未升，如黑神散①补之，轻则危，甚则死。老人目暗耳聩，肾水衰而心火盛也，若峻补之，则肾水弥涸，心火弥盛。老人肾虚，腰脊痛，肾恶燥，腰者肾之府也，峻补之则肾愈虚矣。老人肾虚无力，夜多小溲。肾主足，肾水虚而火不下，故足痿；心火上乘肺而不入膀囊，故夜多小溲。若峻补之，则火益上行，膀囊亦寒矣。老人喘嗽，火乘肺也，若温补之则甚，峻补之则危。停饮之人不可补，补则痞闷转增。脚重之人不可补，补则胫膝转重。男子二十上下而精不足，女人二十上下而血不流，皆二阳之病也。时人不识，便作积冷极愈治之，以温平补之。夫积温尚成热，而况燔针于脐下，火灸手足腕骨。《内经》本无劳证，由此变而为劳，烦渴、咳嗽涎痰、肌瘦、寒热往来、寝汗不止、目高则颜赤，皆以为传尸劳，不知本无此病，医者妄治而成之耳。夫二阳者，阳明也，胃之经也，心受之则血不流，脾受之则味不化，故男子少精，女子不月，皆由使内太过，故隐蔽委曲之事，各不能为也。惟深知涌泄之法者，能治之。又如春三月，风伤于荣，荣为血，故阴受之，温伤于卫，卫为气，故阳受之。初发之后，多与伤寒相似，头痛身热，口干潮热，数日不大便。仲景所谓"阴阳俱浮，自汗出，身重多眠睡，目不欲开者"是也。若以寒药下之，则伤脏气，若以温药补之，则火助风温，发黄发斑，温毒热增剧矣。风温外甚，则直视、潮热、谵语、寻衣撮空、惊惕而死者，温补之罪也。

《内经》虽言"形不足者，温之以气；精不足者，补之以味"。气属阳，天食人以五气；血属阴，地食人以五味者：戒乎偏胜，非便以温为热也。又若经云：损者补之，劳者温之。此温乃温存之温也，岂以温为热哉？又如虚则补其母，实则泻其子者，此欲权衡之得其平也，又乌在燔针壮火、炼石烧砒、硫、姜、乌、附，然后为补哉！所

---

① 黑神散：方由黑大豆、熟地黄、当归、肉桂、干姜、甘草、芍药、蒲黄组成。

谓补上欲其缓，补下欲其急者，亦焉在此等而为急哉？自有酸、苦、甘、辛、咸、淡、寒、凉、温、热、平，更相君臣佐使耳！所谓平补者，使阴阳两停，是谓平补。奈时人往往恶寒喜温，甘受酷烈之毒，虽死而不悔也，可胜叹哉！

余用补法则不然，取其气之偏胜者，其不胜者自平矣。医之道，损有余，乃所以补其不足也。余尝曰：吐中自有汗，下中自有补，岂不信然！余尝用补法，必观病人之可补者，然后补之。昔维扬府判赵显之，病虚羸泄泻褐色，乃洞泄寒中证也，每闻大黄气味即注泄。余诊之，两手脉沉而萟，令灸分水穴一百余壮，次服桂苓甘露散、胃风汤、白术丸等药，不数月而愈。又息城酒监赵进道，病腰痛，岁余不愈。诊其两手脉，沉实有力，以通经散下五七行，次以杜仲去粗皮细切，炒断丝，为细末，每服三钱；猪腰子一枚，薄批五七片，先以椒盐淹去腥水，掺药在内，裹以荷叶，外以湿纸数重封，以文武火烧熟，临卧细嚼，以温酒送下；每旦，以无比山药丸①一服。数日而愈。又相台监酒岳成之，病虚滑泄，日夜不止，肠鸣而口疮，俗呼为心劳口疮，三年不愈。予以长流水，同姜、枣煎五苓散五七钱，空心使服之，以治其下；以宣黄连与白茯苓去皮，二味各等分为末，以白面糊为丸，食后温水下三五十丸，以治其上。百日而愈。又汝南节度副使完颜君宝，病脏毒，下虾血发渴，寒热往来，延及六载，日渐瘦弱无力，面黄如染。余诊其两手脉沉而身凉，《内经》寒以为荣气在，故生可治。先以七宣丸②下五七行，次以黄连解毒汤，加当归、赤芍药，与地榆散同煎服之。一月而愈。若此数证，余虽用补，未尝不以攻药居其先。何也？盖邪未去而不可言补，补之则适足资寇。故病蠲之后，莫若以五谷养之，五果助之，五畜益之，五菜充之，相五脏所宜，毋使偏倾可也。凡药有毒也，非止大毒小毒谓之毒，虽甘草、苦参，不可不谓之毒。久服必有偏胜，"气增而久，夭之由也"。是以君子贵流不贵滞，贵平不贵强。卢氏云：强中生百病。其知言哉！人惟恃强，房劳之病作矣，何贵于补哉！以太宗宪宗高明之资，犹陷于流俗之蔽，为方土燥药所误；以韩昌黎元微之犹死于小溲不通、水肿；有服丹置数妾，而死于暴脱；有服草乌头、如圣丸③，而死于须疮；有服乳石、硫黄，小溲不通；有习气求嗣，而死于精血；有嗜酒，而死于发狂见鬼；有好茶而为癖。乃知诸药而不可久服，但可攻邪，邪去则已。近年运使张伯英，病宿伤，服硫黄、姜、附数月，一日丧明。监察陈威卿，病嗽，服钟乳粉数年，呕血而殒。鸣呼！后之谈补者，尚监兹哉！（《儒门事亲》）

补剂不得滥用

学问之道，必由浅入深，从未有浅近不知，而专求怪僻者；况医法一误，必至伤

---

① 无比山药丸：方由山药、赤石脂、茯神、山茱萸、地黄、巴戟、牛膝、泽泻、杜仲、菟丝子、五味子、肉苁蓉组成。

② 七宣丸：方由桃仁、柴胡、诃子皮、枳实、木香、甘草、大黄组成。

③ 如圣丸：方由胡黄连、白芜荑、川黄连、使君子、麝香、干虾蟆组成。

生害命，尤不可不慎也。所谓浅近者，如伤风则防风、荆芥；感寒则苏叶、葱头；咳嗽则苏子、杏仁；伤食则山楂、神曲；伤暑则香薷、广藿；疟疾则柴胡汤加减；痢疾则黄芩汤加减；妇人则四物汤加减；小儿则异功散加减。此皆历圣相传之定法，千古不能易也。至于危险疑难之证，则非此等药所能愈，必博考群方，深明经络，实指此病何名，古人以何方主治，而随证加减。今则以古圣之法，为卑鄙不足道，又不能指出病名，惟以阳虚、阴虚、肝气、肾弱等套语概之，专用温补，以致外邪入里，驯①致不救。间有稍驯谨之人，起病时仍用切近之药，一二剂未即有效，即转而改用温补。不思病之中人，愈必有渐，不可因无速效而即换方也。况所服之方，或未尽善，不思即于前方损益万妥，而遽求变法，又不肯先用轻淡之剂，探测病情，专取性雄力厚之品，大反前辙，必至害不旋踵，总由胸无定见之故。当思人之有病，不外风、寒、暑、湿、燥、火为外因，喜、怒、忧、思、悲、惊、恐为内因，此十三因，试问何因是当补者？大凡人非老死，即病死，其无病而虚死者，千不得一。况病去则虚者亦生，病留则实者亦死。若果元气欲脱，虽浸其身于参、附之中，亦何所用？乃谬举《内经》曰："邪之所凑，其气必虚。"气虚固当补矣，所凑之邪，不当去耶？盖邪气补住，则永不复出，重则即死，轻则迁延变病；或有幸而愈者，乃病轻而元气渐复，非药之功也。余少时见问疾者，闻医家已用补药，则相庆，病者已愈。今则病势方张，正群然议进参、附、熟地，岂不可骇！其始也，医者先以虚脱吓人，而后以补药媚人。浙江则六味、八味汤，加人参、麦冬等药；江南则理中汤，加附、桂、熟地、鹿茸等药。于是人人习闻，以为我等不怕病死，只怕虚死，所以服补而死，犹恨补之不早、补之不重，并自恨服人参无力，以致不救。医者虚脱之言，真有先见之明，毫无疑悔；若服他药而死，则亲戚朋友，群诟病家之重财不重命，死者亦目不能瞑，医者之罪，竟不胜诛矣。所以病人向医者述病，必自谓极虚，而旁人代为述病，亦共指为极虚，惟恐医者稍用攻削之剂，以致不起。或有稍识病之医，即欲对证拟方，迫于此等危言，亦战战兢兢，择至补之药，以顺其意，既可取容，更可免谤，势使然也。此风之起，不过三十余年，今则更甚，不知何时而可挽回也？（《慎疾刍言》）

补药可通融论

古人病愈之后，即令食五谷以养之，则元气自复，无所谓补药也。黄、农、仲景之书，岂有补益之方哉？间有别载他书者，皆托名也。自唐《千金翼》等方出，始以养性补益等，各立一门，遂开后世补养服食之法。以后医家，凡属体虚病后之人，必立补方，以为调理善后之计。若富贵之人，则必常服补药，以供劳心纵欲之资。而医家必百计取媚，以顺其意。其药专取贵重辛热为主，无非参、术、地黄、桂、附、鹿茸之类，托名秘方异传。其气体合宜者，一时取效，久之必得风痹阴痼等疾，隐受其害，虽死不悔。此等害人之说，固不足论。至体虚病后补药之方，自当因人而施，视

---

① 驯：渐进。

脏腑之所偏而损益之,其药亦不外阴、阳、气、血,择和平之药数十种,相为出入,不必如治病之法,一味不可移易也。故立方只问其阴阳脏腑,何者专重而已。况膏丸合就,必经月、经时,而后服完,若必每日视脉察色,而后服药,则必须一日换一丸方矣。故凡服补药,皆可通融者也。其有神其说,过为艰难慎重,取贵僻之药,以为可以却病长生者,非其人本愚昧,即欲以之欺人耳!(《医学源流论》)

虚不受补论

俗传虚不受补,便束手无策,以为可告无愧。盖曰非我之不会补,彼不受也。不知虚不受补之症有三:一者湿热盘踞中焦,二者肝木横穿土位,三者前医误用呆腻,闭塞胃气而然。湿热者,宜其湿而即受补;肝木横者,宜肝络,使不克土即受补;误伤胃气者,先和胃气。和胃有阴阳之别,寒热之分:胃阳受伤,和以橘、半之类;胃阴受伤,和以鲜果汁、甘凉品之类。(《医医病书》)

固　略

固方之制,固其泄也。如久嗽为喘,而气泄于上者,宜固其肺;久遗成淋,而精脱于下者,宜固其肾;小水不禁者,宜固其膀胱;大便不禁者,宜固其肠脏;汗泄不止者,宜固其皮毛;血泄不止者,宜固其营卫。凡因寒而泄者,当固之以热;因热而泄者,当固之以寒。总之,在上者、在表者,皆宜固气,气主在肺也;在下者、在里者,皆宜固精,精主在肾也。然虚者可固,实者不可固;久者可固,暴者不可固。当固不固,则沧海亦将竭;不当固而固,则闭门延寇也。二者俱当详酌之。(《景岳全书》)

因　略

因方之制,因其可因者也。凡病有相同者,皆可按证而用之,是谓因方。如痈毒之起,肿可敷也;蛇虫之患,毒可解也;汤火伤其肌肤,热可散也;跌打伤其筋骨,断可续也。凡此之类,皆因证而可药者也。然因中有不可因者,又在乎证同而因不同耳!盖人之虚、实、寒、热,各有不齐;表、里、阴、阳,治当分类。故有宜于此而不宜于彼者,有同于表而不同于里者。所以病虽相类,而但涉内伤者,便当于血气中酌其可否之因,不可谓因方之类,尽可因之而用也。因之为用,有因标者,有因本者,勿因此因字而误认因方之义!(《景岳全书》)

兼　略

兼方之制,用间法也,与师旅之间谍无异。举世但知以寒治热,以热治寒,曷知病势之危殆，错杂难分，况多假脉假证，非洞达《玉函》、《金匮》之奥，难以语此。知表证用麻黄，此正治也；越婢、大青龙则兼石膏以化热，麻附细辛汤、麻附甘草汤则兼附子以救寒，此变法也。阴寒用附子，此正治也；真武汤则兼生姜以散水气，白通、通脉则兼葱白以通阳，猪胆汁以收阴，此变法也。腑实用大黄，此正治也；大黄附子汤、附子泻心汤则兼附子以破结，黄龙汤则兼人参以助力，足补南阳之未逮，此变法也。阳邪陷阴，欲转阳分，用芍药、甘草护持营气，此正治也；四逆散则兼柴胡以通中道，当归四逆则兼桂枝以通接壤，使阴从阳化，此变法中之定法也。妊娠胎息不安，用茯苓、芍药护持阴血，此正治也，附子汤则兼附子以治子脏开、少腹如扇，桂心茯苓丸则兼桂心以治宿有癥病，胎动下血，始知桂、附反有固胎之用。是皆病证之变端，不能守寻常绳墨也。然必察其生气未艾，方可特出奇兵以击之，若脉证俱殆，慎勿贪功以招烁金之谤也。

读景岳先生八略，至末条《因略》，略无深意，而独不及兼制之法。余不自揣，赘入此例，以续貂之不足，其《因略》原文，不敢擅裁，仍两存之。石顽老人漫述。（《张氏医通》）

敛散升降四治说略

凡风寒湿热散漫于周身之腠理者，无聚歼之术也，则因其散而发之，痰血水食结积于胃与二肠、膀胱之内者，已属有形，势难消散，则因其聚而泄之渗之；邪在上脘，愠愠欲吐，是欲升不遂也，则因而吐之；邪在大肠，里急后重，是欲下不畅也，则因而利之。此顺乎病之势而利导之之治也。

湿热无形，散处于肠胃膜络之中，既不外越，又不内结，则以酸敛入泄剂，撮其邪而竭之；瘀血有形，结聚于肠胃膜络之中，其质凝滞，不能撮而去也，则以辛温入攻血剂，温其血而化之；肾气不纳，根本浮动，喘呕晕眩，酸咸重镇，高者抑之；中气虚陷，泄利无度，呼吸不及，固涩升补，下者举之。此矫乎病之势而挽回之之治也。

凡病误降者，欲救之，不可急升也；误升者，欲救之，不可急降也；误寒者，欲救之，不可急以大热也；误热者，欲救之，不可急以大寒也。寒热犹或可急也，升降断不可急也。尝见先以承气误下，中气下陷，急以参、耆升之，虚气上越，喘逼不能食而死矣。此当建中涩下，不可升提其上也。（《读医随笔》）

敛散并用

凡欲发汗，须养汗源，非但虑其伤阴，亦以津液不充，则邪无所载，仍不得出也。故桂枝汤中用芍药，或更加黄芩；麻黄汤中用杏仁，或更加石膏，匪但意清内热，以为胃汁充盈，邪乃有所附而聚，聚乃可驱之使尽耳！故《伤寒论》有发热自汗而病不愈，以桂枝汤先其时发汗则愈者，充其荣则卫不能藏奸也。张石顽曰：凡患温热，烦渴不解，往往得水或服黄芩、石膏等寒药，浃然汗出而解者，肠胃燥热，力不胜邪，寒清助胃生津故也。凡辛散之剂，佐用甘酸，皆此义也。小青龙之五味子，大青龙之石膏，桂枝汤之白芍，最可玩味。(《读医随笔》)

敛降并用

凡治痢疾，用白芍、槟榔、木香、黄连者，此数药皆味极苦涩，性极沉降者也。因痢疾是湿热邪毒，旁渍肠胃细络夹膜之中，苦涩之味能吸而出之，随渣滓而俱下矣。故里急后重用此等药，攻下秽涎而病愈者，肠胃络膜之浊气泄尽也。若用大黄、芒硝，伤正留邪，每至不救。若用粟壳、乌梅，固脱留邪，多成休息，得其一而遗其一也。钱仲阳治小儿惊痫，轻粉、巴豆、牵牛并用，一敛一泄，即摄取痰涎而驱下之也。古方类此甚多。(《读医随笔》)

通法与塞法总论

通之义有三：一曰宣通。麻、葛表汗以通毛窍；瓜蒂吐涌以通胃壅是也。二曰攻通。苓、泻渗水以通前阴；硝、黄涤秽以通后阴是也。三曰旁通。木通、半夏通而兼乎降；细辛、藁本通而兼乎升；乌药、乳香通于气；红花、桃仁通于血也。自是而通者，不可不塞矣。塞之义亦有三焉：胶、茸、熟地、首乌，以甘味为填塞，所以补空虚也；五味、乌梅、诃子，以酸味为收塞，所以敛涣散也；牡蛎、龙骨、莲须，以涩性为固塞，所以禁滑脱也。

然而通极反塞，则又有道焉。盖人之元神，全赖血气营卫以供养。通以去滞涩、去积聚，衰其大半即可以止。即如细辛，通药也，多服久服，反令人九窍不通，闷绝而死者，是去邪太甚，并伤元气之过也。而凡用通者，可视诸此矣。塞极反通，则又有说焉。盖人身血由气生，气由精化，真精足则真阳旺，脾土得所薰蒸而强健，心志得所滋养而神明，肝木资其润泽而条达。故庄子曰：精者，生形之本。是以圣人贵精，精能化气，万神俱足。譬如枣皮补精，敛涩药也，用得其宜，久之则五脏安和，九窍皆通，是浊阴既归六腑，清阳自出上窍，下实者则上自虚，所以耳目聪明，鼻舌灵爽，百官皆效灵也。而凡用塞者，可视诸此矣。是故通中有塞者，仲景柴胡加龙骨牡蛎汤，以大黄通胸满、谵语，以龙骨镇惊，以柴胡引牡蛎去胁下痰水是也；塞中有通者，柴胡桂枝干姜汤，以牡蛎治下胁满，又利小水，以柴胡、瓜蒌散胸中之邪也。

又温而塞者，桃花汤以石脂、干姜治下利脓血，以固虚脱之症也；寒而塞者，白头翁汤以秦皮涩滑痢，以白头翁等以清实热也。又通则不痛，痛则不通，通以去邪，必在病之方来；滑者必涩，涩则能久，塞以固正，必在病之去后。此先后缓急所由分也。然而塞滑脱者，用莲须、金樱等以塞其流，不如黄柏兼生芪、巴戟苦以坚之，兼清相火，为清源之法也；辛夷、白芷以通上窍之实，不如兼用固纸、巴戟以塞下窍之虚也。故致病者，昧天而失于人；治病者，当因人而合于天也。(《医纲提要》)

夹证兼证论治

人皆谓夹证与兼证难治，丰独曰无难也。曷为夹证？譬如受风便是伤风，宜桂枝汤之属，受寒便是伤寒，宜麻黄汤之属。倘风寒两伤者，即为夹证也。盖风宜散，寒宜温，温、散之方，宜桂麻各半汤之属。倘或暑邪夹湿，湿宜利，暑宜清，清、利之方，宜天水散之属。倘或燥气夹火，火宜凉，燥宜润，凉、润之方，宜清燥救肺汤之属。其余风暑、风湿、风燥、风火，皆系夹证，其治法皆可仿此。

至于兼证奈何？假如少壮遗精，当分梦之有无，有者宜坎离既济汤①之类，无者金锁固精丸之类，此定法也。或被湿热所触者，便为兼证，利湿必伤其阴，补阴必滞其湿。思利湿而不伤阴者，如猪苓汤、六味丸之类；若湿邪甚者，又当先治其湿，湿邪一化，再涩其精可也。又如老年虚损，当分证之浅深，浅者宜六君、四物之类，深者宜固本②、大造③之类，此定法也。倘被风邪所客者，便为兼证，散风益虚其正，补正必关其邪。思散邪而不损正者，如参苏饮、补中益气之类，若风邪甚者，又当先散其风，风邪一解，再补其损可也。又如女子经事当行，必审其或先或后：先则为血热，宜丹栀四物之流；后则为血寒，宜香砂四物之流。此为定法。或被寒邪所触者，即兼证也。考诸方能散寒且能调经，如香苏饮之流，若过盛者，必须先散其寒，再调其经则可矣。又如妇人产后发热，必辨其属虚属实：虚则宜补益，如加味四物之流；实则宜破瘀，如生化、失笑之流。此为定法。设被暑邪所感者，即兼证也。考诸方能清暑且治产后，如竹皮大丸④之流；若过盛者，必须先清其暑，再治产后则可矣。医者能于如此圆变，则治夹证、兼证，何难之有？（《时病论》）

汗吐攻和补法对血证的宜忌

汗、吐、攻、和，为治杂病四大法，而失血之证，则有宜、不宜。

伤寒过汗伤津液，吐血既伤阴血，又伤水津，则水、血两伤，恭然枯骨矣。故仲景于衄家严戒发汗。衄忌发汗，吐、咯可知矣。夫脉潜气伏，斯血不升，发汗则气发泄。吐血之人，气最难敛，发泄不已，血随气溢，而不可遏抑，故虽有表证，止宜和散，不得径用麻、桂、羌、独。果系因外感失血者，乃可从外表散，然亦须敛、散两施，毋令过汗亡阴。盖必知血家忌汗，然后可商取汗之法。

至于吐法，尤为严禁。失血之人，气既上逆，若见有痰涎，而复吐之，是助其逆

---

① 坎离既济汤：方由当归、熟地、生地、山茱萸、牛膝、天门冬、麦门冬、白芍、五味子、山药、龟板、知母、黄柏、川芎组成。

② 固本（丸）：方由生地、熟地、麦门冬、天门冬、人参组成。

③ 大造（丸）：方由紫河车、生地、龟板、杜仲、天门冬、黄柏、牛膝、麦门冬、当归身、人参、五味子组成。

④ 竹皮大丸：方由竹茹、石膏、桂枝、白薇、甘草组成。

势，必气上不止矣。治病之法，上者抑之，必使气不上奔，斯血不上溢，降其肺气，顺其胃气，纳其肾气，气下则血下，血止而气亦平复。血家最忌是动气，不但病时忌吐，即已愈后，另有杂证，亦不得轻用吐药，往往因吐便发血证。知血证忌吐，则知降气止吐，便是治血之法。

或问血证多虚，汗、吐且有不可，则攻下更当忌矣！予曰：不然。血之所以上者，以其气腾溢也，故忌吐、汗再动其气。至于下法，乃所以折其气者，血证气盛火旺者，十居八九，当其腾溢，而不可遏，正宜下之以折其势。仲景阳明证，有急下以存阴法；少阴证，有急下以存阴法。血证火气太盛者，最恐亡阴，下之正是救阴，攻之不啻补之矣。特下之须乘其时，如实邪久留，正气已不复支，或大便溏泻，则英雄无用武之地，只可缓缓调停，纯用清润降利，以不违下之意，斯得法矣。

至于和法，则为血证之第一良法。表则和其肺气，里者和其肝气，而尤照顾脾肾之气。或补阴以和阳，或损阳以和阴，或逐瘀以和血，或泻水以和气，或补泻兼施，或寒热互用，许多妙义，未能尽举。

四法之外，又有补法。血家属虚痨门，未有不议补者也，即病家亦喜言补，诸书重补者，尤十之八九，而不知血证之补法，亦有宜有忌。如邪气不去而补之，是关门逐贼；瘀血未除而补之，是助贼为殃。当补脾者十之三四，当补肾者十之五六，补阳者十之二三，补阴者十之八九。古有补气以摄血法，此为气脱者说，非为气逆者说；又有引火归源法，此为水冷火泛者立说，非为阴虚阳越者立说。盖失血家如火未发，补中则愈；如火已发，则寒凉适足以伐五脏之生气，温补又足以伤两肾之真阴，惟以甘寒，滋其阴而养其阳血，或归其位耳。血家用药之宜忌，大率如是。知其大要，而后细阅全书，乃有把握。(《血证论》)

第四节　饮食调养

病去宜饮食调养

人之所赖以生者，谷也。万物之性，中正和平者，亦莫如谷，故人虽百年而不厌其常食也。上古治病之法，病去则调养以谷味，未尝病后而峻补之者。张仲景为立方之祖，观《伤寒论》及《金匮》二书，其方皆是治病，补剂之方甚少。后贤惟张子和得之，病去则教人以糜粥调养，与《内经》之旨不相违悖。而补方之盛行者，则始于张景岳、赵养葵，动辄参、芪、归、地，而薛立斋宗之。后世徒震其名以为信，然效之者误人无算。观其治案中，无不以补中益气、逍遥散、归脾汤三方，通治百病，其余采用之方甚少，即此便可知矣。盖风、寒、暑、湿四时之气，其中于人也，则曰邪气。人在气交之中，其能免乎？而风则伤卫，寒则伤营，暑则伤气，湿则伤人皮肉筋骨，内伤于脾胃，是四气之伤人也。在表则恶寒发热，在里则四肢困倦，类乎内伤之虚象，即灯结煤而暗之义，前已详论之矣。若外邪正盛，或病初愈而邪未尽，误投补剂，必至邪与正为互，如油入面，莫能去之，致成终身之疾，可慨也！识者鉴及于此，是以有不服药为中医之说，宁使五谷调养，既可省费，亦无弊窦也。（《一得集》）

饮食宜忌论（一）

病者之爱恶、苦乐，即病情虚实、寒热之征。医者望色、切脉而知之，不如其自言之为尤真也。惟病者不能言之处，即言而不知其所以然之故，则赖医者推求其理耳！今乃病者所自知之病，明明为医者言之，则医者正可因其言，而知其病之所在以治之；乃不以病人自知之真，对症施治，反执己之偏见，强制病人，未有不误人者。如《伤寒论》中云：能食者，为中风；不能食者，为中寒。则伤寒内中风之症，未尝禁其食也。乃医者见为伤寒之症，断不许食；凡属感症，皆不许其食；甚有病已半愈，胃虚求食，而亦禁之，以至因饿而死者。又《伤寒论》云：欲饮水者，稍稍与之。盖实火烦渴，得水则解，未尝禁冷水也。乃医家凡遇欲冷饮之人，一概禁止；并有伏暑之病，得西瓜而即愈者，病人哀求欲食，亦断绝不与，至烦渴而死。如此之类，不可枚举。盖病者之性情气体，有能受温热者，有能受寒凉者，有不受补者，有不禁攻者，各有不同。乃必强而从我意见，况医者之意见，亦各人不同，于是治病之法，无一中肯者矣。

《内经》云：临病人问所便。盖病人之所便，即病情真实之所在。如身大热而反欲热饮，则假热而真寒也；身寒战，而反欲寒饮，是假寒而真热也。以此类推，百不失一。而世之医者，偏欲与病人相背，何也？惟病人有所嗜好，而与病相害者，则医者宜开导之。如其人本喜酸，或得嗽症，则酸宜忌；如病人本喜酒，得湿病，则酒宜忌之类，此则不可纵欲，以益其疾。若与病症无碍，而病人之所喜，则从病人之便，即所以治其病也。此《内经》辨症之精义也。（《医学源流论》）

〔按语〕

疾病过程中的饮食宜忌，中医历来比较重视。本节所选医论中，有对忌口十分强调者，有言不必忌口者。对此，应根据疾病的具体情况，以决定饮食宜忌，不可偏废。

饮食宜忌论（二）

《内经》言人受气于谷，谷入于胃，以传于肺，五脏六腑皆以受气。谷不入半日则气衰，一日则气少。平人不食，七日而死。则食固人之不可一日无者也。有病怒狂者，生于阳也，夺其食则已。《内经》止此一条暂禁其食，余无禁食明文。仲圣论中首列桂枝汤，服药歠①稀粥以助药力。夫学莫精于长沙，病莫重于寒伤，其不禁食也如此。其他诸书，惟干霍乱一证，戒与谷食，亦别无禁食之语。予思六淫诸病，邪盛里实、痰

---

① 歠（chuò 辍）：饮。

气壅塞、湿热痞满、停食胀闷，是虽与之食而不能，强之食而不欲，焉用禁为？若受邪本轻，病不在胃，胃饥欲食，斯可与之食矣。乃医者遇病初发热，不审病情，即禁谷食，虽产后、婴儿，稍有外证，并入饿乡，谷汤不令入口，七日不愈，则复禁之，虽病者饥极求食，而防之甚严，往往胃气大伤，轻病致重，仍与克削之药，质实尚可幸生，质虚多致危殆。盖人赖胃气以生，药亦赖胃气以运，胃中气馁，药性不行，迫至阴阳将脱，始言与谷，而病者恶闻食臭，不能咽矣。予谓病人不饥，则不必与食，如饥而欲食，则不当禁。须知谷气内充则精胜而邪却，惟宜少食，勿令饱食耳。昔张会卿著伤寒饮食宜忌一则，切言禁食之非；柯韵伯亦以近之医家妄禁病人谷食，为害不浅；乃今维扬①等处，不知作俑②何人，习而不察，并为一谈，牢不可破。予故窃取前辈之意而发明之，犹望其地之贤能，出而主持以矫风俗之惑，庶几体上天好生之德，而不致遗人祸殃也已。（《医述》引《赤崖医案》）

不食与禁食

有胃气则生，无胃气则死，此百病之大纲也。故诸病若能食者，势虽重而尚可挽救；不能食者，势虽轻而必致延剧。此理亦人所易晓也。然有当禁食与不当禁食之两途。如伤寒之邪，传入阳明之腑，胃有燥热昏谵者，有干霍乱之上下不通，或正值吐泻之际；或斑疹未达于表；或瘟疫之邪客于募原；或疟邪交战之时；或初感六淫之邪，发热脘闷，邪气充塞弥漫，呕恶痞胀不饥；或伤食恶食等症。此虽禁其谷食，可也。其余一切诸证不食者，当责之胃阳虚、胃阴虚，或湿热阻气，或命门火衰，其他散见诸门者甚多。要知此症，淡饮淡粥，人皆恶之，或辛或咸，人所喜也，或其人素好之物，亦可酌而投之，以醒胃气，惟酸腻甜浊不可进。至于案中治法，一览可尽，兹不重赘。（《临证指南医案》）

饮食禁忌

古云：三分医治，七分调养。信然。凡病未愈，忽添内外杂证，或旧疾复发，皆不善调养所致。如外感等病多热痰，故忌食生热、生痰之物。疟疾乃膜原有积，故忌发时以前饮食及平时黏滞之物。泻痢乃肠胃湿水积滞，故忌助湿添积之物。上有热痰，忌补物。下有寒湿，忌泻物。服温补药忌食寒性。服寒凉药忌食热性。此等禁忌，诸书皆详言之。又有与药相反、相恶之类，尤须禁忌。（《王氏医存》）

---

① 维扬：旧扬州府别称。今江苏扬州市。
② 作俑：制造殉葬用的偶像。后用以比喻首开恶例。

忌口要点

凡药力救病，已恐无济于事，岂可再不忌口，以反助其病乎？寒病忌生冷。热病忌温性，如椒辣之品。肝阳忌鸡之升提，并忌温品。气病忌酸敛之品。毒病忌海鲜、鸡、虾发物。血枯忌生冷。呆胃忌油腻。胃寒忌生冷。疟疾忌粥饭。水臌忌盐。怀胎忌香、忌活血。胎前忌热。产后忌寒。痛经忌寒、酸。停经忌寒冷及酸敛。（《医学心传全书》）

患者当遵饮食禁忌

凡邪气方盛，气机郁遏之时，不可骤进食物。烟、酒、五辛、炙煿厚味，皆能助火生热；鱼腥、面食、油腻、生冷，皆滞膈生痰，阻碍脾胃。服药之人，谨遵禁忌，方保无虞。每有骄矜之人，以医药为儿戏，以禁忌当虚文，疾病患身，任性自便，强食厚味，饱啖生冷，及至病变，反归咎于医之无效。殊不知医之受谤，不过损名，病至伤生，医何能代？知命者，可不以此为戒耶！（《疾病补救录》）

〔按语〕

本文作者杜时彰，清代人。

饮食禁忌之由

病而服药，须守禁忌。孙真人《千金方》言之详矣，但不详言所以守禁忌之由。敢陈其略，以为规戒。夫胃气者，清纯冲和之气，人之所赖以为生者也。若谋虑神劳、动作形苦、嗜欲无节、思想不遂、饮食失宜、药饵违法，皆能致伤；既伤之后，须用调补。恬不知怪，而乃恣意犯禁，旧染之证与日俱积。吾见医将日不暇给，而伤败之胃气，无复完全之望，去死近矣。（《格致余论》）

伤寒饮食宜忌论

凡伤寒饮食，有宜忌者，有不宜忌者。若病伤寒而食不断者，以邪犹在表，未深入也；及其稍深，而在半表半里之间，则食渐减矣；再入胸膈胃口，则全不食矣。邪既在胃，则胃口不饥，所以伤寒不食者，或十日，或二十日，皆无足虑，不可强食，强食则助邪；或伤寒新愈，胃气初醒，尤不可纵食，纵食则食复。此皆宜忌也。至有不宜忌者，则如劳倦内伤之人，偶感寒邪，亦必发热，本非真正伤寒外邪内陷之病，所以外虽发热，而内则饥馁，每多思食。奈何庸昧之辈，但见发热，则曰"饿不死伤寒"，不论虚实，一概禁之。常见欲食者索之不得，而且加以克伐寒凉，饥肠受剥，虚者益虚，及胃气既脱，反不欲食矣。既欲救之，已无可及。余每借食为药，所活多人，而见禁食受毙者，亦已不少，故详言之。若病人时时觉饿而索食者，此其邪不在脏，胃中空虚而然，必不可禁，但不宜纵耳！且因此可察虚实，关系非小，不可忽也！（《景岳全书》）

伤寒禁食辩

伤寒原属外感之总名，温热亦是伤寒之一种。俗称饿不死伤寒当是指寒湿、湿温而言。缘湿浊阻滞，必有胸闷、胃呆、泛恶诸症，此时胃中满贮湿浊，非但不欲食，亦不能食也。饿不死一语，当是对病人家属而言，换一句话，即叫他不欲强劝病人努力加餐，并不是禁止病人进谷。病人如果湿化、知饥索食，亦不禁也，不过不能使之过饱耳！若云一病伤寒，即禁谷食，实是误会。试观仲景《伤寒论》，服桂枝汤后，须歠热稀粥；白虎汤、桃花汤中，俱有粳米。仲景为医圣，其治伤寒之法如此。胃为水谷之海，人生在世，有胃气则生，无胃气则死。谬语流传，实不可信。（《士谔医话》）

〔按语〕

本文作者为近代人陆士谔，名守先，青浦人。其著作还有《医学南针》等。

外感饮食宜忌论

外感时疫，有言得病即粥汤粒米不可食者，有言饮食始终全不当禁者，议论纷纷不定。予为细言之，盖人之胃气强弱不同，有天壤之殊，不可执一。其强者，胃气充运，兼之素无积聚，虽有外感内疫，不能阻滞气道，食入易消易饥，乌足为患，外邪不能深入，内疫亦自易出，病易愈耳。若不明此理，妄禁饮食，中气一馁，外邪反致深入，内疫不能鼓荡而出，变为危候也。虚弱之人，胃气原不充运，或兼素有积聚，一经风寒外束、疫邪内发，胃中早已痞满，不饥不食，若再饮食强进，则必中宫填塞，变为承气、陷胸、泻心等汤，及白散、槟榔丸诸症。若小下，则不能开其结；若大下，恐中气莫支，补泻两难措手。莫若听其不饥不食，使经络易通，以小柴胡汤加减和之，俟一阳来复之期，或可自愈也。然感寒自外来，未至深入，犹可食粥以御其邪；时疫从内发，当察其果无痞满与舌厚白苔，而能易食易饥者，方可以稀粥与之。（《医权初编》）

感冒不可禁饮食

肾为先天之本，脾为后天之本。故有胃气则生，无胃气则死。脾胃所关，岂浅鲜哉？仲景之治伤寒，服桂枝汤后，与糜粥一盂，以助胃气而行药力。盖以寒伤营，营气内涩，不能外通于卫，腠理尚为坚固；风伤卫，卫气外泄，不能内护于营，肌肤已非缜密，故急与粥饮以补助之。人之有脾胃，犹国之有仓廪，不独饮食入胃，游溢精气，五经并行，即药之入某经而治某病，亦必先胃而后散布他经。胃气太弱，则转运不灵，予以补剂而徒化痰涎，予以消剂而徒伤正气，安能通经而治病哉？大凡风寒感人，症在太阳本尚能食，入阳明即不能食，不能食而强之食，固为不可，然年高暨体弱之人，尚须以米饮扶其胃气，若病本能食，自当予以薄粥，而干饭濡肉，勿使之近。果禁其饮食则胃气渐亏，风寒转可乘虚而入，匪[①]曰爱之，实惟害之。江南土俗，于病感冒者，辄强令饥饿，或三日，或五日，俟热退身凉之后，始渐予粥食。强者必须调理培补，甫能复元，而弱者暗伤更甚。余于七八岁时，曾为庸医所误，五日外，外感已退，脾虚微热，医家不识，尚禁粒食，遂至气喘、汗出，几酿大病。幸遇一按摩老妪曰：此子无他恙，不过病后脾虚，急与糜粥，当渐汗止。从其言而愈。此现身说法，为病者、医者力挽狂澜，不知能笃信否？（《医论三十篇》）

外症饮食宜忌论

古书所载，有不尽然者。厚味生痈疽，膏粱之变，足生大疔。此"忌口"二字之所本也。余谓此为富贵之说法，非所以论大概也。《千金》、《外台》无不以慎口腹为要务。东垣云：痈疽食肉，乃自弃也。究之诸公当日所交游者，皆富贵也。王氏自谓我术但治贫病，然以刺史之尊，于民间日用疾苦，相离尚远。其所称贫病，非藜藿无告之贫也。若劳苦贫人，所患疡毒，皆由六淫外乘，而医者不知变通，甚至蔬腐不许入口，一餐之间，有许多禁忌，几有绝食之苦，病人何以堪此？因之胃闭而病不能愈，此由见理不明，操技不精，藉"忌口"二字为口实，以文过而饰非。及至用药，则蜈蚣、桑虫、甲片、蜂房、蛇蜕、角刺诸毒药，浪用无忌，何独于寻常食品，而严申禁戒乎？习而不察，曷胜浩叹！若能于富贵人退之，贫苦人进之，庶乎两得其平。盖胃气充足，病必易愈，肌亦易生。设此义不知，亦焉能识病情，而施妙治乎？（《潜斋医话》）

病人所嗜可节不可绝

脏各有神，凡酷嗜一物，皆其脏神所欲。斯脏之精气不足，则求助斯味以自救。如妊妇肝肾不足，则嗜酸咸。老人精血亏，则嗜肉食。故凡病人所嗜之物，只可节之，不可绝之。若久药厌频，可缓之病，不妨暂停药饵，调进所嗜之味，胃气一旺，便可长养精神；若病势不能勿药者，则宜冲和之药味，易于入口，勿伤胃气。设不知此，而绝其脏神所嗜之食，强其胃气所伤之药，胃气既伤，化源绝灭，而欲病退神安者，难矣！（《锦囊秘录》）

---

① 匪：通"彼"。

第七章　方剂药物总论

第一节　方剂总论

方药的运用必须辨证

医道起于神农之著本草，以一药治一病，但一病有数证，后之圣人，取药之对证者，合几味而成方，故治病必先有药，而后有方。方成之后，再审其配合之法，与古何方相似，则云以某方加减，并非医者先有一六味、八味、理中等汤，横于胸中，而硬派人服之也。

至其辨证用药之法，如有人风、寒、痰、食合而成病，必审其风居几分，寒居几分，痰、食居几分？而药则随其邪之多寡，以为增减，或一方不能兼治，则先治其最急者，所以无一味虚设之药，无一分不斟酌之分两也。况医之为道，全在身考①。如服我之药，而病情不减，或反增重，则必深自痛惩，广求必效之法而后已，则学问自能日进。若不论何病，总以几味温补投之，愈则以为己功，死则以为病本不治，毫无转计，此则误尽天下，而终身不自知也。又其所名陈方者，用柴胡一味，即名柴胡汤，用大黄一味，即名承气汤，于古人制方之义，全然不知，随其口之所指而已。其医也，则袭几句阴阳虚实、五行生克笼统套语，以为用温补之地，而文人学士，又最易欺，见有阴阳五行等说，即以为有本之学，深信不疑，其人亦自诩为得医学之捷径，将千古圣人，穷思极想，所制对证之方数千首，皆不必问，而称名医矣！

夫医者欲行其道，相习成风，犹无足怪，独是闻居涉猎②之人，亦俱蹈袭此等谬说，与医者同声合气，知亲友有病，即往帮助，医者用危言拿住本家，使之不得不用温补贵重之药，以明关切，因而致死，死则以为用此等药，原未尝云病者服之必效，不过如此门第之家，于理不该服价贱之药耳！若己生疾，又有人亦已此法毙之，真属可悯！（《慎疾刍言》）

---

① 身考：亲身考查研究。
· ② 涉猎：泛览群书，不一定作深入的钻研。

随证以立方

古人随证以立方，非立方以待病。熟察病情，详审用药，味味与病针锋相对，无滥无遗，适至其所，如写真焉，肖①其人而止，不可以意增减也。千变万化之中，具有一定不易之理，活泼圆机，有非语言文字所能解说，在学者心领神会而已。其所以设立方名者，规矩准绳，昭示来学，非谓某方一定治某病，某病一定用某方也。古方伙矣，岂能尽记，纵能尽记，而未能变通，虽多奚益？即如桂枝汤一方，加桂枝分两，名曰桂枝加桂汤；加芍药分两，名曰桂枝加芍药汤；去芍药，名曰桂枝去芍药汤；桂枝、甘草二味，名曰桂枝甘草汤；芍药、甘草二味，名曰芍药甘草汤；甘草一味，名曰甘草汤：信手拈来，头头是道。一方可分为数方，数方可合为一方。增一药之分两，即所以减他药之分两，而另名为一方；取一味、二味，即名为一方。药随病为转移，方随证为增减，因物付物，何容心焉。设悬拟一方，以治一病，印定后人眼目，天下岂有呆板之病证，待呆板之方药耶？奈何张景岳新方八阵及黄元御八种书内，自制之法，不一而足，岂以古方为不足用，而有待于新制乎？集数味药，辄名一方，方不可胜穷，徒眩人意耳！（《存存斋医话稿》）

制方大法论

凡病有名，有症，有机，有情。如中风、伤寒、温暑，湿痉等类，此为名也。外有头痛、身热、腰痛；内有喘咳、烦渴、吐利、腹满：所谓症也。其间在表在里，有汗无汗，脉沉脉浮，有力无力，是其机也。此时恶寒恶热，苦满苦呕，能食不欲食，欲卧不得卧，或饮水数升，或漱水不欲咽，此病情也。因名立方者，粗工也；据症定方者，中工也；于症中审病机、察病情者，良工也。仲景制方，不拘病之命名，惟求症之切当，知其机，得其情。凡中风、伤寒、杂病，宜主某方，随手拈来，无不合法，此谓医不执方也。今谈仲景方者皆曰：桂枝汤治中风不治伤寒，麻黄汤治伤寒不治中风。不审仲景此方主何等症？又不察仲景何症用何等药？只在中风，伤寒二症中相较，青龙、白虎命名上敷衍，将仲景活方活法，为死方死法矣。

仲景立方，精而不杂，其中以六方为主，诸方从而加减焉。凡汗剂皆本桂枝，吐剂皆本栀豉，攻剂皆本承气，和剂皆本柴胡，寒剂皆本泻心，温剂皆本四逆。浑而数之，为一百十三方者，未之审也。

六经各有主治之方，而他经有互相通用之妙。如桂枝、麻黄二汤为太阳营卫设，而阳明之病在营卫者亦用之。真武为少阴水气设，而太阳之汗后亡阳者亦用之。四逆汤为太阴下利清谷设，太阳之脉反沉者宜之。五苓散为太阳消渴水逆而设，阳明之饮水多者宜之。猪苓汤为少阴下利设，阳明病小便不利者亦宜之。抵当汤为太阳瘀血在

---

① 肖：类似、相似。

里设，阳明之蓄血亦用之。瓜蒂散为阳明胸中痞硬设，少阴之温温欲吐者亦用之。合是证便用是方，方各有经，而用可不拘，是仲景法也。仲景立方，只有表、里、寒、热、虚、实之不同，并无伤寒、杂病、中风之分别。且风寒有两汤迭用之妙，表里有二方更换之奇，或以全方取胜，或以加减奏功。世人论方不论证，故反以仲景方为难用耳！桂枝，汗剂中第一品也。麻黄之性直达皮毛，生姜之性横散肌肉，故桂枝佐麻黄则开玄府，而逐卫分之邪，令无汗者有汗而解，故曰发汗；桂枝率生姜则开腠理，而驱营分之邪，令有汗者复汗而解，故曰解肌。解肌者，解肌肉之邪也，正在营分。何立三纲者，反云麻黄主营，桂枝主卫耶？麻黄汤不言解肌，而肌未尝不解；桂枝汤之解肌，正所以发汗。要知桂枝、麻黄是发汗分深浅之法，不得以发汗独归麻黄，不得以解肌与发汗对讲。前人论方不论药，止以二方为谈柄，而置之不用也。（《伤寒论翼》）

制方定法论

神农尝药草，辨味而知性。岐伯作汤液醪醴，随时而制宜。汉张仲景立方定法，又开千古之医门，始于八味地黄丸，用治消渴，遂有一百十三方，三百九十七法，变化无穷。但方法精奥，务要体认，若知方而不知法，用亦无济。故仲景用方惟在用法，乃法在方之先，方又在法之后，而方法相合，如鼓之应杵也。又按仲景用药，尽得岐伯心法，不在词语，而在用意，意在法到，法到则方无所不到，故往往有时拘汤而用者，有时散药而行者，有时随意数味而成方者，有时一定几味而成剂者，有时不在药而在分两者，有时不重汤而重引者，有时不重汤引而重煎煮者，有时一服不应以致数服者，有时本剂误服而以他剂救之者，有时凉药而热饮者，有时热药而冷投者，有时因药而取名者，有时因名而取义者，而心方心法，搜求莫尽。

请再论岐伯用药创方，以证仲景制方定法之有本，可乎？夫岐伯用药或一二味而为方，或三两味而成剂，或用奇法而开鬼门①，或用偶法而洁净腑②，或病在高因而吐越，或病在下因而引竭，或病在中满而以内泄，或病坚实随势散泻，或病慓悍按而收抑，或病有邪渍形外解，则知上古之方不拘药饵，马牛溲渤，皆可疗病者，惟其不执一法，故能不执一方，无论内伤外感，何一处无法也？仲景之方，何尝不治内伤、疗损症乎？或者谓其仅治外感，亦惑矣！医道寝③衰，不堪深论，不惟余言不信，即岐伯、仲景之堂奥④，又何尝有人信也？至东垣、丹溪、河间、思邈、子和、立斋、宇泰、韵伯、嘉言诸方法，亦有取信者，亦有不取信者，反言"尽信书则不如无书"，冤哉医也！自此一言，以致埋没诸古人心法，而古法古方置之不问。余今阐古觉愚，故

---

① 开鬼门：指发汗法。
② 洁净腑：指利尿法。
③ 寝：通侵（qīn侵），逐渐。
④ 堂奥：指堂的深处，引申为深奥的义理。

作制方定法之论，庶几不河汉余言哉！（《医学阶梯》）

方中方论

　　知方甚易，用方甚难。盖古今诸方，补气不过四君，补血不过四物，养胃不过异功，益脾不过六君，补火不过八味，滋阴不过六味，发表不过麻黄、桂枝，消痰不过二陈、参苏饮，对症甚验，治病甚灵。若病不对症，方不应手，只归病深药浅，不归用法不神。然赵氏有云：补血不用四物，宁用四君之类，何也？盖有形之血不能速生，几危之气所当急固，使无形而生出有形。经云"阳生阴长"之意耳！喻嘉言止泻不用六君健脾，宁用桂枝汤疏表，审症之精详，格方之微奥也。其实脾虚作泻，岂可不用六君，因大肠风泄，赖桂枝汤疏风实表，且肺与大肠相为表里，而大肠之风不能除，故用桂枝从肌表中散去，风散泻止，不必拘拘健脾也。薛立斋治男子阴痿不用桂、附，而反用知、柏，非火衰之病，乃郁火之症耳！故云命门火衰，精气虚冷固有之矣；然亦有郁火盛而致痿者，经云"壮火食气"，譬如人在暑热反倦怠嗜卧，遇冬寒而身反坚强也。故薛氏亲见一二人肾经郁火而有此症，令服黄柏、知母清火坚肾之药而效，苟仍用桂、附则阳愈盛而阴愈痿也。仲景治烦惊、谵语，不用青龙、白虎，而用柴胡加龙骨牡蛎汤。盖龙乃鳞部之长，牡蛎乃介部之长，二物之性极灵，能收飞越之气，故烦惊、谵语，心神飞越之症必用。世人徒以龙骨、牡蛎乃涩精之药，不宜用在外感，此亦知其一而未知其二矣。柯氏治咳嗽不用二陈、参苏饮，惟用小青龙去石膏，不论冬夏，不拘深浅，但是寒嗽，屡试屡验，用麻黄开肺窍而散寒，桂枝护肌表而驱风，细辛逐水气而暖肾，五味敛肺而定喘，半夏燥湿而祛痰，甘草温中而和胃，干姜辛温而逐表，芍药收阴而敛气，肺家有沉寒痼冷，非麻黄之大将不能捣其巢穴，群药安能奏效也？古之良方，考之不尽，古之妙用，搜采无穷，聊具数则，以表方中之方。（《医学阶梯》）

方为备于效法

　　方之为言，傚①也。傚病而有方也。《素》、《难》无方②，非无方也，为傚、为活法也。汉世才有方，为备于傚也。今时奇方疗疾，倘果可以发无不中，则昔轩、岐、扁、仓神灵之智，慈爱之仁，岂不及此，何不每病只立一方，使后人彰明显著，用无不当，而乃广为昭析，多立言词，以累后学纷赜难穷，效无十全哉！虽然方不可泥，亦不可遗，以古方为规矩，合今病而变通，既详古论之病情，复揣立方之奥旨，病同药异，病异药同，证端蜂起，而线索井然，变见多危，而执持不乱，诚为良矣。（《锦囊秘录》）

────────────

　　① 傚：仿的异体字。仿效，效法。
　　② 《内经》有十三方，其中《素问》中有八方，并非无方。

方药离合论

方之与药，似合而实离也。得天地之气，成一物之性，各有功能，可以变易血气，以除疾病，此药之力也。然草木之性，与人殊体，入人肠胃，何以能如人之所欲，以致其效？圣人为之制方以调剂之，或用以专攻，或用以兼治，或相辅者，或相反者，或相用者，或相制者，故方之既成，能使药各全其性，亦能使药各失其性，操纵之法，有大权焉，此方之妙也。若夫按病用药，药虽切中，而立方无法，谓之有药无方；或守一方以治病，方虽良善，而其药有一二味与病不相关者，谓之有方无药。譬之作书之法，用笔已工，而配合颠倒，与夫字形俱备，而点画不成者，皆不得谓之能书。故善医者，分观之，而无药弗切于病情，合观之，而无方不本于古法，然后用而弗效，则病之故也，非医之罪也。而不然者，即偶或取效，隐害必多，则亦同于杀人而已矣。至于方之大、小、奇、偶之法，则《内经》详言之，兹不复赘云。（《医学源流论》）

〔按语〕

本文对方剂与药物的关系，作了很好的论述。作者认为方与药，有合有离。扶正气、除疾病，是药之力，而组成方剂，能使药各全其性，或各失其性，其中的关键在于配伍得当。文中还对不知方药离合的医者，在治病时出现有药无方，或有方无药的现象，作了批评。

制方必明药之性味

夫药有寒、热、温、凉之性，有酸、苦、辛、咸、甘、淡之味，各有所能，不可不通矣。夫药之气、味不必同，同气之物，味皆咸，其气皆寒之类是也。凡同气之物，必有诸味，同味之物，必有诸气，互相气味，各有厚薄性用不等。制方者，必须明其用矣。经曰：味为阴，味厚为纯阴，味薄为阴中之阳；气为阳；气厚为纯阳，气薄为阳中之阴。然味厚则泄，薄则通；气厚则发热，气薄则发泄。[1] 又曰："辛甘发散为阳，酸苦涌泄为阴，咸味涌泄为阴，淡味渗泄为阳。"[2] 凡此之味，各有所能，然辛能散结润燥，苦能燥湿坚软，咸能软坚，酸能收缓，甘能缓急，淡能利窍。故经曰：肝苦急，急食甘以缓之；心苦缓，急食酸以收之；脾苦湿，急食苦以燥之；肺苦气上逆，急食苦以泄之；肾苦燥，急食辛以润之。所以致津液通气血也。肝欲散，急食辛以散之，用辛补之，酸泻之；心欲耎，急食咸以耎之，用咸补之，甘泻之；脾欲缓，急食甘以缓之，以甘补之，以苦泻之；肺欲收，急食酸以收之，以酸补之，以辛泻之；肾欲坚，急食苦以坚之，以苦补之，以咸泻之。[3] 凡此者，是明其味之用也。若用其味，必明其

---

[1] 见《素问·阴阳应象大论》。文字上略有出入。
[2] 见《素问·至真要大论》。
[3] 见《素问·脏气法时论》。文字上略有出入。

味之可否；若用其气，必明其气之所宜。识其病之标本、脏腑、寒热、虚实、微甚、缓急，而用其药之气、味，随其证而制其方也。(《医学启源》)

〔按语〕

本文节选自《医学启源》。作者张元素，字洁古，宋金时期易州人。其著作尚有《珍珠囊》、《病机气宜保命集》、《脏腑标本药式》、《洁古家珍》等书。

张氏在医学上的成就，主要在药物、方剂两方面。他在方药方面所获得的新成果，也是以掌握前人已有成就的基础上，结合自己临证实践的经验，经过研究整理，使之成为更有系统性的理论。如他所论五脏补泻法，即由《素问·脏气法时论》五脏苦欲的理论化裁发展而成；论药物的升降浮沉，是由《素问·阴阳应象大论》气味厚薄的理论化裁发展而成；论药物归经，是依据《内经》经络学说，结合药物的功用主治，所得出的临证用药经验总结；论脏腑辨证与用药式，不但发展了《中藏经》的辨证理论，同时又补充了该书在施治方面的不足；其所制定的新方，也是吸取了前人的制方经验而成。张氏的这种探本穷源与临证实践相结合的治学方法和自成体系的学术思想，对后世有着很大的影响。如其学生李东垣、王好古等人，所以对处方用药都有很深造诣，是与继承张氏研究方药的成就分不开的。

十剂论略

宣可去壅，生姜、橘皮之属是也。通可去滞，通草、防己之属是也。补可去弱，人参、羊肉之属是也。泄可去闭，葶苈、大黄之属是也。轻可去实，麻黄、葛根之属是也。重可去怯，磁石、铁粉之属是也。滑可去著，冬葵子、榆白皮之属是也。涩可去脱，牡蛎、龙骨之属是也。燥可去湿，桑白皮、赤小豆之属是也。湿可去枯，白石英、紫石英之属是也。(《医述》引徐之才论)

〔按语〕

方剂的分类，中医历来推崇七方、十剂之说。以方剂的药物组成进行分类的，叫做"七方"，即缓、急、大、小、奇、偶、复。此种分类方法，最早见于《内经》。

以方剂的功用进行分类的，叫做"十剂"。根据《本草纲目》记载，十剂出自北齐徐之才的《药对》，也有人认为出自陈藏器的《本草拾遗》，但该两书均已佚失，无从查考。后人在此十剂的基础上，又有增损变化，如宋代的寇宗奭、陶弘景，元代的王好古，均称十二剂，是在十剂外加寒、热二剂。如王好古说："寒可去热，大黄、芒硝之属是也。热可去寒，附子、官桂之属是也。"明代缪仲淳又在十剂外另增升、降二剂。张景岳把十剂演变为八阵。清代汪昂《医方集解》最详，分为二十二门。

十剂释义

壅者，塞也。宣者，布也、散也。郁塞之病，不升不降，传化失常。或郁久生病，或病久生郁，必药以宣布敷散之，如承流宣化之意，不独涌越为宣也。是以气郁有余，则香附、抚芎之属以开之；不足，则补中益气以运之。火郁，微则山栀、青黛以散之；甚则升阳、解肌以发之。湿郁，微则苍术、白芷之属以燥之；甚则风药以胜之。痰郁，微则南星、橘皮之属以化之；甚则瓜蒂、藜芦之属以涌之。血郁，微则桃仁、红花以行之；甚则或吐或利以逐之。食郁，微则山楂、神曲以消之；甚则上涌下利以去之。皆宣剂也。

滞，留滞也。湿热之邪留于气分，而为痛痹癃闭者，宜淡味之药上助肺气下降，通其小便，而泄气中之滞，木通、猪苓之类是也。湿热之邪留于血分，而为痹痛肿注，二便不通者，宜苦寒之药下引，通其前后，而泄血中之滞，防己之类是也。经曰：味薄者通。故淡味之药，谓之通剂。

经云：不足者补之。又云：虚则补其母。生姜之辛补肝，炒盐之咸补心，甘草之甘补脾，五味子之酸补肺，黄柏之苦补肾。又如茯神之补心气，生地黄之补心血；人参之补脾气，白芍药之补脾血；黄芪之补肺气，阿胶之补肺血；杜仲之补肾气，熟地黄之补肾血；芎䓖之补肝气，当归之补肝血之类。皆补剂，不特人参、羊肉为补也。

去闭，当作去实。经云：实者泻之。实则泻其子是矣。五脏五味皆有泻，不独葶苈、大黄也。肝实泻以芍药之酸，心实泻以甘草之甘，脾实泻以黄连之苦，肺实泻以石膏之辛，肾实泻以泽泻之咸是矣。

当作轻可去闭。有表闭里闭、上闭下闭。表闭者，风寒伤营，腠理闭密，阳气怫郁，不能外出，而为发热、恶寒、头痛、脊强诸病，宜轻扬之剂发其汗，而表自解也。里闭者，火热郁抑，津液不行，皮肤干闭，而为肌肉烦热、头痛、目肿、昏瞀、疮疡诸病，宜轻扬之剂以解其肌，而火自散也。上闭有二：一则外寒内热，上焦气闭，发为咽喉痹痛之病，宜辛凉之剂以扬散之，则闭自开；一则饮食寒冷抑遏阳气在下，发为胸膈痞满闭塞之病，宜扬其清而抑其浊，则痞自泰也。下闭亦有二：有阳气陷下，发为里急后重，数至圊而不行之症，但升其阳而大便自顺，所谓“下者举之”也；有燥热伤肺，金气膹郁，窍闭于上，而膀胱闭于下，为小便不利之症，以升麻之类探而吐之，上窍通而小便自利矣，所谓“病在下取之上”也。

重剂凡四：有惊则气乱，而魂气飞扬，如丧神守者；有怒则气逆，而肝火激烈，病狂善怒者，并铁粉、雄黄之类以平其肝；有神不守舍，而多惊健忘，迷惑不宁者，宜朱砂、紫石英之类以镇其心；有恐则气下，精志失守而畏，如人将捕者，宜磁石、沉香之类以安其肾。大抵重剂压浮火而坠痰涎，不独治怯也。故诸风掉眩及惊痫、痰喘之病，吐逆不止及反胃之病，皆浮火痰涎为害，俱宜重剂以坠之。

着者，有形之邪留着于经络脏腑之间也。便、尿、浊、带、痰涎、胞胎、痈肿之类是矣，皆宜滑药以引去其留着之物。此与木通、猪苓通以去滞相类而不同。木通、猪苓淡泄之物，去湿热无形之邪；葵子、榆皮甘滑之类，去湿热有形之邪。故彼曰滞，此曰着也。大便涩者，菠薐、牵牛之属；小便涩者，车前、榆皮之属；精窍涩者，黄柏、葵花之属；胞胎涩者，黄葵子、王不留行之属；引痰涎小便去者，则半夏、茯苓之属；引疮毒自小便去者，则五叶藤、萱草根之属。皆滑剂也。半夏、南星，皆辛而涩滑，能泄湿气、通大便，盖辛能润、能走气、能化液也。或以为燥物，谬矣。湿去则土燥，非二物性燥也。

脱者，气脱也、血脱也、精脱也、神脱也。脱则散而不收，故用酸涩温平之药，以敛其耗散。汗出亡阳，精滑不禁，泄利不止，大便不固，小便自遗，久嗽亡津，皆气脱也。下血不已，崩中暴下，诸大亡血，皆血脱也。牡蛎、龙骨、海螵蛸、五倍子、五味子、乌梅、榴皮、诃黎勒、罂粟壳、莲房、棕炭、赤石脂、麻黄根之类，皆涩药也。气脱兼以气药，血脱兼以血药及兼气药，气者血之帅也。脱阳者见鬼，脱阴者目盲，此神脱也，非涩药所能收也。

湿有外感，有内伤。外感之湿，雨露岚雾，地气水湿，袭于皮肉筋骨经络之间；内伤之湿，生于水饮酒食及脾弱肾强：固不可一例言也。故风药可以胜湿，燥药可以除湿，淡药可以渗湿，泄小便可以引湿，利大便可以逐湿，吐痰涎可以祛湿。湿而有热，苦寒之剂燥之；湿而有寒，辛热之剂燥之。不独桑皮、小豆为燥剂也。湿去则燥，故谓之燥。

湿剂当作润剂。枯者，燥也。阳明燥金之化，秋令也。风热怫甚，则血液枯涸而为燥病。上燥则渴，下燥则结，筋燥则强，皮燥则揭，肉燥则裂，骨燥则枯，肺燥则痿，肾燥则消。凡麻仁、阿胶膏润之属，皆润剂也。养血则当归、地黄之属；生津则麦门冬、瓜蒌根之属；益精则苁蓉、枸杞之属。若但以石英为润药则偏矣，古人以服石为滋补故尔！（《本草纲目》）

〔按语〕

本文以辨证施治的理论来解释十剂，并例举药物，从而丰富了徐之才十剂的内容，多切合临床实用。

十剂用药规矩谱

宣可去壅剂（壅者上膈病也）：有气壅破利之宣法（呕哕用姜、橘、藿、半者是），有痰壅吐涌之宣法（膈上热痰瓜蒂等吐者是），有郁壅取嚏之宣法（中风口噤用通关散者是）。

通可去滞剂：有气滞通之之法（木香、槟榔之类），有水滞通之之法（木通、防、槟之类），有郁滞通之之法（香附、抚芎之类）。

补可去弱剂：有精弱味补之法（熟地、苁蓉、羊肉之类），有形弱气补之法（人参之属），有五味各补其脏之法（酸补肝、辛补肺、苦补心、甘补脾、咸补肾），有脏性所欲补之之法（肝欲辛散，肺欲酸收，心欲咸软，肾欲苦坚，脾欲甘缓）。

泄可去闭剂：有阳闭泄之之法（葶苈之属利小便），有阴闭泄之之法（大黄之属荡肠胃），有痛闭泄之之法（诸痛为实，痛随利减，芒硝、大黄、牵牛、巴豆之属），有结闭泄之之法（催生、下乳、磨积、利水、破经、泄气，凡下行之法皆是）。

轻可去实剂（虚者亦轻类也）：有风热解表之法（麻黄汤、香苏散之类），有疮毒解散之法（败毒散、活命饮之类），有诸解之法（点、洗、蒸、灸、熨、烙、刺砭、导引、按摩皆汗法也)。

重可去怯剂(实者亦重类也):有气怯而浮镇神之法(丧神气不守用朱砂、寒水石之属),有形怯涩潮重坠之法(久嗽涩潮用礞石、海石之属)。

滑可去着剂(腻者亦滑类也):有大肠气着滑之之法(麻仁、郁李之属),有小肠气着滑之之法(葵子、滑石之属),有两阴气俱着,名曰三焦约滑之之法(宜以滑剂润养其燥,然后攻之),有气虚着滑之之法(蜜导法后,以润剂养之)。

涩可去脱剂(酸者亦涩类也):有汗脱涩之之法(牡蛎、五倍、五味之属),有肠脱涩之之法(肉果、诃皮、龙骨、粟壳之类),有津脱涩之之法(口渴病用五味、乌梅者是),有水脱涩之之法(便遗用益智仁),有精脱涩之之法(莲蕊之属),有血脱涩之之法(地榆、牡蛎之属)。

燥可去湿剂(干者亦燥类也):有湿胜燥之之法(桑皮、茯苓之属),有寒湿燥之之法(姜、附、胡椒之属),有气湿燥之之法(苍术、白术之属),有湿痰燥之之法(半夏、南星、蛤粉之属),有湿热燥之之法(黄连、黄柏、山栀之属,若属火亦燥剂)。

湿可去枯剂(润者亦湿类也):有用辛化液之法(治津液干枯,当归之属),有用咸濡润之法(治皲揭,硝之属)。

又添立八剂:寒可去热剂,热可去寒剂(湿亦热类也),锐可下行剂,和可安中剂,缓可制急剂,生可主养剂,静可制动剂。(《嵩厓尊生》)

寒热剂论

十剂之后,陶隐居[①]续入寒、热二剂。岂知寒有时而不可以治热,热有时而不可以治寒。何则?阴虚内热,当用甘寒滋肾家之水,是壮水以制火也。设用芩、连、栀子苦寒之剂以攻热,则徒损胃气而伤阴血,阴愈不足而热愈炽,胃气伤则后天之根本败,而病转增剧矣。阳虚中外俱寒,当用参、芪,益表里之气,而少佐桂、附以回阳,则其寒自解,是益火以祛寒也。设专用吴萸、姜、椒辛热之属以散寒,则辛能走散,真气愈虚,其寒愈甚。王安道所谓"辛热愈投,而沉寒愈甚也"。二者非徒无益,而又害之,顾不悖欤?学者慎之!(《顾氏医镜》)

伤寒方论

一部《伤寒论》,只有三种方。一曰辛散,桂、麻诸方是也;一曰寒泻,膏、黄诸方是也;一曰温补,姜、附诸方是也。升、葛、柴、辛,统于桂麻;芩、连、栀、柏,统于膏黄;吴萸、蜀椒,统于姜附。姜、附、桂、麻为温法;膏与黄为清法;桂枝之

---

① 陶隐居:陶弘景,字通明,晚号华阳隐居,梁代丹阳秣陵人。生平著作颇多,如《本草经注》、《肘后百一方》、《名医别录》等等。

与石膏，芩、连之与干姜，附子之与大黄，为温、清合法。补则用人参者十八方，亦分三种以为治，而皆补阴气，不是补阳。试观仲景补法，一则甘草，再则枣、草，轻则白芍、枣、草，重则人参、枣、草，此数者，悉是补阴之品。仲景之用补于去病时者，如是焉已耳！且论中诸方，惟桂、麻、青龙为正治风寒之法，此外则皆救逆法也。试以桂、麻论之，太阳有桂枝汤、麻黄汤、葛根汤、大小青龙汤；阳明之始亦有桂、麻二汤；少阳有柴胡桂枝汤；太阴有桂枝加大黄汤、理中加桂汤，亦有桂枝汤；少阴有麻附、辛甘二汤；厥阴有当归四逆汤：皆不离桂、麻二味。盖病而仅属风寒，不论传在何经，只须桂、麻辛散表邪，自无不解；不治而病入阳明腑，则为实热，不可辛散矣；不治而病入太阴脏，则为虚寒，不可寒泻矣。少、厥病之虚寒者，同于太阴脏，亦宜温补；若少、厥病而为实热，仍还阳明腑，则应寒泻。盖桂、麻以辛散者祛寒，膏、黄以撤热者救阴，姜、附以辛热者回阳，人参以养阴者退热。病在太阳则用麻、桂；病在太、少则用柴胡；病入阳明则用葛根；病入少、厥则用细辛。此仲景之辛散也。非寒不泻，芩、连、膏、黄仲景之泻药；非温不补，萸、椒、姜、附仲景之补药。一百十三方，以此数语括之，头头是道，何难用之有？（《世补斋医书》）

古方用法论

古者，每方各有主药，用其主而进退其余，可云从古某方加减；如用其余，而去其主，即不得称某方矣。仲景理中汤，一名治中汤，盖取《别录》人参"调中"两字，是人参乃其主药也。桃花汤取赤石脂一名桃花石为义，是赤石脂乃其主药也。若去人参、赤石脂，用其术、干等，而称理中、桃花，则失其义而袭其名，陋乎不陋？

非独经方为然也，虽后世亦有之。丹溪治六郁越鞠丸方，以川芎、山栀为主，缘川芎即《左传》鞠穷，山栀本草一名越桃，故各摘取一字以名之，以见能治郁者之全在乎此。若不用芎、栀，用余四味，尚能再称越鞠乎？《本草经》用之药，仅四五百种，而自汉至明，方以亿万计，随举数味以成方，皆当有合于古，举其相似者，反遗其相同者矣。昔徐灵胎诮叶天士，用局方逍遥散而去柴胡，非以此哉？学者可以类推。（《研经言》）

用古方必须化裁

医者精于四诊，审察病机，毫无疑误，于是立治以用药，因药以配方。药不中病，方为合法，其失在药；药竟中病，立方不善，其失在方；二者不能兼善，病终不起。知此乃神圣之极功，上工之能事也。

古圣治病，多用针灸，至伊尹而后，汤液之法盛行。南阳集大成之用，著《伤寒》、《金匮》，所用之方，皆宗古而非自创也。方中稍为变易，即别具妙机，分量之多寡，煎法之参差，不容假借。若真武汤温中之用，而佐以茯苓、白芍、生姜，其义则一变矣。大柴胡为逐邪之品，而去渣复煎，其法别有在矣。或以大柴胡无大黄，此乃臆说，殆未考宋以前诸书证之耳！

至于历代之方，必求其始立此方为治何病？后人借以治何病？源源本本，而后识其精诣。如生脉散，治伤暑脉绝短气，今人于虚症之末皆用之，是虚症将危，皆暑伤气也。六味地黄丸，钱仲阳以之培养幼人，今不论老幼，阴虚者皆服之，是阴虚者，皆为幼人也。资生丸①，缪仲淳为孕妇调脾胃而设，今理脾胃必用之，是脾虚者，皆孕妇也。有是理乎？

大抵后人用前人之方，罗太无②云："譬之拆旧材起新屋，不经匠氏之手，终不成功。"是知用古方在人之变化耳！予尝谓用古方者，或此方不治此病，加减用之而当，或此方不应加此味，加之，治此病而当；或此味不治此病，加于此方，治之而当。其妙不可言传者。夫岂拘泥于药品，执滞于病症者，所可同日语耶！（《医经余论》）

古方加减论

古人制方之义，微妙精详，不可思议。盖其审察病情，辨别经络，参考药性，斟酌轻重，其于所治之病，不爽毫发，故不必有奇品异术，而沉痼艰险之疾，投之辄有神效，此汉以前之方也。但生民之疾病，不可胜穷，若必每病制一方，是曷有尽期乎？故古人即有加减之法，其病大端相同，而所现之症或不同，则不必更立一方，即于是方之内，因其现症之异，而为之加减。如《伤寒论》中，治太阳病用桂枝汤，若见项背强者，则用桂枝加葛根汤；喘者，则用桂枝加厚朴杏子汤；下后脉促胸满者，桂枝去白芍汤；更恶寒者，去白芍加附子汤。此犹以药为加减者也。若桂枝麻黄各半汤，则以两方为加减矣。若发奔豚者，用桂枝，为加桂枝汤，则又以药之轻重为加减矣。然一二味加减，虽不易本方之名，而必明著其加减之药；若桂枝汤倍用芍药而加饴糖，则又不名桂枝加饴糖汤，而为建中汤，其药虽同，而义已别，则立名亦异。古法之严如此。后之医者，不识此义，而又欲托名用古，取古方中一二味，则即以某方目之。如用柴胡，则即曰小柴胡汤，不知小柴胡之力，全在人参也。用猪苓、泽泻，即曰五苓散，不知五苓之妙，专在桂枝也。去其要药，杂以他药，而仍以某方目之，用而不效，不知自咎，或则归咎于病，或则归咎于药，以为古方不可治今病。嗟呼！即使果识某病而用古方，支离零乱，岂有效乎？遂相戒以为古方难用，不知全失古方之精义，故与病毫无益，而反有害也。然则当何如？曰：能识病情与古方合者，则全用之；有别症，则据古法加减之；如不尽合，则依古方之法，将古方所用之药，而去取损益之。必使无一药之不对症，自然不倍③于古人之法，而所投必有神效矣。（《医学源流论》）

---

① 资生丸：方由白术、人参、薏苡仁、茯苓、山楂、橘红、神曲、黄连、蔻仁、泽泻、桔梗、藿香、甘草、白扁豆、莲肉、山药、麦芽、芡实组成。

② 罗太无：罗知悌，字敬夫，世称太无先生，元代钱塘县人。

③ 倍：通"背"，背弃。

成方须损益论

自南阳制方而始，厥后唐、宋、元、明，及国朝以来，成方不可胜纪，焉能熟悉于胸？尝见有读《千金方》者，有读《医方考》者，有读景岳《新方》者，有读切庵《集解》者，往往宗此而不知彼，宗彼而不知此者，不待言矣。窃谓古人成方，犹刻文也；临证，犹临场也。即有如题之刻文，慎无直抄，必须师其大意，移步换形，庶几中式。而临证即有对病之成方，亦当谅体之虚实、病之新久，而损益之。思成方不在多而在损益，譬如二陈汤，即夏、苓、陈、草也，治一切痰饮之病，除去陈皮，乃海藏消暑丸，伏暑烦渴用之，此一减而主治之法相去径庭矣。平胃散，即陈、苍、朴、草也，治一切湿气之病，加入芒硝，乃女科之下胎方，死胎不下用之，此一加而主治之法相悬霄壤矣。此损益之法也，医者知是理乎？又如气虚用四君，血虚用四物，倘气血两虚之候者，二方合用名八珍汤，此深一层之病，而加深一层之方也。利湿用五苓，清热用三石，倘湿热并盛之候者，二方合用名甘露饮，此亦深一层之病，而加深一层之方也。又如固本丸，治虚劳损证，减去麦冬、生地，名曰三才，以治三焦亏证，此轻一等之病，而减为佐之药也。香苏饮，治四时感冒，减去香附、紫苏，名曰二贤，以治膈中痰饮，此亦轻一等之病，而减为君之药也。诸如此类，不可枚举。在医者，必须临证权衡，当损则损，当益则益，不可拘于某病用某方，某方治某病，得能随机应变，则沉疴未有不起也。(《时病论》)

治病宜用药不宜用方论

方即开列诸药而成者也，何以云宜用药不宜用方乎？曰：一药有一药之性质功用。虽同一表药、同一补药、同一下药，细究之，皆微有不同。洞明药性，而自能成方，曰用药。专用古方，曰用方。医家每乐趋简便，或用仲景方，或用景岳方，或用修园方，或用鞠通方，或用切庵集方。而于方中某药何利？某药何弊？未能逐味考究，但知为温为寒，能治某病，知其好处，不察其坏处。其于所诊之病，有无关碍？能否的当？概不复计，虽所用系对症之方，而有一二味之不相宜者，搀入其间，服之即难于见效。譬如血热者，宜用丹皮，而气逆即忌之；阴虚者，宜用胶、地，而有痰即忌之；血虚者，宜用当归，而便溏即忌之。诸如此类，不胜枚举。药性必先察其禁忌，然后可用。此古方之所以必须善为加减也，本草之所以必当逐味研究也。(《鲆溪医论选》引陆成一论)

用古方必须与现症相合

古人用药立方，先陈列病症，然后云某方主之，若其症少有出入，则有加减之法，附于方后，可知方中之药，必与所现之症，纤悉皆合，无一味虚设，乃用此方，毫无通融也。又有一病而云某方亦主之者，某方或稍有异同，或竟不同，可知一病并不止一方所能治。今乃病名稍似，而其中之现症，全然不同，乃立以此方施治，则其药皆不对症矣。并有病名虽一，病形相反，亦用此方，则其中尽属相反之药矣。总之，欲用古方，必先审病者所患之症，悉与古方前所陈列之症皆合，更检方中所用之药，无一不与所现之症相合，然后施用；否则必须加减，无可加减，则另择一方。断不可道听途说，闻某方可以治某病，不论其因之异同，症之出入，而冒昧施治，虽所用悉本于古方，而害益大矣。（《医学源流论》）

用古方必求其立方之故

按古方用意微奥，非若宋、元以后之方，无大深意，而流弊无穷。如八味丸专为摄少阴而设，然专治妇人肾虚转胞，故名曰肾气丸，非为泛治水胀、鼓胀而设。何今人不问症之偏寒、偏热、偏虚、偏实，一概以八味丸作汤，以治水胀、鼓胀？即痰饮门中胸中有微饮，苓桂术甘汤主之，肾气丸亦主之。按苓桂术甘汤所治之饮，外饮治脾也；肾气丸所治之饮，内饮治肾也。按肾虚水泛为痰，但嗽不咳；若外饮脾虚，不能代胃行其津液，一以强卑监之土为要。土最恶湿，八味中之地、萸，酸甘化阴，愈化愈湿，岂非背道而驰，为贼立帜乎？如麻黄汤治太阳伤寒，葛根汤治阳明伤寒，小柴胡汤治少阳伤寒。今人不问何经，一日便将羌、防、柴、葛，三阳表药一齐俱用，悖谬极矣。甚至暑温、温热、秋燥，无不以三阳表药治之者，是何理解？辩之不胜其辩，学者由此类推可也。再古方不可不信，不可信之太过，亦不能全信，须对症细参，斟酌尽善。（《医医病书》）

治病不必拘执古方论

诊病者，全在确识病情之寒、热、虚、实、燥、润，再能精察药性，有是病即有是药，无是病即无是药，有是病虽险绝之药亦敢用，无是病虽平淡之品亦不敢妄加，再无不效之理。有现症虽同，而所以致病之由不同者，断不可执定古方如是用，后学敢移易哉！如阴吹一症，《金匮》用猪膏发煎，取其气血俱润也。注谓肠胃俱槁，故用纯润。余凡治阴吹者三，皆与原方相反，无不神效。其一，面青唇白，舌白滑，不食不便，脉则两至，肠虽槁而胃不槁，因重用半夏、桂枝、广皮、枳壳，使胃中之积饮，下行大肠而愈。其一，泄泻腹痛，知肠亦不槁矣，盖寒湿为病，大用分利温腑阳而愈。其一，少腹久痛而致阴吹，脉弦紧，窃思如男子小肠疝气者然，因大用温通下焦而愈。皆非猪膏发煎之症。设使不能变通，三症皆不愈矣。（《医医病书》）

拘方治病病必殆

学医犹学弈也。医书犹弈谱也。世之善弈者，未有不专心致志于弈谱，而后始有得心应手之一候；然对局之际，检谱以应敌，则胶柱鼓瑟，必败之道也。医何独不然？执死方以治活病，强题就我，人命其何堪哉？故先哲有言曰：检谱对弈弈必败，拘方治病病必殆。丹溪朱氏亦曰：古方新病，安有能相值者？泥是且杀人。（《存存斋医话稿》）

用方贵加减得法

近世医家，不推病由，务求名目，一病数方，以多为贵久矣。……药方虽多，总不出古方之范围，故方不在多，而贵加减之得法。即仲景之方，精而不杂，以六方为主，诸方从而加减焉。凡汗剂皆本桂枝，吐剂皆本栀豉，攻剂皆本承气，和剂皆本柴胡，寒剂皆本泻心，温剂皆本四逆。浑而数之，共成一百十三方，皆从加减而出也。推而广之，补气不外四君，补血不外四物，化痰不离二陈，解郁不离越鞠。如薛氏医案，方不满百，其因症用方，左右咸宜，出神入化，何莫非加减之妙哉？能得其理，一言而终，不悟其理，流散无穷，其斯之谓欤！（《医法心传》）

立方贵在活与简

立方之法，贵活也，贵简也。至呆之方，施之于无病之人，犹且生病，而况施之于多病之人乎哉？活有二道：一则用药之活也；一则铢两之活也。立一方而拘牵板滞，无丝毫活动之意，行平其中如此，亦安能治病乎哉？否则应重而适轻，应轻而适重，铢两不匀，亦不足以愈病。若夫简则非提挈纲领，能识大体者，不足以语此。无病之人，调理补养药品，不嫌其多何也？五家脏腑，每家施以三四品，则不为少矣！肾之水火，脾之痰湿，肝之风，皆不能不有一二品以安置之，于是乃愈加而愈多，无病而言简，万万不能。若有病之人，则不可不简，多病之人，尤不可以不简，只看其病之发于某家，单刀直入，直捣其巢。病在东而源在西，病在彼而源在此，删除枝叶，擒贼擒王，无枝枝节节而为之，则乌得而不简乎？若单言简少，不中肯綮，亦何贵乎简哉？活而不简，犹可言也；简而不活，何足取乎？然能活者，断未有不能简者也。简则犹可袭取也，活则不可伪为也。（《靖盦说医》）

用药忌夹杂

用药最忌夹杂，一方中有一二味，即难见功。戊午季春，余自武林旋里，舟子陈姓病温，壮热、无汗、七日不食、口渴、胸痞、咳嗽、头痛，脉数右甚于左。杭医定方，用连翘、瓜蒌皮、牛蒡子、冬桑叶、苦杏仁、黑山栀、象贝、竹叶、芦根，药皆中病，惜多羚羊角、枳壳二味，服一剂，病不减，胸口闷，热转甚。求余诊治，余为去羚羊角、枳壳，加淡豆豉、薄荷，服一剂，汗出遍体，即身凉能食，复去淡豆豉、牛蒡子，加天花粉，二剂全愈。因思俗治温热病，动手即用羚羊角、犀角，邪本在肺

胃，乃转引之入肝心，轻病致重，职是故耳！（《冷庐医话》）

君臣佐使论（一）

柏斋三书云：药之治病，各有所主。主治者，君也；辅治者，臣也；与君相反而相助者，佐也；引经及引治病之药至于病所者，使也。如治寒病用热药，则热药君也；凡温热之药，皆辅君者也，臣也；然或热药之过甚而有害也，须少用寒凉药以监制之，使热药不至为害，此则所谓佐也；至于五脏六腑及病之所在，各须有引导之药，使药与病相遇，此则所谓使也。余病推此。按柏斋此论，乃用药之权，最为精切。旧谓一君二臣三佐四使为定法，此未可泥。药性论又以众药之和厚者定为君，其次为臣、为佐，有毒者多为使，此说殊谬。设若削坚破积，大黄、巴豆辈，岂得不为君耶？（《医门法律》）

君臣佐使论（二）

官有正师司旅，药有君臣佐使。君药者，主药也。如六官之有长，如三军之有帅，可以控驭群药，而执病之权。臣药者，辅药也。如前疑、后丞、左辅、右弼①，匡之、直之、辅之、翼之。佐药者，引经之药，从治之药也。引经者，汇众药而引入一经，若军旅之有前驱，宾客之有傧相；从治者，热因寒用，寒因热用，消中有补，补中有消，既立之监，或佐之史，沉潜刚克，高明柔克，制其偏而用其长，斯能和衷而共济。使药者，驱遣之药也。若身之使臂，臂之使指，占小善者率以录，名一艺者无不庸，俱收并蓄，待用无遗。即如六味地黄汤，以熟地为君，为滋肾之要剂；温肝，则萸肉君而熟地臣矣；利湿，则茯苓君而熟地臣矣。一方如此，百方可知，变而通之，神而明之。方虽出于古人，药仍进于医手，安可抱残守缺，以某方治某病？必求几希之合，而昧化裁之妙哉！（《医论三十篇》）

单方论（一）

单方者，药不过一二味，治不过一二症，而其效则甚捷，用而不中，亦能害人，即是所谓海上方者是也。其原起于本草。盖古之圣人，辨药物之性，则必著其功用，如逐风、逐寒、解毒、定痛之类。凡人所患之症，止一二端，则以一药治之，药专则力厚，自有奇效；若病兼数症，则必合数药而成方。至后世药品日增，单方日多，有效有不效矣。若夫外内之感，其中自有传变之道，虚实之殊，久暂之别，深浅之分，

---

① 前疑、后丞、左辅、右弼：官名，统称四辅，为天子之辅佐。《尚书·大传》云："古者天子必有四邻，前曰疑，后曰丞，左曰辅，右曰弼。天子有问无以对，责之疑；可志而不志，责之丞；可正而不正，责之辅；可扬而不扬，责之弼。"

及夫人性各殊，天时各异，此非守经达权者，不能治。若皆以单方治之，则药性专而无制，偏而不醇，有利必有害，故医者不可以此尝试，此经方之所以为贵也。然参考以广识见，且为急救之备，或为专攻之法，是亦不可不知者也。(《医学源流论》)

单方论（二）

近世所传单方，尤当慎择用之。朱子藩眉极少，方士令服末子药六七厘，眉可即生，戒以服药后须避风。服之夕即有汗，偶值贼至，乃出庭除，及归寝，大汗不能止，几至亡阳，后竟不寿。湖州胡氏子患水肿，服药不效，有教以黑鱼一尾，入绿矾腹中，烧灰服之，服后腹大痛遽死。夫古方单方，用之得当，为效甚速，但当审病证之所宜，且勿用峻厉之药，庶几有利而无弊耳！

世俗每谓单方外治者，非比内服，可放胆用之，不知亦有被害者。《续名医类案》云：一僧患疮疥，自用雄黄、艾叶燃于被中熏之，翌日遍体焮肿，皮破水出，饮食不入，投以解毒不应而死。盖毒药熏入腹内而散真气，其祸如此。又云：余举家生疮，家人亦用此方熏之，疮不愈，未几，鋆儿出痘，症极凶，药不能下咽而殁，殆亦受其毒耳！窃意所患疮，当是热毒，以热攻热，毒乃益炽。故凡用药，先宜审明阴阳虚实，不得谓外治无害而漫试之！(《冷庐医话》)

用经验方也必须辨证

经验良方，刊刻印送，救人疾苦，此诚仁人之用心也。第所集者，虽皆试验之方，而用方者，未能确辨其证，往往检方试病不效，则更方再试。轻症轻方，当无大碍，若病涉深重，药属猛烈，其堪屡试乎？如近今《验方新编》，不胫而走，几至家置一编，其中不无庞杂，间有峻厉之方，意编书者似于医事未尝有精诣也。……愿集方者，遇峻厉之方，可删则删之，万不可删，则于方下详细注明病情现证，如何者可用，如何者不可用？庶几用者，可以对证检方，不致轻试浪投，是亦古人慎疾之意欤！

……世所传经验单方，往往仅标治某病，而不辨别脉证。其间清和平淡之品，即不对证，试用尚无大碍，若刚暴猛烈之药，用者尚其慎之。余亲见一妇人用密陀僧截疟，一男子用蕲蛇酒治痛风，皆顷刻告殂①，与服毒无异。……特有一种以草药治病者，辗转传授，谬称秘方，仅识其形状气色之草药，采而用之。在用者，自己尚不能举其名，而且先揉持之，使人莫能辨识，故神其说以惑人。治或得效，则群相走告，诧为神奇，后凡遇是病，以为业经试验之方，放胆用之而不疑，一服未效，再服、三服。殊不知效于此者，未必效于彼，以病有浅深，体有强弱，证有寒、热、虚、实，断不能执一病之总名，而以一药统治之也。且草药之用，往往力专而性猛，药病偶或相当，其奏功甚捷，一不相当，亦祸不旋踵。(《存存斋医话稿》)

---

① 殂（cú）：死亡。

方药剂量论（一）

古时权量甚轻，古一两，今二钱零，古一升，今二合，古一剂，今之三服；又古之医者，皆自采鲜药，如生地、半夏之类，其重比干者数倍。故古方虽重，其实无过今之一两左右者，惟《千金》、《外台》，间有重剂，此乃治强实大证，亦不轻用也。若宋元以来，每总制一剂，方下必注云，每服或三钱或五钱，亦无过一两外者。此煎剂之法也。末药则用一钱匕，丸药则如桐子大者十丸，加至二三十丸。试将古方细细考之，有如今日二三两至七八两之煎剂乎？皆由医者不明古制，以为权量与今无异，又自疑为太重，为之说曰：今人气薄，当略为减轻。不知已重于古方数倍矣。所以药价日贵，而受害愈速也。又有方中熟地用三四两，余药只用一二钱者，亦从无此轻重悬殊之法。要知药气入胃，不过借此调和气血，非药入口，即变为气血，所以不在多也。又有病人粒米不入，反用腻膈、酸苦、腥臭之药，大碗浓煎灌之，即使中病，尚难运化，况与病相反之药，填塞胃中，即不药死亦必灌死，小儿尤甚。又不论人之贫富，人参总为不桃之品，人情无不贪生，必竭蹶措处，孰知反以此而丧身，其贫者送终无具，妻子飘零，是杀其身而并破其家也。吾少时见前辈老医，必审贫富而后用药，尤见居心长厚，况是时参价，犹贱于今日二十倍，尚如此谨慎，即此等存心，今人已不逮昔人远矣！（《慎疾刍言》）

方药剂量论（二）

今人以古人气体充实，故方剂分两甚重，此无稽之说也。自三代至汉晋，升斗权衡，虽有异同，以今较之，不过十分之二。如桂枝汤，伤寒大剂也，桂枝、芍药各三两，甘草二两，共八两为一剂，在今只一两六钱，又分三服，则一服不过五钱三分零。他方有药品多者，亦不过倍之而已。况古时之药，医者自备，俱用鲜者，分两以鲜者为准，干则折算，如半夏、麦冬之类，皆生大而干小，至附子，则野生者甚小，后人种之乃肥大，皆有确证。今人每方必十余味，每味三四钱，则一剂重二三两矣。更有熟地用至四两一剂者，尤属可怪。古丸药如乌梅丸，每服如桐子大十丸，今称不过二三分，今则用三四钱，至七八钱矣。古末药用方寸匕，不过今之六七分，今服三四钱矣。古人用药，分两未尝从重。二十年来，时医误阅古方，增重分两，此风日炽，即使对病，元气不胜药力，亦必有害，况更与病相反，害不尤速乎？既不考古，又无师授，无怪乎其动成笑柄也。（《医学源流论》）

方药剂量论（三）

用药之道，惟危急存亡之际，病重药轻，不能挽救，非大其法不可，否则法先宜小，有效乃渐加增，不得以古方分量之重为准。况考古方之分量，合之于今，并不甚重。如仲景立方，动以斤计，或称升合，似甚多也，乃其用末药，不过方寸匕，丸药如梧子大，所服不过三十粒，又似甚少。何丸、散、汤液之相悬如此耶？考《千金》、《本草》，皆以古三两为今之一两，古三升为今之一升，则所两者，仅得今之三钱耳！且仲景汤液总分三次服，则又止得三分之一。合而计之，岂非古之一两，仅得今之一钱乎？惟世有古今，地有南北，人有强弱，药有刚柔，医者知所变通，庶几有得耳！（《知医必辨》）

方药"等分"解

尝读古方，每有药味之下，不注分两，而于末一味下注"各等分"者。今人误认为一样分两，余窃不能无疑焉。夫一方之中，必有君、臣、佐、使，相为配合，况药味有厚薄，药质有轻重，若分两相同，吾恐驾驭无权，难于合辙也。即如地黄饮子之熟地、菖蒲，分两可同等乎？天真丹[①]之杜仲、牵牛，分量可同等乎？诸如此类，不一而足，岂可以各等分为一样分两哉？或曰：子言是矣，然则古人之不为注定，而云各等分者，何谓耶？愚曰：各者，各别也。古人云：用药如用兵。药有各品，犹之将佐偏裨，各司厥职也。等者，类也。分类得宜，如节制之师，不致越伍而哗也。分者，大小不齐，各有名分也。惟以等字，与上各字连读，其为各样分两，意自显然。今以等字与下分字连读，则有似乎一样分两耳！千里之错，失于毫厘，类如是耳！窥先哲之不以分两明示后人者，盖欲令人活泼泼地临证权衡，毋胶柱而鼓瑟也。窃以为古人之用心如此，不揣愚陋，敢以质诸高明。（《吴医汇讲》）

第二节　药物总论

药物分类说

《神农本草》药分三品，陶氏《别录》倍增药品，始分部类。唐宋诸家大加增补，兼或退出，虽有朱墨之别，三品之名，而实已紊矣。或一药而分数条，或二物而同一处，或木居草部，或虫入木部，水土共居，虫鱼杂处，淄渑[②]罔辨，玉珷[③]不分，名已难寻，实何由觅？今则通合古今诸家之药，析为十六部，当分者分，当并者并，当移者移，当增者增，不分三品，惟逐各部，物以类从，目随纲举。每药标一总名，正大纲也。大书气味、主治，正小纲也。分注释名、集解、发明，详其目也。而辨疑、正误、附录附之，备其体也。单方又附于其末，详其用也。大纲之下，明注《本草》及

---

① 天真丹：方由沉香、巴戟、茴香、萆薢、胡芦巴、破故纸、杜仲、琥珀、黑牵牛、桂心组成。
② 淄（zī 资）渑（shéng 绳）：是山东省内的两条河流。
③ 珷（wǔ 武）：指珷玞（亦作珷砆），似玉的美石。

三品，所以原始也。小纲之下，明注各家之名，所以注实也。分注则各书人名，一则古今之出处不没，一则各家之是非有归。虽旧章似乎剖析，而支脉更觉分明。非敢僭越，实便讨寻尔！（《本草纲目》）

药用部分说

草木有单使一件者，如羌活之根，木通之茎，款冬之花，葶苈之实，败酱之苗，大青之叶，大腹之皮，郁李之核，檗木之皮，沉香之节，苏木之肌，胡桐之泪，龙脑之膏是也。有兼用者，远志、小草、蜀漆、常山之类是也。有全用者，枸杞、甘菊之类是也。有一物两用者，当归头、尾，麻黄根、节，赤、白茯苓，牛膝春夏用苗、秋冬用根之类是也。羽毛、鳞介、玉石、水火之属，往往皆然，不可一律论也。（《本草纲目》）

四气四性辩

《序例》药有酸、咸、甘、苦、辛五味，寒、热、温、凉四气。今详之凡称气者，即是香臭之气。其寒、热、温、凉，则是药之性。且如鹅条中云"白鹅脂性冷"，不可言其气冷也，况自有药性。论其四气，则是香、臭、臊、腥，故不可以寒、热、温、凉配之。如蒜、阿魏、鲍鱼、汗韤，则其气臭；鸡、鱼、鸭、蛇，则其气腥；肾、狐狸、白马茎，裈近隐处、人中白，则其气臊；沉、檀、龙、麝，则其气香。如此，则方可以气言之。其《序例》中"气"字，恐后世误书，当改为"性"字，则于义方允。（《本草衍义》）

〔按语〕

《本草衍义》三卷，作者寇宗奭，宋政和间人。

本文提出寒、热、温、凉是药之四性，不当称为"四气"，但沿用已久，难以更改。正如李时珍说："寇氏言寒热温凉是性，香臭腥臊是气，其说与《礼记》文合。但自《素问》以来，只以气味言，卒难改易，姑从旧尔。"

药性简误指归

夫药石禀天地偏至之气者也，虽醇和秾懿，号称上药，然所禀既偏，所至必独脱也。用违其性之宜，则偏重之害，势所必至。故凡有益于阳虚者，必不利乎阴；有益于阴虚者，必不利乎阳。能治燥者，必不利于湿；能治湿者，必不利于燥。能破散者，不可以治虚；能收敛者，不可以治实。升不可以止升；降不可以疗降。寒有时而不宜于热；热有时而不宜于寒。古人半夏有三禁，谓渴家、汗家、血家；仲景呕家忌甘，酒家亦忌甘；王好古论肺热忌人参之属。诸如此类，莫可胜数。苟昧斯旨，吉凶贸焉。

人命至重，冥报难逃①。医为司命，其可不深思详察也哉！此与"十剂"互证者也，"十剂"对治，反则为误，故作简误，以防其失。(《神农本草经疏》)

药性差别论

药有五味，中涵四气，因气味而成其性，合气与味及性而论，其为差别，本自多途。其间厚薄多少，单用互兼，各各不同，良难究竟。是故经曰：五味之变，不可胜穷。此方剂之本也。阴阳二象，实为之纲纪焉。咸味本水，苦味本火，酸味本木，甘味本土，辛味本金，此五味之常也。及其变也，有神明之用焉。今姑陈其略以明之。

第准经文，同一苦寒也，黄芩则燥，天冬则润，芦荟能消，黄柏能补，黄连止泻，大黄下通，柴胡苦寒而升，龙胆苦寒而降。同一咸也，泽泻则泻，苁蓉则补，海藻、昆布则消而软坚，马茎、鹿茸则补而生齿。同一酸也，硫黄味酸而热，空青味酸而寒。甘合辛而发散为阳，甘合酸而收敛为阴。人参、黄芪阳也，甘温以除大热；地黄、五味阴也，甘酸以敛阴精。联采数端，引以为例，如斯之类，难可枚举。良由气味互兼，性质各异，参合多少，制用全殊。所以穷五味之变，明药物之能，厥有旨哉！顾其用纷错，其道渊微，可以意知，难以言尽，非由妙悟，则物不从心。傥将拯蒸民于夭枉，宜寤寐乎兹篇。(《神农本草经疏》)

药性阴阳论

夫药有寒、热、温、凉之性，酸、苦、辛、咸、甘、淡之味，升、降、浮、沉之能，厚、薄、轻、重之用。或气一而味殊，或味同而气异。合而言之，不可混用；分而言之，各有所能。本乎天者亲上，本乎地者亲下。轻清成象，重浊成形。清阳发腠理，浊阴走五脏。清中清者，荣养精神；浊中浊者，坚强骨髓。辛、甘发散为阳，酸、苦涌泄为阴。气为阳，气厚为阳中之阳，气薄为阳中之阴；薄则发泄，厚则发热。味为阴，味厚为阴中之阴，味薄为阴中之阳；薄则疏通，厚则滋润。升降浮沉之辨，豁然贯通，始可以言医，而司人命矣。人徒知药之神者，乃药之力也，殊不知乃用药者之力也。人徒知辨真伪识药之为难，殊不知分阴阳用药之为尤难也。(《珍珠囊补遗药性赋》)

气味宜忌论

药物众多，各一其性，宜否万殊，难以尽识。用者不得其要，未免多误。兼之本草所注，又皆概言其能，凡有一长，自难泯没。惟是孰为专主，孰为兼能，孰者利于此而不利于彼，孰者宜于补而不宜于攻？学者昧其真性，而惟按图以索骥，所以用多

---

① 冥报难逃：这是迷信的说法，不足为凭。

不效，益见用药之难矣。用药之道无他也，惟在精其气味，识其阴阳，则药味虽多，可得其要矣。

凡气味之辨，则诸气属阳，诸味属阴。气本乎天，气有四，曰寒、热、温、凉是也。味本乎地，味有六，曰酸、苦、甘、辛、咸、淡是也。温、热者，天之阳；寒、凉者，天之阴也。辛、甘、淡者，地之阳；酸、苦、咸者，地之阴也。阳主升而浮，阴主沉而降。辛主散，其行也横，故能解表；甘主缓，其行也上，故能补中；苦主泻，其行也下，故可去实；酸主收，其性也敛，故可治泄；淡主渗，其性也利，故可分清；咸主软，其性也沉，故可导滞。用纯气者，用其动而能行；用纯味者，用其静而能守；有气味兼用者，合和之妙，贵乎相成；有君臣相配者，宜否之机，最嫌相左。既欲合宜，尤多知忌，先避其害，后用其利，一味不投，众善俱弃。故欲表散者，须远酸、寒；欲降下者，勿兼升、散；阳旺者，当知忌热；阳衰者，沉寒毋犯；上实者，忌升；下实者，忌秘；上虚者，忌降；下虚者，忌泄；诸动者，再动即散；诸静者，再静则减；甘勿施于中满；苦勿施于假热；辛勿施于热燥；咸勿施于伤血。酸木最能克土，脾气虚者少设。阳中还有阴象，阴中复有阳诀，使能烛此阴阳，则药理虽玄，岂难透彻。（《景岳全书》）

药石性同用异论

一药有一药之性情功效，其药能治某病，古方中用之以治某病，此显而易见者。然一药不止一方用之，他方用之亦效，何也？盖药之功用，不止一端。在此方，则取其此长；在彼方，则取其彼长。真知其功效之实，自能曲中病情，而得其力。迨至后世，一药所治之病愈多，而亦效者，盖古人尚未尽知之，后人屡试而后知。所以历代本草所注药性，较之《神农本经》所注功用，增益数倍，盖以此也。但其中有当，有不当，不若《神农本草》字字精切耳！又同一热药，而附子之热，与干姜之热，迥乎不同；同一寒药，而石膏之寒，与黄连之寒，迥乎不同。一或误用，祸害立至。盖古人用药之法，并不专取其寒热、温凉、补泻之性也。或取其气，或取其味，或取其色，或取其形，或取其所生之方，或取嗜好之偏。其药似与病情之寒热、温凉，补泻若不相关，而投之反有神效。古方中如此者，不可枚举。学者必将《神农本草》，字字求其精义之所在，而参以仲景诸方，则圣人之精理，自能洞晓。而己之立方，亦必有奇思妙想，深入病机，而天下无难治之症也。（《医学源流论》）

药性各有其偏

凡药能逐邪者，皆能伤正；能补虚者，皆能留邪；能提邪出某经者，皆能引邪入于某经。故麻、桂发表，亦能亡阳；苓、泻利水，亦能烁津。于此知无药之不偏矣。惟性各有偏，故能去一偏之病。若造物生药，概予以和平之性，何以去病乎？夫亦在驭之而已，驭之能否，全在医者识症有定见。俾逐邪者，辨其正之虚不虚，而邪去正自复；补虚者，知其邪之尽不尽，而正胜邪难干。斟酌轻重之间，分别后先之次，神明于"随症用药"四字，方法之能事毕矣。何必朋参、芪而仇硝、黄哉！（《研经言》）

药性刚柔论

药性有刚柔：刚为阳，柔为阴，故刚药动，柔药静。刚而动者其行急，急则迅发而无余，其起疾也速，其杀人也亦暴；柔而静者其行缓，缓则潜滋而相续，其起疾也迟，其杀人也亦舒。无识者，好为一偏，其害不可胜言。而中立者，因有牵掣之说焉。岂知柔者自迟，不能强之使速，刚者自速，不能强之使迟。迟速并使，迟者必让速者以先行，下咽之后，但见阳药之行阳，不见阴药之行阴。若病宜于阳，则阴药初不见功，而反酿祸于阳药已过之后；若病宜于阴，则阴药未及奏效，而已显受夫阳药反掌之灾。是以中立者亦谬也。总之，对病发药，斯为行所无事。（《研经言》）

药物七情论

药有七情：独行者，单方不用辅也。相须者，同类不可离也，如人参、甘草、黄柏、知母之类。相使者，我之佐使也。相恶者，夺我之能也。相畏者，受彼之制也。相反者，两不相合也。相杀者，制彼之毒也。

古方多有用相恶相反者。盖相须相使同用者，帝道也；相畏相杀同用者，王道也；相恶相反同用者，霸道也。有经有权，在用者识悟尔！（《本草纲目》）

药性畏恶反辩

药之相须、相使、相恶、相反，出北齐徐之才《药对》，非上古之论也。聿考《伤寒》、《金匮》、《千金》诸方，相畏、相反者多并用。有云相畏者，如将之畏帅，勇往直前，不敢退却。相反者，彼此相忌，能各立其功。圆机之士，又何必胶执于时袭之固陋乎？（《侣山堂类辩》）

药性变迁论

古方所用之药，当时效验显著，而本草载其功用凿凿者。今依方施用，竟有应与不应，其故何哉？盖有数端焉：一则地气之殊也。当时初用之始，必有所产之地，此乃其本生之土，故气厚而力全，以后传种他方，则地气移而力薄矣。一则种类之异也。凡物之种类不一，古人所采，必至贵之种，后世相传，必择其易于繁衍者而种之，未必皆种之至贵者，物虽非伪，而种则殊矣。一则天生与人力之异也。当时所采，皆生于山谷之中，元气未泄，故得气独厚，今皆人工种植，既非山谷之真气，又加灌溉之功，则性平淡而薄劣矣。一则名实之讹也。当时药不市卖，皆医者自取而备之，迨其后，有不常用之品，后人欲得而用之，寻求采访，或误以他物充之，或以别种代之，又肆中未备，以近似者欺人取利，此药遂失其真矣。其变迁之因，实非一端。药性既殊，即审病极真，处方极当，奈其药非当时之药，则效亦不可必矣。今之医者，惟知定方，其药则惟病家取之肆中，所以真假莫辨，虽有神医，不能以假药治真病也。（《医学源流论》）

五脏苦欲补泻药味

肝苦急，急食甘以缓之，甘草；欲散，急食辛以散之，川芎。以辛补之，细辛；以酸泻之，芍药。虚以生姜、陈皮之类补之。经曰：虚则补其母。水能生木，肾乃肝之母。肾，水也。苦以补肾，熟地黄、黄柏是矣。如无他证，钱氏地黄丸主之，实则白芍药泻之。如无他证，钱氏泻青丸①主之。实则泻其子，心乃肝之子，以甘草泻心。

心苦缓，急食酸以收之，五味子；欲软，急食咸以软之，芒硝。以咸补之，泽泻；以甘泻之，人参、黄芪、甘草。虚以炒盐补之。虚则补其母。木能生火，肝乃心之母。肝，木也，以生姜补肝。如无他证，钱氏安神丸②主之，实则甘草泻之。如无他证，钱氏方中重则泻心汤，轻则导赤散。

脾苦湿，急食苦以燥之，白术；欲缓，急食甘以缓之，甘草。以甘补之，人参；以苦泻之，黄连。虚以甘草、大枣之类补之。如无他证，钱氏益黄散③主之。心乃脾之母，以炒盐补心，实则以枳实泻之。如无他证，以泻黄散④泻之。肺乃脾之子，以桑白皮泻肺。

肺苦气上逆，急食苦以泄之，诃子皮，一作黄芩；欲收，急食酸以收之，白芍药；以辛泻之，桑白皮；以酸补之，五味子。虚则五味子补之。如无他证，钱氏阿胶散⑤补之。脾乃肺之母，以甘草补脾，实则桑白皮泻之。如无他证，以泻白散泻之。肾乃肺之子，以泽泻泻肾。

肾苦燥，急食辛以润之，知母；欲坚，急食苦以坚之，黄柏。以苦补之，地黄；以咸泻之，泽泻。虚则熟地黄、黄柏补之。肾本无实，不可泻，钱氏只有补肾地黄丸，无泻肾之药。肺乃肾之母，以五味子补肺。（《汤液本草》）

汤液治病分气味不分经络

汤液，亦饮也。《素问·经脉别论》：饮入于胃，游溢精气，上输于脾，脾气散精，

---

① 泻青丸：方由当归、龙脑、川芎、山栀子仁、川大黄、羌活、防风组成。
② 安神丸：方由马牙硝、白茯苓、麦门冬、干山药、龙脑、寒水石、朱砂、甘草组成。
③ 益黄散：方由陈皮、丁香、诃子、青皮、炙甘草组成。
④ 泻黄散：方由藿香叶、山栀子仁、石膏、甘草、防风组成。
⑤ 阿胶散：方由阿胶、黍黏子、炙甘草、马兜铃、杏仁组成。

上归于肺；肺朝百脉，输精于皮毛，毛脉合精；通调水道，下输膀胱；水精四布，五精并行。[①] 其言饮入胃后，上下先后分布之序。即药入胃后，与病相当之理。以其先布于上，故遇轻清之药则先发，而与上病相当。但先发者先罢，至水精四布，而后轻清者已无力矣。其不能治下，而亦不足碍下者势也。重浊之药，其发既迟，当其输脾归肺之时，尚未尽发，必至水精四布，而后药力始毕达，而与下病相当。此轻清治上、重浊治下所由分也。经曰："近而奇偶，制小其服也；远而奇偶，制大其服也。"[②] 皆取药发迟速、部位高下为义。其入脏者，亦止云五味入胃，各归其所喜攻，如酸先入肝云云，不必不入他脏。后人不知古人制方之意，遂谓某药入某经，某药兼入某经。则试问胃气被药气使乎？抑药气被胃气使乎？夫固不辨而明也。乃或误宗其说，如桂枝汤方，见其主治太阳病，多因以桂枝为足太阳经药，殊不思太阴病亦用桂枝，而真武、理中、四逆，皆有加桂之例，吁！可怪也。总之，汤液治病，分气味不分经络，与针法大异。(《研经言》)

用药须分经络

伤寒有六经之异，杂症亦各归经络，但伤寒传变，而杂症不传耳！然如火郁，本厥阴肝病，久而吞酸，则木克土而传至太阴脾矣。怔忡，本少阴心病，久而喘咳，则火铄金而传至太阴肺矣。病有经络，药亦有经络。某药专入某经，或兼入某经，果识之真而用之当，自尔百发百中；倘辨之不明，焉能凿枘相投？如感冒初起，先在太阳，治以羌活、苏叶之类，是其本药；乃兼用防风、柴胡，开阳明、少阳之开。风寒由外入内，轻者尚可奏功，重者转生他患，即他症之应补、应散、应寒、应热，以此经之病，而误用他经之药，徒伤正气，难臻速效。药之经络，可不讲明而切究钦？(《医论三十篇》)

〔按语〕

本文所述用药须分经络，是强调了药物"归经"的重要意义。药物归经学说创自张洁古。他认为深切了解药物性味而使之各归其经，则力专用宏，疗效更著。如同一泻火药，黄连则泻心火，黄芩则泻肺火，白芍则泻肝火，知母则泻肾火，木通则泻小肠火，石膏则泻胃火。如归经不明，无的放矢，即难获得确效。

引经药论

药之有引经，如人之不识路径者用响导。若本人至本家，何用响导为哉？如麻黄汤之麻黄，直走太阳气分；桂枝汤之桂枝，直走太阳营分。虽其中有生姜、大枣，生姜为气分之佐，大枣为营分之佐，非引经也。何今人凡药铺中不卖，须本家自备者，

---

① 作者对原文次序已做改动。
② 见《素问·至真要大论》。

皆曰引子。甚至所加之引,如痘科中既用芦根,又用香菜;大热赤疹,必用三春柳。每方必曰引加何物,不通已极,俗恶难医!(《医医病书》)

〔按语〕

引经药是指在处方中,用某种药物作为引入有关经络、脏腑的意思。引经是在药物归经的基础上,更具有引导作用,能引其他药物直达患病之经,对治疗某些疾病可以加强疗效。

药引论

汤之有引,如舟之有楫①。古人用汤,必须置引。如仲景桂枝汤,生姜三两、大枣十二枚,与药等分同用,良可取汗。又如东垣补中益气汤,亦用姜、枣,并无发汗之说,乃姜、枣少用而力薄,故不致渍形以为汗也。即此两汤,类推药引,不可不考。

古今汤方莫尽,药引无穷,临机取用,各有所宜。如发表用鲜姜,温中用炮姜,解胀用姜皮,消痰用姜汁,调营益卫用大枣,泻火疏风用红枣,补气益肺用龙眼,泻火安神用灯芯,表皮用葱叶,表肌用葱白,表里用葱茎,健脾用湖莲,止痢用石莲,治风用桑叶,治湿用桑枝,固肾用莲蕊,涩精用莲须,保胎用陈苎根,安胎用鲜苎根,抑脾用青荷叶,疏土用枯荷梗,补心用新小麦,止汗用浮小麦,清热解烦用青竹叶,利水泻火用淡竹叶,消瘀通经用赤糖,止痛温中用饴糖,安中益脾用陈壁土,止呕和胃用新黄土,消瘀用藕节,止血用侧柏叶,止呃用柿蒂,凉大肠用柿霜,消热痰用竹沥,泻实火用竹茹,导虚火用童便,益真阴用秋石,延年祛病用松黄、松脂,去风舒筋用黄松节,定喘用白葵花,疗痢用赤白扁豆花,壮阳用胡桃、蜀椒,暖子宫用艾叶,虚烦用粳米,热渴用芦根,止消用兰叶,定嗽用梨汁,止血用京墨,疗崩用陈棕,治肠风用石榴皮,治红痢用红曲,治白痢用煨姜,治赤白带浊用韭子、白果,止呕、定嗽用枇杷叶,止鼻衄用白茅花,行瘀用百草霜,达生用黄杨脑,探吐用瓜蒂,速产用弩牙,下噎用杵糠,定喘用铅汞,疗黄用铁屎②,镇心用辰砂,辟邪用雄黄,润肠用松子仁,治疝用荔、橘核,催浆用笋尖、樱桃蒂,拔毒用蒲公英,通乳用通草,发麻用紫背浮萍,治心烦不眠用鸡子黄。药引多端,指难遍屈,今以常用之引,聊录数则,举一反三,其惟良工乎!(《医学阶梯》)

〔按语〕

药引是指处方中选用某种药,以引导诸药直达病所。药引较之引经药的范围更广,内容更丰富,其中还包含许多中草药在内。

本文列举了多种药引,可作临床和研究的参考。

---

① 楫(jí及):划船的短桨。
② 铁屎:即铁落。

雷公炮制十七法

炮炙①者，以他法②煅炼药品，使其性质变易也。其法始于雷敩。共十七法：曰炮，曰爁③，曰煿④，曰炙⑤，曰煨，曰炒，曰煅，曰炼，曰制，曰度，曰飞，曰伏，曰镑⑥，曰𢭏⑦，曰晒⑧，曰曝，曰露。各尽其宜。

炮者，置药物于火上，以烟起为度也。如炮姜根之类。

煨者，以药物置火灰中，煨之使熟也。与炮姜根法大致同。

炒者，置药物于火，使之黄而不焦也。法有炒黄、炒黑、炒焦，各不相同。

煅者，置药物于火上，烧令通红也。药品中石类、介类多用之。

炼者，药石用火久熬也。有炼乳、炼蜜、炼石丹。

制者，药性之偏者、猛者，制之使就范围⑨也。有水制、姜汁制，童便制、火酒制、酥⑩醋制、蜜制、麸制、曲⑪制、米泔制等，各如其法。

度者，量物之大小短长也。

飞者，研药物为细末，置水中，以漂其浮于水面之粗屑也。石类药多用，如飞丹、飞滑石之类。

伏者，土类，如伏龙肝，于砌灶时，纳猪肝一具于土中，久则与土合而为一。研细，以清水飞过用。其灶以日用炊饭者良，若煮羹⑫者，味酸不可用。

曝，音朴，本作暴，晒也，晒曝物也。

露，如露珠丹、露姜饮、露花粉之类。露珠丹，以玉屑择晴日，露四十九夜，阴雨不计；露姜饮只一宿。（《雷公炮炙论》）

〔按语〕

本文节选自清代张骥辑本《雷公炮炙论》。文中夹有张骥的一些叙述。原作者雷敩（xiào 效），南朝宋时名医，曾著《炮炙论》三卷，记载药物的炮、炙、炒、煅、曝、露等制药法十七种，述药凡三百种，是我国最早的制药专书。原书虽佚，但其内容为历代本草书收录，得以保存和采用。现有辑本多种。

---

① 炮炙（zhì 至）：原是两种不同的制药方法，以后被用来作为药材加工处理的总称，又称炮制。

② 他法：其他的方法，这里作"各种方法"解。

③ 爁（lǎn 览）：火烤。

④ 煿（bó 勃）：同爆，炒至药材爆裂为度。

⑤ 炙：将药材与液体辅料共炒，使辅料渗入药材之内。

⑥ 镑：骨角或坚硬木质一类药材，不易切片，需利用镑刀刮削成薄片。

⑦ 𢭏（sà 萨）：将药物捣碎。

⑧ 晒（shài 晒）：同晒，将药物置阳光下曝干。

⑨ 使就范围：使药性归于一定的界限之内，即达到一定的要求。

⑩ 酥：《本草纲目·兽部一》："酥，酥油。"即牛、羊乳制成的食品。

⑪ 曲：含有大量能发酵的活微生物或其酶类的发酵或糖化剂。

⑫ 羹：本指五味调和的浓汤，这里泛指煮成浓液的食品。

雷公炮制论

雷公炮制，此雷公系五代时之雷敩，其学术未见精也。今人误认为黄帝、岐伯时论道之雷公，谨遵之而不敢议。盖世运至五季之衰，无道不坏。古人多用生药、毒药，药之偏，所以矫病之偏也。五季之时，医失其学，杀人者多，故雷公起而救之，不能使天下之人皆有学问，遂将稍有性气之药，不分有毒无毒，一概炮制。如茯苓平淡之上品，用乳制恐其渗也，若畏其渗，何如不用，用之者用其渗也，去其渗而用之，何所用哉？人参用秋石制，欲其入肾也。大队补肾药，或补八脉药而用人参，自有功用，何必制之，即制之未必入肾也。阿胶炒成珠，畏其腻也，既畏其腻，改用他药；且阿胶取济水之极深沉降，水曰润下，兹以火炒之是炎上也。麦冬之去心，半夏不用姜制而用矾制。其他错谬之处，不能殚述。学者随时考察，通者从之，不通者违之。一视天理之公，不稍存好恶。(《医医病书》)

制药法论（一）

自雷敩著炮制之论，而后世之以药制药者，愈出而愈奇，但因此而失其本性者亦不少。药之有利必有弊，势也；病之资利不资弊，情也；用之去弊勿去利，理也。古方能使各遂其性，如仲景小半夏汤类，凡生姜、半夏并用者，皆一时同入之，非先时专制之，正欲生半夏之得尽其长，而复藉生姜以随救其短。譬诸用人，自有使贪、使诈之权衡，不必胥天下之菲材，而尽桎梏之，使不得动也。各遂之妙如此。若后世专制之法，在临时修合丸散而即服者犹可，倘预制备售，则被制者之力已微，甚而至再、至三、至十余制，则取其质而汩①其性，其能去病也几何？近见人治痰疟，于肆中求半贝丸服之无效，取生半夏、贝母为末，和姜汁，服之即效，但微有烦状耳！于此可类推已。或薄古法为疏，盍思之！(《研经言》)

制药法论（二）

凡酒制升提；姜制温散；入盐走肾而软坚；用醋注肝而收敛；童便除劣性而降下；米泔去燥性而和中；乳制润枯生血；蜜制甘缓益元；陈壁土炒，藉土气以补中州，面煨、曲制，抑酷性勿伤上膈；黑豆、甘草汤渍，并解毒致令平和；羊酥、猪脂涂烧，咸渗骨容易脆断；去穰者免胀；去心者除烦。此制治各有所宜也。(《医家四要》)

〔按语〕

《医家四要》是清代雷大震，与其父雷丰之学生江诚、程曦，述丰遗说而作。该书

---

① 汩（gǔ 骨）：埋没。

包括《脉诀入门》、《病机约论》、《方歌别论》、《药赋新编》四种。

药物治病关乎气化说

万物并生于盈，天地间形形色色，无往而非四时阴阳之气所感化而成。春为风气，秋为燥气，冬为寒气，夏为热气，季夏为湿气。而又风即是气，气之凝聚者曰风，风之和缓者曰气。故书云："大块噫气，其名曰风。"人亦天地间万物之一……诞生以后，即吸受五气，得其和平以养生，而又吸受五气，造乎偏颇以成病。病也者，不过寒热有所偏颇，燥湿不得和平耳！天地间金石草木鸟兽鱼虫，亦得四时阴阳之气以生，惟皆偏而不纯，故取以为药，乃偏以治偏之法。以寒气之药化病气之热，以热气之药化病气之寒，以燥气之药化病气之湿，以湿气之药化病气之燥。而又以升气之药提气之下陷；以降气之药顺气之上冲；以散气之药达气之里结；以敛气之药收气之不摄。是皆偏以治偏，俾病气之偏者仍归于和平，而不复偏。我中华用气化以医病，其道本法乎天气、地气之变迁，病气、药气之制伏。是药之所以能治病者，其原理本乎四时阴阳而来，乃贯彻天人一致之学。若离乎阴阳之气化，而言治病，视人如器物然，纵解剖极细，何能攸往咸宜哉？（《景景室医稿杂存》）

论病有对待，药亦有对待

有热病即有寒病，有湿病即有燥病，以及表里、虚实，莫不对待。故无论何病，皆有寒热、燥湿、表里、虚实之异，执一书而谓道尽，于是执一方而谓治无他法者，未能透彻至理者也。是以用药之误，每误于病状相同。同一肝风抽搐也，而虚甚与热极异；同一肺劳咳嗽也，而湿盛与火灼异；同一胃虚不食也，而阳亏与阴亏异；同一腹滞作痛也，而寒郁与热郁异。以及血有寒瘀、热瘀，便有阳秘、阴秘。诸如此类，不胜枚举。何以辨之？亦先辨诸体气而已。余论人生体气实分四种，已载前篇。盖天地之气，不外寒、热、燥、湿，即人身应之，亦不外湿热、燥热、寒湿、寒燥四种。既有是病，即有是药。病皆对待，药亦皆对待。有辛温解表之荆、防；即有辛凉解表之前、荸。有甘温重镇之紫石英；即有甘寒重镇之代赭石。有温疏气之木香、豆蔻；即有凉疏气之郁金、香附。有温降气之苏子、沉香；即有凉降气之白前、兜铃。有温补血之当归、炙草；即有凉补血之生地、白芍。有温破瘀之桃仁、红花；即有凉破瘀之夜明砂、生卷柏。有寒症噎膈之高良姜、缩砂仁；即有热症噎膈之青竹茹、代赭石。有凉消水肿之防己、赤小豆；即有温消水肿之椒目、杉木片。有寒杀虫之芜荑、苦楝；即有温杀虫之榧子、川椒。有寒湿成痹之苍术、姜黄；即有湿热成痹之萆薢、防己。有子宫寒冷之蛇床、续断；即有子宫瘀热之猪胰、槐实。有寒湿疝气之小茴香、天仙藤；即有湿热疝气之川楝子、海蛤粉。有热症消渴之天花粉、地骨皮；即有寒症消渴之枸杞子、原蚕茧。有温消食滞之神曲、山查炭；即有凉消食滞之荞麦、荸荠粉。有寒通大便之芦荟朱砂丸；即有温通大便之半夏硫黄丸。有润通大便之郁李仁、海松子；

即有燥通大便之皂荚实、丁香柄。诸如此类，亦不胜枚举。

更有专主一证之要药。如肝肾虚寒腰痛用杜仲；肝肾虚热腰痛用女贞。膀胱气寒不化溺闭用肉桂；膀胱气热不化溺闭用知母。阳虚劳损脊痛用鹿角胶；阴虚劳损脊痛用猪脊髓。凉消乳痈用蒲公英；温消乳痈用橘叶汁。凉杀劳虫用天冬、百部、明月砂①；温杀劳虫用水獭肝。凉定肝风用羚角；温定肝风用肉桂。凉散内风用嫩钩藤；温散内风用明天麻。热郁发疹用蝉衣、牛蒡；寒郁发疹用柽柳、棉纱。热体呕吐用竹茹、芦根；寒体呕吐用丁香、柿蒂。胃热流涎用子芩；脾寒流涎用益智。阴虚眩晕用甘菊花、黑芝麻；阳虚眩晕用山茱萸、鹿角霜。湿热脚气用防己、赤小豆；寒湿脚气用槟榔、杉木片。热瘀胁痛用广郁金、川楝子；寒瘀胁痛用归横须、苏子霜。虚寒阳痿用阳起石、鹿茸；虚热阳痿用女贞实、石斛。热体肝火郁冒困倦嗜卧用生地、青黛；寒体脾湿自困困倦嗜卧用苍术、香茸。诸如此类，尚不胜枚举。

苟于体质辨别不明，即难免于混用。须知病同而原异，药似而性非。辨别既明，则湿热为痰，用黄芩、胆星；燥热为痰，用花粉、竹沥；寒湿有痰，用陈皮、半夏；寒燥有痰，用姜汁、白芥。肾经湿热，用黄柏、知母；肾经寒湿，用茴香、附子；肾经燥热，用龟板、黑豆；肾经寒燥，用苁蓉、胡桃。试举一证一脏以为例，余可类推。

诚能自儆知一不知二之弊，庶几同一肝燥，不致以治寒燥之枸杞、当归，误治温燥；同一胃湿，不致以治寒湿之草果、肉蔻，误治湿热乎！庶几热体胎动之黄芩、苎根；寒体胎动之艾叶、杜仲。热体邪迷之朱砂、白薇；寒体邪迷之龙齿、雄黄。热体遗精之牡蛎、决明；寒体遗精之桑螵、益智。热体崩漏之侧柏、蓟根；寒体崩漏之乌鰂、禹粮。热体通络之丝瓜络、竹沥；寒体通络之白芥子、乳香。热体肺虚之沙参；寒体肺虚之人参。热体心液亏之柏子仁、麦冬心；寒体心液亏之龙眼肉、炒枣仁，均不致混用乎！

惟是此篇所举，皆寒热对待者，燥湿未备也，攻补、升降、滑涩、散敛、通塞更未及也，皆不可以混用者也。学者即是以一隅三反，取诸家本草而寻绎之，自能洞彻。夫何可依稀仿佛，剿袭成方，反咎方之无效也哉！（《景景室医稿杂存》）

药物配伍例

如麻黄得桂枝则能发汗，芍药得桂枝则能止汗，黄芪得白术则止虚汗，防风得羌活则治诸风，苍术得羌活则止身痛，柴胡得黄芩则寒，附子得干姜则热，羌活得川芎则止头疼，川芎得天麻则止头眩，干姜得天花粉则止消渴，石膏得知母则止渴，香薷得扁豆则消暑，黄芩得连翘则消毒，桑皮得苏子则止喘，杏仁得五味则止嗽，丁香得柿蒂、干姜则止呃，干姜得半夏则止呕，半夏得姜汁则回痰，贝母得瓜蒌则开结痰，桔梗得升麻则开提血气，枳实得黄连则消心下痞，枳壳得桔梗能使胸中宽，知母、黄柏得山栀则降火，豆豉得山栀治懊恼，辰砂得酸枣则安神，白术得黄芩则安胎，陈皮

---

① 明月砂：即兔粪。

得白术则补脾，人参得五味、麦门则生肾水，苍术得香附开郁结，厚朴得腹皮开膨胀，草果得山查消肉积，神曲得麦芽能消食，乌梅得干葛则消酒，砂仁得枳壳则宽中，木香得姜汁则散气，乌梅得香附则顺气，芍药得甘草治腹痛，吴茱萸得良姜亦止腹痛，乳香得没药大止诸痛，芥子得青皮治胁痛，黄芪得大附子则补阳，知母、黄柏得当归则补阴，当归得生地则生血，姜汁磨京墨则止血，红花得当归则活血，归尾得桃仁则破血，大黄得芒硝则润下，皂荚得麝香则通窍，诃子得肉果则止泻，木香得槟榔治后重，泽泻得猪苓则能利水，泽泻得白术则能收湿。此用药相得之大端也。（《赤水玄珠》）

用药要法

用药视其性之相得、相制、相反、相恶为要。《冯氏锦囊》等书，皆详之。大黄与甘草同用，能利小便。麻黄少同熟地多，但开腠理而不滞不汗。砒石煅去烟尽，治结寒而无毒。木鳖子制尽油，能化骨骺风痰而无毒。甘遂制去黑水，能化痰核气核。吴茱萸、黄连作丸，专消肝气郁滞。茯苓得白术，则补脾；得车前子，则利水；得泽泻，则渗湿。青皮得芥子，治右胁痛。附子不遇干姜，虽通经络而不热。柳菌消水肿，须同猪尾根肉。七孔猪蹄下乳汁，须同丝瓜。其炰①、制、露、晒等类，难以悉数，可检诸书及诸本草，而详参之。

用药大法，如冯氏引火归源用麦冬清之，五味子敛之，牛膝引下之，附子摄使归命门。王洪绪化阴寒疽核，以麻黄开腠理，姜、桂化寒，白芥子化痰。仲景用药大法，黄氏《长沙药解》最详。花溪老人《苍生司命》及《石室秘箓》，其法多妙，皆可参悟。（《王氏医存》）

用药诸法说

寒热温凉，有一定之药，无一定之治，入腑入脏，或补或攻，其气味与性，不可不细按也。故有正用，亦有反用，有独用，又有兼用，并有活用、借用之不同。如用寒可以治热；反用可以入寒；独用寒而热可除；兼用寒而热可制；微行消导，大可和中；稍藉清滋，自能表汗。隅反焉，而取资无尽矣。（《吴医汇讲》）

医者有好用畏用之药说

医者之于药也，不可有丝毫成见。不可有好用之药，有好用之药，必有不当用而用者，病人死于是矣。不可有畏用之药，有畏用之药，必有当用而不用者，病人又死于是矣。修齐治平，以端好恶为主。孰谓医家不当如是耶？呜呼！可惧哉！（《医医病

---

① 炰（páo 袍）：烹煮。

书》)

论药之体质气味与用药煎药法

《易》曰："立天之道，曰阴与阳；立地之道，曰柔与刚。"草木虽微，其气味有阴阳之分，体质有刚柔之别，一物一太极也。古人论药性，多言气味，少言体质。盖以地之刚柔，即天之阴阳所化，言阴阳而刚柔即在其中。后人不悟此理，每每误用。春山谓病有燥湿，药有燥润。凡体质柔软，有汁、有油者皆润；体质干脆，无汁、无油者皆燥。然有辛润、湿润、平润、凉润、寒润之殊，有辛燥、温燥、热燥、平燥、凉燥、寒燥之异，又有微润、甚润、微燥、甚燥之不同。凡润药得春、秋、冬三气者多，得夏气者少；燥药得夏、秋、冬三气者多，得春气者少。燥药得天气多，故能治湿；润药得地气多，故能治燥。药未有不偏者也，以偏救偏，故名曰药。试举其大略言之。

辛润如杏仁、牛蒡、桔梗、葛根、细辛、前胡、防风、青蒿、紫菀、百部、当归、川芎、桃仁、红花、茺蔚子、白芷、鲜石菖蒲、远志、鲜郁金、蜀漆、僵蚕、芥子、莱菔子、苏子、薤白、生姜、豆豉、葱白、芹菜汁、韭汁之类。

温润如党参、高丽参、黄芪、甜冬术、苁蓉、枸杞、山萸、菟丝、芦巴、巴戟天、桑椹、金樱子、五味子、桂圆、大枣、胡桃、鹿茸、鹿角胶、羊肾、海参、淡菜、紫河车、坎炁之类。大抵温润一类，气温得天气多，气润得地气多，受气比他类较全，且味多带甘，乘土之正味，治阴阳两虚者，颇为合拍。

平润如南北沙参、东洋参、熟地、首乌、芍药、玉竹、百合、沙苑、柏子仁、酸枣仁、甜杏仁、冬瓜仁、麻仁、黑脂麻、乌梅、蜂蜜、饴糖、阿胶、燕窝、猪肤、鸭汤、人乳之类。

凉润如干地黄、元参、天麦冬、西洋参、鲜石斛、女贞子、银花、菊花、鲜桑叶、蒲公英、知母、荷叶、竹沥、竹茹、竹叶、淡竹叶、芦根、白茅根、怀牛膝、川贝母、枇杷叶、瓜蒌、花粉、海藻、昆布、柿霜、紫草、白薇、梨、藕、蔗汁、荸荠汁、露水、龟板、鳖甲、牡蛎、决明、文蛤、海浮石、童便之类。

寒润如石膏、鲜地黄、犀角、羚羊角、蚌水、猪胆汁之类。

辛燥如羌独活、苏叶、荆芥、薄荷、藿香、佩兰、香薷、木香、香附、麻黄、桂枝、牵牛、芫花之类。

温燥如苍术、厚朴、半夏、南星、蔻仁、砂仁、益智仁、破故纸、山楂、青陈皮、槟榔之类。

热燥如附子、肉桂、干姜、炮姜、吴萸、椒目之类。

平燥如茯苓、琥珀、通草、苡仁、扁豆、山药、甘草、神曲、炒谷芽、猪苓、泽泻、川牛膝、萆薢、茵陈、防己、豆卷、蚕沙、车前子、海金沙之类。

凉燥如连翘、栀子、霜桑叶、丹皮、地骨皮、钗石斛、滑石、寒水石、柴胡、升麻、蝉蜕、钩藤、槐米、枳壳、枳实、葶苈子之类。

寒燥如黄连、黄芩、黄柏、木通、苦参、金铃子、龙胆草、大黄、元明粉、大戟、甘遂之类。

本草体质，大略如此。

再辨其气味。大抵气薄者多升、多开，味厚者多降、多合。辛甘发散为阳、主升，酸苦涌泄为阴、主降。温者多开，寒者多合。泻者多开，补者多合。辛苦辛酸之味多开，酸咸之味多合。辛能散、能润，又能通津行水。苦能燥、能坚，又能破泄。酸能收。咸能软，又能凝。甘得土之正味，无毒，同开则开，同合则合，缓中之力独多。淡得天之全气，上升于天，下降于泉，渗湿之功独胜。若夫水族，如龟板、鳖甲诸品，禀乾刚之气，得坎水之精，体刚质柔，味咸而淡，能攻坚软坚，能燥湿清热，能滋阴潜阳，一药三用，阴虚夹湿热者，血燥结块者，用之尤宜。独是草木受气多偏，味难纯一，一药多兼数味，或先苦后辛、后甘，或先甘后辛、后苦，总以味偏胜者为主，味居后者为真。须平昔亲尝，方能不误。且地气不同，如麦冬本甘，今甘中带辛，杭产者辛味犹少，川产者辛味较多。钗斛本淡，今霍山产者，地近中州，味仍甘淡，川产者味淡微苦，广西、云南产者，味纯苦而不甘，以广西、云南居中州西南之边陲①，得燥火之气独胜也。不独时地不同，即种植亦异，如高丽人参，气本微温，今用硫黄拌种，则温性较胜。如此类推，不可枚举。

至用药之法，须知用意。医者，意也。以意治病，是最上一乘，不得已而用药，已落二乘。然无情之药，以有知之意用之则灵。古法用药如用兵，用兵有战有守，有奇有正，用药亦然。夫以天地之气，犹橐籥之开合，运行不息，故能化生万物。在人则不能，故其机一停则病，一偏亦病，一息则死。六气之中，寒、湿偏于合，燥、火偏于开。风无定体，兼寒、湿则合，兼燥、火则开。暑有热有湿，偏于热者多开，偏于湿者多合。用药治病，开必少佐以合，合必少佐以开；升必少佐以降，降必少佐以升。或正佐以成辅助之功，或反佐以作向导之用。阴阳相须之道，有如此者。燥病治以润，不妨佐以微苦，以微苦属火，火能胜金也。湿病治以燥，不如治以淡，以淡味得天之燥气，功专渗湿也。更有病纯者药纯，病杂者药杂，有病虽杂而出于一源，则立方要有专主；有病虽纯而夹以他病，则立方要有变通。燥病须防其夹湿，湿病须防其化燥。观其已往以治其现在，治其现在须顾其将来。表里寒热虚实，固当分明。标本先后轻重，尤宜权变。燥病当用膏滋，湿病当用丸散。燥病夹湿，润药用炒，或用水丸；湿病化燥，燥药用蒸，或用蜜丸。欲其速行，则用汤药，取汤以荡之之义。欲其缓化，则用丸药，取丸以缓之之义。

至于煎法，亦当用意。如阴液大亏，又夹痰涎，则浊药轻煎，取其流行不滞，如地黄饮子是也。如热在上焦，法宜轻荡，则重药轻泡，取其不犯下焦，如大黄黄连泻心汤是也。如上热下寒，则寒药淡煎，温药浓煎，取其上下不碍，如煎附子泻心汤法。或先煎以厚其汁，或后煎以取其气，或先煎取其味厚而缓行，或后煎取其气薄而先至，如大承气汤，先煎大黄、枳实、厚朴，后下芒硝是也。欲其速下，取急流水；欲其缓

---

① 陲（chuí 垂）：边疆。

中，用甘澜水，即千扬水，如煎大半夏汤法。欲其上升外达，用武火；欲其下降内行，用文火；或药后啜薄粥，助药力以取汗，如服桂枝汤法；或先食后药，助药性之上升。种种治法，非参以意不可，试观仲景先师，一百一十三方，三百九十七法，皆有真意存乎其间。学者以意会意，自有心得，此不过论其大略而已。（《医原》）

煎药法论

煎药之法，最宜深讲，药之效不效，全在乎此。夫烹饪禽鱼羊豕，失其调度，尚能损人，况药专以之治病，而可不讲乎？其法载于古方之末者，种种多殊。如麻黄汤，先煮麻黄去沫，然后加余药同煎，此主药当先煎之法也。而桂枝汤，又不必先煎桂枝，服药后，须啜热粥以助药力，又一法也。如茯苓桂枝甘草大枣汤，则以甘澜水，先煎茯苓。如五苓散，则以白饮和服，服后又当多饮暖水。小建中汤，则先煎五味，去渣而后纳饴糖。大柴胡汤，则煎减半，去渣再煎。柴胡加龙骨牡蛎汤，则煎药成而后纳大黄。其煎之多寡，或煎水减半，或十分煎去二三分，或止煎一二十沸。煎药之法，不可胜数，皆各有意义。大都发散之药及芳香之药，不宜多煎，取其生而疏荡；补益滋腻之药，宜多煎，取其熟而停蓄。此其总诀也。故方药虽中病，而煎法失度，其药必无效。盖病家之常服药者，或尚能依法为之，其粗鲁、贫苦之家，安能如法制度，所以病难愈也。若今之医者，亦不能知之矣，况病家乎？（《医学源流论》）

煎药有缓急次第

药有丸、有散、有饮，丸剂性缓，散剂次之，饮剂取效甚速。而煎烹有缓急次第，不可不知。即如熟地、茯苓之类，味厚而力难出，须先煎一炷香时，然后以群药继之。元参、陈皮之类，则较逊一筹。麻黄、羌活之类，则味薄而力易竭，不过数十沸即止。若熟地与羌活同煎，则味厚者不能尽其功，味薄者已升散殆尽。药性既减，其于治疗，必有偏而不起之处。医家病家，俱习焉不察，故略举梗概以谂①来者。（《医论三十篇》）

煎药用水各有所宜

凡煎药用水，亦各有宜。如治湿肿浮胀，而欲使利水道，则取长流水，以流长源远，其性通达，直引四肢之间也。如治二便不通，及足胫以下风湿，则取急流水，以其湍纵峻急，性速下也。如治痰饮郁滞，而欲吐发升散，则取逆流水，以其性逆倒流，洄澜涌决也。如治中气不足，则取春雨水，有阳道发生之意也。如治下元不足，则取井华水，盖清晨井中天一之气浮结于面，有补阴之功也。如治火热阳证，则取雪水，

---

① 谂（shěn 审）：规谏。

大能退热也。如治伤寒阴证、奔豚等疾，则取甘澜水，盖盛之于缸，扬过千遍，水珠沫液盈溢于面，性柔味甘，能和气也。如治脾胃虚弱，泄泻不食等证，则取池潦水，盖停蓄既久，不流不动，殊有土气，能助脾元也。如治阴不升、阳不降，乖隔诸疾，则取阴阳水，河井各半，阴阳相成，可升可降，而使气平者也。（《医述》引《雷公炮炙论》）

煎药与服药法

煎药之法各殊，有先煎主药一味，后入余药者；有先煎众味，后煎一味者；有用一味煎汤，以煎药者；有先分煎，后并煎者；有宜多煎者；有宜少煎者；有宜水多者；有宜水少者；有不煎而泡渍者；有煎而露一宿者；有宜用猛火者；有宜用缓火者。各有妙义，不可移易。今则不论何药，惟知猛火多煎，将芳香之气散尽，仅存浓厚之质，如煎烧酒者，将糟久煮，则酒气全无矣，岂能和荣达卫乎？须将古人所定煎法，细细推究，而各当其宜，则取效尤捷，其服药亦有益。古方一剂，必分三服，一日服三次；并有日服三次，夜服三次者。盖药味入口，即行于经络，驱邪、养正，性过即已，岂容间断？今人则每服日一次，病久药暂，此一暴十寒之道也。又有寒热不得其宜，早暮不合其时，或与饮食相杂，或服药时，即劳动冒风，不惟无益，反能有害。至于伤寒及外症、痘症，病势一日屡变，今早用一剂，明晚更用一剂，中间间隔两昼一夜，经络已传，病势益增矣。又发散之剂，必暖覆令汗出，使邪从汗出，若不使出汗，则外邪岂能内消？此皆浅易之理，医家病家皆所宜知也。又恶毒之药，不宜轻用。昔神农遍尝诸药而成本草，故能深知其性。今之医者，于不常用之药，亦宜细辨其气味，方不至于误用。若耳闻有此药，并未一尝，又不细审古人用法，而辄以大剂灌之。病者服之，苦楚万状，并有因而死者，而己亦茫然不知其何故？若能每味亲尝，断不敢冒昧试人矣！此亦不可不知也。（《慎疾刍言》）

服药法论

病之愈不愈，不但方必中病，方虽中病，而服之不得其法，则非特无功，而反有害，此不可不知也。如发散之剂欲驱风寒出之于外，必热服，而暖覆其体，令药气行于荣卫，热气周遍，挟风寒而从汗解；若半温而饮之，仍当风坐立，或仅寂然安卧，则药留肠胃，不能得汗，风寒无暗消之理，而荣气反为风药所伤矣。通利之药，欲其化积滞而达之于下也，必空腹顿服，使药性鼓动，推其垢浊从大便解；若与饮食杂投，则新旧混杂，而药气与食物相乱，则气性不专，而食积愈顽矣。故《伤寒论》等书，服药之法，宜热、宜温、宜凉、宜冷、宜缓、宜急、宜多、宜少、宜早、宜晚、宜饱、宜饥，更有宜汤不宜散，宜散不宜丸，宜膏不宜圆，其轻重、大小、上下、表里，治法各有当。此皆一定之至理，深思其义，必有得于心也。（《医学源流论》）

第八章　各科证治总论

第一节　内科证治总论

内伤外感证治论

　　凡病不过内伤、外感二宗。但内伤五脏，各伤其一，头绪尚少；外感六气，百出其途，流传手足三阳三阴，头绪甚多。学者须明仲景外感伤寒法，而后内伤各法易明也。《医贯》曰：读仲景书而不读东垣书，则内伤不明；读东垣书而不读丹溪书，则阴虚不明。按内伤各法，当以《局方》为主，而以东垣、丹溪、许知可为辅。经云：血虚则作热。故丹溪本《局方》四物意，而立知柏四物①、滋阴降火②等汤。经云：气虚则作寒。故东垣本《局方》四君、六君之意，而立升阳益胃、补中益气等汤。又谓补肾莫若补脾，盖脾为后天之本也。而许氏谓补脾莫若补肾，盖肾为先天之本也。今人知知、柏苦寒，不可施之内伤相火未盛之人，而不知参、芪温补，尤不可施之外感邪热入里之候。

　　盖内外混治之一弊，以致外感表里之不明也。外感症以仲景为主，而以陶氏节庵、汪氏苓友③、喻氏嘉言为辅。节庵加减仲景各法，得效殊多；汪氏亦于仲景法，多所发明；喻氏阐明仲景法律，不无附会之处；舒氏④颇能体察仲景原文，辨别讹误，其开发后人颖悟处盖不少，惜用药亦偏温补。

　　盖以温疫认为伤寒，而因以外感邪实之病，等之内伤正虚之法，又内外混治之一弊，以致外感虚实之不明也。然温疫虽伤寒之中一症，而外感诸症，未有如温疫之多者。故温疫又以吴氏为主，而以缪氏仲淳、刘氏松峰⑤为辅。要之皆发源于仲景之原文，所以邪热入里，均不外白虎、承气二法也。而吴氏善用承气，缪氏善用白虎，刘氏则文词明净，得之阅历。记载症名颇多，而道理明透，还推吴氏。他如戈氏⑥《伤寒

---

① 知柏四物（汤）：方由四物汤加黄柏、知母组成。
② 滋阴降火（汤）：方由白芍、当归、熟地、白术、天门冬、麦门冬、生地、陈皮、知母、黄柏、甘草组成。
③ 汪氏苓友：汪琥，字苓友，清代长洲县人。著有《伤寒辨证广注》、《张仲景中寒论广注》等书。
④ 舒氏：舒诏，字驰远，清代进贤县人。其学以喻昌为宗。撰《伤寒六经定法》。
⑤ 刘氏松峰：刘奎，字松峰，清代诸城县人。著有《说疫》、《温疫论类编》。
⑥ 戈氏：戈维城，字存橘，明代人。著《伤寒补天石》。

补天石》、尤氏《伤寒贯珠集》，以及朱肱、孙尚之《类伤寒》、《增类伤寒》等，所言黄耳、大头等症，实不出松峰杂疫之外。

盖徒知冬月为正伤风寒，而不知冬时之温疫尤为不少。此又以四时温疫认作冬时正伤风寒之一弊，以致疫症寒热虚实之不明也。

至于伤暑法，虽备于张凤逵《伤暑全书》，然仲景太阳篇之葛根黄连黄芩汤，阳明篇之白虎等汤，未尝非治暑法也。

又有外感久而成内伤者，仲景太阳之发奔豚、作脏结、作痹病；阳明篇之作谷瘅、作痼瘕；厥阴之有除中是也。此阳热队中，杂以阴寒之症，仲景故未列方，然此乃温补之所可施者也。

其因内伤而得外感者，阴寒直中三阴，与诸厥暴卒，及劳役感寒等症，亦未始非温补之所宜施也。其有内之内者，痘症得之先天，奇症得之业缘①，中蛊毒之类也；外之外者，跌打、蛇虎咬伤、汤火、自缢、五绝②等症，皆散见于百家及单方中，亦多神效法也。(《医纲提要》)

外感内伤证治纲要

外感、内伤，为证治两大关键。然去其所本无，复其所固有，两言可尽之也。盖六淫外袭，身中气血日失和平，一切外感有余之症，有须汗、吐、下、和之治，皆是去其所本无也。若七情受伤，腑脏有损，身中气血日就亏耗，一切内伤不足之症，有须滋填培补之治，皆是复其所固有也。(《吴医汇讲》)

伤寒杂病论

按仲景自序言，作《伤寒杂病论》合十六卷，则伤寒、杂病，未尝分两书也。凡条中不冠伤寒者，即与杂病同义。如太阳之头项强痛；阳明之胃实；少阳之口苦、咽干、目眩；太阴之腹满、吐利；少阴之欲寐；厥阴之消渴、气上撞心等证。是六经之为病，不是六经之伤寒，乃是六经分司诸病之提纲，非专为伤寒一证立法也。观五经提纲，皆指内证，惟太阳提纲，为寒邪伤表立；五经提纲，皆指热证，惟太阴提纲，为寒邪伤里立。然太阳中暑，发热而亦恶寒；太阴伤热，亦腹痛而吐利：俱不离太阳主外、太阴主内之定法。而六经分证，皆兼伤寒、杂病也明矣。因太阳主表，其提纲为外感立法，故叔和将仲景之合论，全属伤寒。不知仲景已自明其书不独为伤寒设，所以《太阳篇》中，先将诸病线索，逐条提清，比他经更详也。其曰："太阳病，或已发热，或未发热，必恶寒、体痛、呕逆，脉阴阳俱紧者，名曰伤寒。"是伤寒另有提纲矣。此不特为太阳伤寒之提纲，即六经伤寒总纲亦不外是。观仲景独于《太阳篇》别

---

① 业缘：佛家语。善业为招善果之缘，恶业为招恶果之缘，统谓之业缘。
② 五绝：《中国医学大辞典》注云："缢死、压死、溺死、魇死、产乳也。"

其名曰伤寒，曰中风，曰中暑，曰温病，曰湿痹，而他经不复分者，则一隅之举，可以寻其一贯之理也。其他结胸、脏结、阳结、阴结、瘀热、发黄、热入血室、谵语如狂等证，或因伤寒，或非伤寒，纷纭沓杂之中，正可以思伤寒、杂病合论之旨矣。盖伤寒之外皆杂病，病名多端，不可以数计，故立六经而分司之。伤寒之中最多杂病，内外夹杂，虚实互呈，故将伤寒、杂病而合参之，正以合中见泾渭之清浊，此扼要法也。叔和不知此旨，谓痉、湿、暍三种宜应别论，则中风、温病何得与之合论耶？以三证为伤寒所致，与伤寒相似，故此见之。则中风非伤寒所致，温病与伤寒不相似者，何不为之另列耶？霍乱是肝邪为患，阴阳易、瘥后劳复皆伤筋动血所致，咸当属于厥阴，何得另立篇目？叔和分太阳三证于前，分厥阴诸证于后，开后人分门类证之端。岂知仲景约法，能令百病兼该于六经，而不能逃六经之外，只在六经上求根本，不在诸病名目上寻枝叶。乃叔和以私意紊乱仲景之原集，于《劳复》后重集《可发汗》、《不可发汗》诸篇，如"弱反在关，濡反在巅，微反在上，涩反在下"，不知如何名"反"耶？岂濡、弱、微、涩等脉，有定位乎？此类姑不悉辨。

其云："大法春夏宜发汗，春宜吐，秋宜下。"设未值其时，当汗不汗，当下不下，必待其时耶？而且利水、清火、温补、和解等法，概不言及，所以今人称仲景止有汗、吐、下三法，实由于此。夫四时者，众人所同；受病者，因人而异；汗、吐、下者，因病而施也。立法所以治病，非以治时。自有此大法之谬，后人因有随时用药之迂论。论麻黄、桂枝汤者，谓宜于冬月严寒，而三时禁用；论白虎汤者，谓宜于夏，而大禁于秋分后与立夏之前。夫"必先岁气，毋伐天和"，寒热温凉之逆用，为平人饮食调理之常耳！仲景因证立方，岂随时定剂哉？当知仲景治法，悉本《内经》，按岐伯曰：调治之方，必别阴阳。阳病治阴，阴病治阳。定其中外，各守其乡。外者外治，内者内治。从外之内者，治其外；从内之外者，调其内；从内之外而盛于外者，先调其内，后治其外；从外之内而盛于内者，先治其外，后调其内；中外不相及，则治主病。微者调之，其次平之，盛者夺之，寒热温凉，衰之以属，随其攸利。此大法也。仲景祖述靡遗，宪章昭著，本论所称"发热恶寒发于阳，无热恶寒发于阴"者，是阴阳之别也。阳病，制白虎、承气以存阴；阴病，制附子、茱萸以扶阳；外者，用麻、桂以治表；内者，用硝、黄以治里。其于表虚里实，表热里寒，发表和表，攻里救里，病有浅深，治有次第，方有轻重，是"定其中外，各守其乡"也。太阳、阳明并病，小发汗；太阳、阳明合病，用麻黄汤，是"从外之内者，治其外"也。阳明病发热汗出，不恶寒反恶热，用栀子豉汤，是"从内之外者，调其内"也。发汗不解，蒸蒸发热者，从内之外而盛于外，调胃承气先调其内也。表未解而心下痞者，从外之内而盛于内，当先解表，乃可攻痞，是先治其外后调其内也。中外不相及，是病在半表半里，大、小柴胡汤治主病也。此即所谓微者调之。其次平之，用白虎、栀豉、小承气之类；盛者夺之，则用大承气、陷胸、抵当之类矣。所云观其脉证，知犯何逆，以法治之，则"寒热温凉，衰之以属，随其攸利"之谓也。若分四时以拘法，限三法以治病，遇病之变迁，则束手待毙矣。

且汗、吐、下之法，亦出于岐伯，而利水、清火、调补等法悉具焉。其曰：有邪者，渍形以为汗；在皮者，汗而发之；实者，散而泻之：此汗家三法。中满者，泻之于内；血实者，宜决之：是下之二法。高者因而越之，谓吐；下者引而竭之，谓利小便；慓悍者按而收之，是清火法；气虚宜掣引之，是调补法也。夫邪在皮毛，犹未伤形，故仲景制麻黄汤，急汗以发表；邪入肌肉，是已伤其形，故用桂枝汤，歠稀热粥以解肌，是渍形以为汗。若邪正交争，内外皆实，寒热互呈，故制大青龙，于麻桂中加石膏以泻火，是散而泻之也。吐剂有栀豉、瓜蒂，分胸中虚实之相殊；下剂有大小承气、调胃、抵当，分气血浅深之不同；利水有猪苓、真武，寒热之悬绝；清火有石膏、芩、连辈，轻重之差等；阳气虚，加人参于附子、吴茱萸中以引阳；阴气虚，加人参于白虎、泻心中以引阴：诸法井然。质之岐伯，纤毫不爽，前圣后圣，其揆一也。

愚更有议焉，仲景言平脉辨证为《伤寒杂病论》，是脉与证未尝两分也。夫因病而平脉，则平脉即在辨证中。病有阴阳，脉合阴阳。发热恶寒发于阳，无热恶寒发于阴，是病之阴阳也。当列全论之首。大、浮、动、滑、数，名阳；沉、涩、弱、弦、微，名阴：是脉之阴阳也。此条当为之继。叔和既云搜采仲景旧论，录其证候诊脉，是知叔和另立脉法，从此搜采耳！试观《太阳篇》云："脉浮者，病在表；脉浮紧者，法当身疼痛；脉浮数者，法当汗出愈。"诸条脉法，不入《辨脉》、《平脉》篇，是叔和搜采未尽，犹遗仲景旧格也。由此推之，知"寸口脉浮为在表"，及"寸口脉浮而紧"，"脉浮而数"诸条，皆从此等处采出；"脉有阴结阳结"条，未始不在阳明中风中寒之间；"洒淅恶寒而发热者"，未始不在少阳寒热往来之部；"脉阴阳俱紧者"，未必非少阴之文；"阴阳相搏"条，未必不在伤寒脉结代之际。设仲景另集脉法，或有上下之分，谅无"平"、"辨"之别矣。名"平"、名"辨"，皆叔和搜采之说，仲景所云"各承家技"者是也。世徒知《序例》为叔和之文，而不知仲景之书，皆系叔和改换，独为伤寒立论，十六卷中，不知遗弃几何，而六经之文夹杂者亦不少，岂犹然仲景旧集哉？如疑余之谬，请看《序例》所引《内经》，莫不增句易字，彼尚敢改岐伯之经，况乎仲景之论耶？欲识真仲景者，逐条察其笔法，知《考工记》自不合于《周官》，褚先生大不侔于太史矣。世皆以《金匮要略》为仲景《杂病论》，则有若之似圣人，惟曾子为不可强乎！（《伤寒论翼》）

〔按语〕

本文选自《伤寒论翼》。作者柯琴，字韵伯，号似峰，清代浙江慈溪县人。柯氏对《内经》、《伤寒论》均有深刻研究。著有《内经合璧》（亡佚）、《伤寒来苏集》（包括《伤寒论注》、《伤寒论翼》、《伤寒附翼》）等书。

本文论述了《伤寒论》应概括杂病证治。历代研究《伤寒论》者，大多认为该书仅是局限于辨治外感病之书，惟王好古曾用六经分类法归纳若干杂病，予以辨证施治，惜其理论片断，不若柯氏本文论点明确，论据充分，对临床与研究均具有重要指导意义。

伤寒治法可通治杂病

凡病不外六经，精于伤寒法，乃可通治杂病。盖杂病之规矩准绳，已毕俱于伤寒中也。如虚损之症，保阴液则复脉宜投，护阳气则建中是赖。痰饮之症，开太阳则青龙有效，摄少阴则真武多功。中风、风痹等症，桂枝汤之加减，具见神奇。中寒、寒厥等症，四逆辈之裁成，皆堪贵重。温热以黄芩为主，取其酸苦坚阴。暑暍以白虎加参，藉其甘寒制火。湿症宜发汗利水，而麻黄、五苓，当增味以取效。燥症宜养血益阴，而胶连、复脉，可节录以见长。噎膈忌用辛香，惟泻心汤可开可降。关格忌投劫夺，惟黄连汤能降能升。血症破瘀，在上则大黄黄连泻心汤，在下则桃仁承气、抵当汤，而复脉尤滋阴调血之圣剂。水症攻邪，在表则青龙及越婢汤，在内则大陷胸与十枣汤，而真武尤温经利水之良方。消渴之证，太阳则五苓、文蛤，阳明则白虎、猪苓。哮喘之证，兼寒则桂枝朴杏，兼热则麻杏甘膏。疸证腹满而呕，仍取柴胡；小便自利，仍取建中；而谷疸始专事乎茵陈。疟证调和营卫，不离桂枝；开发腠理，不离柴胡；而温疟则借材于白虎。泻痢诸症，乌梅丸为寒热兼投之剂，而暴注下迫，则白头翁、猪苓、猪肤、葛根黄芩黄连汤是也；至若白通、通脉、桃花等剂，又治阴寒下利者矣。呕吐诸证，小柴胡为表里兼解之方；而虚阳上逆，则五苓散、竹叶石膏汤、黄芩半夏生姜汤是也；至若吴萸、四逆、理中等剂，又治中虚作呕者矣。多汗有白虎、桂枝、四逆。不寐有猪苓、栀豉、胶连。大便闭则承气、脾约、蜜煎是也。小便闭则五苓、猪苓、茵陈是也。妇人热入血室，阳明受邪，少阳乘之，与丈夫异者，故另立规条也。小儿寒中阴经，太阴最多，厥阴间有，与大人同者，即共此方法也。既悟微旨于伤寒之中，自得妙法于伤寒之外，更参《金匮》，如逢故我，岂有异致哉？（《医学举要》）

〔按语〕

本文节选自《医学举要》。作者徐镛、王台，清代人。

伤寒汗宜早下宜迟

凡汗药宜早，下药宜迟，此紧要法也。宜早者，谓风寒自表而入，即当速为解表，邪从表解，免使入里，而变生别证。宜迟者，谓邪传入阳明之府，俟邪热壅盛于里，下之去其邪热而愈。若未盛而早下之，则正气受伤，阴寒之气乘虚而入，恐成痞气、结胸等证矣。（《罗氏会约医镜》）

论伤寒无补法（一）

伤寒千态万状，只虚实二字尽之。一实一虚，则邪正相为胜负，正胜则愈，邪胜则死。若正气实者，即感大邪，其病亦轻；正气虚者，即感微邪，其病亦甚。故凡气实而病者，但去其邪，攻之无难；所可虑者，惟伤寒挟虚为难耳！最可恨者，有曰

"伤寒无补法"，惑乱人心，莫此为甚。独不观仲景立三百九十七法，脉证之虚寒者，一百有余；定一百十三方，用参者三十，用桂、附者五十余。孰谓伤寒无补法耶？矧今人患挟虚伤寒者，十尝六七，传诵"传寒无补法"者十之八九。虚而不补，且复攻之，不可胜纪，故力辨之，欲以救时弊，非好补也。即如表邪不解，屡散之而汗不出者，中虚无力，阴气不能达也。不知汗生于阴，补阴最能发汗。又如身热不退，屡清之而热犹炽者，阴不足也。人知惟寒可以去热，不知滋阴方能降火也。又如正气不足，邪气有余，正不胜邪，病必不解，但实中气使正气内强，逼邪外出，荣卫渐平，此不散表而表自解，不攻邪而邪自退。今人不识虚实，见发热、胸闷不退，动手便攻，邪气未去，而正气因攻先败。此皆守"伤寒无补法"一言误之也。（《质疑录》）

论伤寒无补法（二）

伤寒无补法，谓法宜散而不宜补，非谓不用补药也。盖以散为补，义归于补，仍是补法；以补为散，义归于散，仍是散法。张景岳力辨无补法之非，制大温中饮①、大补元煎二方，即祖东垣补中益气之遗意而扩充之。然古方小柴胡汤、人参败毒散，何尝不消中有补而用人参乎？且不独此也，仲景麻黄汤以甘草建中，桂枝汤以芍药敛阴，焉有专于消散而不照顾元阳者？夫人本颓然一躯壳耳，血主濡之，气主煦之，斯四体百骸，知觉运动而成人。今风寒外侵，元气内郁，驱风寒所以复元气，奈何恣行攻击，用药太过，元气大伤，犹牛山之木，旦旦斧斤而伐之②，是药以治疾而转以增疾，无怪乎世之以医为诟病③也。此论出，必又有以偏于温补咎余者，余非偏温偏补，特不肯贼害元气而偏凉偏散耳！其亦可鉴余之隐衷，而全人之性命否？（《医论三十篇》）

伤寒温热诊治论

所以谓伤寒、热病有别者，别于诊不别于症，别于法不别于药。气盛身寒，得之伤寒；气虚身热，得之伤暑：诊之别也。然而伤寒传变，则亦身热；伤暑发狂，则亦气盛。非症之无别者乎？浅人误认，职是故耳！伤寒皆先汗后下；温热或先下后汗：法之别也。然而汗则麻、葛，下则硝、黄。伤寒之汗、下以是，温热之汗、下亦以是，非药之无别者乎？由是推之，伤寒虽因于寒，一经化热，舍黄连、石膏更用何药以凉之？温热虽已为热，倘或过治，舍干姜、附子更用何药以温之？人生之患，纵有万端，本草之数，止此一定，药可通用，方何独不可通用？近之解《伤寒论》者，执其中之白虎、黄芩等汤，以证此书之兼出温热治法。彼将谓伤寒病始终不宜寒药，温热病始

---

① 大温中饮：方由熟地、白术、山药、党参、黄芪、炙草、柴胡、麻黄、肉桂、炮姜组成。

② 牛山之木，旦旦斧斤而伐之：牛山在山东淄市临淄南。《孟子·告子》："牛山之木尝美矣……斧斤伐之……人见其濯濯也，以为未尝有材焉。"后人即以"牛山濯濯"形容草木不生。

③ 诟病：犹耻辱。

终不宜温药乎？噫！医可若是之固哉？（《研经言》）

温热病辨证施治

温邪上受，首先犯肺，逆传心包。肺主气属卫，心主血属营。辨营卫气血虽与伤寒同；若论治法则与伤寒大异也。盖伤寒之邪留恋在表，然后化热入里；温邪则热变最速。未传心包，邪尚在肺，肺主气，其合皮毛，故云在表。在表初用辛凉轻剂，挟风则加入薄荷、牛蒡之属，挟湿加芦根、滑石之流，或透风于热外，或渗湿于热下，不与热相搏，势必孤矣。不尔，风夹温热而燥生，清窍必干，为水主之气不能上荣，两阳相劫也。湿与温合，蒸郁而蒙蔽于上，清窍为之壅塞，浊邪害清也。其病有类伤寒。其验之之法：伤寒多有变证，温热虽久，在一经不移，以此为辨。

前言辛凉散风，甘淡驱湿，若病仍不解，是渐欲入营也。营分受热，则血液受劫，心神不安，夜甚无寐，成斑点隐隐，即撤去气药。如从风热陷入者，用犀角、竹叶之属；如从湿热陷入者，犀角、花露之品，参入凉血清热方中。若加烦躁，大便不通，金汁亦可加入，老年或平素有寒者，以人中黄代之，急急透斑为要。若斑出热不解者，胃津亡也，主以甘寒，重则如玉女煎，轻者如梨皮、蔗浆之类。或其人肾水素亏，虽未及下焦，先自徬徨矣，必验之于舌。如甘寒之中加入咸寒，务在先安未受邪之地，恐其陷入易易耳！

若其邪始终在气分流连者，可冀其战汗透邪，法宜益胃，令邪与汗并，热达腠开，邪从汗出。解后胃气空虚，当肤冷一昼夜，待气还自温暖如常矣。盖战汗而解，邪退正虚，阳从汗泄，故渐肤冷，未必即成脱证。此时宜令病者，安舒静卧，以养阳气来复，旁人切勿惊惶，频频呼唤，扰其元神，使其烦躁。但诊其脉，若虚软和缓，虽倦卧不语、汗出肤冷，却非脱证；若脉急疾、躁扰不卧、肤冷汗出，便为气脱之证矣。更有邪盛正虚，不能一战而解，停一二日再战汗而愈者，不可不知。

再论气病有不传血分，而邪留三焦，亦如伤寒中少阳病也。彼则和解表里之半，此则分消上下之势，随证变法，如近时杏、朴、苓等类，或如温胆汤之走泄。因其仍在气分，犹可望其战汗之门户，转疟之机括。

大凡看法，卫之后方言气，营之后方言血。在卫汗之可也；到气才可清气；入营犹可透热转气，如犀角、玄参、羚羊角等物；入血就恐耗血动血，直须凉血散血，如生地、丹皮、阿胶、赤芍等物。否则前后不循缓急之法，虑其动手便错，反致慌张矣。

且吾吴湿邪害人最广，如面色白者，须要顾其阳气，湿胜则阳微也。法应清凉，然到十分之六七，即不可过于寒凉，恐成功反弃。何以故耶？湿热一去，阳亦衰微也。面色苍者，须要顾其津液，清凉到十分之六七，往往热减身寒者，不可就云虚寒，而投补剂，恐炉烟虽息，灰中有火也。须细察精详，方少少与之，慎不可直率而往也。又有酒客里湿素盛，外邪入里，里湿为合。在阳旺之躯，胃湿恒多；在阴盛之体，脾湿亦不少，然其化热则一。热病救阴犹易，通阳最难。救阴不在血，而在津与汗；通阳不在温，而在利小便。然较之杂证，则有不同也。

再论三焦不得从外解，必致成里结。里结于何？在阳明胃与肠也。亦须用下法，不可以气血之分，就不可下也。但伤寒邪热在里，劫烁津液，下之宜猛；此多湿邪内搏，下之宜轻。伤寒大便溏为邪已尽，不可再下；湿温病大便溏为邪未尽，必大便硬，慎不可再攻也，以粪燥为无湿矣。

再人之体，脘在腹上，其地位处于中，按之痛，或自痛，或痞胀，当用苦泄，以其入腹近也。必验之于舌：或黄或浊，可与小陷胸汤或泻心汤，随证治之；或白不燥，或黄白相兼，或灰白不渴，慎不可乱投苦泄。其中有外邪未解，里先结者，或邪郁未伸，或素属中冷者，虽有脘中痞闷，宜从开泄，宣通气滞，以达归于肺，如近俗之杏、蔻、橘、桔等，是轻苦微辛，具流动之品可耳！

再前云舌黄或浊，须要有地之黄，若光滑者，乃无形湿热中有虚象，大忌前法。其脐以上为大腹，或满或胀或痛，此必邪已入里矣，表证必无，或十只存一。亦要验之于舌，或黄甚，或如沉香色，或如灰黄色，或老黄色，或中有断纹，皆当下之，如小承气汤，用槟榔、青皮、枳实、元明粉、生首乌等。若未见此等舌，不宜用此等法，恐其中有湿聚太阴为满，或寒湿错杂为痛，或气壅为胀，又当以别法治之。

再黄苔不甚厚而滑者，热未伤津，犹可清热透表；若虽薄而干者，邪虽去而津受伤也，苦重之药当禁，宜甘寒轻剂可也。

再论其热传营，舌色必绛。绛，深红色也。初传，绛色中兼黄白色，此气分之邪未尽也，泄卫透营，两和可也；纯绛鲜色者，包络受病也，宜犀角、鲜生地、连翘、郁金、石菖蒲等；延之数日，或平素心虚有痰，外热一陷，里络就闭，非菖蒲、郁金等所能开，须用牛黄丸、至宝丹之类以开其闭，恐其昏厥为痉也。

再色绛而舌中心干者，乃心胃火燔，劫烁津液，即黄连、石膏亦可加入。若烦渴烦热、舌心干、四边色红、中心或黄或白者，此非血分也，乃上焦气热烁津，急用凉膈散，散其无形之热，再看其后转变可也，慎勿用血药，以滋腻难散。至舌绛望之若干，手扪之原有津液，此津亏湿热熏蒸，将成浊痰蒙蔽心包也。

再有热传营血，其人素有瘀伤宿血在胸膈中，挟热而搏，其舌色必紫而暗，扪之湿，当加入散血之品，如琥珀、丹参、桃仁、丹皮等。不尔，瘀血与热为伍，阻遏正气，遂变如狂发狂之证。若紫而肿大者，乃酒毒冲心。若紫而干晦者，肾肝色泛也，难治。舌色绛而上有黏腻似苔非苔者，中挟秽浊之气，急加芳香逐之。舌绛欲伸出口，而抵齿难骤伸者，痰阻舌根，有内风也。舌绛而光亮，胃阴亡也，急用甘凉濡润之品。若舌绛而干燥者，火邪劫营，凉血清火为要。舌绛而有碎点，白黄者，当生疳也；大红点者，热毒乘心也，用黄连、金汁。其有虽绛而不鲜，干枯而痿者，肾阴涸也，急以阿胶、鸡子黄、地黄、天冬等救之，缓则恐涸极而无救也。其有舌独中心绛干者，此胃热心营受灼也。当于清胃方中，加入清心之品，否则延及于尖，为津干火盛也。舌尖绛独干，此心火上炎，用导赤散泻其腑。

再舌苔白厚而干燥者，此胃燥气伤也，滋润药中加甘草，令甘守津还之意。舌白而薄者，外感风寒也，当疏散之。若白干薄者，肺津伤也，加麦冬、花露、芦根汁等轻清之品，为上者上之也。若白苔绛底者，湿遏热伏也，当先泄湿透热，防其就干也，勿忧之，再从里透于外，则变润矣。初病舌就干，神不昏者，急加养正透邪之药；若神已昏，此内匮矣，不可救药。又不拘何色，舌上生芒刺者，皆是上焦热极也。当用青布拭冷薄荷水揩之，即去者轻，旋即生者险矣。舌苔不燥，自觉闷极者，属脾湿盛也。或有伤痕血迹者，必问曾经搔挖否，不可以有血而便为枯证，仍从湿治可也。再有神情清爽，舌胀大不能出口者，此脾湿胃热，郁极化风，而毒延口也，用大黄磨入当用剂内，则舌胀自消矣。

再舌上白苔黏腻，吐出浊厚涎沫，口必甜味也，为脾瘅病，乃湿热气聚与谷气相搏，土有余也，盈满则上泛。当用省头草芳香辛散以逐之则退。若舌上苔如碱者，胃中宿滞挟浊秽郁伏，当急急开泄，否则闭结中焦，不能从膜原达出矣。

若舌无苔而有如烟煤隐隐者，不渴，肢寒，知挟阴病。如口渴、烦热，平时胃燥舌也，不可攻之。若燥者，甘寒益胃；若润者，甘温扶中。此何故？外露而里无也。若舌黑而滑者，水来克火，为阴证，当温之。若见短缩，此肾气竭也，为难治；欲救之，加人参、五味子勉希万一。舌黑而干者，津枯火炽，急急泻南补北。若燥而中心厚者，土燥水竭，急以咸苦下之。舌淡红无色者，或干而色不荣者，当是胃津伤而气无化液也，当用炙甘草汤，不可用凉药。若舌白如粉而滑，四边色紫绛者，温疫病初入膜原，未归胃腑，急急透解，莫待传陷而入，为险恶之病。且见此舌者，病必见凶，须要小心。

凡斑疹初见，须用纸捻照看胸背两胁，点大而在皮肤之上者为斑，或云头隐隐，或琐碎小粒者为疹，又宜见而不宜见多。按方书谓斑色红者属胃热，紫者热极，黑者胃烂。然亦必看外证所合，方可断之。然而春夏之间，湿病俱发疹为甚，且其色要辨。如淡红色，四肢清，口不甚渴，脉不洪数，非虚斑即阴斑。或胸微见数点，面赤，足冷，或下利清谷，此阴盛格阳于上而见，当温之。

若斑色紫，小点者，心包热也；点大而紫，胃中热也。黑斑而光亮者，热胜毒盛，虽属不治，若其人气血充者，或依法治之，尚可救；若黑而晦者必死，若黑而隐隐，四旁赤色，火郁内伏，大用清凉透发，间有转红成可救者。若夹斑带疹，皆是邪之不一，各随其部而泄。然斑属血者恒多，疹属气者不少，斑疹皆是邪气外露之象，发出宜神情清爽，为外解里和之意，如斑疹出而昏者，正不胜邪，内陷为患，或胃津内涸之故。

再有一种白痦小粒，如水晶色者，此湿热伤肺，邪虽出而气液枯也，必得甘药补之。或未至久延，伤及气液，乃湿郁卫分，汗出不彻之故，当理气分之邪。或白如枯骨者多凶，为气液竭也。

再，温热病看舌之后，亦须验齿。齿为肾之余，龈为胃之络，热邪不燥胃津，必耗肾液，且二经之血，皆走其地，病深动血，结瓣于上。阳血者，色必紫，紫如干漆；阴血者，色必黄，黄如酱瓣。阳血若见，安胃为主；阴血若见，救肾为要。然豆瓣色者多险，若证还不逆者尚可治，否则难治矣。何以故耶？盖阴下竭，阳上厥也。

齿若光燥如石者，胃热甚也。若无汗恶寒，卫偏胜也，辛凉泄卫，透汗为要。若如枯骨色者，肾液枯也，为难治。若上半截润，水不上承，心火上炎也，急急清心救水，俟枯处转润为妥。

若咬牙啮齿者，湿热化风，痉病；但咬牙者，胃热气走其络也。若咬牙而脉证皆衰者，胃虚无谷以内荣，亦咬牙也。何以故耶？虚则喜实也。舌本不缩而硬，而牙关咬定难开者，此非风痰阻络，即欲作痉证，用酸物擦之即开，木来泄土故也。

若齿垢如灰糕样者，胃气无权，津亡湿浊用事，多死。而初病齿缝流清血，痛者，胃火冲激也；不痛者，龙火内燔也。齿焦无垢者，死；齿焦有垢者，肾热胃劫也，当微下之，或玉女煎清胃救肾可也。

再妇人病温与男子同，但多胎前产后，以及经水适来适断。大凡胎前病，古人皆以四物加减用之，谓护胎为要，恐来害妊，如热极用井底泥，蓝布浸冷，覆盖腹上等，皆是保护之意，但亦要看其邪之可解处。如血腻之药不灵，又当省察，不可认板法。然须步步保护胎元，恐损正邪陷也。至于产后之法，按方书谓慎用苦寒，恐伤其已亡之阴也。然亦要辨其邪能从上中解者，稍从证用之，亦无妨也，不过勿犯下焦，且属虚体，当如虚怯人病邪而治。总之无犯实实虚虚之禁，况产后当气血沸腾之候，最多空窦，邪势必乘虚内陷，虚处受邪，为难治也。

如经水适来适断，邪将陷血室，少阳伤寒言之详悉，不必多赘。但数动与正伤寒不同，仲景立小柴胡汤，提出所陷热邪，参、枣扶胃气，以冲脉隶属阳明也，此与虚者为合治。若热邪陷入，与血相结者，当从陶氏小柴胡汤去参、枣，加生地、桃仁、查肉、丹皮或犀角等。若本经血结自甚，必少腹满痛，轻者刺期门，重者小柴胡汤去甘药，加延胡、归尾、桃仁，挟寒加肉桂心，气滞者加香附、陈皮、枳壳等。然热陷血室之证，多有谵语如狂之象，防是阳明胃实，当辨之。血结者身体必重，非若阳明之轻旋便捷者。何以故耶？阴主重浊，络脉被阻，侧旁气痹，连胸背皆拘束不遂，故祛邪通络，正合其病，往往延久，上逆心包，胸中痛，即陶氏所谓血结胸也。王海藏出一桂枝红花汤加海蛤、桃仁，原是表里上下一齐尽解之理。看此方大有巧手，故录出以备学者之用。(《外感温热篇》)

〔按语〕

本文是叶天士关于温病学的一篇重要著作。据传此篇乃叶氏游洞庭山时，门人顾景文随于舟中，将其口授之语记录而成。世所传本出华岫云、唐大烈二人，华氏将其载入《临证指南》，名《叶天士温热论》，唐氏则收于《吴医汇讲》，并对原文某些字句做了改动。章虚谷从唐本又将其编入《医门棒喝》，并且对原文进行了注释。王孟英从华本将其收于《温热经纬》中，将篇名改为《叶香岩外感温热篇》，除选录了章氏的注解外，自己也作了适当注释。本文选自《温热经纬》。

本篇是叶氏关于温热病辨证施治的临床经验的结晶。其主要内容包括：①阐明了温热病发生、发展的规律。②首倡"卫气营血"作为温热病的辨证纲领。③发展了温热病的诊断方法，如对辨舌、验齿、辨斑疹与白㾦等在临床上的运用，阐述得颇为具体。④阐明了温热病的治疗原则和治疗方法。这些，都具有独特的见解，对于丰富中医学的内容做出了显著的贡献，尤其是对温病学说的发展，起了承先启后的作用，为温病学说理论体系的形成奠定了基础。直到今天，它仍是研究温病学说的一份重要资料。

治疫必须解毒

治疫之法，总以毒字为提纲。凭他如妖似怪，自能体会无疑。君如不信，试观古今治疫之方，何莫非以解毒为主。吴又可之专用大黄，非解毒乎？张路玉之酷喜人中黄，而以童便配葱豉，为起手方，非解毒乎？叶天士之银花、金汁必同用，非解毒乎？至于犀角、黄连、生甘草等味，十方九用，非解毒乎？故嘉言喻氏有要言不繁曰：上焦如雾，升而逐之，佐以解毒；中焦如沤，疏而逐之，佐以解毒；下焦如渎，决而逐之，佐以解毒。观其旨，上中下则有升、疏、决之异，而独于解毒一言，叠叠紧接，不分彼此，岂非反复丁宁，示人以真谛也哉！（《吴医汇讲》）

疫分胃腑胃经辨

王学权谓吴又可治疫，主大黄。盖所论湿热为病，湿为地气，即仲景所云浊邪中下之疫。浊邪乃有形之湿秽，故宜下而不宜清。余师愚治疫，主石膏。盖所论者，暑热为病，暑为天气，即仲景所云清邪上中之疫。清邪乃无形之燥火，故宜清而不宜下。二公皆卓识，可为治疫两大法门。余谓大黄治在胃腑，必兼有形之滞；石膏治在胃经，仅属无形之热；而皆《内经》五疫中之土疫也。若李东垣所论，亦属土疫，而为虚证矣。今之烂喉传染者，亦属疫症，又为金疫矣。鼠疫为血瘀经络，肝主筋，又为木疫矣。（《鲟溪医论选》引陆成一论）

老年病的治法（一）

常见年高疾患，将同少年混投汤药，妄行针灸，务欲速愈。殊不知老年之人，血气已衰，精神减耗，至于视听不至聪明，手足举动不随其志，身体劳倦，头目昏眩，宿疾时发，或秘或泄，或冷或热，皆老人之常也。勿紧用针药，急求痊愈，往往因此则致危殆。且攻病之药，或汗、或吐、或解、或利，缘衰老之人不同年少，年少者真气壮盛，虽汗、吐、解、利，未致危殆；其老弱者，汗之则阳气泄，吐之则胃气逆，下之则元气脱，立致不可救，此养老之大忌也。大率老人药饵，止用扶持，只可温平顺气，进食补虚、中和之剂，不可用市肆购买、他人惠送，未识方味者与之服饵，切须详审！若有宿疾时发，则随其疾状，用和平汤剂调顺，三朝五日，自然痊退。惟是调停饮食，随其食性变馔①治之，此最为良法也。（《寿世新编》）

〔按语〕

《寿世新编》二卷，作者尤乘，字生洲，清代吴门人，李中梓的学生。其著作尚有

---

① 馔（zhuàn 撰）：饮食。

《药品辨义》等。

老年病的治法（二）

能长年者，必有独盛之处。阳独盛者，当补其阴；阴独盛者，当益其阳。然阴盛者，十之一二；阳盛者，十之八九。而阳之太盛者，不独当补阴，并宜清火以保其阴。故老人无不头热、耳聋、面赤、便燥，现种种阳证。乃医者为老人立方，不论有病无病，总以补阳为上，热盛生风，必生类中等病，是召疾也。若偶有风、寒、痰、湿等因，尤当急逐其邪。盖老年气血不甚流利，岂堪补住其邪，以与气血为难，故治老人之有外感者，总与壮年一例，或实见其有虚弱之处，则用轻淡之品，而量为补托。若无病而调养，则当审其阴阳之偏胜，而损益使平。盖千年之木，往往自焚，阴尽火炎，万物尽然也。故治老人者，断勿用辛热之药，竭其阴气，助其亢阳，使之面红、目赤、气塞、痰壅、脉洪、肤燥，当耆艾①之年，而加以焚如之惨也。（《慎疾刍言》）

第二节　外科证治总论

疮疡辨证

凡疮疡之患，所因虽多，其要惟内、外二字；证候虽多，其要惟阴、阳二字。知此四者，则尽之矣。然内有由脏者，有由腑者；外有在皮肤者，有在筋骨者。此又其浅深之辨也。至其为病，则无非血气壅滞、营卫稽留之所致。盖凡以郁怒忧思，或淫欲丹毒之逆者，其逆在肝脾肺肾，此出于脏，而为内病之最甚者也；凡以饮食厚味、醇酒炙煿之壅者，其壅在胃，此出于腑，而为内病之稍次者也。又如以六气之外袭，寒暑之不调，侵入经络，伤人营卫，则凡寒滞之毒，其来徐，来徐者其入深，多犯于筋骨之间，此表病之深者也；风热之毒，其来暴，来暴者其入浅，多犯于皮肉之间，此表病之浅者也。何也？盖在脏、在骨者多阴毒，阴毒其甚也；在腑、在肤者多阳毒，阳毒其浅也。所以凡察疮疡者，当识痈疽之辨。痈者，热壅于外，阳毒之气也，其肿高，其色赤，其痛甚，其皮薄而泽，其脓易化，其口易敛，其来速者其愈亦速，此与脏腑无涉，故易治而易愈也。疽者，结陷于内，阴毒之气也，其肿不高，其痛不甚，其色沉黑，或如牛领之皮，其来不骤，其愈最难，或全不知痛痒，甚有疮毒未形，而精神先困，七恶叠见者，此其毒将发而内先败，大危之候也。知此阴阳内外，则痈疽之概可类见矣。然此以外见者言之，但痈疽之发，原无定所，或在经络，或在脏腑，无不有阴阳之辨。若元气强则正胜邪，正胜邪则毒在腑，在腑者便是阳毒，故易发易收而易治；元气弱则邪胜正，邪胜正则毒在脏，在脏者便是阴毒，故难起难收而难治。

----

① 耆艾：古称六十岁为耆，五十岁为艾。

此之难易，全在虚实，实者易而虚者难也，速者易而迟者难也。所以凡察痈疽者，当先察元气，以辨吉凶，故无论肿疡溃疡，但觉元气不足，必当先虑其何以收局，而不得不预为之防，万勿见病治病，且顾目前，则鲜不致害也。其有元气本亏，而邪盛不能容补者，是必败逆之证；其有邪毒炽盛，而脉证俱实者，但当直攻其毒，则不得误补助邪。所当详辨也。(《景岳全书》)

外证诊治须知

治外科，始起欲其不大，将成欲其不痛。大则伤肌烂肤、腐骨穿筋，难于收口；痛则冲心犯胃，耗血亡津，恶证丛生矣。故始起之时，最重围药，束其根盘，截其余毒，则顶自高而脓易成；继则护心托毒治其内，化腐提脓治其外，自然转危为安。乃始则不能束毒使小，又无护心定痛之方，惟外用五灰①、三品②，内服附桂丸毒等药，必至腐肠烂肉；更轻用刀针，割肉断筋，以致呼号瞀乱，神散魂飞，宛转求死，仁人之所不忍见也。况痈疽用刀太早，最难生肌收口。凡毒药刀针，只宜施于顽肉老皮，余者自有提头呼脓之法；至于恶肉，自有消腐化水之方，故能使患者绝无痛苦，收功速而精神易复。乃此等良法，一切不问，岂传授之不真，抑或别有他念也。更可骇者，疮疡之证，最重忌口，一切鲜毒，毫不可犯，无书不载。乃近人反令病者专服毒物，以为以毒攻毒。夫解毒尚恐无效，岂可反增其毒？种种谬误，不可殚述。间有患外证之人，若用安稳治法，全不以为妙，用毒药刀针者，血肉淋漓，痛死复活，反以为手段高强，佩服深挚，而遍处荐引。因知疾病生死，皆有定数，非人所能自主，而医者与病人以苦楚，亦病者有以召之也。(《慎疾刍言》)

外疡从内出论

夫外疡之发也，不外乎阴阳、寒热、表里、虚实、气血、标本，与内证异流而同源者也。其始或外由六淫之气所感，或内被七情所伤。经云："邪之所凑，其气必虚。阴虚者，阳必凑之。"③ 又云："营气不从，逆于肉里，乃生痈肿。"④ 明乎此义，则治证了然矣。如夏令暑蒸炎热，肌体易疏，遇凉饮冷，逼热最易内入，客于脏者，则为痧为胀；客于腑者，则为吐为泻；客于肌表者，则为痦、为瘰、为暑热疮、为串毒、为丹毒游火；客于肉理者，则为痈、为疡；客于脉络者，为流注，为腿痈。斯时正气壮强，逼邪出外，依法治之，在内证尤为易愈，或三日、或五日，或一候即霍然矣，若外疡则稍多日期。亦有暑邪内伏，遇秋而发者，在经则为疟，在腑则为痢，其在肌

---

① 五灰（散）：方由血管鹅毛、血余、蜈蚣、穿山甲、生鹿角组成。
② 三品（一条枪）：方由白砒、明矾、雄黄、乳香组成。
③ 见《素问·评热病论》。
④ 见《素问·生气通天论》。

络，则为流注、腿痈等证，是名阳挟阴。用药则以解散、和营通络，即不散而成脓，亦不至有大患。又有正亏邪伏深入，交寒露霜降而发者，在内则为伏邪瘴疟，朝凉暮热，或昼夜热而不退，缠绵不已，致阴虚化燥，痉厥神迷，内闭外脱，不可为治。在外发痈疡，则为正虚邪实，阴中挟阳，成脓溃后，虽与性命无妨，然收功延日，不能速愈。此阴阳、寒热、表里、虚实、气血、标本之大凡也。为疡科中之第一义，故首揭之。（《疡科临证心得集》）

〔按语〕

本文作者高秉钧，字锦庭，清代无锡人。

痈疽总论

痈疽二毒，由于心生。盖心主血而行气，气血凝而发毒，毒借部位而名，治论循经则误。证之根盘，逾径寸而红肿者谓痈，痈发六腑；若其形止数分，乃为小疖。按之陷而不即高，虽温而顶不甚热者，脓尚未成；按之随指而起，既软而顶热甚者，脓已满足。无脓宜消散，有脓勿久留。醒消①一品，立能消肿止疼，为疗痈之圣药。白陷者谓疽，疽发五脏，故疽根深而痈毒浅。根红散漫者，气虚不能拘血紧附也；红活光润者，气血拘毒出外也；外红里黑者，毒滞于内也；紫黯不明者，气血不充，不能化毒成脓也，脓色浓厚者，气血旺也；脓色消淡者，气血衰也。未出脓前，腠理之间，痈有火毒之滞，疽有寒痰之凝；既出脓后，痈有热毒未尽宜托，疽有寒凝未解宜温。既患寒疽，酷暑仍宜温暖；如生热毒，严冬尤喜寒凉。然阴虚、阳实之治迥别，阅古方书，总觉未详，因畅其旨备览焉。诸疽白陷者，乃气血虚寒凝滞所致。其初起毒陷阴分，非阳和通腠，何能解其寒凝？已溃而阴血干枯，非滋阴温畅，何能厚其脓浆？盖气以成形，血以华色。故诸疽平塌，不能逐毒者，阳和一转，则阴分凝结之毒，自能化解。血虚不能化毒者，尤宜温补排脓，故当溃脓毒气未尽之时，通其腠理之功，仍不可缓。一容一纵，毒即逗留；一解一逐，毒即消散。开腠而不兼温补，气血虚寒，何以成脓？犹无米之炊也；滋补而不兼开腠，仅可补其虚弱，则寒凝之毒，何能觅路行消？且毒盛者反受其助，犹车粟以助盗粮矣。滋补不兼温暖，则血凝气滞，孰作酿脓之具？犹之造酒不暖，何以成浆？造饭无火，何以得熟？世人但知一概清火以解毒，殊不知毒即是寒，解寒而毒自化，清火而毒愈凝。然毒之化必由脓，脓之来必由气血，气血之化，必由温也，岂可凉乎？况清凉之剂，仅可施于红肿痈疖，若遇阴寒险穴之疽，温补尚虞不及，安可妄行清解，反伤胃气，甚至阳和不振，难溃难消，毒攻内腑，可不畏欤？盖脾胃有关生死，故首贵止痛，次宜健脾。痛止则恶气自化，脾健则肌肉自生。阳和转盛，红润肌生，惟仗调和补养气血之剂。若夫性寒之药，始终咸当禁服。（《外科证治全生集》）

---

① 醒消（丸）：方由乳香、没药、麝香、雄精组成。

〔按语〕

《外科证治全生集》又名《外科全生集》，作者王维德，字洪绪，清代苏州人。王氏凡治外证，皆分别阴阳，以滥用刀针为戒，且主消而不主托，用药平稳。

疡科求本论治

夫病之来也，变动不一，总不越乎内证、外证两端；而其致病之由，又不越乎内因、外因二者。何谓内因？喜怒忧思悲恐惊七情也，阴也。何谓外因？风寒暑湿燥火六气也，阳也。发于阳者，轻而易愈；发于阴者，重而难痊。内科，外科，俱是一例。今以内科论之，如风、劳、臌、膈诸证，此发于脏者也，阴也，治之不易愈；如伤寒、疟、痢诸证，此发于腑者也，阳也，治之易愈。伤寒之传经，在阳经者易愈，在阴经者不易愈。夫人能知之，而外科之证，何独不然？有由脏者，有由腑者，有在皮肤肌骨者，无非血气壅滞、营卫稽留之所致。发于脏者，其色白，其形平塌，脓水清稀，或致臭败，神色痿惫，阴也；发于腑者，其色红，而形高肿，脓水稠黏，神气清朗，阳也。此其大概也。

细论之，发于脏者为内因，不问虚实寒热，皆由气郁而成。如失营、舌疳、乳岩之类，治之得法，止可带疾终天而已。若发于腑，即为外因，其源不一，有火热助心为疡，有寒邪伤心为疡，有燥邪劫心为疡，有湿邪壅滞为疡。此俱系天行时气，皆当以所胜治之。又有寒邪所客，血涩不通者，反寒热大作，烦躁痠疼而似热；热邪所胜，肉腐脓腥，甚至断筋出骨，以致声嘶色败而似寒。又有劳汗当风，营逆肉理，而寒热难辨者。又有不内外因者，膏粱之疾，狐蛊之感，房劳之变，丹石之威，无不可作大丁、成大痈。即如误食毒物、跌压杖棒、汤火虫兽等伤，亦皆作痛作脓，总由营气不从之所致也。然则，治之奈何？亦在审其脉以辨其证而已。大约疮疡未溃之先，脉宜有余；已溃之后，脉宜不足。有余者，毒盛也；不足者，元气虚也。倘未溃而现不足之脉，火毒陷而元气虚也；已溃而现有余之脉，火毒盛而元气滞也。按定六部之脉，细察虚实其间，宜寒宜热，宜散宜收，宜攻宜补，宜逆宜从，总以适事为故，未可鲁莽图治也。再疮疡之部位，其经络气血之循行，即伤寒之经络也。伤寒无定形，故失治则变生。外证虽有一定之形，而毒气之流行亦无定位，故毒入于心则昏迷，入于肝则痉厥，入于脾则腹疼胀，入于肺则喘嗽，入于肾则目暗手足冷。入于六腑亦皆各有变象，兼证多端，七恶迭见。经曰"治病必求其本"者何？曰脏也，腑也，阴阳也，虚实也，表里也，寒热也。得其本，则宜凉宜温，宜攻宜补，用药庶无差误。倘不得其本，则失之毫厘，谬以千里，可不慎诸！（《疡科临证心得集》）

痈疽治法总论

痈疽发背怎生医？不论阴阳先灸之。不痛灸至痛，疼灸不疼时。内服蟾酥丸①一服，外将神火②照三枝，用药贴顶上，敷药四边围。气盛兮顶自高而突起，血盛兮根脚束而无疑。高肿起者忌用攻利之药以伤元气，平塌漫者宜投补托之剂以益其虚。内热甚者量加消毒清剂，便秘燥者必须通利相宜。使脏腑得宣通，俾气血自流利。十日之间疮尚坚，必用披针当头点破；半月之后脓亦少，须将药筒对顶拔提。有脓血之交粘，必腐肉之易脱。且为斯时，内有脓而不得外发者，以针钩向正面钩起顽肉，用刀剪当原剪开寸余，使脓管得通流，庶疮头无闭塞。频将汤洗，切忌风吹。又关节在于斯时，变生出于此候。治当大补，得全收敛之功；切忌寒凉，致取变生之局。盖疮全赖脾土，调理必要端详，冬要温床暖室，夏宜净几明窗，饮食何须戒口，冷硬腻物休餐。痈疽虽属外科，用药即同内伤。脉虚病虚，首尾必行补法；表实里实，临时暂用攻方。病要论久新，要法在于宽治猛治；药必求标本，功莫别于先医后医。若一概之攻补，恐两途之误用。又说阳变为阴，内外被寒凉克伐，岂期阴变为阳，首尾得辛热扶装。病分真似，理究阴阳。既有针工之异说，岂无线药之品详。汤散丸丹，要在发而必中；神圣工巧，诚为学者机关。至于千方百证，难将说尽短长。治在活法，贵在审详，用之必得其当，医斯可以称良。词虽近于粗鄙，可为后学提纲。(《外科正宗》)

〔按语〕

《外科正宗》作者陈实功，字毓仁，又字若虚，明代江苏南通市人。陈氏是我国明代有名的外科医家。他所著《外科正宗》四卷，搜集了明以前的外科有效方药，结合自己四十余年的临证经验编写而成。它是一部明以前的外科大全，后人曾有"列证最详，论治最精"的评价。

阴疽辨证

阴疽之证，皮色皆同，然有肿有不肿，有痛有不痛，有坚硬难移，有柔软如绵，不可不为之辨。夫肿而不坚，痛而难忍，流注也；肿而坚硬微痛，贴骨、鹤膝、横痃、骨槽等类是也；不肿而痛，骨骱麻木，手足不仁，风湿也；坚硬如核，初起不痛，乳岩、瘰疬也；不痛而坚，形大如拳，恶核、失营也；不痛不坚，软而渐大，瘿瘤也；不痛而坚如金石，形如升斗，石疽也。此等证候，尽属阴虚，无论平塌大小，毒发五

---

① 蟾酥丸：方由蟾酥、雄黄、轻粉、铜绿、枯矾、寒水石、胆矾、乳香、没药、麝香、朱砂、蜗牛组成。

② 神火：即神灯火。用朱砂、雄黄、血竭、没药各二钱，麝香四分，为极细末，每用三分，以红绵纸紧卷捻成条，长约七寸，麻油浸透备用。用时以火燃着，令患者坐无风处，将药条离疮半寸，自外至内，周围徐徐照入（须火头向上，药气乃入），令疮口微觉热，心神渐爽，毒即随火解散，自不内侵脏腑。每日熏一次，初用三条，每日加一条，加至四五条后，其势渐减，即每日减少一条，直熏至红肿消尽为度。

脏，皆曰阴疽。如其初起疼痛者易消，重按不痛而坚者，毒根深固，消之难速。治之之法，方有一定，学者览之了然。(《外科证治全生集》)

阴疽治法

初起之形，阔大平塌，根盘散漫，不肿不痛，色不明亮，此疽中最险之证。倘误服寒凉，其色变如隔宿猪肝，毒攻内腑，神昏即死。夫色之不明而散漫者，乃气血两虚也。患之不痛而平塌者，毒痰凝结也。治之之法，非麻黄不能开其腠理，非肉桂、炮姜不能解其寒凝，此三味虽酷暑，不可缺一也。腠理一开，寒凝一解，气血乃行，毒亦随之消矣。学者照方依治，自无不愈，倘有加减，定难奏效。(《外科证治全生集》)

痈疽五善七恶辨证

痈疽证有五善七恶，不可不辨。凡饮食如常，动息自宁，一善也；便利调匀，或微见干涩，二善也；脓溃肿消，水浆不臭，内外相应，三善也；神彩精明，语声清亮，肌肉好恶分明，四善也；体气和平，病药相应，五善也。七恶者，烦躁、时嗽、腹痛、渴甚、眼角向鼻、泻利无度、小便如淋，一恶也；气息绵绵、脉病相反、脓血既泄、肿焮尤甚、脓色臭败、痛不可近，二恶也；目视不正、黑睛紧小、白睛青赤、瞳子上视、睛明内陷，三恶也；喘粗短气、恍惚、嗜卧、面青、唇黑、便污、未溃肉黑而陷，四恶也；肩背不便、四肢沉重、已溃青黑、筋腐骨黑，五恶也；不能下食、服药而呕、食不知味、发痰呕吐、气噎痞塞、身冷、自汗、耳聋、惊悸、语言颠倒，六恶也；声嘶、色败、唇鼻青赤、面目四肢浮肿，七恶也。五善者，病在腑，在腑者轻；七恶者，病在脏，在脏者危也。(《景岳全书》)

疮疡五善七恶治法

疮疡之证，有五善，有七恶。五善见三则瘥，七恶见四则危。夫善者，动息自宁，饮食知味，便利调匀，脓溃肿消，水鲜不臭，神彩精明，语声清朗，体气和平是也。此属腑证，病微邪浅，更能慎起居、节饮食，勿药自愈。恶者，乃五脏亏损之证，多因元气虚弱；或因脓出水多，气血亏损；或因汗下失宜，荣卫消铄；或因寒凉克伐，气血不足；或因峻厉之剂，胃气受伤：以致真气虚而邪气实，外似有余而内实不足。法当纯补胃气，多有可生，不可因其恶，遂弃而不治。

若大渴、发热，或泄泻、淋闭者，邪火内淫，一恶也，竹叶黄芪汤①；气血俱虚，

---

① 竹叶黄芪汤：方由淡竹叶、生地黄、生黄芪、麦门冬、当归、川芎、甘草、黄芩、白芍、人参、半夏、石膏组成。

八珍汤加黄芪、麦冬、五味、山茱萸；如不应，佐以加减八味丸煎服。脓血既泄、肿毒尤甚、脓色败臭者，胃气虚而火盛，二恶也，人参黄芪汤[①]；如不应，用十全大补汤加麦冬、五味。目视不正、黑睛紧小、白睛青赤、瞳子上视者，肝肾阴虚而目系急，三恶也，六味丸料加炒山栀、麦冬、五味；如不应，用八珍汤加炒山栀、麦冬、五味。喘粗气短、恍惚、嗜卧者，脾、肺虚火，四恶也，六君加大枣、生姜；如不应，用补中益气汤加麦门冬、五味；心火刑克肺金，人参平肺散[②]；阴火伤肺，六味丸加五味子煎服。肩背不便、四肢沉重者，脾胃亏损，五恶也，补中益气汤加山茱萸、山药、五味；如不应，用十全大补汤加山茱萸、山药、五味。不能下食、服药而呕、食不知味者，胃气虚弱，六恶也，六君子汤加木香、砂仁；如不应，急加附子。声嘶、色败、唇鼻青赤、面目四肢浮肿者，脾肺俱虚，七恶也，补中益气汤加大枣、生姜；如不应，用六君子汤加炮姜；更不应，急加附子，或用十全大补汤加附子、炮姜；腹痛、泄泻、咳逆、昏愦者，阳气虚，寒气内淫之恶证，急用托里温中汤[③]，复用六君子汤加附子，或加姜、桂温补。此七恶之治法也。

此外，更有溃后发热、恶寒、作渴，或怔忡、惊悸、寤寐不宁、牙关紧急，或头目赤痛、自汗、盗汗、寒战咬牙、手撒、身热、脉洪大按之如无，或身热恶衣、欲投于水、其脉浮大按之微细、衣厚仍寒，此血气虚极，传变之恶证也；若手足逆冷、肚腹疼痛、泄痢、肠鸣、饮食不入、呃逆、呕吐，此阳气虚，寒气所乘之恶证也；若有汗而不恶寒，或无汗而恶寒，口噤、足冷、腰背反张、颈项劲强，此血气虚极，变痉之恶证也。急用参、芪、归、术、附于救之，间有可生者。大抵虚中见恶证者难治，实证无恶候者易治。宋时齐院令[④]虽尝纂其状，而未叙其因；皇明陶节庵，虽各立一方，亦简而未悉。予故补其缺云。(《外科枢要》)

〔按语〕

本文作者薛己，字新甫，号立斋，明代吴县人。其幼承家学，初为疡医，后以内科驰名。著作颇多，有《内科摘要》、《外科枢要》、《女科撮要》、《保婴粹要》、《正体类要》、《疠疡机要》、《口齿类要》等。经其校注者有陈自明的《妇人良方》及《外科精要》，钱乙的《小儿药证直诀》，王纶的《明医杂著》，陈文中的《小儿痘疹方论》，倪维德的《原机启微》，朱震亨的《平治荟萃》等。

薛氏治学的中心学术思想，是以脾、肾为主。他说："真精合而人生，是人亦借脾土以生。"所以在他的医案中，大多是脾肾亏损的治验，尤其在《内科摘要》一书中，表现得尤为突出。他的学术思想，重视脾胃，渊源于东垣而实不亚于东垣；重视肾阴，却有异于丹溪，不固执"阳常有余，阴常不足"之说，因而他比较偏于温补而慎用寒

---

① 人参黄芪汤：方由人参、黄芪、天门冬、半夏、知母、桑白皮、赤芍、紫菀、甘草、鳖甲、白茯苓、柴胡、秦艽、生地黄、熟地黄、地骨皮、桔梗组成。

② 人参平肺散：方由人参、甘草、地骨皮、茯苓、天门冬、青皮、陈皮、知母、五味子、桑白皮组成。

③ 托里温中汤：方由丁香、沉香、茴香、益智仁、陈皮、木香、羌活、干姜、甘草、黑附子组成。

④ 齐院令：齐德之，元人，任医学博士，充御药院外科太医，著有《外科精义》二卷。

凉。这两方面，是薛氏临证施治的主要特点。

乳　症

乳症多主肝、胃、心、脾，以乳头属肝经，乳房属胃经，而心脾郁结，多见乳核、乳岩诸症。乳痈焮肿色红，属阳，类由热毒，妇女有之，脓溃易愈。乳岩结核色白，属阴，类由凝痰，男妇皆有，惟孀孤为多，一溃难治。且患乳有儿吮乳易愈，无儿吮乳难瘥。其病核等，日久转囊穿破，洞见肺腑，损极不复，难以挽回。而乳岩尤为根坚难削，有历数年而后痛，历十数年而后溃者，痛已救迟，溃即不治，须多服归脾、养荣诸汤，切忌攻坚解毒，致伤元气，以速其亡。

乳汁为气血所化，而源出于胃，实水谷精华也。惟冲脉隶于胃，故升而为乳，降而为经。（《类证治裁》）

女子乳病与男子有异

乳房属胃，乳头属肝，人不知调养，忿怒所逆，郁闷所遇，厚味所奉，以致厥阴阴血不行，遂令窍闭而不通，阳明之血壅沸，更令热甚而化脓，是以结核而成乳证。此固女子常患之，而男子则稍有异者。盖女子常损肝胃，男子常损肝肾，故有怒火、房劳过度，以致肝燥肾虚，亦如女子结核肿痛者。此男女所以异而同、同而异也，当分别治之。（《妇科玉尺》）

第三节　妇产科证治总论

月经的生理与病机

岐伯曰："女子七岁肾气盛，齿更发长，二七而天癸至，任脉通，太冲脉盛，月事以时下。""天"谓天真之气，"癸"谓壬癸之水，故云"天癸"也。然冲为血海，任主胞胎，二脉流通，经血渐盈，应时而下，常以三旬一见，以象月盈则亏也。若遇经行，最宜谨慎，否则与产后证相类。若被惊怒、劳役，则血气错乱，经脉不行，多致劳瘵等疾；若逆于头面肢体之间，则重痛不宁；若怒气伤肝，则头晕、胁痛、呕血，而瘰疬、痈疡；若经血内渗，则窍穴淋沥无已。凡此六淫外侵，而变证百出，犯时微若秋毫，成患重如山岳，可不畏哉！（《妇人良方》）

〔按语〕

《妇人良方》又名《妇人大全良方》，作者陈自明，字良甫，宋·临川人。其著作还有《外科精要》等书。

陈氏于医学上的成就，主要在妇产科与外科方面。他对妇产科学的研究，是总结了宋以前有关妇产科方面的经验，结合他家传经验方和自己的临证心得，经过系统整理，著成《妇人良方》一书。该书分调经、众疾、求嗣、胎教、候胎、妊娠、产难、产后八门，每门有论，论后列方，既系统全面，又突出重点，较正确反映了宋代的妇产科学的水平。因此，历来医家都对他给予很高的评价。该书对后世的启发也很大，如王肯堂的《女科准绳》，武叔卿的《济阴纲目》等，都是受到其影响的。陈氏对外科学的研究，也取得了相当的成就，尤其对痈疽的病因病机和诊断治疗等方面，都作了较全面而又精要的论述；对外科病的治疗，非常重视整体疗法。这些都是值得发扬的。

月经病的病因病机

女人以血为主，血旺则经调，而子嗣身体之盛衰，无不肇端于此。故治妇人之病，当以经血为先，而血之所主，在古方书皆言心主血、肝藏血、脾统血。故凡伤心、伤脾、伤肝者，均能为经脉之病。又曰：肾为阴中之阴，肾主闭藏；肝为阴中之阳，肝主疏泄。二脏俱有相火，其系上属于心，故心火一动，则相火翕然从之，多致血不静而妄行，此固一说。然相火动而妄行者有之，由火之盛也；若中气脱陷及门户不固而妄行者亦有之。此由脾肾之虚，不得尽言为火也。再加气道逆而不行者有之，由肝之滞也；若精血败而不行者亦有之，此由真阴之枯竭，其证极多，不得误以为滞也。是固心、脾、肝、肾四脏之病，而独于肺脏多不言及，不知血之行与不行，无不由气。如《经脉别论》曰："饮入于胃，游溢精气，上输于脾，脾气散精，上归于肺，通调水道，下输膀胱；水精四布，五经并行，合于四时五脏阴阳，揆度以为常也。"此言由胃达脾，由脾达肺，而后传布诸经。故血脱者当益气，血滞者当调气，气主于肺，其义可知。是皆诸经之当辨者如此。然其微甚本末，则犹有当辨者，盖其病之肇端，则或由思虑，或由郁怒，或以积劳，或以六淫、饮食，多起于心、肺、肝、脾四脏，及其甚也，则四脏相移，必归脾、肾。盖阳分日亏，则饮食日减，而脾气、胃气竭矣；阴分日亏，则精血日涸，而冲任、肾气竭矣。故予曰：阳邪之至，害必归阴；五脏之伤，穷必及肾。此源流之必然，即治疗之要着。故凡治经脉之病，或其未甚则宜解，初病而先其所因，若其已剧则必计所归，则专当顾本，甚至脾肾大伤，泉源日涸，由色淡而短少，由短少而断绝，此其枯竭已甚也。昧者无知，犹云积血，而通之破之，祸不旋踵矣。

经血为水谷之精气，和调于五脏，洒陈于六腑，乃能入于脉也。凡其源源而来，生化于脾，总统于心，藏受于肝，宣布于肺，施泄于肾，以灌溉一身，在男子则化而为精，妇人则上为乳汁，下归血海而为经脉。但使经气无损，情志调和，饮食得宜，则阳生阴长，而百脉充实，又何不调之有？苟不知慎，则七情之伤为甚，而劳倦次之，又或为欲不谨，强弱相凌，以致冲任不守者，亦复不少。此外，则外感、内伤，或医药误谬，但伤营气，无不有以致之。凡人有衰弱多病，不耐寒暑，不胜劳役，虽先天禀弱者常有之，然有以气血方长，而纵情亏损，或精血未满，而早为斫丧，致伤生化之源，则终身受害。此未病之先，所当深察而调之者也。

若欲调其既病，则惟虚实、阴阳四者为要。丹溪曰：先期而至者，血热也；后期而至者，血虚也。王子亨[①]曰：阳太过则先期而至，阴不及则后时而来。其有乍多乍少，断绝不行，崩漏不止，皆由阴阳盛衰所致。是固不调之大略也。然先期而至，虽曰有火，若虚而挟火，则所重在虚，当以养营安血为主。矧亦有无火而先期者，则或补中气，或因命门，皆不宜过用寒凉也。后期而至者，本属血虚，然亦有血热而燥瘀者，不得不为清补；有血逆而留滞者，不得不为疏利。总之，调经之法，但欲得其和平，在详察其脉证耳！若形气脉气俱有余，方可用清、用利，然虚者极多，实者极少，故调经之要，贵在补脾胃以资血之源，养肾气以安血之室，知斯二者，则尽善矣。若营气本虚而不知培养，则未有不日枯而竭者，不可不察也。

凡经行之际，大忌寒凉等药，饮食亦然。（《景岳全书》）

月经病论（一）

妇人经病，有月候不调者，有月候不通者；然不调、不通中有兼疼痛者，有兼发热者。此分而为四也。细详之，不调中有趱前者，有退后者；趱前为热，退后为虚也。不通中有血枯者，有血滞者；血滞宜破，血枯宜补也。疼痛中有常时作痛者，有经前经后作痛者；常时与经前为血积，经后为血虚也。发热中有常时发热者，有经行发热者；常时为血虚有积，经行为血虚有热也。是四者之中，又分为八矣。人之气血周流，忽有忧思忿怒，则郁结不行，经前产后，忽遇饮冷形寒，则恶露不净，此经候不调、不通、作痛、发热所由作也。大抵气行则血行，气止则血止，故治血病以行气为先，热则流通，寒则凝塞，故治血病以热药为佐。（《丹溪心法附余》）

〔按语〕

本文作者方广，字约之，号古斋，明代休宁人。

月经病论（二）

经者，常也。女子十四岁，任脉通而天癸至，任与冲遂为经脉之海，外循经络，内荣脏腑，气血调和，运行不息，一月之间，冲任溢而行，月事以时下，此常经也。故曰：经贵乎如期。若来时，或前或后，或多或少，或月二三至，或数月一至，皆为不调。不调则病作，甚至积而不行，则病更作。昔人谓经至十年，无男子合则不调，未至十年，思男子合而不得，亦不调；不调则瘀不去，新误行，或渍而入骨，或变而成肿。故云室女忧思积想在心，则经闭而痨瘵者多。然亦有因脾胃伤损者，不尽可作血凝经闭治也，只宜调养脾胃，脾气旺则能生血而经自通；亦有因饮食停滞致伤脾胃

---

① 王子亨：名贶，宋宣和中考城人，著《全生指迷方》四卷。

者，宜消食健脾。若经来时，饮冷受寒，或吃酸物，以致凝积，血因不流，当以辛温活血行气药通之，此经闭也。精神壮盛，阴血有余，偶感风寒，或食冷物，以致气滞血凝而闭，宜以通气活血药导之，此气滞也。先天不足，或病后、产后失于调理，以致真阴亏损，火热煎熬；或阴虚火旺，肝不生血；或堕胎，及产多而亡血；或因久患潮热，盗汗耗血，乃将成痨瘵之候矣。宜以滋阴、养血、清火药治之，此血枯也。故即血凝之症，当有经闭、气滞、血枯三项因缘，未可概视，若专用攻伐，恐经不通而血反涸也。至如痛经一症，乃将行经而少腹腰腿俱痛，此瘀血，当于临经时血热气滞也，宜以通利活血药调之。经病大端，不过如是。（《妇科玉尺》）

带下病论

带下之因有四：一因气虚，脾精不能上升而下陷也；一因胃中湿热及痰，流注于带脉，溢于膀胱，故下浊液也；一因伤于五脏，故下五色之带也；一因风寒入于胞门，或中经脉，流传脏腑而下也。然有赤白之分者何也？赤者属血属热，热入小肠而成，若实热郁结，则为赤白兼下，白者属气属寒，寒入大肠而成，因血少复亡其阳，故白滑之物下流。亦有湿痰流注下焦，或肝肾阴淫之湿，或缘惊恐而木乘土位，浊液下流，或色欲太甚，肾经亏损之故。故产多之妇，伤血伤液，皆能成带下之疾，宜概用莲须、杜仲、续断之辈。大抵属痰与热者居多，以湿热下注而化痰也，宜投止涩升提之品，寒者十无一二，宜投鹿角胶温涩之品，然总要健脾燥湿，升提胃气，佐以补涩，如茯苓、白术、柴胡、川芎之类。总之，妇人多郁，郁则伤肝，肝伤则脾受克，湿土下陷，脾精不受，不能输为营血，而白物下流，宜开郁补脾。若色如浓泔臭秽者，湿热甚也，宜二术、芩、柏、半夏、车前，佐以升提。下如鸡子白状，脾肾虚也，腰腿酸疼，面目浮肿，必脾肾双补，宜归脾丸、八味丸。妇人又多忧思恚怒，伤损心脾，肺脏之火时发，血走不归经，而患赤白带下。白是脾虚，盖肝气郁则脾受伤，脾伤则湿胜，皆由风木郁于地中使然耳。宜开提肝气，助补脾元，宜补中益气汤加茯苓、枣仁、山药、苍术、黄柏、麦冬，或六味丸加杜仲、牡蛎、牛膝、海螵蛸；若阴虚火盛，则以滋阴清火为要，宜六味丸加五味子、杞子、黄柏、车前、菟丝子。昔人云：崩中日久，变为白带，漏下多汁，骨水枯竭，何谓也？盖崩久气血虚脱，故白滑之物下流不止也，必大补之。赤带多因心火时炽不已，久而阴血渐虚，中气渐损，而下赤矣，必养心和肝缓中凉血清气之品。若赤带久不止，必血虚矣，宜胶艾四物汤加麦冬、杏仁、牡蛎。带下之因，不外乎此。（《妇科玉尺》）

前阴诸疾论

《良方》① 论曰：妇人玉门燉肿作痛，或寒热往来，憎寒壮热，其内证或小便涩滞，

---

① 《良方》：即陈自明著《妇人大全良方》。下文《大全》义同。

或腹内急痛，或小腹痞闷，或上攻两胁，或肺热重坠。若两拗小腹肿痛，肝经湿热壅滞也，用龙胆泻肝汤。玉门肿胀，肝火血虚也，用加味逍遥散及龙胆泻肝汤加木香。若概投散血攻毒之剂，则误甚矣。又曰：妇人阴肿，因胞络素虚，风邪客之，乘于阴部，血气相搏故也。薛氏①曰：妇人阴肿，若气血虚弱，用补中益气汤，举而补之，肝经湿热，用龙胆泻肝汤，渗而清之。李氏②曰：阴户两傍肿痛，手足不能舒伸者，用四物汤入乳香末同捣成饼，安阴中，立效。阴肿痛极，便秘欲死者，枳橘熨。但肿痛者，四物汤加柴胡、山栀、牡丹皮、龙胆草。如时常阴肿者，四物汤加藁本、防风。阴户肿痛不闭者，逍遥散、十全大补汤；肿消不闭者，补中益气汤。肿痛者，加山栀、牡丹皮。湿痒出水又痛者，忧思过也，归脾汤加柴胡、山栀、牡丹皮、芍药、生甘草。溃烂者，逍遥散。阴户肿痛不闭，寒热，尿涩，体倦，少食者，补中益气汤加升麻、柴胡至一钱，量入茯苓、山栀。阴户不闭，小便淋沥，腹中一物攻动胀痛者，逍遥散加柴胡、山栀、车前子。

《大全》云：妇人阴痒者，是虫在肝，或三虫在于肠胃之间；因脏虚，三虫动作，蚀于阴内，其虫作热，微则为痒，重者乃痛也。薛氏曰：前证属肝经所化，当用龙胆泻肝汤、逍遥散以主其内，外以桃仁研粉和雄黄末，或鸡肝，纳阴中，以制其虫。一妇人胸膈不利，内热作渴，饮食不甘，肢体倦怠，阴中闷痒，小便赤涩，此郁怒伤肝脾所致，用归脾汤加山栀而愈。复因怒，患处并小腹胀痛，用小柴胡加山栀、芎、归、芍药；痛止，用逍遥散加山栀子而愈。又因劳役，患处肿胀，小便仍涩，用补中益气加山栀、茯苓、丹皮而痊。一妇人阴内痛痒，不时出水，食少体倦，此肝脾气虚，湿热下注，用归脾汤加丹皮、山栀、芍药、甘草主之而安。一妇人阴内痒痛，内热倦怠，饮食少思，此肝脾郁怒，元气亏损，湿热所致，用参、芪、归、术、陈皮、柴胡、炒栀、车前、升麻、芍药、丹皮、茯苓而瘥。若阴中有虫痒痛，亦属肝木，以桃仁、雄黄研纳阴中以杀之，仍用清肝解郁之药，有以鸡肝纳之者，乃取虫之法也。一方，捣新桃叶绵裹纳阴中，日三两易。李氏曰：阴中生虫䘌如小蛆者，乃湿热甚而心气又郁，气血凝滞而生，宜藿香养胃汤③、补心汤④、硫鲤丸⑤，外用生艾汁调雄黄末，烧烟熏之，更用雄黄锐散纳阴中。阴中生细虫，痒不可忍，蚀入脏腑即死，令人发寒热，与劳证相似，先以蛇床子煎汤，洗净拭干，后用梓树皮焙干为末，入枯矾四分之一，麝香少许，敷之立效。

《大全》云：妇人少阴脉数而滑者，阴中有疮，名曰䘌，或痛，或痒如虫行状，脓水淋沥，亦有阴蚀几尽者，皆由心神烦郁，脾胃虚弱，气血涩滞耳！故经云："诸痛痒

---

① 薛氏：指薛己。文见《校注妇人良方》。

② 李氏：指李梴。文见《医学入门》。

③ 藿香养胃汤：方由藿香、白术、白茯苓、神曲、乌药、砂仁、薏苡仁、半夏曲、人参、荜澄茄、炙甘草、生姜、大枣组成。

④ 补心汤：方由白茯苓、人参、前胡、半夏、川芎、枳壳、紫苏、桔梗、炙草、橘皮、干姜、当归、白芍、熟地黄组成。

⑤ 硫鲤丸：大鲤鱼一个去头皮，硫黄一两，入鲤鱼腹内，黄泥固封，火煅烟尽为末，米糊丸梧子大，每二十丸，温酒下。

疮，皆属于心。"又云：阳明主肌肉，治之当补心养胃，外以熏洗坐导药治之乃可。薛氏曰：妇人阴中生疮，乃七情郁火，伤损肝脾，湿热下注。其外症，有阴中舒出如蛇，俗呼阴挺，有翻突如饼，俗呼阴菌，亦有如鸡冠花，亦有生诸虫，亦有肿痛湿痒，溃烂出水，胀闷脱坠者。其内证，口干内热，体倦，经候不调，或饮食无味，晡热发热，胸膈不利，胁肋不调，小腹痞胀，赤白带下，小水淋涩。其治法，肿痛者，宜用四物汤加柴胡、山栀、牡丹皮、龙胆草；湿痒者，宜用归脾汤加山栀、牡丹皮、柴胡；淋涩者，宜用龙胆泻肝汤加白术、牡丹皮；溃腐者，宜用加味逍遥散；肿闷脱坠者，宜用补中益气汤加山栀、牡丹皮，佐以外治之法。

《大全》云：妇人阴挺下脱，或因胞络伤损，或因子脏虚冷，或因分娩用力所致。薛氏曰：阴挺下脱，当升补元气为主，若肝脾郁结，气虚下陷，用补中益气汤；若肝火湿热，小便涩滞，用龙胆泻肝汤。一妇人阴中突出如菌，四围肿痛，小便频数，内热晡热，似痒似痛，小腹重坠，此肝脾郁结，盖肝火湿热而肿痛，脾虚下陷而重坠也。先以补中益气汤加山栀、茯苓、车前子、青皮，以清肝火、升脾气，更以加味归脾汤调理脾郁，外以生猪脂和藜芦末涂之而收。一妇人阴中挺出五寸许，闷痛重坠，水出淋沥，小便涩滞。夕与龙胆泻肝汤分利湿热，朝与补中益气汤升补脾气，诸证渐愈，再与归脾汤加山栀、川芎、茯苓、黄柏间服，调理而愈。后因劳役或怒气，下部湿痒，小水不利，仍用前药即愈。

《良方》云：妇人阴冷，因劳伤子脏，风冷客之也。薛氏曰：阴冷属肝经有湿热，外乘风冷所致。若小便涩滞，或小腹痞满，用龙胆泻肝汤。若内热寒热，或经候不调，用加味逍遥散；若寒热体倦，饮食少思，用加味四君子汤；若郁怒，发热，少寐，懒食，用加味归脾汤。一妇人阴中寒冷，小便黄涩，内热寒热，口苦胁胀，此因肝经湿热，用龙胆泻肝汤祛利湿热，用加味逍遥散调补气血而安。一妇人所患同前，更寒热呕吐，两股肿痛，先用小柴胡加山栀一剂，寒热呕吐顿止，次用龙胆泻肝汤一剂顿消。一妇人阴中寒冷，小便澄清，腹中亦冷，饮食少思，大便不实，下元虚冷，治以八味丸，月余饮食渐加，大便渐实，又月余诸证悉愈。（《济阴纲目》）

〔按语〕

本文节选自《济阴纲目》，作者武之望，字叔卿，清代陕西人。

本文对前阴诸疾的论述，集诸家之说，内容较全面而系统，可供临床辨证施治的参考。

胎前产后慎药论

胎前之病，如恶阻、胞阻、胎漏、堕胎等证是也；产后之病，如血块、血晕等证是也。妇科书中已详，可毋备述。而其最要述者，惟胎前、产后用药宜慎。凡治胎前之病，必须保护其胎，古人虽有"有故无殒，亦无殒也。大积大聚，其可犯也，衰其大半而止"① 之训，奈今人胶执"有故无殒"之句，一遇里积之证，恣意用攻，往往非伤其子，即伤其母。盖缘忽略"衰其大半"之文耳！窃揣胎在腹中，一旦被邪盘踞，攻其邪则胎必损，安其胎必碍乎邪，静而筹之，莫若攻下方中，兼以护胎为妥。此非违悖《内经》，实今人之气体，不及古人万一也。且不但重病宜慎其药，即寻常小恙，亦要留心。如化痰之半夏，消食之神曲，宽胀之厚朴，清肠之槐花，凉血之丹皮、茅根，去寒之干姜、桂、附，利湿之米仁、通、滑，截疟之草果、常山，皆为犯胎之品，最易误投，医者可不儆惧乎！至于产后之病，尝见医家不分虚实，必用生化成方，感时邪者，重投古拜②，体实者未尝不可，虚者攻之而里益虚，散之而表益虚，虚虚之祸，即旋踵矣！又有一等病人信虚，医人信补，不分虚实，开口便说丹溪治产后之法，每每大补气血。体虚者未尝不可，倘外有时邪者，得补益剧，内有恶露者，得补弥留，双证迭加，不自知其用补之咎耳！要之，胎前必须步步护胎，产后当分虚实而治，毫厘差谬，性命攸关。惟望同志者，凡遇胎前、产后之疴，用药勿宜孟浪，慎之慎之！（《时病论》）

安胎论

胎之不安，必有所因，非漫然拘执古方，即可以求安者。古安胎之方，用寒用热，用补用泻，用涩用通，各有取义，非无故而造出此方，可以安尽人之胎也。其有因跌仆殴打损伤动胎者，伤轻尚可望安，伤重万难获效。亦有因举重攀高而动者，攀高则身体伸长，血管脱离儿口，重压则气不舒展，阳气压下遏郁，血难流通。此数者，皆人事不慎使然也。治法惟攀高者，宜酸甘以敛之，余则宜伤科法，和血舒气，使其瘀积之血得行，再生新补助以益之，则不致血竭胎蒂枯落之患矣。

有因外感六淫邪气害正，胎无好气好血以养之者，世医因辨证不清，用药错误，益邪伤胎者，遂至胎前外感六淫之症，对症之药，每以妨胎而不敢用，坐误机宜，卒至大小同亡，良可慨矣！予谓胎因热邪不安者，清热即可安胎，虽寒如大黄，用之可也。因寒不安者，散寒即可安胎，虽热如桂、附，用之可也。在辨症清楚，用药的当耳！慎无以大黄、桂、附伤胎而不用也。经曰："有故无殒。"言有病则病受之，治邪尚且不足，焉有余力以伤胎乎？（《经历杂论》）

产后总论

凡病起于血气之衰，脾胃之虚，而产后尤甚。是以丹溪先生论产后，必大补气血为先，虽有他证，以末治之。斯言尽治产之大旨。非真置他证于不问，只是调和气血

---

① 见《素问·六元正纪大论》。
② 古拜（散）：方用荆芥穗研末，每服三钱，生姜汤调下，有火者，用陈茶调。

为本，而他证第从其末耳！夫产后忧惊、劳倦，气血暴虚，诸证乘虚易入。如有气毋专耗散；有食毋专消导；热不可用芩、连；寒不可用桂、附。寒则败血停滞，热则新血崩流。至若中虚外感，见太阳表证之多似可汗也，在产后而用麻黄，则重竭其阳，见阳明腑证之多似可下也，在产后而用承气，则重亡阴血。耳聋、胁痛，乃肾虚恶露之停，休用柴胡；谵语、出汗，乃元弱似邪之证，非同胃实。厥由阳气之衰，无分寒热，非大补不能救逆而回阳。痉因阴血之亏，不论刚柔，非滋荣不能舒筋而活络。乍寒乍热，发作无期，证似疟也，若以疟治，迁延难愈。言语无伦，神不守舍，病似邪也，若以邪治，危亡可待。去血过多，而大便燥结，肉苁蓉加于生化，非润肠、承气之能通。去汗过多，而小便短涩，生化汤①佐用参、芪，必助液生津是赖。加参生化汤频服，救欲绝之阳。长生活命丹②屡用，苏绝谷之人。癫疝、脱肛，多是气虚下陷，补中益气之方。口噤、拳挛，乃因血燥类风，加参生化之剂。怔忡、惊悸，生化汤加以定志。似邪恍惚，安神丸助以归脾。因气而闷满、虚烦，生化汤加木香为佐。因食而嗳酸、恶食，六君子加麦、曲为良。至若苏木、蓬莪、青皮、枳壳，一应耗气、破血之剂，汗、吐、宣、下之法，止可施诸壮人，非所宜于产妇。

大抵新产之后，先问恶露如何？块痛未除，不可遽加参、术；腹中痛止，补中即可无疑。至若亡阳脱汗，气虚喘促，频服加参生化汤，是从权也。又如亡阴火热，血崩厥晕，速煎生化原方，是救急也。王太仆曰：治下补下，治以急缓，缓则道路远而力微，急则气味厚而力重。故治产当遵丹溪而固本，服法宜效太仆以频加。凡付生死之重寄，须着意于极危；欲求俯仰之无亏，必存心于爱物。此虽未尽产证之详，然所开各证，皆援近乡治验为据，亦未必无小补云！（《生化编》）

〔按语〕

本文作者傅山，字青主，明代山西阳曲县人。其著作医书有《傅青主男科》、《傅青主女科》、《生化编》、《产后编》等。

生化总论

吾见夫世之治产者矣，血块未消，则用生地、红花以行之；苏木、牛膝以攻之。其或虚胀，则用乌药、香附以顺之；枳壳、厚朴以舒之。甚且青、枳、蓬、棱以下气定喘；芩、连、栀、柏以退热除烦。至于血结之甚，用承气汤下之而愈结；汗多便涩，用五苓散通之而愈秘者，比比然矣。生化汤新产之主剂，而血块之圣药也。凡当新产，块痛未除，或有他病，总以生化汤为主，随证加减，不可拘于贴数，一昼一夜，必连服三四剂，服至病退方止。其在产后一二日间，血块未消，而气血虚脱，或晕或厥，甚且汗出如珠，口气渐冷，烦渴喘急，则并无论块痛与否，便须从权急救，于本方中加入人参三四钱，及其病势稍退，仍须减参，而多服原方。若其块痛已消，而见如上

---

① 生化汤：方由当归、川芎、桃仁、黑姜、炙甘草组成。
② 长生活命丹：方用人参、米饭锅焦。

诸证，更当任用加参生化，不可疑参为补而畏之也。此方处置得宜，必无一失。夫曰大生，亦曰大化，以此名方，直无之而不可耳！钱氏原方本有熟地，世人又每用四物汤治产，但地黄性寒滞血，芍药酸寒无补，伐伤生气，殊非万全，得此以代四物，并去原方之熟地，药至平稳，效可立取。夫岂有治病碍产，治产碍病之疑哉？（《生化编》）

产后病治法论

朱丹溪云：产后当大补气血，即有杂病，以末治之；一切病多是血虚，皆不可发表。张景岳云：产后既有表邪，不得不解；既有火邪，不得不清；既有内伤停滞，不得不开通消导：不可偏执。如产后外感风寒，头痛、身热、便实、中满，脉紧数洪大有力，此表邪实病也；又火盛者必热渴、烦躁，或便结、腹胀、口鼻舌焦黑、酷寒冷饮、眼眵、尿痛、溺赤，脉洪滑，此内热实病也；又或因产过食，致停蓄不散，此内伤实病也，又或郁怒动肝，胸胁胀痛、大便不利，脉弦滑，此气逆实病也，又或恶露未尽，瘀血上冲，心腹胀满，疼痛拒按，大便难，小便利，此血逆实证也。遇此等实证，若用大补，是养虎为患，误矣！愚按二子之说，各有见地，不可偏废，亦不可偏听。丹溪谓产后不可发表。仲景先师，原有亡血禁汗之条，盖汗之则痉也。产后气血诚虚，不可不补，然杂证一概置之不问，则亦不可。张氏驳之诚是。但治产后之实证，自有妙法。妙法为何？手挥、目送是也。手下所治系实证，目中心中意中注定是产后，识证真、对病确，一击而罢。治上不犯中，治中不犯下。目中清楚，指下清楚，笔下再清楚，治产后之能事毕矣。如外感自上焦而来，固云治上不犯中。然药反不可过轻，须用多备少服法，中病即已，外感已，即复其虚，所谓无粮之兵，贵在速战。若畏产后虚怯，用药过轻，延至三四日后，反不能胜药矣。余治产后温暑，每用此法。如腹痛拒按，则化瘀；喜按，即补络：快如转丸。总要医者，平日用功，参悟古书，临证不可有丝毫成见而已。（《温病条辨》）

产后宜温辩

妇人怀孕，中一点真阳，日吸母血以养，故阳日旺而阴日衰。凡半产滑胎，皆火盛阴衰，不能全其形体故也。近人有胎前宜凉之说，颇为近理。至于产后，则阴血尽脱，孤阳独立，脏腑如焚，经脉如沸。故仲景专以养血、消瘀为主，而石膏、竹茹，亦不禁用。余每遵之，无不立效。及近人造为产后宜温之邪说，以姜、桂为主药。夫果阴阳俱脱，脉迟畏寒，血水淋漓，面青舌白，姜、桂亦有用时。乃血干火燥，纯现热证，亦用热药，则经枯脉绝，顷刻而毙。我见以百计。更有恶露未净，身热气塞，烦躁不寐，心烦腹痛，皆由败血为患，亦用姜、桂助其火而坚其瘀，重则即死，轻则变成褥劳。世之所谓女科名家，一例如此。盖胎产乃天地生育之机，绝少死证，其死皆药误也。造为此等邪说者，九死不足以蔽其辜。（《慎疾刍言》）

第四节 儿科证治总论

小儿体质论

小儿，春令也，木德也，花之苞，果之萼，稚阳未充，稚阴未长者也。稚阳未充，则肌肤疏薄，易于感触；稚阴未长，则脏腑柔嫩，易于传变，易于伤阴。故小儿病较大人尤重，尤当以存阴为第一义。夫存阴，非补阴之谓，凡辛燥升散、温燥苦涩消导，皆是耗伤阴液之药，往往阴液被伤，肝风内动，鼓痰上升，血不营筋，筋急拘挛，致成痉瘘。稚阳不充，忌用苦寒，以苦寒善伐生生之气，且苦能化燥，化燥则又伤阴，不独伐生生之气已也。金石之品，善定神智，令人发呆；冰、麝香燥走窜，最耗心液。经曰："石药发癫，芳草发狂。"[①] 不可不知！

昔钱仲阳为小儿制六味丸，取酸甘化阴之义。酸，木味也；甘，土味也。木非水不生，非土不载。木实初结多酸，犹禀木之本味；成熟则纯甘，甲己合而化土，全得土之正味。五味惟甘为无毒，甘润得水土气足，故能滋液。仲阳允为小儿之司命者哉！乃世俗未推六气致病之理，未推六气最易化燥之理，见儿发热，不问何邪，概曰风寒，辄与辛燥升散，杂以苦温苦涩消导。吾乡尤误于薄荷、荆芥辛凉之说，下笔辄用，不知荆芥质燥气香，上升巅顶；薄荷质燥，辛辣异常，稍用三五分参于辛润剂中，以和格拒犹可，若独用、多用、频用，即薄荷一味，实足耗液，致成痉瘘。乃见儿痉瘘，便称惊风，乱投冰麝金石苦寒慓悍毒药，以为开窍镇惊、清热祛风，家传秘法、家藏丸丹，多系如此，误治甚多，殊堪悯恻。又或将惊字误作筋字之讹，挑筋刺血，强推强拿，其在富贵之家，酿祸尤速。尝见荐医荐方，接踵而至，此医用热，彼医用寒，一日之间，七方十剂遍尝，刀针金石全施。又或送鬼叫魂，此摇彼唤，使儿无片刻之安，重棉厚絮，炉火壶汤，使儿在热盒之内。花之苞也，果之萼也，其堪如此伤残也乎！嗟乎！是谁之误也？父母误之也。假设延一明理之医，对证施治，何能至于此极乎？（《医原》）

儿科病证治论略

小儿之病，古人谓之哑科，以其言语不能通，病情不易测。故曰：宁治十男子，莫治一妇人；宁治一妇人，莫治一小儿。此甚言小儿之难也。然以余较之，则三者之中，又为小儿为最易。何以见之？盖小儿之病，非外感风寒，则内伤饮食，以至惊风、吐泻，及寒热、疳、痫之类，不过数种。且其脏气清灵，随拨随应，但能确得其本而撮取之，则一药可愈，非若男妇损伤、积瘤、痴顽者之比，余故谓其易也。第人谓其

---

① 见《素问·腹中论》。

难，谓其难辨也；余谓其易，谓其易治也。设或辨之不真，则诚然难矣。然辨之之法，亦不过辨其表、里、寒、热、虚、实，六者洞然，又何难治之有？故凡外感者，必有表证而无里证，如发热、头痛、拘急、无汗，或因风搐搦之类是也；内伤者，止有里证而无表证，如吐泻、腹痛、胀满、惊、疳、积聚之类是也；热者必有热证，如热渴、躁烦、秘结、痈疡之类是也；寒者必有寒证，如清冷、吐泻、无热、无烦、恶心、喜热者是也。凡此四者，即表、里、寒、热之证，极易辨也。然于四者之中，尤惟虚、实二字，最为紧要。盖有形色之虚实，有声音之虚实，有脉息之虚实。如体质强盛与柔弱者有异也，形色红赤与青白者有异也，声音雄壮与短怯者有异也，脉息滑实与虚细者有异也。故必内察其脉候，外观其形气，中审其病情，参此数者而精察之，又何虚实之难辨哉？必其果有实邪，果有火证，则不得不为治标。然治标之法，宜精简轻锐，适当其可，及病则已，毫毋犯其正气，斯为高手。但见虚象，便不可妄行攻击，任意消耗；若见之不真，不可谓姑去其邪，谅亦无害。不知小儿以柔嫩之体，气血未坚，脏腑甚脆，略受伤残，萎谢极易，一剂之谬，尚不能堪，而况其甚乎！矧以方生之气，不思培植，而但知剥削，近则为目下之害，远则遗终身之羸，良可叹也！凡此者实求本之道，诚幼科最要之肯綮。虽言之若无奇异，而何知者之茫然也？故余于篇端首以为言，然非有冥冥之见者，固不足以语此。此其所以不易也。（《景岳全书》）

儿科病诊治法

凡诊小儿之法，诸书皆以面部及手纹为识病之资。其所援引，率皆渺昧难凭，烦琐无要。其于诸大家所谓望、闻、问、切四者之诊，置闻、问、切三者于不讲，可得谓之为良医乎？夫小儿言语不通，病情难识，则尤当以望、闻、问、切为诊治之要。盖望其形色，则有以知其邪正之盛衰；审其声音，则有以别其禀赋之强弱；询其向背，则有以识其性情之好恶；察其脉息，则有以明其表里之寒热。苟能细心求之，则表、里、寒、热、虚、实，皆得其真，用药自无不当。奈何近日幼科，学术更浅，一遇小儿有病，不是从事于表，便是攻伐其里，迨至真阳外越，虚热日增，则清凉并进，一味胡猜，不独望、闻、问、切四者不知，抑且置虚、寒二症于不问。嗟乎！曾不知迩来气化日薄，今日禀赋更虚，加以婴儿气血未坚，脏腑柔脆，些小病痛，其元气已不能支，而堪庸劣之徒，寒热不分，虚实莫辨，妄意揣摩，任情剥削者乎？兹则掀翻底蕴，直指精微，专以望、闻、问、切四者为纲，以揭明表、里、寒、热、虚、实六者之要，俾学者有所依据，庶几不致颠倒混施，诛伐无过，或于婴儿有厚幸矣！至于用药之法，宁勿药，毋过剂，宁轻毋重，毋偏寒，毋偏热，毋过散，毋过攻。须遵《内经》"邪之所凑，其气必虚"训，时以保护元气为主。知乎此，于婴儿诊治之道，思过半矣。至于虚寒败症，则非峻用温补，不可挽回，毋得稍涉因循，致令不救，此又不可不知也。（《儿科醒》）

〔按语〕

《儿科醒》十二卷，署名芝屿樵客。樵客不知何许人。其于儿科各证，均分寒、热、表、里、虚、实论治，颇为精湛，故将此六篇医论，选录于后，以供参考。

儿科表证辨证施治

小儿表证，谓外感风寒，其见证必先发热。然发热之证有三，最宜详辨，不可一概混同施治也。其在冬月感于寒者，头痛、身痛、项背强、恶寒、壮热、无汗，脉浮而紧，此太阳表证，用药得法，一汗即解，详见实论。其感于风者，头痛、鼻塞流涕、发热。或有汗、恶风，或无汗、恶寒，或咳嗽、干呕，脉浮而数或紧，此四时之感冒是也。治法不可大发散，微表之即。如《易简》参苏饮、惺惺散①之类主之。大抵近日人情，爱护小儿者众。富贵之家，重衣厚褥，贫贱之子，亦皆衣絮，以致汗液不断，腠理疏泄，偶触微风，即成感冒。是以迩来小儿，冬月感寒之症，百无一二，而伤风发热之症恒多也。至若内因于虚，发热之症极多，最为疑似，人殊不知，更宜详辨。如阳虚生寒，阴虚发热；血虚发燥而热；气虚自汗不能食而热；气虚注夏而热；暑湿合病而热；汗后阴虚，阳无所附而热；汗后阳虚，阴无所附而热；阳气下入阴中，昼安静、夜烦躁而热；重阳无阴，夜安静、昼烦躁而热。以上诸症，同一发热也，若误表之必死。其次则又有变蒸之热，将发痘疹之热，亦同一发热也，而援守各异。每见庸医，一遇发热，动皆表散，殊不知病有微甚，热有虚实，虽同一发热，而治法殊途，攻补迥别。业幼科者，于临症之际，务宜细心体认。必先问其病之新久，曾未服药，以及一切爱恶情状；然后再察其热之温壮，形之强弱，脉之虚实，色之夭泽，合四者以决之，庶无误人于夭札也。盖外感为暴病，其发热也骤，必手背热、脉浮、身热无汗。仍须分别虚实以治之，详见虚实门。若无手背热、脉浮、身热、无汗等症，或发热已久，则非外感证矣。治者审焉！（《儿科醒》）

儿科里证辨证施治

凡治小儿里症，亦惟宜、忌二字而已。要在辨之明而见之确耳！夫小儿元气无多，脏腑脆嫩。若夫当下而不下，则津液消烁，所谓急下以救胃中津液是也；不当下而下，则里气受伤，邪反乘虚内陷，其祸更甚。今将宜忌诸形症，辨晰于左（下）：如禀气素实，汗不解，发热、谵语，舌苔黄厚、渴而引饮、大便秘、小便赤、腹满拒按、手足心热，脉沉而实。此为阳邪入里，宜下之。虽二三日，若见上项诸症，亦宜下之，如调胃承气汤、四顺清凉饮②之类，少少与之，贵在与病相值，恐多下亡阴也。不可拘于庸医"下不厌迟"之说，谬称稳当，必待至七日之后始下也。如太阳证，表未罢，脉浮大、恶寒者，此邪在表，虽十余日，亦不宜下。呕多者，不可下；太阳、阳明合病，喘而胸满者，不可下；恶水者，不可下；察赋虚者，不可下；逆厥者，不可下。仲景

---

① 惺惺散：方由人参、炒白术、茯苓、甘草、北细辛、川芎、炒桔梗、薄荷组成。
② 四顺清凉饮：方由大黄、当归、芍药、甘草组成。

先生云：日数虽多，但有表证而脉浮者，犹宜发汗；日数虽少，若有里证而脉沉者，即宜下之。此不可不知也。此外有因气虚阳脱而谵语者，乃大虚之症，当用参附之剂，不得认为实症，而误下之也。慎之慎之！至于伤食停积，小儿虽间亦有之，然皆必由脾虚不运而致。经所谓"邪之所凑，其气必虚"者是矣。每见庸医肆行克伐，或遇表证，亦云有里，以致小儿外邪未解，里气已伤，往往变症蜂起而不可救。受此害者，不知凡几，殊堪痛恨！曾不知下者下其邪耳，非饮食积滞之谓也。世人阴受此害者比比矣。故特表而出之，兼详实论。(《儿科醒》)

儿科寒证辨证施治

小儿属寒之症，有外感，有内伤，有症变虚寒。三者不同，治法各异。假如内伤，必由脾土虚寒，或禀赋不足，或将护失宜，或乳哺不节，以致食不运化，而见清冷、吐泻者。但察其面色萎黄、肢凉、神倦，脉沉无力，安静不渴，此属阳虚生寒，宜五君子煎①、理中汤主之。抑或能食之儿，过餐生冷，而见上项诸症者，亦理中汤主之。至若症变虚寒，则由元气素虚、五脏亏损，或因寒凉克伐、阳气受伤，而见面青唇黯、吐泻、手足并冷者，此属脾土虚寒，干姜理中汤主之。若面色㿠白、吐泻、腹痛、口鼻气冷者，属寒水侮土，益黄散②主之。若更兼吃逆、手足指冷，用六君子汤加炮姜、肉桂；如不应，急加附子。其次，或以病后，或以吐泻，或以误用药饵，或受风寒，而致气微神缓，昏睡露睛、痰鸣气促、惊跳搐搦，如俗所谓慢惊者，此属脾肾虚寒之候，宜温补之。详见辨惊风之误论。再其次，则脾肾虚寒之甚，以致吐泻不止者，宜附子理阴煎③，或六味回阳饮④，量儿大小与之。若但泄泻不止者，宜胃关煎⑤主之。第吐泻之症，亦间有属热者，但当以手足寒温、脉象迟数、面色青赤、渴与不渴为辨。至如外感寒邪，则其病在表，宜详表论，兹不复赘。此外，则又有初生小儿，百日之内，觉口冷腹痛，身起寒粟，时发战栗，曲足握拳，昼夜啼哭不已，或口噤不开者，名曰胎寒；亦或生后昏昏多睡，间或呃乳泻白，若不早治，必变虚寒败症。宜以冲和饮⑥、当归散⑦，合和水煨姜煎服之，使之微泄；泄行，进匀气散⑧调补，泄止气匀，神安痛定，手足舒伸；次用参苓白术散以养胃气，白芍药汤⑨去其寒湿。乳母宜节生冷饮食，庶易瘥也。又手足稍冷，唇面微青，额上汗出，不顾乳食，至夜多啼，夜重日

---

① 五君子煎：方由人参、炒白术、茯苓、干姜、炙甘草组成。
② 益黄散：又名补脾散，方由陈橘皮、青橘皮、诃子肉、甘草、丁香组成。
③ 附子理阴煎：方由熟地、当归、制附子、炙甘草、干姜组成。
④ 六味回阳饮：方由人参、制附子、炮干姜、炙甘草、熟地、当归身组成。
⑤ 胃关煎：方由熟地、山药、白扁豆、炙甘草、焦干姜、吴茱萸、白术组成。
⑥ 冲和饮：方由苍术、人参、前胡、桔梗、枳壳、麻黄、陈皮、川芎、白芷、半夏、当归、薄桂、赤茯苓、白芍药、干姜、厚朴、甘草组成。
⑦ 当归散：方由当归、赤芍药、甘草、大黄、川芎、麻黄组成。
⑧ 匀气散：方由白术、白茯苓、青皮、白芷、陈皮、乌药、人参、甘草、木香组成。
⑨ 白芍药汤：方由白芍药、泽泻、生甘草、肉桂组成。

轻，腹痛肠鸣，泄泻清水，间有不泄，颇似前症，但无口冷寒战者，名曰脏寒，亦在百日之内有之。皆因临产在地稍久，冷气侵逼，或以凉水搅汤洗儿，或断脐带短而又结缚不紧，为寒气所伤。如此宜以白芍药汤及冲和饮，加盐炒茴香、茱萸，水姜煎，乳母同服。又胃中虚冷，面色㿠白，腹痛，不思食者，益黄散主之。若不下利，调中丸①主之。大都小儿病症，虚寒者多。凡一见面色青白、肢冷神疲、脉沉无力、踡曲而卧、食少不渴、声音迟缓者，皆是虚寒之候，急宜温补。业幼科者，毋得狃于俗见，谬谓小儿阳体多热，不敢温补，致多害事，宜深戒之！（《儿科醒》）

儿科热证辨证施治

小儿属热之症，脉必洪数而实，色赤、作渴、烦躁、饮冷、声音雄壮、二便秘结。然其中有属虚者，最宜明辨，不可不慎也。假如心热，则额间色赤，烦躁、惊悸，若饮水或叫哭者，属心经实热，宜泻心散②以清心火，若色微赤，困卧惊悸，热渴饮汤，则属心经虚热，宜秘旨安神丸③以生心血。肝热，则左脸青赤，项强、烦闷、目眨、瘈疭，此属肝经风热，宜柴胡清肝散④主之；若色微赤，倏热咬牙，则属肝经虚热，宜地黄丸主之。肺热，则右脸赤，或主风邪，气粗、咳嗽、发热，宜参苏饮，或惺惺散主之；若饮水者，属肺经实热，宜泻白散主之；若色微赤，小便不利，乃脾肺燥热，不能化生肾水，宜黄芩清肺饮⑤主之；若哽气出气，唇白气短，则属肺经虚热，宜五味异功散主之。脾热，则鼻赤身热，饮水、乳食如常，属脾胃实热，宜泻黄散⑥清热理脾，若色微赤，身凉饮汤，乳食少思，则属脾经虚热，宜五味异功散补中健脾。肾热，则额间色赤，足不欲履，若肾与膀胱气滞热结，而小便不通者，宜五苓散主之；若色微赤，则属膀胱阳虚，阴无所化，宜六味地黄丸主之。至若吐、泻二症，间有因于热者，亦宜详辨。假如吐乳色黄，不能受纳，此属胃经有热，宜先用泻黄散，次用人参安胃散⑦。然当验其手指热，则属胃热，若手指冷，则属胃寒矣，宜兼详寒论。至如因热而泻者，则必大便黄赤有沫，小便赤少，口干烦躁，宜四苓散主之；如更兼右腮色赤，饮冷者，属胃经实热，宜泻黄散主之，若右腮微赤，喜热恶冷，则属胃经虚热矣，宜白术散⑧主之；若右腮及额间俱赤，属心脾翕热，宜泻黄散加炒黑黄连；若左颊右腮俱赤，属肝火乘脾，宜四君子汤加柴胡。大抵泻症最伤元气，若热泻过甚，必变虚寒，宜兼参寒论。盖始病而热者，邪气胜则实也；终变为寒者，真气夺则虚也；久病而热者，内真寒而外假热也；久泻元气虚寒，急宜温补，不得误执热论。再如阳虚发躁，

---

① 调中丸：方由白术、人参、甘草、干姜组成。
② 泻心散：方用黄连一味。
③ 秘旨安神丸：方由人参、制半夏、炒酸枣仁、茯神、当归、橘红、赤芍药、五味子、炙甘草、姜汁组成。
④ 柴胡清肝散：方由柴胡、炒黄芩、人参、川芎、炒山栀、连翘、甘草、桔梗组成。
⑤ 黄芩清肺饮：方由栀子、黄芩组成。
⑥ 泻黄散：方由藿香叶、甘草、山栀、石膏、防风组成。
⑦ 人参安胃散：方由人参、黄芪、生甘草、炙甘草、白芍药、白茯苓、陈皮、炒黄连组成。
⑧ 白术散：方由人参、炒白术、藿香叶、木香、甘草、白茯苓、干葛组成。

内实真寒，而外似热症者，如目赤、作渴、身热恶衣、扬手掷足、欲投于水，但诊其脉，洪数无伦，重按无力，是为假热，宜急投参附之剂，引火归元，若误进清凉，入口必死。症之疑似，有如此者，医者可不慎钦！此外，如胎毒、火丹、口疮、重舌、衄血、便血，以及疳热等症，虽亦云属热，然皆各有虚实之不同，是亦不可不明察之也。(《儿科醒》)

儿科虚证辨证施治

小儿虚症，无论病之新久、邪之有无，但见面色青白，恍惚神疲，口鼻虚冷，嘘气怫郁，肢体倦怠软弱，喜热恶凉，泄泻，多尿，或乍冷乍温，呕恶惊惕，上盛下泄，夜则虚汗，睡而露睛，屈体而卧，手足指冷，声音短怯，脉象缓弱虚细，是皆属虚之症，急宜温补脾胃为要，仍须分别以治之。如气虚者，四君子汤；血虚者，四物汤；气血俱虚者，八珍汤；气虚自汗者，四君子汤；血虚发燥者，当归补血汤。表虚者，宜固其气；里虚者，宜实其中。阳虚恶寒者，宜温分肉；阴虚发热者，宜滋肾肝。脾肺气虚者，四君子汤、五味异功散、补中益气汤；肝肾血虚者，六味丸、加味四物汤①。汗后阴虚，阳无所附而热者，四物加参芪；汗后阳虚，阴无所附而热者，四君加芎、归。久事表散，而身热不退者，阳气虚也，补中益气汤；过用攻下，而滑泄不禁者，脾肾虚也，六神散②、胃关煎③。又虚必生寒，宜详寒论。至于虚热，亦详见热论。此外虚症尚多，详见各条，宜并看覩④之。(《儿科醒》)

儿科实证辨证施治

小儿属实之症，惟表、里、食积三者而已。盖表邪实者，必头项体痛，腰痛背强，壮热无汗，脉象浮紧有力，宜从表散。如在冬月，宜羌活冲和汤⑤主之，若在春、夏、秋三时，则宜《易简》参苏饮，或惺惺散之类主之；若兼倦怠昏睡，则属正不胜邪，宜四柴胡饮⑥或五柴胡饮⑦之类主之。里邪实者，必舌苔黄厚，口燥唇疮，作渴喜饮，大小便秘，腹痛拒按，声音洪壮，伸体而卧，睡不露睛，手足指热，脉象沉数有力。宜从攻下，如调胃承气汤，或四顺清凉饮之类主之；若汗后身热不退，脉象弦洪数实，大便坚秘者，柴胡饮子⑧主之。夫所谓实者，邪气实耳，非元气有余之谓也。医者临症

---

① 加味四物汤：即四物汤加山栀、柴胡、丹皮。
② 六神散：方由人参、炒白术、炒山药、白茯苓、炒白扁豆、炙甘草组成。
③ 胃关煎：方由熟地、甘草、山药、白扁豆、干姜、吴茱萸、白术组成。
④ 覩：玩的异体字。
⑤ 羌活冲和汤：方由羌活、防风、苍术、白芷、川芎、生地、黄芩、甘草、细辛组成。
⑥ 四柴胡饮：方由柴胡、炙甘草、生姜、当归、人参组成。
⑦ 五柴胡饮：方由柴胡、当归、熟地、白术、炒白芍、炙甘草、陈皮组成。
⑧ 柴胡饮子：方由柴胡、人参、黄芩、白芍、当归、甘草、大黄组成。

之际，果属实邪，于应表、应下之药，皆当作小剂，少少与之，要在中病即止，不可过剂，务宜顾定元气，斯无孟浪偾事之非。至于饮食停积，必寸口脉浮大，按之反涩，腹皮热，大便馊臭，然必由脾虚不运而致，于消导药中，慎毋损及中气，宜多温中健脾之品，俾得自强不息之妙，如消乳丸①、香橘饼②、理中汤之类主之。若伤食甚而或兼厚味积热者，宜大安丸③，少少与之，俟食积稍消，仍当以五味异攻散调补之。此外如目直大叫，项急烦闷，肝之实也，泻青丸④，抑肝散⑤主之；若筋急血燥，抽搐劲强，斜视目瞪，则属肝之虚矣，地黄丸主之；叫哭发热，饮水而搐，心之实也，导赤散、泻心汤主之；若惊惕不安，则属心之虚矣，秘旨安神丸主之；困睡身热，饮水，脾之实也，泻黄散主之；若呕吐、泄泻、不食、痞满、倦卧、牙紧、流涎、手足牵动，则属脾之虚矣，益黄散，或六君子加炮姜、木香主之；闷乱，喘促，饮水，肺之实也，泻白散主之；若气促多汗，则属肺之虚矣，四君子汤，或五味异功散主之；肾无实，惟痘疮黑陷，为邪气实而肾则虚也，地黄丸主之；若二便不禁，津液枯槁，声喑目戴，肢体厥逆，肾虚极也，补中益气汤，兼六味地黄丸主之。大抵小儿实症无多，若禀赋素虚，或病患已久，或过服克伐之剂，皆当作虚症施治，不得概以为实也。慎之慎之！（《儿科醒》）

急惊论

急惊之论，前代书所不载，惟曰阳痫。大概失所爱护，或抱于当风，或近于热地，昼则食多辛辣，夜则衾盖太厚，郁蒸邪热积于心，传于肝，再受人物惊触，或跌扑叫呼，雷声鼓乐，鸡鸣犬吠，一切所惊。未发之时，夜卧不稳，困中或笑或哭，啮齿咬乳，鼻额有汗，气促痰喘，忽尔闷绝，目直上视，牙关紧急，口噤不开，手足搐掣，正热甚而然，况兼面红、脉数可辨。盖心有热而肝有风，二脏乃阳中之阳。心火也，肝风也，风、火阳物也。风主乎动，火得风则烟焰起，此五行之造化，二阳相鼓，风火相搏。肝藏魂，心藏神，因热则神魂易动，故发惊也。心主乎神，独不受触，遇有惊则发热，热极生风，故能成搐，名曰急惊。

治之之法，先以五苓散加黄芩、甘草水煎，或百解散⑥发表；次通心气，木通散⑦、

---

① 消乳丸：方由炒香附、砂仁、陈皮、炒神曲、炙甘草、炒麦芽组成。
② 香橘饼：方由木香、青皮、陈皮、厚朴、神曲、炒麦芽组成。
③ 大安丸：方由炒神曲、陈皮、制半夏、茯苓、山楂肉、连翘、炒萝卜子、白术组成。
④ 泻青丸：方由龙胆草、当归、川芎、防风、羌活、山栀、大黄组成。
⑤ 抑肝散：方由柴胡、甘草、川芎、当归、炒白术、茯苓、钩藤组成。
⑥ 百解散：方由干葛、升麻、赤芍、生甘草、黄芩、麻黄、肉桂组成。
⑦ 木通散：方由木通、羌活、山栀、大黄、赤茯苓、甘草组成。

三解散①，疏涤肝经，安魂退热，牛蒡汤②、防风汤③主之。惊风既除之后，轻者投半夏圆④，重者下水晶丹⑤，与之去痰，免成痴疾。但不可用大寒凉药治之，热去则寒起，亢则害，承乃制。若仓卒之间，惊与风证俱作，只用五苓散加辰砂末，薄荷汤调服，少解其证。盖五苓散内有泽泻导小便，心与小肠为表里，小肠流利，心气得通，其惊自减；内有桂，木得桂则枯，是以有抑肝之气，其风自停；况佐以辰砂能安神魂，两得其宜。大略要解热凉心肝后，用平和汤散调理，稍热之剂则难用，医者宜审之。

愚尝感慨诸人每见惊风搐作，不明标本，混为一证，遽然全用金石，脑、麝、蜈、蚕、蛇、蝎大寒搜风等剂投之，耗伤真气，其证愈甚，多致弗救。殊不知惊生于心，风生于肝，搐始于气，是为三证。其惊与风首已详及，然所谓畜气而成搐，陈氏之论最为明理，但未著其方。余于此证则用宽气饮⑥治之，只以枳壳、枳实为主。盖其气也，四时平则身安，一息壅滞则疾作。况小儿啼哭不常，其气蕴蓄，内则不能升降，外则无由发泄，腱转经时，亦能作搐。善医者，审察病源，从而疗之，万无一失，更辨阴阳虚实，不可轻忽。若阳实证，煎平和汤调三解散主之，此急惊有搐之类。若阴虚证，煎固真汤调宽气饮治之，此慢惊有搐之类。若暴感此证，未别阴阳虚实，先用五苓散合宽气饮及少加宽热饮⑦，三药合用，姜汁沸汤调灌即解。大抵治搐之法，贵以宽气为妙，气顺则搐停，此自然之理。男左女右手足搐者即为顺证，男右女左手足搐者即为逆证，故难治也。有男右女左，证轻者投顺搐散⑧，使分左右，庶好疗之。

天钓者，初得时顿频呵欠，眼忽下泪，身热，脉浮洪实。是风痰壅聚，上贯心包，致经络闭而不通，目睛翻视，颈项强仰，两手掣转向后，大哭如怒，脚曲腰直，发热痰鸣，爪甲皆青，状如鬼祟，名曰天钓。治法同前急惊，内药与服，先解风热，次理痰气，斯为当矣。

暑风一证，因夏月感冒风寒太甚，致面垢唇红，脉沉细数，忽发惊搐，不省人事。治用消暑清心饮⑨、辰砂五苓散，及琥珀抱龙圆⑩自安。切勿以温剂调补，热气得补则复盛，尤宜戒之。

又有急惊天钓之后，变作潮热，手足逆冷，有似疟疾。盖因病愈之时，不善将护，外感风邪，乘虚而入于经络，再未解散，以致如此。经曰：重阳必阴，重阴必阳。又

---

① 三解散：方由人参、防风、天麻、茯神、郁金、白附子、大黄、赤芍、黄芩、僵蚕、全蝎、枳壳、甘草组成。

② 牛蒡汤：方由牛蒡子、大黄、防风、薄荷、荆芥穗、甘草组成。

③ 防风汤：方由防风、川芎、大黄、白芷、黄芩、甘草、细辛、薄荷叶组成。

④ 半夏圆：方由半夏、赤茯苓、枳壳、风化硝组成。圆，即丸之大者。

⑤ 水晶丹：方由天南星、半夏、滑石、轻粉、芜荑、巴豆组成。

⑥ 宽气饮：方由枳壳、枳实、人参、甘草组成。

⑦ 宽热饮：方由枳壳、大黄、甘草、玄明粉组成。

⑧ 顺搐散：方由枳壳、钩藤、荆芥、羌活、防风、甘草组成。

⑨ 消暑清心饮：方由陈香薷、泽泻、扁豆、黄连、羌活、猪苓、厚朴、白术、干葛、赤茯苓、升麻、川芎、甘草组成。

⑩ 琥珀抱龙丸：方由琥珀、胆南星、僵蚕、雄黄、辰砂、人参、白茯苓、天竺黄、钩藤、牛黄、麝香组成。

曰：亢则害，承乃制。此其义也。宜服柴胡加桂汤及当归散，气实者则以乌犀圆[①]、水晶丹，略与通利匀气散，止补后，以参苓白术散调理，自然平愈。此证所用药品，间使苦寒之味，务在消阳盛之火，肺金得胜，肝木自平，而风邪亦散，斯为良法。

大凡幼稚欲令常时惊悸不作，在乎肾脏和平，故戴氏曰：治惊不若补肾。谓心属火，火性燥，得肝风则烟焰起，致生惊悸，补肾则水升火降，邪热无侵，虽有肝风，不生惊骇。其法当于申时进补肾地黄圆[②]一服，或琥珀抱龙圆。用申时者，盖水生于申[③]。佐之以药，则肾水得平，心火不炎，自无惊矣。（《活幼新书》）

〔按语〕

本文作者曾世荣，字育溪，元代衡州府人。

慢惊论

治慢惊者，考之古书，亦无所据，惟载阴痫而已。盖慢惊属阴，阴主静，而搐缓，故曰慢。其候皆因外感风寒，内作吐泻，或得于大病之余，或传误转之后，目慢神昏，手足偏动，口角流涎，身微温，眼上视或斜转，及两手握拳而搐，或兼两足动掣。各辨男左女右搐者为顺，反此为逆。口气冷缓，或囟门陷，此虚极也。脉沉无力，睡则扬睛，谓两目半开半合，此真阳衰耗，而阴邪独盛，阴盛生寒，寒为水化，水生肝木，木为风化，木克脾土，胃为脾之腑，故胃中有风，瘈疭渐生。其瘈疭证状，两肩微耸，两手垂下，时复动摇不已，名为慢惊。宜以青州白圆子[④]、苏合香圆，入姜汁杵匀，米饮调下。虚极者，加金液丹[⑤]，次用冲和饮，同七宝散[⑥]，水煨姜煎服，使气顺风散少解。吐泻者以胃苓汤救其表里，若吐不止，可投定吐饮[⑦]，泻不减，宜服六柱散[⑧]，或日生汤，去胃风、定瘈疭、清神气，五苓散导其逆、调荣卫、和阴阳。若痰多唇白，四肢如冰，不省人事，此虚慢之极，用固真汤[⑨]速灌之，以生胃气；胃气既回，投醒脾散[⑩]、沉香饮[⑪]调理。

有慢脾风者，自慢惊传变，始因吐泻经久不治，故胃弱脾虚，脾虚生风，风入经

---

① 乌犀圆：方由皂荚、硫黄、白姜、陈皮、川乌、巴豆组成。

② 补肾地黄圆：方由生地、黄柏、茯苓、天门冬、熟地、人参、甘菊花、黄芩、当归、枳壳、麦冬组成。

③ 水生于申：《难经·四十难》有"金生于巳"、"水生于申"的说法，巳和申均是十二地支之一，地支分属五行，则巳（午）属火，申（酉）属金。这种"金生于巳"、"水生于申"是属"五行长生"的相生说，与一般五行相生次序不同。

④ 青州白圆子：方由半夏、天南星、白附子、川乌头组成。

⑤ 金液丹：方由硫黄制成。

⑥ 七宝散：方由朱砂、桂心、当归、川芎、人参、白茯苓、羚羊角、干姜组成。

⑦ 定吐饮：方由半夏、生姜、薄桂组成。

⑧ 六柱散：方由人参、白茯苓、熟附子、南木香、肉豆蔻、白术组成。

⑨ 固真汤：方由升麻、柴胡、羌活、甘草、泽泻、龙胆草、知母、黄柏组成。

⑩ 醒脾散：方由人参、白茯苓、藿香叶、白术、甘草、丁香、天南星、砂仁组成。

⑪ 沉香饮：方由沉香、丁香、木香、藿香叶、陈皮、白术、半夏、白茯苓、豆蔻、甘草组成。

络，则手足无时摇动，昏沉不省，面带痿色，风势太甚，乃虚之极，急用青金丹①、天麻饮②灌服，或六柱散、固真汤。不问有热有痰，皆风入脾经，亦是危证；若痰如牵锯之声，面无风气，犹甚，缩气粗，项软搐甚，不可治也。(《活幼新书》)

论痘疹之原

痘疹之原，有论秽毒者，有论淫火者，有论时行正病者，靡有定论。将谓秽毒、湿火耶？则一岁之中，大而郡县，小而村落，病者相似，而死相继，未必人人若此之甚也。将谓时行正病耶，何以自少至老，但作一度，厥后再无传染也？盖父母于子，一体而分，精血之毒，已蓄于阳施阴化之始，固不待诞生之顷，咽其血而后有之。然则待时而发者，胎毒也。或速而危，或徐而顺，或暴而死者，气之微甚所使也。发则其毒泄矣，所以终身但作一度，后即有其气不复传染焉。

痘为胎毒，昭昭矣。其间或疏而轻，或密而重，或重变轻，或轻变重，变化叵测，是又有说也。疏而轻者，始终如一；密而重者，变怪百出。或因父母相传而然，或因疫疠相染而然，或因鬼疰相著而然，杳冥恍惚，出于闻见，思虑之所不及。此与智者道之，痴人前不必说梦也。

按痘疹之发，显是天行时气，廛市③村落，互相传染，轻则俱轻，重则俱重，虽有异于众者，十之一二而已，岂概谓胎毒哉？然疫疠终身不染者，比比皆是，而痘疹无一人得免；疫疠一染之后，不能保其不再染，而痘疹一发不再发：则胎毒之说，又何可尽废乎？至谓淫火秽血，古亦有之，而何独无痘疹之患？欲以破胎毒之说，则又不然。天下之无而忽有者多矣。草有名虞美人者，虞美人项王宠姬也。为项王死，世哀之为之歌，对草倚声凄怆，而草辄摇，草无情识也，方其未有楚则宠姬亦无，况有草耶！一切众生，妄自颠倒而成，三界④如之，又何疑乎痘疹？(《医述》引万密斋论)

治痘之要在于解毒

今之治痘者曰：首尾不可汗下。听者和之曰：痘宜温补，汗下不可也。此亦喜补恶攻之遗弊耳！殊不知治痘之法，莫要于解毒，或攻或补，务使毒气得解而已。如其气血和畅，营卫流通，表里无邪，其出则尽，其发则透，其收则时，非但不可汗下，虽温补亦不可用也。设使外感风寒，约束皮肤，闭密腠理，疮出不快，此当汗之，令阴阳和、营卫通，而疮易出，毒得解散可也。苟不汗之，则毒无从得出，留伏于内，未免闭门留寇之祸矣。如大热不退，烦渴转增，谵妄昏沉，便溺阻塞，此毒蓄于肠胃

---

① 青金丹：方由硫黄、水银组成。
② 天麻饮：方由天麻、川乌组成。
③ 廛(chán 蝉)市：城市。
④ 三界：佛家语，指生死往来之世界（欲界、色界、无色界）。

之间，与谷气相并，宜急下之，使脏腑疏通，陈莝①涤去可也。苟不下之，则藏污蓄毒，煎熬于中，得无养虎遗患之悔乎？故《大要》曰："谨守病机，各司其属。有者求之，无者求之，盛者责之，虚者责之。必先五胜，疏其血气，令其条达，而致和平，此之谓也。"②（《医述》引万密斋论）

痘证治法

痘证有二：一曰血热毒盛，一曰气虚毒盛。气虚而毒不盛者，可以徐补；血热而毒盛者，其势必急，一发热便口渴、面赤、气喘、狂躁、谵语，一见点即宜凉血解毒，磨犀角汁多饮之，十疗四五，迟难救矣。又有血热兼气虚者，初发先凉血解毒，五六朝后，可以并力补气助浆，初时不早凉血则毒不解，延至六七朝，势必以参、芪助浆，浆必不来，反滋毒火。又有血热毒盛似气虚者，初热放点，神思昏乱，足冷，痘色白如水窠，惟有唇肿口渴，辨其火证。医者不察，反以气虚治之，十无一生。（《先醒斋医学广笔记》）

患痘须知

《时报》载凌颂和患痘须知九条云：一痘发五六日后，痘当出齐。看是否出齐，以脚心为验，脚心有痘则出齐矣。然痘稀少者，亦不拘此，总以邪热退而痘为出齐矣。若一发便出齐者，势必重也。一先发惊而后发痘者多安，先发痘而后发惊者多危，名曰惊痘。一用手揩摩，面颊如红，随手转白，白随转红，谓之血活可治；如揩之不白，举之不红，谓之血枯，虽疏难治。一痘未开盘而头面先肿，此元气大虚，名为虚肿，非起胀也。其痘不能起胀，宜大补元气，肿自消而胀自起。若痘已回而肿不消，是元气大虚，不能摄毒尽化为浆，余毒留于肌肤之间所致。一痘从正额两颧先见者多顺；人中口鼻先见者多险；或口唇目胞先浮肿者，此脾胃受毒，尤险。太阳颐腮耳先见者多逆；其不能先见于上部而反见于下部者，亦元气不振耳。其起浆、收痂亦同。一诸痘不起，惟面部及臀上痘有浆起绽者可治；有面部痘好，惟鼻上无痘，或有痘不起绽行浆者皆难治；四肢有浆，惟身面无浆者难治；全身痘浆灌足，惟面上不行浆者死；全身痘色红活，惟面部焦枯者难治；周身痘好，惟两足膝下全无者凶；若面半以上稠密灰滞，而面半以下匀明绽泽者，名云掩天庭，难治；抑诸处出齐匀朗红润，而腰间稠密灰滞作痛者，名缠腰，此毒滞于阴，不能成浆，九日危，迟则不过十一日也。一痘色紫中带黑焦枯者，乃纯阳无阴之证，其人必口干畏寒，小便短，大便结，宜清火解毒，但得灌浆，犹望生活。一颗粒疏绽，根盘红润，精神爽健，二便如常，吉痘也，勿药有喜。一痘中有紫黑干硬，暴胀独大，脚无红晕，或疼或不疼者，即痘疔也。痘

---

① 陈莝（cuò 错）：指蓄积于体内的废料邪毒。莝，铡碎的草。

② 见《素问·至真要大论》引。

疔能闭诸毒。未齐有疔，则诸痘不能出；既齐有疔，则诸痘不能起胀；行浆时有疔，则诸痘必致倒陷。故初出时见有紫黑独大之点，恐其成疔，即宜以银针挑破，吸尽毒血，然后以拔疔散①敷之，次日复看，若再硬胀，仍然刺破，以前药敷之，必转红活方可已也。若针挑不动，手捻有核，则成疔矣，须用针从四边剜开，以小钳钳出，其形如疔，有半寸许长，拔去其疔，仍以前药敷疮口，乃可无虞。又四肢有痘，惨暗坚硬而痛甚，或外无痘，而内有核作痛者，亦痘疔也，宜以艾火烧之即愈，或以镫②火烙之亦效。若不急治，则此粒痘深陷穿筋透髓而烂见骨，甚可畏也。又天庭有黑点，心窝舌上必有疔；地角有黑点，阴囊阴户必有疔；两颧有黑点，两腋必有疔；准头有黑点，四肢必有疔。此观显可知其隐，又不可不详也。又痘大色黄如金者，名贼痘，大而黑者为痘疔，当以银针挑破，吸尽毒血，拔疔散敷之。（《医淡录旧》）

治小儿病用药宜轻论

小儿脏腑柔脆，药入不能运化，是以用药宜轻。如外感风寒之邪，解肌疏表之药，每味几分可矣。药味亦不宜多，如药多而重，则药反过病，病必不能愈也。惟痘、瘄③二症，则宜重而不宜轻，轻则药力不逮，亦不能愈也。何则？痘、瘄二症，乃先天之火毒尽发于外，是以人生每只一次，非比他病之常有也。观叶氏案当自知之。（《一得集》）

小儿药饵之误

小儿气血未充，而一生盛衰之基，全在幼时。此饮食之宜调，而药饵尤当慎也。今举世幼科，既不知此大本，又无的确明见，而惟苟完目前，故凡遇一病，则无论虚、实、寒、热，但用海底兜法，而悉以散风、消食、清痰、降火、行滞、利水之剂，总不出二十余味，一套混用，谬称稳当，何其诞也。夫有是病而用是药，则病受之矣；无是病而用是药，则元气受之矣。小儿元气几何，能无阴受其损而变生不测耶？此当今幼科之大病，而医之不可轻任者，正以此也。又见有爱子者，因其清黄瘦弱，每以为虑，而询之庸流，则不云痰火，必云食积，动以肥儿丸、保和丸之类，使之常服。不知肥儿丸以苦寒之品，最败元阳；保和丸以消耗之物，极损胃气。谓其肥儿也，而适足以瘦儿；谓其保和也，而适足以违和耳！即如抱龙丸之类，亦不宜轻易屡用。余尝见一富翁之子，每多痰气，或时惊叫，凡遇疾作，辄用此丸，一投即愈，彼时以为神丹。如此者不啻十余次，及其长也，则一无所知，凝然一痴物而已，岂非暗损元神所致耶？凡此克伐之剂，所以最当慎用。故必有真正火证、疳热，乃宜肥儿丸及寒凉

---

① 拔疔散：方由雄黄、胭脂组成。
② 镫：同"灯"。
③ 瘄：《康熙字典》云读音未详。俗读昔或腊。瘄，瘄子，即麻疹。

等剂；真正食积胀满，乃宜保和丸及消导等剂；真正痰火喘急，乃宜抱龙丸及化痰等剂。即用此者亦不过中病即止，非可过也。若无此实邪可据，而诸见出入之病，则多由亏损元气，悉当加意培补，方是保赤之主。倘不知此，而徒以肥儿、保和等名，乃欲藉为保障，不知小儿之元气无多，病已伤之，而医复伐之，其有不萎败者鲜矣。此外如大黄、芒硝、黑丑、芫花、大戟、三棱、蓬术之类，若非必不得已，皆不可轻易投也。(《景岳全书》)

小儿无补肾法辩

观王节斋曰：小儿无补肾法。盖小儿禀父精而生，男至十六而肾始充满，既满之后，妄用亏损，则可用药补之。若受胎之时，禀之不足，则无可补；察之原足，又何待于补耶？呜呼！此言之谬，谬亦甚矣。夫二五之精，妙合而凝，精合而形始成，此形即精也，精即形也。治精即所以治形，治形即所以治精。第时有初中，则精有衰盛。故小儿于初生之时，形体虽成，而精气未裕，所以女必十四，男必十六，而后天癸至。天癸即至，精之将盛也；天癸未至，精之未盛也。兹以其未盛，而遽谓其无精也，可乎？且精以至阴之液，本于十二脏之生化，不过藏之于肾，原非独出于肾也。观《上古天真论》曰："肾者，主水，受五脏六腑之精而藏之。"此精之所源，其不止于肾也可知矣。王节斋止知在肾，而不知在五脏。若谓肾精未泄，不必补肾，则五脏之精，其有禀赋之亏，人事之伤者，岂因其未泄，而总皆不必补耶？夫小儿之精气未盛，后天之阴不足也；父母之多欲水亏，先天之阴不足也。阴虚不知治本，又何藉于人为以调其元、赞其化乎？此本原之理，有当深察者如此。再以小儿之病气论之，凡小儿之病，最多者惟惊风之属，而惊风之作，则必见反张、戴眼、斜视、抽搐等证，此其为故，总由筋急而然。盖血不养筋，所以筋急；真阴亏损，所以血虚。此非水衰之明验乎？夫肾主五液，而谓血不属肾，吾不信也。肝肾之病同一治，今筋病如此，而欲舍肾水以滋肝木，吾亦不信也。且太阳少阴相为表里，其经行于脊背，而为目之上纲。今以反折戴眼之证，偏多见于小儿，而谓非水脏阴虚之病，吾更不信也。矧以阳邪亢极，阴竭则危，脏气受伤，肾穷则死。此天根生息之基，尤于小儿为最切，然则小儿之病，其所关于肾气者，非眇而顾，可谓小儿无补肾法耶？决不信！决不信！(《景岳全书》)

小儿易虚易实辩

有谓小儿易虚易实者，非也。柔脆不耐病痛，固理所当然，然其气水归乎躯壳，病亦在于躯壳，无异于成人，未尝易虚也，殆药虚之耳！小儿生机勃，如无病则日以长大，病果无害，生机依然，故有似乎易实，然使其不病，则长大必有胜于既病者，是易实之说亦非也。小儿如嫩草木，克伐不可，补亦不易。草木方萌芽时，失水则死，伤水亦死，惟频频浇灌，如其量而止为宜。不特用药，即乳食皆当知节。

幼科谓小儿纯阳，当用凉药。非之者曰是稚阳，非纯阳也，宜补阴以配阳。夫既曰稚阳，则阳亦不足可知，而偏于补阴，可乎？阴阳二气，本无偏胜，小儿躯壳，气水所贯，何异于成人，其所以异于成人者，特气水未充，不能免予柔脆耳！是以治小儿难于成人，然亦有易于成人者，以其未有人事之斫丧也。病在阳，则治阳；病在阴，则治阴。焉用纯阳、稚阳之纷纭哉！（《医述》引《医参》）

变蒸说

小儿变蒸之说，古所无也，至西晋王叔和始一言之，继自隋唐巢氏以来，则日相传演，其说益繁。然以余观之，则似有未必然者。何也？盖儿胎月足离怀，气质虽未成实，而脏腑已皆完备；及既生之后，凡长养之机，则如月如苗，一息不容有间，百骸齐到，自当时异而日不同，岂复有此先彼后？如一变生肾，二变生膀胱，及每变必三十二日之理乎？又如小儿之病与不病，余所见所治者，盖亦不少。凡属违和，则不因外感，必以内伤，初未闻有无因而病者，岂真变蒸之谓耶？又见保护得宜，而自生至长，毫无疾痛者不少，抑又何也？虽有暗变之说，终亦不能信。然余恐临证者有执迷之误，故道其愚昧若此，及如前薛氏之戒，皆不可不察也。明达者以为然否？（《景岳全书》）

第五节　五官科证治总论

耳病证治论

耳者，肾之窍，足少阴之所主。人身十二经络中，除足太阳、手厥阴，其余十经络，皆入于耳。惟肾开窍于耳，故治耳者，以肾为主。或曰：心亦开窍于耳，何也？盖心窍本在舌，以舌无孔窍，因寄于耳，此肾为耳窍之主，心为耳窍之客尔。以五脏开于五部，分阴阳言之，在肾、肝居阴，故耳、目二窍，阴精主之；在心、脾、肺居阳，故口、鼻、舌三窍，阳精主之。《灵枢》云：肾气通乎耳，肾和则能闻五音。五脏不和，则七窍不通。故凡一经一络有虚实之气入于耳者，皆足以乱其聪明，而致于聋聩，此言暴病者也。若夫久聋者，于肾亦有虚实之异。左肾为阴主精，右肾为阳主气。精不足，气有余，则聋为虚；若其人瘦而色黑，筋骨健壮，此精气俱有余，固藏闭塞，是聋为实，乃高寿之兆也。二者皆禀所致，不须治之。又有乍聋者，经曰：不知调和七损八益之道，早衰之节也。其年未五十，体重耳目不聪明矣，是可畏也。其证耳聋、面颊黑者，为脱精肾惫，安肾丸、八味丸、苁蓉丸①、薯蓣丸②选而用之。若肾经虚火，

---

① 苁蓉丸：方由肉苁蓉、山萸肉、石龙芮、石菖蒲、菟丝子、羌活、鹿茸、石斛、磁石、附子、全蝎、麝香组成。

② 薯蓣丸：方由薯蓣、人参、阿胶、白术、芍药、芎䓖、麦冬、杏仁、防风、茯苓、桔梗、柴胡、甘草、当归、干地黄、桂枝、神曲、大豆黄卷、干姜、大枣、白蔹组成。

面赤、口干、痰盛、内热者，六味丸主之，此论阴虚者也。至于阳虚者，亦有耳聋。经曰：清阳出上窍。胃气者，清气、元气、春升之气也，同出而异名也。今人饮食、劳倦，脾胃之气一虚，不能上升，而下流于肾、肝，故阳气者闭塞，地气者冒明，邪害空窍。今人耳目不明，此阳虚耳聋，须用东垣补中益气汤主之。有能调养得所，气血和平，则其耳聋渐轻。若不知自节，日就烦劳，即为久聋之证矣。

又有因虚而外邪乘聋者，如伤寒邪入少阳，则耳聋、胁痛之类，当各经分治之。

又有耳痛、耳鸣、耳痒、耳脓、耳疮，亦当从少阴正窍，分寒、热、虚、实而治之者多，不可专作火与外邪治。耳鸣以手按之，而不鸣或少减者，虚也；手按之而愈鸣者，实也。王节斋云：耳鸣盛如蝉，或左或右，或时闭塞，世人多作肾虚治不效，殊不知此是痰火上升，郁于耳而为鸣，甚则闭塞矣。若其人平昔饮酒厚味，上焦素有痰火，只作清痰降火治之。大抵此证多先有痰火在上，又感恼怒而得，则气上，少阳之火客于耳也。若肾虚而鸣者，其鸣不甚，其人必多欲，当见劳怯等证。惟薛立斋详分缕析，云血虚有火，用四物加山栀、柴胡；若中气虚弱，用补中益气汤；若血气俱虚，用八珍汤加柴胡；若怒便聋而或鸣者，属肝胆经气实，用小柴胡加芎、归、山栀，虚用八珍汤加山栀；若午前甚者，阳气实热也，小柴胡加黄连、山栀；阳气虚，用补中益气汤加柴胡、山栀；午后甚者，阴血虚也，四物加白术、茯苓；若肾虚火动，或痰盛作渴者，必用地黄丸。

耳中哄哄然，是无阴也。又液脱者，脑髓消，胫酸，耳数鸣，宜地黄丸。肾虚耳中潮声、蝉声无休止，时妨害听闻者，当坠气补肾，正元饮咽黑锡丹，间进安肾丸。肾脏风耳鸣，夜间睡著，如打战鼓，更四肢抽掣痛，耳内觉风吹奇痒，宜黄芪丸。肾者，宗脉所聚，耳为之窍。血气不足，宗脉乃虚，风邪乘虚，随脉入耳，气与之搏，故为耳鸣。先用生料五苓散，加制枳壳、橘红、紫苏、生姜同煎，吞青木香丸[1]，散邪风下气，续以芎归饮[2]和养之。耳中耵聍，耳鸣、耳聋，内有污血，宜柴胡聪耳汤[3]。（《医贯》）

耳病证治（一）

凡耳痛、耳鸣、耳闭、耳聋，当辨虚实，而后症可治也。暴病者多实；久病者多虚。少壮热盛者多实；中衰无火者多虚。饮酒味厚，素有痰火者多实；质清脉细，素行劳苦者多虚。且耳为肾窍，肾气充足，则耳目聪明。经曰："人年四十，而阴气自半。"半即衰之谓也。阴衰肾亏，每多耳鸣，聋之渐也。聋者，气闭也。此外又有火闭者，因诸经之火，壅塞清道，其症或烦热，或头面赤肿者皆是，宜清之。气闭者，因肝、胆气逆，必忧郁恚怒而然，宜顺气舒心。邪闭者，因风寒外感，邪传少阳，而然，

---

① 青木香丸：方由青木香、黑牵牛、补骨脂、荜澄茄、槟榔组成。
② 芎归饮：方由川芎、当归、细辛、石菖蒲、官桂、白芷组成。
③ 柴胡聪耳汤：方由柴胡、连翘、水蛭、虻虫、麝香、当归身、人参、甘草组成。

宜和解之。窍闭者，必因损伤，或取耵，或雷炮震之，或聤耳溃脓而坏，宜用法以通之。以外止有肾亏虚聋，非大培根本不可。故谓暴聋者易治，久聋者难愈也。（《罗氏会约医镜》）

耳病证治（二）

肾开窍于耳，心亦寄窍于耳，胆络脉附于耳。体虚失聪，治在心肾；邪干窍闭，治在胆经。盖耳为清空之窍，清阳交会流行之所，一受风热火郁之邪，与水衰火实，肾虚气厥者，皆能失聪。故先生治法，不越乎通阳、镇阴、益肾、补心、清胆等法，使清静灵明之气，上走空窍，而听斯聪矣。如温邪暑热火风侵窍，而为耳聋痛胀者，用连翘、山栀、薄荷、竹叶、滑石、银花，轻可去实之法，轻清泄浊为主。如少阳相火上郁，耳聋聤胀者，用鲜荷叶、苦丁茶、青菊叶、夏枯草、蔓荆子、黑山栀、羚羊角、丹皮，辛凉味薄之药，清少阳郁热，兼清气热为主。如心、肾两亏，肝阳亢逆，与内风上旋蒙窍，而为耳鸣暴聋者，用熟地、磁石、龟甲、沉香、二冬、牛膝、锁阳、秋石、山萸、白芍，味厚质重之药，壮水制阳，填阴镇逆，佐以酸味入阴、咸以和阳为主。因症施治，从虚从实，直如庖丁之导窾矣。（《临证指南医案》）

鼻病治法大纲

肺开窍于鼻，阳明胃脉亦挟鼻上行。以窍言之，肺也；而以用言之，心也。然总之鼻症不一，非风寒外感，即阴虚火炎。治外感者，宜辛散；治内热者，宜滋阴以降火。治法大纲，尽乎是矣。（《罗氏会约医镜》）

鼻病证治

经云：肺和则鼻能知香臭矣。又云：胆移热于脑，令人辛頞鼻渊，传为衄衊瞑目。是知初感风寒之邪，久则化热，热郁则气痹而塞矣。治法利于开上宣郁，如苍耳散①、防风通圣散、川芎茶调散、菊花茶调散②等类。先生则佐以荷叶边、苦丁茶、蔓荆、连翘之属以治之，此外感宜辛散也。内热宜清凉者，如脑热鼻渊。用羚羊、山栀、石膏、滑石、夏枯草、青菊叶、苦丁茶等类，苦辛凉散郁之法也。久则当用咸降滋填，如虎潜减辛，再加镇摄之品。其有精气不足，脑髓不固，淋下无腥秽之气者，此劳怯根萌，以天真丸③主之。此就案中大概而言之也，然症候错杂，再当考前贤之法而治之。（《临证指南医案》）

---

① 苍耳散：方由苍耳子、辛荑、白芷、薄荷叶组成。
② 菊花茶调散：又名菊花散，方由白菊花、白蒺藜、羌活、木贼、蝉蜕组成。
③ 天真丸：方由精羊肉、肉苁蓉、当归、山药、天门冬组成。

咽喉病的病机与治法

经曰："一阴一阳结，谓之喉痹。"少阴，君火也；少阳，相火也。夫火何以动？以有内外之因，故火引痰上，而痰热燔灼，壅塞咽喉之间。其症不一：肿于两旁者为双蛾，肿于一边者为单蛾；圆突如珠，乃痈疖之类，宜刺出其血而愈。若缠喉风，则满片红肿，多不成脓，亦不必出血，但使火降，其肿自消。然火有虚实之分，其因情志郁怒而起者，多属少阳、厥阴，为风木之脏，固易生火；以口腹辛热而起者，多属阳明，以胃气直透咽喉，故又惟阳明之火为最盛。脉实症实，宜以火治。至于少阴，其脉络于横骨，终于会厌，系于舌本。凡阴火冲上，多为喉痹。然亦有虚实之异：若是实火，症与脉皆实，亦易知也，设色欲过度，以致真阴亏损者，此肾中之虚火也，非壮水不可，六味地黄汤主之。又有火虚于下，而格阳于上，此无根之火，即肾中之真寒症也，非温补命门不可，八味地黄汤主之。必须遵《内经》从治之法，切不可用寒凉以促其危耳！（《罗氏会约医镜》）

咽喉病证治通论

夫喉者，吾生气机出入之门户，瞬息存亡之际，性命系焉。偶一受病，危在须臾，迫不及待。所贵医者，能识受病之原，与夫虚实痰火风寒热毒之异，更于望闻问中参究脉理，尤为先务之急。自来业喉科者，全不讲脉，所以治之鲜效。今试论之。

假如其脉洪大而实，其人气粗而躁，此有余之证，用药则以散风下气、清火消痰。散之者，荆芥、防风、羌活、独活、紫苏是也；下之者，枳壳、枳实、青皮、厚朴、山楂、前胡是也；清之者，山栀、黄芩、黄柏，甚则犀角、黄连；消痰则以胆星、蒌仁、杏仁为主。若脉洪大而浮软无力，或弦缓而涩，其人气委而静，此不足之证，用药则以凉血、生血、滋润、消痰。凉之者，丹皮、白芍是也；生之者，生地、当归是也；润之者，苡仁、花粉、知母是也；消痰则以贝母、蒌仁、杏仁，兼用山栀、黄芩、黄柏、犀角、黄连。或有纯是阴脉者，或有纯是阳脉者，当以病治病，脉不与焉。即以荆芥、防风、牛蒡、射干、黄芩、枳壳、银花、独活、生地、丹皮、花粉为治，再以保命丹①或红内消②同服，日用吹药，夜用噙药，无不见效。更有一种热病而服热药，火毒炽甚而发于喉间，大寒大热，疼痛不止。或舌胀而木，伸缩不能，饮食难进，其脉洪实有力，大便不行，宜急下之。若脉洪弦而浮无力，宜凉血行血为主，若过用疏风散火之剂，恐变别证，最称难治。又有一种出外急走远路，脱力而伤肺气，喘息难舒，以致喉痛舌胀，地阁下肿，突如锁喉之状，内视之非重舌，外视之非痰毒，寒热大作，痰涎汹涌，六脉洪大中空，面色发黄而浮，初以防风通圣散探之，或效一二，

---

① 保命丹：方由麝香、辰砂、冰片、珍珠、琥珀、山豆根、文蛤、山慈菇、雄黄、千金子、红毛大戟组成。
② 红内消（散）：方由大蜈蚣、乳香、血竭、象贝母、雄黄、穿山甲、没药、辰砂、麝香组成。

即以凉血、生血、顺气之药治之。又有似喉证非喉证者，其喉亦痛，牙关紧闭，胸胁痛，四肢挛厥作痛，腹痛，因受有重伤，或用力太过，致瘀血凝滞，当以行血破瘀为要，初起可救，过五六日不治。

又如弱证喉癣，虽是肺经之病，亦有兼他经而起者，何以知之？假如喉间红瘰作痛，是肺经火盛之故，若颈项之筋，有时或左或右，作胀而梗。气闷不快，此怒气伤肝，左关脉必洪大而弦，当清肝火，以舒筋凉血为主，用药则以当归、牛膝，佐以柴胡、黄芩、羚羊。若兼右关微弱而缓，乃脾胃有亏，须兼用白芍、茯苓，此肝脾与肺共病也。

喉间红瘰作痛，其舌紫色，或生刺作痛，或作木干枯，是心经受亏，无血营养，以致虚火炽盛，且兼思虑过度，郁气所成，左寸脉必浮洪，当以犀角、黄连为主，佐以当归、白芍，此心与肺共病也。

喉间红瘰作痛，满唇焦裂，口热如烧，或作干呕，是胃经虚火炽盛，右关脉必洪弦且紧，当以山栀、黄芩为主，佐以当归、白芍、山药，此胃与肺共病也。

喉间红瘰作痛，夜间舌干口苦，汤水不进，或有嗽而无痰，更兼滑精者，是肾水枯竭，虚火上炎，两尺脉必洪数无力，当以山药、知母、黄柏为主，佐以花粉、泽泻、白芍、茯苓，此肾与肺共病也。

若夫肺经独病，或吐血而成，或嗜酒而发，或脾泻而生。气血消散，嗽重声哑，喘急痰多，声如曳锯，睡卧不得，六脉洪大而浮，肺部更甚，当以薏仁、山药、贝母、黄芩、蒌仁，牛蒡为主，佐以当归、白芍、熟地、茯苓、丹皮、犀角、黄柏、知母服之。喉痛虽止，然不过待日而已。更有六脉沉隐，神脱气败，饮食不进，步履不前，盗汗自汗如雨，脾气溏泻，死无疑矣。

若年老人喉间红瘰作痛，或舌上生刺，或破肿，或水胀，言语不清，六脉微洪、五至有余，饮食、动静、形色、神气如常，此血少火盛，当以黄芩、丹皮、茯苓、熟地、当归、白芍为主，佐以元参、牛蒡、枳壳、银花、花粉、山药、苡仁，甚则加犀角、黄连，不同前论。

若小儿痘后或疹后患此，当以犀角、黄连，败其热毒，更以凉血、补血、健脾之药佐之，术、草、参、芪断不可用。此外用药与大人相同。

若女人胎前患此者，先以安胎为主，次用凉血为佐。红内消、保命丹忌用，余药无妨。产后一月未满者，当以熟地、当归补血，枳壳、青皮下气，元参、射干、牛蒡、元胡索、银花消肿，少加黄芩、花粉以清热，红内消、保命丹可用，但不宜多，吹药、噙药忌之。如经期适来，当以破血、下血之药为主，凉血者少用。红内消、保命丹、噙药，服之亦无忌。兹论其大略如此。

夫喉证向有三十六法，今余列十八证，名目虽简，而治法已备。要之，十八证中，又可以风与痰与火概之。凡遇此症，不论缓急，只以下气消痰为主，次则清火凉血。若不分先后，混乱用药，贻害匪浅。今开用药大概于左（下），惟高明者临时参用可耳！

药用防风、前胡、丹皮、独活各一钱，杏仁、蒌仁、山楂各三钱，车前、木通各八分。两剂后加山栀、胆星各一钱，生地二钱。如火未熄，加黄芩一钱，以保命丹、红内消同服。

误用黄连、半夏、生姜、桔梗之类，难以收功，照前方加羌活、独活服几剂自愈。

牙关难开，须加真北细辛一分。

单蛾、双蛾至八九日后，方可用针刺出毒血；未满十日，万不可刺。

或有疔疮根脚，红内消不可用，用之反凶。煎药中加地丁草七八钱自愈。保命丹可服。颈间痰毒，须加象贝母、草河车、猴姜。若日久难愈，以虾蟆一个，研好朱砂五分灌于中，泥裹煨，研末服之，自消。（《咽喉脉证通论》）

〔按语〕

本文节选自《咽喉脉证通论》，该书相传为宋异僧所遗，不足信。道光七年，仁和许乃济序谓："浙江有世业科者，应手立愈，顾秘其书，不肯授人。吾家珊林孝廉，购得之，参校付梓，题曰《咽喉脉证通论》。"

喉痧证治总论

时疫喉痧，由来久矣。壬寅春起，寒暖无常，天时不正，屡见盛行。予临诊二十余年，于此症略有心得，爰述其大概，与同志一商榷之。凡痧麻种类甚多，有正痧，有风痧、红痧、惟时疫喉痧为最重，传染迅速，沿门阖境，竟有朝发而夕毙、夕发而朝亡者，暴厉夭札，殊深浩叹！业是科者，当谨慎而细察，悉心而辨治焉。如幼时初次出痧，谓之正痧，因胎中有伏热，感时气而发。寒热、咳嗽、烦闷、泛恶、咽喉或痛或不痛，即有咽痛，亦不腐烂，此正痧之病形也。夏秋对之红痧、风痧，初起时寒热、骨痛、胸闷、呕恶，舌苔白腻，外热极重而里热不盛，咽喉不痛，或咳嗽，或不咳嗽，此红痧、风痧之病情也。其病源良由夏受暑湿，秋感凉邪，郁于太阴、阳明。太阴者，肺也；阳明者，胃也。肺主皮毛，胃主肌肉，邪留皮毛、肌肤之间。则发为红痧、风痧。凡痧子初发时，必有寒热、咳嗽、胸闷、泛恶、骨痛等证。揆度病因，盖外邪郁于腠理，遏于阳明，肺气不得宣通，胃气不得泄越也。必用疏散之剂疏表解郁，得汗则痧麻透，而诸症俱解。此治正痧、风痧、红痧之大略也。

独称时疫烂喉痦痧者何也？因此症发于夏秋者少，冬春者多，乃冬不藏精、冬应寒而反温、春犹寒禁、春应温而反冷，经所谓"非其时而有其气"，酿成疫疠之邪也。邪从口鼻入于肺、胃，咽喉为肺、胃之门户，暴寒束于外，疫毒郁于内，蒸腾肺、胃两经，厥、少之火乘势上亢，于是发为烂喉痦痧。痦与痧略有分别，痦则成片，痧则成颗，其治法与白喉迥然不同。《白喉忌表》① 一书立滋阴清肺汤，原宗仲圣猪肤汤之遗意，由少阴伏热升腾，吸受疫疠之气，与内蕴伏热，相应为患，若至音哑、气喘，

————————

① 《白喉忌表》：即《白喉忌表抉微》，又名《白喉治法抉微》，一卷，作者署名耐修之。白喉养阴忌表之论，出郑梅涧《重楼玉钥》中，该书本其意而阐之。

肺炎叶腐，危在旦夕间矣。滋阴清肺，尚恐不及，宜加珠黄、金汁，或救十中一二；苟与表散，引动伏火，增其炎焰之势，多致夭枉。此时疫喉痧当与白喉分别清楚，不容稍混也。白喉固宜忌表，而时疫喉痧初起，则不可不速表，故先用汗法，次用清法，或用下法，须分初、中、末三层，在气在营，或气分多，或营分多，脉象无定，辨之宜确，一有不慎，毫厘千里。初则寒热、烦躁、呕恶，咽喉肿痛、腐烂，舌苔或白如积粉，或薄腻而黄，脉或浮数，或郁数，甚则脉沉似伏，此时邪郁于气分，速当表散，轻则荆防败毒、清咽利膈汤①去硝、黄，重则麻杏石甘汤；如壮热、口渴、烦躁、咽喉肿痛、腐烂，舌边尖红绛，中有黄苔，痧疹密布，甚则神昏、谵语，此时疫邪化火，渐由气入营，即当生津清营解毒，佐使疏透，仍望邪从气分而解，轻则用黑膏汤，鲜石斛、豆豉之类，重则犀豉汤、犀角地黄汤，必待舌色光红或焦燥，痧子布齐，气分之邪已透，当用大剂清营凉解，不可再行表散。此治时疫喉痧用药之次第也。假使早用寒凉，则邪遏在内，必至内陷神昏或泄泻等症，致成不救，如表散太过，则火炎愈炽，伤津劫液，引动肝风，发为痉厥等险象，仍当大剂清营凉解，或可挽回。先哲云：痧疹有汗则生，无汗则死。金针度人，二语尽之矣。故此症当表则表之，当清则清之，或用釜底抽薪法，亦急下存阴之意。谚云，救病如救火，走马看咽喉。用药贵乎迅速，万不可误时失机。此症有不治、难治数条，开列于左（下）：脉伏者，不治；泄泻不止者，不治；会厌腐去，声哑气急者，不治；始终无汗者，难治；痧疹遍体虽见，而头面不显者，难治。此皆时疫喉痧危险之症，其余用药得宜，虽重亦可挽回。此不过言其大略耳，其中变化条目甚多，非数言可尽。敢请海内明达，匡我不逮，则幸甚矣！
（《喉痧证治概要》）

〔按语〕

本文作者丁泽周，字甘仁，近代武进孟河人。丁氏通晓内外各科，学识、经验均丰富，并先后创办上海中医专门学校，女子中医专校，积极培养中医人才，又创办南北广益中医院，为广大病员服务。其著作有《药性辑要》、《脉学辑要》、《丁甘仁医案》、《喉痧证治概要》等，为中医学的发展作出了一定的贡献。

烂喉丹痧证治

夫丹痧一症，方书未有详言。余究心是症之所来，不外乎风寒、温热时厉之气而已。故解表清热，各有所宜，治之得当，愈不移时，治失其宜，祸生反掌，无非宜散、宜清之两途也。其症初起，凛凛恶寒，身热不甚，并有壮热而仍兼憎寒者，斯时虽咽痛烦渴，先须解表透达为宜，即或宜兼清散，总以散字为重，所谓火郁发之也。苟漫用寒凉，则外益闭而内火益焰，咽痛愈剧，溃腐日甚矣。不明是理者，反云如此凉药，

---

① 清咽利膈汤：又名清心利膈汤，方由防风、荆芥、薄荷、桔梗、黄芩、黄连、生栀子、连翘、玄参、大黄、朴硝、牛蒡子、生甘草组成。

尚且火势勃然，不察未散之误，犹谓寒之未尽，于是愈凉愈遏，以致内陷而毙者有之。或有云是症专宜表散者，余谓所见亦偏。前所云寒热之时，散为先务，俾汗畅而丹痧透发，已无恶寒等症，至此则外闭之风寒已解，内蕴之邪火方张，寒凉泄热，是所宜投，热一尽而病自愈矣。若仍执辛散之方，则火得风而愈炽，肿势反增，腐亦滋蔓，必至滴水下咽，痛如刀割，间有议用清凉者，乃以郁遏诽之，炎热燎原，杀人最暴，此偏于散而谤匪清者之为害也。彼言散之宜，此言散之祸，彼言寒之祸，此言寒之宜，要惟于先后次第之间，随机权变，斯各中其窾耳。再此症愈后，每有四肢酸痛、难以屈伸之状，盖由火烁阴伤，络失所养，宜进滋阴，非同痹症。此又管窥之所及，敢以质之高明。（《吴医汇讲》）

烂喉痧论

烂喉痧一症，古书不载，起于近时，而并易传染：治之者每谓太阴、阳明二经风热之毒，而至烂之由，亦不可不详察也。譬之于物，以盛火逼之，只见干燥，而不知湿热郁蒸，所以致烂耳！此症凡风热者，治宜清透；湿热者，治宜清渗；痰火凝结者，治宜消降。盖邪达则痧透，痧透则烂自止矣。若过用寒凉，势必内陷。其害可胜言哉！夫症有可治，有不可治。口中作臭者，谓之回阳，其色或淡黄或深黄者，此系痰火所致，皆可治之症。他如烂至小舌者，鼻塞者，合眼矇眬者，并有元气自虚，毒气深伏，色白如粉皮样者，皆不可治之症也。总之，因天地不正之气，感而受之，故体有虚实之不同，即症有重轻之各异耳！其余喉症、痧症，古人言之详矣，概不复赘。（《吴医汇讲》）

论口病

口者，五脏六腑所贯通也。脏腑有偏胜之疾，则口有偏胜之症。病原以口苦属心火，然亦有思虑、劳怠、色欲过度者，多有苦燥无味之症。此心脾虚，则肝胆邪溢而为苦；肝肾虚，则真阴不足而为燥。又以口淡属胃火，不知大病、大劳、大泻、大汗之后，皆口淡无味，岂胃火耶？总之，无火症、火脉，则不宜以劳伤作内热，而妄用寒凉也。

凡口渴喜冷水、脉实、便结者，是火盛于上，宜清肺、胃也。若有口虽渴，喜热汤，而便溏，且有不欲饮茶汤者，是干而非渴，系阴虚，宜补脾肾。并有阳虚而阴无以生者，又当水火并济，如八味地黄汤之类是也。

凡口臭，有胃火，亦有脾弱不能化食，而作馊腐之气者，宜调补心脾。若专用凉药，反生他病。

口唇属胃，足阳明之脉，挟口环唇，故脾、胃受邪则唇病。风则动，寒则紧，燥则干，热则裂，气郁则生疮，血少则无色。上唇生疮，虫食其脏；下唇生疮，虫食其肛。若人中平满者，为唇反，肉先死也。（《罗氏会约医镜》）

口疮证治

口疮，上焦实热，中焦虚寒，下焦阴火，各经传变所致，当分别而治之。如发热、作渴、饮冷，实热也，轻则用补中益气，重则用六君子汤；饮食少思，大便不实，中气虚也，用人参理中汤；手足逆冷，肚腹作痛，中气虚寒，用附子理中汤；日晡热，内热，不时而热，血虚也，用八物加丹皮、五味、麦门；发热、作渴、唾痰、小便频数，肾水虚也，用八味丸；日晡发热，或从小腹起，阴虚也，用四物加参、术、五味、麦门，不应，用加减八味丸；若热来复去，昼见夜伏，夜见昼伏，不时而动，或无定处，或从脚起，乃无根之火也，亦用前丸，及十全大补加麦门、五味，更以附子末唾津调，抹涌泉穴。若概用寒凉，损伤生气，为害匪轻。

或问虚寒何以能生口疮，而反用附子理中耶？盖因胃虚谷少，则所胜者肾水之气，逆而乘之，反为寒中，脾胃衰弱之火，被迫炎上，作为口疮。经曰：岁金不及，炎火乃行，复则寒雨暴至，阴厥且格，阳反上行，民病口疮是也。故用参、术、甘草补其土，姜、附散其寒，则火得所助，接引而退舍矣。

按《圣济总录》有元藏虚冷，上攻口舌者，用巴戟、白芷、高良姜末、猪腰煨服。又有用丁香、胡椒、松脂、细辛末，苏木汤调涂舌上。有用当归、附子，蜜炙含咽。若此之类，皆治龙火上迫，心肺之阳不得下降，故用此以引火归原也。（《医贯》）

齿 论

《素问》曰：男子八岁，肾气实，而齿更；三八真牙生；五八则齿槁；八八而齿去矣。女子亦然，以七为数。盖肾主骨，齿者骨之标，髓之所养也。凡齿属肾，上下龈属阳明。上龈痛，喜寒而恶热，取足阳明胃；下龈痛，喜热而恶寒，取手阳明大肠。凡动摇，袒①、脱而痛，或不痛，或出血，或不出血，全具如欲落之状者，皆属肾。经曰：肾热者，色黑而齿槁。又曰：少阴经者，面黑齿长而垢。其虫痛、龈肿、摇动、溃烂、痛秽者，皆属阳明。或诸经错杂之邪，与外因为患，俱分虚实而治。肾经虚寒者，安肾丸②、还少丹，重则八味丸主之。其冬月时，大寒犯脑，连头痛，齿牙动摇、疼痛者，此太阳并少阴伤寒也，仲景用麻黄附子细辛汤，凡肾虚者多有之。如齿痛、摇动，肢体倦怠，饮食少思者，脾肾亏损之证，用安肾丸、补中益气并服。如喜寒恶热者，乃胃血伤也，清胃汤③。若恶寒喜热者，胃气伤也，补中益气汤。

凡齿痛遇劳即发，或午后甚者，或口渴面黧，或遗精者，皆脾肾虚热，补中益气

---

① 袒（tǎn 坦）：裸露。

② 安肾丸：方由肉桂、川乌头、桃仁、白蒺藜、巴戟天、山药、茯苓、肉苁蓉、石斛、川草薢、白术、补骨脂组成。

③ 清胃汤：方由升麻、生地、当归、黄连、牡丹皮组成。

送八味丸，或十全大补汤。若齿龈肿痛，嫩连腮颊，此胃经风热，用犀角升麻汤[1]。若善饮者，齿痛腮颊嫩肿，此胃经湿热，清胃汤加葛根，或解醒汤。

海藏云：牙齿等[2]龋，臭秽不可近，数年不愈，当作阳明蓄血治，桃仁承气汤，为细末蜜丸服之。好饮者，多有此证，屡服有效。

凡小儿行迟、语迟、齿迟，及囟门开者，皆先天母气之肾衰，须肾气丸为主。（《医贯》）

齿病证治

齿者，骨之余，肾之标，寄养于龈。上龈属足阳明胃，下龈属手阳明大肠。而其为病，则有三焉：一曰火，病在龈，即牙床肉也，或肿痛糜烂，或牙缝出血，是湿热蓄于肠胃，而上壅于经，治宜清凉。二曰虫，病止在牙，亦由湿热生虫，蚀损蛀空，治宜杀虫，兼清胃火。三曰肾虚，病在脏，或齿脆不坚，或疏豁动摇，或中年而即脱者，必肾气之不足，治宜补养。凡此三者，其中各有不同，辨真而治自易。（《罗氏会约医镜》）

论舌病

经曰：舌乃心之苗。又曰：心脉系舌本，脾脉络舌旁，系舌下。故发为病者，皆二经之所致也。然肝脉亦络舌本，故风寒所中，则卷缩而不言。七情所郁，及心经壅热，则舌肿；心热则裂而疮；肝热则木而硬；脾热则涩而胎；肺热则强，热甚则干燥如锯。无故自痹者，由心血不足，虚火烁耳，用四物合理中治之。若舌卷、囊缩者不治，厥阴绝也。（《罗氏会约医镜》）

眼的生理与病机

经曰："五脏六腑之精气，皆上注于目，而为之精。"肾藏精，故治目者，以肾为主。目虽肝之窍，子母相生，肾、肝同一治也。

华元化云：目形类丸，瞳神居中而前，如日月之丽东南，而晦西北也。有神膏、神水、神光、真气、真血、真精，此滋目之源液也。神膏者，目内包涵膏液，此膏由胆中渗润精汁，积而成者，能涵养瞳神，衰则有损。神水者，由三焦而发源，先天真一之气所化，目上润泽之水是也。水衰则有火胜燥暴之患；水竭则有目轮大小之疾；耗涩则有昏眇之危。亏者多，盈者少，是以世无全精之目。神光者，原于命门，通于胆，发于心火之用事也。火衰则有昏瞑之患；火炎则有焚燥之殃。虽有两心，而无正

---

[1]　犀角升麻汤：方由犀角、升麻、防风、黄芩、白芷、白附子、川芎、羌活、生甘草组成。

[2]　等：齐一，等同。

轮。心君主也，通于大眦，故大眦赤者，实火也；命门为小心，小心相火也，代君行令，通于小眦，故小眦赤者，虚火也。若君主拱默，则相火自然清宁矣。真血者，即肝中升运滋目注络之血也。此血非比肌肉间易行之血，即天一所主之水，故谓之真也。真气者，即目之经络中往来生用之气，乃先天真一发生之元阳也。真精者，乃先天之气所化精汁，起于肾，施于胆，而后及瞳神也。凡此数者，一有损，目则病矣。（《医贯》）

五轮说

五轮：金之精，腾结而为气轮；木之精，腾结而为风轮；火之精，腾结而为血轮；土之精，腾结而为肉轮；水之精，腾结而为水轮。

气轮者，目之白睛是也。内应于肺，西方庚辛、申酉之令，肺主气，故曰气轮。金为五行之至坚，故白珠独坚于四轮。肺为华盖，部位至高，主气之升降，稍有怫郁，诸病生焉。血随气行，气若怫郁，则火胜而血滞，火胜而血滞则病变不测，火克金，金在木外，故气轮先赤，金克木，而后病及风轮也。金色尚白，故白泽者顺也。

风轮者，白内青睛是也。内应于肝，东方甲乙、寅卯，厥阴风木，故曰风轮。目窍肝，肝在时为春，春生万物，色满宇宙，惟目能鉴，故属窍于肝也。此轮清脆，内包膏汁，有涵养瞳神之功，其色青，故青莹者顺也。世人多黄浊者，乃湿热之害，惟小儿之色最正。至长食味，则泄其气而色亦易矣。

血轮者，目两角大小眦是也。内应于心，南方丙丁、巳午火，心主血，故曰血轮。夫火在目为神光，火衰则有昏瞑之患，火炎则有焚燥之殃。虽有两心，而无正轮，心君主也，通于大眦，故大眦赤者，实火也；心包络为小心，小心相火也，代君行命，通于小眦，故小眦赤者，虚火也。若君主拱默，则相火自然清宁矣。火色赤，唯红活为顺也。

肉轮者，两睑是也。中央戊己、辰戌丑未之土，脾主肉，故曰肉轮。脾有两叶，运动磨化水谷，外亦两睑动静相应。开则万用，如阳动之发生；闭则万寂，如阴静之收敛。土藏万物而主静，故脾合则万有寂然而思睡，此藏纳归静之应也。土为五行之主，故四轮亦为脾所包涵，其色黄，得血而润，故黄泽为顺也。

华元化云：目形类丸，瞳神居中面前，如日月之丽东南而晦西北也。内有大络六，谓心、肺、脾、肝、肾、命门各主其一；中络八，谓胆、胃、大小肠、三焦、膀胱各主其一。外有旁支细络，莫知其数，皆悬贯于脑，下连脏腑，通畅血气往来，以滋于目。故凡病发，则有形色丝络显见，而可验内之何脏腑受病也。外有二窍以通其气，内有诸液出而为泪，有神膏、神水、神光、真气、真元、真精，此皆滋目之源液也。神膏者，目内包涵膏液，如破则黑稠水出是也。此膏由胆中渗润精汁积而成者，能涵养瞳神，衰则有损。神水者，由三焦而发源，先天真一之气所化。在目之内，虽不可见，然使触物损破，则见黑膏之外，有似稠痰者是也；在目之外，则目上润泽之水是也。水衰则有火盛燥暴之患，水竭则有目轮大小之疾，耗涩则有昏眇之危。亏者多，盈者少。是以世无全精之目。神光者，谓目自见之精华也。夫神光发于心，一源于胆，火之用事。神之在人也大矣，在足能行，在手能握，在舌能言，在鼻能嗅，在耳能听，在目能视，神舍心，故发于心焉。真血者，即肝中升运滋目经络之血也。此血非比肌肉间易行之血，因其脉络深高难得，故谓之真也。真气者，盖目之经络中往来生用之气，乃先天真一发生之元阳也，大宜和畅，少有郁滞，诸病生焉。真精者，乃先后天元气所化精汁，起于肾，施于胆，而后及瞳神也。凡此数者，一有所损，目则病矣。

大概目圆而长，外有坚壳数重，中有清脆，内包黑稠神膏一函，膏外则自稠神水，水以滋膏，水外则皆血，血以滋水，膏中一点黑莹是也。胆所聚之精华，惟此一点，烛照鉴视，空阔无穷者，是曰水轮。内应于肾，北方壬癸、亥子水也。其妙在三，胆汁、肾气、心神也。五轮之中，四轮不鉴，唯瞳神乃照物者。风轮则有包卫涵养之功，风轮有损，瞳神不久留矣。或曰：瞳神，水也，气也，血也，膏也。曰：非也。非血非气，非水非膏，乃先天之气所生，后天之气所成，阴阳之妙用，水火之精华，血养水，水养膏，膏护瞳神，气为运用，神则维持，喻以日月，理实同之，而午前则小，午后则大，亦随天地阴阳之运用也。

大抵目窍于肝，主于肾，用于心，运于肺，藏于脾，有大有小，有圆有长，亦由禀受之异，男子右目不如左目精华，女子左目不如右目光彩，此各得其阴阳气分之主也。然聪愚佞直，柔刚寿夭，亦能验目而知之，神哉！岂非人身之至宝乎？（《证治准绳》）

八廓说

八廓应乎八卦，脉络经纬于脑，贯通脏腑，达血气往来，以滋于目。廓如城郭然，各有行路往来，而匡郭卫御之意也。乾居西北，络通大肠之腑，脏属肺，肺与大肠相为阴阳，上运清纯，下输糟粕，为传送之官，故曰传道廓。坎正北方，络通膀胱之腑，脏属于肾，肾与膀胱相为阴阳，主水之化源以输津液，故曰津液廓。艮位东北，络通上焦之腑，脏配命门，命门与上焦相为阴阳，会合诸阴，分输百脉，故曰会阴廓。震正东方，络通胆腑，脏属于肝，肝胆相为阴阳，皆主清净，不受浊秽，故曰清静廓。巽位东南，络通中焦之腑，脏属肝络，肝与中焦相为阴阳，肝络通血以滋养，中焦分气以化生，故曰养化廓。离正南方，络通小肠之腑，脏属于心，心与小肠相为脏腑，为阳受盛之胞，故曰胞阳廓。坤位西南，络通胃之腑，脏属于脾，脾胃相为脏腑，主纳水谷以养生，故曰水谷廓。兑正西方，络通下焦之腑，脏配肾络，肾与下焦相为脏腑，关主阴精化生之源，故曰关泉廓。

脏腑相配，《内经》已有定法，而三焦分配肝肾者，此目之精法也。盖目专窍于肝而主于肾，故有二络之分配焉。左目属阳，阳道顺行，故廓之经位法象，亦以顺行；右目属阴，阴道逆行，故廓之经位法象，亦以逆行。察乎二目两眦之分，则昭然可见阴阳顺逆之道矣。（《证治准绳》）

论目疾五脏病机

心为君主，总统脏腑，故忧思劳怒皆动心神。心应南方火色，目之大眦属心，心受火刑，则眦肉壅突而痛，若不痛而痒，属虚，或因操劳过度，或因水亏不能制火所致。小眦属心胞，又属少阳经，多气少血，故小眦胬肉，属血虚火烁之故也。若心经火邪盛而刑肺，为大眦胬肉攀睛，属实火，不痛而痒属虚火。小眦胬肉攀睛，乃虚火刑金，为亏证。胬肉双斗，属水亏血少，火邪刑肺，甚则蚀及神水，乃心火克肾水也。大眦流血肿痛为实火，心统诸经之血，火盛则血热妄行，故流血。不肿痛而痒为虚火，乃心肾不交，君火炎甚也。左目为阴，右目为阳；阴属血，阳属气；男多患左，女多患右：虽有是分，不可执一，惟在圆机通变也。

肺为华盖，百脉之宗，白睛红丝满布，乃肺热也。白珠胬肉紫胀，甚则眼眶青黯，乃血为邪乘，凝而不行也。玉粒侵睛，肺气凝滞所致。白睛起膜状如鱼泡，寒郁太阴也。白翳侵睛，属金来克木，目珠壅肿红痛，辨是何邪，分别施治。目珠突出，鼻塞咳嗽，乃风寒乘肺，肺气逆也。珠大脱眶，肺肾气冲，乃金水两亏证也。能仰视不能俯视，气有余而血不足也；能俯视不能仰视，阴有余而阳不足也。鸡盲者，阴气未升则昏，至人定后，仍能见物。雀目者，通夜不见，乃肝血少、肺阴亏也。鹘眼凝睛者，阴阳不和，火克金也。总之，其位至高，统一身之气，其见证多在于气轮，随证审察用药，自能奏效。

肝属风木，木能生火，惟血涵养，否则火盛血伤，目病生焉。其脏主疏泄，凡人愤闷不平，或受六淫之邪，则气不宣流，遂生星翳障雾，如点如凿，或圆或方，形色不一，莫可枚举。凡自上而下，属太阳经，名垂帘。红色而痛属肝热；肿痛属风邪；不痛为血虚内热；白色而肿痛属气虚挟风；痛而不肿为寒邪；不肿不痛，乃气虚下陷也。自下而上，属足阳明胃经，名推云，又名黄膜上冲。在黑珠内者，名内推云，属肝肾不足，木挟相火上升；在黑珠外者，名外推云，肿痛涕泪，为风克肝胃。障色带黄为湿热；肿痛畏寒，泪如脓水，属寒邪；胬肉壅结，障色微红，属胃火。此皆气血失充，虚中挟邪证也。红白相间名玛瑙障，属热入肝经，气血相混也。纯白而厚，名水晶障，属寒邪乘肝阴也。白星圆聚，名聚星障，属肝肾郁结，精血受伤也。一线垂下，名线障；横住瞳神，名横关。初起红肿，属风寒邪郁肝阴，不能发越；不红肿，属肝肾阴虚，相火上炎也。一线盘旋于风轮之上，名旋螺障。一为阴寒上乘，一为邪郁于肝阴也。黑珠内，瞳神外，初起如雾，渐渐厚大，名内障。左关脉细涩，属肝郁不舒，左尺脉洪数，属肾气不纳也。色白而长，形如半月，名半月障，属肝经郁怒所致。色白而厚，名白障，稍薄名白翳，最薄名白雾。白点名星，红肿痒痛属风；红肿不痒痛属郁邪。舌白涕泪属寒；眼眵干硬、羞明恶热属火，干涩昏矇属燥。此皆实证。若不肿而红痛，属血虚肝热生风；不红肿而痛，属忧思郁怒，肝气不舒；不红不痛，属阴虚火炽。皆虚证也。目珠疼痛，肝阳上浮也。白障满布，赤脉贯睛，属肝经郁热。若无白障，但见赤脉贯睛者，心火刑肺肝也。黑珠上一颗突出，名蟹珠，发于瞳神巅顶，属肝肾两经；发于瞳神下面，属阳明；发于大眦旁者，属太阳；发于小眦旁者，属少阳。凡胬肉壅肿，涕泪，脉弦细，为风；舌白，脉迟，为寒；舌红，脉数，为火；脉细弱，或数而无力，属阴虚。此证由邪袭肝阴，气血不能流行，或精不足，过服寒凉升散而发于黑珠低痕名障陷，障凝如冰名冰障，属邪乘肝阴，气血受伤。红肿，脉浮弦，为风；不红肿，脉迟细，为寒。乃实中挟虚证也。肿痛胬肉，黑珠泛白，名内泛，乃精血大亏，风寒邪郁也。此皆举其大略，须脉象、舌色兼参，庶几无误。

脾为诸阴之首，统摄一身之血，在气为中气，在脏为心子。目之上睥属脾，下睥属胃。上睥内生红粒，名鱼子石榴；生红块，名鸡冠蚬肉。皆属风热邪滞太阴，气血凝结所致。睥生痰核，在皮里膜外，如樱如梅，由于气滞燥结，防有成疣之患。睛明穴有疮名眼痈，日久成管，名漏睛，属太阳郁热不宣。睥翻粘睑，属阳明胃火。上睥生肉粒名偷针，下睥生肉粒名眼痒，肿痛属风郁化火，不肿痛而时发时止，属劳伤心脾，肝木克土，是虚证也。上睥宽纵，拳毛倒睫，红痛属脾肺气虚挟风；不红痛属中气下陷。下睥紧急，拳毛倒入，属肝风克胃。下睥内生菌，属阳明湿火。两睥生癣，湿烂为风，焦枯为火，干涩属燥，脓窠属湿。然有风中兼燥、火中兼风、湿中兼热诸证，宜细辨之。

肾为作强之官，伎巧出焉。应北方癸水，涵木制火，营养血脉。瞳神内起星，邪郁肾经也。五星缭乱，视物眊眊，水为火反克，虚实皆有也。瞳神细小，火搏水阴也。瞳神散大，气不裹精也。瞳神发白，水源干涸所致。黑珠满红，名胭脂内障，属相火上浮，水不能制。若瞳神亦红，名血灌瞳神，不治。瞳神泛白动跃，已成内障，亦不治。瞳神黄色如金，火亢水竭，亦不治。有见火星飞扬者，心肾不交也。有见萤星满目者，肝肾不和也。有见白星绕乱者，肺肾气虚也。有见黑花茫茫者，肾阳不藏也。视白为黄，视红为紫，视正为横，视定反动，睁目头晕，此阴极阳飞症也。瞳神不大不小，其色不白不红，三光俱灭，真青盲也，法在不治。以上诸条，皆精血失光之症。诚以水为天一所生，务宜滋养，水足精光，目疾自痊愈矣。（《银海指南》）

〔按语〕

本文作者顾锡，字养吾，别号紫垞，清代桐乡人。

《银海指南》四卷，在论述目疾的病机方面，颇能细致入微。原书在五脏病机下，尚有六腑病机，气血痰食郁病机，读者可以参阅。

论内外障

内外障者，一百零八症之总名也。障者，遮也，如物遮隔，故云障也。内障之症，不红不紫，非痛非痒，惟觉昏朦。其外障者，乃睛外为云翳所遮，故云外障。然外障可治者，有下手处也；内障难治者，外不见症，无下手处也。且内障之人，二目光明，同于无病者，最难分别，惟目珠不动，微可辨耳！先贤俱言脑脂下垂，遮隔瞳神，故尔失明，惟有金针可以拨之，坠其翳膜于下，能使顷刻复明。予因深思，眼乃五脏六腑之精华上注于目而为明，皆从肝胆发源，内有脉道孔窍，上通于目而为光明，如地中泉脉流通，一有瘀塞，则水不通矣。夫目属肝，肝主怒，怒则火动痰生，痰火阻隔肝胆脉道，则通光之窍遂蔽，是以二目昏朦，如烟如雾；目一昏花，愈生郁闷，故云久病生郁，久郁生病。今之治者，不达此理，俱执一偏之论，惟言肝肾之虚，止以补肝补肾之剂投之，其肝胆脉道之邪气，一得其补，愈盛愈蔽，致目日昏，药之无效，良由通光脉道之瘀塞耳！余故譬之井泉，脉道塞而水不流，同一理也。如执定以为肝肾之虚，余思再无甚于劳瘵者，人虽将危，亦能辨察秋毫。由此推之，因知肝肾无邪，则目决不病。专是科者，必究其肝肾无邪而虚耶，则以补利投之；倘正气虚而邪气有余，必先驱其邪气，而后补其正气，斯无助邪害正之弊，则内障虽云难治，亦可以少尽病情矣。至于外障，必据五轮而验症，方知五脏之虚实，而五脏之中，惟肾水神光深居于中，最灵最贵，辨析万物，明察秋毫。但一肾水而配五脏之火，是火太有余，水甚不足，肾水再虚，诸火益炽，因而为云为雾、为攀睛，为瘀肉。然此症虽重，尚可下手施治，非如内障之无可下手也。然今之业是科者，煎剂多用寒凉以伐火，暂图取效；点药皆用砒硇以取翳，只顾目前。予观二者，皆非适中之治，亦非仁术之所宜也。故治火虽云苦寒能折，如专用寒凉，不得其当，则胃气受伤，失其温养之道，是以目久病而不愈也。至于药之峻利，夫岂知眼乃至清至虚之府，以酷烈之药攻之，翳虽即去，日后有无穷之遗害焉，良可慨也！今吾辈治目，务宜先审其邪正之虚实，当首驱其有余之邪气，而后补其不足之正气，治斯当而病斯愈矣。（《审视瑶函》）

〔按语〕

本文作者傅仁宇，字允科，明末人。

眼病证治（一）

眼目者，五脏六腑之精华，如日月之不可掩者也。大眦属心，白睛属肺，乌珠属肝，上下睑胞属脾，瞳人属肾。然所重则在乎瞳人，而其窍则出于肝也。肾属水，肝属木，水能生木，子母岂能相离乎？故肝、肾之气充，则精彩光明；肝、肾之气衰，则昏蒙眩晕，是固然矣。然心者神之舍，又所以为肝、肾之副焉。何则？心主血，肝藏血，凡血热冲发于目者，皆当清心凉肝，又不可执水生木之说也。至于目之有时而失明者，四气、七情之所害也。凡在腑为表，当除风散热；在脏为里，当养血安神。如暴赤肿痛，昏涩翳膜，眵泪斑疮，皆表也，风热也，宜表散以去之。如昏弱不欲视物，内障见黑花，瞳人散大，皆里也，由血少神劳，肾虚也，宜养血、补水、安肾以调之。久则有瘀，当以破血生新之味兼用。以上所论表里，即虚实之大概也。然而实中亦有兼虚者，此于肿痛中亦当察其不足；虚中亦有兼实者，又于衰弱内辨其有余。虽虚实殊途，自有形气脉色可诊可辨。知斯二者，目症无余义矣。（《罗氏会约医镜》）

眼病证治（二）

眼科一症，古有五轮、八廓、七十二问之辨，傅氏又分为一百零八症，因名目太多，徒滋惑乱。至于见症，杨仁斋已备，论具载景岳。但阴阳、虚实、寒热、标本施治，不可紊乱。经云：五脏六腑之精华，皆上注于目。又云：目者，肝之窍也。肝与胆为表里，肝液胆汁充足，目乃能远视。故无论外感与内症，皆与肝胆有关系焉。夫六淫之邪，惟风、火、燥居多，兼寒、兼湿者，亦间有之。内起之症，肝、胆、心、肾为多，他脏亦间有之。若夫论治，则外感之症，必有头痛、寒热、鼻塞、筋骨酸痛，脉见紧数或浮洪，一切表证，方可清散。至于内因之症，有虚实之殊：实者，肝胆之风热甚也。凡暴赤肿痛、胀闷难开、翳膜眵泪、酸涩作痒、斑疮入睛，皆实症也，当除风散热。虚者，肾经之水火衰也。凡久痛昏暗、青盲雀目、内障昏蒙、五色花翳、迎风泪出，皆虚候也，治宜壮水益火。若阴血虽亏，而风热未尽，则当审其缓急，相参而治。若久服寒凉，虚阳转盛，则当补以甘温，从乎反佐。至于红色浅淡而紫者，为虚热；鲜泽而赤者，为实热。瞳神内涌，白睛带赤者，为热症；瞳神青绿，白睛枯槁者，为寒症。肿胀红赤，眼珠刺痛，夜则尤甚，目不能开，而视物犹见者，为邪火炽甚。若白翳遮睛，珠不甚痛，或全不痛，目仍能开，而视物不见者，为真火不足。当细察其形症色脉，因症而用药，此内治之大法也。

若日久失调，致气血凝滞，火热壅结，而为赤肿腐烂，翳膜遮蔽，致成外障，譬之镜受污垢，必当濯磨，须用点药，若但服药，必不能愈。至于内障之症，但宜服药，倘用点药，徒伤其气血，必无益而有损。更当知目眦白珠属阳，故昼痛，点苦寒药则可效；瞳子黑睛属阴，故夜痛，点苦寒药则反剧。是外治之法，亦当以阴阳区别也。

若夫偏正头风，属气虚痛者，朝重暮轻；血虚痛者，朝轻暮重。亦有外感、内因之别。此症当以补养正气为主，略兼治表，倘概以风热而论，专于表散，最易损目。更有肝阴亏耗，木火上炎，头痛、恶心、眉棱骨痛、不欲饮食、眼胞红肿、睛珠刺痛、眵泪如脓、白睛如翳、目珠上窜不下、不得寤寐，甚则巅顶脑后如破如裂，此内发之风也。夫肝属木，木主风，热盛化风，其体必本阴亏，男子或有遗精、白浊、肠风、痔漏下血等疾，女子或犯淋带、崩漏诸症。此系阴伤阳升，内风沸起，大忌发散，宜用育阴熄风、柔肝滋肾等法，或可救十之四五。凡羌活、防风、川芎、细辛、藁本、升麻等药，皆不可用。倘或失治，必致膏伤低陷，青黄牒出，致成痼疾，而不可救。专是科者，不可不留意焉。叶先生虽非眼目专科，观其案内诸法，多补前贤之未备。较之惯用苦寒、升散，与概用点药者，不啻如霄壤之殊矣。学者当细心而参玩之。（《临证指南医案》）

眼病用药寒热论

用药如用兵，补泻寒热之间，安危生死之所系也，可不慎与！虽云目病非热不发，非寒不止，此言乎火之大概耳！内有阴虚、冷泪、昏眇、脱阳等症，岂可独言是火而用寒凉也？今之庸医，但见目病，不识证之虚实寒热，辨别气血，惟用寒凉治之，殊不知寒药伤胃损血，是标未退而本先伤，至胃坏而恶心、血败而拘挛，尚不知省，再投再服，遂令元气大伤，而变症日增。必虚寒之症已的，始可投以温和之药，否则有抱薪救火之患。设是火证,投以热药,其害尤速,不可不慎。大抵燥赤者清凉之,炎秘者寒凉之,阴虚者温补之,脱阳者温热之。然热药乃回阳之法,寒药乃救火之方,皆非可以常用者。外障者养血去障,内障者滋胆开郁,故治火虽用芩、连、知、柏之类,制之必以酒炒,庶免寒润泄泻之患。而寒热补泻之间,又宜谅人禀受之厚薄,年力之盛衰,受病之轻重,年月之远近,毋使太过不及,当于意中消息,如珠之走毡,如权之走秤,不可拘执,是为良医。(《审视瑶函》)

论眼病点服药

问曰:点、服之治,俱各不同,有点而不服药者,有服药而不点者,有点、服并行者,何谓乎?曰:病有内外,治各不同。内疾已成,外证若无,不必点之,点之无益,惟以服药内治为主。若外有红丝赤脉,如系初发,不过微邪,邪退之后,又为余邪,点固可消,服药夹攻尤愈。倘内病始发,而不服药内治,只泥外点者,不惟徒点无益,恐反激发其邪,必生变证之害。若内病既成,外症又见,必须内外并治,故宜点、服俱行。但人之性,愚拗不同,有执己之偏性,喜于服药而恶点者,有喜于点而恶服者,是皆见之偏也。殊不知内病既发,非服药不除。古云:止其流者,莫若塞其源;伐其枝者,莫若治其根。扬汤止沸,不如灶底抽薪。此皆治本之谓也。若内有病,不服药而愈者,吾未之信也。至于外若有翳,不点不去。古云:物秽当洗,镜暗须磨。脂膏之釜,不经涤洗,焉能洁净?此皆治标之谓也。若外障既成,不点而退者,吾亦未之信也。凡内障不服药而点者,反激其火,耗散气血,徒损无益,反生变症,又有内病成而外症无形,虽亦服药,而又加之以点,此恐点之反生它变。至于外证有翳,单服药而不点,如病初起,浮嫩不定之翳,服药亦或可退,若翳已结成者,服药虽不发不长,但恐不点,翳必难除,必须内外兼治,两尽其妙,庶病可愈矣。故曰:伐标兼治本,伐本兼治标;治内失外是为愚,治外失内是为痴;内外兼治,是为良医。(《审视瑶函》)

金针开内障论

内障一证,皆由本虚邪入,肝气冲上,不能外越,凝结而成,故多患于躁急善怒之辈。初起之时,不痛不痒,视物微昏,或朦胧如轻烟薄雾;次则空中常见黑花,或如蝇飞蚁垂,睹一成二,瞳神渐渐变色,而至失明。初时一眼先患,次则相牵俱损,能睹三光者可治;若三光已绝,虽龙树复出,亦难挽回。古人虽立多名,终不越有水、无水之辨。若有水而光泽莹彻者易明,无水而色不鲜明者难治。忽大忽小,收放如气蒸动者,针之立明。若久视定而不动者为死翳,纵水未枯,治之亦难全复。翳色白或带青,或如炉灰色、糙米色者易明,若真绿、正黄色者不治。凡翳不拘何色,但有棱角,拨即难落。翳状破散及中心浓重者,非拨可除。若犹能视物者,其翳尚嫩,不可便针,俟翳老,然后针之。又一种翳色虽正,水纵不枯,目珠软塌者,此必不治,不可轻用金针。如一眼光暗，而三光已绝，其后眼续患，亦难针治。若夫瞳神散大，或紧小，或浑黑，或变色而无障翳，至不睹三光者，此内水亏乏，不在证治。倪仲贤所云：圆翳、冰翳、滑翳、涩翳、散翳、浮翳、沉翳、横翳、枣花翳、白翳黄心、黑水凝翳、惊振内障等症，金针拨之，俱可复明。但针后数十日中，宜服磁朱、消翳①等药，后则常服补肾调养气血之剂，以助其光。其翳状《龙木论》中已悉，不暇再述。

姑以针时手法言之。若江西流派，先用冷水洗眼，使翳凝定，以开锋针先刺一穴，续进圆针拨翳，或有开孔拨翳，俱用鸭舌针者，云虽龙树真传，但针粗穴大，每至痛极欲晕。余所用毫针，细而尖锐，取穴轻捷，全无痛楚，然必择吉日，避本命对冲日、闭破日、尻神在头日、风雨阴晦日，酷暑严寒日，令病人先食糜粥，不可过饱，少停，向明端坐，一人扶定其首，禁止旁人喧杂，及左右经孕孝服不洁之人，医者凝神澄虑，慎勿胆怯手颤，以左手大次二指，按开眼胞，使其转睛向鼻，睁目如努出状。右手大次中三指，捻正金针镶处之上，看准穴道，从外眦一边，离黑珠约半米长许，平对瞳神，下针最便，必须手准力完，一针即进，切勿挠动，使之畏忍。所以开单瞽，须遮避好眼，方可进针。进针之后，以下唇略抵针柄，轻轻移手于针柄尽处，徐徐拈进，第一宜轻，稍重则痛，俟针进约可拨至瞳神时，以名指曲附大指次指，承其针柄，虚虚拈着，向上斜回针锋，至瞳神内夹道中，贴翳内面，往下拨之，翳即随落。若不落，再如前手法，从上往下拨之，倘三五拨不下，须定稳念头，轻轻拨之自落。惟死翳拨之不动者忌拨。有拨落而复起者，当再拨之。其翳随针捺于黑珠之下，略顿，起针，缓缓拈出。但元气虚人，针后每多作呕，以托养神膏者，属胃气也。须预备乌梅之类，勿使其呕为妙。呕则防翳复上，上则一两月后复针。翳既尽，不可贪功多拨，多拔则有伤损神膏，呕动胃气之害。凡翳嫩如浆，不沾针首，而不能拨下，或拨下而复泛上满珠者，服补养兼消翳药自明。先与千金磁朱丸七服，次与皂荚丸②、生熟地黄丸③并进，否则俟凝定再针，不可限以时日。有种翳虽拨落，圆滑而捺下复滚上者，必略缩针头，穿破其翳，捺之自下，不下，亦如前用药自消。或有目珠难于转内者，针内眦亦得，此名过梁针，取穴较外眦稍远一线，针法与外眦无异，但略觉拗手，然鼻梁高者，难于转针，不可强也。若针右眼外眦，下针之后，换左手转针，拨翳手法，亦须平日演熟，庶无失误。

出针之后，令病者垂垂闭目，用绵纸五七重，量纸厚薄及天时寒暖封固，更以软帛裹黑豆数粒，以线系定镇眼，使目珠不能动移，动则恐翳复上。是以咳嗽之人，不宜用针，亦是此意。又肝虚人，时有泪出，勿用黑豆，宜以决明子代之，则无胀压珠痛之患。然觉紧则宜稍松，觉宽则宜稍收，以平适为主。封后静坐时许，然后轻扶，高枕仰卧，不须饮食，若饥则不妨少与，周时后以糜粥养之，戒食震牙之物及劳动多

---

① 消翳（散）：方由蛤粉、谷精草、川郁金、羌活、龙胆草、黄芩、升麻、麻黄、蝉蜕、甘草根组成。

② 皂荚丸：方由蛇蜕、蝉蜕、元精石、穿山甲、当归、生白术、茯苓、谷精草、木贼、白菊花、刺猬皮、龙胆草、赤芍、连翘、猲猪爪、人参、川芎、牙皂组成。

③ 生熟地黄丸：方由生地黄、熟地黄、石斛、牛膝、菊花、羌活、防风、杏仁、枳壳、生鸡肝组成。

言，不可扳动露风，露风则疼痛，疼痛则复暗，不可不慎。过七日方可开封看物，一切勿劳视。亦有针时见物，开封时反不见者，木虚故也，保元汤、六味丸补养自明。针后微有咳嗽，难用黄芪者，以生脉散代之。若形白气虚者，大剂人参以补之。肥盛多痰湿者，六君子加归、芍以调之。一月之内，宜美味调摄，毒物禁食，不得高声叫唤及洗面劳神。百日之中，禁犯房劳恼怒，周年勿食五辛酒面等物。若犯前所定诸条，致重丧明者，不可归罪于医也。

其有进针时手法迟慢，目珠旋转，针尖划损白珠外膜之络而见血，及伤酒客辈，目中红丝血缕者，虽为小过，切勿惊恐，如法针之，所谓"见血莫惊休住手"是也。又进针后触着黄仁，而血灌瞳神，急当出针，而服散血之药，所谓"见血莫针须住手"是也。法虽若此，医者能无咎乎？又年高卫气不固，针时神膏微出者，即与保元汤调补之。开封时白睛红色，勿讶，以封固气闭，势使然也。其用针未熟者，量针穴与瞳神相去几许，以墨点针上，庶指下无过浅过深之惑。凡初习针时，不得人目轻试，宜针羊眼，久久成熟，方可治人。谚云："羊头初试，得其轻重之宜。"正初习金针之要法，不可以其鄙而忽诸！（《张氏医通》）

〔按语〕

本文作者张倬，字飞畴，张石顽次子，清代长州人。张倬曾佐助其父辑成《张氏医通》、《伤寒赞论》、《伤寒绪论》诸书。其精眼科，曾辑临床治例及本文并于《张氏医通》中。

本文对内障的病因、症状作了简要的叙述，重点论述了金针拨内障的适应证、手法，以及针后调养、注意事项等。这些都是张氏的经验之谈，可供眼科临床及研究的参考。

第六节　针灸、正骨证治总论

诸家得失策

问：人之一身，犹之天地。天地之气，不能以恒顺，而必待于范围①之功；人身之气，不能以恒平，而必待于调摄之技。故其致病也，既有不同，而其治之，亦不容一律，故药与针灸，不可缺一者也。然针灸之技，昔之专门者固各有方书，若《素问》、《针灸图》、《千金方》、《外台秘要》，与夫补泻灸刺诸法以示来世矣。其果何者而为之源欤？亦岂无得失去取于其间欤？诸生以是名家者，请详言之。

对曰：天地之道，阴阳而已矣。夫人之身，亦阴阳而已矣。阴阳者，造化之枢纽，人类之根柢也。惟阴阳得其理则气和，气和则形亦以之和矣。如其拂而戾焉，则赞助

---

① 范围：效法。

调摄之功，自不容已矣。否则，在造化不能为天地立心，而化工以之而息；在夫人不能为生民立命，而何以臻寿考无疆之休哉！此固圣人赞化育之一端也，而可以医家者流而小之耶？

愚尝观之，《易》曰："大哉乾元，万物资始。至哉坤元，万物资生。"是一元之气，流行于天地之间，一阖一辟，往来不穷，行而为阴阳，布而为五行，流而为四时，而万物由之以化生。此则天地显仁藏用之常，固无庸以赞助为也。然阴阳之理也，不能以无愆，而雨旸寒暑，不能以时若，则范围之功，不能无待于圣人也。故《易》曰：后以裁成天地之道，辅相天地之宜，以左右民。此其所以人无夭札，物无疵疠，而之收立命之功矣。然而吾人同得天地之理以为理，同得天地之气以为气，则其元气流行于一身之间，无异于一元之气流行于天地之间也。夫何喜怒哀乐心思嗜欲之汨于中，寒暑风雨温凉燥湿之侵于外，于是有疾在腠理者焉，有疾在血脉者焉，有疾在肠胃者焉。然而疾在肠胃，非药饵不能以济；在血脉，非针刺不能以及；在腠理，非熨焫不能以达。是针灸、药者，医家之不可缺一者也。

夫何诸家之术惟以药，而于针灸则并而弃之？斯何以保其元气，以收圣人寿民之仁心哉？然是针与灸也，亦未易言也。孟子曰："离娄之明，不以规矩，不能成方圆；师旷之聪，不以六律，不能正五音。"若古之方书，固离娄之规矩、师旷之六律也。故不溯其源，则无以得古人立法之意；不穷其流，则何以知后世变法之弊。今以古之方书言之，有《素问》、《难经》焉，有《灵枢》、《铜人图》焉，有《千金方》，有《外台秘要》焉，有《金兰循经》，有《针灸杂集》焉。然《灵枢》之图，或议其太繁而杂；于《金兰循经》，或嫌其太简而略。于《千金方》，或诋其不尽伤寒之数；于《外台秘要》，或议其为医之蔽；于《针灸杂集》，或论其未尽针灸之妙。溯而言之，则惟《素》、《难》为最要。盖《素》、《难》者，医家之鼻祖，济生之心法，垂之万世而无弊者也。夫既由《素》、《难》以溯其源，又由诸家以穷其流，探脉络，索营卫，诊表里，虚则补之，实则泻之，热则凉之，寒则温之，或通其气血，或维其真元。以律天时，则春夏刺浅，秋冬刺深也；以袭水土，则湿致高原，热处风凉也；以取诸人，肥则刺深，瘠则刺浅也。又由是而施之以动摇、进退、搓弹、摄按之法，示之以喜怒、忧惧、思劳、醉饱之忌，穷之以井荥俞经合之源，究之以主客标本之道、迎随开合之机。夫然后阴阳和，五气顺，营卫固，脉络绥，而凡腠理血脉，四体百骸，一气流行，而无壅滞痿痹之患矣。不犹圣人之裁成辅相，而一元之气周流于天地之间乎？先儒曰：吾之心正，则天地之心亦正；吾之气顺，则天地之气亦顺。此固赞化育之极功也，而愚于医之灸刺也亦云！（《针灸大成》）

〔按语〕

本文作者杨继洲，字济时，明代三衢人。杨氏致力于针灸学的研究，著成《针灸大成》（原名《针灸大全》）十卷，此为明以前最完备的一部针灸专著，也为后世学习针灸和针灸治疗的一部重要参考书。

杨氏治学力求渊博而又精深，且要追本求源。他说："不溯其源，则无以得古人立法之意；不穷其流，则何以知后世变法之弊。"于是他详究脏腑经络、营卫气血，并考正穴位，研讨手法，按经审证，谨严处方，对针灸学术的发展作出了较大的贡献。

针灸问答

或问：经病络病，治有异乎？

答曰：经曰："夫邪之客于形也，必先舍于皮毛，留而不去，入舍于孙脉；留而不去，入舍于络脉；留而不去，入舍于经脉；内连五脏，散于肠胃，阴阳俱感，五脏乃伤。此邪之从皮毛而入，极于五脏之次也。如此，则治其经焉。今邪客于皮毛，入舍于孙络，留而不去，闭塞不通，不得入于经，流溢于大络，而生奇病也。夫邪客大络者，左注右，右注左，上下左右，与经相干，而布于四末，其气无常处，不入于经俞，命曰缪刺。"①

或问：病有在气分者、在血分者，不知针家亦分气与血否？

答曰：气分、血分之病，针家亦所当知。病在气分，游行不定；病在血分，沉著不移。以积块言之：腹中或上或下，或有或无者，是气分也；或在两胁，或在心下，或在脐上下左右，一定不移，以渐而长者，是血分也。以病风言之：或左手移于右手，右足移于左足，移动不常者，气分也；或常在左足，或偏在右手，著而不走者，血分也。凡病莫不皆然。须知在气分者，上有病下取之，下有病上取之，在左取右，在右取左；在血分者，随其血之所在，应病取之。苟或血病泻气，气病泻血，是谓诛伐无过，咎将谁归？

或问：《赋》②言男子之气，早在上而晚在下；女子之气，早在下而晚在上。午前为早，午后为晚。从腰已上为上，从腰已下为下。男子早针气乃上行，晚针气乃下行；女子早针气乃下行，晚针气乃上行。其说亦有据乎？

答曰：男女脏腑经络气血往来，未尝不同也。今《赋》所言早晚，似涉无稽之说，安可以为涉③哉？

或问：毙穴针入几分，留几呼之说？

答曰：愚以为初不如是相拘。盖肌肉有浅深，病去有迟速。若肌肉厚实处则可深，浅薄处则宜浅；病去则速出针，病滞则久留针为可耳！故曰"刺虚者须其实，刺实者须其虚"④也。

或问：何为病有一针而愈，有数针始愈？

答曰：盖病有新故浅深，新且浅一针可愈，若深痼者必屡针可去。如服药然，有一二剂病愈，有服至四五十剂而愈者。今用针一次而病不退，则不复针，如之何其取效也？

---

① 见《素问·缪刺论》。
② 《赋》：指《金针赋》，作于明初，著者姓名失传。
③ 涉：牵连关系，引申为根源、根据。
④ 见《素问·宝命全形论》。须，等待。

或问：针形至微，何以能泻有余、补不足？

答曰：如气球然，方其未有气也，则靥塌不堪蹴①踢，及从窍吹之，则气满起胖，此"虚则补之"之义也。去其窍之所塞，则气从窍出，复靥塌矣，此"实则泻之"之义也。

或问：经言：虚者补之，实者泻之，不实不虚，以经取之。② 何谓也？

答曰：假令肝病虚，则补厥阴之合曲泉；实则泻厥阴之荥行间。不虚不实以经取之者，是正经自病，不中他邪，当自取其经，如井取心满③之类。正经自病，所谓忧愁思虑则伤心，强力入水则伤肾是也。（《古今医统》）

〔按语〕

本文节选自《古今医统》卷七的附录《或问》。编著者徐春甫，字汝元，明·安徽省祁门县人。其著作还有《医学捷径》等。

本文是一篇针灸评论文章。作者以设问的方式，用简洁的文笔，论述了有关针灸学中的几个争论的问题，如补泻手法、留针久暂、进针深浅、下针次数等。这些内容，至今仍可指导临床实践。

穴有奇正策

问：九针之法，始于岐伯，其数必有取矣，而灸法独无数焉。乃至定穴，均一审慎，所谓奇穴，又皆不可不知也。试言考术业之专工。

尝谓针灸之疗疾也，有数有法，而惟精于数、法之原者，斯足以窥先圣之心。圣人之定穴也，有奇有正，而惟通于奇、正之外者，斯足以神济世之术。何也？法者，针灸所立之规；而数也者，所以纪其法，以运用于不穷者也。穴者，针灸所定之方；而奇也者，所以翊夫正，以旁通于不测者也。数、法肇于圣人，固精蕴之所寓，而定穴兼夫奇、正，尤智巧之所存。善业医者，果能因法以详其数，缘正以通其奇，而于圣神心学之要，所以默蕴于数、法、奇、正之中者，又皆神而明之焉。尚何术之有不精，而不足以康济斯民也哉！

执事发策，而以针灸之数、法、奇穴下询承学。盖以术业之专工者，望诸生也，而愚岂其人哉！虽然，一介之士，苟存心于爱物，于人必有所济，愚固非工于医业者，而一念济物之心，特惓惓焉。矧以明问所及，敢无一言以对。夫针灸之法，果何所昉乎？粤稽上古之民，太朴未散，元醇未漓，与草木蓁蓁然，与鹿豕狉狉然，方将相忘于浑噩之天，而何有于疾，又何有于针灸之施也。自羲、农以还，人渐流于不古，而朴者散，醇者漓，内焉伤于七情之动，外焉感于六气之侵，而众疾胥此乎交作矣。岐伯氏有忧之，于是量其虚实，视其寒温，酌其补泻，而制之以针刺之法焉，继之以灸

---

① 蹴（cù 促）：踢。
② 《灵枢·经脉》说："盛则泻之，虚则补之……不盛不虚，以经取之。"
③ 心满（mèn 闷）：即心懑。满，通懑，烦闷。

火之方焉。至于定穴，则自正穴之外，又益之以奇穴焉，非故为此纷纷也。民之受疾不同，故所施之术或异，而要之非得已也，势也。势之所趋，虽圣人亦不能不为之所也已。

然针固有法矣，而数必取于九者，何也？盖天地之数，阳主生，阴主杀，而九为老阳之数，则期以生人，而不至于杀人者，固圣人取数之意也。今以九针言之，燥热侵头身，则法乎天，以为镵针，头大而末锐焉。气满于肉分，则法乎地，以为圆针，身圆而末锋焉。锋如黍米之锐者，为锓针，主按脉取气，法乎人也。刃有三隅之象者，为锋针，主泻导痈血，法四时也。铍针以法音，而末如剑锋者，非所以破痈脓乎？利针以法律，而支似毫毛者，非所以调阴阳乎？法乎星则为毫针，尖如蚊虻，可以和经络、却诸疾也。法乎风则为长针，形体锋利，可以去深邪、疗痹痿也。至于燔针之刺，则其尖如挺，而所以主取大气不出关节者，要亦取法于野而已矣。所谓九针之数，此非其可考者耶！

然灸亦有法矣，而独不详其数者，何也？盖人之肌肤有厚薄，有深浅，而火不可以概施，则随时变化，而不泥于成数者，固圣人望人之心也。今以灸法言之：有手太阴之少商焉，灸不可过多，多则不免有肌肉单薄之忌；有足厥阴之章门焉，灸不可不及，不及则不免有气血壅滞之嫌。至于任之承浆也，督之脊中也，手之少冲、足之涌泉也，是皆犹之少商焉，而灸之过多，则致伤矣。脊背之膏肓也，腹中之中脘也，足之三里、手之曲池也，是皆犹之章门焉，而灸之愈多，则愈善矣。所谓灸法之数，此非其仿佛者耶？

夫有针灸，则必有会数、法之全，有数、法则必有所定之穴，而奇穴者则又旁通于正穴之外，以随时疗证者也。而其数维何？吾尝考之《图经》，而知其七十有九焉。以鼻孔则有迎香，以鼻柱则有鼻准，以耳上则有耳尖，以舌下则有金津、玉液，以眉间则有鱼腰，以眉后则有太阳，以手大指则有骨空，以手中指则有中魁，至于八邪、八风之穴，十宣、五虎之处，二白、肘尖、独阴、囊底、鬼眼、髋骨、四缝、中泉、四关，凡此皆奇穴之所在。而九针之所刺者，刺以此也；灸法之所施者，施以此也。苟能即此以审慎之，而临证定穴之余，有不各得其当者乎？虽然，此皆迹也，而非所以论于数、法、奇，正之外也。圣人之情，因数以示，而非数之所能拘；因法以显，而非法之所能泥；用定穴以垂教，而非奇、正之所能尽：神而明之，亦存乎其人焉耳！故善业医者，苟能旁通其数、法之原，冥会其奇、正之奥，时可以针而针，时可以灸而灸，时可以补而补，时可以泻而泻，或针灸可并举则并举之，或补泻可并行则并行之。治法因乎人不因乎数，变通随乎证不随乎法，定穴主乎心不主乎奇、正之陈迹。譬如老将用兵，运筹攻守，坐作进退，皆运一心之神以为之。而凡乌占云祲，金版六韬之书，其所具载方略，咸有所不拘焉。则兵惟不动，动必克敌，医惟不施，施必疗疾。如是，虽谓之无法可也，无数可也，无奇、无正亦可也，而有不足以称神医于天下也。管见如斯，惟执事进而教之。（《针灸大成》）

大病宜灸

医之治病用灸，如做饭需薪。今人不能治大病，良由不知针艾故也。世有百余种大病，不用灸艾，丹药如何救得性命，劫得病回？如伤寒、疽疮，痨瘵、中风、肿胀、泄泻、久痢、喉痹、小儿急慢惊风、痘疹黑陷等证，若灸迟，真气已脱，虽灸亦无用矣。若能早灸，自然阳气不绝，性命坚牢。又世俗用灸，不过三五十壮，殊不知去小疾则愈，驻命根则难。故《铜人针灸图经》云：凡大病宜灸脐下五百壮，补接真气。即此法也。若去风邪四肢小疾，不过三、五、七壮而已。仲景毁灸法云：火气虽微，内攻有力，焦骨伤筋，血难复也。余观亘古迄今，何尝有灸伤筋骨而死者？彼盖不知灸法之妙故尔！孙思邈早年，亦毁灸法，逮晚年方信，乃曰：火灸大有奇功。昔曹操患头风，华佗针之，应手而愈，后佗死复发；若于针处，灸五十壮，永不再发。或曰：人之皮肉最嫩，五百之壮，岂不焦枯皮肉乎？曰：否。已死之人，灸二三十壮，其肉便焦，无血荣养故也。若真气未脱之人，自然气血流行，荣卫环绕，虽灸千壮，何焦烂之有哉？故治病必先别其死生，若真气已脱，虽灸亦无用矣。惟是膏粱之人，不能忍耐痛楚，当服睡圣散，即昏不知痛。其睡圣散，余自用灸膝神效，放心服之，断不误人。(《扁鹊心书》)

灸难妄用

古圣人治病之法，针灸为先。《灵》、《素》所论，多为针灸而设。今时治病，用针者极少，用灸者尚多，但病非一概可灸也。大抵脉沉迟，阳气陷下者最宜，若阳盛阴虚者，断不宜灸。仲圣《伤寒论》云：微数之脉，慎不可灸。因火为邪，则为烦热，追虚逐实，血散脉中，火气虽微，内攻有力，焦骨伤筋，血难复也。脉见微数，则是阴虚而阳炽，重以火力追逐其血，有筋骨焦伤耳！又云：脉浮热甚，反灸之，此为实，实以虚治，因火而动，必咽燥、吐血。脉浮、热甚，阳气实也，反灸之，是阳实以阳虚治，火上加火，咽因火势上逼而枯燥，血随火势上炎而妄行，在所必至矣。此二条垂戒，虽在《伤寒论》中，然不专指伤寒而言，所以不言证而但言脉也。奈何阴虚血热人，甘受痛苦而妄灸，致阴益虚而阳益炽也。吾乡不辨证而妄灸者，妇女居多，缘操是业者，皆女尼、村姬之类，易为所惑耳！(《存存斋医话稿》)

正骨手法总论

夫手法者，谓以两手安置所伤之筋骨，使仍复于旧也。但伤有轻重，而手法各有所宜。其痊可之迟速，又遗留残疾与否，皆关乎手法之所施得宜，或失其宜，或未尽其法也。

盖一身之骨体，既非一致，而十二经筋之罗列序属①，又各不同；故必素知其体相②，识其部位，一旦临症，机触于外，巧生于内，手随心转，法从手出。或拽之③离而复合，或推之就而复位，或正其斜，或完其阙，则骨之截断、碎断、斜断，筋之弛纵、卷挛、翻转、离合，虽在肉里，以手扪之，自悉其情。法之所施，使患者不知其苦，方称为手法也。况所伤之处，多有关于性命者，如七窍上通脑髓，膈近心君，四末受伤，痛苦入心者。即或其人元气素壮，败血易于流散，可以克期而愈，手法也不可乱施；若元气素弱，一旦被伤，势已难支，设手法再误，则万难挽回矣。此所以尤当审慎者也。盖正骨者，须心明手巧，既知其病情，复善用夫手法，然后治自多效。诚以手本血肉之体，其宛转运用之妙，可以一己之卷舒，高下疾徐，轻承开合，能达病者之血气凝滞、皮肉肿痛、筋骨挛折与情志之苦欲也。较之以器具从事于拘制者，相去甚远矣。是则手法者，诚正骨之首务哉！（《医宗金鉴》）

〔按语〕

本文写在《正骨心法要旨·外治法》的前面，是对正骨手法的概括论述。作者对正骨手法很重视，首先指出正骨"必素知其体相，识其部位"，也就是要求医生必须掌握人体的解剖与生理，才能"手随心转，法从手出"，运用自如。同时还强调，施行手法，必须从病人的体质和病情出发，善于采用多种手法，才能减轻患者痛苦，达到正骨愈病目的。最后指出手法正骨要比利用器械正骨优越。这些治疗思想，对于今天的正骨临床来说，仍有一定参考价值和积极意义。

---

① 罗列序属：排列次序。
② 体相：指人体结构。
③ 拽（yè 叶）之：牵拉错位的筋骨。拽，牵拉。

附　录

一、五行学说

五行生克别论

五行，火木土金水，配心肝脾肺肾，人尽知之也。然而生中有克，克中有生，生不全生，克不全克，生畏克而不敢生，克畏生而不敢克，人未必尽知之也。

何以见生中有克？肾生肝也，肾之中有火存焉，肾水干枯，肾不能生肝木矣。火无水制，则肾火沸腾，肝木必致受焚烧之祸，非生中有克乎？治法当急补其肾中之水，水足而火息，肾不克木，而反生木矣。肝生心也，肝之中有水存焉，肝火燥烈，肝不能生心火矣。木无水养，则肝木焦枯，心火必有寒冷之虞，非生中有克乎？治法当急补其肝中之水，水足而木旺，肝不克火，而反生火矣。心中之火君火也，心包之火相火也，二火之中，各有水焉，二火无水，则心燔灼，而包络自焚矣，又何能火生脾胃之土乎？火无所养，则二火炽盛，必有燎原之害，此生中有克，不信然乎？治法当补其心中之水，以生君火，更当补其肾中之水，以滋相火，水足而二火皆安，不去克脾胃之土，而脾胃之土自生矣。脾土克水者也，然土必得水以润之，而后可以生金，倘土中无水，则过于亢热，必有赤地千里，烁石流金之灾，不生金而反克金矣。治法当补其脾阴之水，使水足以润土，而金之气亦所资，庶几金有生而无克也。肺金生水者也，然金亦必得水以濡之，而后可以生水，倘金中无水则过于刚劲，必有炼煅太甚，崩炉飞水之忧，不生水而反克水矣。治法当补其肺中之水，使水足以济金，而水之源有所出，庶几水有生而无克也。以上五者，言生中有克，实有至理，非漫然立论。倘肾中无水，用六味地黄丸汤大剂与之。肝中无水，用四物汤。心中无水，用天王补心丹。心包无水，用归脾汤。脾胃无水，用六君、四君汤。肺金无水，用生脉散。举一而类推之可也。

何以见克中有生乎？肝克土也，而肝木非土又何以生？然而肝木未尝不能生土，土得木以疏通，则土有生气矣。脾克水也，而脾土非水又何以生？然而脾土未尝不生水，水得土而蓄积，则水有根基矣。肾克火也，而肾水非火不能生，无火则肾无温暖之气矣。然而心火必得肾水以生之也，水生火，而火无自焚之祸。心克金也，而心火非金不能生，无金则心无清肃之气矣。然而肺金必得心火以生之也，火生金，而金无寒凉之忧。肺克木也，而肺金非木不能生，无木则金无舒发之气矣。然而肝木必得肺金以生之也，金生木，而水无痿废之患。以上五者，亦存至理，知其颠倒之奇，则治病自有神效之奇。

何以见生不全生乎？肾生肝也，而不能全生肝木。盖肾水无一脏不取资也。心得肾水，而神明始焕发也；脾得肾水，而精微始化导也；肺得肾水，而清肃始下行也；肝得肾水，而谋虑始决断也。六腑亦无不得肾水而后可以分布之也。肾经之不全生，而无乎不生也。

何以见克不全克乎？肾克火也，而不至全克心火。盖肾火无一脏不焚烧也。心得肾火，而烦躁生焉；脾得肾火，而津液干焉；肺得肾火，而喘嗽病焉；肝得肾火，而雷龙出焉。六腑亦无不得肾火而燥渴枯竭之症见矣。此肾经之不全克，而亦无乎不克也。

何以见生畏克而不敢生乎？肝木本生心火也，而肝木畏肺金之克，不敢去生心火，则心气愈弱，不能制肺金之极盛，而金愈克木矣。心火本生胃土也，而心火畏肾水之侵，不敢去生胃土，则胃气转虚，不能制肾水之盛，而水益侵胃土矣。心包之火畏肾水之泛，不敢去生脾土，则脾气根由不能伏肾之水凌，而水益欺脾土矣。脾胃之土，所以生肺金也，而脾胃之土畏肝木之旺，不能去生肺金，则肺金转衰，不敢制肝木之犯，而木愈侮土矣。肾经之水，所以生肝木也，而肾水畏脾胃之土燥，不敢去生肝木，则肝木更涸，不能制脾胃二土之并，而土愈制水矣。见其生而制其克，则生再全生，忘其克而助其生，则克且更克。此医道之宜知，而用药者所宜究心也。

何以见克畏生而不敢克乎？金克木也，肺金之克肝，又何畏于肾之生肝乎？不知肾旺则肝亦旺，肝旺则木盛，木盛则肺金必衰，虽性欲克木，见茂林而自退矣。故木衰者，当补肾以生肝，不必制肺以扶肝。木克土也，肝之克脾，又何畏心之生脾乎？不知心旺则脾亦旺，脾旺则土盛，土盛则肝木自弱，虽性思克土，遇焦土而良颓矣。故土衰者，当补心以培土，不必制木以救土。土制水者也，脾之克肾，又何畏于肺之生肾乎？不知肺旺则肾亦旺，肾旺则水盛，水盛则脾土自微，虽性欲制水，见长江而自失矣。故水衰者，当补肺以益水，不必制土以蓄水。水制火者也，肾水之克心，又何畏肝之生心乎？不知肝旺则心亦旺，心旺则火盛，火盛则肾水必虚，虽性欲克火，见车薪而自退矣。故火衰者，当补肝以助心，不必制水以援心。心火制金者也，心之克肺，又何畏脾之生肺乎？不知脾旺则肺亦旺，肺旺则金盛，金盛则心火自衰，虽性欲克金，见顽金而难煅矣。故金衰者，当补土以滋金，不必息火以全金也。

此五行之妙理，实医道之精微，能于此深造之，医不补神，未之前闻也。（《石室秘箓》）

颠倒五行解

万物不外五行，治病不离五脏。五行分金、水、木、火、土，五脏配肺、肾、肝、心、脾。五行有相生相克：如金生水，水生木，木生火，火生土，土生金，金克木，木克土，土克水，水克火，火克金。此为顺五行，人所易解，无庸细述。惟颠倒五行生克之理，人所难明，然治病之要，全在乎此。如金能生水，水亦能生金，金燥肺痿，须滋肾以救肺是也。水能生木，木亦能生水，肾水枯槁，须清肝以滋肾是也。木能生火，火亦能生木，肝寒木腐，宜益火以暖肝是也。火能生土，土亦能生火，心虚火衰，宜补脾以养心是也。土能生金，金亦能生土，脾气衰败，须益气以扶土是也。如金可克木，木亦可克金，肝木过旺，则刑肺金也。木可克土，土亦可克木，脾土健旺，则肝木自平也。土可克水，水亦可克土；肾水泛滥，则脾土肿满也。水可克火，火亦可克水，相火煎熬，则肾水销铄也。火可克金，金亦可克火，肺气充溢，则心火下降也。

至于肺来克木，须补心以制金；肝来侮脾，宜补金以制木；脾燥消肾，当养木以抑土；肾水凌心，当扶土以制水；心火刑金，须壮水以制火。此借强制敌，围魏救赵之义也。若水泛补金、木腐补水、火盛补木、土旺补火、金燥补土，不独不能相生，而反相克矣。且金能生水，又能克水，气滞则血凝也；水能生木，又能克木，水多则木腐也；木能生火，又能克火，木郁则火遏也；火能生土，又能克土，火烁则土燥也；土能生金，又能克金，土裂则金销也。虽金可克木，亦可生水以养木；木可克土，亦可生火以培土；土可克水，亦可生金以资水；水可克火，亦可生木以壮火；火可克金，亦可生土以化金。至肺实泻肾、肾实泻肝、肝实泻心、心实泻脾、脾实泻肺，虚则补其母，实则泻其子也。但子来扶母则吉，母来抑子则凶。我克者为妻，若妻来乘夫，病亦难愈。所谓肝得脾而莫疗，肾见心而莫治，脾遇肾而难瘥，肺逢肝而难愈，心得肺而无医。盖土乘木衰，又能生金克木；火乘水衰，又能生土克水；水乘土淤，又能生木克土；木乘金伤，又能生火克金，肺乘火销，又能生水克火。此生克循环，原同太极，即"河图""洛书"之理。如能参透，虽病有千变万化，亦无遁情矣。(《医法心传》)

五脏生克说

五脏生克，须实从气机病情讲明，若徒作五行套语，茫然不知的实，多致错误。今略著其概如左（下）：

饮食入胃，脾为运行其精英之气，虽曰周布诸脏，实先上输于肺，肺先受其益，是为脾土生肺金。肺受脾之益则气愈旺，化水下降，泽及百体，是为肺金生肾水。肾受肺之生则水愈足，为命门之火所蒸，化气上升，肝先受其益，是为肾水生肝木。肝受肾之益则气愈旺，上资心阳，发为光明，是为肝木生心火。脾之所以能运化饮食者气也，气寒则凝滞而不行，得心火以温之，乃健运而不息，是为心火生脾土。此五脏相生之气机也。

肺在心上，心火上炎，肺受其伤，此为心火克肺金也；若由脾胃积热，或由肝肾相火，或由本经郁热，皆与心无涉。肾阴太盛，寒气上冲，心为之悸，或肾寒甚而逼其龙火上乘，心为之烦，皆肾水克心火也；若饮食过多，停蓄不行，心火被逼不安而悸者，与肾无涉。脾气过燥，则肾水为其所涸而失润，或过湿则肾水为其所壅而不流，皆脾土克肾水也，若他脏之燥，外感之湿，与脾无涉。肝木疏泄太过，则脾胃因之而气虚，或肝气郁结太甚，则脾胃因之而气滞，皆肝木克脾土也；若自致耗散，自致凝滞，及由他脏腑所致者，与肝无涉。气有降则有升，无降则无升，纯降则不升，何则？浊阴从肺右降，则胸中旷若太虚，无有窒塞，清阳则从肝左升，是谓有降有升；若浊阴壅塞胸中，不肯下降，则肝气被遏，欲升不能，是谓无降无升；肺金肃敛太过，有秋无春，是谓纯降不升。无降无升、纯降不升，皆肺金克肝木也；若肝木自沉，或因他脏之寒郁，与肺无涉。此五脏相克之病情也。

不足则欲其生，太过则欲其克。故木疏土而脾滞以行，金得火而肺寒以解，肾得脾之健运而水无泛滥之虞，肝得金之敛抑而木无疏散之患。人但知生之为生，而不知克之为生。心火偏胜则克肺金，若肾水充足则火有所制，不但不克金，且温脾以生金。余脏同此。论云：此平人之无病，实由五脏互相克制，故不致偏胜为灾，即经所谓"亢则害，承乃制，制则生化"。若已病之人，则火盛者不但刑金，且复涸水，肝脾皆被焚灼矣。不治之而治，其自然承制，有此理乎？乃医者见其热极、血瘀而舌黑也，热伏于内而外寒栗也。谓黑为水色，寒栗为水象，是火极而反兼水化，乃金之子水，为母报火之仇，即承制亢害之理。其说虽本前人，终欠的当。

《医贯》曰："人皆曰水克火，予独曰水养火。盖水克火者，后天有形之水火也；水养火者，先天无形之水火也。人皆曰金生水，予独曰水生金。盖肺气夜卧则归藏于肾水之中，肾中火炎则金为火刑而不能归，无火则水冷，金寒亦不能归，凡气从脐下逆奔而上者，肾虚不能纳气归元也，毋徒治肺，或壮水之主，或益火之源，金向水中生矣。人皆曰土克水，予独于水中补土，八味丸从水中补火，以蒸腐水谷是也。人皆曰木克土，予独升木以培土。盖木者春生之气也，与胃气同出异名，当遂其发生之性。木气升发，即胃气升发也，及其发达既久，生意已竭，又当敛归水土之中，以为来春发生之本，焉有伐之之理。此东垣《脾胃论》用升、柴以升木气，谆谆言之详也。"愚按赵氏之说甚有理，诚能触类引伸，则五脏互相关系之故，无不了然矣。赵氏又论五行各有五，其说颇凿，未甚的当。予谓五脏无一脏无血液，是皆有水也；无一脏无气，是皆有火也；无一脏不发生，是皆有木也；无一脏不藏敛，是皆有金也。有气、有血、有发生、有藏敛，是无一脏不平和，则皆有土也。知五脏各具五行，则其互相关涉之故，愈推愈觉无穷，而生克之妙，不愈可见哉！（《医碥》）

五脏附五行无定说

自《素问》《八十一难》等以五脏附五行，其始盖以物类譬况，久之遂若实见其然者。然五行之说，以肝为木，心为火，脾为土，肺为金，肾为水。及附之六气：肝为厥阴风木，心为少阴君火，脾为太阴湿土，犹无异也；肺亦太阴湿土，肾亦少阴君火，则与为金为水者殊，已自相乖角矣。五经异义，今文《尚书》欧阳说：肝木也，心火也，脾土也，肺金也，肾水也。古《尚书》说：脾木也，肺火也，心土也，肝金也，肾水也。谨按：《月令》春祭脾，夏祭肺，季夏祭心，秋祭肝，冬祭肾。与古《尚书》说同。郑氏驳曰：今医病之法，以肝为木，心为火，脾为土，肺为金，肾为水，则有瘳也；若反其术，不死为剧。然据周官疾医以五气、五声、五色视其死生。郑注云：五气，五脏所出气也。肺气热，心气次之，肝气凉，脾气温，肾气寒。释曰：此据《月令》牲南首而言。肺在上，当夏，故云肺气热。心在肺下，心位当土，心气亦热，故言次之。肝在心下，近右，其位当秋，故云肝气凉。脾于脏值春，故云温。肾位在下，于脏值冬，故言寒。愚尝推求郑义，盖肺为火故热，心为土故次热，肝为金故凉，脾为木故温，肾为水故寒。此与古《尚书》说仍无大异。然则分配五行，本非诊治的术，故随其类似，悉可比附。就在二家成说以外，别为配拟，亦未必不能通也。今人拘滞一义，展转推演于脏象、病候，皆若言之成理，实则了无所当。是亦可以已矣！（《章太炎医论》）

二、五运六气学说

五运六气学说溯源

运气之宗，昉于《素问》，见褚澄遗书。褚，南齐人。然则运气之混于《素问》，在于六朝以前乎？褚书盖萧渊所依托，得于古冢中云者，乃欲托汲冢古书耳！隋萧吉作《五行大义》，上自经传，下至阴阳医卜之书，凡言涉五行者，莫不网罗蒐辑焉。特至五运六气胜复加临之义，则片言只字，无论及者。其起于隋以后，确乎可知矣。而其说凑合纬、医二书所立，正是一家，未知创于何人。岂所谓玄珠先生者乎？但至王冰，采而圈入《素问》篇内，其说始显。然竟唐代犹未闻有言之者。后及宋刘温舒、沈括、杨子建辈笃信之，精诣其理，各有所发明。而当时泗州杨吉老尝谓黄鲁直曰：五运六气，视其岁而为药石，虽仲景犹病之也。此言极是。伊川朱子亦尝论其浅近焉。而《伤寒论》卷首所载运气诸图，未知出于何人之手。黄仲理云：南北二政，三阴司天在泉，寸尺不应，交反脉图并图解，运气图说，出刘温舒《运气论奥》。又六气上下加临补泻病症图，并汗差棺墓图歌括，出浦云《运气精华》。又五运六气加临转移图并图说，出刘河间《原病式》。后人采附仲景《伤寒论》中。夫温舒、浦云、守真三家之说，岂敢附于仲景之篇，特后人好事者为之耳！缪仲淳论运气云：予从歙邑见赵少宰家藏宋版《伤寒论》，皆北宋善版，始终详检，并未尝载有此说，六经治法之中，亦并无一字及之，予乃谛信。予见今所传宋版《伤寒论》，乃系于开美翻镂，而无运气诸图，正与仲淳言符矣。予家藏元版成无己注解本，亦不载此诸图，知是出成氏以后之人也。（《医剩》）

〔按语〕

本文作者丹波元简，日本人。他的著作还有《素问识》《金匮要略辑义》《伤寒论辑义》等。

五运六气，简称运气。五运就是以木、火、土、金、水五行，配合天干（甲乙丙丁戊己庚辛壬癸），来推算每年的"运"（气候运行）。六气就是以风、火、暑、湿、燥、寒六气，配合地支（子丑寅卯辰巳午未申酉戌亥），来推算每年的"气"（气候变化）。五运分为中运、主运、客运，六气分为司令之气、主气、客气（司天、在泉、左右间气）等。五运与六气结合，六十年为一周期。这种学说，渗透到医学领域，从推算气候变化，联系到发病与治疗等方面的问题。历代医家对这一学说的评价很不一致，有推崇者，有反对者，众说纷纭，尚有待于作进一步的研究。

五运六气论略

自此篇①及后《五运行大论》《六微旨大论》《气交变大论》《五常政大论》《六元正纪大论》《刺法论》《本病论》《至真要大论》诸篇，皆论五运六气南北政，凡天时、民病、人事等义，至详至备，为医籍中至宝。其《刺法》《本病》二篇，则遗亡矣。学者熟究，明其大义，则每年每月气候、病症、治法，无有不应。按《运气类注》云，五运属阴，守于地内；六气属阳，周于天外。其化生于人也，五运化生五脏，属内；六气化生六腑、十二经，属外。其变病于人也，五运内变，病于五脏，甚则兼外；六气外变，病于六腑、十二经，甚则入内。内外变极，然后死也。

五运有平气、太过、不及之殊。六气有常化、淫胜、反胜、相胜之异。五运平气者，其岁化生，皆当本位，如木平气敷和之纪，其色苍，其味酸之类是也。其变病皆在本脏，如木平气之病在肝也。太过者，岁变平气为太过，其化生皆兼非位，如木太过发生之纪，其色青黄白，其味酸甘辛，如兼非位之土金是也。其变病皆在己所胜之脏，如木太过则木胜脾土而脾病也。其胜乃本气有余而胜，故不为他气报复，间有复者，是不务其德，暴虐失常也。不及者，岁变平气为不及，其化生亦兼非位，如木不及委和之纪，其果枣李，其味酸辛，亦兼非位之土金是也。其变病皆己所不胜者乘虚胜之而本脏病，胜极则己所生者报复其胜，而胜者之脏亦病，如木不及则金胜之而肝病，胜则火复金仇而肺亦病也，其胜乃乘我之虚而胜，胜之根本不固，故为化气报复。凡此五运之气，皆有定纪者也。六气常化者，天地六位之化各守常位，生病各当本处。其天地之常化，如厥阴司天，少阳在泉之岁，风化居上，火化居下，风病行于上，热病行于下之类，而不出他位也。其六位之常化，如厥阴司天之岁，初之气化风燥，民病寒于右之下，二之气化寒热，民病热于中之类，而不杂他气也。凡此六气之常化，皆有定纪，犹五运平气也。淫胜者，天地之气变常，内淫而胜也，天气内淫而上胜于下，则己所胜之脏经受邪而病甚，如厥阴司天，风淫所胜，其病在足太阴脾经也；地气内淫而外胜于内，非病在足阳明胃经也。凡此六气之淫胜，犹五运之太过，皆有胜无复，其胜之盛虽有定纪，其胜之动否则无定纪而不可必也。反胜、相胜者，六位之左右变常，乘虚而胜也。其乘天地之虚而胜者为反胜，左右自有相胜乘虚而胜者为相胜，皆视所虚之气，侮不胜己者胜之，胜极则仍为虚者之子复之，如所虚之气属太阴，则所胜之气属厥阴，而病在脾胃经，所复之气属阳明，而病在肝胆经。盖天地岁气犹

---

① 此篇：指《素问·天元纪大论》。本文为此篇注释。

王也，左右步气犹诸侯，左右胜天地，犹诸侯僭乱，故曰反胜；左右自相胜，犹诸侯自相攻伐，故曰相胜。凡此六气之反胜、相胜、五运不及，故皆有胜有复，其气其动，皆无定纪，但随虚而胜，随胜而复也。诸五运皆有定纪者，阴静有常也，六气少有定纪者，阳动多变也。五运平气之常化为常，其化生为常之常，变病为常之变。五运之太过、不及，与六气之淫胜、反胜、相胜为变，其化生为变之常，变病为变之变，太过、淫胜为变之盛，不及、反胜、相胜为变之虚。察其常变，以定生死；详其虚实，以断补泻。

　　王注不得经旨，不分常变，释六气胜复无定纪之变为有定纪之常，不分盛虚，释左右乘虚之相胜为司天之淫胜，是则运气之义不明，自此始矣。后虽有林氏校正，孙氏考误，与夫托名所著《玄珠密语》《天元玉册》及诸家《运气图说》之类，然皆不能出王氏之右而救其失，反使运气之义愈晦而书愈繁。至于河间所注病机，其形容病化之情状，推究火热之众多，真有发前人未发之妙，奈何又以运气之所属皆为盛，而不察其所属各有盛虚，以盛虚所兼非位之化皆为是，而不察其所兼之盛者，似虚者，是为重失矣。夫王氏释变气为常气，相胜为淫胜，则人不识变，而占运气不应年辰；河间释运气之所属皆为盛，所兼非位之化皆为似，则人不识虚，而施治法不对病证，遂使世俗皆愀然不信而弃之也。其不知变者，曰某气司天属阴寒，今又炎热，某运合太过，今反不及，此乃上古之天道，非可占之于今世也。其不知虚者，曰某病属热，投寒剂不瘥，某证当泻，施泻法反剧，此乃北方之治法，非可用之于南人也。惟戴人云"病如不是当年气，看与何年气运同，便向某年求活法，方知都在至真中"之歌，似破世之惑，又引而不发。呜呼！有定纪之年辰，与无定纪之胜复，相错常变，今独求年辰之常，不求胜复之变，岂得运气之真哉？六气之盛寒盛热，与虚寒虚热，同其所属，今独求寒热之所属，不求寒热之盛虚，岂得寒热之情哉？苟以常变盛虚观运气寒热，则古今南北皆可一以贯之，而所谓参天地、赞化育可知已。本篇末有署曰《天元纪》，故名篇。（《黄帝内经素问注证发微》）

〔按语〕

　　本文作者马莳，字仲化，自号玄台子，明代会稽人。他对《内经》很有研究。把《素问》《灵枢》重新加以分卷和注释，编注成《黄帝内经素问注证发微》及《黄帝内经灵枢注证发微》各九卷。后者为《灵枢》最早的全注本。

精通运气有先知之妙

　　五运六气之理，天地运行自然之道。宋人疑为伪书者，盖未体验也。《内经》论气运诸篇，当与《大易》《月令》参看，与《大易》相为表里者也。统言之，天地阴阳一气之流行也；分言之，则有两仪、四时、五行、六气、七政、八风相为流行，对待制化，以化生万物者也。在天原未伤人，在人之气体有偏，触其相克之气而病。如阳虚者，易伤湿、燥、寒；阴虚者，易伤风、火、暑也。精通气运之理，有先知之妙，时时体验其气之已至、未至、太过、不及，何者为胜气，何者为中气，何者为复气，何者为化气，再用有者求之，无者求之，微者责之，盛者责之之功，临症自有准的。今人概不之讲，梦梦处方，张冠李戴，民命何堪？（曹炳章按：司天运气之说，黄帝不过言天人相应之理，后人以为是年何气司天，民生何病，拘定何药，岂千万人之病，一一与之尽合，不许一人生他病乎？此皆固执不通之言，误人不少。）（《医医病书》）

论五运六气之谬

原夫五运六气之说，其起于汉魏之后乎！何者？张仲景，汉末人也，其书不载也；华元化，三国人也，其书亦不载也。前之则越人无其文，后之则叔和鲜其说。予是以知其为后世所撰，无益于治疗，而有误乎来学。学者宜深辨之。

予见今之医师，学无原本，不明所自，侈口而谈，莫不动云五运六气。将以施之治病，譬之指算法之精微，谓事物之实有，岂不误哉！殊不知五运六气者，虚位也，岁有是气至则算，无是气至则不算。既无其气，焉得有其药乎？一言可竟已。其云必先岁气者，譬夫此年忽多淫雨，民病多湿，药宜类用二术苦温以燥之；佐以风药，如防风、羌活、升麻、葛根之属，风能胜湿故也。此必先岁气之谓也。其云毋伐天和者，即春夏禁用麻黄、桂枝，秋冬禁用石膏、知母、芩、连、芍药之谓。即春夏养阴，秋冬养阳之义耳！乃所以遵养天和之道也。若人谓不明五运六气，检遍方书何济者，正指后人愚蒙，不明五运六气之所以，而误于方册所载，依而用之，动辄成过，则虽检遍方书，亦无益哉！

予少检《素问》中载有是说。既长游于四方，见天下医师与学士大夫，在在谈话其义，于时心窃疑之。又见性理①所载，元儒草庐吴氏②于天之气运之中，亦备载之。予益自信其为天运气数之法，而非医家治病之书也。后从歙邑见赵少宰③家藏宋版仲景《伤寒论》，皆北宋善版，始终详检，并未尝载有是说，六经治法之中，亦并无一字及之。予乃谛信予见之不谬，而断为非治伤寒外感之说。予尝遵仲景法治一切外邪为病，靡不响应。乃信非仲景之言，不可为万世法程。杂学混滥，贻误后人，故特表而出之，俾来学知所决择云。（《神农本草经疏》）

五运六气不足凭说

谚云：不读五运六气，检遍方书何济。所以稍涉医理者，动以司运为务。曷知《天元纪》等篇，本非《素问》原文，王氏取《阴阳大论》补入经中。后世以为古圣格言，孰敢非之，其实无关于医道也。况论中明言时有常位，而气无定然。犹谆谆详

---

① 性理：指宋明理学。谈性说理，宣扬主观唯心主义和客观唯心主义，是宋明理学的重要内容。

② 元儒草庐吴氏：指吴澄，字幼清，元崇仁人。草庐，是后人给吴澄所居草屋的题名，故世称其为草庐先生。

③ 赵少宰：指赵用贤，字汝师，明代官吏。赵官至吏部侍郎。少宰，是对吏部侍郎的称呼。

论者，不过穷究其理而已。纵使胜复有常，而政分南北，四方有高下之殊，四序有非时之化，百步之内晴雨不同，千里之外寒暄各异，岂可以一定之法，而测非常之变耶？若熟之以资顾问则可，苟奉为治病之法，则执一不通矣。(《医学三字经》)

运气之理不可拘泥

五运有太过、有不及。太过者，甲、丙、戊、庚、壬五阳干也；不及者，乙、丁、己、辛、癸五阴干也。王冰曰：苍天布气，尚不越乎五行。人在气中，岂不应乎天道？故随气运阴阳之盛衰，理之自然也。经曰：不知年之所加，气之盛衰，虚实之所起，不可以为工。虽然，运气之理，亦不可泥，又有内外两因，随时感触，虽当太过之运，亦有不足之时，不及之运，亦多有余之患。倘专泥运气，能无实实虚虚，损不足而益有余乎？况岁气之在天地，亦有反常之时，故冬有非常之温，夏有非时之寒，春有非时之燥，秋有非时之暖。犯之者病。又如春气西行，秋气东行，夏气北行，冬气南行；卑下之地，春气常行，高阜之境，冬气常在。天不足西北，而多风，地不满东南，而多湿。百里之内，晴雨不同；千里之外，寒暄各别。方土不齐，而病亦因之。虽然西北固厚，安能人人皆实？东南固薄，安能人人皆虚？且如久旱则亢阳，久雨则亢阴。阳盛人耐秋冬而不耐春夏，喜阴寒而恶阳暄；阴盛人耐春夏而不耐秋冬，喜晴明而恶阴雨。此乃天气变常，人禀各异，又为法外之遗也。

善言运气者，随机观变，方得古人未发之旨。缪仲淳曰……故宜知之者，以明天气岁气立法之常也；不可执之者，以处天气岁气法外之变也。天有寒暄，早晚不同；人有盛衰，时刻迥别。岂可以干支司岁一定之数，以定无穷时刻盛衰之变哉！(《锦囊秘录》)

治病不可拘执于五运六气

五运六气之说，《内经》详言之，后贤疏注更详。但至于今，而按之天时、民病，多不相合，岂古今气运不相同耶？近者武林徐季孺刻有《运气商》，言之尤悉，其于间气阐发极精，乃按之天时、民病，亦多不合也，是不可解。窃谓治病者，得是说而存之，用药时稍有照顾。如相火司天，又兼行火运，则用药不可过热，遵"热无犯热"之禁。于寒亦然。如相火司天，而行水运，即用热亦无妨，或行金、土运，亦似可不拘。若胶柱鼓瑟，而斤斤株守，恐反多窒碍而致误；矧原有舍时从症之训，则不可违症以从时也明矣。经云"必先岁气，无伐天和"二语，须认明白。如先哲"热无犯热，寒无犯寒"之说，则是夏不可用热药，冬不可用寒药，春不可助木，秋不可助金矣。又读《本草纲目》李时珍之言曰：春宜加辛温之药，以顺春升之气；夏宜加辛热之药，以顺夏浮之气。秋冬准此。以上二说相背，当何适从？独不观经又云乎，升降浮沉则顺之，寒热温凉则逆之。斯二言可为定论矣。春宜顺春升之气以升之，秋宜顺秋降之气以降之，至于夏浮、冬沉，非谓必以辛热、苦寒，浮之、沉之也。薄荷、香薷等，非浮剂耶？地黄、牛膝等，非沉剂耶？此四时不可以一例论也。所谓逆之者，寒则热之，热则寒之，温则凉之，凉则温之也。岂与升降浮沉例论乎？经又云，春省酸增甘以助脾，夏省苦增辛以助肺，云云。春则木旺土亏，故欲抑木以助土；夏则火旺金衰，故欲抑火以助金。则逆之说，更了然矣。至于顺之说，亦概论用药之理宜然，又有当舍时从症者，不可泥也。升之不已为浮，浮之义何居？如阳气外浮，夏月多汗，理之常也。若居处太凉，饮食过冷，或过服敛药，使汗不泄，秋必生痰。此其一端，可类推矣。故谓夏月伏阴在内，不宜饮冷固是，然夏至一阴生，正宜保护微阴，其可轻服桂、附等药以销之乎！则夏令宜辛热之药，其说非也。降之不已为沉，沉之义何居？如阳气潜藏，神气宜敛，若内外烦劳，精气多泄，或服升散之药，使气耗散，春必生疾也。故谓冬月阳藏于密，不宜又服热药固是，然冬至一阳生，正宜保护微阳，岂可轻服连、柏等药以伤之乎！则冬令宜苦寒之药，其说非也。知此，则"无伐天和"之奥义可知矣。(《折肱漫录》)

〔按语〕

本文作者黄承昊，字履素，号暗斋，明代秀水县人。著《折肱漫录》六卷，分养神、养气、医药三门。